现代妇产与儿科学

（上）

张跃辉等◎主编

吉林科学技术出版社

图书在版编目（CIP）数据

现代妇产与儿科学/ 张跃辉，乔明霞，高强主编
. -- 长春：吉林科学技术出版社，2016.7
ISBN 978-7-5578-1035-1

Ⅰ．①现… Ⅱ．①张…②乔…③高…Ⅲ．①妇产科
病—诊疗②小儿疾病—诊疗Ⅳ．①R71②R72

中国版本图书馆CIP数据核字(2016) 第167747号

现代妇产与儿科学

Xiandai fuchan yu er'ke xie

主　　编	张跃辉　乔明霞　高　强　史德功　隋美香　宫晓雯
出 版 人	李　梁
责任编辑	孟　波
封面设计	长春创意广告图文制作有限责任公司
制　　版	长春创意广告图文制作有限责任公司
开　　本	787mm×1092mm　1/16
字　　数	840千字
印　　张	42.5
版　　次	2016年7月第1版
印　　次	2017年6月第1版第2次印刷

出　　版	吉林科学技术出版社
发　　行	吉林科学技术出版社
地　　址	长春市人民大街4646号
邮　　编	130021
发行部电话/传真	0431-85635177　85651759　85651628
	85652585　85635176
储运部电话	0431-86059116
编辑部电话	0431-86037565
网　　址	www.jlstp.net
印　　刷	虎彩印艺股份有限公司

书　　号	ISBN 978-7-5578-1035-1
定　　价	170.00元

前　言

随着临床医学的飞速发展，妇产科与儿科诊断技术与治疗方法不断进步，这对工作在临床一线的各级医务人员来说，都面临着知识更新以及临床应用的实际问题。为此，我们组织相关专业临床医务工作者，在繁忙的工作之余特编着此书。

全书思路清晰，内容翔实、具有很强的指导性。编写过程中，注重基础理论和基本技能的阐述，集中反映近年来与妇产科与儿科诊疗技术相关的新观点、新技术，并结合作者的临床实践，力求使内容更深入、具体，便于操作。

本书在编写过程中参考了国内外权威专着及近年来的相关文献资料，在此对本书使用的相关资料的编著者表示感谢。在本书的编写过程中，全体编写人员本着高度负责的态度和精神，精心编撰，通力合作，力求本书的科学性、先进性和实用性。尽管如此，限于编者专业水平有限，对妇产科的一些问题的认识有一定的局限，加之各编者写作风格差异，书中不妥与错误之处在所难免，在内容取舍和章节安排上也会存在某些不当之处，恳请广大同行及读者提出宝贵的意见，以便我们可以共同进步。

《现代妇产与儿科学》编委会

2016 年 7 月

目　录

第一章　女性生殖系统解剖和生理

第一节　女性生殖系统解剖

一、外生殖器

女性外生殖器又称外阴，指生殖器官的外露部分，位于两股内侧之间，前面为耻骨联合，后面为会阴，包括阴阜、大阴唇、小阴唇、阴蒂和阴道前庭（图1-1）。

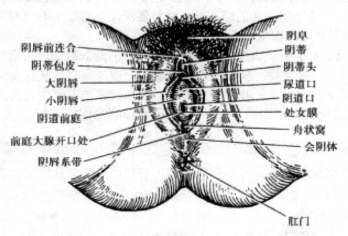

图1-1　女性外生殖器

（一）阴阜

为耻骨联合前面隆起的脂肪垫。青春期该部皮肤开始生长阴毛，分布呈尖端向下的三角形，阴毛的疏密、色泽存在种族和个体差异。

（二）大阴唇

为两股内侧的一对纵行隆起的皮肤皱襞，前接阴阜，后连会阴。两侧大阴唇前端为子宫圆韧带终点，后端在会阴体前相融合，形成大阴唇的后连合。大阴唇外侧面为皮肤，有色素沉着，青春期长出阴毛，皮层内有皮脂腺和汗腺；内侧面湿润似黏膜。大阴唇皮下脂肪层含丰富血管、淋巴管和神经，局部外伤易形成大阴唇血肿。未产妇女两侧大阴唇自然合拢，遮盖阴道口及尿道外口；经产妇大阴唇向两侧分开；绝经后大阴唇呈萎缩状，阴毛稀少。

（三）小阴唇

系位于大阴唇内侧的一对薄皮肤皱襞。表面湿润、色褐、无毛，富含神经末梢。两侧小阴唇前端相互融合，并分为前后两叶包绕阴蒂，前叶形成阴蒂包皮，后叶与对侧结合形成阴蒂系带。小阴唇后端与大阴唇后端会合，在正中线形成横皱襞，称阴唇系带。

（四）阴蒂

位于两小阴唇顶端的联合处，与男性阴茎海绵体相似，有勃起性。阴蒂分为三部分，前为阴蒂头，暴露于外阴，富含神经末梢，为性反应器官；中为阴蒂体；后为两个阴蒂脚，附着于两侧耻骨支上。

（五）阴道前庭

为两小阴唇之间的菱形区。其前为阴蒂，后为阴唇系带。阴道口与阴唇系带之间有一浅窝，称舟状窝。在此菱形区内有以下结构：

1. 前庭球　又称球海绵体，位于前庭两侧，由一对细长的勃起组织构成。其前端与阴蒂相接，后端膨大，与同侧前庭大腺相邻，表面为球海绵体肌覆盖。

2. 前庭大腺　又称巴多林腺，位于大阴唇后部，亦为球海绵体肌覆盖，如黄豆大，左右各一。腺管细长（1～2cm），向内侧开口于阴道前庭后方小阴唇与处女膜之间的沟内。性兴奋时，分泌黏液起润滑作用。正常情况下此腺不能触及。

3. 尿道外口　位于阴蒂头的沿下方，略呈圆形，其后壁上有一对并列腺体，称尿道旁腺。该腺体开口小，细菌容易潜伏。

4. 阴道口及处女膜阴道口位于尿道外口后方、前庭的后部。阴道口周缘覆有一层较薄的黏膜皱襞，称处女膜。膜的两面均为鳞状上皮所覆盖，其间含结缔组织、血管与神经末梢，处女膜中央有一孔，孔的形状、大小及膜的厚薄因人而异。处女膜可因性交或剧烈运动而破裂，受分娩影响，产后仅留有处女膜痕。

二、内生殖器

女性内生殖器位于真骨盆内，包括阴道、子宫、输卵管及卵巢，后二者合称子宫附件（图1-2）。

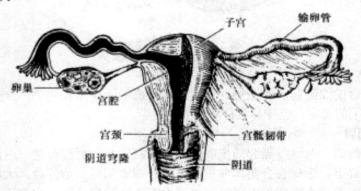

图1-2　女性内生殖器（后面观）

（一）阴道

阴道是性交器官，也是月经血排出和胎儿娩出的通进。

1. 位置和形态　位于真骨盆下部中央，呈上宽下窄的管道，前壁长7～9cm，与膀胱和尿道相邻；后壁长10～12cm，与直肠贴近。上端包绕宫颈阴道部，下端开口于阴道前庭后部。环绕宫颈周围的部分称阴道穹隆，按其位贾分为前、后、左、右四部分，其中后穹隆最深，与盆腔最低的直肠子宫陷凹紧密相邻（图1-3），临床上可经此处穿刺或引流。

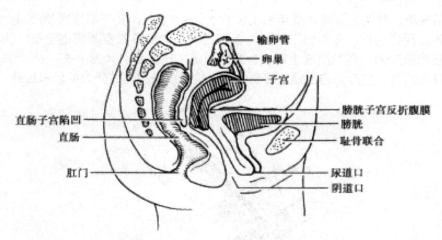

图 1-3 女性内生殖器（矢状面观）

2. 组织和结构 阴道壁自内向外由黏膜、肌层和纤维组织膜构成。阴道黏膜呈淡红色，由复层鳞状上皮覆盖，无腺体，有很多横行皱襞，伸展性较大，受性激素影响有周期性变化。阴道肌层由内环和外纵两层平滑肌纤维构成，肌层外面紧贴纤维组织膜。阴道壁富有静脉丛，局部受损伤易出血或形成血肿。

（二）子宫

子宫是产生月经、孕育胚胎及胎儿的器官。

1. 形态 子宫为一壁厚、腔小的肌性器官。成年人子宫呈前后略扁的倒置梨形，重约50g，长7～8cm，宽4～5cm，厚2～3cm，宫腔容量约5ml。子宫上部较宽称宫体，其上端隆突部分称宫底，宫底两侧为宫角，与输卵管相通。子宫下部较窄呈圆柱状称宫颈。宫体与宫颈的比例，儿童期为1:2，成年妇女为2:1，老年期为1:1（图1-4）。

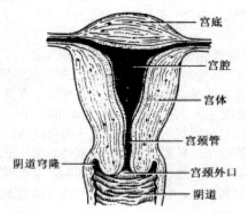

图 1-4 子宫冠状断面

子宫腔为上宽下窄的三角形。两侧通输卵管，尖端朝下通宫颈管。在宫体与宫颈之间形成最狭窄的部分，称子宫峡部，在非孕期长约1cm，妊娠期逐渐伸展变长，妊娠末期可达7～10cm，形成子宫下段，成为软产道的一部分。峡部上端因解剖上较狭窄，称为解剖学内口；下端因子宫内膜在此处转变为宫颈黏膜，称为组织学内口。宫颈内腔呈梭形，称为宫颈管，成年妇女长约 2.5～3.0cm，其下端称宫颈外口，通向阴道。宫颈以阴道为界，分为上下两部，在阴道以上的部分称宫颈阴道上部，阴道内的部分称宫颈阴道部；宫颈阴道上部和宫颈阴道部之比为 2∶1（图 1-5）。未产妇的伸入宫颈外口呈圆形；已产妇的宫颈外口受分娩影响形成横裂，被分为前唇和后唇。

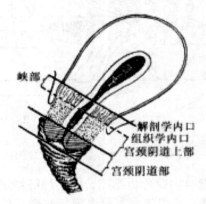

图 1-5　子宫矢状断面

2. 组织结构宫体和宫颈的结构不同。

（1）子宫体：宫体壁由三层组织构成，内层为子宫内膜，中层为肌层，外层为浆膜层（脏腹膜）。

1）子宫内膜层：为一层粉红色黏膜组织，覆盖子宫腔内壁内表面，分为 3 层：致密层、海绵层和基底层。内膜表面 2/3 层为致密层和海绵层，统称为功能层，从青春期开始受卵巢激素影响，产生周期性变化；余下 1/3 靠近了－宫肌层的内膜，无周期性变化，称基底层。

2）子宫肌层：较厚，非孕时厚约 0.8cm，由大量平滑肌束及少量弹力纤维所组成。大致分三层：内层环行排列，中层交叉排列，外层纵行排列。子宫收缩时血管被压迫，能有效制止子宫出血。

3）子宫浆膜层：为覆盖宫底部及宫体前后面的脏腹膜，与肌层紧贴。但在子宫前面近子宫峡部处，腹膜与子宫壁结合较疏松，向前反折覆盖膀胱，形成膀胱子宫陷凹。此处的腹膜称膀胱子宫反折腹膜。在子宫后面，腹膜沿子宫壁向下，至宫颈后方及阴道后穹隆冉折向直肠，形成直肠子宫陷凹，也称道格拉斯陷凹。

（2）子宫颈：主要由结缔组织构成，亦含有平滑肌纤维、血管及弹力纤维。宫颈管黏膜上皮细胞呈单层高柱状，黏膜内腺体分泌碱性黏液，形成宫颈管内的黏液栓，将宫颈管与外界隔开，其成分和性状受性激素的影响，发生周期性变化。宫颈阴道部为复层鳞状上皮覆盖，表面光滑。宫颈外口柱状上皮与鳞状上皮交界处是宫颈癌的好发部位。

3. 位置　子宫位于盆腔中央，前为膀胱，后为直肠，下端接阴道，两侧有输卵管和卵巢。宫底位于骨盆入口平面以下，宫颈外口位于坐骨棘水平稍上方。主要靠子宫韧带及骨盆底肌和筋膜的支托作用，使子宫呈轻度前倾前屈位的正常位置。

4. 子宫韧带共有四对（图 1-6）。

（1）圆韧带：呈圆索形得名，长 10～12cm，由结缔组织与平滑肌组成。起于子宫角的前面、输卵管近端的下方，在阔韧带前叶的覆盖下向前外侧走行，到达骨盆壁侧壁后，再穿过腹股沟管终于大阴唇前端。使子宫保持前倾位置。

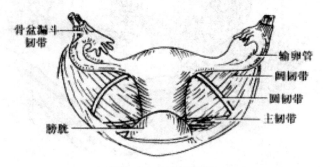

图1-6　子宫各韧带

（2）阔韧带：位于子宫两侧，为一对双层翼状腹膜皱襞，由遮盖在子宫前后壁的腹膜自子宫侧缘向两侧延伸达到骨盆壁而形成，能限制子宫向两侧倾斜。阔韧带分为前后两叶，其上缘游离，内2/3部包围输卵管（伞部无腹膜遮盖），外1/3部移行为骨盆漏斗韧带或称卵巢悬韧带，卵巢动静脉由此穿过。卵巢内侧与宫角之间的阔韧带稍增厚，称卵巢固有韧带或卵巢韧带。在输卵管以下、卵巢附着处以上的阔韧带称输卵管系膜，内含中肾管遗迹。卵巢与阔韧带后叶相接处称卵巢系膜。在宫体两侧的阔韧带中有丰富的血管、神经、淋巴管及大量疏松结缔组织，称宫旁组织。子宫动静脉和输尿管均从阔韧带基底部穿过。

（3）主韧带：在阔韧带的下部，横行于宫颈两侧和骨盆侧壁之间，为一对坚韧的平滑肌与结缔组织纤维束，又称宫颈横韧带，起固定宫颈位置、防止子宫下垂的作用。

（4）宫骶韧带：起自宫颈后面的上侧方（相当于组织学内口水平），向两侧绕过直肠到达第2、3骶椎前面的筋膜。韧带含平滑肌和结缔组织，外有腹膜遮盖，短厚有力，向后向上牵引宫颈，维持子宫前倾位置。

（三）输卵管

输卵管为一对细长而弯曲的肌性管道，位于子宫阔韧带的上缘内，内侧与宫角相连通，外端游离，与卵巢接近，全长约8～14cm。为卵子与精子相遇的场所，也是向宫腔运送受精卵的管道。按输卵管的形态由内向外可分为4部分（图1-7）：①间质部：为潜行于子宫壁内的部分，狭窄而短，长1cm；②峡部：在间质部外侧，管腔狭窄，长2～3cm；③壶腹部：在峡部外侧，壁薄，管腔宽大且弯曲，长5～8cm，内含丰富皱襞；④伞部：为输卵管的末端，开口于腹腔，长约1～1.5cm，游离端呈漏斗状，有许多细长的指状突起，有"拾卵"作用。

输卵管壁由3层构成：外层为浆膜层，为腹膜的--部分；中层为平滑肌层，常有节律性地收缩，能引起输卵管由远端向近端的蠕动；内足为黏膜层，由单层高柱状上皮组成。上皮细胞分为纤毛细胞、无纤毛细胞、楔形细胞及未分化细胞4种。纤毛细胞的纤毛摆动，有助于运送卵子；无纤毛细胞有分泌作用，又称分泌细胞；楔形细胞可能为无纤毛细胞的前身；未分化细胞又称游走细胞，为上皮的储备细胞。输卵管肌肉的收缩和黏膜上皮细胞的形态、分泌及纤毛摆动均受性激素影响，有周期性变化。

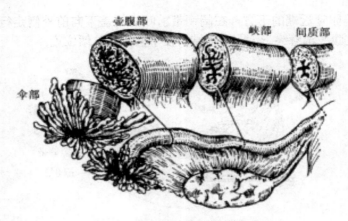

图 1-7　输卵管各部及其横断面

（四）卵巢

为一对扁椭圆形的性腺，具有生殖和内分泌功能。由外侧的骨盆漏斗韧带和内侧的卵巢间有韧带悬于子宫和盆壁之间，卵巢前缘借卵巢系膜与阔韧带后叶相连。卵巢前缘中部有一卵巢门，卵巢血管和神经通过卵巢系膜在此出入卵巢。卵巢后缘游离。青春期前，卵巢表面光滑；青春期开始排卵后，表面逐渐凹凸不平。成年女性的卵巢约 4cm×3cm×1cm 大小，重约 5～6g，呈灰白色；绝经后卵巢萎缩变小变硬。

卵巢表面无腹膜，由单层立方上皮覆盖，称生发上皮。上皮的深面有一层纤维组织，称卵巢白膜。再往内为卵巢实质，分皮质与髓质。皮质在外层，由大小不等的各级发育卵泡、黄体和它们退化形成的残余结构及间质组织组成；髓质在中心，含疏松结缔组织及丰富血管、神经、淋巴管及少量与卵巢韧带相延续的平滑肌纤维（图 1-8）。

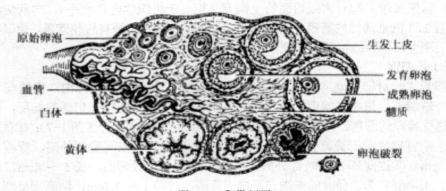

图 1-8　卵巢剖面

三、内生殖器邻近器官

女性生殖器官与骨盆腔其他器官相邻，当某一器官有病变时，如创伤、感染、肿瘤等，易累及邻近器官。

（一）尿道

为一肌性管道，位于耻骨联合和阴道前壁之间，长 4～5cm，直径约 0.6cm，始于膀胱三角尖端，穿过泌尿生殖膈、终止于阴道前庭部的尿道外口。尿道内括约肌为不随意肌，尿道外括约肌为随意肌。由于女性尿道短而直，又邻近阴道，易引起泌尿系统感染。

（二）膀胱

为一囊状肌性器官。排空的膀胱为锥体形，位于耻骨联合与子宫之间。膀胱充盈时可突向盆腔甚至腹腔。膀胱底部与宫颈和阴道前壁相邻，其间组织较疏松，盆底肌肉及其筋膜受损时，膀胱和尿道可随宫颈及阴道前壁一并脱出。由于膀胱充盈可影响子宫及阴道，故妇科检查及手术时必须排空膀胱。

（三）输尿管

为一对圆索状肌性长管，全长约30cm，粗细不一，最细部分的内径仅3～4mm，最粗可达7～8mm。女性输尿管在腹膜后，从肾盂开始沿腰大肌前面偏中线侧下降（腰段），在骶髂关节处经髂外动脉起点的前方进入骨盆腔（骨盆段），继续下行，于阔韧带基底部向前内方行，于宫颈外侧约2.0cm处，在子宫动脉的下方穿过，在宫颈阴道上部的外侧1.5～2.0cm处，斜向前内穿越输尿管隧道进入膀胱（膀胱段）。输尿管壁厚约1mm，分黏膜、肌层及外膜三层，由支配肾、卵巢、髂、子宫及膀胱的血符分支在相应段输尿管周围吻合成丰富的血管丛，营养输尿管。在结扎子宫动脉和打开输尿管隧道时，应避免损伤输尿管。

（四）直肠

位于盆腔后部，其上端与乙状结肠相接，下端与肛管相连，前为子宫及阴道，后为骶骨。全长15～20cm。直肠前曲与阴道后壁相连，盆底肌肉及筋膜受损伤，常与阴道后壁一并脱出。肛管长2～3cm，借会阴体与阴道下段分开，阴道分娩时应注意保护会阴，避免损伤肛管。

（五）阑尾

状似蚯蚓，通常位于右髂窝内，其位置、长短、粗细变异较大，下端有时可达右输卵管及卵巢部。患阑尾炎时可能累及子宫附件。妊娠时增大的子宫可使阑尾向外上方移位。

四、血管、淋巴及神经

（一）动脉

女性内外生殖器的血液供应主要来自卵巢动脉、子宫动脉、阴道动脉及阴部内动脉。

1. 卵巢动脉　自腹主动脉分出（左侧可来自左肾动脉），在腹膜后沿腰大肌前下行至骨盆缘处，跨过输尿管与髂总动脉下段，经骨盆漏斗韧带向内横行，再向后经卵巢系膜进入卵巢。卵巢动脉在进入卵巢前，尚有分支走行于输卵管系膜内营养输卵管，其末梢在宫角附近与子宫动脉上行的卵巢支相吻合。

2. 子宫动脉　为髂内动脉前干分支，在腹膜后沿骨盆侧壁向下向前行，经阔韧带基底部、宫旁组织到达子宫外侧，距宫颈内口水平约2cm处横跨输尿管至子宫侧缘，此后分为上、下两支：上支较粗，走行于阔韧带内，沿子宫体侧缘迂曲上行，称宫体支，至宫角处又分为宫底支（分布于宫底部）、输卵管支（分布于输卵管）、卵巢支（与卵巢动脉末梢吻合）；下支较细，分布于宫颈及阴道下段，称宫颈-阴道支。

3. 阴道动脉　为髂内动脉前干分支，有许多小分支分布于阴道中下段前后壁及膀胱顶、膀胱颈。阴道动脉与子宫动脉阴道支和阴部内动脉分支相吻合，阴道上段由子宫动脉宫颈－阴道支供应，而中段由阴道动脉供应，下段主要由阴部内动脉和痔中动脉供应。

4. 阴部内动脉　为髂内动脉前干终支，经坐骨大孔的梨状肌下孔穿出骨盆腔，绕过坐骨棘背面，再经坐骨小孔到达坐骨肛门窝，并分出 4 支：①痔下动脉，分布于直肠下段及肛门部；②会阴动脉，分布于会阴浅部；③阴唇动脉，分布于大、小阴唇；④阴蒂动脉，分布于阴蒂及前庭球。

（二）静脉

盆腔静脉均与同名动脉伴行，并在相应器官及周围形成静脉丛，且互相吻合，故盆腔静脉感染容易蔓延。卵巢静脉出卵巢门后形成静脉丛，与同名动脉伴行，右侧汇入下腔静脉，左侧汇入左肾静脉，故左侧盆腔静脉曲张较多见。

（三）淋巴

女性生殖器官和盆腔具有丰富的淋巴系统，淋巴结一般沿相应的血管排列，成群或成串分布，其数目和确切位置均不恒定。主要分为外生殖器淋巴与盆腔淋巴两组。

1. 外生殖器淋巴分为深浅两部分。

（1）腹股沟浅淋巴结：又分上、下两组，上组沿腹股沟韧带排列，收纳外生殖器、会阴、阴道下段及肛门部的淋巴；下组位于大隐静脉末端周围，收纳会阴及下肢的淋巴。其输出管大部分汇入腹股沟深淋巴结，少部分汇入髂外淋巴结。

（2）腹股沟深淋巴结：位于股管内、股静脉内侧，收纳阴蒂、腹股沟浅淋巴，汇入髂外、闭孔等淋巴结。

2. 盆腔淋巴分为三组：

（1）髂淋巴组由髂内、髂外及髂总淋巴结组成。

（2）骶前淋巴组位于骶骨前面。

（3）腰淋巴组位于腹主动脉旁。

阴道下段淋巴主要汇入腹股沟浅淋巴结。阴道上段淋巴回流基本与宫颈淋巴回流相同，大部分汇入髂内号闭孔淋巴结，小部分汇入髂外淋巴结，并经宫骶韧带汇入骶前淋巴结。宫体、宫底、输卵管、卵巢淋巴均汇入腰淋巴结，小部分汇入髂外淋巴结。宫体两侧淋巴沿圆韧带汇入腹股沟浅淋巴结。当内、外生殖器官发生感染或癌瘤时，往往沿各部回流的淋巴管传播，导致相应淋巴结肿大。

（四）神经

1. 外生殖器的神经支配　主要由阴部神经支配。由第Ⅱ、Ⅲ、Ⅳ骶神经分支组成，含感觉和运动神经纤维，与阴部内动脉走行途径相同。在坐骨结节内侧下方分成 3 支，即会阴神经、阴蒂背神经及肛门神经（又称痔下神经），分布于会阴、阴唇、阴蒂及肛门周围。

2. 内生殖器的神经支配　主要由交感神经与副交感神经支配。交感神经纤维自腹主动脉前神经丛分出，下行人盆腔后分为两部分：①卵巢神经丛：分布于卵巢和输卵管；②骶前神经丛：大部分在宫颈旁形成骨盆神经丛，分布于官体、宫颈、膀胱上部等。骨盆神经丛中有来自第Ⅱ、Ⅲ、Ⅳ骶神经的副交感神经纤维，并含有向心传导的感觉神经纤维。子宫平滑肌有自主节律活动，完全切除其神经后仍能有节律收缩，还能完成分娩活动。临床上可见低位截瘫的产妇仍能顺利自然分娩。

五、骨盆

女性骨盆是胎儿阴道娩出时必经的骨性产道，其大小、形状直接影响分娩过程。通常女性骨盆较男性骨盆宽而浅，有利于胎儿娩出。

（一）骨盆的组成

1. 骨盆的骨骼 骨盆由骶骨、尾骨及左右两块髋骨组成。每块髋骨又由髂骨、坐骨及耻骨融合而成；骶骨由 5 ～ 6 块骶椎融合而成，呈楔形，其上缘明显向前突起，称为骶岬，是骨盆内测量对角径的重要标志；尾骨由 4 ～ 5 块尾椎融合而成（图 1-9）。

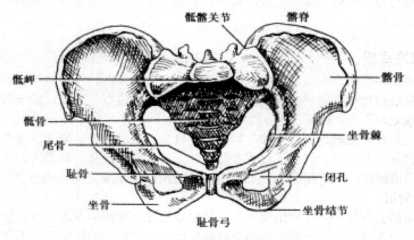

图 1-9 正常女性骨盆

2. 骨盆的关节 包括耻骨联合、骶髂关节和骶尾关节。在骨盆的前方两耻骨之间由纤维软骨连接，形成耻骨联合。在骨盆后方由骶骨和两髂骨相连，形成骶髂关节。骶骨与尾骨相连，形成骶尾关节，该关节有一定活动度。

3. 骨盆的韧带 骨盆各部之间的韧带中有两对重要的韧带，一对是骶、尾骨与坐骨结节之间的骶结节韧带，另一对是骶、尾骨与坐骨棘之间的骶棘韧带，骶棘韧带宽度即坐骨切迹宽度，是判断中骨盆是否狭窄的重要指标。妊娠期受性激素影响，韧带松弛，有利于胎儿娩出。

（二）骨盆的分界

以耻骨联合上缘、髂耻缘及骶岬上缘的连线为界，将骨盆分为假骨盆和真骨盆两部分。假骨盆又称大骨盆，位于骨盆分界线以上，为腹腔的一部分。真骨盆又称小骨盆，又称骨产道，位于骨盆分界线以下，是胎儿娩出的通道。真骨盆有上、下两口，即骨盆入口与骨盆出口，两口之间为骨盆腔。骨盆腔后壁是骶骨与尾骨，两侧壁为坐骨、坐骨棘和骶棘韧带，前壁为耻骨联合及耻骨支。坐骨棘位于真骨盆中部，是分娩过程中衡量胎先露下降程度的主要标志，两坐骨棘连线的长短是衡量中骨盆大小的重要径线。骨盆腔呈前浅后深的形态，其中轴为骨盆轴，分娩时胎儿循此轴娩出。

（三）骨盆的类型

根据骨盆形状分为 4 种类型，但临床所见多为混合型骨盆。其形态、大小受种族、遗传、营养及性激素的影响。

1. 女型 骨盆入口呈横椭圆形，入口横径较前后径稍长，耻骨弓较宽，骨盆侧壁陡直，坐骨棘不突出，坐骨棘间径＞10cm。最常见，为女性正常骨盆。

2. 扁平型　骨盆入口呈扁椭圆形，入口横径大于前后径，耻骨弓宽，骶骨失去正常弯度，变直向后翘或呈深弧形，故骨盆浅，较常见。

3. 类人猿型　骨盆入口长椭圆形，入口前后径大于横径。骨盆侧壁稍内聚，坐骨棘较突出，坐骨切迹较宽，耻骨弓较窄，骶骨向后倾斜，故骨盆前部较窄而后部较宽。骶骨往往有6节且较直，该骨盆较其他型骨盆深。

4. 男型　骨盆入口略呈三角形，骨盆侧壁内聚，坐骨棘突出，耻骨弓较窄，坐骨切迹窄呈高弓形，慨骨较直而前倾，致出口后矢状径较短。男型骨盆呈漏斗形，往往造成难产。少见。

六、骨盆底组织

骨盆底由多层肌肉和筋膜所组成，封闭骨盆出口，承载并保持盆腔脏器于正常位置。若骨盆底结构和功能发生异常，可影响盆腔脏器的位置与功能，甚至引起分娩障碍；而分娩处理不当，亦可损伤骨盆底。

骨盆底的前方为耻骨联合下缘，后方为尾骨尖，两侧为耻骨降支、坐骨升支及坐骨结节。两侧坐骨结节前缘的连线将骨盆底分为前、后两部分：前部为尿生殖三角，有尿道和阴道通过；后部为肛门：一角，有肛管通过。骨盆底自外向内分为三层组织：

（一）外层

即浅层筋膜与肌肉。在外生殖器、会阴皮肤及皮下组织的下面，有一层会阴浅筋膜，其深面由3对肌肉及一括约肌组成浅肌肉层。此层肌肉的肌腱汇合于阴道外口和肛门之间，形成中心腱。

1. 球海绵体肌　位于阴道两侧，覆盖前庭球及前庭大腺，向后与肛门外括约肌互相交叉混合。此肌收缩时能紧缩阴道，又称阴道括约肌。

2. 坐骨海绵体肌　始于坐骨结节内侧，沿坐骨升支与耻骨降支前行，向上止于阴蒂海绵体（阴蒂脚处）。

3. 会阴浅横肌自两侧坐骨结节内侧面中线向中心腱汇合。

4. 肛门外括约肌为围绕肛门的环行肌束，前端会合于中心腱。

（二）中层

即泌尿生殖肠。由上、下两层张韧筋膜及一层薄肌肉组成，覆盖在由耻骨弓与两坐骨结节所形成的骨盆出口前部三角形平面上，又称三角韧带。其中有尿道与阴道穿过。在两层筋膜间有一对由两侧坐骨结节至中心腱的会阴深横肌和位下尿道周围的尿道括约肌。

（三）内层

即盆膈。为骨盆底最里面、最坚韧的一层，由肛提肌及其筋膜组成，自前向后依次为尿道、阴道及直肠贯通。

1. 肛提肌　是位于骨盆底的成对扁阔肌，向下向内合成漏斗形。每侧肛提肌自前内向后外由3部分组成：①耻尾肌：为肛提肌主要部分，位于最内侧，肌纤维起自耻骨降支内侧，绕过阴道、直肠，向后止于尾骨，其中有小部分肌纤维终止于阴道和首肠周围。此层组织受损伤可导致膀胱、直肠脱垂；②髂尾肌：为居中部分，起自腱弓（即闭孔内肌表浅筋膜的增厚部分）后部，向中间及向后走行，与耻尾肌汇合，再经肛门两侧至尾骨；③坐尾肌：为靠外后方的肌束，起自两侧坐骨棘，止于尾骨及骶骨。在盆底肌肉中，肛提肌起最重要的支持作用，又因部分肌纤维在阴道及直肠周围密切交织，还有加强肛门与阴道括约肌的作用。

2. 会阴　广义的会阴是指封闭骨盆出口的所有软组织，前为耻骨联合下缘，后为尾骨尖，两侧为耻骨降支、坐骨升支、坐骨结节和骶结节韧带。狭义的会阴是指阴道口肛门之间的软组织，又称会阴体，厚 3～4cm，呈楔状，表面为皮肤及皮下脂肪筋膜，内层为部分肛提肌和会阴中心腱。会阴中心腱由部分肛提肌及其筋膜和会阴浅横肌、会阴深横肌、球海绵体肌和肛门外括约肌的肌腱共同交织而成。会阴伸展性大，妊娠晚期会阴组织变软有利于分娩。分娩时要保护此区，以免造成会阴裂伤。

····································（张跃辉）

第二节　女性生殖系统生理

一、妇女一生各阶段的生理特点

（一）新生儿期

出生后 4 周内称新生儿期。女性胎儿在母体内受到胎盘及母体卵巢所产生的女性激素影响，出生时新生儿外阴较丰满，乳房略隆起或少许泌乳，出生后脱离母体循环，血中女性激素水平迅速下降，可出现少量阴道流血。这些生理变化短期内均能自然消失。

（二）儿童期

从出生后 4 周～12 岁左右，称儿童期。约在 8 岁之前，下丘脑 - 垂体 - 卵巢轴的功能处于抑制状态，卵泡无雌激素分泌，生殖器仍为幼稚型，子宫、输卵管及卵巢位于腹腔内。约 8 岁后，下丘脑促性腺激素释放激素抑制状态解除，垂体开始分泌促性腺激素，卵泡受促性腺激素的影响，有一定发育并分泌性激素，但达不到成熟，卵巢形态逐步变为扁卵圆形。子宫、输卵管及卵巢逐渐向骨盆腔内下降，乳房开始发育，女性特征开始呈现，皮下脂肪在胸、髋、肩部及耻骨前面堆积。

（三）青春期

从乳房发育等第二性征出现到生殖器官逐渐发育成熟，获得性生殖能力的生长发育阶段，称为青春期。青春期是下丘脑 - 垂体 - 卵巢轴被激活的结果。世界卫生组织（WHO）规定青春期为 10～19 岁。这一时期的生理特点有：

1. 第一性征发育　即生殖器的发育。生殖器从幼稚型变为成人型。阴阜隆起，大、小阴唇变肥厚且有色素沉着；阴道长度及宽度增加，阴道黏膜变厚并出现皱襞；子宫增大，使宫体占子宫全长的 2/3；输卵管变粗，弯曲度减小；卵巢增大，皮质内有不同发育阶段的卵泡，使卵巢表面稍呈凹凸不平。此期已初具生育能力，但生殖系统功能尚未完善。

2. 第二性征出现　包括音调变高；乳房丰满而隆起；出现阴毛及腋毛；骨盆横径发育大于前后径；胸、肩、髋部皮下脂肪增多，出现女性特有体态。其中乳房发育是青春期发动的标志。

3. 生长加速　此时期身高迅速增长，月经初潮后增长速度减慢。

4. 月经来潮　第一次月经来潮，称月经初潮，是青春期开始的重要标志。但由于卵巢功能尚不健全，有时卵泡成熟却不排卵，故初潮后月经周期多无一定规律。

（四）性成熟期

性成熟期一般自 18 岁左右开始，历时约 30 年，是卵巢生殖功能和内分泌功能最旺盛的时期。此期卵巢功能成熟，已建立规律的周期性排卵并分泌性激素，生殖器官各部及乳房在卵巢性激素的作用下发生周期性变化。

（五）绝经过渡期

绝经过渡期指卵巢功能开始衰退直至最后一次月经的时期。一般从 40 岁以后开始，历时短则 1 ～ 2 年，长至十余年。此期卵巢内卵泡数明显减少，卵泡不能成熟及排卵，故常出现无排卵性月经；由于雌激素水平降低，因而出现血管舒缩障碍和神经精神症状，表现为潮热、出汗、情绪不稳定、不安、抑郁或烦躁、失眠等，称绝经期综合征。妇女一生最后一次月经称为绝经。我国妇女的绝经年龄一般在 44 ～ 54 岁之间。

（六）绝经后期

绝经后期指绝经后的生命时期。绝经后期初期卵巢内卵泡已耗竭，停止分泌雌激素，卵巢间质分泌的雄激素在外周组织转化为雌酮，成为绝经后期血液循环中的主要雌激素。60 岁后称为老年期。此期卵巢间质的内分泌功能逐渐衰退，雌激素水平史低，整个机体衰老，生殖器官进一步萎缩；骨代谢失常易起骨质疏松，易发生骨折。

二、月经及月经期的临床表现

（一）月经的定义

月经是指伴随卵巢周期性排卵而出现的子宫内膜周期性脱落及出血。规律月经是生殖功能成熟的标志之一。

（二）月经初潮

月经第一次来潮称月经初潮。月经初潮年龄多在 13 ～ 14 岁之间，可早至 11 ～ 12 岁，或迟至 15 ～ 16 岁。月经初潮的迟早，主要受遗传因素控制，营养、体重也起着重要作用。

（三）月经周期

出血的第 1 日为月经周期的开始，相邻两次月经第 1 日的间隔时间，称一个月经周期，一般为 21 ～ 35 天，平均为 28 天。

（四）月经持续时间及出血量

每次月经持续的时间为经期，一般为 2 ～ 7 日，多为 3 ～ 5 日。一次月经总的失血量为经量，月经第 2 ～ 3 日的出血量最多，正常经量为 30 ～ 50ml，超过 80ml 为月经过多。

（五）月经血的特征

月经血呈暗红色，除血液外，还有子宫内膜碎片、宫颈黏液及脱落的阴道上皮细胞。月经血中含有前列腺素和来自子宫内膜的纤溶酶，因此月经血的主要特点是不凝固，出血量多时可出现血凝块。

（六）月经期的症状

经期由于盆腔充血及前列腺素的作用，有些妇女可有下腹及腰骶部下坠感，并可出现腹泻等胃肠功能紊乱症状，少数妇女可有头痛及轻度神经系统不稳定症状，不影响工作和学习。

三、卵巢功能及其周期性变化

（一）卵巢的功能

卵巢是女性的性腺，具有周期性排卵和分泌性激素两大功能。前者称为生殖功能，后者称为内分泌功能。

（二）卵巢生殖功能的周期性变化

从青春期开始至绝经前，卵巢在功能和形态上发生周期性变化，称为卵巢周期。按卵泡的发育及成熟、排卵、黄体形成及退化分述如下：

1. 卵泡的发育与成熟　卵巢的基本生殖单位是始基卵泡。卵泡自胚胎形成后即进入自主发育和闭锁的轨道。胚胎 20 周时，始基卵泡最多可达 700 万个，以后发生退化和闭锁，至新生儿出生时卵泡总数下降约 200 万个。历经儿童期直至青春期，卵泡数下降只剩 30 万～50 万个。此过程不依赖促性腺激素的刺激。进入青春期后，卵泡发生则需要促性腺激素的刺激，性成熟期每月发育一批卵泡，一般只有一个卵泡发育成熟并排卵，其余的卵泡发育到一定程度行退化，称卵泡闭锁。妇女一生一般只有 400～500 个卵泡发育成熟并排卵。

始基卵泡有一个初级卵母细胞，其周围环绕一层梭形前颗粒细胞。发育开始后，梭形细胞变为立方形，由单层变为复层，胞质中出现颗粒称为颗粒细胞。颗粒细胞分裂很快，并分泌液体，在细胞群中出现含卵泡液的空隙，继之融合成腔。卵泡液逐渐增多，颗粒细胞被挤到周围。此时卵细胞也在增大，并分泌糖蛋白，在其周围形成透明带，卵细胞埋在颗粒细胞中，使这部分颗粒细胞凸出成为一个小丘，称为卵丘。透明带周围的颗粒细胞呈放射状排列称放射冠。卵泡周围的卵巢间质细胞形成卵泡膜，分为两层，外层较致密，称卵泡外膜；内层细胞类似上皮细胞，细胞间有较多的间隙与血管，称卵泡内膜。当卵泡液急剧增多，卵泡体积增大，直径达 15～20mm 时即为成熟卵泡，又称格拉夫卵泡（图 1-10）。成熟卵泡向卵巢表面突出。自月经第一天至卵泡发育成熟，称为卵泡期，一般需 10～14 天。在卵泡发育的过程中卵泡内膜细胞及颗粒细胞产生雌激素。

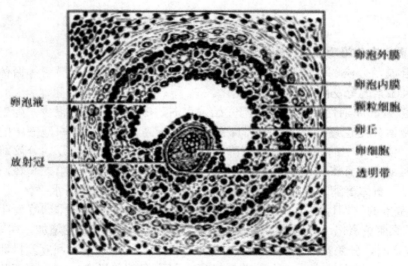

图 1-10　发育成熟的卵泡

2. 排卵 卵细胞被排出的过秆称排卵。排卵前，成熟卵泡分泌的雌激素高峰对下丘脑产生正反馈，下丘脑释放大量促性腺激素释放激素（gonadotropin releasing hormone，GnRIH），刺激垂体释放促性腺激素（luteinizing hormone，LH 和 follicle-stimulating hormone，FSH）并出现峰值，在 LH 峰作用下，成熟卵泡黄素化，产生少量黄体酮，在 LH 和 FSH 排卵峰和黄体酮协同作用下完成排卵过程。排卵时随卵细胞同时排出的有透明带、放射冠及少量卵巢内的颗粒细胞。排卵多发生在下次月经来潮前 14 日左右。

3. 黄体形成及退化 排卵后，卵泡液流出，卵泡腔内压下降。卵泡壁塌陷，形成许多皱襞，卵泡颗粒细胞和卵泡内膜细胞向内侵入，周围由卵泡外膜包围，共同形成黄体。此时的颗粒细胞及卵泡内膜细胞在 LH 排卵峰作用下进一步黄素化，细胞内出现了黄色颗粒，形成颗粒黄体细胞和卵泡膜黄体细胞，排卵后 7～8 日（相当于月经周期第 22 日左右），黄体体积和功能达最高峰，直径约 1～2cm，外观色黄（图 1-11）。若卵子未受精，黄体在排卵后 9～10 日开始退化。退化时黄体细胞逐渐萎缩变小，周围的结缔组织及成纤维细胞侵入黄体，黄体逐渐由结缔组织代替，组织纤维化，外观色白，称为白体。排卵日至月经来潮为黄体期，一般为 14 日。黄体衰退后月经来潮，卵巢中又有新的卵泡发育，开始新的周期。

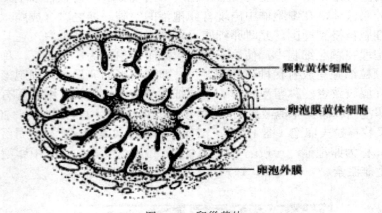

图 1-11 卵巢黄体

（三）卵巢内分泌功能的周期性变化

卵巢合成及分泌的性激素，主要为雌激素、孕激素和少最雄激素等甾体激素。正常妇女卵巢激素的分泌随卵巢周期而变化。

1. 雌激素的周期性变化 在卵泡开始发育时，雌激素分泌景很少，随着卵泡渐趋成熟，雌激素分泌也逐渐增加，于排卵前形成第一高峰，排卵后卵泡液中的雌激素释放入腹腔，使循环中的雌激素暂时下降，排卵后 1～2 天，黄体开始分泌雌激素，使循环中的雌激素又逐渐上升，至排卵后 7～8 天黄体成熟时形成第二高峰，但峰值低于第一高峰。黄体萎缩时，雌激素水平急剧下降，在月经前达最低水平。

2. 孕激素的周期性变化 在卵泡早期不合成孕激素，当 LH 排卵峰发生时，成熟卵泡的颗粒细胞黄素化，分泌少量黄体酮，排卵后孕激素分泌量开始增加，在排卵后 7～8 日黄体成熟时，分泌量达最高峰，以后逐渐下降，到月经来潮时回复到排卵前水平。

3. 雄激素的周期性变化 女性的雄激素主要为睾酮和雄烯二酮，大部分来自肾上腺，小部分来自卵巢，后者由卵巢的卵泡膜和卵巢间质合成。排卵前在 LH 峰作用下，卵巢合成雄激素增多，可促进非优势卵泡闭锁并提高性欲。

四、卵巢性激素的生理作用

（一）雌激素的生理作用

1. 子宫　促使子宫肌细胞的增生和肥大，肌层变厚，血运增加，促进和维持子宫发育，使子宫平滑肌对缩宫素的敏感性增加。

2. 子宫内膜　促使子宫内膜腺体和间质增殖和修复。

3. 子宫颈　使宫颈口松弛，黏液分泌增加，质变稀薄，易拉成丝状。

4. 输卵管　促进输卵管肌层发育和上皮分泌，增强输卵管平滑肌节律性收缩的振幅。

5. 阴道　使阴道上皮细胞增生和角化，黏膜变厚，细胞内糖原含量增加，维持阴道酸性环境，增强局部的抵抗力。

6. 外生殖器　使阴唇发育丰满，色素加深。

7. 卵巢　协同 FSH 促进卵泡发育。

8. 乳房　使乳腺腺管增生，乳头、乳晕着色。

9. 下丘脑、垂体　雌激素通过对下丘脑和垂体的正负反馈调节，控制促性腺激素的分泌。

10. 代谢作用　促进水钠潴留；促进肝脏合成高密度脂蛋白，抑制低密度脂蛋白合成，降低循环中的胆固醇水平；促进钙盐及磷盐在骨质沉积，以维持正常的骨质代谢。青春期在雌激素影响下可使骨骺闭合；绝经期后由于雌激素缺乏而容易发生骨质疏松。

（二）孕激素的生理作用

1. 子宫　降低子宫平滑肌兴奋性，抑制子宫收缩，降低妊娠子宫对缩宫素的敏感性，有利于胚胎及胎儿在宫内生长发育。

2. 子宫内膜　使增殖期子宫内膜转化为分泌期内膜，为受精卵着床作好准备。

3. 子宫颈　使宫颈口闭合，黏液分泌减少，质变黏稠，拉丝度降低。

4. 输卵管　抑制输卵管平滑肌节律性收缩的振幅及频率。

5. 阴道　使阴道上皮细胞脱落加快。

6. 乳房　在已有雌激素影响的基础上，促使乳腺小叶及腺泡发育。

7. 下丘脑、垂体　在月经中期，孕激素能增强雌激素对垂体 LH 排卵峰释放的正反馈作用；在黄体期，孕激素通过对下丘脑、垂体的负反馈作用，抑制促性腺激素的分泌。

8. 体温　能兴奋下丘脑体温调节中枢，使基础体温（basal body temperature, BBT）在排卵后升高 $0.3 \sim 0.5℃$，可作为排卵的重要指标。

9. 代谢作用　能促进水钠的排泄。

（三）孕激素与雌激素的协同和拮抗作用

在雌激素作用的基础上，孕激素进一步促使女性生殖器和乳房的发育，为妊娠准备条件，二者有协同作用；另外，雌激素和孕激素又有拮抗作用，雌激素促进子宫内膜增殖及修复，孕激素则限制子宫内膜增殖，并使子宫内膜由增殖期向分泌期转化。

在输卵管蠕动、子宫收缩、宫颈黏液变化、阴道上皮细胞角化和脱落以及水钠代谢等方面也有拮抗作用。

（四）雄激素的生理作用

雄激素能促进外阴部的发育，阴毛、腋毛的生长。大最雄激素有对抗雌激素的作用。促进蛋白质的合成及刺激红细胞增生。在性成熟前，促使长骨骨基质生长和钙的保留；性成熟后导致骨骺关闭，生长停止。雄激素还与性欲有关。

五、子宫内膜的周期性变化

卵巢的周期性变化使女性生殖器发生一系列周期性变化，以子宫内膜的周期性变化最显着。

子宫内膜在结构上分为基底层和功能层。基底层靠近子宫肌层，此层不受月经周期中激素变化的影响，在月经期不发生脱落；功能层靠近宫腔，由基底层再生而来，受卵巢激素的影响呈周期性变化，若未受孕，功能层则坏死脱落，形成月经。正常一个月经周期以 28 日为例，其组织形态的周期性改变分为 3 期。

（一）增殖期

月经周期第 5 ～ 14 天，相当于卵泡发台成熟阶段，雌激素使：子宫内膜腺体和间质细胞呈增殖状态，该阶段称增殖期。增殖期又分早、中、晚 3 期。

1. 增殖期早期　月经周期第 5 ～ 7 日。内膜的增殖与修复在月经期即已开始。此期内膜较薄，仅 1 ～ 2mm。腺上皮细胞呈立方形或低柱状；间质较致密，细胞呈星形；间质中的小动脉较直，管壁薄。

2. 增殖期中期　月经周期第 8 ～ 10 日。腺上皮细胞增生活跃，细胞呈柱状，且有分裂象；腺体数增多、增长，稍呈弯曲形，间质水肿明显；螺旋小动脉逐渐发育，管壁变厚。

3. 增殖期晚期　月经周期第 11 ～ 14 内膜增厚至 3 ～ 5mm，表面高低不平，略呈波浪形。上皮细胞呈高柱状，增殖为假复层上皮，核分裂象增多；腺体更长，形成弯曲状；间质细胞呈星状，并相互结合成网状；组织水肿明显；螺旋小动脉略呈弯曲状，管腔增大。

（二）分泌期

月经周期第 15 ～ 28 天，相当于黄体期。雌激素使子宫内膜继续增厚，孕激素使子宫内膜呈分泌反应，该阶段称分泌期。分泌期也分早、中、晚 3 期。

1. 分泌期早期　月经周期第 15 ～ 19 日。内膜腺体更长，屈曲更明显；腺上皮细胞的核下开始出现含糖原的小泡，称为核下空泡，为分泌早期的组织学特征：间质水肿，螺旋小动脉继续增生弯曲。

2. 分泌期中期　月经周期第 20 ～ 23 日。内膜较前更厚并呈锯齿状；腺体内的分泌上皮细胞顶端胞膜破碎，细胞内的糖原溢入腺腔，称顶浆分泌，为分泌中期的组织学特征。此活动在排卵后 7 天达高峰，与孕囊植入同步。间质更加水肿、疏松，螺旋小动脉进一步增生、卷曲。

3. 分泌期晚期　月经周期第 24 ～ 28 日。此期为月经来潮前期，子宫内膜厚达 10mm 并呈海绵状。内膜腺体开口面向宫腔，有糖原等分泌物溢出；间质更疏松、水肿，表面上皮细胞下的间质细胞分化为肥大的蜕膜样细胞。螺旋小动脉迅速增长超出内膜厚度，也更弯曲，血管管腔也扩张。

（三）月经期

月经周期第 1 ～ 4 日。此期雌、孕激素水平下降，使内膜中前列腺素的合成活化。前列腺素能刺激子宫肌收缩而引起功能层内膜的螺旋小动脉持续痉挛，内膜血流减少，组织变性、坏死，血管壁通透性增加，血管破裂导致内膜底部血肿形成，促使组织坏死剥脱。变性、坏死的内膜与血液相混而排出，形成月经。

六、性周期的调节机制

女性生殖系统生理特点之一是其周期性。卵巢的周期性变化，引起整个生殖器官各部发生周期性变化，这种变化称为性周期。月经是性周期最明显的表现。月经周期的调节机制极为复杂，主要涉及下丘脑、垂体和卵巢。下丘脑分泌促性腺激素释放激素（GnRH），通过调节垂体促性腺激素的分泌，调控卵巢功能。卵巢分泌的性激桌对下丘脑－垂体又有反馈调节作用。下丘脑－垂体和卵巢之间相互调节、相互影响，形成一个完整而协调的神经内分泌系统，称为下丘脑－垂体－卵巢轴（hypcnhalamus pkuitary-ovary axis，H-P-O axis）。由于下丘脑促性腺激素释放激素由神经细胞分泌，下丘脑－垂体－卵巢轴的调节属于神经内分泌调节。

（一）下丘脑生殖调节激素

下丘脑生殖调节激素为促性腺激素释放激素（GnRH），由下丘脑弓状核神经细胞呈脉冲式分泌，通过垂体门脉系统输送到腺垂体，其生理作用是调节垂体促性腺激素的合成与分泌。CnRH 的分泌受来自血液的激素信号（特别是垂体促性腺激素和卵巢性激素）的反馈调节，也受神经递质的调节。激素的反馈调节按作用方式分为正反馈和负反馈，正反馈起促进作用，负反馈起抑制作用。

（二）腺垂体生殖激素

腺垂体分泌与生殖调节直接有关的激素，有促性腺激素和催乳素两种。

1. 促性腺激素　包括卵泡刺激素（FSH）和黄体生成素（LH）。受 GnRH 脉冲式分泌的刺激，腺垂体促性腺激素细胞分泌促性腺激素，也呈脉冲式。FSH 是卵泡生存必需的激素，其主要生理作用是直接促进窦前卵泡及窦状卵泡的生长发育；激活颗粒细胞芳香化酶，促进雌二醇的合成与分泌；调节优势卵泡的选择和非优势卵泡的闭锁；在卵泡晚期与雌激素协同，诱导颗粒细胞生成 LH 体，为排卵剂黄素化做准备。LH 的主要生理作用是在卵泡期刺激卵泡膜细胞合成雄激素，为雌二醇的合成提供底物；排卵前促使卵母细胞进一步成熟和排卵；在黄体期维持黄体功能，促进孕激素和雌激素的合成与分泌。

2. 催乳素（prolactin，PRL）　由腺垂体催乳细胞分泌，主要受下丘脑分泌的多巴胺控制，具有促进乳汁合成的功能。

（三）下丘脑－垂体－卵巢轴的相互关系

下丘脑－垂体－卵巢轴是完整而协调的神经内分泌系统。下丘脑通过分泌 GnRH 来调节垂体 FSH 和 LH 的释放，控制性腺发育及性激素的分泌。卵巢在促性腺激素的作用下发生周期性排卵，并周期性分泌性激素；而卵巢性激素对中枢生殖调节激素的合成与分泌又有反馈作用，使 FSH 和 LH 的分泌也发生周期性变化（图 1-12）。

在卵泡期，当循环中的雌激素浓度低于 200pg/ml 时，雌激素会抑制下丘脑、垂体激素的分泌（负反馈）。随着卵泡的发育，雌激素水平逐渐升高，负反馈作用逐渐加强，循环中 FSH 浓度下降；当卵泡发育接近成熟时，卵泡分泌的雌激素达高峰，循环中的雌激素浓度大于或等于 200pg/ml 时，对下丘脑、垂体产生正反馈，形成排卵前 LH、FSH 峰；排卵后，卵巢形成黄体，分泌雌、孕激素，二者联合使 FSH、LH 合成与分泌受抑制，卵泡发育也受抑制；黄体萎缩时循环中的雌、孕激素下降，二者联合对 FSH、LH 的抑制被解除，循环中 FSH、LH 回升，卵泡又开始发育，新的卵巢周期开始。上述过程周而复始。若未受孕，黄体萎缩，子宫内膜失去雌、孕激素的支持而坏死、脱落、出血。月经来潮是一个性周期的结束，又是一个新性周期的开始。

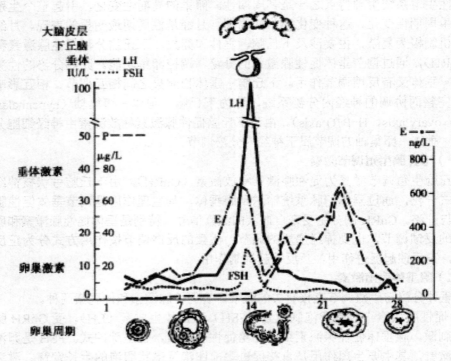

图 1-12　下丘脑－垂体－卵巢轴在月经周期中的变化

（张跃辉）

第二章　妊娠的生理过程

妊娠是胚胎和胎儿在母体内发育成长的过程。卵子受精是妊娠的开始，胎儿及其附属物自母体排出是妊娠的终止。妊娠全过程平均约 38 周，是非常复杂、变化极为协调的过程。

第一节　胎儿及其附属物的形成与功能

妊娠是胚胎和胎儿在母体内发育成长的过程。卵子受精是妊娠的开始，胎儿及其附属物自母体排出是妊娠的结束。

胚胎从受精起发育经历 38 周（约 266 天），可分为三个时期：①胚胎早期：从受精到第 2 周末，二胚层胚盘形成；②胚期：第 3 周至第 8 周末。至此期末，胚的各器官、系统及外形发育均初具雏形；③胎儿期：从第九周至出生，此期内胎儿逐渐长大，各器官、系统继续发育成形，部分器官出现一定功能活动。

虽然从胚胎期到胎儿期的变化并非突然发生的，但受精卵着床后，子宫内膜迅速发生蜕膜变，致密度蜕膜样细胞增大变成蜕膜细胞。按蜕膜与囊胚的部位关系，将蜕膜分标志着从一个细胞即受精卵发育为初具人形的个体，而胎儿期则主要关系到在胚期已开始发生的组织和器官的继续生长和分化。胎儿期胎儿生长很快，尤以第 9 至第 12 周最快，而体重增加则以最后数月最

一、受精、受精卵发育、输送与着床

成熟的生殖细胞（精子和卵子）的结合过程称为受精。受精发生在排卵后 12 小时内，整个受精过程约需 24 小时。排卵期前后，输卵管，输卵管系膜及卵巢固有韧带的平滑肌，受雌激素的影响，在卵巢周围协调性地进行节律性收缩。同时输卵管呈弯曲状，伞部张开并与卵巢表面接触，以便使卵子顺利进入输卵管散部。从一侧排出的卵子，也可以被对侧输卵管捕获。卵细胞较大进入输卵管后，并无主动活动能力，是靠输卵管肌层的节律性的阶段蠕动和纤毛细胞的摆动才得以逆行向前。到达壶腹部（受精卵向宫腔内的输送大体也是如此）。

精液进入阴道内后，由于宫颈黏液稀薄便于精子进入宫腔（仅 5% 精子进入），当精子离开精液经宫颈管进入宫腔与子宫内膜接触后，子宫内膜白细胞产生 αβ 淀粉酶解除精子顶体酶上的"去获能因子"。此时的精子具有受精能力，称精子获能。人精子获能的主要部位是子宫和输卵管。卵子从卵巢排出经输卵管伞部进入输卵管内，停留在壶腹部与峡部联接处等待受精。当精子与卵子相遇，精子顶体外膜与精细胞膜顶端破裂形成小孔释放出顶体酶，溶解卵子外围的放射冠和透明带，称为顶体反应。借助酶的作用，精子穿过放射冠和透明带。精子头部与卵子表面接触之时，其他精子不再能

进入。已获能的精子穿过放射冠和透明带。精子头部与卵子表面接触之时，其他精子不再能进入，且在 48 小时之后失去受精能力。已获能的精子穿过次级卵母细胞透明带为受精过程的开始，卵原核与精原核融合为受精过程的完成，形成受精卵标志诞生新生命。

受精卵开始进行有丝分裂的同时，借助输卵管蠕动和纤毛推动，向宫腔方向移动，受精后 72 小时左右分裂为 16 个细胞的实心细胞团，称为桑葚胚，也称早期囊胚。受精后第 4 日早期囊胚进入宫腔并继续分裂发育成晚期囊胚。

受精后第 6～7 日晚期囊胚透明带消失后逐渐埋入而且被子宫内膜所覆盖的过程，称为受精卵着床，也称受精卵植入。受精卵着床需经过定位（指着床前透明带消失，胚泡粘附在内膜表面）、粘着（指晚其囊胚粘附在内膜上皮时）和穿透（指完全埋入子宫内膜中且被内膜覆盖）3 个阶段。着床必须具备的条件有：①透明带消失；②囊胚细胞滋养细胞分化出合体滋养细胞；③囊胚和子宫内膜同步发育并相互配合；④孕妇体内有足够数量的孕酮，子宫有一个极短的敏感期允许受精卵着床。此外，由受精后 24 小时的受精卵产生的早孕因子能抑制母体淋巴细胞活性，防止囊胚被母体排斥，并发现环磷酸腺苷能促使子宫组织中 DNA 的合成，有利于受精卵着床。此时子宫内膜分为 3 部分：①底蜕膜是指与囊胚极滋养层接触的子宫肌层之间的蜕膜，以后发育成胎盘的母体部分。②包蜕膜是指覆盖在囊胚表面的蜕膜，随囊胚发育逐渐突向宫腔，这部分蜕膜高度伸展，缺乏营养而逐渐消化，在妊娠 14～16 周因羊膜腔明显增大，使包蜕膜和真蜕膜相贴近，包蜕膜与真蜕膜逐渐融合，于分娩时这两层已无法分开，宫腔功能消失。③真蜕膜是指底蜕膜及包蜕膜以上覆盖子宫腔其他部分的蜕膜。胎龄的估计有多种方法：受精龄、月经龄、性交龄以及根据骨化中心的出现时间和胚胎发育状况推算胚胎龄。

二、胎儿附属物的形成及其功能

胎儿附属物是指胎儿以外的组织，包括胎盘、胎膜、脐带和羊水。

（一）胎盘

胎盘和胎膜是儿体和母体组织的结合体，由羊膜、叶状绒毛膜和底蜕膜构成。

1. 胎盘及胎膜的形成

（1）羊膜：构成胎盘及胎膜的胎儿面部分，羊膜光滑，无血管、神经及淋巴，具有一定弹性。正常羊膜厚 0.02～0.05mm，自内向外由单层无纤毛立方上皮细胞层、基底膜、致密层、成纤维细胞层和海绵层 5 层组成。电镜见上皮细胞表面有微绒毛，随妊娠进展而增多，以增强细胞的活动能力。

（2）绒毛膜：分叶状绒毛膜和平滑绒毛膜，前者为与包蜕膜相接触的绒毛部分后因营养缺乏退化变的光滑；构成胎盘的胎儿部分的绒毛，占胎盘主要部分。晚期囊胚着床后，滋养层细胞迅速分裂增殖，内层为细胞滋养细胞，是分裂生长的细胞；外层为合体滋养细胞，是执行功能的细胞，由细胞滋养细胞分化而来。滋养层内面有一层细胞称胚外中胚层，与滋养层共同组成绒毛膜。胚胎发育至 13～21 日时，为绒毛膜发良分化最旺盛的时期。此时胎盘的主要结构—绒毛逐渐形成。绒毛形成经历 3 阶段：①一级绒毛：指绒毛膜周围长出不规则突起的合体滋养细胞小梁，逐渐呈放射性排列，绒毛膜深部增生活跃的细胞滋养细胞也伸入进去，形成合体滋养细胞小梁的细胞中心索，初具绒毛形态。②二级绒毛：指初级绒毛继续增长，其细胞中心伸展至合体滋养细胞的内层，且胚外中胚层也长入细胞中心索，形成间质中心索。③三级绒毛：指胚胎血管长入间质中心索，约在受精后第 3 周末，当绒毛内血管形成时，胎盘循环建立，胎儿—胎盘循环在胚胎血管与绒毛血管连接之后完成。

与底蜕膜相接触的绒毛，因营养丰富发育良好，称为叶绒毛膜。从绒毛膜板伸出的绒毛干逐渐分支，形成初级绒毛干、次级绒毛干和三级绒毛干，向绒毛间隙伸展形成终末绒毛网。绒毛末端悬浮于充满母血的绒毛间隙中称游离绒毛，长入底蜕膜中的称固定绒毛。每个绒毛干中均有脐动脉和脐静脉，随着绒毛干一再分支，脐血管越来越细，最终成为毛细血管进入绒毛末端，妊娠中晚期胎儿血液以每分钟约 500 至 600ml 流量流经胎盘。

子宫螺旋动脉（也称子宫胎盘动脉）穿过蜕膜板进入绒毛间隙，绒毛间隙血液压力为 10 ～ 50mmHg，再经蜕膜板流入蜕膜静脉网，此时压力 < 8mmHg。母儿间物质交换在胎儿小叶的绒毛处进行。可见胎儿血液经脐动脉直至绒毛毛细血管，经与绒毛间隙中的母血进行物质交换，胎儿血和母血不相通，隔有绒毛毛细血管壁、绒毛间质及绒毛表面细胞层，靠渗透、扩散和细胞选择力，再经脐静脉返回胎儿体内。母血经底蜕膜螺旋动脉开口通向绒毛间隙内，再经开口的螺旋静脉返回孕妇体内。绒毛组织结构：妊娠足月胎盘的绒毛表面积达 12 ～ 14m^2，相当于成人肠道总面积。绒毛直径随妊娠进展变小，绒毛内毛细血管占据空间增加，绒毛滋养层主要由合体滋养细胞组成，细胞滋养细胞仅散在可见，数目极少。滋养层内层为基底膜，有胎盘屏障作用。

2. 妊娠足月胎盘的大体结构

妊娠足月胎盘呈盘状，多为圆形或椭圆形，重 450 ～ 650g（重量受胎血及母血影响大），约胎儿体重的 1/6，直径 16 ～ 20cm，分 15 至 20 个小叶，厚 1 ～ 3cm，中央厚，边缘薄。胎盘分胎儿面和母体面。胎儿面表面被覆羊膜呈灰蓝色、光滑半透明，脐带动静脉从附着处分支向四周呈放射状分布直达胎盘边缘，其分支穿过绒毛膜板，进入绒毛干及其分支。母体面表面呈暗红色，蜕膜间隔形成若干浅沟分成母体叶。

3. 胎盘功能

胎盘功能极复杂，具有物质交换、代谢、分泌激素、防御以及合成功能，是维持胎儿在子宫内营养发育的重要器官。在胎盘内进行物质交换的部位，主要在血管合体膜（VSM），是由绒毛合体滋养细胞无核区胞质、合体滋养层基膜、绒毛间质、毛细血管基膜和毛细血管内皮细胞 5 层组成的薄膜。物质交换及转运方式有：①简单扩散：指物质通过细胞质膜从高浓度区扩散至低浓度区，不消耗细胞能量。脂溶性高、分子量 < 250、不带荷电物质（如 O_2、CO_2、水、钠、钾、电解质等）容易通过血管合体膜。②易扩散：指物质通过细胞质膜从高浓度区向低浓度区扩散，不消耗细胞能量，但速度较简单扩散快得多，系细胞质膜有专一载体到达一定浓度时，扩散速度明显减慢，此时扩散速度与浓度差不呈正相关，如葡萄糖等的转运。③主动运输：指物质通过细胞质膜从低浓度区逆方向扩散至高浓度区，需要细胞代谢产生的热能作动力，主要是三磷腺苷（ATP）分解为二磷腺苷（ADP）时释放的能量，如氨基酸、水溶性维生素及钙、铁等，在胎儿血中浓度均高于母血。④其它：较大物质可通过血管合体膜裂隙，或通过细胞膜内陷吞噬后继之膜融合，形成小泡向细胞内移动等方式转运，如大分子蛋白质、免疫球蛋白等。

（1）气体交换：维持胎儿生命重要物质是 O_2。在母儿间 O_2 和 CO_2 在胎盘中以简单扩散方式交换。母体子宫动脉血 PO_2 为 95～100mmHg，绒毛间隙内血 PO_2 为 40～50mmHg，而胎儿脐动脉血 PO_2 于交换前为 20mmHg，经绒毛与绒毛间隙的母血进行交换后，胎儿脐静脉血 PO_2 为 30mmHg 以上。氧饱和度达 70%～80%，母体每分钟可供胎儿氧 7～8mL/kg。尽管 PO_2 升高不多，但胎儿血红蛋白对 O_2 的亲和力强，能从母血中获得充分的 O_2。受多种因素影响，如心功能不全、Hb 值低、肺功能不良，母血 PO_2 均明显降低而不利于胎儿。再如子痫前期、子痫时，绒毛血管常发生闭塞性内膜炎，血管合体膜增厚，加之母体血流量减少，胎儿获 O_2 明显不足而易发生胎儿窘迫。母体子宫动脉血 PCO_2 为 32mmHg，绒毛间隙内血 PCO_2 为 38～42mmHg，较胎儿脐动脉血 PCO_2 48mmHg 稍低，但 CO_2 通过血管合体膜的扩散速度却比 O_2 通过快 20 倍，故胎儿 CO_2 容易通过绒毛间隙直接向母体迅速扩散。

（2）营养物质供应：葡萄糖是胎儿代谢的主要能源，以易扩散方式通过胎盘。胎儿体内的葡萄糖均来自母体。氨基酸以主动运输方式通过胎盘。脂肪酸能较快地以简单扩散方式通过胎盘。电解质及维生素多以主动运输方式通过胎盘。胎盘中含有多种酶（如氧化酶、还原酶、水解酶等），将复杂化合物分解为简单物质，如蛋白质分解为氨基酸、脂质分解为非酯化脂肪酸等，也能将简单物质合成后供给胎儿，如葡萄糖合成糖原、氨基酸合成蛋白质等。分子量较大的 IgG 例外，能通过胎盘与血管合体膜表面有专一受体可能有关。

（3）排除胎儿代谢产物：胎儿代谢产物如尿素、尿酸、肌酐、肌酸等，经胎盘送入母血，由母体排除体外。

（4）防御功能：胎盘虽能阻止母血中某些有害物质进入胎儿血中，但其屏障作用极有限。各种病毒（如风疹病毒、巨细胞病毒等）、分子量小对胎儿有害药物，均可通过胎盘影响胎儿致畸甚至死亡。细菌、弓形虫、衣原体、螺旋体可在胎盘部位先形成病灶，破坏绒毛结构后进入胎体感染胎儿。母血中免疫抗体如 IgG 能通过胎盘，使胎儿在生后短时间内获得被动免疫力。

（5）合成功能：胎盘具有合成物质能力，主要合成激素和酶。激素有蛋白激素和甾体激素两大类：蛋白激素有人绒毛膜促性腺激素、人胎盘生乳素等。甾体激素有雌激素、孕激素等。酶有缩宫素酶、耐热性碱性磷酸酶等。还能合成前列腺素、多种神经递质和多种细胞因子、生长因子。

人绒毛膜促性腺激素（HCG）：由合体滋养细胞分泌的糖蛋白激素，受精后第 6 日受精卵滋养层形成时，开始分泌微量 HCG。着床后用特异 HCG-β 抗血清能在母血中检测出 HCG。于妊娠早期分泌量增加很快，约 2 日即增长一倍，至妊娠 8～10 周血清浓度达最高峰，为 50～100kU/L，持续 10 日左右迅速下降，至妊娠中晚期血清浓度仅为峰值的 10%，持续至分娩。分娩后若无胎盘残留，于产后 2 周消失。HCG 为水溶性易被吸收入母血，在受精后 10 日可用放免法自母体血清中测出，成为诊断早孕的最敏感方法。HCG 的生物功能有：①作用于月经黄体，与黄体细胞膜的受体结合，激活腺苷酸环化酶，产生生化反应延长黄体寿命，使黄体增大成为妊娠黄体，增加甾体激素的分泌以维持妊娠。②β 亚基有促卵泡成熟活性、促甲状腺活性及促睾丸间质细胞活性。③与尿促性素（HMG）合用能诱发排卵。④能抑制淋巴细胞的免疫性，能以激素屏障保障滋养层不受母体的免疫攻击。

人胎盘生乳素（HPL）：由合体滋养细胞分泌不含糖分子的单链多肽激素，当妊娠5～6周时用放免法可在母血浆中测出HPL，随妊娠进展和胎盘逐渐增大，至妊娠34～36周达高峰（母血为5～15mg/L，羊水为0.55mg/L），并维持至分娩。HPL在体内半衰期为22分钟，HPL值于产后迅速下降；产后7小时即测不出。主要功能有：①与胰岛素、肾上腺皮质量激素协同作用于乳腺腺泡，促进腺泡发育，刺激乳腺上皮细胞合成乳白蛋白、乳酪蛋白、乳珠蛋白，为产后泌乳做准备；②有促胰岛素生成作用，使母血胰岛素值增高，增加蛋白质合成；③通过脂解作用提高非酯化脂肪酸、甘油浓度，以非酯化脂肪酸作为能源，抑制对葡萄糖的摄取，使多余葡萄糖运送给胎儿，成为胎儿的主要能源，也成为蛋白合成的能源来源。因此，HPL是通过母体促进胎儿发育的重要"代谢调节因子"。

雌激素：妊娠期间明显增多，主要来自胎盘及卵巢。于妊娠早期由黄体产生雌二醇和雌酮。妊娠10周后胎盘接替卵巢产生雌激素更多，至妊娠末期雌三醇值为非孕妇女的1000倍，雌二醇及雌酮值为非孕妇女的100倍。雌激素生成过程：母体胆固醇在胎盘内转变为孕烯醇酮后，经胎儿肾上腺胎儿带合成硫酸脱氢雄酮（DHAS），再经胎儿肝内16α-羟基硫酸脱氧表雄酮（16α-OH-DHAS），接着经胎盘合体滋养细胞在硫酸酯酶作用下去硫酸根形成16α-OH-DHA，随后经芳香化酶作用成为16α-羟基雄烯二酮，最终形成游离雌三醇。可见雌激素是由胎儿、胎盘共同产生，故称胎儿—胎盘单位。雌三醇前身物质虽来自母体和胎儿，但脐动脉血中16α-OH-DHAS值最高，表明胎儿肾上腺及肝产生雌三醇前身物质，是胎盘合成雌三醇的主要来源。

孕激素：妊娠早期由卵巢妊娠黄体产生，妊娠8～10周后胎盘合体滋养细胞是产生孕激素的主要来源。母血中孕酮值随妊娠进展逐渐增高，至妊娠足月达312～624nmol/L，其代谢产物为孕二醇，24小时尿排出值为35～45mg。孕激素在雌激素的协同作用下，对子宫内膜、子宫肌层、乳腺的变化起重要作用。

缩宫素酶：由合体滋养细胞产生的糖蛋白，分子量约为30万。因其能使缩宫素在胱氨酸分子上发生裂解，故又称15-胱氨酸氨基肽酶。随妊娠进展逐渐增多，至妊娠末期达高值，其生物学意义尚不十分明了，主要使缩宫素分子灭活，起到维持妊娠的作用。胎盘功能不良时，血中缩宫素酶呈低值，见于死胎、妊娠期高血压疾病、胎儿生长受限（FGR）时。

耐热性碱性磷酸酶（HSAP）：由合体滋养细胞分泌。于妊娠16～20周母血清中可测出。随妊娠进展而增多，直至胎盘娩出后其值下降，产后3～6日内消失。动态测其数值可作为胎盘功能检查的一项指标。

（二）胎膜

胎膜是由绒毛膜和羊膜组成。胎膜外层为平滑绒毛膜。胎膜含甾体激素代谢所需的多种酶活性，故和甾体激素代谢有关。胎膜含多量花生四烯酸（前列腺前身物质）的磷脂，且还能催化磷脂生成游离花生四烯酸的溶酶体，故胎膜在分娩发动上有一定作用。

（三）脐带

脐带是连接胎儿与胎盘呈条索状组织，一端连于胎儿腹壁脐轮，另一端附着于胎盘胎儿面，胚胎及胎儿借助脐带悬浮于羊水中。妊娠足月的脐带长30～70cm，平均约55cm，直径1.5～2.0cm，表面被羊膜酸辣呈灰白色。脐带断面中央有一条管腔较大、管壁较薄的脐静脉；两侧有两条管腔较小、管壁较厚的脐动脉。血管周围为含水量丰富来自胚外中胚层的胶样胚胎结缔组织称华通胶，有保护脐血管的作用。由于脐血管较长，使脐带常呈螺旋状迂曲。脐带是母体及胎儿气体交换、营养物质供应和代谢产物排除的重要通道。若脐带受压使血流受阻时，缺氧可致胎儿窘迫，甚至危及胎儿生命。

（四）羊水

羊膜腔内的液体称为羊水。

1. 羊水的形成

羊水的形成目前还不十分明确。妊娠早期的羊水，可能是母体血清经胎膜进入羊膜腔的透析液。也可经脐带华通胶和胎盘表面羊膜进行，但量较少。当胚胎血循环形成后，水分和小分子物质还能经尚未角化的胎儿皮肤漏出．。此时羊水成分除蛋白质含量及钠浓度偏低外，与母体血清成分相似。妊娠 16～18 周后，胎儿尿液成为羊水的重要来源。妊娠 11～14 周时，胎儿肾脏已的排泄功能，于妊娠 14 周发现胎儿膀胱内已有尿液，胎儿尿液排出羊膜腔中，使羊水的渗透压逐渐降低，肌酐、尿素、尿酸值逐渐增高。此时期胎儿皮肤的表皮细胞逐渐角化，不再是羊水的来源。妊娠足月胎儿通过吞咽羊水使羊水量趋于平衡。胎肺虽可吸收羊水，但其量很少，对羊水量影响甚微。

2. 羊水的吸收

约 50% 由胎膜完成。胎膜在羊水产生和吸收方面起重要作用，尤其是与子宫蜕膜接近的部分，其吸收功能明显超过覆盖胎盘的羊膜。妊娠足月胎儿每月吞咽羊水 500～700m，经消化道进入胎儿血循环，形成尿液再排出羊膜腔中，故消化道也是吸收羊水的重要途径。此外，脐带每小时能吸收羊水 40～50ml，胎儿角化前皮肤虽有吸收羊水交换，但量很少。

3. 母体、胎儿、羊水三者间的液体平衡

羊水在羊膜腔内不断进行液体交换，以保持羊水量相对恒定。母儿间的液体交换，主要通过胎盘，每小时约 3600ml。母体与羊水的交换，主要通过胎膜，每小时约 400ml。羊水与胎儿的交换量较少，主要通过胎儿消化管、呼吸道、泌尿道以及角化前皮肤等。

4. 羊水量、性状及成分

（1）羊水量：妊娠 8 周 5～10ml，妊娠 10 周约 30ml，妊娠 20 周约 400ml，妊娠 38 周约 1000ml，此后羊水量逐渐减少。妊娠足月羊水量约 800ml。过期妊娠羊水量明显减少，可减少至 300ml 以下。

（2）羊水性状及成分：妊娠足月时羊水比重为 1.007～1.025，pH 值约为 7.20，内含水分 98%～99%，1%～2% 为无机盐及有机物质。妊娠早期羊水为无色澄清液体。妊娠足月羊水略混浊、不透明，可见羊水内悬有小片状物（胎脂、胎儿脱落上皮细胞、毳毛、毛发、少量白细胞、白蛋白、尿酸盐等）。羊水中含大量激素（包括雌三醇、孕酮、皮质醇、前列腺素、HPL、HCG 等）和酶（如溶菌酶、乳酸脱氢酶、淀粉酶、β 半乳糖苷酶、氨基己糖苷酶 A 等数十种）。

5. 羊水的功能

（1）保护胎儿：羊水是胎儿的外围保护，不致受到挤压，防止胎体畸形及胎肢粘连；

（2）保持羊膜腔内恒温；

（3）适量羊水避免子宫肌壁或胎儿对脐带直接压迫所致的胎儿窘迫；

（4）有利于胎儿体液平衡，若胎儿体内水分过多以胎尿方式排至羊水中；

（5）临产宫缩时，羊水受宫缩压力以能使压力均匀分布，避免胎儿局部受压。

（6）保护母体：妊娠期减少胎动所致的不适感；临产后，前羊水囊借助楔形水压扩张宫口及阴道；

（7）破膜后羊水滑润和冲洗阴道没有准备感染机会。借助羊水检查可了解胎儿发育情况。

（隋美香）

第二节　胎儿生理特点

胎儿随着组织器官的分化与发育，各项生理功能也逐渐发育，为了及时发现及妥善处理胎儿的异常情况，必须掌握胎儿各系统的生理基础知识。

一、循环系统

（一）胎儿心血管早期胚胎发育

胚胎发育中，胎儿血循环建立较早。首先，卵黄囊壁上的胚外中胚层细胞在局部积聚成团，称为血岛。在其周边的细胞分化为扁平的内皮细胞，血岛的中央部分细胞变为圆形，形成游离状的造血干细胞。其相邻的内皮细胞相互连接，从而形成最早的毛细血管。随着胚胎发育，在体蒂或绒毛膜处的胚外中胚层也以同样方式建立早期的毛细血管。这些毛细血管的分支逐渐延伸并相互连接，从而形成胚胎外的毛细血管网。然后，在胚胎内的间充质内出现许多裂隙，裂隙周围的细胞分化成内皮细胞，形成胚胎内的毛细血管。这些毛细血管以出芽的方式发出分支，并逐渐延长和相互连接，建立起胚胎内的毛细血管网。第3周末或第4周初，心血管形成并开始节律性的搏动，从而开始了胎儿早期的血液循环。

图中显示血岛位于卵黄囊壁的胚外中胚层细胞，血岛的相互连接即形成原始的毛细血管，随着毛细血管的诞生、分支和相互连接即形成胚胎内的毛细血管网。

1. 胚胎早期心血管的形成

胚胎发育第3周时，在口咽膜头端两侧的中胚层内，各出现了一群细胞，形成生心索。在生心索的背侧出现一个腔，为心周体腔。随着生心索由口咽膜的头侧转移到咽的腹侧，心周体腔也随之由背侧转移到腹侧，同时，生心索形成左右两条并列的纵管，称为原始心管。

2. 早期心脏结构的形成

心脏开始发育至21～23天，心管就开始跳动，但此时心跳对血液循环并无实际意义。至第4周末，心血管进一步发育后，心血管系统才开始有循环功能。

3. 心脏外形的演变

最初的发育过程是先在围心腔内形成一直管，即为心管。心管壁由内外两层构成，内层发育成心内膜，外层发育成心肌组织和心外膜。然后，心管发生两个缩窄环，将心管分为三个部分，从头端至尾部分别为心室和心房。在心房的尾部再出现一个膨大部分，名为静脉窦。在其末端再分出两个角。在其后的发育中，由于心管的发育较围心腔快，受围心腔的限制，心管的发育不能在纵向上延伸，而只能弯曲，动脉球和心室可见的弯曲部分向围心腔尾端的右侧突出而形成"U"字形。这时，心房连同静脉一起移向心室的背面头侧左上方，心管也随之成"S"形。其后，由于大部分回心血液集中于静脉窦的右角而逐渐扩大，左角血液较少，而逐渐缩小。

（1）示随着胚胎发育心管发生两个狭窄环，组成动脉球、心室和心房；（2）（3）示随着胚胎的发育心房心室之间的缩窄环逐渐变深形成房室管，心房与心室分开；（4）示外形初步形成心脏的形态。

由于心房腹侧有动脉球又称心球，背侧紧靠食管，前后发育均受限制，散只能向左、右两侧扩展，而形成左右心房。

随着心室的发育和扩大，逐渐将动脉球的一部分吸收进来，动脉球与心室间的深沟以随之变浅。此时，心房与心室间的缩窄也更加明显，于是房室连接处形成一缩窄通道，即为房室管。同时，心室部分的表面形成一纵向沟，称室间沟。在第4周末，心脏外表已初步成形，但其内部仍为管状，尚未分隔。此期，超声可检测到心脏位于初具人形胎儿胸腔部位。彩色多普勒超声可在胎儿胸腔部位测到红蓝色不同方向的血流信号。

4. 心脏内部的分隔

随着心脏外部逐渐成形，白怀胎第5周开始，其内部也逐渐开始分隔。

（1）房室管的分隔：在房室管背、腹两侧的正中线上的心内膜组织开始增厚，形成两个心内膜垫。全第6周时，背腹两个心内膜垫的中央部分融合，将房室管分成左右两个管道，即左房室管和右房室管。以后，房室管之间的心内膜垫向左发育成二尖瓣的前叶，向右发育形成三尖瓣隔叶，此时，部分发育不完全可形成先天性二、三尖瓣裂隙或发育不良致使瓣膜关闭不全。

（2）心房的分隔书馆：在心内膜垫发育的同时，于心房背侧的顶部正山线上，先形成一镰状隔膜，即第一隔。此隔向心内膜垫方向生长，但不与心内膜垫相连接，两者之间形成一孔，即第一房间孔，亦称原发扎。此孔的作用是使两房的血液相流通。以后，心内膜垫组织向上朝第一隔下缘生长，将第一孔封闭。同时，在第一孔封闭之前，第一隔头侧的部分隔膜又逐渐吸收形成另一孔，称为第二孔。其功能是代替第一孔，使左右心房仍能相通。如果第一隔发育不良，或其后吸收过多，常遗留过大的空隙，即为生后的继发孔缺损。第二孔形成的同时，于第一隔的右侧又发育略厚的一隔膜，即第二隔，此隔向心内膜垫方向生长，但最终并不完全与心内膜垫融合，而是留下一孔，即所谓的卵圆孔。其位置恰在其第二房间孔的稍下方，两扎交错重叠，使第一房间隔正好从左侧覆盖卵圆孔。这时，覆盖卵圆孔的第一隔由于较薄，形成活瓣，起到控制卵网孔血流的瓣膜的作用，也就是说，活瓣的作用是只允许右房血液流向左房，而左房血流不能流入右房，从而维持正常胎儿的血液循环。

（3）心室的分隔：与球隔、房隔发育的同时，在室间沟相对应的心室腔内部也形成分隔。将心室腔分隔成左右不相通的两个腔，即左、右心室腔。首先在心室底部心尖处发育一个半月形的肌性隔膜，即肌性室间隔。这个隔膜起初并不与心内膜垫相融合，两者之间形成一孔，即室间孔。随后，肌性室间隔的结缔组织向心内膜垫方向发育，心内膜垫向心室方向生长以及动脉球嵴末端向心室方向延伸，三者相互融合，共同形成心室间隔的膜部，正因为这部分间隔发育来自不同组织，所以，任何一部分的发育不完全都会形成大小不同部位各异的缺损，这也正是大多数室间隔缺损好发生在这里的胚胎学基础。

（二）胎儿时期血循环及其特点

由于胎儿无呼吸活动，肺脏处于不张状态，因此，肺泡组织无气体交换功能。胎体内的血液是经脐带进入胎盘与绒毛间隙中的母体血液进行气体和物质交换的。由此获得的氧饱和度高和营养物质丰富的血液经脐静脉进入胎体内，经肝门进入肝脏，再经静脉导管注入下腔静脉。

流经肝脏时通过肝内分支营养肝脏。由消化管、躯干和下肢来的氧饱和度低的血液也汇入下腔静脉，与来自脐静脉含氧量高和营养丰富的血液混合后，进入右心房。由于胎儿下腔静脉出口正对向卵圆孔，使大部分下腔静脉来的血液通过卵圆孔进入左心房，再经左心室排入主动脉。其中大部分血液经主动脉的无名动脉、左颈总动脉及左锁骨下动脉供应头、颈和上肢，从而保证了胎儿头颈部获得较多的氧和营养物质，以适应头部的发育；而少部分血液与动脉导管的血液混合后再通过降主动脉参与躯体、腹部脏器和下肢的Ⅰ血液循环和物质交换。

头、颈和上肢的静脉血汇合后，经上腔静脉汇入右心房；然后，通过右心室排入肺动脉。由于胎儿肺处于不张状态，因此，进入肺组织血液较少，大部分血液通过动脉导管注入降主动脉。降主动脉的血液除少部分供应躯干、腹部、盆腔器官和下肢外，其余均经动脉流入胎盘。再与母体血液进行气体和物质交换。从以上介绍可以看出，胎儿的血液循环具有以下特点：

（1）来自胎盘的脐静脉的血液是含氧量高和营养丰富的血液，通过脐静脉流入胎儿心脏。动脉血与静脉血在不同部位发生不同程度的混合，基本上是根据胎儿各部位的发育需要。

（2）从解剖上看，胎儿有连接胎盘的两条脐动脉和一条脐静脉，肝内有一条静脉导管。

（3）房间隔有一卵圆孔，使左右心房相通，这就保证了来自胎盘的血液可直接进入左心系统，参与体循环。

（4）在肺动脉与主动脉之间有一条动脉导管。上腔静脉系统含氧低的血液，由肺动脉、经动脉导管进入降主动脉，然后经脐动脉流入胎盘，现母体血液进行物质交换。随着妊娠的进展，胎儿血容量与胎体发育相适应而持续上升，心排出量平均2025ml/（kg·min），为成人休息时每一体重单位的3倍，借以代偿胎儿血液的低氧状态。完成这样大量的心排出量部分依靠加快心率与降低外周血管阻力。动物实验观察，畜胎的血液流速从早孕至妊娠晚期加快3倍，这样可使全部血液每分钟都能通过胎盘更新一次。

在娩出及肺膨胀之前，由于肺部血管的高阻力，使胎儿循环的血流量极小；而同时动脉导管及胎脐—胎盘血液循环的阻力极低，经测定两个心室排出的血量的一半，流向胎盘；在妊娠晚期，胎儿两个心室排出的血量具体分布为：胎盘占41%，躯体血管占34%，心、脑、胃肠道各占5%，肺占4%，肾、脾、肝（仅肝动脉）各占5%。难产或子痫前期产妇的新生儿血压则较低。

二、血液系统

（一）造血系统

胎儿期的造血功能可分三个时期：

1. 中胚叶造血期

早在受精后第 3 周，卵黄囊上就出现许多血岛，产生胎儿血液中的有形成分，到受精后第 9 周左右，这种造血活动就明显减退。

2. 肝脾造血期

此期造血以肝脏为主，在胚胎第 6 周起，肝脏出现暂时性的造血中心；足月时，肝的造血功能已渐减退。脾脏造血期极短，较肝脏迟 2 个月开始，至孕 5 月即停止，偶可延至足月。脾脏为产生淋巴细胞的主要器官。

3. 骨髓造血期

开始于孕 5 月，此时以生成白细胞为主，及至骨髓逐渐发育，肝脏造血功能渐渐衰退，由骨髓承担。

（二）血容量

胎儿血容量始终与妊娠进展相适应，早孕期大部分血液在胎盘部分；及至中期妊娠，胎体内的循环血容量与胎儿胎盘内的血容量基本相等；到妊娠晚期，胎体内的血容量已多于胎盘内。在孕 6 月末，胎盘绒毛结构发育基本完成后，绒毛内胎儿血管系统的容量已恒定，妊娠后期血容量增加主要是胎体内血管系统发育的结果。

但随着胎儿发育成，按体重计算的相对血容量却渐渐下降，早产儿血容量为其体重的 10.8%，而足月儿为 9.8%±0.87%，成人则仅占体重的 7.8%。足月正常新生儿娩出后立即断脐，测定血容量约为 78ml/kg，胎盘内的胎儿血液约为 45ml/kg。因此，足月时胎儿胎盘的血容量为 125ml/kg。

（三）血液细胞

1. 红细胞

开始红细胞均有核，随着胎儿的发育，有核红细胞逐渐减少，血液中每 100 个白细胞仅可看到 5 ~ 10 个有核红细胞。红细胞总数在孕 3 月时仅有 $1×10^{12}$/L，至孕 4 月可达 $3×10^{12}$/L，7 个月以上早产儿的红细胞数量与足月新生儿已无明显差别。新生儿血液中的红细胞总数高于成人的标准数值，$42×10^{12}$/L ~ $6×10^{12}$/L。因为红细胞含量比例高，胎儿的红细胞压积处于 0.4 ~ 0.6 之间。这种情况与生活在海拔很高、氧压较低的高原成人相似，胎儿的造血器官因血氧含量低，促使红细胞生成增多。胎儿如有严重贫血时，促使红细胞生成增多。胎儿如有严重贫血时，能使红细胞生成素量增多，并排入羊水内。已有人证实，在胎儿红细胞生成过程中，红细胞生成素所起的生理作用。将抗红细胞生成素注入绵羊胎儿胎盘循环中，随即发生网织细胞数的下降，进入红细胞结合的放射性铁也下降。胎儿期的红细胞生成素主要来自胎肝而不是。肾在正常情况下，娩出后 3 个月一般已不易测得红细胞生成素。随着胎儿的发育生长，血容量逐渐增多的同时，血红蛋白浓度也随之增加。中期妊娠时，胎儿的血红蛋白浓度已达到男性成人水平，及到足月仍略有增加。因此，胎儿接近足月时，已含有高血红蛋白浓度的血液。网织细胞数量，在胎儿早期极高，逐渐下降，及至足月仅占 5%。接近足月胎儿的红细胞寿命期限为成人的 2/3（平均寿命为 86 天），胎龄更小的胎儿其红细胞寿命更短，这无疑与其体积大有关，说明胎儿红细胞属于所谓"应激红细胞"。它与成人红细胞在结构与代谢等方面均有差别，它更易变形，以适应高黏度血液，并含有多种不同活性的酶。

由于临产的应激反应，可在血象中看到骨髓刺激现象，产后第 1 小时血液有核红细胞增高，网织细胞亦增多达 3%～6%，到分娩后第 10 天下降到 1%。新生儿出生后 6～12 小时，因进食少和不显性脱水，红细胞数稍有增高。出生 24 小时后，红细胞破坏增加和暂时性增生抑制，数量逐渐下降，生后 4 日内减少 20%，而接近成人数值。

2. 白细胞

粒细胞在孕 8 周，淋巴细胞在孕 12 周出现。临产时白细胞数为 15×10^9～45×10^9/L（平均 20×10^9/L），生后 12～24 小时最高值，随之下降，第 3 天为 8×10^9～16×10^9/L。与粒细胞下降同时，淋巴细胞数上升，但早产婴儿的淋巴细胞优势形成较迟。白细胞增多的原因与临产过程中机体的应激反应有关。

（四）胎儿血红蛋白

血红蛋白（Hb）是一种色素蛋白，由血红素和珠蛋白组成；每一个珠蛋白含有 4 条肽链，每条肽链结合一个血红素，因此 Hb 的组成成分不同。人胚胎早期的 Hb 是由两条 £ 链和两条 γ 链组成，其分子式为考：$£_2 γ_2$，即所谓原始型 Hb；胚胎 1～4 个月时，主要是 HbGower-1 和 HbGower-2；4 个月以后的胎儿以胎儿型 Hb 为主。HbA 在孕 11 周的胎儿红细胞中已出现，并逐渐增加，及至足月，HbF 约占 Hb 总量的 3/4。娩出后的初始 6～12 个月，HbF 所占比例继续下降，HbA 迅速增多，最后 HbA 成为主要成分，占 Hb 总量的 95%～98%，HbA_2 占 2%～3%，而 HbF 不到 1%。婴儿 1 周岁后，如 HbF＞2%，则属正常。

从 HbF 到 HbA 的转换开始于孕 32～34 周，与 1- 珠蛋白基因的甲基化有关。糖尿病妇女娩出的新生儿常继续保持 HbF，与珠蛋白基因甲基化作用低下有关。HbA2 在近足月胎儿仅占极小比例，但在娩出后增加。可以看出，随着胚胎及胎儿的生长，不单在 Hb 的量上逐渐增加，且珠蛋白合成的类型也在改变。已确证胎儿红细胞所含的 HbF，在一定的氧张力及 pH 环境下，能携带更多的氧。其主要原因在于 HbA 所结合的 2，3- 二磷酸甘油酸（2，3-DPG）较 HbF 多，2，3-DPG 能和脱氧 Hb 以 1：1 的分子比值结合，稳定脱氧 Hb 的结构，降低了 Hb 对氧的亲和力。胎儿红细胞的 2，3-DPG 浓度低下，而孕妇红细胞的 2，3-DPG 浓度较非孕期还要高，因而母婴在胎盘的血气交换中，在相同的 pH 和 PO_2 下，母血可释出更多的氧，而胎儿 HbF 对氧有更高的亲和力因而可携带更多的氧。Gilbert 发现，体温增高时，胎血对氧的亲和力下降，因而母体发热可引起胎儿体温升高而易发生胎儿缺氧。

（五）胎儿的凝血因子

胎儿凝血情况还不了解，在临产时有些凝血因子的浓度明显低于娩出后几周内的水平。脐带血中 Ⅱ、Ⅶ、Ⅸ、Ⅹ、Ⅺ、Ⅻ、ⅩⅢ因子及纤维蛋白原浓度较低，导致新生儿出生后凝血时间为成人正常值的低限（3～6 分钟）；至生后第 3 天．凝血时间延长至高峰，主要是凝血酶原时间延长，可能是维生素 K 缺乏及维生素 K 依赖性凝血因子（如 Ⅱ、Ⅶ、Ⅸ因子）下降过多所致。凝血酶原浓度在出生时为成人的 70%～80%，到第 3 天下降至 20%～40%，凝血酶原时间约为 19～22 秒（成人正常为 14 秒）。

新生儿血中维生素 K 含量全部从母体获得，必须等待肠道细菌繁殖而能自行产生后，新生儿血中维生素 K 浓度才得以恢复，因而大多数新生儿在生后 5 天内，凝血酶原时间趋向延长，易有出血倾向。如在临产前 4 小时给产妇肌注维生素 K10～25mg，可提高新生儿凝血酶原含量，且可较快恢复出生前水平。新生儿凝血第Ⅶ因子游性仅为成人正常值的 30%，出生后第 3～5 天又下降至 15%，一直要到生后 3～5 个月才与成人正常值相等，而凝血酶原要在1周岁才达到成人水平。肝脏生理功能不全及生后血循环转变产生的影响可能是发生上述情况的原因。难产新生儿、早产婴儿的凝血酶原值特别低，Ⅶ2因子减少加上毛细血管脆弱、渗透性增加，更易发生出血。脐带血中的血小板数与正常非孕妇女相似。

测定脐带血中的凝血第Ⅷ因子（抗血友病因子）活性可以明确或排除男性新生儿血友病的诊断。血浆中凝血第ⅩⅢ因子（纤维蛋白稳定因子）的功能水平与正常成人相比要低得多，ⅩⅢ因子的缺乏可表现为脐带断端持续渗血。Estelles发现胎儿的纤维蛋白溶酶原的结构与功能异于成人，其脐带血水平虽低于孕母，但是纤维蛋白溶解活性却高于孕妇，原因即在于此。

（六）胎儿的血浆蛋白及血黏滞度

脐带血与孕妇的血浆蛋白总量及血浆白蛋白浓度相似，血浆蛋白总量分别为59g/L、65g/L；血浆蛋白浓度分别为37g/L、36g/L。脐血的红细胞压积升高引起血液黏滞度升高，受血浆纤维蛋白原及lgM浓度的下降和胎儿红细胞的易变形性而抵消。

三、呼吸系统

（一）肺的发育成熟过程

肺的发育可分四个阶段：①类腺样期：为胎儿最初4个月（孕5~17周），肺组织由许多管状结构组成，管内被覆一层柱状上皮，周围有较厚的间叶组织，其中尚无血管。②小管期（孕13~15周）：管状组织继续分支形成小、细支气管，最后在末梢形成肺泡管。周围的间叶组织间隔比较厚，此时有毛细血管长入。随着毛细血管长人，肺管管在间叶组织间隔内形成终末气囊（肺泡）。孕5~6月时，肺泡管及肺泡仍较稀少，肺泡上皮为连续的立方形细胞，此时气体交换受到障碍，胎儿娩出后不能存活。③终末气囊期（孕24周至出生）：间叶组织内已有丰富的毛细血管网，间隔变薄，肺泡管、肺泡增多，立方形肺泡上皮连续性已较差，此时胎儿娩出能呼吸，但仍相当困难，死亡率较高。到孕9月肺间隔很薄，其中有丰富的毛细血管突向肺泡腔。出生时，出现肺泡小管，终末期气囊很小，约有2400万个，直径50μm，功能上虽已成熟，但要经过体外呼吸动作肺、肺内毛细血管床完全充满血液和肺泡被动扩张等影响，才达到发育完全。④肺泡期（胎儿晚期~8岁）：终末气囊上皮继续变薄，毛细血管更多伸向囊内；吸气后，膨胀为原始肺泡；后者受肺内毛细血管床完全充满血液、肺泡被动扩张等影响逐渐达到完全发育。至8岁时肺泡数为初生时的。10倍（约3亿肺泡），同时肺泡容积增大，直至8岁基本停止。

（二）胎儿肺的组织结构及理化特点

1. 肺泡的上皮细胞有Ⅰ型和Ⅱ型两种

Ⅰ型细胞位于肺泡表面，胞质能沿肺泡表面向周围延伸，与临近Ⅰ型细胞的细胞壁相连接，起着封闭肺泡表面的作用。Ⅱ型细胞则多位于Ⅰ型细胞的内侧，细胞内具有细胞核、内质网、高尔基体和板层小体等结构，其中板层小体是PS贮存的地方。小体成熟后脱离细胞，沿细胞壁间隙进入肺泡，在这过程中，小体经过管鞘作用（tubularmyelinization）逐渐松开，形成双层方形空管，在肺泡表面展开和吸附，起着降低表面张力的作用。在呼吸过程中PS逐渐消耗，代谢后的产物中无用部分被巨噬细胞吞噬，另一小部分（约10%以下）从呼吸道直接排出，还有大部分有用的物质被肺泡再吸收，在肺组织内与脂肪酸、胆碱、肌醇结合，又进入Ⅱ型细胞内，经过内质网、高尔基体的作用，先组合成小的板层小体，以后逐渐长大成熟。如此循环代谢的过程主要在肺脏内部进行，但也有少量再吸收的代谢产物进入体循环，参与其他代谢。

PS是一复合物，它的半衰期以磷脂酰胆碱（PC）的前身棕榈酸为代表，从成年兔及鼠的耳周静脉注入后，检测板层小体内棕榈酸的活性，得出的半衰期为12，20小时。临床上药用PS是从气管内滴入，它的代谢过程基本上和体内自身产生的PS相仿。因滴入的剂量比较大，开始时大部分PS并未进入代谢循环，而在肺泡内储存，以后逐渐进入代谢循环。

胎儿在22～24周胎龄时Ⅱ型细胞已能产生PS，但只有少量转移至肺泡表面，至胎龄35周后肺泡表面的PS才迅速增加。在充满羊水的胎儿肺中PS进入羊水中。许多激素可以促使胎儿的发育和增加PS的合成，其中以糖皮质激素如倍他米松、地塞米松、氢化可的松的作用最为明显，其他如促肾上腺皮质激素、甲状腺素、甲状腺素释放激素、表皮生长因子、肺成纤维细胞因子、前列腺素等均可促进PS的合成。

2. 肺表面活性物质的化学成分及其作用

PS的化学成分众多，是一种复合物，可用钼酸铵显色法测定总磷脂，再用薄层层析和扫描分析其中各种磷脂成分，用考马斯亮蓝显色法测定蛋白质，醋酸硫酸直接显色法测定胆固醇。各种不同来源提取的PS成分基本相似，但不完全一样，成分中以磷脂（PL）为主，占80%～90%。磷脂中磷脂酰胆碱（PC）占65%～80%，磷脂酰甘油（PG）占5%～10%，鞘磷脂（S）占1%～2%，余为其他磷脂，如磷脂酰肌醇（P1）、磷脂酰丝氨酸（Ps）、磷脂酰乙醇胺（PE）等。PS成分中除磷脂外，蛋白质占5%～10%，胆固醇占5%～15%。上列各单个成分都可以人工合成。

PC中的一半为饱和磷脂二棕榈酰卵磷脂（DPPC），是最具表面活性的物质，它和PG一起对降低表面张力起重要作用；PG还有促进PC的吸附和稳定PS结构的作用。鞘磷脂（S）与总磷脂（PL）的比值（L/S）在临床上一向作为胎儿或早产儿肺成熟度的重要指标。PG和DPPC也可作为肺成熟度的指标。PS中的蛋白质仅1%～2%与表面活性有关，称表面活性蛋白质（SP），分子量很小，故又称小分子蛋白质，分A、B、C、D几种，SP—A的分子量为2.8～3.5KD，SP—B为7～8KD，SP—C为0.35～0.5KD，SP—D约43KD，还有其他种SP。它们的氨基酸组成也已查明，SP在PS中的含量虽不高，但所起的作用却很重要，管鞘物质中90%为磷脂，1%为SP。SP—A和SP—B使板层小体管鞘成为双层空管，SP—C和SP—B使单层空管吸附在肺泡表面上，而且SP还可直接降低表面张力。PS中胆固醇的作用尚未完全明了，但与降低表面张力也有关。

3. 肺表面活性物质的生理功能

（1）降低肺表面张力：按Laplace定律，肺泡内的压力与表面张力成正比，与肺泡半径成反比。吸气时肺泡扩张，至吸气末肺泡表面积最大，肺泡表面PS浓度最低，表面张力最高，压迫肺泡使其缩小，此时开始呼气。至呼气末肺泡面积最小，PS浓度最高，表面张力最小，肺泡可以再度扩张，留有残气。肺泡如此一张一缩，维持肺的功能，保持肺的顺应性。

（2）稳定大小不同肺泡内的压力：人体肺脏内的肺泡大小不等，但肺泡表面PS的浓度相同，能调节表面张力，使肺泡可以保持其大小，互不影响。

（3）保护肺泡上皮细胞。

（4）降低毛细支气管末端的表面张力：与肺泡连接的毛细支气管末端也存在 PS，主要来自肺泡，它的作用同样可以降低该处的表面张力，使毛细支气管末端开放，如该处缺乏 PS，则毛细支气管发生痉挛和阻塞。

4. 肺表面活性物质与疾病的关系

下列疾病与缺乏 PS 有关：

（1）新生儿呼吸窘迫综合征：由于缺乏 PS 引起的呼吸窘迫综合征又称肺透明膜病（HMD），是最早发现与 PS 缺乏直接有关的疾病，多发生在早产儿。由于肺发育不成熟，缺乏表面活性物质而引起，早产儿出生后。6～12小时内出现呼吸窘迫，且逐渐加重，病死率高。

（2）成人型呼吸窘迫综合征（ARDS）：本征成人和小儿都可发生，在休克、烧伤、严重感染等原发疾病基础上产生。发生原因：①直接使肺 II 型细胞受损；②原发疾病使肺产生浆液渗出或炎性渗出，这些渗出物有抑制 PS 活性的作用。

（3）窒息缺氧：缺氧可直接损伤肺 II 型细胞，肺组织还可能发生水肿和出血，抑制 PS 的活性，因而窒息缺氧时易发生呼吸窘迫，形成恶性循环。

（4）小气道疾病：在小鼠流感病毒性肺炎模型中，当出现毛细支气管痉挛时用 PS 治疗可提高治愈率，因而有人提出对喘憋性支气管肺炎和持续哮喘状态的呼吸衰竭，可考虑试用 PS 治疗。

（5）吸入烧伤：严重吸入烧伤后，开始时 PS 层断裂，聚集成块或脱落。II 型细胞内板层小体呈空泡样改变，以后 PS 大量聚集、脱落，肺部出现不张。

5. 肺表面活性物质缺乏的诊断

（1）羊水中 L/S、DPPC 和 PG 测定：孕妇羊水中 L/S 值≥2 表示胎儿肺已成熟；比值在 2～1.5 之间为过渡值，表示肺成熟度不肯定；＜1.5 表示胎儿肺尚未成熟。但如孕妇有糖尿病或胎盘功能不全，或母婴血型不合时此比值不甚可靠，有时虽达到 2～3.5，但仍可能发生呼吸窘迫，可能因 PS 数量虽已足够，但质量（功能）较差。DPPC 测定值＞500mg/dl 表示胎儿肺成熟，但在上列情况下有时 DPPC 达到 500～1000mg/dl，仍有 7%～10% 可能发生呼吸窘迫。有人认为测定 PG 比较可靠，当未能测出 PG，或 PG 在 1% 以下表示 PS 缺乏。

（2）新生儿出生后可吸取咽喉部或气管内分泌物或灌洗液测定 L/S 或 PG，评估方法与羊水中 L/S、DPPC 和 PG 相同。

（3）泡沫法：系生物物理测定方法。取一定量的纯酒精加入等量羊水，摇荡后观察泡沫环的形成，查出泡沫稳定指数以判断结果。本方法简便，且不受羊水污染的影响。

6. 肺表面活性物质制品的种类

肺表面活性物质的制品根据其来源及成分有下列几种：

（1）天然 PS：制备 PS 主要从兽类肺脏提取，多采用猪肺（如中国和意大利）或牛肺（如日本和美国）。猪、牛肺来源丰富，虽为异种动物，但在 NRDS 治疗中未发现异种蛋白质反应。也有人从足月孕妇的羊水中提取 Ps，虽属于同种蛋白，但羊水来源少，产量低，很难实际采用。

（2）强化的天然 PS：在天然 PS 中加入一定量的有效成分，以加强疗效。如日本的 SurfactantTA，系在天然牛肺 PS 中加人 DPPC、三棕榈精和棕榈酸制成，美国又在此基础上加以改进，称为 Surfanta。

（3）人工型 PS：由合成的磷脂和其他制品配制而成，如美国生产的 Exosurf 是由 DPPC、16 烷醇、四丁酚醛按 13.5：1.5：1（重量）比例配制而成。16 烷醇是天然酒精，能促进 DPPC 的展开和吸附。四丁酚醛是非离子表面活性剂，也能促进 DPPC 的展开，但本制品疗效不及天然 PS，只用于预防早产儿的呼吸窘迫综合征（NRDS）。

（4）合成的 PS：过去曾将人工合成的 PC 和 PG 以 7：3 的比例作为合成的 PS，在体外虽起作用，但由于无小分子蛋白，在体内无法展开和吸附，起不到降低表面张力的作用。现在已研制出多种小分子蛋白质，但产量也有限，尚未生产出合格的 PS。

PS 有干粉剂和混悬剂两种，都宜放在 0 ～ 10℃低温环境中。干粉剂在用前以生理盐水稀释至 4 ～ 5ml；混悬剂用前先在 37℃温水中解冻摇匀后再用。给药方法是从气管内滴入，通过呼吸分布到肺泡内，因此制剂颗粒的大小很重要，颗粒直径应 ＜ 5 ～ 10，且要求不易凝聚，否则大颗粒将阻塞在小气道内，无法进入肺泡。

7. 肺表面活性物质的替代治疗

（1）治疗开始时间：治疗越早，效果越好，最理想的是在出生后第 1 次呼吸前即从气管内滴入 PS，可能预防 NRDS 的发生，至少可以减轻病情的发展。过去对 NRDS 的预防只能在胎儿未出生前给予孕妇糖皮质激素，待早产儿出生后则不易再预防。有了 PS 后增加了出生后预防 NRDS 的手段。凡胎龄在 30 周以下的早产儿如有应用 PS 预防的指征，可用 PS 预防。如果出生前孕妇曾用过糖皮质激素，则更可以相互增加预防的效果。

（2）剂量：动物实验只需 5 ～ 10mg/kgPS 即能覆盖所有肺泡，但在滴入气道过程中将消耗一部分 PS，还需补充抑制物所耗损的 PS，故实际剂量应增大到 100 ～ 200mg/kg 也可以第 1 次剂量 200mg，/kg，以后剂量为 100mg/kg，使平均剂量每次达 150mg/kg。迄今未发现毒性作用。

（3）滴入方法：将 PS 稀释成 4ml 混悬液，从 4 个不同体位（仰卧、右侧卧、左侧卧、再仰卧）各滴入 1/4 量，每一体位滴完后均用面罩气囊呼吸器加压呼吸 1 ～ 2 分钟，使 PS 在肺泡内均匀分布。滴入前先吸出气道内分泌物，滴入后在 4 小时内一般不再吸分泌物，以免吸出 PS。

（4）治疗次数：从治疗一次和多次的疗效比较，证明一次治疗只能减轻出生后 24 小时内的症状，以后症状又会加重，因此不能提高治愈率。PS 缺乏的早产儿在出生后肺继续发育成熟，一般在 3 ～ 5 天后 PS 的分泌量可以达到维持呼吸的要求，因此在这以前需多次补充 Ps，约 2 ～ 3 次，每次相隔约 6 ～ 12 小时，根据病情决定。多次治疗可以提高治愈率。

（三）胎儿宫内呼吸活动

胎儿肺内充满液体，系肺毛细血管渗出及肺泡细胞不断分泌而形成，其主要成分为磷脂类。它为胎儿娩出后首次呼吸顺利吹开气道创造了条件。近年通过超声扫描，确证胎儿早在孕 11 周已有呼吸运动，至 13 ～ 14 周时已很明显，但不规律，呼吸动作强度足以引起羊水在呼吸道内潮流样移动。羊膜腔内注入含二氧化钍造影剂，26 小时后摄片即可清楚看到胎儿肺内存在造影剂。＞ 36 孕周的胎儿中，大多数的呼吸运动已极规律。现普遍认为宫内呼吸运动是新生儿出生后所以能够立即启动协调的呼吸肌运动、进行有效气体交换的一个重要因素，并且发现宫内呼吸动作对肺血管系统的发育有重大促进作用，而气管缺失胎儿往往并存肺血管发育不良，动脉导管显着增粗。肾缺如畸胎常有羊水过少或缺乏，肺部缺少羊水潮流样刺激也常有发育不全现象。

根据婴儿中枢神经系统功能的研究，人类呼吸中枢由几个中枢构成：①原始的呼吸中枢位于颈段脊髓及延脑呼吸中枢附近，为主管吞吐咽功能的脑神经核，支配着呃逆样、抽泣样、喘息样张口呼吸。②高一级为接受化学受体，如颈动脉球及主动脉球等化学感受器，其冲动间接地促进延髓呼吸中枢的兴奋引起周期性呼吸，常见为潮式呼吸，即在一呼吸暂停期后，随之有一系列换气，每次换气的强度及频率增大，然而又重新下降，最后转为另一个呼吸暂停期；另一种为较为罕见的不规则间歇呼吸，气促期和呼吸暂停期交替出现，在数次不同深度的呼吸中间夹杂长短不等的呼吸暂停，间歇期也延长，因此呼吸次数明显减少。③更高级的呼吸中枢为支配正常节律呼吸的延髓呼吸中枢，位于延髓和脑桥网状结构内的一般细胞群和细胞束。延髓中枢可直接受二氧化碳分压的影响来调节呼吸，同时接受由肺、大血管等周围感受器受理化刺激后向中枢发回的冲动。在胎儿期，呼吸动作为脑桥以上最高级呼吸高调整中枢所抑制，而处于活动抑制期，即仅有呼吸肌的浅表节律性活动而不发生真性呼吸运动。

经过超声探查，已知胎儿宫内呼吸运动有两种类型，一种为迅速浅表规律的呼吸运动，正常频率每分钟 30～70 次，类似出生后的呼吸动作。另一种为发作性，频率缓慢，每分钟仅 1～4 次的较深呼吸动作，类似出生后呃逆样或喘息样呼吸。

正常胎儿宫内呼吸运动是间断性的。有呼吸的时间约占总时间的 55%～90%，出现时间的多少受孕妇血糖高低、昼夜活动、休息、清晰度、药物、感染、临产和缺氧等因素的影响。孕妇晨起空腹，胎儿出现宫内呼吸运动的时间占 40%，而在傍晚将占 90%，夜间未进食妇女静注葡萄糖后，10 分钟内胎儿呼吸运动时间急剧上升；孕妇吸两支烟后，正常胎儿呼吸运动所占时间明显下降。

临产时产妇无缺氧及酸中毒，胎儿 PCO_2 正常或上升，正常的呼吸运动继续存在。如产妇过度换气或造成产妇及胎儿 PCO_2 下降，则胎儿正常宫内呼吸运动出现时间减少，但无喘息样呼吸。孕妇持续缺氧，胎儿正常呼吸动作减少而出现深呼吸动作。凡在临产时胎儿的正常呼吸运动停止或所占时间 < 50%，且有喘息样呼吸动作出现者，娩出后往往发生新生儿窒息。因此，用超声探测胎儿呼吸运动可作为高危妊娠时胎儿情况是否正常的指标。在临产前 24～72 小时呼吸运动消失，胎儿预后不佳。药物对胎儿的影响也可由胎儿的呼吸运动表现出来。

胎儿严重缺氧状态下，最高级的呼吸中枢很快麻痹，其对下级呼吸中枢的抑制撤除而出现低级呼吸中枢功能，这时胎儿除发生剧烈的肢体活动外，可出现呃逆性或喘息样张口呼吸，此时羊水已受胎粪污染，吸入肺中，可使新生儿发生严重的肺部并发症。缺氧如仍继续，最终延髓中枢完全麻痹，功能消失，导致新生儿原发性无呼吸。

胎膜破裂后，空气可进入羊膜腔，胎儿能吸入，偶可出现子宫内儿哭。这一现象极罕见，曾见诸我国文献。国外有在阴道检查、羊膜腔镜检查或放置胎儿电极夹时听到胎儿啼哭之报道。孕妇感到胎儿呃逆动作则相对较多见。

（四）母儿气体交换

胎儿血液中氧分压（PO_2）低，胎儿氧需要量大，临产过程中受宫缩影响，氧供应进一步减少，但在正常妊娠及临产过程中，胎儿中枢神经系统及易受缺氧损伤的肝、肾组织，均无缺氧征象发生，提示胎儿在低氧环境下具有强大的代偿功能，其机理为：

①胎儿红细胞压积及血红蛋白含量显著升高，可结合更多的氧。②胎盘血液循环的特殊结构及每分钟循环血流量的增多，使母婴间获得充分气体交换。③胎儿红细胞内所含的血红蛋白为 HbF，较成人的血红蛋白 HbF 有更高的氧亲和力；妊娠末期绒毛间隙中的 PO_2 为 3.33～4.0kPa，氧饱和度可达 65%，而成人处于同样氧压下仅能达 30%～50%，且 HbF 所携带的氧极易释出，胎儿可从血液中获得携带的氧只有 1/3 可以利用。④胎儿在无氧状态下可通过糖酵解进行新陈代谢，碳水化合物通过酵解过程产生丙酮酸和乳酸释出能量，这一特点可从胎儿器官中糖酵解酶的活性增加、脐血中上述代谢产物明显高于母血等方面可以证实。这一代谢过程虽不需要氧，但只是利用生物氧化体系效率的 1/18。如胎儿颈动脉血氧饱和度下降至 20%～30% 时，延髓呼吸中枢被抑制而失去反应，在这种状态下，呼吸系统受化学受体及低级化学中枢所支配，胎儿出生后由窒息状态渐发生不规则的抽泣样或叹息样张口呼吸以维持生命需要，直到通过足够的气体交换，使血氧和度达到一定浓度，中枢性呼吸功能得以恢复，而后出现正常的节律性呼吸运动。

四、消化系统

（一）胃肠道

早在孕 11 周，胎儿小肠已有蠕动，并可转运葡萄糖。向羊膜腔注入的造影剂，在孕第 12 周胎儿胃内可发现。胎儿吞咽羊水，并从中吸收大量水分，不能吸收之物质很快到达结肠下段。至妊娠晚期吞咽羊水量达 450ml/24h，与健康新生儿摄入乳量相似，由此可见胎儿消化道的强大蠕动与吸收功能。有人认为羊水吸收与胎儿新陈代谢有关。Pitkin 证明约有 13% 的胎儿氨基酸系由吞咽的羊水在消化道内合成。早产儿体重小于 1000g 者，也可能喂养成活，表明胎儿消化道已具备消化和吸收食物的功能。在妊娠晚期，羊水内可含有一些有机体脱落或异常排出的一些不溶性碎屑，可由胎儿吞咽，不消化的部分碎屑最后聚集胎粪之中，在出生后排出体外。胎儿的吞咽动作可加强消化道的生长及发育，在出生后能很快适应新的生活环境。新生儿消化、吸收乳汁，其数量如按体重计算相当于成人每日摄入 10L 的量。

（二）肝脏

孕 8 周胚胎的肝脏已能将丙酮酸分解为 CO_2 和水，孕 10 周胎儿肝脏已能够合成并储存糖原，至妊娠晚期糖原含量显著增加. 及至妊娠足月肝组织糖原含量已较成人多 2～3 倍（第 100g 新鲜组织含 8g）。大多数胆固醇已能在胎儿肝脏合成。胎儿肾上腺需要的大量 LDL 即由胎肝合成。胎儿肾上腺需要大量 LDL 即由胎肝合成。说明肝脏在胎儿期已有大量酶系统活动，但尚有许多酶系统含量较少，如胆红素结合酶系统不成熟，将游离胆红素转换成二萄糖醛酸胆红素的能力极低，在游离胆红素大量增加的情况下，即可出现黄疸。肝脏越不成熟，结合胆红素系统越不成熟。

胎儿红细胞的寿命短于成人，因而胆红素产生较多，已证实孕 10～12 周胎儿肝脏即能分泌胆汁，据计算从开始分泌到妊娠足月约有 1g 胆红素合成，但仅有一小部分（30～40mg）在胎便及羊水中发现。近年通过标记未结合型胆红素的研究，已知从胎体产生的胆红素，大部分迅速经胎盘排出，并在母体肝脏结合后通过胆管排入小肠，在小肠氧化成胆绿素导致胎粪的黑绿色。未结合型胆红素穿越胎盘是双向性的，因而母体血浆胆红素高时也可引起胎儿高胆红素血症。胎儿出生后上述功能才由肝脏承担。

胆红素主要来自血红蛋白，每天约有 1% 红细胞衰老死亡，这些衰亡的红细胞被单核一巨噬细胞皮细胞（主要肝、脾和骨髓）清除和破坏，分解为铁、珠蛋白和血红素，后者又转变为胆红素。胎儿血液 PO_2 低，红细胞数量相对较多，出生后改为肺呼吸，血氧含量增高，红细胞破坏较多，因而胆红素量增加。血红蛋白分解后形成的脂溶性胆红素为非结合型胆红素，使凡登白试验呈间接反映阳性，故又称间接胆红素，主要与血浆白蛋白结合输送至肝。在肝细胞的胞浆内与受体蛋白 Y 及 z 结合，运载至滑面内质网，在该处的葡萄糖醛酸基转移酶作用下被转化为胆红素葡萄糖醛酸酯，即结合胆红素，为水溶性，凡登白试验直接反应阳性，故称直接胆红素。最后由肝细胞排泄至毛细胆管进入胆管系统，成为胆汁的主要成分之一。这需要通过好几个步骤，是一个消耗能量的主动分泌过程。结合胆红素所需要的葡萄糖醛酸也须在肝内的特殊酶类（尿苷二磷酸葡萄糖脱氢酶）作用下才能形成。这些酶在新生儿肝脏活性均很低，按单位体重计只有成人的 1% ～ 2%，因而胆红素不能排出，乃形成新生儿生理性黄疸。此外受体蛋白 y 不足，形成结合胆红素的能力低下，或肝细胞排泄结合胆红素功能不成熟等，也是新生儿黄疸的另一因素。

五、泌尿系统

（一）肾脏正常发育

经阴超声最早可以在妊娠 11 周观察到胎儿肾脏，经腹 14 厝左右才能显示肾脏回声。正常肾盂在膀胱充盈时略有扩张，但前后径一般不超过 5mm。妊娠 11 至 14 周胎儿肾脏已有泌尿功能，随着胎儿发育肾脏逐渐移至腰部，于 16 至 18 周后，胎儿尿液成为羊水的重要来源

（二）孕 5 月起，膀胱及羊水中的尿固体物质含量已高出孕妇血清中浓度

有人应用 B 超测定膀胱容量来计算胎儿的尿量，孕 30 周时，平均尿量为 10ml/h，至足月增加至 27ml/h 或 650ml/d。给孕妇利尿剂（速尿）后，胎儿尿量亦增加。Kurjak 测定胎儿肾小球滤过率及肾小管重吸收量，33% 宫内发育受限胎儿及 17% 糖尿病孕妇胎儿有所下降，而无脑儿及羊水过多的胎儿却正常。已证明肾脏对胎儿在宫内生存并不重要，可是对羊水的组成成分及数量的调控极为重要。肾发育异常所导致的无尿则常并发羊水过少及肺发育不全

六、新陈代谢

（一）水及电解质

胎儿组织含水极多，妊娠早期占体重的 95%，足月胎儿的体液量占总体重的 75% ～ 85%。细胞外液占体重 40% ～ 45%，几乎为成人所占体重比例的 2 倍。

1. 钙

胎儿于孕 8 ～ 10 月从母体吸收钙约 129，占足月儿体内含钙总量（约 219）一半以上。在妊娠期孕妇维生素 D 与钙剂摄入量较少，新生儿易发生低钙血症及抽搐。

2. 铁

新生儿储铁总量约 140mg，其中 35 ～ 75mg 在妊娠晚期所吸收，此外新生儿还含有 200mg 血红蛋白铁。由于临产的应激过程血清铁含量出生后即下降，仅存原来数量的 1/3，约 22.41ūmol/L。在原铁储存的基础上虽喂哺的乳汁铁含量缺乏，仍足够新生

儿最初 3 个月内合成血红蛋白的需要。

（二）热能代谢和体温调节

1. 热能代谢

有关胎儿在宫内的基础代谢和产生热量的研究目前很少。通过胎儿生长发育的速度可以设想妊娠足月胎儿的基础代谢与出生后情况相似，为 175.7 ~ 1841kJ/（kg·24h）。根据子宫血流量、子宫动静脉血氧差的计算提示子宫肌层、胎盘及胎儿本身耗氧量与各自的重量成正比。胎儿的耗氧系数明显高于子宫，足月胎儿在宫内约耗氧 0.5ml/（kg·min）。在妊娠过程中每重量单位所需要的氧量随器官发育生长速度而不同。如肝组织在孕 7 周需氧量最高，随妊娠继续，氧需要量渐渐下降，而心、肾两器官耗氧量日益增加。大脑皮质耗氧量很高，每 1mg 组织需氧 4.7 ~ 5.8ul/h。胎儿对缺氧耐受力较强，其耐受程度与发育程度呈反比。这种耐受力系通过细胞新陈代谢的改变、减少能量的需要或采用特殊的动用能量方法来进行代偿。上述各方面主要与胎儿组织含丰富的糖原及糖的无氧代谢有关。

2. 体温调节

胎儿在恒温环境中活动少，体温很少波动。胎盘弥散热量的作用很好，胎儿代谢所产生的热量可经胎盘散发，因此其体温仅比母体高 0.5 ~ 0.8℃。

（三）营养物质及维生素的代谢

1. 碳水化合物

葡萄糖是胎儿生长及热能来源的主要营养物，通过胎盘的易化扩散进入胎体。虽然胎儿体内的碳水化合物均来自母体，依赖于母体，但胎儿本身也主动参与糖的吸收、利用、转变及各种代谢过程。至中期妊娠，胎儿血液浓度已不依赖母体的血糖浓度，甚至可超过母体。

2. 体外实验研究

发现极早期的胚胎就能摄取葡萄糖，组织内含有碳水化合物新陈代谢所需要酶系统，并进行糖的无氧分解以获得能量。孕 9 周胎儿肝脏含脱羧酶及乳酸脱氢酶系统。孕 10 周胎儿肺、肝、肾等器官就可储存葡萄糖，这时对葡萄糖的利用显着高于中期妊娠，甚至还略高于足月妊娠。如母体糖来源缺乏，估计胎儿肝及肺是维持血糖浓度的主要器官。孕 15 周胎儿在许多组织中已含丰富的糖原，特别是肝及心肌。近足月时肝糖原含量按单位体重约为成人的 2 倍，但脑组织含量极微。

胎儿贮存大量糖原，并极易动用糖原释放能量，储存糖原少的组织依靠其他部位糖原释放能量。这对胎而能量代谢有特殊重要意义。

脐血中丙酮酸及乳酸浓度高于母血，表明在正常状况下胎儿能量有一部分靠无氧代谢供给。经测定胎儿碳水化合物代谢所产生的总能量有 13% 来自无氧代谢。通过氧消耗测定，在有氧状态下胎儿所需能量主要来自有氧代谢，无氧代谢在整个妊娠过程中持续维持在一定水平，一旦处于缺氧状态，则糖原分解的无氧代谢加速进行。

3. 脂肪

中性脂肪不能穿越胎盘而甘油极易穿越。游离脂肪酸穿越的程度还不太清楚。在灵长类动物实验中已确证软脂酸及亚油酸可以通过胎盘从母体迅速转移到胎体。脂蛋白酶存在于胎盘的母体表面，而在胎体表面缺如，这有利于甘油三柱费在母体的绒毛间隙中水解，而在胎儿血液中可保存这些中性脂类。已知胎盘能摄取及利用低密度脂蛋白作为必需脂肪酸及必需氨基酸同化作用的补充。母体血浆中的 LDL 微粒可以与胎盘滋养层母体面的微绒毛质膜凹陷区内的特异性 LDL 受体结合，通过细胞的内吞（吞噬和吞饮），摄取 LDL 微粒。通过滋养层细胞内溶酶体的酶系，将 LDL 的胆固醇酯水解为胆固醇、游离氨基酸、必需脂肪酸和亚油酸。胎儿血浆中花生四烯酸浓度高于母体血浆中的浓度，大多数花生四烯酸来自食物消化成的亚油酸。胎儿氧化脂肪能力虽有限，但仍是胎儿能量的来源之一。在妊娠末期胎儿脂肪合成代谢已很显着，从孕 7～8 月起胎儿每月储存脂肪 300～400g。新生儿出生后对食物内脂肪的吸收仍较困难，但这时由于体内储存糖原耗竭，在生后 2～3 天新生儿所需能量几乎 95% 由自身脂肪分解代谢而来，直至碳水化合物供应充足才恢复正常代谢过程。

4. 氨基酸及蛋白质

已知胎盘除能利用低密度脂蛋白外，还能在胎盘的滋养层细胞内浓聚大量氨基酸，随后通过弥散输入胎体。但胎盘转输大分子量的蛋白质则受到极大的限制。不过亦有例外，其中最重要的是免疫球蛋白 G。在人类 IgG 可大量透过胎盘，在滋养细胞上具有 Fc 受体，IgG 通过与 Fc 受体结合，再通过典型的内吞入胞过程而通过胎盘。接近足月时，脐带血清内的 IgG 浓度已与母体血清内浓度相等，但脐带血中的 IgA 与 IgM 浓度则明显低下。孕 20 周的胎儿血液中已发现少量白蛋白，推测至少这时胎儿已能自行合成蛋白质。根据体外实验研究表明，孕 3～4 月胎儿除丙种球蛋白外，所有血浆蛋白均能自行合成。胎儿 IgM 仅在胎儿免疫系统受到感染等激发，产生抗体时才大量增加。

5. 维生素

胎儿血浆内的维生素 A 浓度高于孕妇，它与维生素 A 结合。肝内储存量随母体营养状况而不同，与胎龄无关。新生儿血液中维生素 A 含量较高，可予以代偿。以后新生儿维生素 A 需要量 1000～1500IU/d，母乳喂哺能满足，但人工喂养常缺乏，需给以口服维生素 A。早产儿由于脂肪吸收不良，一般制剂很难获效，宜用浓缩或乳剂维生素 A。

6. 离子及微量元素

胎盘通过需要能量的主动过程积聚铁，同样胎盘亦可浓聚碘，输入胎体是一个需要载体介导的主动过程。钙、磷穿越胎盘也是主动过程，在胎盘内存在钙的结合蛋白。锌是人体内重要的必需微量元素，孕妇血锌水平直接影响胎儿的正常生长发育，乃至出生地的健康生长。但是妊娠期妇女的血浆水平均不同程度的低于非孕正常妇女，据秦锐调查我国孕妇缺锌（血浆锌＜ 10.71umol/L）达 26.4%，显着高于非孕妇女。在口服葡萄糖酸锌颗粒 30mg/d 后，血锌水平明显提高，停止补锌一段时间后，血锌水平又自行下降，提示妊娠妇女存在锌供给不足，虽然胎儿血浆中的锌浓度高于孕妇血浆中浓度，缺锌可能性仍较大。血浆铜与铜/锌比值显着高于非孕妇女。锌、铜、铁之间存在着密切相关关系，它们在胎体内的总量，正常情况下均随胎儿体重的增长而增加，如孕 33 周 2000g 体重的早产儿体内铁、锌、铜的总量分别为 160、35.8mg，及至孕 40 周体重 3500g 之新生儿分别增至 280、53 及 14mg；可见它们在妊娠晚期的几周内储存量明显增长，提示孕妇的严重营养不良对胎儿及新生儿日后的生长发育能产生较严重影响。

七、内分泌系统

胎儿内分泌泌器官不但妊娠早期已开始发育，且已有功能活动。一般新生儿的内分泌器官已在宫内开始发育并大多数出现功能，能较好地适应宫外生活，不论成熟儿或早产儿均不需补充激素。内分泌器官畸形、酶系统缺陷或功能低下而出现病理现象（如先天性糖尿病）者极为罕见。

（一）垂体

胎儿垂体前叶具有5种细胞类型分泌，6种蛋白激素：①催乳激素细胞分泌催乳素（PRL）；②生长激素细胞分泌生长激素（GH）；③促皮质激素细胞分泌促皮质激素（ACTH）；④促甲状腺激素细胞分泌促甲状腺素（TSH）；⑤促性腺激素细胞分泌黄体形成素（LH）及卵泡刺激素（FSH）。

孕7周在胎儿垂体中首先出现ACTH，GH、TSH及LH相继在孕13周的胎儿垂体中产生，在孕17周末之前所有垂体激素已能在胎儿垂体中合成并储存。此外。在妊娠早期胎儿垂体已经对下丘脑的促垂体激素发生反应而分泌相应激素。脐带血中GH浓度较高，但其对胎儿生长发育所起作用还不清楚。动物实验发现，切除宫内胚胎的头部后，并不影响畜胎残余部分的发育。人类无脑儿虽仅有极不少量垂体组织，但是其体重与正常胎儿无显着区别。

胎儿的神经垂体部分在孕10～12周已有良好的发育。并可测出有缩宫素及精氨酸血管加压素（AVP）存在，但在鸟类、两栖类及鱼类发现精氨酸缩宫素（AVT）仅在人类胎儿期出现。对成年动物输入AVT则可促进睡眠及释出PRL。后叶缩宫素及AVP可引起胎儿水分潴留，而其主要作用部位在肺与胎盘，在胎儿肾脏中形成的PGE_2可减弱AVP对肾脏的作用。胎儿在应激状态时，血中AVP水平增高。有些研究发现，脐带浆AVP水平显着高于孕妇血浆的AVP水平。

胎儿有很好发育的垂体中间部，在足月前垂体中叶细胞开始消失，以至到成人垂体已不复存在。它们主要分泌促黑素细胞激素及内啡肽。随着妊娠进展，胎铷血浆MSH浓度进行性下降。胎儿出生后，由于下丘脑视上核和室旁核等的神经细胞发育尚不完全，渗透压感受器（化学受体）分化不全，导致适应功能低下，使新生儿的水调节功能相对不足。

（二）甲状腺

胎儿的垂体—甲状腺系统在孕早期末已经开始出现功能，Fisher将胎儿—新生儿甲状腺发育过程分为4介阶段：I期：孕2～12周胚胎的垂体—甲状腺轴发生；Ⅱ期：孕10～35周下丘脑成熟；Ⅲ期：孕20周—出生后4周，神经内分泌调控功能的发育；Ⅳ期：孕30周至出生后4周，外周单脱碘系统的成熟。但是直至妊娠中期促甲状腺激素（TSH）及甲状腺激素的分泌量还很少，此后才显着增多。母体内的TSH仅能微量透过胎盘进入胎体，而甲亢孕妇血液中高浓度的长效甲状腺刺激素（EATS）及EATS保护素均为IgG，能够透过胎盘进入胎体，两者均具有兴奋甲状腺的功能。此外，孕妇的TSHIgG抗体也较易透过胎盘，可造成新生儿TSH水平高涨的假象。

胎盘有将碘浓聚于胎体内的功能，因而在孕中期及孕晚期时，胎儿甲状腺浓聚碘的能力远远超出母体的甲状腺；因此接受放射性碘检查或服用相当量的常用碘剂，均可对胎儿产生不良影响。

甲状腺素（T4）呈双向性透过胎盘，但运输速度极慢；T3的生理作用较T4强3～4倍，越过胎盘较T4容易但消失亦快。依靠母体产生的T4并不能防止先天性甲低所致的体智发育障碍性疾病。在胎儿期甲状腺激素的作用比较局限，仅脑及肺组织对其产生反应。因此，这类患儿在出生时可无异常发现。

胎儿出生后，甲状腺功能及代谢立即发生极大变化，大气环境温度低于宫腔，引发 TSH 释放量的剧增，而致刚出生的新生儿血清 T4、T3 水平进行性升高，在产后 24 ～ 36 小时达峰值。

（三）甲状旁腺

胎儿甲状旁腺在孕早期未已能合成甲状旁腺激素。PTH 的主要功能是升高血钙浓度，是调节体内钙、磷稳定的重要因素之一，与维生素 D 及由甲状腺滤泡旁细胞合成的降钙素三者共同维持体内钙、磷代谢稳定和骨骼的代谢。胎儿的甲状腺已能对血液钙、磷浓度进行反应型调节。胎儿的血钙浓度为 2.75 ～ 3mmol/L（11 ～ 12mg/d1），并从母血通过胎盘的主动运输一直维系着这一水平。孕妇如有甲状腺功能亢进，其高血钙可抑制胎儿的甲状腺功能，生后发生低钙血症，严重者可诱发低血钙性手足搐搦。胎儿血液的胛 H 水平较低而降钙素则较高，这种甲状腺低功能状态可一直维持至新生儿出生后数日。由牛乳喂养的新生儿由于高磷影响钙的吸收，可使血钙进一步降低，亦易诱发手足搐搦。

（四）肾上腺

在胚胎的极早期，肾上腺是腹部最大器官之一，孕 3 ～ 4 月胎儿巨大的肾上腺皮质由极度肥厚的网状带构成，束状带几未发育，球状带完全缺如。这时由于网状带独自构成一个腺体，而有性肾上腺皮质或第三性腺之称。束状带及球状带在胎儿后期才开始发育，可见在肾上腺发育过程中有两种解剖结构及生理功能截然不同的皮质形成，后期构造才与成人类似，形成由三层组织组成的永久性新肾上腺皮质或代谢性肾上腺皮质。性肾上腺皮质在孕 5 ～ 6 月时最为显着，至妊娠末期才发挥生理功能。足月婴儿肾上腺重量按体重比例为成人的 20 倍，已发育至足够维持生命的程度，但对外界刺激的应激反应还较差。胎龄小于 7 个月的很难存活，肾上腺皮质的新陈代谢系统尚未发育成熟也是一个原因。早产儿生命力薄弱，主要是对外界环境的应激反应差所致。

胎儿时期暂时性肾上腺皮质过度增生合成大量脱氢表雄酮硫酸盐（DHAS）以供应胎盘，作为胎盘合成雌激素的原始物质。胎儿肾上腺也能合成醛固酮。近足月，脐带血浆中的醛固酮水平高于孕母血浆水平，新生儿肾小管对醛固酮似不敏感。

（五）胰腺

孕 2 月末之胚胎胰组织内出现胰岛细胞，其生长较胰腺的外分泌腺体组织快，在妊娠中期占整个胰腺的 2/3，至妊娠足月占 1/3，而成人仅为 1/30。发育开始阶段胰岛细胞已分化成分泌胰高糖素的 A 细胞及分泌胰岛素的 B 细胞，数量上 A 细胞略占优势，两者之比为 1：0.9，至妊娠足月，A：B 已为 1：1.5，而成人为 1：3.5。胎儿胰岛细胞已能对高血糖发生应答反应，使血浆胰岛素浓度增高。

糖尿病孕妇由于大量葡萄糖从母体穿越胎盘屏障进入胎体，从而刺激胎儿的胰岛细胞，使胎儿处于高胰岛素状态，引起巨大儿等新陈代谢异常，而小于胎龄儿其血胰岛素浓度一般均低下。高胰岛素血症更重要的影响是过多的胰岛素可与胎体内存在的皮质醇对抗。已知胎儿肺部的成熟与孕末期胎儿糖皮质激素有关，胰岛素可能抑制皮质醇诱发酶系统的功能，阻碍卵磷脂及肺表面活性物质的形成，故糖尿病孕妇分娩的婴儿发生呼吸困难合征的危险性较正常婴儿大 6 倍。有关糖尿病孕妇对胎儿胰腺的影响及由此而发生的新陈代谢障碍。

（六）性腺

睾丸早在孕 9 ～ 12 周已在发育并分泌雄激素及副中肾导管抑制物质，这些激素诱导中肾导管向男性生殖器官发育。而女性胎儿之卵巢要迟至 11 ～ 12 周才开始分化，由于缺乏男胎的肾导管抑制物质，副中肾导管系统自行发育成女性内生殖器官。原始外生殖器官是相同的，在睾丸雄激素作用下发育成男性外生殖器，否则向女性外生殖器发展。

男胎睾丸在妊娠足月或临产前才下降至阴囊，但可能有 10% 左右仍未下降，右侧睾丸下降较迟，位置常高于左侧。如闭合不全可出现不同类型的鞘膜积液，但发现鞘状突出完全闭合后常自行消失，如发现新生儿有鞘膜积液不需急于手术。男婴前列腺较大，在生后第 1 天可因水肿充血导致尿潴留，在生后 1 周内迅速缩小。组织学检查可见到退行性变。

八、神经系统及感觉器官

胎儿的神经突触功能在孕 8 周已发育完全，颈及躯干已能屈曲，如将孕 10 周胎儿移出子宫，还要等待数周以后。在孕 10 周时，局部刺激可引起眨眼、张口、手指不完全收拢，可见到吞咽及呼吸，但是吸吮功能要在孕 6 月甚至以后才发育完成。在孕晚期，神经及肌肉功能的整合进度极快，因此在孕 32 周后娩出多能存活。

孕 7 月时，胎儿视觉已有光感，但形态及颜色的感知要在出生后较长时间才能感知。内、中、外耳在中期妊娠已发育完好，在 24 ～ 26 孕周胎儿在宫内已能听到声音孕 3 月通过组织学检查已发现味蕾，神经髓鞘没有完全形成，自主神经调节中枢仍然是一个未成熟器官。

正常新生儿脑脊液无色透明，蛋白含量及细胞数较高。据近 200 例检查，脑脊液总蛋白量出生后第 1 周为（1055±10）mg/L，以后逐渐下降。有显着黄疸时，总蛋白量可高达 1500mg/L。早产儿的含量亦较高，体重低于 1500g 者可达（1655±623）mg/L。

（隋美香）

第三节　妊娠期母体变化

妊娠期由于胎儿生长发育的需要，在胎盘产生的激素作用下，母体各系统发生了一系列适应性生理性变化。了解妊娠期母体的变化，有助于护理人员帮助孕妇了解妊娠期的解剖及生理方面的变化；减轻孕妇及其家属由于知识缺乏而引起的焦虑；教育孕妇及其家庭成员处理症状和体征；帮助孕妇识别潜在的或现存的非正常的生理性变化。

一、生殖系统的变化

（一）子宫

1. 子宫体：明显增大变软，早期子宫呈球形且不对称，妊娠 12 周时，子宫增大均匀并超出盆腔。妊娠晚期子宫多呈不同程度的右旋，与盆腔左侧有乙状结肠占据有关。宫腔容积由非妊娠时 5 ～ 10ml 增加至妊娠足月时约 5000ml，子宫大小由非妊娠时的 7cm×5cm×3cm 增大至妊娠足月时的 35cm×22cm×25cm。子宫壁厚度非妊娠时约 1 cm，妊娠中期逐渐增厚，妊娠末期又渐薄，妊娠足月时约 1.0 ～ 1.5cm。子宫动脉逐渐由非妊娠时的屈曲至妊娠足月时变直，以适应胎盘内绒毛间隙血流量增加的需要。妊娠足月时，子宫血流量为 500 ～ 700ml/min。

2. 子宫峡部：子宫体与子宫颈之间最狭窄的部分。非妊娠期长约 1cm，妊娠后变软，妊娠 10 周时子宫峡部明显变软。随着妊娠的进展，峡部逐渐被拉长变薄，成为子宫腔的一部分，临产时长 8 ～ 10cm，形成子宫下段，为产道的一部分。

3. 子宫颈：妊娠早期因充血、组织水肿，宫颈外观肥大、着色，质地软。宫颈管内腺体肥大，宫颈黏液分泌增多，形成黏稠的黏液栓，保护宫腔不受外来感染的侵袭。宫颈鳞柱上皮交接部外移，宫颈表面出现糜烂面，称假性糜烂。

（二）卵巢

略增大。一侧卵巢可见妊娠黄体。妊娠 10 周前，妊娠黄体产生孕激素及雌激素，以维持妊娠的继续。黄体功能于妊娠 10 周后由胎盘取代，但妊娠黄体并不萎缩。

（三）输卵管、阴道及外阴

输卵管伸长，黏膜有时也可见到蜕膜反应。随着黏膜变软，充血并着色，阴道上皮细胞含糖原增多，乳酸含量增加，使阴道分泌物 pH 值明显降低，不利于一般病菌生长。外阴部大小阴唇色素沉着，伸展性增加。

二、乳房的变化

妊娠期，乳房腺体组织发育增大。妊娠早期，乳房内血管增加，充血明显，孕妇自觉乳房发胀和轻度刺痛，这是诊断早期妊娠的体征之一。检查乳房增大硬韧；乳头增大变黑，易勃起；乳晕变黑，蒙氏结节显现。

妊娠期乳房发育受到激素的控制，乳腺腺管在雌激素的作用下发育，乳腺腺泡在孕激素的作用下发育，此外胎盘生乳素、垂体催乳素以及胰岛素、皮质醇、甲状腺素等均有促进乳房发育的作用。妊娠期，由于大量雌激素和孕激素抑制催乳素的作用，并不发生泌乳，产后胎盘激素停止分泌，在催乳素的作用下，乳汁排出。妊娠末期，尤其在接近分娩挤压乳房，可有数滴稀薄黄色液体溢出，称为初乳，初乳内含有丰富的营养及抗体，利于新生儿营养。

三、血液、循环系统的变化

（一）血液的变化

至孕 32 ～ 34 周达高峰，约增加 30% ～ 45%，维持至分娩。血液稀释系因血浆增加（1000ml）多于红细胞增加（500ml）。红细胞计数约为 3.6×10^{12}/L，血红蛋白值为 110g/L，红细胞压积为 0.31 ～ 0.34。孕妇储铁约 0.5g，因红细胞增加和孕妇、胎儿的需要，容易缺铁，应自孕中期开始补充铁剂。白细胞总数自孕 7 ～ 8 周开始增加，至孕 30 周达高峰，约为 12×10^9/L，有时可达 15×10^9/L，主要是中性粒细胞增多。孕期血液处于高凝状态。凝血因子 II、V、VII、VIII、IX、X 均增多，仅凝血因子 XI、VIII 减少。血小板数略减少。血纤维蛋白原值约增加 50%，于妊娠期可达 4 ～ 5g/L。红细胞沉降率加快。血浆蛋白值于孕中期约为 659/L，主要是白蛋白减少。

（二）循环系统的变化

妊娠期由于子宫增大，膈肌升高，心脏向左、向上、向前移位。心脏容量从妊娠早期至妊娠末期约增加 10%，心率每分钟约增加 10 ～ 15 次。由于心脏移位，血流量增加，血流速度加快，在心尖区可听到柔和吹风样收缩期杂音，产后消失。妊娠 10 周开始，心搏出量增加，妊娠 28 周左右达峰值，约增加 30%，一直持续到分娩。临产后，特别是第二产程期间，心搏出量显着增加。妊娠早期，中期血压偏低，主要变化是舒张压，因外周血管扩张，血液稀释及胎盘形成动静脉短路，使外周循环阻力减低所致。妊娠晚期血压轻度升高。孕妇体位影响血压，仰卧位时易发生低血压。妊娠后期下腔静脉的回血量增多，增大的子宫压迫，因此股静脉压力高于非孕期。由于下肢、外阴及直肠下静脉压力增加，血流不畅，下肢及外阴易发生静脉曲张，容易出现痔。

四、呼吸系统的变化

妊娠期，由于母体代谢作用的增加，以及胎儿生长发育的需要，孕妇耗氧量约增加 10% ～ 20%。呼吸道黏膜充血水肿，孕妇易感到呼吸困难，易发生鼻衄；声带水肿而声音嘶哑；上呼吸道黏膜增厚，充血水肿，使局部抵抗力减低，容易发生上呼吸道感染。膈肌上升，胸廓前后径及横径均加宽，肋膈间增宽，肋骨向外扩展，使胸廓周径增大，肺通气量增加约 40%，孕妇有过度通气现象。妊娠晚期增大的子宫，可减低膈肌活动幅度，孕妇以胸式呼吸为主。妊娠期，呼吸次数变化不大，约每分钟 20 次，但呼吸较深。

五、消化系统

妊娠早期（约停经 6 周左右），约有半数妇女出现不同程度的恶心，或伴呕吐，尤其在清晨起床时更为明显。食欲与饮食习惯也有改变，如食欲不振，喜食酸咸食物，厌油腻，甚至偏食等，称早孕反应，一般于妊娠 12 周左右自行消失。由于雌激素影响，牙龈充血、水肿、增生，晨间刷牙时易有牙龈出血。孕妇常有唾液增多，有时有流涎。

由于雌激素的影响，胃肠平滑肌张力下降使蠕动减少、减弱，胃排空时间延长，易有上腹部饱胀感。妊娠中、晚期，由于胃部受压及幽门括约肌松弛，胃内酸性内容物可回流至食管下部，产生"灼热"感。肠蠕动减弱，易便秘。

六、泌尿系统变化

（一）肾脏

妊娠期由于代谢产物增多，肾脏负担过重。肾血浆流量较非孕时增加 35%，肾小球滤过率增加 50%，且两者均受体位影响，孕妇仰卧位尿量增加，故夜尿量多于日尿量。代谢产物尿素、尿酸、肌酸、肌酐等排泄增多。当肾小球滤过超过肾小管吸收能力时，可有少量糖排出，称为妊娠生理性糖尿。

（二）输尿管

妊娠期在孕激素作用下，输尿管增粗且蠕动减弱，尿流缓慢，右侧输尿管受右旋妊娠子宫压迫，加之输尿管有尿液逆流现象，孕妇易患急性肾盂肾炎，以右侧多见。

七、皮肤的变化

妊娠期垂体分泌促黑素细胞激素增加，导致孕妇乳头、乳晕、腹白线、外阴、腋窝等处出现色素沉着。面颊部呈蝶状褐色斑，称妊娠斑。随着妊娠子宫增大及肾上腺皮质激素分泌增多，孕妇腹部、大腿、臀部及乳房皮肤的皮内组织改变，皮肤过度扩张，使皮肤弹力纤维断裂，形成紫色或淡红色不规则平行裂纹，称妊娠纹。

八、内分泌系统的变化

妊娠期的许多内分泌腺体都有所改变。妊娠期甲状腺血管分布增加，血运丰富，腺体增生，可有轻度肿大。妊娠后基础代谢率可上升约 15%～20%，主要是由于胎儿和孕妇组织代谢增加而引起的。由于放射性碘可很快通过胎盘，且胎儿甲状腺对碘有特别的亲和力，可使胎儿致畸，所以孕妇不能用放射性碘来治疗甲亢。妊娠期，血中游离的或结合的皮质醇及醛固酮水平均有所增加，皮质醇水平上升会影响糖代谢，醛固酮对水、电解质平衡有重要作用。

妊娠期垂体分泌的血清催乳素从 5～8 周起开始增加，到妊娠末期达到高峰。由于胎盘分泌的大量雌激素和孕激素的负反馈作用，垂体促性腺激素分泌减少。

九、新陈代谢的变化

（一）糖代谢

妊娠期由于胰岛功能旺盛，胰岛素分泌增多，孕妇血糖偏低。肾脏排糖阈降低，可出现生理性糖尿。

（二）蛋白质代谢

孕妇体内蛋白合成增加，分解旺盛，妊娠中、后期呈正氮平衡。孕妇体内氮的储存除供应胎儿生长发育及子宫、乳腺增大的需要外，并为分娩消耗及哺乳作准备。

（三）脂肪代谢

孕妇肠道吸收脂肪的能力增强，血脂升高，脂肪积贮较多，主要分布于腹壁、背及大腿部，为妊娠晚期、分娩期及产褥期能量消耗提供必要的储备。若能量过多消耗时，体内动用大量脂肪来补充，脂肪氧化不全产生酮体。如分娩过程中产程过长，在能量过度消耗糖储备量不足时，动用脂肪易发生酸中毒。

（四）水代谢

妊娠期体内储存有大量水分，机体水分平均增加近 7L。但不引起水肿，因水钠潴留与排泄成适当比例。

（五）矿物质代谢

胎儿生长发育需要多量的钙和磷，胎儿所需的钙、磷必须从母体骨质中获取，若代谢失常或摄入量不足，母体可因血钙过低造成"小腿抽筋"或手足搐搦，或骨质疏松。因此，妊娠期应补钙，尤其在妊娠晚期。在补充钙的同时应同时补给维生素 D，促进小肠黏膜对钙的吸收。妊娠期母体铁的需要量也增加。因母体红细胞增加，胎盘发育，子宫长大，以及胎儿造血的需要，需要供应大量铁质。故妊娠后期应给孕妇补充适量的铁剂，否则易发生缺铁性贫血。

（六）基础代谢率

基础代谢率在妊娠早期稍下降，从妊娠中期开始增高，到足月妊娠时可达 +20%～+30%。

十、骨骼、关节和韧带变化

骨质在孕期无明显改变，除非妊娠次数多、妊娠间隔短、又未及时补足钙时，可能引起骨质疏松。

妊娠后在激素的影响下，骨盆韧带变软，关节略松，但关节太松可引起关节疼痛，如耻骨联合过松，造成分离可使孕妇行走困难。妊娠后由于子宫长大，孕妇重心前移，为保持身体平衡，腰曲增加易发生腰背部疼痛。

十一、体重

妊娠期母体体重增加约 10 ～ 12kg，包括胎儿、胎盘、羊水、子宫、乳房、血容量增加，水潴留及脂肪蓄积所增加的重量。孕妇体重增加以妊娠后半期显着，但每周体重不应超过 0.5kg，如超过 0.5kg 往往表示有隐性水肿。

··（官晓斐）

第三章　妊娠的诊断

妊娠期全过程从末次月经第 1 日开始计算，平均 280 日，即 40 周。临床上分为 3 个时期：妊娠 13 周末以前称为早期妊娠；第 14 ～ 27 周末称为中期妊娠；28 周及其以后称为晚期妊娠。

第一节　早期妊娠

一、症状与体征

1. 停经

生育年龄有性生活史的健康妇女，平时月经周期规则，一旦出现月经过期，应考虑到妊娠。停经 10 d 以上，应高度怀疑妊娠。如停经超过 8 周，妊娠可能性更大。停经是妊娠最早且最重要的症状，但不是妊娠的特有症状，应予以鉴别。

2. 早孕反应

妇女在停经 6 周左右可能出现头晕、嗜睡、乏力、食欲不佳、厌恶油腻、恶心、晨起呕吐等症状，称为早孕反应，多于妊娠 12 周左右自行消失。早孕反应可能与体内人绒毛膜促性腺素（hCG）增多、胃酸分泌减少及胃排空时间延长有关。

3. 尿频

妊娠早期由于增大的子宫，尤其是前位子宫在盆腔内压迫膀胱，孕妇常有尿频现象。妊娠 12 周以后，子宫增大超出盆腔，尿频症状自然消失。

4. 乳房变化

妊娠 8 周起，乳房体积较非孕时增大，有明显的静脉显露，乳头增大，乳头乳晕着色加深，乳晕周围皮脂腺增生出现深褐色结节，称蒙氏结节。孕妇自觉乳房轻度胀痛。

5. 生殖器官的变化

阴道壁及子宫颈充血变软，呈紫蓝色。停经 6 ～ 8 周时，双合诊检查子宫峡部极软，感觉宫颈与宫体之间似不相连，称为黑加征，是早期妊娠的典型体征。随着妊娠进展，子宫体增大变软，宫体呈球形。妊娠 8 周时，子宫约为非孕时的 2 倍；妊娠 12 周时为非孕时的 3 倍，在耻骨联合上方可触及。

二、辅助检查

（一）妊娠试验

孕卵着床后，滋养细胞分泌的 hCG 进入孕妇血液并经尿液排出，利用放射免疫学方法可检测出受检者血液和尿液中的 hCG，临床上多用早孕试纸检测受检者尿液，若结果为阳性结合临床表现可协助诊断为妊娠。

（二）超声检查

1. B 型超声显像法

是诊断早期妊娠快速、准确的方法。阴道 B 型超声较腹部 B 型超声对早孕的诊断可提前 1 周，在停经 4 ～ 5 周时宫腔内可见到妊娠囊。停经 5 ～ 6 周时在妊娠囊内可见胚芽和原始心管搏动，可以确诊为宫内妊娠、活胎。

2. 超声多普勒法

超声多普勒在增大的子宫区内可听到有节律的单一高调胎心音，胎心率多在 150 ～ 160/min，可确诊为早期妊娠且为活胎，最早在妊娠 5 ～ 6 周时出现。

（三）宫颈黏液检查

宫颈黏液量少、黏稠，涂片干燥后镜检不见羊齿状结晶，仅见排列成行的椭圆体，这种结晶见于黄体期，也可见于妊娠期。

（四）基础体温测定（basal body temperature，BBT）

双相型体温的已婚妇女，出现高温相持续 18 日不下降，早孕可能性大。

临床上诊断早孕，应结合病史、症状、体征、妇科检查和辅助检查结果进行综合判断。停经 6 ～ 8 周 B 型超声检查可以明确宫内妊娠，了解胚胎发育情况，确定孕周，也可排除异位妊娠、子宫肌瘤、卵巢囊肿等病理情况。停经时间短，临床不能准确判断早孕者，1 周后复诊。

（官晓斐）

第二节　中、晚期妊娠

一、病史与症状

（1）有停经史或有早孕反应史。

（2）妊娠中期以后，妊娠的征象逐渐明显。孕妇可感到腹部逐渐增大。

（3）妊娠 18 ～ 20 周开始自觉有胎动，初产妇较经产妇胎动感出现稍迟。胎动随妊娠的进展逐渐增强，妊娠 32 ～ 34 周最强，38 周后胎动逐渐减少减弱。正常胎动每小时 3 ～ 5 次。

二、体征

（一）子宫增大

子宫随妊娠月份增加而逐渐增大，根据手测子宫底高度及尺测耻骨联合上子宫长度可以初步估计胎儿大小及孕周，以此初步判断妊娠周数及胎儿发育情况。子宫底高度因胎儿的发育情况、羊水量、单胎、多胎等因素的影响而有差异。正常情况下，子宫长度测量常在妊娠 20 周开始，在妊娠 36 周时最高，妊娠足月时略有降低。妊娠 20 ～ 24 周时增长速度较快，至 36 ～ 40 周增长速度减慢。

（二）胎体

妊娠 20 周后，可经腹部扪到胎体。妊娠 24 周后可区分圆而硬有浮球感的胎头；软而宽，形状略不规则的胎臀；宽而平坦的胎背；小而有不规则活动的肢体。随妊娠进展，通过四步触诊法能够查清胎儿在子宫内的位置。

（三）胎动（fetal movement，FM）

是指胎儿的躯体在子宫内的活动，妊娠18～20周孕妇自觉胎动，每小时3～5次。胎动是胎儿情况良好的表现，胎动计数是目前临床上胎儿宫内情况监护的一种方法。

（四）胎心音

听到胎心音即可确诊妊娠且为活胎。妊娠18～20周用听诊器在孕妇腹壁可听到胎心音，胎心音呈双音，似钟表"滴答"声，速度较快，正常每分钟120～160次。妊娠24周前，胎心音一般在脐下正中或稍偏左，偏右可听到。妊娠24周后，胎心音在胎背侧听得最清楚。头先露时胎心音在脐下，臀先露时在脐上，肩先露时在脐周围听得最清楚。胎心音应与子宫杂音，腹主动脉音，胎动音及脐带杂音相鉴别。

三、辅助检查

（一）超声检查

B型超声检查可显示胎儿数目、胎产式、胎先露、胎方位、有无胎心搏动及胎儿有无畸形、胎盘位置及分级、测量胎头双顶径、股骨长等多条径线，了解胎儿生长发育情况。

（二）胎儿心电图

通常于妊娠12周以后采用间接法检测胎儿心电图，可显示较规律的图形。妊娠12周后测得胎儿心电图成功率达80%，随孕周增加成功率增加。

（官晓斐）

第三节　胎姿势、胎产式、胎先露及胎方位

胎儿在子宫内取一定的姿势和位置，妊娠28周前胎体较小，羊水相对较多，胎儿活动范围大，胎儿位置与姿势不固定。妊娠32周以后，胎儿生长迅速，羊水相对减少，胎儿位置和姿势慢慢固定下来。由于胎儿在子宫内的位置不同，可有不同的胎产式、胎先露、胎方位。胎儿位置与母体骨盆的关系对分娩影响极大，故在妊娠晚期应尽早确定胎儿在子宫内的位置，以便及时纠正异常胎位。

一、胎姿势

胎姿势为胎儿在子宫内的姿势。正常情况下胎姿势呈胎头俯屈，颏部贴近胸壁，脊柱略前弯，四肢屈曲交叉于胸腹前，其体积及体表面积均明显缩小，整个胎体成为头端小、臀端大的椭圆形，以适应妊娠晚期椭圆形宫腔的形状。

二、胎产式

胎产式指胎体纵轴与母体纵轴的关系。两轴平行者称纵产式，占妊娠足月分娩总数的99.75%；两轴垂直者称横产式；两轴交叉者称斜产式，此产式是暂时的，在分娩过程转为纵产式或横产式。

三、胎先露

胎先露指最先进入骨盆入口的胎儿部分。纵产式有头先露和臀先露。头先露因胎头屈曲的程度不同，又分为枕先露、前囟先露、额先露及面先露。臀先露分为混合臀先露、单臀先露、单足先露和双足先露。横产式时最先进入骨盆的是胎儿的肩部，为肩先露。偶尔头先露或臀先露与胎手或胎足同时入盆，称复合先露。

四、胎方位

胎方位指胎儿先露部的指示点与母体骨盆的关系。枕先露以枕骨、面先露以颏骨、臀先露以骶骨、肩先露以肩胛骨为指示点。根据胎儿先露部的指示点与母体骨盆入口前、后、左、右、横的关系，有不同的胎方位。如枕先露时，胎头枕骨位于母体骨盆的左前方，称为枕左前位，余类推。

···（官晓斐）

第四章　妇产科常用检查

第一节　妇产科常用影像学检查

影像检查包括超声、X线、计算机体层成像（CT）、磁共振成像（MRI）、正电子发射体层显像（PET）等，因为其对人体损伤小、诊断准确而广泛应用于妇产科领域。

一、超声检查

（一）B型超声检查

B型超声检查是应用二维超声诊断仪，在荧屏上以强弱不等的光点、光团、光带或光环，显示探头所在部位脏器或病灶的断面形态及其与周围器官的关系，并可作实时动态观察和照相（图4-1）。检查途径有经腹壁及经阴道两种：

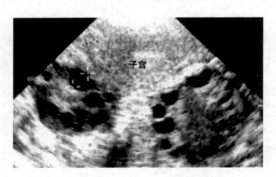

图 4-1　B型超声下显示卵巢肿瘤

1. 经腹壁超声检查：选用弧阵探头和线阵探头，常用频率为3.5MHz。检查前适度充盈膀胱，形成良好的"透声窗"，便于观察盆腔内脏器和病变。探测时患者取仰卧位，暴露下腹部，检查区皮肤涂耦合剂。检查者手持探头，以均匀适度压力滑行探测观察。根据需要作纵断、横断或者斜断等多断层面扫描。

2. 经阴道超声检查：选用高频探头（5～7.5MHz），可以分辨高分辨率图像。检查前探头需要常规消毒，套上一次性使用的橡胶套（常用避孕套），套内外涂耦合剂。检查前患者排空膀胱，取膀胱截石位，将探头轻柔地放入患者阴道内，旋转探头，调整角度以获得满意切面。经阴道超声检查分辨率高，尤其适合肥胖患者或者盆腔深部器官的观察。但对超出盆腔肿物，无法获得完整图像。无性生活史者不宜选用。

（二）彩色多普勒超声检查

彩色多普勒超声一般指用相关技术获得的血流多普勒信号经彩色编码后实时地叠加在二维图像上，形成的彩色多普勒超声血流图像。因此，彩色多普勒超声既具有二维超声的结构图像，又同时提供了血流动力学信息。现今的彩色多普勒还具有频谱多普勒功能，提供用于评估血流状态的参数，其中在妇产科领域常用的 3 个参数为阻力指数（resistance index，RI）、搏动指数（pulsation index，PI）和收缩期 / 舒张期（systolic phase/diastolic phase，S/D）。彩色多普勒超声也包括腹部和阴道探头。患者检查前的准备、体位以及方法与 B 型超声检查相同。

（三）三维超声影像

三维超声影像（3-dimension ultrasound imaging，3-DUI）是将二维超声及彩色多普勒超声采集的二维图像通过计算机软件重建，形成立体的三维图像。三维超声在用于胎儿畸形和妇科疾病，尤其妇科肿瘤的诊断方面具有独特优势。

（四）超声造影

超声造影是利用造影剂增强"后散射"回声，提高图像分辨力的一种超声诊断技术，微气泡（直径小于 10μm）对一定频率的声波产生数倍于发射频率的回波（谐波），人体组织无此特性。将含有惰性气体或者空气的微气泡造影剂注入血管内，通过血液循环到达到靶器官或者靶组织，或者注入空腔器官腔内，使微泡造影剂对谐波背向散射强度远高于人体组织，形成超声造影剂灌注部位部位与周围组织声阻抗差，有效地增强实质性器官或者空腔器官的超声影像和血流多普勒信号，提高图像的对比分辨率。

（五）超声检查在产科领域中的应用

1. B 型超声检查：通过 B 型超声检测胎儿发育是否正常，有无胎儿畸形，可测定胎盘位置和胎盘成熟度以及羊水量等。

（1）早期妊娠：停经 35 日时，宫腔内见到圆形或者椭圆形妊娠囊，图像见圆形光环，中间为羊水呈无回声区；妊娠 6 周时，可见到胚芽和原始心管搏动；妊娠 8 周初具人形，可测量头臀长度（CRL）。停经 12 周前，测量胎儿 CRL 能较准确地估计孕周，即孕周＝ CRL ＋ 6.5，误差在 4 日内。停经 9 ～ 14 周超声检查可以排除严重的胎儿畸形，如无脑儿。超声测量胎儿颈项透明层（NT）、鼻骨长度等，作为孕早期染色体疾病筛查的指标。

（2）中晚期妊娠

1）胎儿主要的生长径线测量：表示胎儿生长发育的径线有双顶径（biparietal diameter，BPD）、胸径（thoracic diameter，TD）、腹径（abdominal diameter，AD）和股骨长度（femur length，FL）等。其中 BPD 表示胎儿总体发育情况（BPD ≥ 8.5cm 提示胎儿成熟），FL 表示胎儿长骨发育情况，AD 表示胎儿软组织的发育。但是，由于胎儿的头领、胸腔和腹腔的形状不是标准的圆形，BPD、TD 和 AD 可分别由头围（head circu.nierence，HC）、胸围（thoracic circumference，TC）和腹围（abdominal circumference，AC）取代。

2）估计胎儿体重：胎儿体重是判断胎儿成熟度的一项重要指标。超声估测胎儿体重的方法有很多种，如胎儿 AC 预测法、BPD 与 AC 联合预测法、FL 与 AC 联合预测法。超声仪器多带有根据多参数（AC、BPD、FL）推算胎儿体重的公式，输入相关参数可直接获得胎儿体重。

3）胎盘定位和胎盘成熟度检查：妊娠 12 周后胎盘显示为轮廓清晰的半月形弥漫光点区，轮廓清楚，通常位于子宫前壁、后壁和侧壁。胎盘位置判定对临床有指导意义，如行羊膜穿刺术时可避免损伤胎盘和脐带，协助判断前置胎盘和胎盘早剥等。随孕周增长，胎盘逐渐发育成熟。根据胎盘的绒毛板、胎盘实质和胎盘基底层 3 部分结构变化，将胎盘成熟度分级：0级为未成熟，多见于中孕期；Ⅰ级为开始趋向成熟，多见于妊娠29～36周；Ⅱ级为成熟期，多见于妊娠36周以后；Ⅲ级为胎盘已成熟并趋向老化，多见于妊娠38周以后。目前国内常用的胎盘钙化分度是：Ⅰ度：胎盘切面见强光点；Ⅱ度：胎盘切面见强光带；Ⅲ度：胎盘切面见强光圈（或光环）。

4）探测羊水量：羊水呈无回声暗区、清亮。妊娠晚期，羊水中有胎脂，表现为稀疏点状回声漂浮。最大羊水暗区垂直深度（AFV）≥8cm时为羊水过多，AFV≤2cm为羊水过少。以脐水平线为标志将子宫分为四个象限，测量各象限最大羊水池的最大垂直径线，四者之和为羊水指数（AFI）。若用AFI法，AFI≥25cm诊断为羊水过多，AFI≤5cm诊断为羊水过少。

（3）异常妊娠

1）诊断葡萄胎：典型的完全性葡萄胎声像特点是：

①子宫大于相应孕周；

②宫腔内无胎儿以及其附属物；

③宫腔内充满弥漫分布的蜂窝状大小不等的无回声区，其间可见边缘不整、境界不清的无回声区，或合并宫腔内出血图像；

④当伴有卵巢黄素艇肿时，可在子宫一侧或两侧探到大小不等的单房或者多房的无回声区。

2）鉴别胎儿是否存活：胚胎停止发育则妊娠延变形、缩小，胚芽枯萎，胎心搏动消失。胎死宫内声像图表现为胎体萎缩，胎儿轮廓不清，颅骨重叠，无胎心以及胎动，脊柱变形，肋骨排列紊乱，胎儿颅内、腹内结构不清，羊水暗区减少等。

3）判断异位妊娠：宫腔内无妊娠缀，附件区探及边界不十分清楚、形状不规则包块。若在包块内探及圆形妊娠囊，其内有胚芽或原始心管搏动，则能在流产或破裂前确诊。若已流产或者破裂时，直肠子宫陷凹或者腹腔内可见液性暗区。

4）判断前置胎盘：胎盘组织部分或者全部覆盖宫颈内口。

5）判断胎盘早剥：胎盘与子宫肌壁间出现形状不规则的强回声或者无回声区。

6）探测多胎妊娠：妊娠早期见两个或者多个妊娠疲或胚芽；中晚期可见两个或者多个胎头光环，两条或者多条脊椎像或心脏搏动像。

（4）胎儿畸形

1）脑积水：脑积水为胎儿晚发畸形。典型表现为：胎头双顶径与头围明显大于孕周，头体比例失调，头围大于腹围；侧脑室与颅中线的距离大于颅骨与颅中线距离的1/2；颅中线偏移，颅内大部为液性暗区。

2）无脑儿：在胎儿颈部上方探不到胎头光环；胎头轮廓可呈半月形弧形光带；眼眶部位可探及软组织回声，似青蛙眼；常伴羊水过多或脊柱裂。

3）脊柱裂：超声扫查脊柱时，应该注意脊柱的连续性与生理性弯曲。开放性脊柱裂可见两排串珠状回声，但是不对称；或一排不整齐或串珠样回声，形状不规则、不清晰或中断。纵切时，脊柱裂部位呈不规则"八"字形，横切呈"V"字形。

4）多囊肾：多为双侧，肾体积明显增大，外形不规则呈多蓬状，肾实质内见多个大小不等的蜂窝状无回声区，常看不清正常结构，可合并羊水过少，膀胱不显示。

2. 彩色多普勒超声检查：应用彩色多普勒超声进行母胎血流监护，可获取母体和胎儿血管，如孕妇双侧子宫动脉（R-LAU）、胎儿脐动脉（UA）、脐静脉（UV）、静脉导管（DV）、大脑中动脉（MCA）和脑大静脉等的血流超声参数。并依据母胎多血管血流动力学参数（PI）和血流波形改变进行脐动脉血流分级（BFC）、子宫动脉评分（UAS）和胎盘评分（PLS），从而对胎盘功能进行综合评价，判断胎儿宫内慢性缺氧状态，发现胎儿循环衰竭征象。

（1）母体血流：子宫动脉血流是评价子宫胎盘血循环的一项良好指标，RI、PI和S/D均随孕周增加而减低并且具有明显相关性，阻力升高预示子宫—胎盘血流灌注不足，血流波形在舒张期初出现切迹与子痫前期有关。此外还可测定卵巢和子宫胎盘床血流。

（2）胎儿血流：对胎儿的脐动脉（UA）、脐静脉（UV）、静脉导管（DV）、大脑中动脉（MCA）、脑大静脉、主动脉及肾动脉等进行监测。特别是脐带血流变化的测定是母胎血流监测的常规内容。正常妊娠期间，脐动脉血流RI、PI和S/D与妊娠周数密切相关。脐动脉血流阻力升高与胎儿窘迫、胎儿生长受限、子痫前期等有关。若舒张末期脐动脉血流消失进而出现反流，提示胎儿处于濒危状态。

（3）胎儿心脏：可以从胚胎时期原始心管一直监测到分娩前胎儿心脏和大血管的解剖结构活动状态。通常在妊娠20～24周进行超声心动图检查。主要针对有心脏病家族史、心脏畸形胎儿生育史、环境化学物接触史、胎儿心率异常或常规超声检查怀疑胎儿心脏畸形的高危孕妇。

3. 三维超声扫描技术：能准确显示物体的表面结构和精确测量不规则物体的体积，在观察胎儿外形和脏器结构方面较有优势（图4-2），有助于提高胎儿体表及内脏畸形诊断的准确性。三维超声透明成像模式可以用于观察胎儿唇裂、腭裂、脑畸形、耳朵和颅骨畸形及心脏畸形。

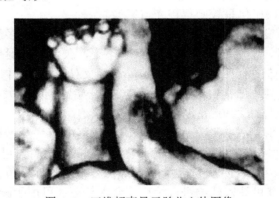

图 4-2 三维超声显示胎儿立体图像

4. 产科超声检查：在产前诊断中的分级以及时机选择产科超声检查分四级：

①一般产科超声检查（Ⅰ级）：主要目的是观察胎儿生长发育，测量胎儿大小，不检查胎儿畸形；

②常规产科超声筛查（Ⅱ级）：在Ⅰ级产科超声检查范围的基础上，筛查六大类致死性胎儿畸形，如无脑畸形、严重脑膜膨出、严重开放性脊柱裂、腹壁缺损内脏外翻、致死性短肢畸形、单腔心；

③系统胎儿超声检查（Ⅲ级）：建议所有孕妇在妊娠18～24周时对胎儿各器官进行一次系统胎儿超声检查，包括颅脑、唇、鼻、眼、心脏、肝、胃、肾、膀胱、肠、腹壁，

脊柱和四肢；

④胎儿特定部位会诊超声检查（Ⅳ级）：对可疑胎儿特定部位异常，进行专家会诊超声检查，包括胎儿超声心动图检查、NT 超声检查、胎儿唇、鼻、眼、耳、四肢的针对性超声检查。

以筛查胎儿结构异常为主要目的的产科超声检查时机是：

①妊娠 11～14 周进行 NT 超声检查，并结合孕妇年龄和实验室检查，评估胎儿染色体异常的风险；

②妊娠 18～24 周进行Ⅱ级产科超声检查和Ⅲ级产科超声检查；

③妊娠 30～34 周的产科超声检查主要针对胎儿主要解剖结构进行生长对比观察，胎儿附属物的动态观察（如胎盘、脐带、羊水等）及筛查晚发畸形（肢体短缩、脑积水等）。

（六）超声检查在妇科领域的应用

1. B 型超声检查

（1）子宫肌瘤：声像图为子宫体积增大，形态不规则，肌瘤常为低回声、等回声或中强回声。B 型超声可对肌瘤进行较精确定位，准确区分肌壁间肌瘤、黏膜下肌瘤及浆膜下肌瘤。

（2）子宫腺肌病和腺肌瘤：子宫腺肌病的声像特点是子宫均匀性增大，子宫断面回声不均，子宫腺肌瘤时子宫呈不均匀增大，其内散在小蜂窝状无回声区。

（3）盆腔炎性疾病：盆腔炎性包块与周围组织粘连，境界不清；积液或者积脓时为无回声或者回声不均。

（4）盆腔子宫内膜异位症：与周围组织较少粘连的异位症囊性肿块，边界清晰；而与周围粘连的锻性肿块，边界不清。囊肿大小不等，多为中等大小，内可见颗粒状细小回声或者因为血块机化呈较密集粗光点影像。

（5）卵巢肿瘤：良性肿瘤声像图为卵巢增大，内为单房或多房的液性无回声区，常无乳头，边缘清楚。恶性肿瘤为肿块边缘不整齐、欠清楚，诞壁上有乳头，内部回声强弱不均或无回声区中有不规则强回声团，常累及双侧卵巢并伴腹腔积液。

（6）卵泡发育监测：通常自月经周期第 10 日开始监测卵泡大小，正常卵泡每日增长 1.6mm，排卵前卵泡约达 20mm。

（7）宫内节育器探测：扫查子宫体能准确显示宫内节育器形状和在宫腔内位置。可诊断节育器位置下移、嵌顿、穿孔或子宫外游走。嵌顿的节育器可在超声引导下取出。

（8）介入超声的应用：阴道超声引导下对成熟卵泡进行采卵；对盆腔肿块进行穿刺，确定肿块性质，并可注入药物进行治疗。介入超声还可用于减胎术。

2. 彩色多普勒超声检查：能判断盆、腹腔肿瘤的血流动力学及分布，有助于鉴别诊断。

3. 三维超声扫描技术：可较清晰地显示组织或病变的立体结构，呈现二维超声难以达到的立体逼真图像，有助于诊断盆腔脏器疾病，特别是良、恶性肿瘤的诊断和鉴别诊断。

（七）超声造影在妇产科疾病诊断中的应用

1. 卵巢的良、恶性肿瘤：通过造影形态学和造影前后多普勒信号强度比较和时间—强度曲线分析鉴别卵巢肿瘤的良恶性。恶性肿瘤周围不仅血流信号丰富且自肿瘤外伸入肿物，向中心走行；造影剂作用持续时间延长和曲线下面积增高。

2 异位妊娠：输卵管妊娠时超声造影可以鉴别积血块与绒毛组织。

3. 子宫肿瘤的诊断：

（1）子宫肌瘤与腺肌病鉴别：在造影剂的灌注方式和时间－强度曲线上子宫肌瘤为周边网状型增强模式，显示为包膜环状增强，达峰后与周边组织有较明显的边界；腺肌病为同步型增强和缓慢向心型，显示为内部短线状增强，达峰时与周围肌层分界不清，无包膜感。

（2）子宫黏膜下肌瘤：较大肌瘤造影剂呈周边较强、中心稀疏的环形充盈，信号分布不均匀；较小肌瘤呈整体充盈或周边充盈，峰值信号强于子宫肌层，且分布均匀。廓清均为从中央向周边进行。

（3）子宫内膜癌：造影剂首先在病灶滋养血管充盈，继之全病灶与肌层快速充盈。癌灶处弓形血管和放射状血管增多、变粗，血管密集、紊乱。深肌层受累时，弓形血管完整性受损或消失。

4. 胎盘病变

（1）胎盘早剥：显示为剥离部位胎盘无造影剂灌注，与有血供的未剥离区有清晰的界线。

（2）胎盘梗死：梗死部位造影剂灌注缺失，与非梗死小叶间插分布。

（3）胎盘植入：造影可显示植入或残留胎盘的形态及植入的部位以及与子宫浆膜层的关系。

5. 宫腔超声造影：通过向宫腔内注入对比剂（生理盐水或过氧化氢）将宫腔扩张，超声下可清晰观察到子宫内膜息肉、黏膜下肌瘤、子宫内膜癌和子宫畸形等病变以及观察输卵管腔是否通畅。

二、X线检查

X线检查借助造影剂可了解子宫腔和输卵管腔内形态，是诊断先天性子宫畸形和输卵管通畅程度常用的检查方法 X线胸片是诊断妇科恶性肿瘤肺转移的重要手段。

（一）诊断先天性子宫畸形

1. 单角子宫造影：仅见一个梭形宫腔；只有一个子宫角和一条输卵管，偏于盆腔一侧。

2. 双子宫造影：见两个子宫腔，每个子宫有一个子宫角和一条输卵管相通两个宫颈可共有一个阴道，或有纵隔将阴道分隔为二。

3. 双角子宫造影：见一个宫颈和一个阴道，两个宫腔。

4. 鞍状子宫造影：见子宫底凹陷，犹如鞍状。

5. 中隔子宫：可分为完全性和部分性中隔子宫。完全性中隔子宫造影见宫腔形态呈两个梭形角宫，但位置很靠近；部分性中隔子宫造影见宫腔大部分被分隔成二，呈分叉状，宫体部仍为一个腔。

（二）X线胸片

主要用于妇科恶性肿瘤肺转移的诊断。X线胸部平片检查是诊断妊娠滋养细胞肿瘤癌肺转移的首选方法。妊娠滋养细胞肿瘤肺转移的X线征象多种多样，最初为肺纹理增粗，随即发展为串珠样、粟粒样和片状阴影，片状阴影继续发展融合成结节状或棉球状阴影，边缘模糊或清楚，为典型表现；可同时伴有单侧或双侧气胸、胸腔积液。

结节状或棉球状阴影可逐渐融合成团块状，团块阴影常出现在晚期病例中。

三、计算机体层扫描检查

计算机体层扫描（computemed tomography，CT）的基本原理是 X 线对人体不同密度组织的穿透能力不同，从而产生所接收的信号差异，再由计算机对数字信息进行处理，显示出图像。CT 的特点是分辨率高，能显示肿瘤的结构特点、周围侵犯及远处转移情况，可用于各种妇科肿瘤治疗方案的制定、预后估计、疗效观察及术后复发的诊断。如对卵巢肿瘤诊断的准确性 79.1% ~ 83%，敏感性 73.9%，特异性 81.8%，但对卵巢肿瘤定位诊断特异性不如 MRI。

四、磁共振成像检查

磁共振成像（magnetic resonance imaging，MRI）是利用人体组织中氢原子核（质子）在磁场中受到射频脉冲的激励而发生磁共振现象，产生磁共振信号，经过电子计算机处理建出人体某一层面图像的成像技术。MRI 检查无放射性损伤，无骨性伪影，对软组织分辨率高，尤其适合盆腔病灶定位以及病灶与相邻结构关系的确定。磁共振成像能清晰地显示肿瘤信号与正常组织的差异，故能准确判断肿瘤大小、性质及浸润和转移情况，被广泛应用于妇科肿瘤的诊断和手术前的评估（图 4-3）。

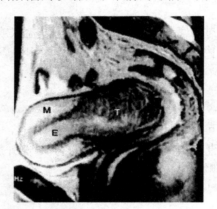

图 4-3　磁共振成像显示子宫颈癌病变

目前 MRI 在产科领域也得到应用，胎儿可克服超声观察视野小、软组织对比度较差的缺点，孕妇腹部肥厚的脂肪、肠道气体、盆腔骨骼，胎儿羊水较少、胎位不正等不影响其成像质量，可以以照片的形式清晰的显示胎儿解剖细节结构，对于复杂病理表现或畸形显像良好。三维胎儿 MRI 容积再现（volume rendering，VR）图比三维超声更清晰地显示胎儿的体表容貌，明显提高诊断胎儿颜面畸形的准确性，是对超声产前影像诊断的重要补充方法。由于 MRI 的热效应是潜在危险因素，不建议旱期妊娠行 MRI 检查。对于孕中晚期胎儿，MFU 检查仅用于超声诊断难以确定的病例。目前认为适合 MRI 检查的胎儿需大于孕 18 周。胎儿 MRI 主要有以下临床应用：

1. 中枢神经系统成像，评价胎儿的脑发育状况和胎儿中枢神经系统发育畸形，如脑室扩大、胼胝体发育不全、皮层发育畸形、后颅窝异常、脑缺血或出血等。

2. 面颈部成像，发现唇腭裂、下颌短小、眼距 异常、颈面部血管瘤等。三维 MRI

VR 图可以清晰显示胎儿的额头、鼻梁、鼻翼、鼻孔、耳朵、脸颊、嘴唇、下颌的形态，并展示胎儿的面部容貌和表情。三维 MRI 用于诊断胎儿颜面畸形，可明显提高其准确性。

3. 胸部成像，诊断先天性膈疝（CDH）、肺隔离症（PS）、气道闭锁以及胎儿肺部容积测量。

4. 腹部成像，MRI 视野大，可观察胎儿整体情况，诊断先天性肠道闭锁、先天性脐疝、腹壁裂、肝脏瘤肿、先天性巨结肠以及躯干部复杂畸形等。对于胎儿肠道穿孔引起的胎粪性腹膜炎的诊断 MRI 比超声诊断更敏感。

5. 泌尿系统成像，诊断多趾肾、马蹄肾、异位肾、肾盂积水、膀胱输尿管反流、脐尿管未闭等畸形。

6. 四肢成像，三维扫描序列通过图像多平面重组（MPR）、VR 和最大密度投影（MIP）等扫描后处理技术，直观反映胎儿肢体的体表特征（胎儿照片），诊断长骨的发育缺陷，如手、足缺失畸形、短肢畸形、关节畸形、马蹄内翻足、多指（趾）畸形等。

7. 胎盘、脐带和羊水成像，可发现脐带绕颈、单脐动脉、双脐动脉、脐带长度异常、脐动脉纤细、胎盘囊肿、绒毛膜下出血、宫腔内粘连、前置胎盘、羊水过多、羊水过少等产科异常。

但是胎儿 MRI 仍有一定的漏诊率，主要发生在先天性心脏畸形、尿道下裂、肛门闭锁、胆囊缺如、鼻骨短、手指数量异常和眼距异常等诊断上。

五、正电子发射体层显像

正电子发射体层显像（positron emission tomography，PET）是一种通过示踪原理，以显示体内脏器或病变组织生化和代谢信息的影像技术，为功能成像。目前 PET 最常用的示踪剂为 ^{18}F 标记的脱氧葡萄糖（ISFVFDG），其在细胞内的浓聚程度与细胞内糖代谢水平高低呈正相关。由于恶性肿瘤细胞内糖酵解代谢率明显高于正常组织和良性肿瘤细胞，因此，PET 被用于妇科恶性肿瘤的诊断、鉴别诊断、预后评价以及复发诊断等。PET 可发现 10mm 以下的肿瘤，诊断各种实体瘤的准确率达 90% 以上，高于传统的结构成像技术。PET 假阳性主要见于子宫内膜异位症、盆腔急性炎症以及育龄妇女卵巢月经末期的高浓聚等。PET－CT 是将 PET 与 CT 两种不同成像原理的扫描设备同机组合。利用同一扫描床对病变同时进行 PET 和 CT 扫描图像采集，用同一个图像处理工作站对 PET 图像和 CT 图像进行融合。融合后的图像既显示病灶的精细解剖结构，又显示病灶的病理生理变化，明显提高诊断的准确性，弥补了 PET 不能良好显示解剖结构的缺陷，从而实现功能与结构成像的有机融合（图 4-4）。

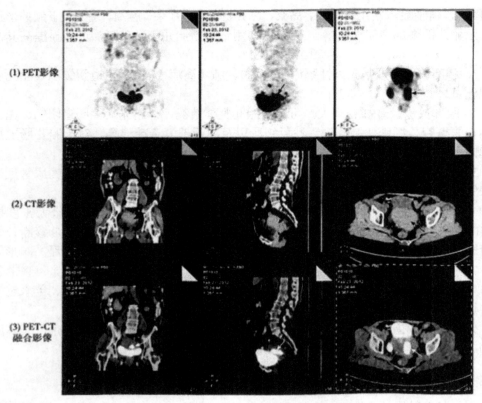

图 4-4　PET － CT 显示子宫内膜癌病变

（张跃辉）

第二节　阴道镜检查

一、阴道镜图像形成的原理

阴道镜主要检查子宫颈、阴道及外阴上皮的病变，包括鳞状上皮、柱状上皮及化生上皮。阴道镜图像的构成，决定于这些上皮的基本特征即上皮的颜色、表面轮廓、光滑度和末梢血管的结构及排列。化生是指移行区柱状上皮下的储备细胞增生，逐渐转化为鳞状上皮的过程。几乎每个妇女的子宫颈都经历着不同的化生阶段，出现各种不同成熟度的化生上皮区，此区域在新与旧的鳞状上皮和柱状上皮交界之间，称为转化区或移行区。当上皮正常化生时构成阴道镜下典型的（正常的）转化区图像。当化生沿着异常途径发展时就产生非典型的（异常的）转化区图像。不良的及恶性病变几乎均出现在转化区内。要认真、仔细观察转化区的任何变化。

二、阴道镜的适应证

（一）子宫颈细胞涂片异常

1. 巴氏分级：Ⅱ B、Ⅲ、Ⅳ、Ⅴ。

2. TBS：①意义未确定的非典型鳞状上皮（ASCUS）；②低度鳞状上皮内病变（LSIL）；③高度鳞状上皮内病变（HSIL），包括 CIN Ⅱ、Ⅲ及原位癌；④鳞状上皮癌。

（二）可疑症状

白带异常、血性白带、接触性出血及绝经后阴道不规则出血等。

（三）临床可疑体征

子宫颈表面粗糙不平、溃疡或有菜花状乳头状突起、白斑、血管粗大及糜烂不对称等。

（四）外阴、阴道及子宫颈 HPV 感染。

（五）外阴、阴道可疑病灶。

（六）子宫颈、阴道及外阴上皮内瘤样病变及癌治疗后追踪随访。

三、阴道镜检查

（一）检查前准备

1. 阴道细胞学检查。

2. 对阴道分泌物异常者应先除外滴虫、真菌及淋菌感染。

3. 检查前 72h 应停止阴道冲洗及用药。24h 内避免性交、阴道内诊。检查前不做子宫颈刮片，以免损失上皮影响观察。

（二）操作步骤

1. 患者取膀胱截石位，用窥阴器充分暴露子宫颈，动作轻柔，避免损伤上皮或引起出血影响观察。

2. 用棉球轻轻拭去分泌物和黏液。

3. 肉眼观察被检物外形、大小、颜色、白斑及赘生物等。

4. 调整阴道镜物镜焦距与被检物（子宫颈、阴道及外阴）在同一水平位置，调节物镜焦距（一般物镜距被检物 20 ~ 30cm）。在白光下粗略观察子宫颈颜色和血管分布。

5. 用蘸有 3% ~ 5% 醋酸的棉球轻轻淋湿子宫颈表面，使上皮肿胀并使黏液易于除去。1 ~ 2min 后仔细观察上皮：①表面构型，包括轮廓和边界清晰度。②颜色和透明度或浑浊度。③血管结构，包括血管形态、血管间距离和排列，以及血管对醋酸的反应。观察血管时要加用绿色滤光器。④病灶区域性分布，即病变发生在转化区内还是发生在原始鳞状上皮区内（转化区外），或同时发生在两区内。需要长时间观察者每 3 ~ 5min 应重复涂抹醋酸一次。

6. 碘液试验：正常子宫颈上皮涂碘液后呈深褐色为碘试验阳性，碘不着色为碘试验阴性。柱状上皮、萎缩的鳞状上皮、未成熟的化生上皮、上皮内瘤样病变及浸润癌，因上皮缺乏糖原，碘均不着色。

7. 活检：在阴道镜图像可疑或异常区及碘试验阴性区分别取活检送病理检查。细胞学检查持续可疑或阳性而阴道镜检查阴性或不满意时，应常规于子宫颈 3、6、9、12 多点取活检，必要时进行颈管刮宫或锥切。

8. 绘图记录：绘图详细记录上皮及血管图像、图像分布区域、碘不着色范围及取活检的部位，同时记载检查是否满意。带有综合数码成像和资料管理系统设备的阴道镜可打印出彩图和其他资料。

四、阴道镜图像命名和分类

在意大利罗马召开的第七次国际子宫颈和阴道镜会议上批准和通过了阴道镜命名和分类，统一简化了最初繁琐而杂乱的分类。

五、常见阴道镜图像

（一）正常阴道镜图像

1. 原始鳞状上皮：为复层扁平上皮，覆盖子宫颈阴道部直至子宫颈外口。阴道镜下上皮表面光滑，呈粉红色，涂 3% 醋酸后上皮不变色，涂碘液后上皮呈深棕色。上皮厚度随年龄不同而异，绝经后妇女上皮变薄，皮下毛细血管较清晰。

2. 柱状上皮：由于炎症刺激或内分泌因素，颈管内的柱状上皮增生下移替代子宫颈阴道部的鳞状上皮，临床称为子宫颈糜烂。肉眼观为红色，表面不平呈绒毛状，涂醋酸后细胞肿胀，镜下呈葡萄状。碘染色呈淡黄色。

3. 转化区：原始的鳞—柱交界与新的鳞—柱交界之间的化生区称为转化区或移行区。阴道镜下可见下列特征：①各种不同成熟度的化生上皮：它们可连续成片覆盖整个转化区，或化生上皮从原始鳞—柱交界处呈舌状或指状向柱状上皮区伸展，或呈窗户格样分布，格内为柱状上皮。②葡萄岛（柱状上皮岛）：由化生上皮环绕柱状上皮构成，涂醋酸及用碘染色后周围的化生上皮与圈内的柱状上皮形成明显对比。③腺体开口及潴留囊肿（那氏腺囊肿）：化生区裂隙深处的柱状上皮持续存在，开口于化生上皮之中，称为腺体开口。腺口四周为密集排列的化生上皮，涂醋酸后呈细白圈，腺口稍凹陷，呈红色。如果腺口被化生上皮遮盖，分泌物潴留形成潴留囊肿，它将基质深部树枝状血管推向囊壁表面，形成典型的特征性树枝血管，可与其他囊肿相鉴别。④血管丰富，化生上皮下平铺着毛细血管网：老转化区中可见到分支血管平行排列似柳条。电熨治疗过的子宫颈可见到分支血管以子宫颈外口为中心呈放射状排列。潴留囊肿表面及其破溃后留下的树枝状血管也是老转化区常见的血管。⑤转化区化生上皮碘染色着色深浅不一，呈花染，这是由于化生上皮成熟度不同所致。

（二）不正常的阴道镜图像

1. 醋酸白色上皮：涂醋酸后出现的白色上皮称为醋酸白色上皮，简称醋白上皮，表面平或不平，见不到血管，边界清楚或不清楚，病变越严重上皮越白，越不透明。病理检查可表现为化生上皮、HPV 感染、非典型增生或原位癌。

2. 白斑：无须涂醋酸，镜下或肉眼能看到的白色斑块称为白斑。表面平或不规则，略高于周围组织，其上无血管。病理检查多为过度角化或角化不全，但在白斑的深层或周围可能潜伏着恶性病变，所以白斑应常规取活检，而且活检要取得较深、较大。位于原始鳞状上皮区的白斑常无重大意义，有时为 HPV 感染。

3. 点状血管：由终末血管扩张或扭曲升到病变的上皮表面构成。典型的点状血管加醋酸后基底变白，边界清楚。点状血管越粗，血管间距离越大，基底部的上皮越白，越粗糙，病变越重。病理检查一般为非典型增生和原位癌。如果点状血管粗，基底部上皮呈乳头状突起时多为浸润癌。

4. 异常的腺体开口：腺体开口周围的醋白上皮增宽、增厚，甚至封住腺口，病理常为非典型增生或原位癌。

5. 镶嵌：不规则的血管把醋白上皮分割成大小不等、形态不规则、边界清楚的小块状或镶嵌状的图案称为镶嵌。病理检查常为非典型增生或原位癌，但当镶嵌粗大、表面粗糙不平或呈灰白色时常为浸润癌。由细小均匀的点状血管构成镶嵌，其边界不清楚，称之为类似镶嵌样改变，病变往往不严重。病理可为炎症、HPV 感染或轻度非典型增生。

6. 异型血管：血管口径、大小、形态、分支、走向及排列极不规则，称为异型血管。血管间距离明显增宽，行走方向可突然改变或很长一段无分支。多见于浸润癌。以上异常阴道镜图像碘染色均不着色，碘试验为阴性。

六、阴道镜诊断

（一）CIN

最常见的图像为醋白上皮、点状血管、镶嵌。

1. CIN Ⅰ：醋白上皮薄、平，边界不清楚，有或无规则的细小、密集的点状血管。

2. CIN Ⅱ：醋白上皮扁平，边界清楚，有或无点状血管、镶嵌，但规则。

3. CIN Ⅲ：醋白上皮较厚，边界清楚，点状血管和镶嵌较大，不规则，间距加宽，三者可同时伴随或单独存在。

（二）早期浸润癌

醋白上皮厚，表面粗，边界清楚，常同时伴有粗大、不规则的点状血管和镶嵌。

（三）浸润癌

醋白上皮更厚，可呈乳头状、猪油状突起，点状血管、镶嵌更不规则，常可见异常血管。

（四）子宫颈腺癌

腺开口异常增多，扩大，大小不均，周围由增宽、增厚的醋白上皮包绕，形成类似蜡点状结构，呈蜂窝状排列。有时可见乳头状结构。

（五）其他

1. 湿疣：①临床型（不用放大或醋酸，肉眼可见）：呈乳头状、菜花状或鸡冠状。阴道镜下主要表现为很厚的白色上皮，轮廓不规则，呈指状突起，乳头分叶结构，可见粗大发夹样血管及中央毛细血管，排列均规则。②亚临床湿疣：为扁平湿疣，肉眼不能识别，好发于外阴前庭和子宫颈。子宫颈湿疣大部分为扁平湿疣，阴道镜下主要特征为：醋酸白色上皮，半透明或不透明，有的为发亮的小白点，常为多灶性的，上皮表面呈微小乳头状突起或粗糙不平。血管结构为细点状血管或由细点状血管构成镶嵌样排列。伴有典型的点状血管或镶嵌时，病理检查常伴有 CIN。病变呈区域性分布，病变可分布在转化区内，也可分布在转化区外，或同时分布在两区内。碘染色呈花染或类似镶嵌状。

2. 阴道腺病：子宫颈管的柱状上皮存留在阴道内，或已被化生的鳞状上皮替代，称为阴道腺病，是阴道鳞状上皮癌或透明细胞癌的高危因素。局部涂醋酸后阴道镜下可见典型的葡萄状结构或可见化生上皮、腺开口、柱状上皮岛、潴留囊肿。在转化区内有时可见到白色上皮、点状血管及镶嵌。

3. 滴虫感染：镜下可见到双逗点状或鹿角状血管，分布弥漫，无边界，有时血管密集成堆，构成草莓样排列。

4. 子宫颈息肉：息肉表面覆盖着柱状上皮或化生的上皮，涂醋酸后镜下可见到葡萄状或化生上皮特征。当化生上皮很薄时，在绿色滤光镜下可见细小密集的毛细血管网。息肉为良性病变，但也有极少数恶性变。摘取息肉应常规送病理检查。

七、阴道镜的优点和局限性

（一）优点

1. 阴道镜检查，患者无痛苦，经济、方便，且可反复进行。

2. 阴道镜能定位，指出病变范围及活检部位，可提高活检诊断准确率。

3. 阴道镜和阴道细胞学联合使用，可提高子宫颈湿疣、CIN 及早期子宫颈癌的诊断率。

4. 在阴道镜指导下多点活检加颈管刮宫，可基本上替代诊断性锥切。

5. 用于追踪随访治疗后的子宫颈、下生殖道肿瘤的患者，可及时发现复发。

（二）局限性

阴道镜不能观察到颈管内病变，使阴道镜使用价值受到限制。在颈管下段看不到鳞—柱交界，严重炎症、严重萎缩，甚至子宫颈暴露不满意时都会使阴道镜检查不满意，造成假阴性。也不易鉴别有无间质浸润。Coppleson 报道不满意的阴道镜检查在 40 岁以上妇女中明显增加，在绝经后受检的妇女中可超过 50%。所以当阴道细胞学检查持续可疑或阳性，或临床可疑，而阴道镜检查未发现异常者，应多点取活检加颈管刮宫术，必要时需行锥切或分段刮宫，协助诊断。

（张跃辉）

第三节　子宫腔镜和腹腔镜

一、子宫腔镜

子宫腔镜是近 20 年来在妇科领域里出现的一门新的诊断治疗技术。在子宫腔镜下，直接观察子宫腔内病变，比传统的诊刮、子宫造影乃至 B 超要直观、准确、可靠，减少漏诊。通过直视下取材活检，提高诊断准确性，并可进行简单治疗。子宫腔镜手术可以替代子宫切除术治疗异常子宫出血、黏膜下肌瘤等疾患。

（一）子宫腔镜检查术

采用各种膨宫介质使子宫腔扩张，通过光学透镜和光导纤维将冷光源经子宫腔镜导入子宫腔内，在直视下对子宫腔内进行检查和诊断。

1. 膨宫剂及膨宫压力

（1）气体膨宫：主要用 CO_2，清晰度高，使用自动控制 CO_2 的充气机，可以按设定数值自动控制气体流速、流量和子宫腔压力；子宫腔压力一般维持在 13.3 ～ 26.6kPa（100 ～ 200mmHg），充气速度为 80 ～ 100ml/min，效果比较满意。

（2）液体膨宫：常用者有：①蒸馏水；②生理盐水；③ 5% 葡萄糖液；④ 10% 葡萄糖液；⑤ 32% 中分子右旋糖酐 70 或 6% 低分子右旋糖酐。

（3）膨宫压力：以可以看清子宫腔及输卵管开口为准，一般为 10.7 ～ 16kPa（80 ～ 120mmHg）。

2. 适应证

（1）异常子宫出血的检查，如月经过多、过频，经期延长，不规则子宫出血，停经后出血，绝经前后出血等。

（2）检查不同月经周期子宫内膜是否正常；有无子宫畸形或子宫腔异常；输卵管是否通畅；宫内避孕环的位置是否正常；以及子宫腔内手术后随访。

（3）寻找不孕症子宫腔内原因，寻找习惯性流产子宫内原因；疑有子宫腔粘连；疑有子宫腔内异物残留（避孕环断裂残留）。

（4）用软管型子宫腔镜对幼女及未婚者阴道及子宫颈表面进行检查。

（5）输卵管堵塞的治疗或输卵管栓堵绝育术。

3. 禁忌证

无绝对禁忌证。相对禁忌证有：

（1）严重的心、肺、肝、肾等脏器疾患。血液病患者应在有后续措施下，谨慎进行。

（2）近期有子宫穿孔或子宫修补术史者。

（3）早孕患者欲继续宫内妊娠者。

（4）多量活动性子宫出血者。

（5）浸润性子宫颈癌。

（6）急性或亚急性盆腔感染；生殖道结核未经适当抗结核治疗者；体温高于37.5℃者。

4. 麻醉及镇痛

（1）可在无麻醉下进行。

（2）可给阿托品 0.5mg，术前 10min 肌内注射；或吲哚美辛（消炎痛）栓 100mg，术前 20min 塞入肛门深处，可起到良好的镇痛效果，并有促进子宫颈松弛作用。

（3）根据患者情况可行局部麻醉：1% 奴夫卡因 5 ～ 10ml 术时子宫颈旁神经阻滞麻醉；2% 利多卡因棉棒涂抹。哌替啶 50mg，术前 20min 肌内注射。也可用子宫内膜表面麻醉，将 0.25% 布比卡因 8ml 注入子宫腔，5min 后检查。

（4）必要时可行腰麻或硬膜外麻醉。

5. 操作步骤

（1）患者术前禁食。

（2）取膀胱截石位，常规冲洗外阴、阴道，铺无菌巾。放置窥器，以消毒液擦拭阴道后，消毒子宫颈和子宫颈管，用探针探明子宫腔深度和方向，如用限位器，则按所需深度固定，用子宫颈扩张器扩张子宫颈口至大于子宫腔镜外鞘直径半号，一般为 6.5 号。

（3）排出镜鞘内空气，将子宫腔镜缓慢置入子宫腔内，用膨宫液冲洗子宫腔后，关闭出水孔，使子宫腔扩张，并调节光源亮度。在观察过程中需不断注入膨宫液或 CO_2 气体，以保持子宫腔充盈，视野清晰。

（4）根据子宫位置，调节患者体位，以保持术者视线与镜体平行。

（5）转动镜体，按顺序先查子宫底和子宫腔前后左右壁，再查输卵管开口，最后在退镜过程中观察子宫颈内口和子宫颈管。

（6）如需活检取材或进行治疗，可在操作孔上罩以密封盖，将活检钳或所需微型器械自密封盖中央的小孔中放入，并在直视下操作。

6. 术后注意事项

禁房事 2 周；曾长期出血者，术后给予口服抗生素。

7. 并发症

（1）一般镜检后可有少量出血，多在 1 周内自行停止。

（2）在扩宫和插入鞘套时，易发生子宫颈裂伤、子宫穿孔等，发现后立即处理。

（3）有盆腔炎史者可有感染。

（4）心脑综合征：扩张子宫颈和膨胀子宫腔可导致迷走神经张力增高，出现面色苍白、恶心、呕吐、头晕、脉搏和心率减慢等症状，发现后立即将患者放平卧位，吸氧；术前肌内注射阿托品可预防。

（5）变态反应：对右旋糖酐过敏者，可引起皮疹、哮喘等症状。

（6）二氧化碳气栓和气腹：均在操作时间过长，二氧化碳灌注量过大、过快时引起。前者表现为气急、胸闷、呛咳等，应立即停止操作；后者因气体逸入腹腔过多，引起腹张、肩痛，气体吸收后即消失。

8. 子宫腔图像

（1）正常子宫腔图像：子宫颈管：呈圆形或椭圆形管桶状，表面为淡红或红色的黏膜覆盖，纵横皱褶较多。

子宫颈内口：呈圆形或椭圆形，其内膜与子宫内膜相似，色泽较子宫颈管内膜红，表面平滑。

子宫腔：膨宫良好时，子宫底被展平，但有时略呈弧形，向腔内突出，使两侧角显得较深，子宫内膜的色泽、厚度、皱褶随月经周期变化而略有不同。①修复期子宫内膜：于月经第 5～6 天，可见子宫腔被新生上皮所被覆，厚 0.5～0.9mm，内膜平滑，淡黄红色，血管纹极少，可有散在的出血斑，腺管开口不明显；②增生早、中期子宫内膜：厚 20～50mm，色紫红，皱褶增多，部分呈息肉样，腺管开口较清晰；③增生晚期和分泌早期子宫内膜：指排卵前后 2～3d 内，内膜呈息肉样突起，波浪状起伏，腺管开口凹陷明显；④分泌期子宫内膜：呈半球形或息肉样突起，腺管开口几乎难辨，内膜呈半透明的黄红色，毛细血管网清晰；⑤月经前期子宫内膜：间质水肿消退，内膜重趋变薄，表面细微皱壁增多，可伴有散在的红色斑块状内膜下小血肿，内膜较脆，易出血；⑥月经期子宫内膜：子宫内膜剥脱，伴有点状出血斑和苔样苍白的剥离面，可见毛糙的血管及腺体残端。

子宫角和输卵管口：子宫角在子宫腔尚未展开时呈较深且暗的漏斗状，完全展开后于其顶端或顶端内侧可见输卵管口；输卵管口多呈圆形或椭圆形，偶呈星状或月牙状，并可见到其收缩与张开。

子宫腔内其他景象：可见到出血、黏液、内膜碎片、气泡等。

（2）异常子宫腔图像：子宫腔内异常隆起和赘生物：包括子宫内膜息肉、黏膜下肌瘤、内突型壁间肌瘤、外生型（结节型、乳头型）子宫内膜癌等。

子宫腔内解剖结构和形态异常：包括双角子宫、鞍状子宫、中肠子宫等畸形和肌壁间肌瘤、子宫腔粘连等。

宫内异物：按各种异物的外观特征，一般不难诊断。

子宫腔炎症：①慢性非特异性子宫内膜炎：绝经者内膜充血呈绛红或火红色，上皮下血管网密集增多，表面有轻微皱褶；②子宫腔积脓：子宫腔表面覆盖一层稠厚、棕黄或黄绿色的脓痂，洗去后可显露其下方的表面粗糙、颗粒状暗红或棕红色发炎的内膜；③子宫内膜结核：子宫腔狭窄，不规则，子宫腔内充满黄白色或灰黄色的息肉状突出物，质脆。

9. 子宫腔镜、B超联合检查

子宫腔镜和B超联合应用扩大了子宫腔镜和B超检查的适应证，可迅速而准确地诊治妇科疾患，了解与子宫有关系的盆腔包块，提高对宫内病变诊断率，如子宫畸形、子宫腔积血、子宫内异物、子宫壁和宫外病变等。

（二）子宫腔镜治疗术

1. 适应证

去除子宫内膜息肉及带蒂的黏膜下肌瘤。

2. 治疗方法

（1）子宫内膜息肉：经子宫腔镜确定息肉的数目、大小、部位和范围后，可酌情选用器械去除之。①息肉为多发，以全面刮宫为宜；②单发较大，蒂位于子宫下段者，可经子宫腔镜定位后用弯血管钳或卵圆钳夹出；③息肉较少，蒂位于子宫上段，尤其位于输卵管口者，可在子宫腔镜直视下以活检钳夹持取出；④蒂宽而近子宫底部的大息肉，可用套圈截除；⑤术后再置入子宫腔镜复查，确认息肉被完全摘除后，电凝出血点。经上述治疗后，如症状仍持续存在或息肉再生者，宜行子宫腔镜电切术。

（2）子宫黏膜下肌瘤：①脱出于子宫口外的黏膜下肌瘤，窄蒂位于子宫颈管或子宫峡部者，可经子宫腔镜确定瘤蒂位置后，用长弯血管钳夹持扭断取下；②未脱出的黏膜下肌瘤，但为窄蒂，且位于子宫腔下半部，可在子宫腔镜直视下试用微型剪刀或金属圈套将其剪断或勒断取下；③凡体积较大、宽蒂、无蒂者及位于子宫腔内上半部的黏膜下肌瘤，则需用子宫腔镜电切将其切碎取出。

（三）子宫腔镜电切术

1. 适应证

子宫腔良性病变，如子宫内膜息肉、＜4cm直径的黏膜下肌瘤和突向子宫腔内的壁间肌瘤、子宫内膜良性增生、子宫颈重度糜烂或炎性息肉样增生；子宫颈轻、中度非典型增生，子宫纵隔、子宫腔粘连等。

2. 禁忌证

生殖道感染，心、肝、肾衰竭的急性期。

3. 子宫腔镜电切术操作

（1）术前准备：按开腹手术准备。①术前全身检查及妇科检查。②实验室检查：血尿常规，血小板，出、凝血时间，血型，肝、肾功能，子宫颈刮片细胞学检查，阴道分泌物检查等。③盆腔B超检查。④子宫腔镜检查：可明确诊断，为病变定位，估计手术的可能性和难易度，对可疑病变取材送检。⑤诊断性刮宫：可获得明确的病理组织学诊断。

（2）术前用药：①内膜准备：达那唑200mg口服，一日4次，或孕三烯酮（内美通）2.5mg口服，每周2次，共4～8周。可抑制子宫内膜增生，并使子宫体积缩小，减少子宫血管再生。②贫血者服补血剂，一般血色素提高到80g/L以上方可手术。

（3）手术时期的选择：①月经后3～7d，子宫内膜处于增殖早期，为手术的理想时期。②持续出血者，如已服达那唑或孕三烯酮2周以上，可肌内注射丙酸睾丸酮50～100mg，每天1次，共3d，出血停止，即可手术。③如有不可控制的子宫出血，亦可急诊手术。

（4）手术步骤：①麻醉下进行：硬膜外麻醉或全身麻醉。②患者取膀胱截石位，常规冲洗外阴、阴道，铺无菌巾。③经导尿管向膀胱内注入生理盐水 200～300ml，以 B 超下清楚显示子宫底为度。④放入窥器，消毒液擦拭子宫颈后，用碘酒、乙醇消毒子宫颈及颈管。⑤用探针探测子宫腔深度，同时以 B 超监测探针是否到达子宫底部。⑥用子宫颈扩张器扩张子宫颈至 12 号。⑦放入电切镜，连接上下水管、电线及光缆，如有电视录相装置，术者可凭借监视器图像进行操作。⑧按病情需要进行切割，有搏动的动脉出血处需电凝止血。切割功率为 70～100W，电凝功率为 45～70W。⑨手术结束时再探子宫腔长度，于子宫颈管塞入消毒纱布一块，术后 6h 取出。⑩收集切除的组织块，称体积后量，选材送病理检查。

（5）注意事项：①观察血压、脉搏、心率。②禁食 6h 后改半流饮食。③注意电解质及酸碱平衡：因术中灌流液可通过输卵管或子宫腔创面上开放的静脉进入液循环，可出现不同程度的低血钠、低血钾症等，一旦出现，则根据病情进行相应处理。④抗生素的应用：为防止感染，术中静脉滴注抗生素。⑤术后临床表现：术后第 1 天可有血性排物，以后量渐减少，血色渐淡，约术后 1 周阴道排液为黄红色，2 周左右排液转为无色水样，约 1 个月后排液停止。术后 2 个月内子宫腔裸露的肌层表面上皮化完成，若术后第 3 个月有出血则为月经，不出血则为无月经。

4. 并发症及其处理

（1）术中并发症：出血：术时因有灌流液持续冲洗，不易看清出血。出血原因有：宫缩不良；术中止血不够彻底；已被电凝的小动脉重新开放；少数患者可能有凝血机制障碍；患者有高血压、动脉硬化，而术中血压较高；子宫峡部穿孔，损伤子宫旁血管。治疗措施：①宫缩剂：催产素 10U 静脉注射或子宫颈注入。②止血剂：酚磺乙胺（止血敏）500mg 静脉滴注；巴曲酶（立止血）2～3U 静脉滴注。③将明胶海绵塞入子宫腔。④重新电凝止血。⑤如出血系子宫穿孔所致，则需开腹手术治疗。

子宫穿孔：子宫内膜切除术切除子宫底部及两角内膜时，容易发生子宫穿孔。一旦发生，从穿孔处可窥见腹膜，穿孔后大量灌流液逸入腹腔，引起腹膜刺激症状。灌流液通过腹膜吸收后，可出现稀释性低血钠症状。有时电切镜可通过穿孔的子宫灼伤膀胱、回肠或直肠等邻近器官。一经发现，立即停止灌流液注入，进行相应处理。

TURP 综合征：是由于大量灌流液吸收入血液循环，导致血容量过多及低血钠所引起的全身一系列症状，如急性左心衰竭、肺水肿、水中毒和低钠血症，严重者可致死亡。一旦发现上述情况，应立即停止手术，进行紧急处理。

（2）术后并发症：①出血：可因为宫缩不良、凝血机制障碍，或因切除部分肌瘤者，剩余部分突入子宫腔，造成出血。②一过性发热：术后 24h 内体温可升高，与灌流液的吸收有关，属致热原反应。热度 37.6℃～40℃不等，呈一过性，可自行消退。若体温达 38℃以上应对症处理。③腹痛：一般为子宫痉挛性收缩所致，可对症处理。④晚期出血：术后 1～4 周内出血，个别出现在更晚些的时间。常为切除创面坏死组织或电凝血管部位的焦痂脱落所引起。可用宫缩剂及止血药，药物治疗无效且出血量多者可在子宫腔镜下电凝出血点止血。术后服用达那唑 0.2g，一日 2 次，共 2 个月，有可能减少此并发症的发生。⑤盆腔感染：极少见，用抗生素治疗有效。⑥颈管狭窄或粘连：发生于全部子宫内膜切除。术后每月探子宫腔一次可预防其发生。发生后用探针探通颈管并扩张颈管及内口。⑦子宫腔粘连：发生率低，难以预防。复兴医院报道其发生率为 1.25%。多见于子宫前后壁粘连，亦有粘连于子宫底部一侧角者。如经子宫腔镜检查证实后，可在 B 超下进行镜下分离或切除粘连带，排出积血，并将粘连带上方仍能来月经的子宫内膜进行较深的切除。⑧子宫腺肌病：电切时可将子宫内膜带入肌层，术后形成子宫腺肌病而出现严重痛经，术后内服达那唑或孕三烯酮 2 个月可以预防。

5. 随访

由于子宫角部肌壁薄，仅 5 ～ 6mm，电切时容易穿孔；电切环难以完全进入子宫角部，使此处切割内膜不够彻底，常可遗留内膜组织，尤其对子宫内膜增生者，为防止恶变，应进行随访。

二、腹腔镜

腹腔镜是利用人工气腹、光学透镜和光导纤维将体外冷光源导入盆腹腔，在盆腹腔内行观察和治疗。在妇科的应用分为腹腔镜检查和腹腔镜手术，前者用于诊断，后者用于治疗。

（一）腹腔镜检查术

1. 适应证

（1）盆腹腔肿瘤：子宫肌瘤、卵巢良性或恶性肿瘤、输卵管肿瘤、肠道肿物、盆腔腹壁肿块、卵巢癌二次探查术性剖腹手术等。镜下观察肿瘤形态、大小、解剖部位及与周围脏器的关系，并可穿刺包块或取活检病理检查以进一步确诊。恶性肿瘤时可取腹腔液细胞学检查，观察横膈及盆腹腔内有无转移灶，了解癌瘤的临床分期，活检结果可区别原发或继发、肿瘤组织类型及病理分化。

（2）盆腔包块：子宫内膜异位症（包括子宫肌腺病、卵巢巧克力囊肿）、陈旧性宫外孕、附件炎性包块。

（3）下腹部疼痛：包括急性或慢性疼痛，如宫外孕、卵巢囊肿破裂、内膜异位囊肿破裂、黄体囊肿或卵泡囊肿破裂、急性或慢性盆腔炎症、盆腔粘连、盆腔充血等。

（4）不孕症检查，有时与子宫腔镜联合应用。

2. 腹腔镜检查与手术的禁忌证

（1）内科疾患：严重的心血管疾患、心肺功能障碍、凝血机制障碍或血液病、肝炎。

（2）精神病或癔症。

（3）弥漫性腹膜炎。

（4）有肠道手术或严重粘连手术史。

（5）全身衰竭、大量内出血或休克。

（6）各类疝气。

（7）腹部包块上缘已达脐平。

（8）妊娠 3 个月以上。

（9）过度肥胖。

3. 腹腔镜检查操作

（1）术前准备：①严格掌握手术适应证与禁忌证，向家属交代病情，并由家属签署手术同意书。②按开腹手术作术前准备：备皮（特别注意用汽油及乙醇清洁脐孔），灌肠，术前 4 ～ 6h 禁食。③术前排空膀胱或留置导尿管。④单纯检查时体位可选择膀胱截石位，并放置举宫器。进行检查时取头低臀高位，臀高15°。

（2）麻醉：局部麻醉、硬膜外麻醉或全身麻醉。

（3）手术步骤：①人工气腹：提起腹壁纵或横行切开脐部皮肤及皮下组织，切口长1.5cm，与腹壁45°方向或垂直将弹簧针刺入，回抽无血，接一装有生理盐水针管，如盐水顺利流入，可接进气管，接气后压力为1.3kPa（10mmHg）左右，随进气增多，肝浊音界消失，证明针头在腹腔内。进气速度不超过1L/min，总量2～3L，术中腹腔内压力一般为1.6kPa（12mmHg）左右。如经脐进气失败，可试经阴道后穹隆处注气，进针方法同一般后穹隆穿刺术，但有子宫内膜异位结节或有盆腔炎者禁用，因可能粘连而导致直肠穿孔。②套管针穿刺：用两个布巾钳夹在脐孔两侧，提起腹壁，将套管针先斜后垂直刺入，进腹腔时有突破感，遂将针芯向外拔出1.5cm，然后再继续送入套管2～3cm，以免滑出腹腔。拔出针芯后，听到有气体冲出声，插入内镜，接通光源，调整到头低臀高位，继续缓慢充气。③窥镜观察：持举宫器，活动子宫进行观察。观察顺序为子宫、卵巢、输卵管（包括伞部）、圆韧带、阔韧带、宫骶韧带、子宫直肠窝、膀胱。如为恶性肿瘤时应改为平卧位检查阑尾，再改为头高臀低位，查上腹腔内器官及横膈。观察时应注意腹腔镜诊断肿物有放大作用，镜头与肿物距离10mm时，放大3倍；距离15mm时放大2倍；距离50min时，肿物大小接近原形。

（4）开放式腹腔镜：在脐部做一1～1.5cm的切口，逐层切开皮肤、皮下组织、腹直肌前鞘，于筋膜两侧以7号丝线各缝一针，留线作固定用。剪开腹膜后，将套管针经切口直接插入腹腔内充气，使套管外的锥形固定器与腹壁切口紧贴，并将保留的丝线紧绕在套管上端的固定杆上，以防操作中漏气。手术完毕时将筋膜切口两侧丝线抽掉一根，留下丝线左右交叉打结，缝合皮下组织及皮肤。此法虽较安全，但因切口较小，对腹腔粘连者，仍有损伤脏器的可能。

（二）腹腔镜手术

1. 适应证

子宫内膜异位症（包括卵巢巧克力囊肿）、子宫肌瘤、良性卵巢囊肿（包括卵巢冠囊肿）、非休克的官外孕。

2. 腹腔镜手术设备

（1）电手术器械：是腹腔镜手术中切割和止血不可缺少的器械。①使用单极和双极高频电流：单极电凝术前在患者大腿或臀部安放不带电的电极板，临床应用功率为30～80W。由于电流通过患者体内，电压较大，故危险性亦较大。双极电凝的电流在正负两钳齿之间，临床应用功率为25～35W，电压较小，故较安全。②使用低压电流：即Serum内凝器。利用装有电热丝的钳齿加热到所需的温度而烧灼组织止血，常用温度为90℃～120℃。

（2）使用电凝时注意事项：①使用前仔细检查各部分器械与电极的绝缘情况。②使用单极电凝时患者不能和其他金属物品接触，也不能穿湿内衣。单极电凝不宜用于分离肠粘连或在腹腔液中使用。③使用双极电凝必须保持两个钳齿（电极）的清洁。双极的两个电凝不要互相靠近，以免出现火花产生高温而烧焦组织。④双极电凝较大血管时必须等血管完全阻塞、局部组织干燥、电流中断后才能取钳切开血管。⑤内凝器使蛋白凝固、组织变性，故所花的时间应当比电凝长。⑥电凝时腹腔内不能有易燃或助燃气体。

3. 腹腔镜手术操作

（1）麻醉：根据患者情况可采取不同麻醉。①全身麻醉：镇痛好，气道通畅，供氧足，气腹满意，但术后恢复慢，费用高。②硬膜外麻醉：肌肉松弛及镇痛较好，应警惕麻醉平面上升，血压下降。③局部麻醉：简单安全，不必输液或导尿，并发症少，术后恢复快，费用低，但有时镇痛不全。

（2）手术切口：在脐孔处做直径 1.5cm 切口，插入腹腔镜。于耻骨联合上 2cm，左右旁开约 4cm 处（用透照法避开腹壁下动脉）各切一口，必要时于耻骨联合上 2cm、腹中线处做第四切口（直径为 0.5cm 或 1cm），分别在电视监视下插入套管及手术器械进行操作。辅助切口进入穿刺针、套管及器械时，防止损伤脏器或血管。

（3）切割、止血或缝合：在腹腔镜电视监视下可应用剪刀、电凝、内凝、激光、微波、套圈打结、缝合、钛夹等方法进行手术操作。

（4）术中注意事项：①术中应注意勿将套管滑出穿刺孔。操作时应"目不离镜"，防止误伤组织。②遇腹水较多时，术前先抽腹水，并在镜下继续抽吸。术毕将切口缝紧，以防漏出腹水。盆器周围粘连应尽可能分离，有助于观察病变。③术毕拔出套管后，不要用力压腹部，并应全层缝合腹壁切口，以免引起切口疝。缝合脐部时，注意勿因组织较硬而不慎断针。

（5）标本取出方法：①自脐孔切口取出。②扩大耻骨上辅助切口后取出。③将标本切成小块或用组织碎块器切碎后取出。④用激光切开后穹隆或用腹腔镜 10mm 套管针（不带套管）自阴道戳穿阴道后穹隆，扩大切口后自阴道内取出，并缝合后穹隆阴道黏膜。⑤将标本放在经套管放入腹腔内的特制塑料套内并抽紧套口，自阴道或腹壁切口取出，以防标本污染伤口或遗失。

（6）手术种类：良性卵巢囊肿及卵巢冠囊肿剥除术：①鉴别卵巢良性或恶性肿瘤：卵巢良性肿瘤的特点为年龄＜40岁，直径＜8cm，单侧，活动，B超检查囊肿边界清楚，呈无回声，没有不规则实性包块或厚的分隔，无腹水，血清 CA125 ＜ 35U/ml；腹腔镜下可见囊肿光滑，囊壁较透明，囊肿单侧、活动、无腹水、横膈正常。可做囊肿穿刺，如囊内抽出液为稠巧克力色、有油或毛发或黏液样，则有诊断价值，但肉眼观察不一定可靠。一旦病理为恶性，3 周内行开腹手术，不会影响治疗。②手术方法：卵巢囊肿剥除法与上述巧克力囊肿剥除术相同。卵巢冠囊肿可用激光或微波在囊肿表面血管上凝固一条线，小心剪开阔韧带前叶（沿凝固线），将囊肿大部分剥离后，夹破囊肿，夹住囊壁扭转，蒂部血管凝固后切断（注意勿损伤同侧输卵管），完整取出囊肿，也可用腔内套圈术扎紧囊肿蒂部切断取出。如疑为上皮性囊腺瘤，应做该侧卵巢切除术及对侧卵巢穿刺术，或改为剖腹手术。标本必须送病理检查。

子宫肌瘤剔除术：适合于浆膜下或浆肌层子宫肌瘤（5cm 以下）。先在肌瘤附近注入催产素，切开肌瘤表面浆肌层，夹持肌瘤向一个方向扭出，创面用激光或电凝止血。如创面较深可以缝合或以钛钉封闭。取出标本。

腹腔镜下附件或卵巢切除术：①附件切除术：提起圆韧带拉向内侧，展平圆韧带与骨盆漏斗韧带间的腹膜，在阔韧带前叶处切开，于腹膜后注入生理盐水，分离腹膜，看清输尿管走向，先处理骨盆漏斗韧带（可以双极电凝后剪断或激光切断，或加套圈结扎），由侧边向正中分段凝切附件血管直至与子宫连接处，夹凝并切断卵巢韧带与输卵管根部，取下附件。另一种方法是用特制的内套圈套扎输卵管峡部、卵巢韧带及骨盆漏斗韧带，共套 3 个结（不同平面），于第二、三个结之间剪断，热凝残端创面，以防术后粘连。取出附件。②卵巢切除术：提起卵巢，拉向正中，夹凝卵巢韧带后剪断，由正中向侧方分段凝切卵巢系膜血管，直至游离卵巢后取出。也可用内套圈套扎卵巢韧带及系膜 3 次，切断取下。用内套圈法应警惕结扎组织过多后结扎不紧、内套圈线滑脱、卵巢血管回缩致活跃出血。

腹腔镜下子宫切除术：①腹腔镜协助下阴道全子宫切除术（LAVH）：由于手术较复杂，术前应向患者交待有行开腹手术的可能。此手术需在硬膜外麻醉或全身麻醉下进行。操作方法：分离粘连，暴露手术野，电凝或激光切断圆韧带，打开阔韧带前叶，暴露输尿管。灌注液体于膀胱腹膜反折间，并分开推开膀胱，电凝或用套圈法切断骨盆漏斗韧带，见到输尿管走向后，电凝或缝扎切断子宫动静脉及宫骶韧带，激光切开阴道前及后穹隆（于阴道穹隆处放海绵球并向前推，作标记），自阴道内或腹腔镜下做主韧带切断术，经阴道取出子宫标本，并缝合阴道创口，以湿纱布堵于阴道顶部，腹腔内再度充气，检查盆腔手术野有无出血或损伤。②腹腔镜标准鞘内 Semm 式子宫切除术（CISH）：此手术为德国 Semm 教授首创。手术经阴道用子宫剜切器（CURT）剜切子宫颈子宫体中心部，再经腹腔镜剪切子宫体并切碎后取出。操作步骤：全身麻醉后，由助手自阴道内放入穿孔杆等，腹腔镜下处理圆韧带及附件后，剪开阔韧带前后叶抵宫底韧带水平，剪开子宫膀胱腹膜反折，并推下膀胱，将套扎线圈自子宫上套住子宫颈，待于阴道内用 CURT 剜切子宫颈子宫体中心部并取出后。立即抽紧线圈扎住子宫颈外鞘及两侧子宫动脉升支，如此共套扎 3 次后，在子宫颈上方剪除子宫体后，将圆韧带及附件缝合固定在子宫颈外鞘上，再连续缝合腹膜及宫骶韧带使腹膜化。子宫体经切割器切入刀管内取出体外。经阴道检查子宫颈鞘残腔，如有出血以内凝器止血。手术优点及难点：此类手术是鞘内切除子宫颈，保留主韧带和阴道，子宫动脉主干及子宫颈旁神经丛不受损害，故手术安全可靠，术后性功能、膀胱直肠功能及盆底结构均不受影响。又因子宫颈移行区已被切除，故可防止子宫颈癌的发生。施行 CISH 手术要求术者娴熟掌握镜下切开、分离、结扎、缝合等技术，具备必要的 CISH 手术器械，慎重选择适宜病例，术中止血彻底。

4. 腹腔镜检查及手术并发症

（1）损伤：①血管损伤：腹壁下动脉损伤时，立即拔出套管针，局部压迫或电凝止血，或经腹壁缝扎止血；腹膜后大血管损伤时，应输血并立即开腹手术修补血管；脏器表面小血管损伤时，可以电凝或局部压迫止血。②肠管损伤：如为气腹针损伤肠管，较轻可以严密观察，保守处理。有明显损伤者应立即开腹修补缝合或做部分肠切除术。③膀胱或输尿管损伤：如膀胱破口不大，可放置并保留尿管，促使自行愈合。膀胱破口较大，应立即开腹缝合；输尿管损伤应请泌尿科医生会诊处理，保守或开腹修补。

（2）皮下气肿或气体栓塞：①皮下气肿：多由套管脱出腹壁穿刺孔所致，术后 24h 内即可消失。②气体栓塞：较少见，如发生气体栓塞，应按急症处理。立即停气腹，患者左侧卧位，抬高右肩，以免大量气体进入肺动脉造成大面积的肺栓塞，以长针穿出右心的气体，并加压给氧。

（3）感染：严格腹腔镜器械的消毒。手术后常规给予抗生素。

5. 腹腔镜器械的消毒

一般用福尔马林熏蒸消毒 6h。需要连续手术时可用 10% 福尔马林液（1 份福尔马林加9份蒸馏水稀释）浸泡15min，消毒后放入无菌蒸馏水盒中洗净备用。禁用高压蒸汽消毒。

（三）腹腔镜在妇科恶性肿瘤的应用

20世纪90年代以来，随着腹腔镜设备的改进，操作技术的不断熟练，使其在治疗妇科恶性肿瘤方面也取得了显着进展。

1. 腹腔镜手术用于诊治妇科恶性肿瘤现状

Reich等开创了腹腔镜下施行卵巢癌患者盆腔淋巴结切除术的先例。随后Childers等对2例子宫内膜癌患者成功地施行了盆腔和腹主动脉旁淋巴结切除，并辅助经阴道切除了全子宫和双侧附件。许多学者进行了系列研究，初步证实了应用腹腔镜手术行盆腔和腹主动脉旁淋巴结切除，能达到开腹手术的效果。

2. 腹腔镜手术在妇科恶性肿瘤应用范围

（1）早期子宫颈癌的分期诊断和广泛切除。

（2）早期子宫内膜癌的分期诊断和广泛切除。

（3）原发卵巢癌或初次开腹手术未完成分期的早期卵巢癌及输卵管癌的分期诊断手术和二次探查术。

（4）有个别报道腹腔镜下结扎髂内动脉用于子宫颈癌止血、定期腹腔镜检查评价卵巢癌化学治疗效果等。

目前，腹腔镜手术在妇科恶性肿瘤的应用过程中尚缺乏一致的适应证和禁忌证。但绝大部分文献认为，患者要符合一般腹腔镜手术的条件：如能够耐受麻醉，没有严重的心肺疾患或其他系统疾病；没有凝血功能障碍；没有急性弥漫性腹膜炎；没有各种裂孔疝；肿物不能过大；特别需要强调的是患者不能过胖，体重一般要低于73～83kg；此外，腹腔内应无严重粘连，对于已由其他非创伤性检测并经细针穿刺活检证实有转移者，不应进行腹腔镜手术。

3. 腹腔镜下行妇科肿瘤手术的效果评价

（1）腹腔镜下淋巴结清扫：①腹腔镜下切除淋巴结数目：Childers等报道5例不同期别的子宫颈癌（Ib～IVa期）患者，平均切除盆腹腔淋巴结31.4个。Childers等报道53例早期子宫内膜癌患者，平均切除盆腹腔淋巴结17.5个。Stitt等报道盆腔恶性肿瘤（包括卵巢癌）患者，平均切除盆腹腔淋巴结26个。一般认为，开腹手术切除盆腔淋巴结数多为20个。由此可以认为，腹腔镜手术已达到了开腹手术切除淋巴结数目的要求。②淋巴结清扫的平均手术时间：根据文献报道，单纯腹腔镜下淋巴结清扫的手术时间为25～202min，多数可在90～120min内完成。手术时间与术者的熟练程度有关，操作熟练者完全可在与开腹手术相似的时间内完成。③术中失血量：根据文献报道，单纯腹腔镜淋巴结清扫的手术失血量大多为50～300ml，如随后进行开腹广泛切除手术，则总失血量约为629ml，失血量比开腹手术未见增加。④平均住院时间：单纯腹腔镜术后患者的平均住院比开腹手术明显缩短。如同时进行开腹广泛切除手术，则住院时间延长为7.4d。

（2）腹腔镜与开腹手术作为二次探查术的比较：国内外均有学者认为，仅根据腹腔镜检查的结果而确定是否行二次探查术是不够的，但根据开腹探查的结果而确定是否行二次探查又难免处理过分。腹腔镜具有放大作用，并且在形成气腹后视野能更贴近检查部位。因此，对上腹腔和横膈的探查比开腹更为有利。因此，多主张先行腹腔镜检查，如有阳性结果即可改变化学治疗方案，不必再开腹。对腹腔镜检查可疑阴性者再开腹。有文献报道，定期用腹腔镜评价化学治疗效果，可使近一半病例避免开腹探查术。而且作为二次探查术，腹腔镜与开腹手术能达到相同的效果，且具有失血少、住院时间短及不增加术后发病率的优点。但获取的活检标本的数量一般少于开腹的50%。至于腹腔镜手术是否能完全代替二次探查术，尚需进一步观察。

4. 腹腔镜下妇科肿瘤手术操作要点

（1）术中全面探查腹腔：先行腹腔灌洗液或腹水的细胞学检查，再探查横膈、肝脏表面、结肠旁沟、小肠及系膜、网膜、胃、胆囊、附件、前后凹陷，并对腹膜表面可疑处进行活检。

（2）手术操作要点：可分8个步骤进行：①双侧腹主动脉旁淋巴结切除；②双侧盆腔淋巴结切除；③分离膀胱和直肠侧窝；④游离输尿管；⑤游离并结扎子宫动脉；⑥下推膀胱和直肠；⑦切断宫旁组织；⑧切断阴道上端。术中应用氩气刀有利于淋巴结的分离和切除。游离输尿管并打开子宫颈与膀胱间的筋膜，需要应用右角分离器、血管夹和氩气刀。另外，采用 Endo-GIA 设备切断主韧带和子宫骶韧带，效果较好。

（3）手术并发症及处理：一般腹腔镜手术可能发生的并发症，均可在妇科恶性肿瘤的腹腔镜手术中出现，但发生率均很低。如术中可遇到心搏骤停、气栓、气胸、腔壁和网膜气肿等，但出血和内脏损伤在妇科恶性肿瘤的腹腔镜手术中相对更易发生。由于穿刺过深或对解剖不熟悉等原因，易引起腹壁血管及腹膜后大血管损伤，而镜下操作易引起脏器血管损伤。出血轻微者，可用电凝、内夹夹闭或直接压迫止血。如以上方法失败则需开腹。据文献报道，有因腔静脉出血而改行开腹手术者。此外，输尿管、膀胱及肠管损伤也多有报道，可行镜下修补，如失败则需开腹。术后常见并发症包括小肠梗阻、深静脉血栓性静脉炎、肺炎、脐部及腹壁种植转移。

5. 腹腔镜下妇科肿瘤手术存在的问题

腹腔镜下处理妇科恶性肿瘤尚存在一些问题。如切口小，手术切除淋巴结不易彻底；大血管出血和内脏损伤镜下处理较困难，且可导致穿刺部位局部种植及腹壁转移；目前尚缺乏既能熟练操作腹腔镜，又是研究妇科恶性肿瘤的专家等。已有许多研究初步证实了腹腔镜下可探明妇科恶性肿瘤的分期，其敏感性、特异性均高于传统的检测方法。对于早期子宫颈癌，可行腹腔镜下盆腔淋巴结切除并辅助经阴道行广泛性子宫切除术。对于早期子宫内膜癌，可行腹腔镜下盆腔及腹主动脉旁淋巴结切除并辅助经阴道行广泛性子宫切除术。卵巢癌患者的二次探查术也可通过应用腹腔镜来完成，而且具有创伤小、出血少、恢复快的优点。但由于腹腔镜技术操作要求高，临床应用时间短，目前尚缺乏可与开腹手术比较术后发病率、并发症、病死率及优越性等大规模的前瞻性研究。

（官晓斐）

第四节　妇科肿瘤标志物检查

肿瘤标志物（tumor marker）是肿瘤异常表达所产生的蛋白狮或生物活性物质，可以在肿瘤患者的组织、血液或体液及排泄物中检测出，有助于肿瘤诊断、鉴别诊断及监测。

一、肿瘤相关抗原及胚胎抗原

（一）癌抗原 125

1. 检测方法及正常值

癌抗原 125（cancer antigen 125，CA125）检测方法多选用放射免疫测定方法（RIA）和酶疫法（EUSA），可使用标准试剂盒。常用血清检测阈值为 35U/ml。

CA125 在胚胎时期的体腔上皮及羊膜有阳性表达，一般表达水平低并且有一定的时限。在多数卵巢浆液性腺癌表达阳性，一般阳性准确率可达 80% 以上。CA125 是目的世界上应用最广泛的卵巢上皮性肿瘤标志物，在临床上广泛应用于鉴别诊断盆腔肿块，检测治疗后病情以及判断预后等。特别在监测疗效相当敏感。有效的手术切除及成功的化疗后，血浆 CA125 水平明显下降，持续的血浆 CA125 高水平预示术后肿瘤残留、肿瘤复发或恶化。CA125 水平高低可以反映肿瘤的大小，但血浆 CA125 降至正常水平却不能排除直径小于 1cm 的肿瘤存在。血浆 CA125 的水平在治疗后明显下降者，如在治疗开始后 CA125 下降 30%，或在 3 个月内 CA125 下降至正常值，则可以视为有效。若经治疗后 CA125 水平持续升高或一度降至正常水平随后再次升高，复发转移几率明显上升。一般认为，持续 CA125 > 35U/ml，在 2 ～ 4 个月内肿瘤复发危险性最大，复发率可以达到 92.3%，即使在二次探查时未能发现肿瘤，很可能在腹膜后淋巴结群和腹股沟淋巴结已有转移。

CA125 对子宫颈腺癌及子宫内膜癌的诊断也有一定敏感性，对原发性腺癌，其敏感度为 40% ～ 60%，而对腺癌的复发诊断敏感性达 60% ～ 80%。CA125 的测定值还与子宫内膜癌的分期有关，当 CA125 > 40U/ml 时，有 90% 可能肿瘤已侵及子宫浆肌层。

子宫内膜异位症患者血 CA125 水平增高，但很少超过 200U/ml。

（二）NB/70K

1. 检测方法及正常值

NB/70K 测定多选用单克隆抗体 RIA 法，正常血清检测阈值为 50AU/ml。

2. 临床意义

NB/70K 是用人卵巢癌相关抗原制备出的单克隆抗体，对卵巢上皮性肿瘤敏感性达 70%。早期卵巢癌患者 50% 血中可以检出阳性。实验证明，NB/70K 与 CA125 的抗原决定簇不同，MB/70K 对黏液性腺瘤也可表达阳性，因此在临床应用中可互补检测，提高肿瘤检出率，特别对卵巢癌患者早期诊断有益。

（三）糖链抗原 19-9

1. 检测方法及正常值

糖链抗原 19-9（carbohydrate antigen 19-9，CA19-9）测定方法有单抗或双抗 RIA 法，血清正常值为 37U/ml。

2. 临床意义

CA19-9 是由直肠癌细胞系相关抗原制备的单克隆抗体，除对消化道肿瘤如胰腺癌、结直肠癌、胃癌以及肝癌有标记作用外，对卵巢上皮性肿瘤也有约 50% 的阳性表达，卵巢黏液性腺癌阳性表达率可达 76%，而浆液性肿瘤则为子宫内膜癌以及子宫颈管腺癌也可阳性。

（四）甲胎蛋白

1. 检测方法及正常值

甲胎蛋白（alPha-fetoprotein，AFP）是由胚胎肝细胞及卵黄囊产生的一种糖蛋白，通常应用 RIA 或 EL1SA 检测，血清正常值为＜ 2μg/L。

2. 临床意义

AFP 是属于胚胎期的蛋白产物，但在出生后部分器官恶性病变时可以恢复合成 AFP 的能力，如肝癌细胞和卵巢的生殖细胞肿瘤都可有分泌 AFP 的能力。在卵巢生殖细胞肿瘤中，相当的一部分类型肿瘤 AFP 水平明显升高：例如卵黄囊瘤（内胚窦瘤）是原始生殖细胞向卵黄诞分化形成的一种肿瘤，其血浆 AFP 水平常＞ 1000μg/L，卵巢胚胎性癌和未成熟畸胎瘤血浆 AFP 水平也可以升高，部分也可＞ 1000μg/L。上述肿瘤患者经手术及化疗后，血浆 AFP 可转阴或者消失，若 AFP 持续一年保持阴性，患者在长期临床观察中多无复发；若 AFP 升高，即使临床上无症状，也可能有隐性复发或转移，应该严密随访，及时治疗。因此，AFP 对卵巢恶性生殖细胞肿瘤尤其是内胚窦瘤的诊断及监视有较高价值。

（五）癌胚抗原

1. 检测方法及正常值

癌胚抗原（carcino embryonir antigen，CEA）检测方法多采用 RIA 和 EL1SA。血架正常阈值因测定方法不同而有出入，一般不超过 2.5μg/L。在测定时应设定正常曲线，一般认为，当 CEA ＞ 5μg 可视为异常。

2. 临床意义

CEA 属于一种肿瘤胚胎抗原，属糖蛋白，胎儿胃肠道及胰腺、肝脏有合成 CEA 的能力，出生后血浆中含量甚微，多种妇科恶性肿瘤如子宫颈癌、子宫内膜癌、卵巢上皮性癌、阴道癌及外阴癌等均可表达阳性，因此 CEA 对肿瘤类别无特异性标记功能。在妇科恶性肿瘤中，卵巢黏液性腺癌 CEA 阳性率最高，其次为 Bmnner 瘤，子宫内膜样癌及透明细胞癌也有相当 CEA 表达水平；浆液性肿瘤阳性率相对较低肿瘤的恶性程度不同，其 CEA 阳性率也不同实验室检测结果。卵巢黏液性良性肿瘤 CEA 阳性率为 15%，交界性肿瘤为 80%，而恶性肿瘤可为 100%。50% 的卵巢癌患者血浆水平持续升高，尤其黏液性低分化癌最为明显血浆水平持续升高的患者常发展为复发件卵巢肿瘤，并且生存时间短。借助 CEA 测定手段，动态监测跟踪各种妇科肿瘤的病情变化和观察治疗效果有较高临床价值。

（六）鳞状细胞癌抗原

1. 检测方法和正常值

鳞状细胞癌抗原（scluamous cell carcinoma antigen，SCCA）通用的测定方法为 RIA 和 ELISA，也可采用化学发光方法，其敏感度明显提高。血浆 SCCA 正常阈值为 1.5μg/L。

SCCA 是从子宫颈鳞状上皮细胞癌分离制备得到的一种肿瘤糖蛋白相关抗原，其分子量为 48000。SCCA 对绝大多数鳞状上皮细胞癌均有较高特异性。70% 以上的子宫颈鳞癌患血浆 SCCA 升高，而子宫颈腺癌仅有 15% 左右升高，对外阴及阴道鳞状上皮细胞癌敏感性 40% ～ 50%。SCCA 的血浆水平与子宫颈鳞癌患者的病情进展及临床分期有关，若肿瘤明显侵及淋巴结，SCCA 明显升高。当患者接受彻底治疗痊愈后，SCCA 水平持续下降。SCCA 还可以作为子宫颈癌患者疗效评定的指标之一，当化疗后 SCCA 持续上升，提示对此化疗方案不敏感，应该更换化疗方案或改用其他治疗方法。SCCA 对复发癌的预示敏感性可达 65% ～ 85%，而且在影像学方法确定前 3 个月，

SCCA水平就开始持续升高。因此,SCCA对肿瘤患者有判断预后、监测病情发展的作用。

（七）人睾丸分泌蛋白4

1. 检测方法和正常值

人睾丸分泌蛋白4（HE4）可使用标准试剂盒。常用血清检测阈值为150pmol/L。

2. 临床意义

HE4是继CA125之后被高度认可的又一上皮性卵巢癌肿瘤标志物。HE4在正常卵巢表面上皮中是不表达的,而在浆液性卵巢癌和子宫内膜样卵巢癌中明显高表达。研究表明,93%的浆液性卵巢癌和100%的子宫内膜样卵巢癌组织中均有HE4的表达。因此,HE4联合CA125在上皮性卵巢癌的早期诊断、病情监测和术后复发监测中及与良性肿瘤的鉴别诊断中显示出优越的临床价值。

HB4对子宫内膜癌的诊断也有一定的敏感性。HE4的测定值还与子宫内膜癌的分期、分化程度等密切相关。

二、雌激素受体与孕激素受体

（一）检测方法及正常值

雌激素受体（estrogen receptor，ER）与孕激素受体（progesterone receptor，PR）多采用单克隆抗体组织化学染色定性测定,若从细胞或组织匀浆进行测定,则定量参考阈值ER为20pmol/ml，PR为50pmol/ml。

（二）临床意义

ER和PR存在于激素的靶细胞表面,能与相应激素发生特异性结合,进而产生特异或者病理效应。激素与受体的结合有专一性强、亲和力高和结合容量低等特点。ER和PR主要分布于子宫、子宫颈、阴道及乳腺等靶器官。实验研究表明,ER、PR在大量激素的作用下可以影响妇科肿瘤的发生和发展。一般认为,雌激素有刺激ER、PR合成的作用,而孕激素则有抑制ER合成,并且间接抑制PR合成的作用。多数作者报道,ER阳性率在卵巢恶性肿瘤中明显高于正常卵巢组织及良性肿瘤,而PR则相反,说明卵巢癌的发生与雌激素的过度刺激有关,导致其相应的ER过度表达。不同分化的恶性肿瘤其ER、PR的阳性率也不同。卵巢恶性肿瘤随着分化程度的降低,阳性率也随之降低;同样,子宫内膜癌和子宫颈癌ER、PR阳性率在高分化肿瘤中阳性率明显较高。此外有证据表明,受体阳性患者生存时间明显较受体阴性者长。ER受体在子宫内膜癌的研究较多。有资料表明约48%子宫内膜癌患者组织标本中可同时检出ER和PR，31%患者ER和PR均为阴性，7%只检出ER，14%只检出PR。这些差异提示ER和PR在不同患者中的表达有很大变化,这种变化对子宫内膜癌的发展及转归有较大影响,特别是对指导应用激素治疗具有确定价值。

三、妇科肿瘤相关的癌基因和肿瘤抑制基因

（一）Myc基因

Myc基因属于原癌基因,其核苷酸编码含有DNA结合蛋白的基因组分,参与细胞增殖、分化及凋亡的调控,特别在细胞周期G_0期过渡到G_1期的调控过程,所以认为Myc基因是细胞周期的正性调节基因。Myc基因的改变往往是扩增或重排所致。在卵巢恶性肿瘤、子宫颈癌和子宫内膜癌等妇科恶性肿瘤可发现有Myc基因的异常表达,

Myc 基因的过度表达在卵巢肿瘤患者中约占 20%，多发生在浆液性肿瘤。而 30% 的子宫颈癌有 Myc 基因过度表达。表达量可高于正常 2～40 倍。Myc 基因的异常扩增意味着患者预后极差。

（二）ras 基因

作为原癌基因类的 ras 基因家族（N-ras、K-ras 和 H-ras）对某些动物和人类恶性肿瘤的发生、发展起重要作用。在子宫颈癌患者中均可发现有 3 种 ras 基因的异常突变；子宫内膜癌仅发现 K-ras 基因突变；而部分卵巢癌患者可有 K-ras 和的突变，但是至今未发现与 H-ras 基因突变有关联。有研究表明约 20%～35.5% 卵巢恶性肿瘤有 K-ras 基因的突变，其中多见于浆液性肿瘤，K-ras 的过度表达往往提示病情已经进入晚期或有淋巴结转移。因此认为 K-ras 可以作为判断卵巢恶性肿瘤患者预后的指标之一。子宫颈癌 ras 基因异常发生率为 40%～100% 不等，在 ras 基因异常的子宫颈癌患者中，70% 患者同时伴有 Myc 基因的扩增或过度表达。提示这两种基因共同影响子宫颈癌的预后。

（三）C-erb B2 基因

C-erb B2 基因也称 neu 或 HER2 基因，其核苷酸编码含有 185kD 膜转运糖蛋白。卵巢癌和子宫内膜癌的发生也与 C－erbB2 密切相关。据报道，约 20%～30% 的卵巢肿瘤患者有 C-erb B2 基因的异常表达，并且预示预后不佳；10%～20% 子宫内膜癌患者过度表达 C-erb B2。一些初步研究表明，C-erb B2 的过度表述与不良预后相关。通过组织化学方法可较容易地检测到细胞及其间质中 C－erb B2 阳性蛋白抗原。

（四）P53 基因

P53 是研究最为广泛的人类肿瘤抑制基因。P53 基因全长 20Kb，位于 17 号染色体短臂。P53 蛋白与 DNA 多聚酶结合，可使复制起始复合物失活，此外，P53 蛋白含有一段转录活性氨基酸残基，可将肿瘤的抑制效应通过激活其他抑制基因得以表现。P53 基因的异常包括点突变、等位片段丢失、重排及缺乏等方式。这些变化使其丧失与 DNA 多聚酶结合的能力，当 DNA 受损后，由于 P53 缺陷，使细胞不能从过度复制状态解脱出来，更不能得以修复改变。

进而导致恶性肿瘤细胞过度增殖。50% 卵巢恶性肿瘤有 P53 基因的缺陷，在各期卵巢恶性肿瘤中均发现有 P53 异常突变，这种突变在晚期患者中远远高于早期患者，提示预后不良。已知 P53 与细胞 DNA 损伤修复及导向凋亡有关。当 HPVs 基因产物 E6 与 P53 蛋白结合后能使后者迅速失活，这在病毒类癌基因表达的子宫颈癌尤为明显。在子宫内膜癌患者中，20% 样本有 P53 的过度表达。P53 突变导致该基因的过度表达，这种异常过度表达往往与子宫内膜癌临床分期、组织分级、肌层侵蚀度密切相关。

（五）其他肿瘤抑制基因

另一种肿瘤抑制基因 nm23 主要针对肿瘤转移，也称肿瘤转移抑制基因，其基因产物为核苷酸二磷酸激酶（NDPK）。NDPK 通过信号转导，影响微管的组合和去组合，并且通过影响 G 蛋白的信号传递，最终控制细胞增殖和蛋白结合 GDP 的磷酸化过程，nm23 的表达水平与卵巢恶性肿瘤的转移侵蚀性密切相关，为负相关关系。C－erb B2 基因过度表达可使 nm23 基因失活，nm23 表达受抑制的结果则伴随卵巢癌淋巴结转移和远处转移。

（官晓斐）

第五节 生殖道脱落细胞学检查

女性生殖道细胞通常指阴道、宫颈管、子宫及输卵管的上皮细胞。临床上常通过检查生殖道脱落上皮细胞反映其生理及病理变化。生殖道脱落上皮细胞包括阴道上段、宫颈阴道部、子宫、输卵管及腹腔的上皮细胞，其中以阴道上段、宫颈阴道部的上皮细胞为主。生殖道上皮细胞受卵巢激素的影响出现周期性变化，妊娠期亦有变化。因此，检查生殖道脱落细胞既可以反映体内性激素水平，又可以协助诊断生殖道不同部位的恶性肿瘤以及观察其治疗效果，是一种简便、经济、实用的辅助诊断方法。但是生殖道脱落细胞检查找到恶性细胞也只能作为初步筛选，不能定位，需要进一步检查才能确诊；而未找到恶性细胞，也不能完全排除恶性肿瘤可能，需要结合其他检查综合考虑。

一、生殖道细胞学检查取材、制片及相关技术

（一）涂片种类及标本采集

采集标本前 24 小时内禁止性生活、阴道检查、阴道灌洗及用药，取标本的用具必须无菌干燥。

1. 阴道涂片：主要目的是了解卵巢或者胎盘功能对已婚妇女，一般在阴道侧壁上 1/3 处轻轻刮取黏液及细胞作涂片，避免将深层细胞混入而影响诊断，薄而均匀地涂于玻片上，置 95% 乙醇中固定。对无性生活的妇女，阴道分泌物极少，可将消毒棉签先浸湿，然后伸入阴道在其侧壁上 1/3 处轻卷取出棉签，在玻片上涂片并固定。

2. 宫颈刮片：是筛查早期子宫颈癌的重要方法。取材应在宫颈外口鳞－柱状上皮交接处，以宫颈外口为圆心，将木质铲形小刮板轻轻刮取一周，避免损伤组织引起出血而影响检查结果。若白带过多，应先用无菌干棉球轻轻擦净黏液，再刮取标本，然后均匀地涂布于玻片上。该法获取细胞数目较少，制片也较粗劣，故多推荐涂片法。

3. 宫颈管涂片：先将宫颈表面分泌物拭净，用小型刮板进入宫颈管内，轻轻刮取一周作涂片。但最好使用"细胞刷"（cylobrush）刮取宫颈管上皮。将"细胞刷"置子宫颈管内，达宫颈外口上方 10mm 左右，在宫颈管内旋转 360° 后取出，旋转"细胞刷"将附着于小刷子上的标本均匀地涂布于玻片上或者立即固定或洗脱于保存液中。小刷子的摩擦力可使上皮细胞脱落，取材效果优于棉拭子。涂片液基细胞学（liquid－based cytology）特别是用薄层液基细胞学检查（thinprep Geo－logic test，TCT）所制备单层细胞涂片效果清晰，阅片容易，与常规制片方法比较，改善了样本收集率并使细胞均匀分布在玻片上。此外，该技术一次取样可多次重复制片并可供作高危型 HPV DNA 检测和自动阅片。

4. 宫腔吸片：怀疑宫腔内有恶性病变时，可以采用宫腔吸片，较阴道涂片及诊刮阳性率高。选择直径 1～5mm 不同型号塑料管，一端连于干燥消毒的注射器，用大镊子将塑料管另一端送入子宫腔内达宫底部，上下左右转动方向，轻轻抽吸注射器，将吸出物涂片、固定、染色。取出吸管时停止抽吸，以免将宫颈管内容物吸入。宫腔吸片标本中可能含有输卵管、卵巢或盆腹腔上皮细胞成分。亦可用宫腔灌洗法，用注射器将 10ml 无菌 0.9% 氯化钠注射液注入宫腔，轻轻抽吸洗涤内膜面，然后收集洗涤液，

离心后取沉渣涂片。此法简单，取材效果好，特别适合于绝经后出血妇女，与诊刮效果相比，患者痛苦小，易于接受，但取材不够全面。

（二）染色方法

细胞学染色方法有多种，如巴氏染色法（papanicolaou stain）、邵氏染色法及其他改良染色法。常用的为巴氏染色法，该法既可用于检查雌激素水平，也可用于筛查癌细胞。

（二）辅助诊断技术

可采用免疫细胞化学、原位杂交技术、影像分析、流式细胞仪测量及自动筛选或人工智能系统协助诊断。

二、正常生殖道脱落细胞的形态特征

（一）鳞状上皮细胞

阴道及宫颈阴道部上皮的鳞状上皮相仿，为非角化性分层鳞状上皮。上皮细胞分为底层、中层及表层，其生长与成熟受卵巢雌激素影响。女性一生中不同时期及月经周期中不同时间，各层细胞比例均不相同，细胞由底层向表层逐渐成熟。鳞状细胞的成熟过程是：细胞由小逐渐变大；细胞形态由圆形变舟形、多边形；细胞质染色由蓝染变粉染；细胞质由厚变薄；胞核由大变小，由疏松变致密（图4-5）。

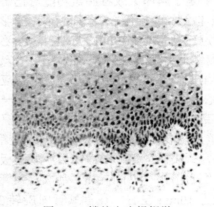

图4-5　鳞状上皮组织学

1. 底层细胞：相当于组织学的深棘层。又分为内底层细胞和外底层细胞。

（1）内底层细胞：又称生发层，只含一层基底细胞，是鳞状上皮再生的基础。其细胞学表现为：圆形或者椭圆形，细胞小，为中性粒细胞的4倍，巴氏染色细胞质蓝染，核大而圆。内底层细胞不在育龄妇女的正常阴道细胞涂片中出现。

（2）外底层细胞：为3～7层细胞。圆形，比内底层细胞大，为中性粒细胞的8～10倍，巴氏染色细胞质淡蓝；核为圆形或者椭圆形，核质比例1:2～1:4。卵巢功能正常时，涂片中很少出现。

2. 中层细胞：相当于组织学的浅棘层，是鳞状上皮中最厚的一层。根据其脱落的层次不同，接近底层的细胞呈舟状，接近表层的细胞大小与形状接近表层细胞。细胞质巴氏染色淡蓝，根据储存的糖原多寡，可有多量嗜碱性染色或半透明细胞质。核小，呈圆形或卵圆形，淡染，核质比例低，约1:10左右。

3. 表层细胞：相当于组织学的表层。细胞大，为多边形，细胞质薄、透明；细胞质粉染或淡蓝，核小固缩。核固缩是鳞状细胞成熟的最后阶段。表层细胞是育龄妇女宫颈涂片中最常见的细胞（图 4-6）。

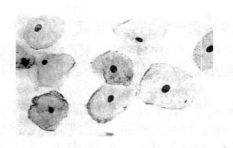

图 4-6 正常生殖道脱落细胞

（二）柱状上皮细胞

又分为宫颈黏膜细胞以及子宫内膜细胞。

1. 宫颈黏膜细胞：有黏液细胞和带纤毛细胞两种。在宫颈刮片以及宫颈管吸取物涂片中均可找到。黏液细胞呈高柱状或者立方状，核在底部，呈圆形或者卵圆形，染色质分布均匀，细胞质内有空泡，易分解而留下裸核。带纤毛细胞呈立方形或者矮柱状，带有纤毛，核为圆形或者卵圆形，位于细胞底部。

2. 子宫内膜细胞：较宫颈黏膜细胞小，细胞为低柱状，为中性粒细胞的 1 ～ 3 倍。核呈圆形，核大小、形状一致，多成堆出现，细胞质少，呈淡灰色或淡红色，边界不清。

（三）非上皮成分

例如吞噬细胞、白细胞、淋巴细胞、红细胞等。

三、生殖道脱落细胞在内分泌检查方面的应用

临床上常用 4 种指数代表体内雌激素水平，即成熟指数、致密核细胞指数、嗜伊红细胞指数和角化指数。

（一）成熟指数（maturation index，MI）

成熟指数是阴道细胞学卵巢功能检查最常用的一种。计算阴道上皮 3 层细胞百分比。按底层 / 中层 / 表层顺序写出，如底层 5、中层 60、表层 35，MI 应写成 5/60/35。通常在低倍显微镜齐观察计算 300 个鳞状上皮细胞，求得各层细胞的百分率。若底度细胞百分率高称左移，提示不成熟细胞增多，即雌激素水平下降；若表层细胞百分率高称右移，表示雌激素水平升高。一般有雌激素影响的涂片基本上无底层细胞；轻度影响者表层细胞＜ 20%；高度影响者表层细胞＞ 60%。

（二）致密核细胞指数（karyopyknotic index，KI）

致密核细胞指数是计算鳞状上皮细胞中表层致密核细胞的百分率，即从视野中数 100 个表层细胞，如其中有 40 个致密核细胞，则 KI 为 40%，指数越高，表表示上皮越成熟。

（三）嗜伊红细胞指数（easinophilic imle，EI）：

嗜伊红细胞指数是计算鳞状上皮细胞中表层红染细胞的百分率。通常在雌激素影

响下出现红染表层细胞，用以表示雌激素水平。指数越高，提示上皮细胞越成熟。

（四）角化指数（comification mdex，CI）

角化指数指鳞状上皮细胞中表层（最成熟细胞层）嗜伊红致密核细胞的百分率，用以表示雌激素的水平。

四、生殖道脱落细胞涂片用于妇科疾病诊断

生殖道脱落细胞涂片用于妇科内分泌疾病及流产诊断目前已逐渐减少，并被其他方法取代，但在诊断生殖道感染性疾病仍具重要意义，分别简述如下：

（一）闭经

阴道涂片检查见有正常周期性变化，提示闭经原因在子宫及其以下部位，如子宫内膜结核、宫颈宫腔粘连等。涂片见中层和底层细胞多，表层细胞极少或无，无周期性变化，提示病变在卵巢，如卵巢早衰。涂片表现不同程度雌激素低落，或持续雌激素轻度影响，提示垂体或者下丘脑或者其他全身性疾病引起的闭经。

（二）功能失调性子宫出血

1. 无排卵性功能失调性子宫出血：涂片显示中至高度雌激素影响，但也有较长期处于低至中度雌激素影响雌激素水平高时 MI 右移显着，雌激素水平下降时出现阴道流血。

2. 排卵性月经失调：涂片显示有周期性变化，MI 明显右移，排卵期出现高度雌激素影响，EI 可达 90%。但排卵后细胞堆积和皱褶较差或者持续时间短，EI 虽有下降但仍偏高。

（三）流产

1. 先兆流产：由于黄体功能不足引起的先兆流产表现为 EI 于早孕期增高，经治疗后 EI 稍下降提示好转。若再度 EI 增高，细胞开始分散，流产可能性大。若先兆流产而涂片正常，表明流产并非黄体功能不足引起，用孕激素治疗无效。

2. 稽留流产：EI 升高，出现圆形致密核细胞，细胞分散，舟形细胞少，较大的多边形细胞增多。

（四）生殖道感染性炎症

1. 细菌性阴道病：常见的有乳杆菌、球菌、加德纳菌和放线菌等。涂片中炎性阴道细胞表现为细胞核呈豆状核，核破碎和核溶解，上皮细胞核周有空晕，细胞质内有空泡。

2. 衣原体性子宫颈炎：在宫颈涂片上可见化生的细胞质内有球菌样物及嗜碱性包涵体，感染细胞肥大多核。

3. 病毒感染：常见的有人乳头瘤病毒（HPV）和单纯疱疹病毒（HSV）Ⅱ型。

（1）HPV 感染：鳞状上皮细胞被 HPV 感染后具有典型的细胞学改变。在涂片标本中见挖空细胞、不典型角化不全细胞及反应性外底层细胞即提示有 HPV 感染。典型的挖空细胞表现为上皮细胞内有 1～2 个增大的核，核周有透亮空晕环或者致密的透亮区。

（2）HSV 感染：早期表现为感染细胞的核增大，染色质结构呈"水肿样"退变，染色质很细，散布在整个胞核中，呈淡的嗜碱性染色，均匀，犹如毛玻璃状，细胞多呈集结状，有许多胞核。晚期可见嗜伊红染色的核内包涵体，周围可见一清亮晕环。

五、生殖道脱落细胞用于妇科肿瘤诊断

（一）癌细胞特征

主要表现在细胞核、细胞及细胞间关系的改变（图4-7、图4-8）。

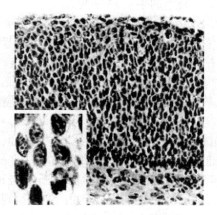

图4-7　子宫颈鳞状上皮癌组织学

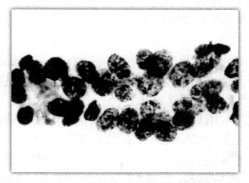

图4-8　鳞状上皮细胞癌细胞学

1. 细胞核改变：表现为核增大，核质比例失常；核大小不等，形态不规则；核深染且深浅不一；核膜明增厚、不规则，染色质分布不均，颗粒变粗或凝聚成团；核分裂异常；核仁增大变多以及出现畸形裸核。

2. 细胞形态改变：细胞大小不等，形态各异；细胞质减少，若变性其内出现空泡。

3. 细胞间关系改变：癌细胞可单独或成群出现，排列紊乱。早期癌涂片背景干净清晰，晚期癌涂片背景较脏，见成片坏死细胞、红细胞及白细胞等。

（二）阴道细胞学诊断的报告形式

报告形式主要有分级诊断及描述性诊断两种。目前我国仍有医院采用分级诊断（巴氏5级分类法）。近年来更推荐应用 TBS 分类法及其描述性诊断。

1. 阴道细胞学巴氏分类法：诊断标准如下

（1）巴氏Ⅰ级：正常。为正常阴道细胞涂片。

（2）巴氏Ⅱ级：炎症。细胞核增大，核染色质较粗，但染色质分布尚均匀。一般属良性改变或炎症。临床分为ⅡA及ⅡB，ⅡB是指个别细胞核异质明显，但又不支持恶性；其余为ⅡA。

（3）巴氏Ⅲ级：可疑癌。主要是核异质，表现为核大深染，核形不规则或双核一对不典型细胞，性质尚难肯定。

（4）巴氏Ⅳ级：高度可疑癌。细胞有恶性特征，但在涂片中恶性细胞较少。

（5）巴氏Ⅴ级：癌。具有典型的多量癌细胞。

巴氏分级法的缺点是：以级别来表那细胞学改变的程度易造成假象，似乎每个级别之间有严格的区别，使临床医师仅根据分类级别的特定范围处理患者，实际上Ⅰ、Ⅱ、Ⅲ、Ⅳ级之间的区别并无严格的客观标准，主观因素较多；对癌前病变也无明确规定，可疑癌是指可疑浸润癌还是 CIN 不明确；不典型细胞全部作为良性细胞学改变也欠妥；未能与组织病理学诊断名饲相对应，也未包括非癌的诊断。巴氏分级法已逐步被 TBS 分类法所取代。

2. TBS 分类法及其描述性诊断内容：为使细胞学的诊断与组织病理学术语一致并与临床处理密切结合，1988 年美国制定了阴道细胞 TBS（the Bethesda system）命名系统。国际癌症协会 1991 年对宫颈 / 阴道细胞学的诊断报告正式采用了 TBS 分类法，2001 年再次修订。TBS 分类法改良了以下三方面：将涂片制作质量作为细胞学检查结果报告的一部分；对病变的必要描述；给予细胞病理学诊断并提出治疗建议。TBS 描述性诊断报告主要包括以下内容：

（1）未见上皮内病变细胞和恶性细胞

1）病原体：

①滴虫：呈梨形、卵圆形或圆形，直径 15 ～ 30μm，一般见不到鞭毛；

②假丝酵母菌：多数由白色假丝酵母菌引起，其余是由其他真菌引起。涂片中可见假菌丝和孢子以及上皮细胞被菌丝穿捆；

③细菌：正常情况下乳酸杆菌是阴道的主要菌群，在细菌性阴道病，菌群发生转变，涂片中有明显的球杆菌。此外，还可以看到放线菌，多见于使用宫内节育器的幼女；

④单纯疱疹病毒：感染生殖道的主要是疱疹Ⅱ型病毒。被感染细胞核增大，可以是单核或者镶嵌的多核，核膜增厚，核呈"毛玻璃"样改变。核内可出现嗜酸性包涵体，包涵体周围常有空晕或者透明带环绕；

⑤衣原体：细胞学对衣原体诊断的敏感性和可重复性有争议，有更特异的检查方法如培养，酶联免疫和 PCR。

2 非瘤样发现：

①反应性细胞改变：与炎症有关的反应性细胞改变（包括典型的修复）；与放疗有关的反应性细胞改变；与宫内节育器相关的反应性细胞改变。

②子宫切除术后的腺细胞。

③萎缩（有或无炎症）：常见于儿童、绝经期和产后。

3）其他：子宫内膜细胞出现在 40 岁以上妇女的涂片中，未见上皮细胞不正常。

（2）上皮细胞异常

1）鳞状上皮细胞异常：

①不典型鳞状细胞（typical squamous cells，ASC）：包括无明确诊断意义的不典型鳞状细胞（atypical squamous cell of undetermined significance，ASCUS）和不能排除局级别鳞状上皮内病变不典型鳞状细胞（atypical squamous cells － cannot exclude HIS，ASC － H）；

②低度鳞状上皮内病变（low－grade squamous intraepithelial lesions，LSILs）：与 CINI 术语符合；

③局度鳞状上皮内病变（high－grade squamous intraepithelial lesions，HSILs）：包括 CINII、CINIE 和原位癌；

④鳞状细胞癌：若能明确组织类型，应按下述报告：角化型鳞癌，非角化型鳞癌，小细胞型鳞癌。

2 腺上皮细胞改变：

①不典型腺上皮细胞（AGC）：包括宫颈管细胞 AGC 和子宫内膜细胞 AGC；

②腺原位癌（AIS）；

③腺癌：若可能，则判断来源：宫颈管、子宫内膜或子宫外。

3）其他恶性肿瘤：原发子宫颈和子宫体的不常见肿瘤及转移癌。

宫颈细胞学检查是 CIN 以及早期子宫颈癌筛查的基本方法，也是诊断的必需步骤，相对于高危 HPV 检测，细胞学检查特异性高，但是敏感性较低。建议应在性生活开始 3 年后，或 21 岁以后开始进行宫颈细胞学检查，并结合 HPV DNA 定期复查。

（张跃辉）

第六节　宫颈脱落细胞 HPV DNA 检测

流行病学和分子生物学资料表明，人乳头瘤病毒（human papilloma vims，HPV）感染能够引起子宫颈上皮内瘤变（CIN）及子宫颈癌的发生，并且不同 HPV 型别的致病能力也存在差异，高危型别 HPV 的持续感染是促使子宫颈癌发生的最主要因素。因此，HPV 感染的早期发现、准确分型和病毒定量对于子宫颈癌防治具有重要意义，将 HPV 感染检测作为子宫颈癌及其癌前病变的常规筛查手段已逐渐在临床推广。

（一）HPV 的生理特性

HPV 属于乳头多瘤空泡病毒科乳头瘤病毒属，是一种环状的双链 DNA 病毒，其核心是由约 7800～7900 个碱基对以共价键组成的含有遗传信息的闭合环状双链 DNA，外为 72 个壳粒包被，形成对称的 20 面体。病毒无外包膜，直径约 55nm，分子量约为 5.4kD。

HPV 有多种基因型，目前已有 120 余种基因型被确定，其中约 30 种涉及生殖道感染。不同类型的 HPV 感染可导致不同临床病变。根据生物学特征和致癌潜能，HPV 被分为高危型（high－risk）和低危型（low－risk）。高危型如 HPV16、18、31、33、35、39、45、51、52、56、58、59、66、68 等与癌及癌前病变相关，低危型如 HPV6、11、42、43、44 等主要与轻度鳞状上皮损伤和泌尿生殖系统疣、复发性呼吸道息肉相关。

HPV 具有高度的宿主特异性，适于在温暖、潮湿的环境生长，主要感染人体特异部位皮肤、黏膜的复层鳞状上皮性接触为其主要的传染途径，病期在 3 个月左右者传染性最强。其他途径如接触传播或母婴直接传播传染不能排除。

HPV 感染率高低主要取决于人群的年龄和性行为习惯。性活跃妇女的 HPV 感染率最高，感染的高峰年龄在 18～28 岁。然而大部分妇女的 HPV 感染期比较短，在 2～

3 年，一般在 8 ～ 10 个月便可自行消失，大约只有 10% ～ 15% 的 35 岁以上的妇女呈持续感染状态。这种持续感染 HPV 的妇女，将有更高的患子宫颈癌的风险。在妇女的一生中，可以反复感染 HPV，也可以同时多种不同型别的 HPV。HPV 感染后通常没有明显的临床症状，因此很难估计 HPV 感染的危险因素，除性行为习惯外，其他可能危险因素包括口服避孕药、妊娠以及细胞介导的免疫功能损害等。

（二）HPV 感染与子宫颈癌以及其癌前病变的关系

几乎所有流行病学资料结合实验室的数据都强有力地支持高危型 HPV 持续感染是子宫颈癌发生的必要条件：

1. 99.7% 的子宫颈癌中都能发现高危型 HPV 感染，高度病变（HSIL）中约 97% 为阳性，低度病变（LSIL）中的阳性率亦达到 67.4%。

2. 实验动物和组织标本研究还表明 HPV DNA 检测的滴度与子宫颈癌病变程度成正相关。

3. HPV 感染与子宫颈癌的发生有时序关系，从感染开始至发展为子宫颈癌的时间间隔 10 ～ 15 年，符合生物学致病机制。

高危型 HPV E6、E7 基因编码的原癌蛋白是导致子宫颈上皮癌变得重要因子。E6 蛋白通过 E6 － AP 能特异性结合 p53 蛋白形成复合物。促使 p53 蛋白快速降解，导致细胞周期失控，其效应等同于 p53 突变。E7 蛋白和 pRb 有高亲和性，使 E2F 和 pRb 复合物降解，G1 期进入 S 期所需要的基因如 c － myc、DNA 聚合酶 α 等已转录，使细胞周期失控而发生永生化。

来自世界范围的子宫颈癌组织标本的研究发现：在检出的所有型中，HPV16 占 50%，HPV18 占 14%，HPV45 占 8%，HPV31 占 5%，其他型别 HPV 占 23%。HPV16、18 型感染很普遍，没有明显的地区差异。但其他 HPV 型别的感染存在地区差异，如 HPV45 型多见于非洲西部，HPV39、59 型只在美洲中、南部出现，而 HPV52、58 在中国及东南亚妇女中检出率较高。HPV 的型别还与子宫颈癌的病理类型相关：子宫颈鳞癌中 HPV16 感染率约为 56%，而子宫颈腺癌中 HPV18 感染率约为 56%。

（三）HPV 检测方法

大部分 HPV 感染无临床症状或者为亚临床感染，不能作为一个普通的临床疾病或者通过常规筛查计划或者性传播疾病调查得以发现，只能通过 HPV 检测得知。由于 HPV 不能在体外细胞培养，故不能用简便的血清学检测进行 HPV 诊断和分型。临床上用于检测 HPV 的方法包括细胞学方法、免疫组化、原位杂交、斑点杂交、核酸印迹和 PCR 等。

1. 传统检测方法：主要通过形态学和免疫学方法对 HPV 进行检测。前者包括巴氏涂片细胞病理学检测、电镜技术（直接观察病毒颗粒）、宫颈荧光检查等；后者包括免疫组化法通过抗 HPV L1 蛋白抗体与外壳蛋白反应检测 HPV、采用放射免疫沉淀法测定 CIN 组织和血清中的 HPV16 抗体水平、用血清免疫吸附试验（ELISA）检测血清中的 HPV E6、E7 特异性抗体蛋白等。

传统方法的特异度和灵敏度均不够理想，存在较高的假阳性率和假阴性率，并且不便于对 HPV 进行分型，目前应用较少。

2. PCR 检测 HPV DNA：此类方法可以检测核酸杂交阳性标本中的 HPV DNA 片段，灵敏度高。包括常规 PCR、实时荧光定量 PCR（FQ － PCR）。PCR － ELISA 检测以及 PCR 结合反向点杂交技术检测等。不仅可以对 HPV 阳性感染进行确认，还可以进行 HPV 的分型。操作简单，标本来源不受限制。其缺陷在于它的高灵敏性，容易因为样品的交叉污染而导致假阳性结果。

新型集成技术应用 PCR 的高灵敏性、导流杂交技术的高特异性的特性，并通过多复位性的检测提高了准确性。该方法提供 HPV16 型、18 型和其他 12 型共 14 种高危 HPV 型别（HPV31，33，35，39，45，51，52，56，58，59，66 和 68）汇总的结果，该方法将 HPV16 型、18 型这两种最高危型别单列，将有利于初筛过程中分层分析和进一步筛查以及处理。

3. 杂交捕获 HPV DNA 分析：此类方法有较好的特异度和敏感度，可以进行 HPV DNA 分型，各种核酸杂交检测方法有一定的优缺点。

（1）核酸印迹原位杂交：适用于 HPV 分难 HFV DNA 分 f 域鉴定，虽然灵敏度高，但是因为操作复杂，并且需要新鲜组织标本，不便在临床大规模地使用。

（2）斑点印迹：其敏感和特异度均低于核酸印迹原位杂交法，虽然经济实用，但实验过程存在有放射性污染，为环保所不能轻视的问题。

（3）原位杂交：通过非放射性探针对石蜡组织进行检测，能作定位检测，假阳性率低，但灵敏度不高，大大降低了临床使用价值。

（4）杂交捕获法（Hybrid Capture）：是目前临床使用的一种检测 HPV DNA 的非放射性技术。基本原理是应用高效的液相 RNA-DNA 杂交方法捕获样品中的 HPV DNA。采用碱性磷酸酶标记抗 RNA：DNA 抗体－化学发光信号显示系统。第二代杂交捕获法（HC-2）可同时检测 13 种高危型 HPV（16，18，31，33，35，39，45，51，52，56，58，59 和 68），研究显示 HPV DNA 捕获法检测的灵敏度和特异度分别为 95% 和 85%，目前广泛地应用于子宫颈癌的筛查和复查。

4. 病理组织学检查：结合含原位杂交技术应用组织或细胞在病理切片上和分子探针进行 HPV DNA 杂交，既可观察组织学形态变化，也可对 HPV 进行分型检测，是较理想的病理学检测及研究方法。目前国内尚缺乏稳定的探针，且操作较复杂，不适于大规模筛查。

目前美国 FDA 已批准三种 HPV DNA 检测方法：

（1）Hybrid Capture2（HC-2）（USA，2003）；

（2）Cervisia HPV HR（USA，2009）；

（3）Cobas HPV（USA，2011）。

（四）HPV 检测的临床价值

高危型 HPV 感染的检测对于预防和早期发现子宫颈癌及其癌前病变有非常重要的意义。HPV 检测在子宫颈癌筛奄中的临床价值主要有以下几方面：

1. 与细胞学检查联合或者单独使用进行子宫颈癌的初筛，有效减少细胞学检查的假阴性结果。适用于大面积普查，初筛并且聚焦高风险人群。2012 年 3 月 NCCN 公布了新版的《子宫颈癌筛查临床实践指南》，指南中指出高危型 HPV 检测已经作为子宫颈癌的初筛（如与细胞学检查联合成联合筛查）及异常细胞学结果处理的组成部分。

宫颈细胞学筛查，尤其是传统的宫颈巴氏涂片检查，存在相当比例的假阴性结果：高危型 HPV 检测对宫颈上皮病变的阴性预测值达 99.7%，可减低或消除由于细胞学筛查假阴性所造成的漏诊。研究显示将细胞学和 HPV 检测联合使用可达到极高的灵敏度和几乎 100% 的阴性预测值，细胞学和 HPV DNA 均阴性者，发病风险较低，可适当延长其筛查间隔时间，降低检测费用。2003 年卫生部疾病控制司委托中国癌症研究基金会组织专家制定的《子宫颈癌筛查及早诊治指南》建议，有 3 年以上性行为或 21 岁以上有性行为的妇女应每年 1 次细胞学检查，连续两次细胞学正常可以改至 3 年后复查；连续 2 次 HPV 检测和细胞学正常可延至 5 ～ 8 年后复查。

2. 可根据 HPV 感染基因型预测受检者患子宫颈癌的风险。HPV 感染型别与宫颈病变的级别存在一定关系，各型别对宫颈上皮的致病力亦不相同。如 HPV16 或 HPV18 阳性患者其 ASCUS 或 LSIL 转变为 CINHI 的概率远高于其他 HPV 型别阳性或未检测出 HPV 者；而细胞学阴性而高危型 HPV 阳性者，一般不作处理，但是发病风险较高，对这类人群要坚持定期随访。

3. 对未明确诊断意义的不典型鳞状上皮细胞或腺上皮细胞（atypical cells of undetermined significance，ASCUS），应用 HPV 检测可进行有效的分流。HPV DNA 检测可应用于检测临床上可疑涂片，将 CIN 从细胞学结果为未明确诊断意义的非典型鳞状细胞 / 腺细胞中有效检出。在这些患者当中，仅高危型 HPV 检测阳性者需要进一步进行阴道镜及活检，对 HPV DNA 检测为阴性患者进行严密随诊，从而减少阴道镜的使用频率，避免因为过度诊断和治疗给患者以及医生造成负担。

4. 对宫颈高度病变手术治疗后的患者，HPV 检测可作为其疗效判断和随访监测的手段，预测其病变恶化或者术后复发的风险。各级 CIN 保守治疗方法的总有效率为 90% ～ 95%，治疗失败包括残作病灶、复发甚至进展至癌。切缘情况并不能成为治疗失败的可靠预测指标。研究表明宫颈锥切术后应用 HPV DNA 检测可预测残余 CIN，并有很高的灵敏度和阴性预测值。手术后 6 ～ 12 个月检测 HPV 阴性，提示病灶切除干净，可以最大限度减轻病人的焦虑情绪。若术后 HPV 检测阳性，提示有残余病灶以及有复发可能，需要严密随访。

（五）HPV 检测的推荐筛查策略

由于 HPV 感染在年轻妇女非常普遍，但大多数为一过性感染，所以对年轻妇女特别是青春期女孩不推荐 HPV 检测作为初筛。根据 WHO 的推荐，30 ～ 65 岁之间的妇女均应该进行高危型 HPV 筛查，高危人群起始年龄应相应提前。高危妇女人群定义为 HIV 感染、器官移植、长期应用皮质激素的妇女。虽然 30 岁以下妇女患子宫颈癌的危险性较低，但是考虑到高危人群起始年龄应该相应提前，因此，具有高危因素和已烯雌酚暴露史或者细胞学结果 ≥ ASCUS 的年轻妇女应进行 HPV DNA 检测，同时建议 HPV DNA 初筛检测应从 25 ～ 30 岁开始。细胞学和高危型 HPV DNA 检测均为阴性者，表明其发病风险很低，可将筛查间隔延长到 3 ～ 5 年。细胞学阴性而高危型 HPV 阳性者发病风险增高，可 1 年后复查细胞学和高危型 HPV DNA 检测，若 HPV16/HPV18 DNA 检测阳性，即使细胞学阴性也应该进一步行阴道镜检查，若为阴性，则 1 年后复查。近年来 国内外学者发现检测宫颈脱落细胞中人端粒酶 RNA 基因、P16[nk4a] 等标志物有助于细胞学阴性而高危型 HPV 阳性者的分流。

在医疗不发达地区，妇女至少应在性活跃及生育年龄期进行 1 或 2 次 HPV 检测，且检测结果阳性的妇女进一步行细胞学检查。而在医疗发达地区，HPV 检测联合细胞学检查的筛查策略则更为推荐。

美国肿瘤学会 / 阴道镜和子宫颈病理学会 / 临床病理学学会（American Cancer

Society/American Society for Colposcopy and Cervical Pathology/American Society for Clinical Pathology，ACS/ASCCP/ASCP）和欧洲生殖器感染和肿瘤研究组织（European Research Organization on Genital In－fection and Neoplasia，EUROGIN）分别提出的子宫颈癌及癌前病变筛查指南可供参考（图4-9，图4-10）。

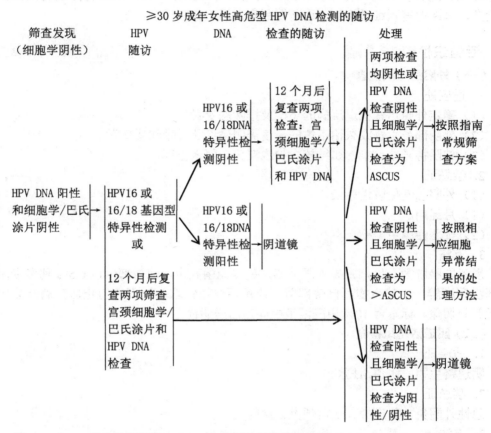

图 4-9 ≥ 30 岁女性高危型 HPV DNA 检测的随访筛查指南（ACS/ASCCP/ASCP，2012）

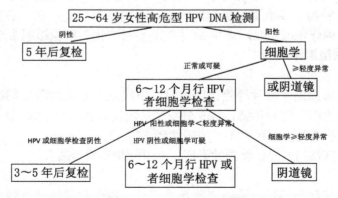

图 4-10 25 ～ 64 岁女性高危型 HPV DNA 检测的随访筛查指南（EUROGIN，2010）

（胥凤华）

第七节　女性生殖器官活组织检查

生殖器官活组织检查指生殖器官病变处或可疑部位取小部分组织作病理学检查，简称活检。绝大多数的活检可以作为诊断的最可靠依据。常用的取材方法有局部活组织检查、诊断性宫颈锥形切除、诊断性刮宫、组织穿刺检查。

一、活组织检查

（一）外阴活组织检查

1. 适应证

（1）确定外阴色素减退疾病的类型及排除恶变者。

（2）外阴部赘生物或久治不愈的溃疡需明确诊断及排除恶变者。

（3）外阴特异性感染，如结核、尖锐湿疣、阿米巴等。

2. 禁忌证

（1）外阴急性化脓性感染。

（1）月经期。

（2）疑恶性黑色素瘤。

3. 方法

患者取膀胱截石位，常规外阴消毒，铺盖无菌孔巾，取材部位以 0.5% 利多卡因做局部浸润麻醉。小赘生物可自蒂部剪下或用活检钳钳取，局部压迫止血，病灶面积大者行部分切除。标本置 10% 甲醛溶液中固定后送病检。

（二）阴道活组织检查

1. 适应证

阴道赘生物、阴道溃疡灶。

2. 禁忌证

急性外阴炎、阴道炎、子宫颈炎、盆腔炎。

3. 方法

患者取膀胱截石位，阴道窥器暴露活检部位并消毒。活检钳咬取可疑部位组织，对表面有坏死的肿物，要取至深层新鲜组织。无菌纱布压迫止血，必要时阴道内放置无菌带尾纱布或棉球压迫止血，嘱其 24 小时后自行取出。活检组织常规送病理检查。

（三）宫颈活组织检查

1. 适应证

（1）宫颈脱落细胞学涂片检查巴氏Ⅲ级或Ⅲ级以上；宫颈脱落细胞学涂片检查巴氏Ⅱ级经抗感染治疗后仍为Ⅱ级；TBS 分类鳞状上皮细胞异常 LSIL 及以上者。

（2）阴道镜检查时反复可疑阳性或阳性者。

（3）疑有子宫颈癌或慢性特异性炎症，需进一步明确诊断者。

2. 方法

（1）患者取膀胱截石位，阴道窥器暴露宫颈，用干棉球揩净宫颈黏液及分泌物，局部消毒。

（2）用活检钳在宫颈外口鳞—柱状交接处或特殊病变处取材。可疑子宫颈癌者选 3

点、6 点、9 点、12 点和 4 点处取材。临床已明确为子宫颈癌，只为明确病理类型或浸润程度时可做单点取材。为提高取材准确性，可在阴道镜检查指引下行定位活检，或在宫颈阴道部涂以碘溶液，选择不着色曲取材。

（3）宫颈局部填带尾纱布或棉球压迫止血，嘱患者 24 小时后自行取出。

3. 注意事项

（1）患有阴道炎症（阴道毛滴虫及真菌感染等）应治愈后再取活检。

（2）妊娠期原则上不做活检，以避免流产、早产，但临床高度怀疑子宫颈恶性病变者仍应检查。月经前期不宜做活检，以免与活检处出血相混淆，且月经来潮时创口不易愈合，有增加内膜在切口种植的机会。

（四）子宫内膜活组织检查

可以间接反映卵巢功能，直接反映子宫内膜病变；判断子宫发育程度及有无宫颈管及宫腔粘连，故为妇科临床常用的辅助诊断方法。

1. 适应证

（1）确定月经失调类型。

（2）检查不孕症病因。

（3）异常阴道流血或绝经后阴道流血，需排除子宫内膜器质性病变者。

2. 禁忌证

（1）急性、亚急性生殖道炎症。

（2）可疑妊娠。

（3）急性严重全身性疾病。

（4）体温＞ 37.5℃者。

3. 采取时间及部位

（1）了解卵巢功能通常可在月经期前 1 ～ 2 日取，一般多在月经来潮 6 小时内取，自宫腔前、后壁各取一条内膜；闭经如能排除妊娠则随时可取。

（2）功能失调性子宫出血者，如疑为子宫内膜增生症，应于月经前 1 ～ 2 日或月经来潮 6 小时内取材；疑为子宫内膜不规则脱落时，则应于月经第 5 ～ 7 日取材。

（3）原发性不孕者，应在月经来潮前 1 ～ 2 日取材。如为分泌相内膜，提示有排卵；内膜仍呈增生期改变则提示无排卵。

（4）疑有子宫内膜结核，应于经前 1 周或月经来潮 6 小时内诊刮。诊刮前 3 日及术后 4 日每日肌内注射链霉素 0.75g 以及异烟肼 0.3g 口服，以防诊刮引起结核病灶扩散。

（5）疑有子宫内膜癌者随时可取。

4. 方法

（1）排尿后，受检者取膀胱截石位，查明子宫大小及位置。

（2）常规消毒外阴，铺孔巾、阴道窥器暴露宫颈，碘酒、酒精消毒宫颈及宫颈外口。

（3）以宫颈钳夹持宫颈前唇或后唇，用探针测量宫颈管及宫腔深度。

（4）使用专用活检钳，以取到适量子宫内膜组织为标准。若无专用活检钳可用小刮匙代替，将刮匙送达宫底部，自上而下沿宫壁刮取（避免来回刮），夹出组织，置于无菌纱布上，再取另一条。术毕，取下宫颈钳，收集全部组织固定于 10% 甲醛溶液中送检。检查申请单要注明末次月经时间。

二、诊断性宫颈锥切术

（一）适应证

1. 宫颈刮片细胞学检查多次找到恶性细胞，而宫颈多处活检及分段诊刮病理检查均未发现癌灶者。

2. 宫颈活检为 CIN Ⅲ需要确诊，或者可疑为早期浸润癌，为明确病变累及程度及决定手术范围者。

（二）禁忌证

1. 阴道、宫颈、子宫及盆腔有急性或亚急性炎症。

2. 有血液病等出血倾向。

（三）方法

1. 受检者在蛛网膜下腔或硬膜外阻滞麻醉下取膀胱截石位，外阴、阴道消毒，铺无菌巾。

2. 导尿后，用阴道窥器暴露宫颈并消毒阴道、宫颈及宫颈外口。

3. 以宫颈钳钳夹宫颈前唇向外牵引，扩张宫颈管并且做宫颈搔刮术。宫颈涂碘液在病灶外，或碘不着色区外 0.5cm 处，以尖刀在宫颈表面做环形切口，深约 0.2cm，包括宫颈上皮以及少许皮下组织。按 30°～50° 向内作宫颈锥形切除。根据不同的手术指征，可深入宫颈管 1～2.5cm，呈锥形切除。也可采用环行电切除术（LEEP）行锥形切除。

4. 于切除标本的 12 点处做一标志，以 10% 甲醛溶液固定，送病理检查。

5. 创面止血用无菌纱布压迫多可奏效。若有动脉出血，可用肠线缝扎止血，也可加用止血粉、明胶海绵、凝血酶等止血。

6. 将要行子宫切除者，子宫切除手术最好在锥切术后 48 小时内进行，可宫颈前后唇缝合封闭创面止血。若不能在短期内行子宫切除或者无需做进一步手术者，则应行宫颈成形缝合术或荷包缝合术，术毕探查宫颈管。

（四）注意事项

用于诊断者，不宜用电刀、激光刀，以免破坏边缘组织而影响诊断。用于治疗者，应在月经干净后 3～7 日内施行。术后用抗生素预防感染。术后 6 周探查宫颈管有无狭窄。2 个月内禁止性生活及盆浴。

三、诊断性刮宫

诊断性刮宫简称诊刮，是诊断宫腔疾病最常细的方法。其目的是刮取子宫内膜病灶行活组织检查，作出病理学诊断。怀疑同时有宫颈管病变时，需要对宫颈管及宫腔分别进行诊断性刮宫，简称分段诊刮。

（一）一般诊断性刮宫

1. 适应证

（1）子宫异常出血或阴道排液需要证实或者排除子宫内膜癌、子宫颈管癌，或者其他病变如流产、子宫内膜炎等。

（2）无排卵性功能失调性子宫出血或怀疑子宫性闭经，在月经周期后半期确切了解子宫内膜改变和子宫内膜结核。

（3）不孕症行诊断性刮宫有助于了解有无排卵，并能发现子宫内膜病变。

（4）宫腔内有组织残留或者功能失调性子宫出血长期多量出血时，彻底刮宫有助于诊断，并有迅即止血效果。

2. 禁忌证

滴虫、假丝酵母菌感染或者细菌感染所致急性阴道炎、急性子宫颈炎，急性或亚急性盆腔炎性疾病。

3. 方法

与子宫内膜活组织检查基本相同，一般不需麻醉。对宫颈内口较紧者，酌情给予镇痛剂、局麻或静脉麻醉。

（二）分段诊断性刮宫

为区分子宫内膜癌及子宫颈管癌，应做分段诊刮。先不探查宫腔深度，以免将宫颈管组织带入宫腔混淆诊断。用小刮匙自宫颈内口至外口顺序刮宫颈管一周，将所刮取组织置纱布上，然后刮匙进入宫腔刮取子宫内膜。刮出宫颈管黏膜及宫腔内膜组织分别装瓶、固定，送病理检查。若刮出物肉眼观察高度怀疑为癌组织时，不应继续刮宫，以防出血及癌扩散。若肉眼观察未见明显癌组织时，应全面刮宫，以防漏诊。

适应证如下：

分段诊刮多在出血时进行，适用于绝经后子宫出血或者老年患者疑有子宫内膜癌，或需要了解宫颈管是否被累及时。

（三）诊刮时注意事项

1. 不孕症或功能失调性子宫出血患者应该选择在月经前或者月经来潮6小时内刮宫，以判断有无排卵或者黄体功能不良。

2. 出血、子宫穿孔、感染是刮宫的主要并发症。有些疾病可能导致刮宫时大出血。应该术前输液、配血并且做好开腹准备。哺乳期、绝经后以及子宫患有恶性肿瘤者均应该查清子宫位置并仔细操作，以防子宫穿孔。长期有阴道流血者宫腔内常有感染，刮宫能促使感染扩散，术前术后应该给予抗生素。术中严格无菌操作。刮宫患者术后2周内禁性生活及盆浴，以防感染。

3. 疑子宫内膜结核者，刮宫时要特别注意刮子宫两角部，因为该部位阳性率较高。

4. 术者在操作时唯恐不彻底，反复刮宫，不但伤及子宫内膜基底层，甚至刮出肌纤维组织，造成子宫内膜炎或宫腔粘连，导致闭经，应该注意避免。

（胥风华）

第八节　女性内分泌激素测定

女性生殖内分泌系统激素包括下丘脑、垂体、卵巢分泌的激素。各类激素在中枢神经系统的影响及各器官间的相互协调作用下，发挥正常的生理功能。各器官间的激素水平相互调节、相互制约。下丘脑分泌的促性腺激素释放激素通过调节垂体促性腺激素的分泌来调控卵巢功能，卵巢分泌的激素又可反馈调节下丘脑和垂体功能。因此，测定下丘脑—垂体—卵巢轴各激素的水平，对于某些疾病的诊断、疗效观察、预后评估以及生殖生理和避孕药物的研发均具有重要意义。

胰岛素抵抗在多囊卵巢综合征（PCOS）、子宫内膜癌及妊娠期糖尿病等的发病过程中起重要作用。口服葡萄糖耐量试验（OGTT）—胰岛素释放试验可作为这些疾病的辅助诊断和治疗指导的依据之一。

激素测定一般抽取外周静脉血进行，常用方法有气相色谱层析法、分光亮度法、荧光显示法、酶标记免疫法和放射免疫测定法（R1A）等。无放射性核素标记的免疫化学发光法近年来也逐步得到广泛应用。

下丘脑促性腺激素释放激素测定

体内促性腺激素释放激素（gonadotropin － releasing liormone，GnRH）是由下丘脑弓状核神经细胞分泌的一种 10 肽激素。人工合成的 10 肽 GnRH 因能使垂体分泌黄体生成素（luteinizing hor － mone，LH）的作用高于卵泡刺激素（follicle － stimulating hormone，FSH），故也称为黄体生成素释放激素（luteinizing hormone releasing hormone，LHRH）。正常妇女月经周期中最显着的激素变化是在中期出现排卵前 LH 高峰。由于 GnRH 在外周血中含量很少，半衰期又短，故直接测定 GnRH 有困难，目前主要采用 GnRH 刺激试验（也称垂体兴奋试验）与氯米芬试验了解下丘脑和垂体的功能以及其病理生理状态。

（一）GnRH 刺激试验

1. 原理

LHRH 对垂体促性腺激素的释放有兴奋作用，给受试者注射外源性 LHRH 后在不同时相取外周血测定促性腺激素含量，可了解垂体功能。垂体功能良好，则促性腺激素水平反应性升高；垂体功能不良，则反应性差或延迟反应，促性腺激素水平不升高或延迟升高。

2. 方法

上午 8 时静脉注射 LHRH 100μg（溶于 0.9% 氯化钠溶液 5ml 中），于注射前和注射后 15 分钟、30 分钟、60 分钟和 90 分钟分别取静脉血 2ml，测定 LH 值。

3. 结果分析

（1）正常反应静脉注射 LHRH 后，LH 值比基值升高 2 ～ 3 倍，高峰出现在 15 ～ 30 分钟。

（2）活跃反应高峰值比基值升高 5 倍。

（3）延迟反应高峰出现时间迟于正常反应出现的时间。

（4）无反应或低弱反应注入 GnRH 后 LH 值无变化，一直处于低水平或稍有上升但不足基值的 2 倍。

4. 临床意义

（1）青春期延迟：GnRH 兴奋试验呈正常反应。

（2）垂体功能减退：如希恩综合征、垂体手术或放射治疗垂体组织遭到破坏等，GnRH 兴奋试验呈无反应或低弱反应。

（3）下丘脑功能减退：可能出现延迟反应或正常反应。

（4）卵巢功能不全：FSH、LH 基值均＞ 30U/L，G»RH 兴奋试验呈活跃反应。

（5）多囊卵巢综合征：LH/FSH 比值≥ 2 ～ 3，GnRH 兴奋试验呈现活跃反应。

（二）氯米芬试验

1. 原理

氯米芬又称克罗米芬，其化学结构与人工合成的己烯雌酚相似，是一种具有弱雌激素作用的非甾体类的雌激素拮抗剂，在下丘脑可与雌、雄激素受体结合，阻断性激素对下丘脑和（或）腺垂体促性腺激素细胞的负反馈作用，引起 GnRH 的释放。氯米芬试验可用以评估闭经患者下丘脑－垂体－卵巢轴的功能，鉴别下丘脑和垂体病变。

2. 方法

月经来潮第 5 日开始每日口服氯米芬 50 ～ 100mg，连服 5 日，服药后 LH 可增加 85%，FSH 增加 50%。停药后 LH、FSH 即下降。若以后再出现 LH 上升达排卵期水平，诱发排卵为排卵型反应，排卵一般出现在停药后的第 5 ～ 9 日。若停药后 20 日不再出现 LH 上升为无反应。分别在服药第 1、3、5 日测 LH、FSH，第 3 周或经前抽血测孕酮。

3. 临床意义

（1）下丘脑病变：下丘脑病变时对 GnRH 刺激试验有反应，而对氯米芬试验无反应。

（2）青春期延迟：可通过 GnRH 兴奋试验判断青春期延迟是否为下丘脑或垂体病变所致。

二、垂体促性腺激素测定

（一）来源及生理作用

FSH 和 LH 是腺垂体促性腺激素细胞分泌的糖蛋白激素，在血中与 α2 和 β 球蛋白结合，受下丘脑 CnRH、卵巢激素和抑制素的调节。育龄期妇女垂体促性腺激素随月经周期出现周期性变化。FSH 的生理作用主要是促进卵泡成熟及分泌雌激素。LH 的生理作用主要是促进卵巢排卵和黄体生成，以促使黄体分泌孕激素和雌激素。

（二）正常值

见表 4-1 和表 4-2。

表 4-1　血 FSH 正常范围（U/L）

测定时期	正常范围
卵泡期、黄体期	1 ～ 9
排卵期	6 ～ 26
绝经期	30 ～ 118

表 4-2　血 LH 正常范围（U/L）

测定时期	正常范围
卵泡期、黄体期	1 ～ 12
排卵期	16 ～ 104
绝经期	16 ～ 66

（三）临床应用

1. 鉴别闭经原因：FSH 及 LH 水平低于正常值，提示闭经原因在腺垂体或下丘脑。FSH 以及 LH 水平均高于正常，提示病变在卵巢。

2. 排卵监测：测定 LH 峰值可以估计排卵时间以及了解排卵情况，有助于不孕症的诊断及研究避孕药物的作用机制。

3. 协助诊断多囊卵巢综合征：测定 LH/FSH 比值，如 LH/FSH ≥ 2 ～ 3，有助于诊断多，捉卵巢综合征。

4. 诊断性早熟：有助于区分真性和假性性早熟。真性性早熟由促性腺激素分泌增多引起，FSH 以及 LH 呈周期性变化。假性性早熟的 FSH 及 LH 水平均较低，且无周期性变化。

三、垂体催乳素测定

（一）来源及生理作用

催乳素（prolactin，PRL）是腺垂体催乳素细胞分泌的一种多肽蛋白激素，受下丘脑催乳素抑制激素（主要是多巴胺）和催乳素释放激素的双重调节。在人体内可能还存在其他一些刺激或者抑制因子，如促甲状腺激素释放激素（TRH）、雌激素、5- 羟色胺等对其均有促进作用。血中 PRL 分子结构有 4 种形态：小分子 PRL、大分子 PRL、大大分子 PRL 及异型 PRL。仅小分子 PRL 具有激素活性，占分泌总量的 80%，临床测定的 PRL 是各种形态 PRL 的总和，因此 PRL 的测定水平与生物学作用不一定平行，如高 PRL 者可无溢乳，而 PRL 正常者可能出现溢乳。PRL 的主要功能是促进乳房发育及泌乳，以及与卵巢类固醇激素共同作用促进分娩前乳房导管及腺体发育。PRL 还参与机体的多种功能，特别是对生殖功能的调节。

（二）正常值

不同时期血 PRL 正常范围为：非妊娠期 < 1.14mmol/L；妊娠早期 < 3.64mmol/L；妊娠中期 < 7.28mmol/L；妊娠晚期 < 18.20mmol/L。

（三）临床应用

1. 闭经、不孕及月经失调者，无论有无溢乳均应测 PRL，以除外高催乳素血症。

2. 垂体肿瘤患者伴 PRL 异常增高时，应考虑有垂体催乳素瘤。

3. PRL 水平升高还见于性早熟、原发性甲状腺功能低下、卵巢早衰、黄体功能欠佳、长期哺乳、神经精神刺激、药物作用（如氯丙嗪、避孕药、大量雌激素、利血平）因素等；PRL 水平降低多见于垂体功能减退、单纯性催乳素分泌缺乏症等。

4. 10% ~ 15% 的多囊卵巢综合征患者表现为轻度的高催乳素血症，其可能为雌激素持续刺激所致。

四、雌激素测定

（一）来源及生理变化

育龄期妇女体内雌激素主要由卵巢产生，孕妇体内雌激素主要由卵巢、胎盘产生，少量由肾上腺产生。雌激素（E）分为雌酮（estrone，E_1）、雌二醇（estradiol，E_2）及雌三醇（eStriol，E_3）。雌激素中 E_2 活性最强，是卵巢分泌的主要性激素之一，对维持女性生殖功能以及第二性征有重要作用。绝经后妇女的雌激素以雌酮为主，主要来自肾上腺皮质分泌的雄烯二酮，在外周转化为雌酮。多锻卵巢综合征时，雄烯二酮也在外周组织芳香化酶作用下转化为 E_1，形成高雌酮血症。E_3 是雌酮和雌二醇的代谢产物。妊娠期间，胎盘产生大量 E_3，测血或尿中 E_3 水平可反映胎儿胎盘功能状态。雌激素在肝脏降解及灭活，经肾脏排出体外。

青春期前少女体内雌激素处于较低水平，随年龄增长自青春期至性成熟期女性 E_2 平不断增高。在正常月经周期中，E_2 随卵巢周期性变化而波动。卵泡期早期雌激素水平最低，以后逐渐上升，至排卵前达高峰，以后又逐渐下降，排卵后达低点，以后又开始上升，排卵后 7～8 日出现第二个高峰，但低于第一个峰，以后迅速降至最低水平。绝经后妇女卵巢功能衰退，E_2 水平低于卵泡期早期，雌激素主要来自雄烯二酮的外周转化。

（二）正常值

见表 4-3 和表 4-4。

表 4-3　血 E_2、E_1 参考值（pmol/L）

测定时间	E2 正常值	E1 正常值
青春前期	18.35～110.10	62.9～162.8
卵泡期	92.0～275.0	125～377.4
排卵期	734.0～2200.0	125～377.4
黄体期	367.0～1100.0	125～377.4
绝经后	＜100.0	—

表 4-4　血 E3 参考值（nmol/L）

测定时期	正常范围
成人（女，非妊娠状态）	＜7
妊娠 24～28 周	104～594
妊娠 29～32 周	139～763
妊娠 32～36 周	208～972
妊娠 37～40 周	278～1215

（三）临床应用

1. 监测卵巢功能：测定血 E_2 或 24 小时尿总雌激素水平。

（1）鉴别闭经原因：

1）激素水平符合正常的周期变化，表明卵泡发育正常，应该考虑为子宫性闭经；

2）雌激素水平偏低，闭经原因可能为原发或继发性卵巢功能低下，或药物影响而致的卵巢功能抑制，也可见于下丘脑—垂体功能失调、高催激素血症等。

（2）诊断有无排卵：无排卵时雌激素无周期性变化，常见于无排卵性功能失调性子宫出血、多囊卵巢综合征、某些绝经后子宫出血。

（3）监测卵泡发育：应用药物诱导排卵时，测定血中 E_2 作为监测卵泡发育、成熟的指标之一，用以指导 hCG 用药及确定取卵时间

（4）诊断女性性早熟：临床多以 8 岁以前出现第二性征发育诊断性早熟，血 E_2 水平升高＞275pmol/L 为诊断性早熟的激素指标之一。

（5）协助诊断多囊卵巢综合征：E_1 升高，E_2 正常或轻度升高，并恒定于早卵泡期水平，$E_1/E_2＞1$。

2. 监测胎儿—胎盘单位功能：妊娠期 E_3 主要由胎儿—胎盘单位产生，测定孕妇尿 E_3 含量反映胎儿胎盘功能状态。正常妊娠 29 周 E_3 迅速增加，正常足月妊娠 E_3 排出量平均为 88.7nmol/24h 尿。妊娠 36 周后尿中 E_3 排出量连续多次均＜37nmol/24h 尿或骤减＞30%～40%，提示胎盘功能减退。E_3＜22.2nmol/24h 尿或骤减＞50%，提示胎盘功能显着减退。

五、孕激素测定

（一）来源及生理作用

女性体内孕激素由卵巢、胎盘和肾上腺皮质产生。孕酮含量随着月经周期性变化而波动，卵泡期孕酮水平极低，排卵后卵巢黄体产生大量孕酮，水平迅速上升，在中期 LH 峰后的第 6～8 日血浓度达高峰，月经前 4 日逐渐下降至卵泡期水平。妊娠时血清孕酮水平随孕期增加而稳定上升，妊娠 6 周内主要来自卵巢黄体，妊娠中晚期则主要由胎盘分泌。孕激素通常在雌激素的作用基础上发挥作用，主要是使子宫内膜转化为分泌期，利于胚胎着床；并防止子宫收缩，使子宫在分娩前处于静止状态。同时孕酮还能促进乳腺腺泡发育，为泌乳作准备。

（二）正常值

见表 4-5。

表 4-5　血孕酮正常范围（nmol/L）

时　期	正常范围	时　期	正常范围
卵泡期	＜ 3.2	妊娠中期	159～318
黄体期	9.5～89	妊娠晚期	318～1272
妊娠早期	63.6～95.4	绝经后	＜ 2.2

（三）临床应用

1. 排卵监测：血孕酮水平＞ 15.9nmol/L，提示有排卵。使用促排卵药物时，可用血孕酮水平观察促排卵效果。若孕酮水平符合有排卵，而无其他原因的不孕患者，需配合 B 型超声检查观察卵泡发育及排卵过程，以除外黄素化未破裂卵泡综合征（luteinized unrupture follicle syn－drome，LUFS）。其他因素如原发性或继发性闭经、无排卵性月经或无排卵性功能失调性子宫出血、多囊卵巢综合征、口服避孕药或长期使用 GnRH 激动剂等，均可使孕酮水平下降。

2. 评价黄体功能：黄体期血孕酮水平低于生理值，提示黄体功能不足；月经来潮 4～5 日血孕酮仍高于生理水平，提示黄体萎缩不全。

3. 辅助诊断异位妊娠：异位妊娠时，孕酮水平较低，如孕酮水平＞ 78.0timOl/L（25ng/ml），基本可除外异位妊娠。

4. 辅助诊断先兆流产：孕 12 周内，孕酮水平低，早期流产风险高。先兆流产时，孕酮值若有下降趋势有可能流产。

5. 观察胎盘功能：妊娠期胎盘功能减退时，血中孕酮水平下降。单次血清孕酮水平在 15.6nmol/L（5ng/ml），提示为死胎。

6. 孕酮替代疗法的监测：孕早期切除黄体侧卵巢后，应用天然孕酮替代疗法时应监测血清孕酮水平。

六、雄激素测定

（一）来源及生理变化

女性体内雄激素由卵巢及肾上腺皮质分泌。雄激素分为睾酮及雄烯二酮睾酮主要由卵巢和肾上腺分泌的雄烯二酮转化而来；雄烯二酮 50% 来自卵巢，50% 来自肾上腺皮质，其生物活性介于活性很强的睾酮和活性很弱的脱氢表雄酮之间。血清中的脱氢表雄酮主要由肾上腺皮质产生。绝经前，血清睾酮是卵巢雄激素来源的标志，绝经后肾上腺皮质是产生雄激素的主要部位。

（二）正常值

见表 4-6。

表 4-6 血总睾酮正常范围（nmol/L）

测定时间	正常范围	测定时间	正常范围
卵泡期	＜ 1.4	黄体期	＜ 1.7
排卵期	＜ 2.1	绝经后	＜ 1.2

（三）临床应用

1. 卵巢男性化肿瘤：女性短期内出现进行性加重的雄激素过多症状以及血清雄激素升高往往提示卵巢男性化肿瘤。

2. 多囊卵巢综合征：睾酮水平通常不超过正常范围上限 2 倍，雄烯二酮常升高，脱氢表雄酮正常或轻度升高。若治疗前雄激素水平高，治疗后应下降，故血清雄激素水平可以作为评价疗效的指标之一。

3. 肾上腺皮质增生或肿瘤：血清雄激素异常升高。

4. 两性畸形：男性假两性畸形或者真两性畸形，睾酮水平在男性正常范围中内；女性假两性畸形则在女性正常范围内。

5. 女性多毛症：测血清睾酮水平正常时，多因为毛囊对雄激素敏感所致。

6. 应用雄激素制剂或者具有雄激素作用的内分泌药物：如达那唑等，用药期间有时需要监测雄激素水平。

7. 高催乳素血症：女性有雄激素过多症状或者体征，但雄激素水平在正常范围者，应该测定血清催乳素水平。

七、人绒毛膜促性腺激素测定

（一）来源及生理变化

人绒毛膜促性腺激素（human chorionic gonadotropin，hCG）是一种糖蛋白激素，由 α 以及 β 亚单位组成，主要由妊娠滋养细胞疾病、生殖细胞肿瘤以及其他恶性肿瘤如肺、肾上腺以及肝脏肿瘤也可以产生 hCG。近年发现血中 hCG 的波动与 LH 脉冲平行，在月经中期也有上升，提示 hCG 由垂体分泌，因此临床分析应该考虑垂体分泌 hCG 的因素。

正常妊娠的受精卵着床时，即排卵后的第 6 日受精卵滋养层形成时开始产生 hCG，约 1 日后能测到外周血 hCG，以后每 1.7 ～ 2 日上升 1 倍，在排卵后 14 日约达 100U/L，妊娠 8 ～ 10 周达峰值（5000 ～ 100000U/L），以后迅速下降，在妊娠中晚期，hCG 仅为高峰时的 10%。由于 hCG － α 链与 LH － α 链有相同结构，为避免与 LH 发生交叉反应，有时也测定特异的 β － hCG 浓度。

（二）正常值

见表 4-7。

（三）临床应用

1. 妊娠诊断：血 hCG 定量免疫测定＜ 3.1μg/L 时为妊娠阴性，血浓度＞ 25U/L 为妊娠阳性。可用于早早孕诊断，迅速、简便、价廉。目前应用广泛的早早孕诊断试纸方便、快捷。具体操作步骤：留被检妇女尿（晨尿更佳），将带有试剂的早早孕诊断试纸条标有 MAX 的一端插入尿液中，尿的液面不得越过 MAX 线。1～5 分钟即可观察结果，10 分钟后结果无效。结果判断：仅在白色显示区上端呈现一条红色线为阴性；在白色显示区上下呈现两条红色线为阳性，提示妊娠。试纸反应线因标本中所含 hCG 浓度多少可呈现出颜色深浅的变化。试纸条上端无红线出现，提示试纸失效或测试方法失败。此法可检出尿中 hCG 最低量为 25U/L。另外，也有利用斑点免疫层析法的原理制成的反应卡进行检测。通常，反应卡为一扁形塑料小盒，其内固定有一张预先用抗 hCG 抗体包被的硝酸纤维素膜，操作方法如下：将待检尿液滴加于加样窗，3～5 分钟后可观察结果。结果判断：仅在对照窗口出现蓝色线条或红色斑点为阴性；在结果窗口出现蓝色线条或红色斑点为阳性，提示妊娠。

表 4-7　不同时期血清 hCG 浓度（U/L）

期　别	范　围	期　别	范　围
非妊娠妇女	＜ 3.1	妊娠 40 日	＞ 2000
妊娠 7～10 日	＞ 5.0	滋养细胞疾病	＞ 100000
妊娠 30 日	＞ 100		

2. 异位妊娠：血尿 hCG 维持在低水平，间隔 2～3 日测定无成倍上升，应怀疑异位妊娠。

3. 妊娠滋养细胞疾病的诊断和监测

（1）葡萄胎：血 hCG 浓度经常 ＞ 100kU/L，且子宫 ≥ 妊娠 12 周大，hCG 维持高水平不降，提示葡萄胎。

（2）妊娠滋养细胞肿瘤：葡萄胎清宫后 hCG 应大幅度下降，若 hCG 下降缓慢或下降后又上升；或足月产、流产和异位妊娠后 4 周以上，hCG 仍持续高水平或一度下降后又上升，在排除妊娠物残留后，可诊断妊娠滋养细胞肿瘤。hCG 下降也与妊娠滋养细胞肿瘤治疗有效性一致，因此在化疗过程中，应每周检测 hCG 一次，连续 3 次阴性，为停止化疗的标准。

4. 性早熟和肿瘤：最常见的是下丘脑或松果体胚细胞的绒毛膜瘤或肝胚细胞瘤以及卵巢无性细胞瘤、未成熟畸胎瘤分泌 hCG 导致性早熟，血清甲胎蛋白升高是肝胚细胞瘤的标志。分泌 hCG 的肿瘤尚见于肠癌、肝癌、肺癌、卵巢腺癌、胰腺癌、胃癌，在成年妇女引起月经紊乱；因此成年妇女突然发生月经紊乱伴 hCG 升高时，应考虑到上述肿瘤的异位分泌。

八、人胎盘生乳素测定

（一）来源及生理变化

人胎盘生乳素（human placental lactogen，hPL）是由胎盘合体滋养细胞产生、储存以及释放的单链多肽激素。其生理作用主要为促进胎儿生长以及母体乳腺腺泡发育等。hPL 与人生长激素（hGH）有共同的抗原决定簇，呈部分交叉免疫反应，与 PRL 无交叉反应。hPL 自妊娠 5 周时即能从孕妇血中测出。随妊娠进展，hPL 水平逐渐升高，于妊娠 39～40 周时达高峰，维持至分娩，分娩后迅速下降，7 小时内消失。

（二）正常值

见表 4-8。

表 4-8 不同时期血 hPL 正常范围（mg/L）

时　　期	正常范围	时　　期	正常范围
非孕期	＜ 0.5	妊娠 30 周	2.8 ～ 5.8
妊娠 22 周	1.0 ～ 3.8	妊娠 40 周	4.8 ～ 12.0

（三）临床应用

1. 监测胎盘功能：妊娠晚期连续动态检测 hPL 可以监测胎盘功能，于妊娠 35 周后多次测定血清 hPL 值均 ＜ 4mg/L 或突然下降 50% 以上，提示胎盘功能减退。

2. 糖尿病合并妊娠：hPL 水平与胎盘大小成正比，如糖尿病合并妊娠时胎盘较大，hPL 值可能偏高。但临床应用时还应该配合其他监测指标综合分析，以提高判断的准确性。

九、口服葡萄糖耐量试验（OGTT）- 胰岛素释放试验

（一）原理

胰岛素的分泌形式有两种，在无外来因素干扰的情况下，空腹状态时的胰岛素分泌称为基础分泌，各种刺激诱发的胰岛素分泌称为刺激后分泌。葡萄糖是最强的胰岛素分泌刺激物。在 OGTT 同时测定血浆胰岛素，能了解胰岛 β 细胞功能及有无胰岛素抵抗。

（二）方法

禁食 8 ～ 12 小时，清忌空腹取静脉血栓测空腹血糖及胰岛素，于口服 75g 葡萄糖后 30 分钟、60 分钟、120 分钟、180 分钟分别取静脉血，测定血糖及胰岛素水平。

（三）检测结果及分析

结果见表 4-9。

表 4-9 OGTT - 胰岛素释放试验结果正常范围

75g 口服葡萄糖耐量试验（OGTT）	血糖水平（mmol/L）	胰岛素释放试验口服 75g 葡萄糖	胰岛素水平（mU/L）
空腹	＜ 5.1	空腹	4.2 ～ 16.2
1 小时	＜ 10.0	1 小时	41.8 ～ 109.8
2 小时	＜ 8.5	2 小时	26.2 ～ 89.0
		3 小时	5.2 ～ 43.0

结果分析：

1. 正常反应：正常人基础血浆胰岛素为 5 ～ 20mU/L。口服葡萄糖 30 ～ 60 分钟上升至峰值（可为基础值的 5 ～ 10 倍，多数为 50 ～ 100mU/L），然后逐渐下降，3 小时后胰岛素降至基础水平。

2. 胰岛素分泌不足：空腹胰岛素及口服葡萄糖后胰岛素分泌绝对不足，提示胰岛 β 细胞功知衰竭或遭到严重破坏。

3. 胰岛素抵抗：空腹血糖及胰岛素高于正常值，口服葡萄糖后血糖及胰岛素分泌明显高于正常值，提示胰岛素抵抗。

4. 胰岛素分泌延迟：分泌岛素水平正常或高于正常，口服葡萄糖后呈迟缓反应，胰岛素分泌问峰延迟，是 2 型糖尿病的特征之一。

（四）临床意义

1. 糖尿病分型：胰岛素释放试验结合病死以及临床特点有助于糖尿病的诊断分型。胰岛素分泌不足提示胰岛功能严重受损，可能为 Ⅰ 型糖尿病；胰岛素分泌高峰延迟为 2 型糖尿病的特点。

2. 协助诊断某些妇科疾病：高胰岛素血症以及胰岛素抵抗有利于诊断多囊卵巢综合征、子宫内膜癌等。

（胥凤华）

第九节　输卵管通畅检查

输卵管通畅检查的主要目的是检查输卵管是否畅通，了解宫腔和输卵管腔的形态及输卵管的阻塞部位，常用方法有输卵管通液术、子宫输卵管造影术。输卵管通气术因有发生气栓的潜在危险，准确率仅为 45% ～ 50%，临床上已逐渐被其他方法所取代。近年随着内镜的临床应用，已普遍采用腹腔镜直视下输卵管通液检查、宫腔镜下经输卵管口插管通液检查和腹腔镜联合检查等方法。

一、输卵管通液术

输卵管通液术是检查输卵管是否通畅的一种方法，且具有一定的治疗功效。检查者通过导管向宫腔内注入液体，根据注液阻力大小、有无回流及注入液体量和患者感觉等判断输卵管是否通畅。由于操作简便，无需特殊设备，广泛应用于临床。

（一）适应证

1. 不孕症，男方精液正常，疑有输卵管阻塞者。

2. 检验和评价输卵管绝育术、输卵管再通术或输卵管成形术的效果。

3. 对输卵管黏膜轻度粘连有疏通作用。

（二）禁忌证

1. 内外生殖器急性炎症或慢性炎症急性或亚急性发作。

2. 月经期或有不规则阴道流血。

3. 可疑妊娠。

4. 严重的全身性疾病，如心、肺功能异常等，不能耐受手术。

5. 体温高于 37.5℃。

（三）术前准备

1. 月经干净 3 ～ 7 日，术前 3 日禁性生活。

2. 术前半小时肌内注射阿托品 0.5mg 解痉。

3. 患者排空膀胱。

（四）方法

1. 常用器械：阴道窥器、宫颈钳、妇科钳、宫颈导管、Y 形管、压力表、注射器等。

2. 常用液体：生理盐水或抗生素溶液（庆大霉素 8 万 U、地塞米松 5mg、透明质酸酶 1500U、注射用水 20ml），可加用 0.5% 的利多卡因 2ml 以减少输卵管痉挛。

3．操作步骤：

（1）患者取膀胱截石位，外阴、阴道常规消毒后铺无菌巾，双合诊了解子宫位置及大小。

（2）放置阴道窥器充分暴露宫颈，再次消毒阴道穹隆以及宫颈，以宫颈钳钳夹宫颈前唇。沿宫腔方向置入宫颈导管，并使其与宫颈外口紧密相贴。

（3）用 Y 形管将宫颈导管与压力表、注射器相连，压力表应高于 Y 形管水平，以免液体进入压力表。

（4）将注射器与宫颈导管相连，并使宫颈导管内充满生理盐水或抗生素溶液。排出空气后沿宫腔方向将其置入宫颈管内，缓慢推注液体，压力不超过 160mmHg。观察推注时阻力大小、经宫颈注入的液体是否回流、患者下腹部是否疼痛等。

（5）术毕取出宫颈导管，再次消毒宫颈、阴道，取出阴道窥器。

（五）结果评定

1．输卵管通畅：顺利推注 20ml 生理盐水无阻力，压力维持在 60～80mmHg 以下，或开始稍有阻力，随后阻力消失，无液体回流，患者也无不适感，提示输卵管通畅。

2．输卵管阻塞：勉强注入 5ml 生理盐水即感有阻力，压力表见压力持续上升而无下降，患者感觉下腹胀痛，停止推注后液体又回流至注射器内，表明输卵管阻塞。

3．输卵管通而不畅：注射液体有阻力，再经加压注入又能推进，说明有轻度粘连已被分离，患者感轻微腹痛。

（六）注意事项

1．所用无菌生理盐水温度以接近体温为宜，以免液体过冷而致输卵管痉挛。

2．注入液体时必须使宫颈导管紧贴宫颈外口，以防止液体外漏。

3．术后 2 周禁盆浴及性生活，酌情给予抗生素预防感染。

二、子宫输卵管造影

子这输卵管造影（hystero salpingo graphy，HSG）是通过导管向宫腔及输卵管注入造影，行 X 线透视及摄片，根据造影剂在输卵管以及盆腔内的显影情况了解输卵管是否通畅、阻塞部位及宫腔形态。该检查损伤小，能对输卵管阻塞作出较正确诊断，准确率可达 80%，并且具有一定的治疗功效。

（一）适应证

1．了解输卵管是否通畅及其形态、阻塞部位。

2．了解宫腔形态，确定有无子宫畸形以及类型，有无宫腔粘连、子宫黏膜下肌瘤、子宫内膜息肉及异物等。

3．内生殖器结核非活动期。

4．不明原因的习惯性流产，了解宫颈内口是否松弛，宫颈及子宫有无畸形。

（二）禁忌证

1．内、外生殖器急性或亚急性炎症。

2．严重的全身性疾病，不能耐受手术。

3．妊娠期、月经期。

4. 产后、流产、刮宫术后 6 周内。

5. 碘过敏者。

（三）术前准备

1. 造影时间以月经干净 3 ～ 7 日为宜，术前 3 日禁性生活。

2. 做碘过敏试验，试验阴性者方可造影。

3. 术前半小时肌内注射阿托品 0.5mg 解接。

4. 术前排空膀胱，便秘者术则行清洁灌肠，以使子宫保持正常位置，避免出现外压假象。

（四）方法

1. 设备及器械：X 线放射诊断仪、子宫导管、阴道窥器、宫颈钳、妇科钳、20ml 注射器等。

2. 造影剂：目前国内外均使用碘造影剂，分油溶性与水溶性两种。油剂（40% 碘化油）密度大，显影效果好，刺激小，过敏少，但检查时间长，吸收慢，易引起异物反应，形成肉芽肿或形成油栓；水剂（76% 泛影葡胺液）吸收快，检查时间短，但子宫输卵管边缘部分显影欠佳，细微病变不易认察，有的患者在注药时有刺激性疼痛。

3. 操作步骤：

（1）患者取亲繊石位，常规消毒外阴及阴道，铺无菌巾，双合诊检查子宫位置及大小。

（2）以阴道窥器扩张阴道，充分暴露宫颈，再次消毒阴道穹隆以及宫颈，用宫颈钳钳夹宫颈前唇，探查宫腔。

（3）将造影剂充满宫颈导管，排出空气，沿宫腔方向将其置入宫颈管内，徐徐注入碘化油，在 X 线透视下观察碘化油流经输卵管以及宫腔情况及其摄片。24 小时后再摄盆腔平片，以观察腹腔内有无游离碘化油。若用泛影葡萄胺液造影，应在注射后立即摄片，10 ～ 20 分钟后第二次摄片，观察泛影葡胺液流入盆腔情况。

（4）注入造影剂后子宫角圆钝而输卵管不显影，则考虑输卵管痉挛，可保持原位，肌内注射阿托品 0.5mg，20 分钟后再透视、摄片；或停正操作，下次摄片前先使用解痉药物。

（五）结果评定

1. 正常子宫、输卵管：宫腔呈倒三角形，双侧输卵管显影形态柔软，24 小时后摄片盆腔内见散在造影剂。

2. 宫腔异常：患子宫内膜结核时子宫失去原有的倒三角形态，内膜呈锯齿状不平；患子宫黏膜下肌瘤时可见宫腔充盈缺损；子宫畸形时有相应显示。

3. 输卵管异常：输卵管结核显示输卵管形态不规则、僵直或呈串珠状，有时可见钙化点；输卵管积水见输卵管远端呈气雍状扩张；24 小时后盆腔 X 线摄片未见盆腔内散在造影剂，说明输卵管不通；输卵管发育异常，可见过长或过短的输卵管、异常扩张的输卵管、输卵管憩室等。

（六）注意事项

1. 碘化油充盈宫颈导管时必须排尽空气，以免空气进入宫腔造成充盈缺损，引起误诊。

2. 宫颈导管与宫颈外口必须紧贴，以防碘化油流入阴道内。

3. 宫颈导管不要插入太深，以免损伤子宫或引起子宫穿孔。

4. 注碘化油时用力不可过大，推注不可过快，防止损伤输卵管。

5. 透视下发现造影剂进入异常通道，同时患者出现咳嗽，应警惕发生油栓，立即停止操作，取头低脚高位，严密观察。

6. 造影后 2 周禁盆浴及性生活，可酌情给予抗生素预防感染。

7. 有时因输卵管痉挛造成输卵管不通的假象，必要时重复进行。

三、妇科内镜输卵管通畅检查

近年随着妇科内镜的大量采用，为输卵管通畅检查提供了新方法，包括腹腔镜直视下输卵管通液检查、宫腔镜下经输卵管口插管通液检查和腹腔镜联合检查等方法，其中腹腔镜直视下输卵管通液检查准确率达 90% ～ 95%。内镜手术对器械要求较高，且腹腔镜仍是创伤性手术，故并不推荐作为常规检查方法。通常仅在对不孕、不育患者行内镜检查时例行输卵管通液（加用亚甲蓝染液）检查。

··（胥风华）

第十节　常用穿刺检查

腹腔穿刺检查和羊膜腔穿刺检查是妇产科常用的穿刺检查技术。腹腔穿刺检查可经腹壁穿刺和经阴道后穹隆穿刺两种途径完成。羊膜腔穿刺检查通常采用经腹壁入羊膜腔途径。

一、腹腔穿刺检查

（一）经腹壁腹腔穿刺术

妇科病变主要位于盆腔及下腹部，可通过经腹壁腹腔穿刺术抽出腹腔液体或组织，达到诊断目的，兼有治疗作用。抽出的液体应观察其颜色、浓度及黏稠度，并根据病史决定送检项目，包括常规化验检查、细胞学检查、细菌培养、药敏试验等以明确盆、腹腔积液性质或查找肿瘤细胞。细针穿刺活检用于盆腔及下腹部肿块的组织学确诊，在超声引导下进行。

（二）适应证

1. 用于协助诊断腹腔积液的性质。

2. 确定靠近腹壁的盆腔及下腹部肿块性质。

3. 穿刺放出部分腹腔积液，降低腹压、减轻腹胀、暂时缓解呼吸困难等症状，使腹壁松软易于作腹部及盆腔检查。

4. 腹腔穿刺同时注入化学药物行腹腔化疗。

5. 腹腔穿刺注入二氧化碳气体，作气腹 X 线造影，盆腔器官可清晰显影。

（三）禁忌证

1. 疑有腹腔内严重粘连，特别是晚期卵巢癌广泛盆、腹腔转移致肠梗阻者。

2. 疑为巨大卵巢脓肿者。

3. 大量腹腔积液伴有严重电解质紊乱者禁大量放腹腔积液。

4. 精神异常或不能配合者。

5. 中、晚期妊娠。

6. 弥散性血管内凝血。

（四）方法

1. 经腹 B 型超声引导下穿刺，常先充盈膀胱，确定肿块部位，然后排空膀胱，再进行穿刺。阴道 B 型超声指引下穿刺，则在术前排空膀胱。

2. 腹腔积液量较多以及囊内穿刺时，患者取仰卧位；液量较少取半卧位或者侧斜卧位。

3. 穿刺点一般选择在脐与左髂前上棘连线中外 1/3 交界处，囊内穿刺点宜在杂性感明显部位。

4. 常规消毒穿刺区皮肤，铺无菌孔巾，术者需戴无菌手套。

5. 穿刺一般不需要麻醉，对于精神过度紧张者，0.5% 利多卡因行局部麻醉，深达腹膜。

6. 7 号穿刺针从选定点垂直刺入腹腔，穿透腹膜时针头阻力消失，助手用消毒止血钳助固定针头；术者拔去枕芯，见有液体流出，用注射器抽出适量液体送检。腹腔积液细胞学检验约 100～200ml，其他液体仅需 10～20m1。若需放腹腔积液则接导管，导管另一端连接器皿。放液量以及导管放置时间可以根据患者病情和诊治需要而定。若为查明盆腔内有无肿瘤存在，可放至腹壁变松软易于检查为止。

7. 细针穿刺活检常用特制的穿刺针，在超声引导下穿入肿块组织，拍取少量组织，送组织学检查。

8. 操作结束，拔出穿刺针。局部再次消毒，覆盖无菌纱布，固定。若针眼有腹腔积液溢出可稍微施加压迫。

（五）穿刺液性质和结果判断

1. 血液：

（1）新鲜血液：放置后迅速凝固，为刺伤血管，应该改变穿刺针方向，或者重新穿刺。

（2）陈旧性暗红色血液：放置 10 分钟以上不凝固标明有腹腔内出血。多见于异位妊娠、卵巢黄体破裂或者其他脏器破裂如脾破裂等。

（3）小血块或不凝固陈旧性血液：多见于陈旧性宫外孕。

（4）巧克力色黏稠液体：镜下见不成形碎片，多为卵巢子宫内膜异位囊肿破裂。

2. 脓液：呈黄色、黄绿色、淡巧克力色，质稀薄或浓稠，有臭味，提示盆腔或腹腔内有化脓性病变或脓肿破裂。脓液应该行细胞学涂片、细菌培养、药物敏感试验。必要时行切开引流术。

3. 炎性渗出物：呈粉红色、淡黄色混独液体，提示盆腔及腹腔内有炎症。应行细胞学涂片、细菌培养、药物敏感试验。

4. 腹腔积液：有血性、浆液性、黏液性等。应送常规化验，包括比重、总细胞数、红细胞数、白细胞数、蛋白定量、浆黏膜蛋白试验（RiValta teSt）及细胞学检查。必要时检查抗酸杆菌、结核杆菌培养以及动物接种。肉眼血性腹腔积液，多疑为恶性肿瘤，应该行脱落细胞检查。

（六）注意事项

1. 术前注意患者生命体征，测量腹围、检查腹部体征。

2. 严格无菌操作，以免腹腔感染。

3. 控制针头进入深度，以免刺伤血管及肠管。

4. 大量放液时，针头必须固定好，以免计头移动损伤肠管；放液速度不宜过快，每小时放液量不应超过 1000ml，一次放液量不应超过 4000ml，并且严密观察患者血压、脉搏、呼吸等生命体征，随时控制放液量及放液速度；若出现休克征象，应该立即停止放腹腔积液；放液过程中需腹带束腹，并且逐渐缩紧腹带，以防腹压骤降，内脏血管扩张而引起休克。

5. 向腹腔内注入药物应慎重，很多药物不宜腹腔内注入；当行腹腔化疗时，应该注意过敏反应等毒副反应。

6. 术后卧床休息 8 ～ 12 小时，必要时给予抗生素预防感染。

二、经阴道后穹隆穿刺术

直肠子宫陷凹是腹腔最低部位，腹腔内的积血、积液、积脓易积存于该处。阴道后穹隆顶端与直肠子宫陷凹贴接，选择经阴道后穹隆穿刺术进行抽出物的肉眼观察、化验、病理检查，是妇产科临床常用的辅助诊断方法。

1. 适应证

（1）疑有腹腔内出血，如宫外孕、卵巢黄体破裂等。

（2）疑盆腔内有积液、积脓，穿刺抽液检查了解积液性质；盆腔脓肿穿刺引流及局部注射药物。

（3）盆腔肿块位于直肠子宫陷凹内，经后穹隆穿刺直接抽吸肿块内容物做涂片或细胞学检查以协助诊断。若怀疑恶性肿瘤需明确诊断时，可行细针穿刺活检，送组织学检查。

（4）B 型超声引导下行卵巢子宫内膜异位囊肿或输卵管妊娠部位注药治疗。

（5）在 B 型超声引导下经阴道后穹隆穿刺取卵，用于各种助孕技术。

2. 禁忌证

（1）盆腔严重粘连，直肠子宫陷凹被粘连块状组织完全占据，并且已经凸向直肠。

（2）疑有肠管与子宫后壁粘连，穿刺易损伤肠管或子宫。

（3）异位妊娠准备采用非手术治疗时应避免穿刺，以免引起感染。

3. 方法

患者排空膀胱后取膀胱截石位，外阴、阴道常规消毒，铺巾。阴道检查了解子宫、附件情况，注意阴道后穹隆是否膨隆。

阴道窥器充分暴露宫颈以及阴道后穹隆并消毒。宫颈钳钳夹宫颈后唇，向前提拉，充分暴露阴道后穹隆，再次消毒。

用腰椎穿刺针或 22 号长针头接 5 ～ 10ml 注射器，于后穹隆中央或稍偏病侧（最膨隆处），即阴道后壁与宫颈后唇交界处稍下方平行宫颈管快速进针刺入 2 ～ 3cm（图 4-11），当针穿过阴道壁有落空感后开始抽吸，如无液体抽出，边抽吸边缓慢退针，必要时适当改变方向。见注射器内有液体抽出时，停止退针，继续抽吸至满足化验检查需要止。行细针穿刺活检时采用特制的穿刺针，方法相同。

穿刺检查完毕针头拔出后，穿刺点如有活动性出血，可用棉球压迫片刻。血止后取出阴道窥器。

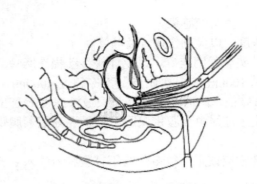

图 4-11　经引导后穹隆穿刺术

4. 穿刺液性质和结果判断

基本同经腹壁腹腔穿刺术。

5. 注意事项

（1）穿刺点在阴道后穹隆中点，进针方向应与宫颈管平行，深入至直肠子宫陷凹，不可过分向前或向后，以免针头刺入宫体或进入直肠。

（2）穿刺深度要适当，一般 2 ～ 3cm，过深可刺入盆腔器官或穿入血管。若积液量较少时，过深的针头可超过液平面，抽不出液体而延误诊断。

（3）抽吸物若为血液，应放置 5 分钟，若面则为血管内血液；或滴在纱布上出现红晕，为血管内血液，放置 6 分钟后仍不凝固，可判定为腹腔内出血。

（4）有条件或者病情允许时，先行 B 型超声检查，协助诊断直肠子宫陷窝有无液体及液体量。

（5）引导后穹隆穿刺未抽出血液，不能完全除外宫外孕和腹腔内出血；内出血量少、血肿位置同或与周围组织粘连时，均可造成假阴性。

（6）抽出的液体应根据初步诊断，分别进行涂片、常规检查、药敏试验、细胞学检查等，抽取的组织送组织学检查。

三、经腹壁羊膜腔穿刺术

经腹壁羊膜腔穿刺术是在妊娠中晚期时用穿刺针经腹壁、子宫壁进入羊膜腔抽取羊水供临床分析诊断，或注入药物或生理盐水用于治疗的一种方法。

（一）适应证

1. 治疗

（1）胎儿异常或死胎需做羊膜腔内注药（依沙吖啶等）引产终止妊娠。

（2）胎儿未成熟，但必须在短时间内终止妊娠，需行羊膜腔内注入地塞米松 10mg 以促进胎儿肺成熟。

（3）胎儿无畸形而羊水过多，需放出适量羊水以改善症状及延长孕期，提高胎儿存活率。

（4）胎儿无畸形而羊水过少，可间断向羊膜腔内注入适量 0.9% 氯化钠注射液，以预防胎盘和脐带受压，减少胎儿肺发育不良或胎儿窘迫。

（5）胎儿生长受限者，可向羊膜腔内注入氨基酸等促进胎儿发育。

（6）母儿血型不合需给胎儿输血。

2. 产前诊断：羊水细胞染色体核型分析、基因及基因产物检测：对经产前筛查怀疑有异常胎儿的尚危孕妇进行羊膜穿刺抽取羊水细胞，通过检查以明确胎儿性别、确诊胎儿染色体病以及遗传病等。

（二）禁忌证

1. 用于羊膜腔内注射药物引产时：

（1）心、肝、肺、肾疾病在活动期或功能严重异常；

（2）各种疾病的急性阶段；

（3）有急性生殖道炎症；

（4）术前 24 小时内两次体温在 37.5℃以上。

2. 用于产前诊断时：

（1）孕妇曾有流产征兆；

（2）术前 24 小时内两次体温在 37.5℃以上。

（三）术前准备

1. 孕周选择：

（1）胎儿异常引产者，宜在妊娠 16～26 周之内；

（2）产前诊断者，宜在妊娠 16～22 周，此时子宫轮廓清楚，羊水量相对较多，易于抽取，不易伤及胎儿，且羊水细胞易存活，培养成功率高。

2. 穿刺部位定位：

（1）手法定位：助手固定子宫，子宫底下 2～3 横指中线或两侧选择囊性感明显部位作为穿刺点；

（2）B 型超声定位：穿刺前可先行胎盘及羊水暗区定位标记后操作，穿刺时尽量避开胎盘，在羊水量相对较多的暗区进行；也可在 B 型超声引导下直接穿刺。

3. 中期妊娠引产术前准备：

（1）测血压、脉搏、体温，进行全身检查及妇科检查，注意有无盆腔肿瘤、子宫畸形及宫颈发育情况；

（2）测血、尿常规，出凝血时间，血小板计数和肝功能；

（3）会阴部备皮

（四）方法

孕妇排尿后取仰卧位，腹部皮肤常规消毒铺无菌孔巾。在选择好的穿刺点用 0.5% 利多卡因行局部浸润麻醉。用 22 号或 20 号腰穿针垂直刺入腹壁，穿刺阻力第一次消失表示进入腹腔。继续进针又有阻力表示进入宫壁，阻力再次消失表示已达羊膜腔。拔出针芯即有羊水溢出。抽取所需羊水量或直接注药。将针芯插入穿刺针内，迅速拔针，敷以无菌干纱布，加压 5 分钟后胶布固定（图 4-12）。

（五）注意事项

1. 严格无菌操作，以防感染。

2. 穿刺针应细。进针不可过深过猛，尽可能一次成功，避免多次操作。最多不得超过两次。

3. 穿刺前应查明胎盘位置，勿伤及胎盘。经胎盘穿刺者，羊水可能经穿刺孔进入母体血循环而发生羊水栓塞。穿刺与拔针前后应注意孕妇有无呼吸困难、发绀等异常。督惕发生羊水栓塞可能。

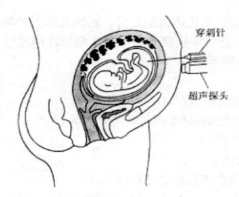

穿刺针

超声探头

图 4-12　经腹壁羊膜穿刺术

4. 抽不出羊水常因针被羊水中的有形物质阻塞，用有针芯的穿刺针可避免。有时穿刺方向、深度稍加调整即可抽出羊水。

5. 抽出血液，出血可来自腹壁、子宫壁、胎盘或者刺伤胎儿血管，应该立即拔出穿刺针并且压迫穿刺点，加压包扎。若胎心无明显改变，一周后再行穿刺。

6. 医护人员应严密观察受术者穿刺后有无副作用。

··（张跃辉）

第十一节　超声诊断

一、超声波诊断仪器与方法

超声波诊断是利用超声波对组织器官的反射信号（光点）特点来诊断疾病。子宫、输卵管、卵巢位于盆腔深处，周围有肠腔、肠气干扰，给超声诊断带来很大困难。为此，妇科疾病诊断必须充盈膀胱，超声通过膀胱透声窗，才能清晰显示子宫及附件位置、形态及脏器内部大体结构的特点。与 CT、磁共振相比具有简单、安全、无痛苦、价格低的优点。近年来超声仪器快速进展，腔内高频探头可使盆腔内组织结构显示更为清楚，疾病诊断符合率大大提高。随着多功能彩色多普勒诊断仪的问世，在 B 超二维图像上显示组织器官的血流分布、血流方向及相对血流速度，为肿瘤定性提供有意义的信息。超声波诊断仅是组织器官的物理性质诊断，往往图像无特异性，结合临床资料进行诊断非常重要。

1. 超声波诊断仪器

（1）超声显像仪：显像仪荧屏显示被查脏器的黑白二维图像。仪器探头有线阵、凸阵、扇扫及腔内探头等多种类型。探头频率为 3.0～7.5MHz。

（2）彩色多普勒诊断仪：为多功能诊断仪，将彩色多普勒及频谱多普勒加在超声诊断仪上，显示脏器图像及其血流动力学情况。

2. 超声波检查方法及特点

（1）经腹超声检查：患者饮水后膀胱适度充盈。在耻骨联合上方进行各方位扫描。经腹超声检查可以观察子宫、卵巢的形态和结构；判断有无盆腔肿物，以及肿物的来源，与子宫、附件等解剖结构的关系；监测或随诊肿物的变化，必要时可引导穿刺活检或治疗。

检查方法：检查前应饮水 500 ~ 800ml，使膀胱适度充盈，以能够显示子宫底部为标准。妇科检查时应选用凸阵探头，探头频率多为 3.5 ~ 5.0MHz，进行多平面、动态扫查。经腹超声检查时，探头距离子宫、卵巢等结构比较远，只能选用频率较低的探头，加上超声声束要经过腹壁肌肉层、皮下及腹膜脂肪层等结构，声波能量衰减较大，分辨力比经阴道超声低。临床应用时，可根据患者体型，灵活选用宽频探头中的不同频段，可在一定程度上改善图像质量。

优点：①探头频率低，超声穿透力强，适合较大肿瘤及肥胖患者；②探头扫描角度大，视野宽广，各脏器之间的关系一目了然。

缺点：①探头频率低，分辨力较差，组织器官的细微结构不清，尤其肥胖及腹部有手术史者图像更加模糊；②膀胱充盈，耗费时间长，而且患者有不适感。

注意事项：移动凸阵探头连续扫查，可了解其与周围组织的关系，必要时可变动患者的体位作比较，结合探头加压可了解肿块的活动度。进行经腹盆腔超声检查时，扫查的范围一定要大，以免遗漏位置较高的病变，如卵巢冠囊肿、卵巢畸胎瘤、子宫浆膜下肌瘤等。尤其是膀胱过度充盈时常常将病变向上推移，容易漏诊。在急腹症情况下，应同时检查肝肾隐窝和子宫直肠陷窝有无积液。

（2）经阴道超声检查：经阴道超声可清晰显示子宫内膜及双侧卵巢形态、大小和卵泡。进行经阴道超声检查的适应证包括怀疑有内膜病变；怀疑有下腹部疾病，而经腹超声无法做出明确诊断时；监测或随诊肿物的变化，必要时可引导穿刺活检或治疗。而在检查较大的盆腔肿块时，经阴道超声检查往往只能作为经腹超声检查的补充；进行经阴道超声检查的禁忌证为未婚妇女、阴道畸形、月经期、生殖系炎症。

检查方法：检查前患者排空膀胱，使膀胱处于无尿或轻度充盈状态。经阴道探头的频率多为 5.0 ~ 9.0MHz。检查时，患者取膀胱截石位或垫高臀部有助于显示盆腔前方结构。阴道探头顶端放置适量耦合剂，套一次性避孕套，然后在避孕套表面涂以耦合剂作润滑剂。操作者右手持阴道探头手柄，左手轻轻分开外阴，将探头缓缓放入阴道内。

优点：探头频率高，分辨力强；加之探头距靶器官近，没有肠气干扰，组织器官结构显示极为清楚，大大提高诊断符合率。对未婚或不宜阴道操作者可经直肠扫查。

缺点：①探头频率高，超声穿透力低，仅能清楚地显示直径 5 ~ 6cm 的肿物。肿物过大，远端不能显示，影响诊断。②探头扫查角度小（90°），盆腔内脏器的全貌不能在一次扫查中显示，需要多方位连续扫描，操作技术较难。经腹超声和经阴道超声两种途径结合应用，为临床常用方法。

注意事项：经腹超声和经阴道超声所得到的诊断信息有时是互补的。经腹超声检查的扫查范围比经阴道超声要大，探头的扫查、移动不受限制，对一些表浅的结构或是远离阴道的病变的观察比较清楚；经阴道超声检查探头更靠近子宫、卵巢等结构，而且不经过腹壁肌肉和脂肪层，声波衰减较少，因此可以清晰显示子宫、卵巢等结构的解剖细节。在临床工作中，常常要根据临床情况将两种方法结合起来使用。

二、正常声像图表现

1. 子宫的超声测量

纵切时子宫轮廓及子宫腔线清晰、全部显示后，可测量子宫体纵径以及子宫体的前后径，然后进行横向扫查，连续观察子宫横断面，测量子宫的最大横径。

（1）子宫纵径：子宫底部至子宫颈内口的距离为子宫体长度。

（2）子宫前后径：纵向扫查时，测量与子宫体纵轴相垂直的最大前后距离。

（3）子宫横径：横向扫查时，子宫底呈三角形，其左右为子宫角部位，此时测量子宫横径不易准确，探头应稍下移，在两侧子宫角下缘的子宫横断面呈椭圆形，使子宫内膜显示清晰时，测其最大横径。

成年妇女超声检查正常子宫的参考值为：纵径 5.5 ～ 7.5cm，前后径 3.0 ～ 4.0cm，横径 4.5 ～ 5.5cm，子宫颈长 2.5 ～ 3.0cm，可以简单记忆为：7cm×5cm×3cm。青春期子宫体长与子宫颈等长，生育期子宫体长约为子宫颈的 2 倍，老年期又成为 1∶1。应该指出的是，正常子宫的大小，因发育阶段、未产妇与经产妇等因素不同而有差异。

2. 子宫内膜

子宫内膜表面的 2/3 能随着卵巢激素周期性变化，称为功能层；余下的 1/3 即靠近子宫肌层的内膜，无周期性变化，称基底层。子宫内膜的基底层是中强回声，功能层为低回声，两侧内膜相接触处为线状强回声，称为子宫腔线。测量内膜厚度时应包括两侧内膜的基底层，并垂直子宫腔线进行测量。有时，在内膜与肌层交界处可以见到低回声晕，这是肌层内致密腺体的回声，测量内膜厚度时不应包括该低回声晕。

子宫内膜的声像图随激素的变化有相应的改变。增殖期子宫内膜的基底层是中等回声，功能层为低回声。分泌期内膜腺体分泌、血管增殖，功能层回声逐渐增强，厚度增加可达 7 ～ 12mm。之后，如果未发生妊娠，黄体退化，内膜腺体缩小、变性，内膜厚度减少，视坏死物质的多少，回声的强弱不同，利用经阴道超声可以清楚地观察到这一期的变化。正常未绝经妇女的子宫内膜厚度不会超过 14mm。如果没有雌激素的刺激，内膜会发生萎缩，内膜厚度不会超过 5mm。

3. 子宫的血供及多普勒超声检测

子宫血管结构的显示在很大程度上依赖于超声仪器的敏感性，以下介绍的是目前仪器精度条件下的数据结果。

（1）子宫动脉：利用彩色多普勒血流显像（CDFI）可以在子宫体与子宫颈的交界处侧面清楚地显示子宫动脉。子宫动脉的频谱形态在非妊娠状态下显示为高阻形态，即收缩期的尖锐峰，舒张期速度减低，并形成舒张早期"切迹"。生育期妇女子宫动脉的阻力指数（RI）为 0.86±0.04，绝经后子宫动脉阻力指数增高至 0.89±0.06。子宫动脉的 RI 随月经周期的变化而变化，增殖期 RI 高于分泌期 RI。左右两侧的子宫动脉频谱无差异。妊娠期，子宫动脉的 RI 明显减低。利用经阴道超声可以观察到子宫动脉分支，在排卵期有时甚至可以观察到功能层内的螺旋动脉。这些子宫动脉分支的 RI 进一步降低。

（2）子宫静脉：子宫静脉的走行与子宫动脉相同。管径常较粗大，围绕肌层分布，经腹和经阴道超声均可显示。

在进行超声检查时应注意的是，正常子宫肌层的回声是均匀的低回声，一些伪像可以使子宫肌层的回声不均匀。当子宫为后位时，由于子宫底部分距离探头远，而且在子宫颈的后方，常常出现回声减低，勿误诊为子宫肌瘤。疑有内膜病变的患者，如内膜增生或内膜息肉，超声检查应选择在月经干净后 3 ～ 4d 进行，此时内膜处于最薄的时期，而且功能层内膜为低回声，易于识别息肉等中强回声的病变。子宫和卵巢血供状态可随年龄、生殖状态（绝经前、绝经期或绝经后期）和月经周期而变化。掌握这些生理性改变，有助于对病理状态做出正确的判断。子宫的血流灌注与雌激素和孕酮的循环水平有关。在生育期的妇女，彩色多普勒检测可以显示较丰富的血流信号；绝经期的妇女则血流信号减少。

4. 卵巢

卵巢多为椭圆形，在髂外血管的后外侧。未绝经妇女的卵巢实质内有卵泡，是辨认卵巢最主要的结构特征。绝经后妇女的卵巢无卵泡，有时可以在卵巢实质的周围见到一些强回声灶，可以帮助分辨卵巢。

卵巢的测量：①卵巢长轴最大切面：测量卵巢长径及前后径；②卵巢最大横切面：测量卵巢横径。正常卵巢的体积在生育年龄最大，之后随绝经时间延长而逐渐缩小。生育期卵巢的大小可简单记忆成：4cm×3cm×2cm（长径 × 横径 × 前后径）。

在生育期妇女的一个月经周期中，利用经阴道超声可以观察到卵泡期、排卵期和黄体期卵巢的不同变化。在卵泡早期（月经第 5 ～ 7 天），通常可以看到几个发育中的卵泡，一般为 5 ～ 10 个；月经第 8 ～ 12 天，优势卵泡形成而其他卵泡退化。非优势卵泡的直径一般不超过 11mm，成熟卵泡的直径可达 20 ～ 25mm。排卵期，有时可以见到位于卵泡一侧的卵丘，预示着将在 36h 内排卵。排卵后子宫直肠陷凹会出现积液。黄体期，排卵后卵泡形成血体，血被吸收后形成黄体。超声可以见到壁稍厚的囊肿，囊肿内部有点状回声，彩色多普勒血流显像囊肿周边有环绕血流。这种黄体囊肿的直径有时可达到 40 ～ 60mm。黄体囊肿在月经开始后消失。正常月经周期，两侧卵巢大小有差异。

在进行超声检查时应注意的是，发现卵巢肿物后，要根据患者的不同情况，做出随访计划。要考虑患者的症状和激素水平。许多生理性的囊肿可以因为出血、破裂等而产生急腹症的症状；恶性肿瘤则因为血管、肿瘤组织的浸润性生长，很少出现急性出血、破裂等症状，而呈隐匿性。超声声像图上相似的病灶，出现在绝经期妇女还是未绝经妇女，临床意义大不相同。同样是在未绝经妇女中，服用口服避孕药的妇女出现卵巢囊肿，处理方法亦不同于其他妇女。直径 2.5 ～ 6cm 的单房囊肿可随访，观察其变化。

多普勒超声可以观察肿瘤的血流分布与形态，探测高速低阻血流，提供更多的诊断信息，有助于提高诊断的正确率。然而，仅凭血管存在与否不能判断卵巢肿瘤的良性与恶性；而且，低阻的血流频谱同样见于一些正常妇女中，良性与恶性肿瘤血流分布与形态、血流的各项参数之间有较大的重叠。所以彩色多普勒超声必须与二维超声相结合，才能做出正确的诊断。

三、卵巢肿瘤的超声诊断

1. 非赘生性肿瘤

（1）卵巢滤泡囊肿：①单侧性。②囊肿位于卵巢的一侧或稍突出表面。③囊肿直径＜ 5cm，囊壁菲薄、光滑、单房。④囊肿周边无血流信号。⑤囊肿在 2 ～ 6 周后自然消退。

（2）卵巢黄体囊肿：①单侧性。②囊肿位于卵巢的一侧或稍突出表面。③囊肿直径 4 ～ 6cm。囊壁略厚，腔内有多量细网格状低回声或非纯囊性回声。④囊肿 2 ～ 6

周后自然消退。⑤囊壁有少量彩色血流信号。动脉呈高阻力频谱。阻力指数（RI）＞0.5。腔内无明显彩色血流信号。

（3）卵巢冠囊肿：①单侧性，囊肿位于正常卵巢上方或偏外侧，与卵巢分界清楚。②囊肿多呈单房性，囊壁菲薄、光滑。③囊壁无明显彩色血流信号。

（4）多囊卵巢：①双侧卵巢对称性稍增大或正常。多发性滤泡囊肿，卵巢明显增大，最大直径可达11cm。②卵巢皮质或全卵巢含多量小囊泡，＞10个泡／扫查面，泡径＜1.0cm。多发性滤泡囊肿时囊泡大，炎症刺激卵巢微泡也增多，结合临床表现可行鉴别。

（5）子宫内膜异位囊肿：①子宫内膜异位囊肿可发生在一侧卵巢，也可发生在双侧卵巢内，常位于子宫后方。②囊肿圆形，囊壁因与周围组织粘连变厚而毛糙。腔内液黏稠有大量细腻低回声光点（非纯囊性）。偶尔在囊腔一侧有凝血块的不规则中等回声光团。推动肿物，光团随之晃动。③囊壁无明显彩色血流信号。

2. 卵巢良性肿瘤

卵巢良性肿瘤的组织学形态多样化。超声图像各异，按其物理性质可分三大类。

（1）囊性卵巢良性肿瘤：均为卵巢上皮性肿瘤。

单纯性卵巢囊肿：①单侧性，中等大小的圆形囊肿，直径＞5cm。②囊壁薄、光滑，单房腔。腔内液清亮，呈无回声。若有内出血则出现细腻而均匀的低回声光点，称为非纯囊性回声。③囊壁无明显彩色血流信号。

浆液性囊腺瘤：①多数为单侧性，中等大小的圆形囊性肿瘤。②囊壁完整，薄而光滑。③囊内为单房，也可呈多房腔。房间隔很薄而平直。腔内多为无回声。若有结晶颗粒，则出现悬浮的闪烁样细腻光点。④囊肿壁、房隔上没有或有少许星点状彩色血流信号。动脉呈高阻力频谱（RI＞0.5）。

黏液性囊腺瘤：①多数为单侧性，囊肿较大。②肿瘤壁完整，较薄而光滑。③囊肿内充满密集大小不等的房腔为其特征。小腔密集呈细网状，甚至互相叠加呈结构疏松的实性区。腔内为非纯囊性回声。房隔薄而平直。④肿瘤包膜及房隔上有少量点状彩色血流信号，动脉呈高阻力频谱（RI＞0.5）。

（2）囊实性卵巢良性肿瘤：浆液性乳头状囊腺瘤：①除具有浆液性囊腺瘤的特征外，在囊腔房隔或囊壁上有少量、均匀中等回声结节突起，乳头基底部的囊壁界限清楚。②乳头无血流信号或有少许点状彩色血流信号。动脉呈高阻力频谱。

黏液性囊腺瘤：黏液性囊腺瘤内的胶冻状黏稠液，有时呈"茧状"中等偏低回声团，沉于囊腔内。团块没有彩色血流信号。

囊性畸胎瘤：多为单侧性，双侧囊性畸胎瘤占12%。肿瘤圆形，中等大小，包膜往往不清，有时瘤周有低回声晕包绕。

肿瘤组织成分多样，声像图各异。分型如下：①类囊型：肿瘤内充满均匀中等回声光点，周围有液性回声环包绕。②短线型：肿瘤内以非纯囊性回声为主，其内散在大量、分布不均的短线状中等回声。③面团征型：脂类颗粒聚集在一起，形成较强回声光团，黏附在囊肿内壁上。④发团型：肿瘤内脂发团，为强回声团。光团四周呈毛刷状，团后方伴超声衰减。若团内含骨质成分，强光团后方伴声影。⑤脂液分层型：肿瘤内黏稠度不同的油、脂分层。回声图呈无回声在上、均匀中等回声层在下的脂液分层型。⑥贝壳花斑型：肿瘤内油、脂类物杂乱混合，图像呈大小不等、形态不规则的极低回声与不均匀中等回声无规律地间杂在一起，酷似贝壳上的花斑。⑦混合型：多数囊性畸胎瘤内，有2～3种图像，为混合型。

除肿瘤扭转伴感染外，不并发腹水。肿瘤壁及内部无血流信号。偶尔瘤壁上有少许彩色血流信号。动脉呈高阻力频谱。

（3）实性卵巢良性肿瘤：卵巢纤维瘤：①单侧性，肿瘤呈分叶或结节状。②肿瘤回声极低并伴有重度超声衰减，使肿瘤后部不显像，形态不清。肿瘤若有退行性变性，可有不规则囊区出现。③可伴有少量腹水。④肿瘤内无明显血流信号。

卵泡膜细胞瘤：①单侧性，肿瘤圆形，表面平滑。②肿瘤内呈实性低回声，中央散在分布不均的中等回声光点。肿瘤囊性变或出血坏死时，可有边界清晰的囊区或不规则极低回声区。③肿瘤内有少量星点状彩色血流信号，动脉呈高阻力频谱。灶状出血、水肿时，彩色血流信号增多，动脉可呈低阻力频谱（RI＜0.5）。④常合并少量腹水。卵泡膜细胞瘤的形态与回声类似浆膜下肌瘤。扫查时须注意肿瘤与子宫体的关系。辨认同侧是否有正常卵巢回声。

良性勃勒纳瘤：①单侧性，肿瘤呈圆形，包膜完整；②肿瘤回声低伴轻度超声衰减，也有表现为非纯囊腔内有乳头团块者。

3. 卵巢恶性肿瘤

卵巢恶性肿瘤种类繁多。按其内部结构，分为囊实相间及实性两大类，叙述为下：

（1）以多囊腔为主，为囊实混合性卵巢恶性肿瘤。

浆液性囊腺癌、浆液性乳头状囊腺癌：①单侧性或双侧性，肿瘤大。②肿瘤欠规则，表面不平。因与周围组织粘连，包膜常不清楚。③肿瘤内为囊性或非纯囊性，伴有数量不等的房隔。房隔厚薄不均且不平直，在房隔或囊壁内侧有中等回声的结节状乳头突起。乳头增多时可填充囊腔的大部分，成为偏实性肿瘤。乳头在肿瘤表面突起为外生性乳头。④肿瘤晚期广泛蔓延粘连。双侧卵巢癌瘤可将子宫包裹在中间而不能分辨，形成复杂的肿瘤包块。⑤大量腹水。⑥肿瘤房隔、乳头的实性部分有丰富的点片条状彩色血流信号。动脉呈低阻力频谱（RI＜0.5）。

黏液性囊腺癌：①单侧性，肿瘤大。②肿瘤不规则，表面不平。因与周围组织粘连，包膜常不清楚。③肿瘤以大量大小不等的囊腔为其特点。房隔厚而不平直，呈横竖交叉甚至杂乱无章的排列。房隔相交处或囊内壁有多量实性结节状乳头突起，乳头突起结构疏松。④大量腹水。⑤肿瘤内房隔及乳头突起处有多量彩色血流信号，动脉呈低阻力频谱（RI＜0.5）。

恶性勃勒纳瘤：①单侧性，肿瘤较大，表面光滑，有完整包膜。②肿瘤以非纯囊为主，其内有少数厚而相交的房隔。房隔相交处有中等回声团块突起，团块因含纤维间质成分而伴声影，在囊壁内侧可有不规则或片状实性偏低回声突起，似天鹅绒状。③肿瘤内实性部分有大量彩色血流信号，动脉呈低阻力频谱（RI＜0.5）。

卵巢子宫内膜样癌：①单侧性，肿瘤大小不一，不规则，常与子宫粘连，无明显包膜。②肿瘤多囊腔，房隔厚而不直。囊内液混有实性中等不均回声团块，少数肿瘤以实性中等回声为主。伴有出血坏死的非纯囊或囊区。无特异性。③肿瘤内实性部分有丰富的彩色血流信号，部分动脉呈低阻力频谱（RI＜0.2），部分呈高阻力频谱（RI＞0.5）。

（2）以实性回声为主，为囊实相间的卵巢恶性肿瘤。

未分化癌：①单侧性，肿瘤大、不规则，无明显包膜；②肿瘤以实性中等回声为主，中央有不规则囊区；③伴腹水；④肿瘤实性部分彩色血流信号丰富，动脉呈低阻力频谱（RI < 0.37）。

颗粒细胞瘤：①单侧性，肿瘤包膜完整。②肿瘤较小时，呈中等偏强回声结构疏松，类细网隔状。肿瘤增大有出血坏死时，肿瘤可呈囊性，囊内有不规则中等偏强回声团，团块结构疏松。③伴少量腹水。④肿瘤实性部分有丰富的彩色血流信号，动脉呈低阻力频谱（RI < 0.32）。

内胚窦瘤：①多发生于青少年，单侧性，圆形或卵圆形，表面光滑，有包膜。②大部分肿瘤呈实性均匀低回声，如有出血、坏死、囊性变，则肿瘤内可出现不规则囊区，成为以实性低回声为主，囊实混合性结构。③可伴有腹水。④肿瘤内彩色血流信号丰富，动脉呈低阻力频谱（RI < 0.4）。

恶性畸胎瘤：①单侧性为多，肿瘤大，表面不平，包膜部分或全部不完整。②肿瘤为实性，回声多样，有不规则中等回声区，有伴声影的强回声团，有乳头状结构。偶尔有多房状囊区，结构杂乱，但具有良性畸胎瘤的某些特点。③可伴有腹水。④肿瘤实性部分，尤其房隔上彩色血流信号增多，部分动脉呈低阻力频谱（RI < 0.5）。

乳腺癌转移瘤：①单侧也可双侧，肿瘤中等大小，不规则。常与子宫粘连，无明显包膜。②肿瘤以实性不规则偏低回声团块为主，周围有非纯囊腔。③肿瘤实性部分彩色血流信号丰富，动脉呈低阻力频谱（RI < 0.5）。

（3）实性卵巢恶性肿瘤：库肯勃瘤：①大多为双侧性，肿瘤中等大小，不规则。常与子宫及周围组织粘连成不规则大团块，包膜不清。②肿瘤内部呈较均匀的偏低回声，结构疏松为海绵状。③多伴有腹水。④肿瘤内有丰富彩色血流信号，动脉呈低阻力频谱（RI < 0.5）。

原发腹膜癌：肿瘤发生在腹膜的任何部位。病变区域腹膜增厚或呈结节状突起并与周围组织粘连。无明显"肿瘤"态为本病特点。常见图像：①盆腔腹膜发生肿瘤时，子宫浆膜层呈偏低回声增厚，而且不平。在膀胱后方、子宫肠陷凹，以及子宫双侧均可见表面不平的偏低回声增厚区及不规则的结节状肿瘤。肿瘤与周围组织盆壁紧密粘连，无包膜。腹腔内瘤体可互相粘连成饼状，称之为"瘤饼"。②双卵巢回声正常。③多有腹水。④肿瘤饼及结节内有丰富彩色血流信号，部分动脉呈低阻力频谱（RI < 0.5）。

四、输卵管肿瘤的超声诊断

输卵管管径很细，其超声波回声与周围组织雷同，超声很难识别输卵管。输卵管良性肿瘤体积都很小，往往超声不能诊断。恶性输卵管肿瘤体积较大，超声能分辨出。但常因肿瘤与周围组织，尤其是与卵巢粘连，经腹超声不易分辨肿瘤来源。经阴道超声可清楚地显示卵巢与输卵管的关系，尤其盆腔有游离液时，输卵管恶性肿瘤显示得较清晰。其超声特点如下：

（1）位于子宫的一侧。肿瘤不规则或分叶状，因粘连，周围界限模糊，无包膜。肿瘤可与输卵管相连。

（2）肿瘤内呈不均中等或偏低回声，也可伴囊腔，腔内有乳头状实性低回声。

（3）患侧卵巢回声正常并与肿瘤粘连。

（4）腹水。

（5）肿瘤内实性区有多量彩色血流信号，动脉呈低阻力频谱（RI < 0.4）。

五、子宫颈肿瘤的超声诊断

1. 子宫颈良性肿瘤

（1）子宫颈潴留囊肿：子宫颈组织内腺体堵塞，液体潴留形成囊肿。超声显示子宫颈内有多数圆形囊腔，壁薄而光滑。囊腔大小不等，大者可达 2 ~ 3cm。囊腔无血流信号。

（2）子宫颈息肉：子宫颈位置低，子宫颈息肉体积小又常位于子宫颈管内，经腹 B 超很难诊断。经阴道或经直肠超声可以较清楚地显示。其特点如下：①单发性，留置子宫颈管内或突出子宫颈外口。②息肉为纺锤状，内呈均匀中等回声或稍偏低回声，周围界限清晰。③息肉内有少量星点状彩色血流信号，动脉为高阻力频谱（RI > 0.5）。

（3）子宫颈肌瘤：①子宫颈增大，一侧结节状向外突起。②肌瘤结节周围有低回声假包膜，内部为均匀低回声或有漩涡状结构。③肌瘤包膜有弧形彩条状血流信号，肌瘤内部有星点状彩色血流信号。动脉均为高阻力频谱（RI > 0.5）。

2. 子宫颈恶性肿瘤

（1）子宫颈癌：对原位癌及无子宫颈形态改变的浸润癌超声多不能诊断。子宫颈癌晚期超声可显示子宫及附件情况，协助了解癌浸润程度。子宫颈癌的超声特点如下：①子宫颈呈结节状或不规则增大，周界不清晰，若有子宫体浸润，则子宫体形态改变、增大。②子宫颈呈不均低回声，子宫颈管不清，癌组织向外浸润，受累处呈现不规则低回声结节或凹凸不平的增厚区。如癌组织堵塞子宫颈内口，可致子宫腔积液。③子宫颈部位有丰富的五彩镶嵌血流信号。动脉呈低阻力频谱（RI < 0.36）。

（2）子宫颈腺癌：子宫颈腺癌发自子宫颈内膜常向内生长，易漏诊。超声特点如下：①子宫颈均匀增大或稍大。②子宫颈癌变区回声增强，与正常子宫颈组织之间无明显分界。其内散在大量密集小囊腔。子宫颈管不清楚。③病变区彩色血流信号增多，动脉呈高阻力频谱。

六、子宫肿瘤的超声诊断

1. 子宫良性病变

（1）子宫肌瘤：子宫肌瘤为常见的子宫良性肿瘤，常为多发性，也可单发。根据肌瘤发生部位有壁间肌瘤、浆膜下肌瘤、黏膜下肌瘤、阔韧带肌瘤、子宫颈肌瘤之分。超声特征如下：

子宫壁间肌瘤：肌瘤发生在子宫任何部位的肌壁内，主要超声表现如下：①子宫增大（子宫长、宽、厚三径之和大于 15cm），表面不平，失去正常形态。②子宫肌壁内有单个或多个结节状回声团。周围有假包膜的低回声晕，与正常肌层组织分界清楚。小结节内为实性低回声；大者为不均匀中低回声，并可见旋涡状结构。肌瘤内纤维组织增多时，结节伴超声衰减或强弱相间的栅栏状回声。③肌瘤结节小，一般没有彩色血流信号；大肌瘤包膜处有彩色条状或半弧状血流信号，内部有星点状、网状或短条状彩色血流信号。动脉均呈高阻力频谱，但肌瘤内部血流阻力指数较包膜处的阻力指数低。

浆膜下肌瘤：浆膜下肌瘤常与壁间肌瘤合并。超声表现如下：①子宫不规则增大，单发浆膜下肌瘤时，子宫体的某一部位球状结节向外突起，或有蒂与子宫壁相连。多发时子宫可呈凹凸不平状。若肌瘤向双侧阔韧带内突出称为阔韧带肌瘤。②肌瘤内部为均匀低回声，周边包膜平整。③肌瘤蒂部有多量彩条状血流信号伸入子宫体，包膜及内部均有少量彩色血流信号。动脉呈高阻力频谱。

黏膜下肌瘤：肌瘤突入子宫腔，甚至有蒂游离在子宫腔内。蒂长者肌瘤可下垂至子宫颈或脱出子宫颈外口、阴道内。其超声表现如下：①在子宫体中央，有不均的中等回声团。周界虽有假包膜，但低回声晕不明显。位于子宫颈或阴道内的肌瘤回声偏低。肌瘤上端有蒂的低回声细带向子宫腔内延伸。②黏膜下肌瘤内有较丰富彩色血流信号。低回声细蒂部有丰富的彩色血流信号，顺其走向可寻到蒂的发源处。动脉血流均呈高阻力频谱。

肌瘤退行性变性的超声表现：①钙化：肌瘤周边钙化呈环状或半弧形强回声伴声影，肌瘤内部钙化灶则在肌瘤结节内出现边界清晰的强回声斑块或伴声影。肌瘤钙化强回声区无彩色血流信号。②脂肪变性：肌瘤脂肪变性处呈均匀中等回声区，旋涡状结构消失。内部无彩色血流信号，或有少量彩色血流信号。动脉呈高阻力频谱。③囊性变性：肌瘤囊性变性区呈不规则、边界清楚的无回声囊腔。大小不等，大者可达4cm，囊区周围可有少量彩色血流信号。④玻璃样变性：肌瘤内玻璃样变处呈边界不清晰的低回声，其内有较多彩色血流信号。动脉呈高阻力频谱。

（2）子宫腺肌症：多见于30～40岁妇女。子宫内膜组织异位到子宫肌层，异位的内膜也随激素的周期改变，反复发生增殖、分泌及出血，致子宫肌层增厚，组织界面增多，积血可形成细小腔隙。子宫腺肌症局限，可形成腺肌瘤。子宫腺肌症回声图特征如下：①子宫均匀增大，表面可略不平。②病变的子宫肌层增厚，弥漫散在数量不等、分布较均匀的中等回声短线，可伴栅栏状声影及子宫壁轻度超声衰减。如有积血，病变区域内有细小偏囊性腔隙或直径＜1.0cm边界清楚的小囊腔。病变区如有短线集中成结节状，提示腺肌瘤形成。③子宫腺肌症常与子宫肌瘤并存。此时，肌层内可见到周围有低回声的肌瘤结节状回声。④子宫内膜平直，回声正常。因病变的肌层增厚，内膜常不居中，而向非病变侧偏移。⑤子宫腺肌症病变区域，散在多量星点状彩色血流信号。动脉呈高阻力频谱（RI＞0.5）。

（3）子宫良性间叶瘤：肿瘤由脂肪、血管、平滑肌等中胚层的成分组成。常见主要成分为脂肪，其声像图为均匀中等回声团，周边规整，与子宫肌层界限分明。难与肌瘤脂肪化生区别。瘤内无彩色血流信号，周边可有少许彩色血流信号。动脉呈高阻力频谱。

（4）子宫囊肿：子宫囊肿由后天继发囊肿及先天囊肿组成。前者为肌瘤囊性变及内膜异位症。先天性子宫囊肿少见，为中肾管、副中肾管残留部分液体潴留而成。囊肿大小不等，形态不规则，囊壁薄而光滑。中肾管囊肿发生在子宫体侧壁，常伴有阴道囊肿。副中肾管囊肿发生在子宫底及前壁，大者可占据整个子宫前壁。囊肿无血流信号。

2. 子宫内膜病变

（1）子宫内膜增生：①子宫体大小正常或稍大，形态正常。②子宫肌壁回声均匀。③子宫内膜回声中等增强，均匀或间有少数直径0.2～0.5cm的小囊腔。内膜边缘平整与宫壁分界清楚，厚度＞2cm。④单侧卵巢可稍大，内有小囊肿，直径＜3cm。⑤子宫内膜无彩色血流信号，或偶见星点状血流信号。动脉呈高阻力频谱。

（2）子宫内膜息肉：子宫内膜息肉常为多发小息肉。直径＜1～2cm，也有单发大息肉，直径可达6cm。超声表现如下：

子宫内膜增厚，回声中等增强，为多发性小息肉的表现。需与子宫内膜增生鉴别。

单发性子宫内膜息肉，多见绝经后妇女。声像图特点：①子宫体均匀增大。官壁薄，厚度1cm左右。②子宫腔内充满实性中等回声团。团内有多量大小不等的潴留囊腔，犹如蜂窝，最大囊腔直径可达3cm。③子宫内膜不清楚。④子宫内膜息肉彩色多普勒表现不同。当息肉生长不快并无感染时可无明显彩色血流信号。相反，息肉团内有大量星点状、条状彩色血流信号。大部分动脉呈高阻力频谱，少数动脉呈低阻力频谱（RI＜0.4）。

（3）子宫内膜腺癌：子宫内膜腺癌肉眼观，局部内膜呈息肉或结节状突向子宫腔，或内膜弥漫性增厚，病变常伴出血、坏死、溃疡。病变类型不同，声像图表现各异：

子宫体大小、形态正常。子宫内膜呈线状中等回声，厚度＜0.2cm。无特异表现。多见于子宫角部小息肉状病变或溃疡型病变。常易漏诊。

子宫体稍增大，形态正常。子宫内膜增厚，平均厚度1.8cm（0.4～3.5cm）。内膜回声中等增强，不均匀。内膜边缘与子宫壁之间分界模糊而且不平整。常见于弥漫性病变。

子宫体均匀增大。子宫腔内充满杂乱的絮状低回声及中等回声小团块，或子宫腔下部有不规则的中等不均匀回声团块，上部为非纯囊性回声。提示癌组织侵及并堵塞子宫颈内口。

子宫增大或形态失常。除内膜增厚外，子宫壁内出现形态不规则中等回声团块，团块与正常肌层分界不明显。常为癌组织侵及肌层的表现。

子宫内膜增厚区，有多量或丰富的彩色血流信号。动脉呈低阻力频谱（RI＜0.5）。子宫壁彩色血流信号增多，动脉呈高阻力频谱（RI＞0.6）。

3. 子宫肉瘤

子宫肉瘤有多种组织来源。平滑肌肉瘤来源于子宫平滑肌或子宫肌瘤肉瘤样变。子宫内膜间质肉瘤来自子宫内膜间质组织。恶性中胚叶混合瘤来源中胚层组织，如软骨、脂肪、横纹肌等。由于肉瘤内组织成分不同，声像图各异，分述如下：

（1）子宫平滑肌肉瘤或子宫肌瘤肉瘤样变：①子宫体增大，表面不平。若肿瘤突出子宫颈口，则子宫颈呈菜花或分叶状不规则增大。边缘界限不清晰。②子宫病变区回声复杂多样。有不规则分叶或结节状。内部结构疏松，回声低无旋涡状结构。结节可突向子宫腔甚至脱出子宫颈外1/3。子宫腔线弯曲偏移。也有病变区呈杂乱无章的囊实混合性回声。子宫内膜不清晰。肿瘤回声虽不同，但病变区与正常子宫壁分界均不清晰。③肿瘤内有极丰富的彩团状血流信号，动脉呈低阻力频谱。

（2）子宫内膜间质肉瘤：①子宫内膜间质肉瘤声像图随病变部位不同而异。肿瘤发生0.2cm。无特异表现。多见于子宫角部小息肉状病变或溃疡型病变。常易漏诊。②子宫体稍增大，形态正常。子宫内膜增厚，平均厚度1.8cm（0.4～3.5cm）。内膜回声中等增强，不均匀。内膜边缘与子宫壁之间分界模糊而且不平整。常见于弥漫性病变。③子宫体均匀增大。子宫腔内充满杂乱的絮状低回声及中等回声小团块，或子宫腔下部有不规则的中等不均匀回声团块，上部为非纯囊性回声。提示癌组织侵及并堵塞子宫颈内口。④子宫增大或形态失常。除内膜增厚外，子宫壁内出现形态不规则中等回声团块，团块与正常肌层分界不明显。常为癌组织侵及肌层的表现。⑤子宫内膜增厚区，有多量或丰富的彩色血流信号。动脉呈低阻力频谱（RI < 0.5）。子宫壁彩色血流信号增多，动脉呈高阻力频谱（RI > 0.6）。

3. 子宫肉瘤

子宫肉瘤有多种组织来源。平滑肌肉瘤来源于子宫平滑肌或子宫肌瘤肉瘤样变。子宫内膜间质肉瘤来自子宫内膜间质组织。恶性中胚叶混合瘤来源中胚层组织，如软骨、脂肪、横纹肌等。由于肉瘤内组织成分不同，声像图各异，分述如下：

（1）子宫平滑肌肉瘤或子宫肌瘤肉瘤样变：①子宫体增大，表面不平。若肿瘤突出子宫颈口，则子宫颈呈菜花或分叶状不规则增大。边缘界限不清晰。②子宫病变区回声复杂多样。有不规则分叶或结节状。内部结构疏松，回声低无旋涡状结构。结节可突向子宫腔甚至脱出子宫颈外 1/3。子宫腔线弯曲偏移。也有病变区呈杂乱无章的囊实混合性回声。子宫内膜不清晰。肿瘤回声虽不同，但病变区与正常子宫壁分界均不清晰。③肿瘤内有极丰富的彩团状血流信号，动脉呈低阻力频谱。

（2）子宫内膜间质肉瘤：①子宫内膜间质肉瘤声像图随病变部位不同而异。肿瘤发生在子宫体中央侵入内膜同时也侵及肌层，则表现为子宫均匀增大，子宫体中央回声不均匀增强，并散在大量短线状回声。病变区不规则，与正常肌壁分界不清。没有正常子宫内膜回声。如病变发生在子宫的一侧，侵及肌层时子宫可不规则增大，肿瘤呈结节状向外突起。内部为极密集的中等短线回声，无旋涡状结构。出血、坏死、囊变时可出现不规则囊腔。子宫内膜回声清楚。②病变部位彩色血流信号增多，静脉频谱为多。

（3）子宫恶性中胚叶混合瘤：肿瘤呈息肉状或分叶状向子宫腔突出。肿瘤中的肉瘤成分是子宫以外其他中胚叶组织，如脂肪横纹肌软骨等。成分复杂声像图多样杂乱，表现如下：①子宫均匀增大。宫壁薄，回声均匀，厚度 < 1cm。②子宫腔内充满不规则的杂乱回声。内有实性强回声团、低回声区，并间有大小不等的不规则囊区。③肿瘤内有大量彩色血流信号，部分动脉呈低阻力频谱。

七、妊娠滋养细胞疾病超声诊断

1. 葡萄胎

（1）部分性葡萄胎：胎盘的一部分绒毛水肿葡萄样变，胚胎可存活。声像图表现：胎盘的一部分甚至一半增厚，内有大量小囊泡回声，类似蜂窝。彩色多普勒检查病变区无血流信号。

（2）完全性葡萄胎：①子宫均匀增大，明显大于妊娠月份。子宫壁回声薄，血管回声增多。②子宫腔内充满大小不等的囊泡，泡间有粗细不均的中等回声线梗，犹如蜂窝。若伴子宫腔积血，则在蜂窝间出现不规则、边界不清晰的低回声或囊区。无胎儿回声。③双卵巢回声多正常，偶有囊性肿物。④子宫壁内有丰富的网状彩条血流信号，动脉阻力指数（RI）降低。子宫腔内蜂窝状回声区无血流信号。

2. 恶性滋养细胞肿瘤

恶性滋养细胞肿瘤包括恶性葡萄胎及绒毛膜癌。二者超声表现相同，表现如下：

（1）子宫增大，形态不规则，可有结节突起。如有肿瘤浸润，穿破子宫壁，则子宫的周界不清楚。

（2）子宫肌壁内回声复杂多样。①子宫壁内出现不规则的不均低回声区，且与正常肌层分界不清楚。子宫腔线清楚。②子宫壁内出现不规则囊腔，与正常肌层分界清晰。子宫腔线清楚。③子宫壁的大部甚至全部充满粗大而弯曲的管腔状回声，管腔内有低回声光点流动。子宫腔线不清楚。

（3）双卵巢正常或有囊肿。

（4）宫外浸润处呈蜂窝状结构，边界不清晰。

（5）病变区内有极丰富的五彩镶嵌的光带，光团血流信号。动脉为低阻力频谱（RI < 0.3）。

八、常见胎儿异常的超声诊断

（一）胎儿宫内窘迫的超声诊断

超声诊断胎儿宫内窘迫主要进行胎儿生物物理检查，包括胎动（FM），胎儿呼吸运动（FBM），胎儿张力（FT），羊水量，胎盘分级，综合 NST 共六项指标以及脐动脉等重要脏器血流情况。

（二）脑缺氧的超声诊断

胎儿中枢神经系统发育需要在高浓度的氧环境中进行，以提供新的中枢神经系统内各种神经中枢的发育以及生物物理活动反射，而生物物理活动在胎儿发育中是最先具备活动功能的中枢部位，在缺氧的环境中最晚失去功能，称为渐进性低氧概念。以此概念，稍有缺氧，NST 首先无反应，随着缺氧的加重，FBM 消失，FM 消失，最后 FT 消失。

（三）胎儿血流情况。

（四）胎儿宫内生长迟缓（IUGR）的超声诊断。

IUGR 的病因是多方面的，它可来自患儿母亲的子宫、胎盘和胎儿本身。常用多指标探测来反映胎儿宫内情倪，以提高其敏感性和特异性。如 BPD，HC，AC，FL，Hc/Ac 等，其临床两种类型与声像图表现有密切关系。均称型 IUGR，胎儿各部分，包括头颅、躯体、四肢的生长按比例地减少，通常由于胎儿生长从早期妊娠就开始受到影响。BPD，HC，AC，FL 均低于平均数的两个标准差，HC/AC 比值正常。不均称型 IUGR，胎儿各部分生长是不均称的、不成比例的。如 BPD，FL 可正常范围，HC/AC 比值增加，说明躯体软组织尤其是肝和腹部脂肪的影响很大。

九、常见妊娠异常的超声诊断

（一）脐带缠绕的超声诊断

声像图主要表现有：①缠绕处表皮有压迹。②压迹上方可见原形或扁圆形小衰减包块，并见短亮条呈小等号（脐带内血管回声）。③以小包块为中心，转动探头，可寻找出缠绕的一段脐带，在彩超上表现尤其明显。

（二）前置胎盘的超声诊断

在膀胱适度充盈的条件下，取仰卧位检查，先纵向探测，明确胎盘附着的部位和胎盘上界与宫底的距离、下界与内口的距离，注意胎儿先露部的高低。当胎盘附着子宫下段或覆盖子宫内口时，超声按以下标准诊断。

1. 低置胎盘胎盘最低部分附着子宫下段，距内口约 3～5cm。

2. 边缘性前置胎盘胎盘边缘位于宫颈内口的边缘，但未覆盖内口。

3. 部分性前置胎盘宫颈内口的一部分被胎盘边缘覆盖，往往造成胎头高浮，不能入盆。

4. 中央性前置胎盘宫颈内口被胎盘完全覆盖，胎头高浮。横向探测时，宫颈上方全部为胎盘的回声，无羊水间歇。

诊断前置胎盘时，要注意的是：子宫由未孕时 1cm 的峡部到妊娠后 7～12cm 的子宫下段，在峡部拉长的过程中，子宫增大，胎盘可向宫底方向"牵移"，使部分前置胎盘变成正常位置的胎盘或程度变轻。故一般在孕 32 周以前不做前置胎盘的诊断，只提示目前胎盘处于的状态，如"目前胎盘中央性前置状态"。有条件在临近预产期时，再次超声检测，以免不必要的剖宫产。

（三）胎盘早剥的超声诊断

在胎儿娩出前，胎盘部分或全部与子宫发生剥离，称胎盘早期剥离。超声声像图有：①胎盘增厚。②绒毛膜板向羊膜腔膨出。③胎盘后血肿形成胎盘与子宫之间有暗区，单个或多个。④羊水内有时因血液的渗入，可见微细光点。严重的胎儿死亡。

十、常见胎儿畸形的超声诊断

（一）无脑畸形

神经管头段未发育或未闭合即形成无脑畸形。无脑儿的颅底骨发育完全而缺少颅顶骨。超声诊断无脑畸形可早至孕 9～12 周，且较准确。①正常胎儿在孕 12 周左右可显示环状的胎头颅骨光环及颅内大脑镰的回声。无脑儿无论纵、横、斜切查扫，均探查不到清晰而光滑的圆或椭圆的环状胎头回声，仅能显示一轮廓不规则的团状强回声。脑组织回声缺如。②颜面常可显示，但颅面比例失调，眼窝浅小使眼珠突出状，耳低位，颈短，呈"蛙样"面容。

胎儿无脑畸形常合并其他系统畸形，如脊椎裂、畸形足、腹裂、唇腭裂等。故超声检查时须注意：①多方位仔细检查，以免因手法不当而误诊。②胎儿屈曲位或正枕后位因超声衰减，部分颅骨回声较弱，甚至不显示，也易误诊。

（二）脑膨出伴发颅裂畸形

①颅脑缺损部位不一，常在枕部，正中线上有颅骨缺损。超声可见胎头的环状强回声有中断缺损。②隐形颅裂者若膨出物囊性，为单纯脑膜膨出；内容物为脑实质组织时呈盘曲样中等回声，为脑膜、脑膨出。囊壁由头皮、皮下组织、硬脑膜组成，声像图显示中间呈低回声带的三层结构。③根据有无脑组织膨出及膨出的多少，颅内结观念生相应的变化，如脑积水、中线偏移等。

（三）脑积水

颅内有异常多的液体蓄积称脑积水。分为脑室内积水、脑外积水（又名"水脑征"：脑与硬脑膜之间积液）和混合型积水。

正常胎儿脑室率—同侧侧脑室宽 / 一侧颅半径。为 0.25～0.27，一般最高限不应超过 0.35。若发现脑室率在 0.35 以上，则应严密观测其发展变化。脑室率在 0.5 以上，可诊断胎儿脑积水。①侧脑室无回声区扩大，在孕 20 周后，脑室率 > 0.5 以上。脑中线无偏离，双顶径无增大，胎儿头身比例尚在正常范围，为轻度脑积水。②中、重度脑积水时，侧脑室与第三极度扩张，脑实质受压，脉络膜悬挂，中线飘浮，头围增大。胎儿头身比例失调，头面比例失调。

（四）脊柱裂

隐性脊柱裂系椎骨畸形引起。多发生于腰部。外覆正常肌肉，表面皮肤可有小簇毛发，超声较难看出缺损。

开放性脊柱裂：①纵切面椎体与椎弓板失去平行结构，脊柱裂处可见骨化中心缺损或排列异常。②横切面正常的闭合三角形消失，表现为开放形三角形，或称"V"形，"U"形。③脊柱裂处皮肤也出现相应异常，或见皮肤缺损，或见囊肿样结构称脊膜膨出。

（五）小头畸形

临床意义在于常伴有脑小畸形与智力发育不良。超声图像表现为胎儿双顶径、头围、头面积低于该孕龄的三个标准差以上者，诊断可成立。

（六）唇裂

唇裂是由于上颌窦没有与同侧鼻窦愈合所致，男比女多。若内侧或外侧腭窦未能在中线合并而形成前腭裂或上腭裂，并常与唇裂同时发生，此种情况女比男多。超声检查时，声束通过上腭至下颌的冠状切面或侧冠状切面，显示鼻孔和唇。当发现唇部或上唇不连续，可能为唇裂或腭裂。

（七）十二指肠闭锁

①梗阻上段十二指肠与胃泡扩张，呈"双泡征"。②双泡间有沟通。③羊水过多。

（八）小肠梗阻

①多个扩张的肠袢，呈圆形，椭圆形，长条形。实时超声跟踪相邻的液性暗区相通。②羊水过多。③肠穿孔后表现为胎粪性腹膜炎。

仔细观察时可见肠的蠕动变形，无回声区中有时有少许点状回声，加压时可见浮动。

（九）胎儿型多囊肾

①双肾扩大，可以巨大，占满腹腔。②保持肾的原有状态。③肾的回声弥漫增强，皮质强于髓质。④羊水过少。

（十）脐膨出

脐环增大或腹壁中断，肌层缺失可形成脐疝（脐膨出）或内脏膨出。①腹壁中线缺损，脐带附着于膨出的表面，脐带静脉经过膨出包块进入肝脏。②表面有薄层腹膜覆盖，有腹水时更易观察。③膨出可大可小，膨出物可仅为肠管，仅为肝脏或两者都有。严重者胃也可膨出。④膨出越大腹围越小。⑤常见腹水。⑥1/3合并羊水过多。

（十一）腹裂畸形

①脐孔一侧缺损，脐孔正常。②缺损较小，不超过2公分，少有大缺损。③肠管突出飘浮于羊水中，表面无薄膜覆盖，偶有肝脏，胃等其他内脏突出。④机械性肠梗阻及肠缺血，腹腔内外肠管扩展，肠穿孔，胎粪性腹膜炎。

（十二）TORCH系列病毒感染的超声重点

TOX的典型三大临床表现：脑积水、脑内钙化、视网膜脉络膜炎。CMV的典型症状：小头畸形、脑内钙化、听力异常。HSV-2的典型症状：眼角膜结膜炎、皮肤水泡。

RUV 感染的三大主症（先天性风疹综合征）先天性白内障、心脏畸形、先天性耳聋。

（张跃辉）

第十二节　CT 与 MRI 影像学诊断

一、CT 与 MRI 扫描前准备

1. 妇科 CT 扫描前准备

（1）检查前 4h 禁食。

（2）为加强盆腔内不同组织的对比度，检查前需做肠道准备，服用 2% 含碘溶液使肠道充盈，膀胱中等度储尿，放置阴道塞等，以免肠道、膀胱及阴道误与肿瘤混淆。

（3）平扫难以准确判断盆腔肿瘤的位置和大小，需要时前静脉注入造影剂做增强检查。

2. 妇科 MRI 扫描前准备

（1）严禁任何金属物进入强磁场，扫描前须将手表、皮带扣、硬币等留在扫描场外。妇科医生在开申请单前要详细询问患者既往手术史，带有心脏起搏器、假肢、手术金属钉的患者不宜做 MRI 检查，金属避孕环需事先摘除，非金属避孕环可行 MRI 检查，这样做的目的是防止人体内金属物在磁场中移位造成危险；另一方面防止金属物影响磁场的均匀性，造成图像上的各种伪影干扰诊断。

（2）膀胱中等度充盈，肠道无须特殊准备。

（3）轴位为盆腔扫描基本位置，常规在相同层面做 T_1 及 T_2 加权扫描，根据病情需要做矢、冠状 T_1、T_2 序列，必要时增加脂肪抑制扫描序列。

（4）大部分患者需要静脉注入顺磁性造影剂，目前常用的是钆－二乙烯五胺乙酸（Gd-DTPA）以增强对病变的分辨率，Gd-DTPA 对病生理组织信号的强化与含碘造影剂在 CT 图像中作用的机制不一样，含碘造影剂是通过改变组织对 X 线的吸收值而达到直接增强的目的，顺磁性造影剂是改变组织的磁环境而间接增加组织信号的对比度。

二、常见妇科肿瘤影像学特征

1. 子宫肌瘤

（1）传统 X 线诊断：平片偶可见肌瘤呈蛋壳样或斑、点、条块状钙化；子宫输卵管造影可见子宫腔内充盈缺损。

（2）CT 诊断要点：①平扫可见子宫增大变形，子宫腔变小或偏移。肌瘤的密度与子宫基本一致，较大者因内部坏死而显示不规则低密度，肿块内可有钙化影，尤其是绝经期后可发生沿肌瘤周壁的蛋壳样或不规则团块状钙化。②注入造影剂后，肌瘤强化较明显，瘤周可显示低密度假包膜。瘤体大者可见向子宫腔内或子宫轮廓外突出的实性肿块；瘤体小者与子宫强化幅度一致，难以鉴别。

（3）MRI 诊断要点：子宫肌瘤在 T_1 加权像信号等于或略低于正常肌肉组织，在吧加权像上等于或高于正常肌肉组织信号。变性的肌瘤内部信号不匀，坏死囊变在 T_1 加权像上为低信号，而在 T_2 加权像上为高信号；钙化和透明样变性在 T_1 及他加权像上均几乎没有信号，而脂肪样变性组织则均为高信号。肌瘤内出现信号留空的血管影像应警惕子宫平滑肌肉瘤的可能性。

（4）鉴别诊断：主要应与子宫腺肌症、子宫肥大、子宫平滑肌肉瘤、子宫内膜癌及盆腔炎性包块等鉴别。子宫分叶状增大和钙化是本病较特征的表现；子宫内膜癌常不如子宫肌瘤增强均一明显，且边界模糊，常伴子宫腔积液；盆腔炎性包块一般有明确的感染史及包块内积液，结合临床病史是鉴别诊断的关键。

2. 子宫颈癌

（1）CT诊断要点：CT诊断主要依据子宫颈形态、大小的改变。大的肿块显示为子宫颈局限性软组织密度影像。肿瘤组织中灶状低密度影像，提示有坏死存在。②扩散的方式主要是直接浸润和淋巴转移，肿瘤侵犯周围结构可引起子宫颈边缘模糊，为向外隆凸的不规则分叶状软组织密度肿块，子宫颈周围及所侵犯器官周围的脂肪层消失；累及膀胱、直肠，表现为壁不规则增厚；累及淋巴结表现为结节状软组织肿块。

（2）MRI诊断要点：① Ia期前的子宫颈癌可不出现阳性所见。② Ib期以后子宫颈增大，子宫颈边缘不规则，宫旁脂肪消失。肿瘤组织在他加权像上信号高于邻近正常子宫颈组织信号；肿瘤浸润部位信号高于正常子宫旁组织；T_2加权矢状位像容易显示阴道下部的浸润及受侵而增厚的膀胱、直肠壁，均为高信号；盆壁肌肉组织内异常高信号区，亦可考虑为受侵征象。

（3）选择性子宫动脉造影：可见细小肿瘤血管及肿瘤染色，晚期子宫颈癌可行动脉化学治疗、栓塞，还可以植入化学治疗泵做长期化学治疗。

（4）影像检查方法优选：经阴道内的超声检查测量肿瘤的大小效果佳，但对肿瘤较大，有广泛扩散及术前分期有一定局限性。增强CT图像上子宫颈癌很少能直接显示肿瘤，对肿瘤大小或肿瘤对基质侵犯深度的诊断无助。MRI可以多平面成像且软组织对比分辨力高，与CT相比，在评价肿瘤大小、基质侵犯深度和分期的准确性方面有明显优势。经阴道内超声检查可作为首选的影像学检查方法，但对大肿瘤（＞3cm）、患者查体不满意和决定放射治疗或手术治疗、临床检查不能准确估计肿瘤范围时，应选用MRI。

3. 子宫内膜癌

（1）子宫输卵管造影要点：①子宫腔内局限的边缘清楚的充盈缺损或边缘不规则、模糊的浸润，宫壁僵硬，可有子宫腔扩大、积液。②输卵管及子宫颈受侵后，可呈僵硬或不规则狭窄。

（2）子宫动脉造影诊断要点：①动脉期可见肿瘤区大量新生血管扭曲、紊乱，动——静脉瘘所致静脉提前显影。②毛细血管期可见肿瘤不均匀染色，造影剂排出延缓。③静脉期静脉受压移位或闭塞，侧支引流血管扩张迂曲。

（3）CT诊断要点：①Ⅰ、Ⅱ期子宫内膜癌几乎不能与正常子宫鉴别；Ⅲ、Ⅳ期病变，子宫体弥漫增大或局部变形不规则，密度不均，其内坏死区表现为低密度。②当肿瘤侵犯子宫壁深度超过1/3时，增强扫描肿瘤表现为不增强的低密度（相对于正常肌组织）。Ⅱ期子宫体癌堵塞子宫颈口可产生子宫积液。③肿瘤向宫外扩展，子宫周围脂肪层消失，可累及膀胱、直肠和盆壁。④子宫内膜癌主要与子宫肌瘤鉴别：前者少见钙化，后者较多见；子宫肌瘤增强后密度较高，子宫内膜癌密度略低且不均匀。

（4）MRI诊断要点：①肿瘤小于3cm时，病变与正常子宫内膜的信号对比差异不大，诊断困难。②肿瘤较大时在T_1加权像上与子宫肌层相比呈等信号，他加权像上为高信号或混杂结节状中等或低信号区。③宫旁组织T_1、他弛豫时间延长提示肿瘤浸润。

（5）影像检查方法优选：超声检查，尤其是经阴道内的超声检查被认为是一种首选的影像学检查方法，其缺点在于：软组织对比分辨率不佳（肿瘤和邻近的子宫肌层常为类似的回声）；相对小的视野妨碍了对大肿瘤的评估；患者的体型（子宫内膜癌的患者常为矮胖型）可造成经阴道内超声检查的困难。CT 主要用于观察子宫内膜癌的大体形态和淋巴结的情况，平扫无法评价子宫肌层受累的深度，只有血管造影 CT 才能准确提供这方面的信息。但血管造影 CT 是一种创伤性检查，需经髂动脉插管注射造影剂后进行扫描。MRI 在发现肿瘤侵犯子宫颈和子宫肌层受累方面优于超声及 CT。利用增强 MRI 可显着提高异常子宫内膜的发现率，造影剂的应用改善了平扫他加权像上对子宫肌层受累过高或过低估计的误差。手术病理证实息肉状肿瘤所致子宫扩大会造成 MRI 诊断困难。

4. 子宫肉瘤

（1）CT 诊断要点：①子宫不均质增大，边缘不规则，伴低密度坏死区及钙化灶。肿瘤侵及子宫壁深度 1/3 以上 CT 才能可靠显示。② CT 上不易鉴别子宫内膜癌和子宫肉瘤，但它们的转移途径略有不同，CT 可以观察到前者转移主要是直接蔓延至邻近器官或经淋巴结转移；后者易于早期血行转移至远处器官。子宫肌瘤恶变，快速生长为重要指征，尤其是绝经后仍不断增大更应考虑恶变。

（2）MRI 诊断要点：子宫肉瘤在 T_1 加权像上信号偏低，与肌瘤信号相似。在他加权像上信号中等偏高，或呈混杂高信号，高于肌瘤的他信号。肉瘤内部亦可见 T_1 低信号、T_2 高信号的坏死部分，若肿瘤内显示有流空的血管信号，为肉瘤的特征。

5. 卵巢囊肿

（1）CT 诊断要点：①卵巢内边缘清楚、壁薄，圆形低密度肿块。一般囊闪无分隔。CT 值一般在 0 ～ 10Hu，有出血或感染时 CT 值升高。增强后，囊肿边缘强化，内部无增强。②巧克力囊肿常为多囊状和双侧肿块，囊壁厚薄不匀，囊内因新旧血凝块的存在而呈混杂密度。增强后，囊壁呈不规则多环形强化，边缘欠光整。

（2）MRI 诊断要点：①卵巢囊肿在 T_1 加权像上为低信号，他加权像上为高信号。②滤泡囊肿常多发，也可单发，为边界清晰锐利的圆形或卵圆形薄壁肿物。③滤泡囊肿内部结构均匀，黄体囊肿的内部结构不均匀。

6. 多囊卵巢综合征

CT、MRI 诊断要点如下：

（1）双侧卵巢对称性增大，可为正常卵巢的 2 ～ 4 倍。壁薄光滑或表面分叶状隆起，被膜下多发小囊腔，内含液体影。增强扫描可见厚薄不一的分隔强化。

（2）如囊肿太小时，CT 仅表现为两个增大的软组织影，不能与其他实质性卵巢肿瘤相鉴别。

7. 卵巢囊腺瘤

（1）CT 诊断要点：①卵巢囊腺瘤一般体积较大，边缘清晰，可有钙化而无分叶。浆液性囊腺瘤内单房或多房，水样密度；黏液性囊腺瘤常多房，密度稍高于水，囊壁一般中等厚度。②卵巢囊腺癌在无转移的情况下，难与良性的囊腺瘤鉴别，仅囊腺瘤有形态不规则钙化和内部间隔，而囊腺癌则少见。

（2）MRI 诊断要点：①卵巢囊腺瘤边界清晰锐利，大小不等；多房常见。②浆液性囊腺瘤表现为均匀的长 T_1、长 T_2 信号，如有出血时则为短 T_1、长他信号。③黏液性囊腺瘤线条状分隔多见，有或无小乳头状突起的壁结节。由于黏蛋白的缘故在 T_1 加权像上为高信号，在他加权像上为更高信号。增强后，囊壁及壁结节呈中等度强化。

8. 卵巢畸胎瘤

（1）平片诊断要点：盆腔内常发现发育不全的骨骼或牙齿；肿瘤壁上可出现蛋壳样钙化。

（2）CT诊断要点：①密度不均匀的囊性肿块，边缘光整，囊壁厚薄不一，单侧或双侧性。②皮样囊肿表现为单纯含液囊肿，囊壁可有蛋壳样钙化。典型的畸胎瘤CT征象为肿瘤内含脂肪（CT值 $-100 \sim -50Hu$）和（或）发育不全的骨骼及牙齿，也可见自囊壁向内突出的实性结节影。如囊内同时含有脂肪和液体，则可见到上脂肪下液体的液—脂界面和漂浮物，能随体位变动。③畸胎瘤恶变（或恶性畸胎瘤）常发生于壁结节处，肿瘤体积大且形态不规则，边缘模糊，与周围器官之间的正常脂肪层消失。

（3）MRI诊断要点：①肿瘤内液性脂肪部分呈短 T_1、长 T_2 信号强度，是诊断畸胎瘤的主要依据。②肿瘤内部含壁突和碎屑2种结构，壁突的成分为脂类组织、头发、牙齿、骨骼；碎屑常位于囊性部分的下层，液性脂肪位于上层，二者之间产生信号分层；碎屑和壁突的信号强度大致为中等信号；脂质在他加权像上信号非常高；头发的信号低于肌组织；骨骼与牙齿无信号。③由于脂肪造成的化学位移伪影即可出现在肿瘤内，也可出现在肿瘤周围，此特征可与出血性病变相鉴别。

9. 卵巢纤维瘤

CT、MRI诊断要点如下：

（1）肿瘤体积较大，边缘光滑。其内可含密集点状和短条状钙化影，常有坏死囊变，表现为囊实性占位，增强后不均匀强化。

（2）邻近器官常受压移位，但分界清楚。

10. 卵巢癌

（1）CT诊断要点：①占据盆腔或下腹部的巨大不规则分叶状肿块，常与子宫分界不清。②肿块可为囊实性或主要为实性，混杂密度，实性部分CT值为 $40 \sim 50Hu$，肿块内可有分隔、坏死，少数有钙化（浆液性囊腺癌），部分囊壁有乳头状软组织结节；注入造影剂后增强明显。③肿瘤转移的CT征象：①大网膜转移：常见为横结肠与前腹壁间或前腹壁后方，密度不均匀、边缘不规则、界线不清楚的扁平状软组织肿块，似饼状，约30%合并腹水。此外，胃、脾与肝左叶之间，子宫直肠窝、结肠旁沟、肠系膜根部可以见到小的软组织密度的转移结节。②"腹膜假性黏液瘤"：是卵巢癌腹腔播散的一种形式。大体形态表现为中下腹部低密度肿块，有分隔或厚薄不等的囊壁，囊内CT值高于水，呈条块状或结节状。腹腔播散的另外一种表现为肝右叶外侧有分隔的囊性新月形或梭形影像，肝脏外缘受压形成多个压迹，是卵巢黏液腺癌所产生的黏液或自身破入腹腔所致。③淋巴结及远方转移：淋巴结转移多位于腹主动脉旁和腹股沟；肝内转移；胸腔积液或其他脏器的远方转移没有特异性，需结合原发病史做出诊断。

（2）MRI诊断要点：①肿瘤呈实性或囊实性，实性部分在他加权像上表现为高信号或等信号，囊性部分 T_1 低信号 T_2 高信号。②肿瘤壁不规则，壁结节融合成块；瘤内有厚的分隔。（固MRI可显示卵巢癌的范围，也可发现盆腔及远方的转移，如腹水、网膜种植和大于1cm的腹膜种植灶，钆增强后显示较佳。

（3）影像学优选：CT是目前首选进行卵巢癌术前分期的方法，可发现5mm大小的腹膜种植灶。高分辨增强CT可发现小肠表面、肠系膜或腹膜上小于5mm的肿瘤种植灶，比普通CT检查的发现率高2～4倍。平扫、增强MRI序列和快速成像技术的应用已使 MRI 成为可靠的卵巢癌的综合诊断手段之一。

（4）鉴别诊断要点：卵巢癌与卵巢良性肿瘤及炎性包块的鉴别诊断标准主要为：①间隔和囊壁厚度大于 3mm；②囊壁结节或瘤内坏死；③转移征象。

11. 卵巢转移瘤

CT、MRI 诊断要点同卵巢癌相似，大体形态缺乏特异性，鉴别诊断主要依据病史。

12. 输卵管肿瘤

（1）子宫输卵管造影：①输卵管不规则狭窄或梗阻，梗阻近端扩张积水。②良性瘤在输卵管内可见边缘光整的充盈缺损，梗阻近端扩张。多发充盈缺损应考虑乳头状瘤，盆腔充气摄影能显示局部圆形或梭形肿块阴影。

（2）CT、MRI 诊断：此两种方法很难区分输卵管占位或卵巢病变，但可以观察恶性肿瘤的侵犯范围和有无转移。

13. 葡萄胎

（1）平片：妊娠 4 个月时见不到胎儿骨骼。

（2）子宫输卵管造影：增大的子宫内无数的圆形充盈缺损，边缘光整，状如堆积的葡萄。

14. 侵蚀性葡萄胎

（1）子宫输卵管造影要点：残存葡萄胎表现为排列不整的多囊状充盈缺损，造影剂可穿越子宫进入盆腔。

（2）血管造影要点：①子宫弓形动脉直接与血窦相连而不经过子宫血管网，失去正常形态。肌壁血窦呈斑片状或圆形充盈。②动、静脉不同程度扩张，动—静脉瘘，静脉过早显影。

（3）CT 诊断要点：妊娠 12 ~ 16 周后宫内不见正常胎儿骨骼显示；子宫不均质增大，50% 的患者有不规则低密度区，为瘤出血坏死所致。可表现为 3 种不同形态：①子宫大小正常，宫内有不规则中心性或偏心性低密度区；②子宫均匀增大，内有低密度区；③子宫呈分叶状，伴子宫局部增大或子宫颈增大；常伴卵巢多发性黄体囊肿；显示局部浸润范围、远方转移部位及形态。

（4）MRI 诊断要点：①肿瘤表现 T_1 低信号，T_2 高信号，但结构不均，多血供。②恶性葡萄胎、绒毛膜癌使子宫壁的 3 层结构模糊不清，而良性葡萄胎子宫肌层与病变分界清晰，可以鉴别。

15. 绒毛膜癌

（1）血管造影要点：①大量异形血管，子宫肌壁内不规则充盈缺损和血湖；②动、静脉扩张，动—静脉瘘，静脉提前显影；③肿瘤染色。

（2）CT、MRI 诊断参见恶性葡萄胎。

··（张跃辉）

第十三节　产前筛查和产前诊断常用的检查方法

一、产前筛查技术

（一）非整倍体染色体异常的产前血清学筛查

非整倍体染色体异常产前筛选检查的目的是通过化验孕妇的血液，来判断胎儿患病的危险程度，如果结果显示高风险，就应该进行确诊性的检查。

1. 筛查指标：在空腹状态下，抽取孕妇血清，检测母体血清中妊娠相关血浆蛋白 A（preg－nancy－associated piaSma protein A，PAPP－A）、游离 β－hCG（早期两项），或甲型胎儿蛋白（fetal protein A，AFP）、绒毛促性腺激素（hCG）和游离雌三醇（uE$_3$）（中期三项）的指标。各项指标的单位采用正常孕妇在该孕周的中位数的倍数来表示。结合孕妇预产期、体重、年龄和孕周，计算出危险度，这样可以查出 60%～70% 的唐氏综合征患儿。

2. 检查方法：在母血清产前筛查多项指标的检测中，一般采用放射免疫、酶联免疫、时间分辨免疫荧光法、化学发光方法等。早孕期筛查时间为 10～14 周，孕中期筛查时间为 16～21 周。

3. 注意事项：在产前筛查时，孕妇需要提供详细的个人资料，包括出生年末次月经、体重、是否糖尿病、双胎，是否吸烟、异常妊娠史等，由于筛查的风险率，统计中需要根据上述因素作一定的校正。孕周需要采用胎儿超声指标（头臀长或双顶径）矫正。

（二）胎儿畸形超声筛查

产前超声检查的目的主要是排除大部分胎儿畸形，检查内容是围绕同时期胎儿生长的结构情况以及最佳观察时期来设置的。胎儿畸形超声筛查通常指妊振 18～24 周的系统胎儿超声检查，有条件的医院在妊娠 9～14 周开展胎儿颈项透明层和胎儿鼻骨检查以及严重胎儿畸形筛查。

1. 筛查内容：主要是对胎儿体表及内脏的大体结构进行系统的观察。可以产前诊断的畸形有严重脑畸形（无脑儿、重度脑积水、水脑症、严重脑膨出、无叶型前脑无裂畸形）严重淋巴水囊瘤、单腔心、严重胸腹壁缺失内脏外翻、严重脐膨出、能超过 5cm 畸胎瘤、致死性软骨发育不良、严重开放性脊柱裂，以及股骨、胫骨、腓骨、肱骨、尺骨、桡骨的严重缺失等。

2. 检查项目：除包括常规的产前超声检查的项目外，至少还应包括以下项目：头部（颅骨、脑中线、侧脑室、丘脑）颜面部（上唇）、心脏（四腔心切面、左心室流出道以及主动脉长轴切面、右心室流出道以及肺动脉长轴切面）、脊柱（颈、胸、腰、骶尾段）、腹部（肝、胃、双肾、膀胱）、四肢（肱骨、桡骨、股骨、胫腓骨，测量股骨骨长）、胎儿辅助结构（脐带、胎盘、羊水）等在胎儿体位允许时，还可以检查其他解剖结构。

3. 注意事项：

（1）某些部位如果显示欠佳，可在其后 2～4 周内再复查一次。

（2）因为胎位、羊水、母体等因素的影响，在超声检查中不能很好地显示清楚，超声报告应该说明哪些结构显示欠清。

（3）胎儿畸形的产前超声图像种类繁多，而且同一畸形在不同的妊娠阶段，其图像也可能不同，再加上仪器的局限性和胎儿、母体方面的影响因素。因此，漏诊往往不可避免。

（4）胎儿畸形的筛查和诊断要做到知情同意。

（三）无创产前检查技术（non－invasive prenatal test，NIPT）

孕妇的外周血血清中约有 1%～5% 的 DNA 是来自胎儿的，通过对胎儿 DNA 的测序分析，是无创产前检查技术的基础。首先抽取孕妇的外周血，提取游离 DNA，采用高通量 DNA 测序技术，诊断染色体倍数异常和基因突变。目前临床用来诊断的疾病有 21、18、13 －三体等染色体异常。在孕妇有染色体异常、多胎等情况下不适用。其临床应用价值有待于进一步评估。

二、染色体病的产前诊断常用技术

近年来，分子细胞遗传学的进展迅速，如免疫荧光原位杂交技术、引物原位 DNA 合成技术、多聚酶链式反应技术、DNA 测序技术等，使染色体核型分析更加准确、快速。染色体疾病的产前诊断主要依靠细胞遗传学方法，获取胎儿细胞和胎儿的染色体仍是重要环节。

（一）羊膜腔穿刺术（amniocentesis）

行染色体检查的羊水穿刺一般在妊娠 16 ～ 21 周进行，有条件的单位可以扩展到妊娠晚期。在超声引导下羊水穿刺的并发症很少见，约有 1% 的孕妇可发生阴道见红或羊水泄漏，绒毛膜羊膜炎的发生率在 0.1% 以下，导致流产的风险在 0.5% 左右。

（二）绒毛穿刺取样（chorionic villus sampling，CVS）

绒毛穿刺取样常在妊娠 10 ～ 13 周之间进行。根据胎盘的位置选择最佳的穿刺点，可以采用经宫颈或经腹穿刺取样。该方法具有快速、避免母体细胞污染等特点，但可能出现滋养细胞层细胞核型与胎儿细胞核型不符的现象。

（三）经皮脐血穿刺技术（percutaneous umbilical cord b100d sampling，PUBS）

又称脐带穿刺（cordocentesis）。该方法主要特点有：

1. 快速核型分析：胎儿血细胞培养 48 小时后即可进行染色体核型分析。

2. 胎儿血液系统疾病的产前诊断：如溶血性贫血、自身免疫性血小板减少性紫癜、血友病、地中海贫血等。

3. 可以对胎儿各种贫血进行宫内输血治疗。

（四）胎儿组织活检（fetal tissue biopsy）

在妊娠早中期，可以采用胎儿镜下组织活检。胎儿组织活检可以用在一些家族性遗传病的产前诊断。

（五）胚胎植入前诊断（preimplantaticm genetic diagnosis，PGD）

对于某些遗传性疾病，可以采用体外受精的方法，在植入前进行遗传学诊断，以达到减少人工流产率和预防遗传病的目的。目前报道能做植入前诊断的疾病包括囊性纤维变性、脆性 X 综合征、假肥大型营养不良症、常见的染色体数目异常等。

（吕　玲）

第十四节　羊水检查

羊水检查是经羊膜腔穿刺取羊水进行羊水成分分析的一种出生前的诊断方法。应用羊水细胞可以进行判断胎儿性别、羊水细胞培养行染色体核型分析、酶的分析、宫内感染病原体检测胎儿血型判断等。目前常用于胎儿肺成熟度判断、宫内感染病原体检测和产前诊断。

一、适应证

1. 判断胎儿肺成熟度。许多高危妊娠在引产前需了解胎儿成熟度，以选择分娩的有利时机。

2. 孕妇于妊娠早期感染某些病原体，如风疹病毒、巨细胞病毒或弓形虫感染。

3. 细胞遗传学检查（染色体核型分析）及先天性代谢异常的产前诊断。

二、检查方法

经腹壁羊水穿刺术，见本章"常用穿刺检查"。

三、临床应用

（一）胎儿肺成熟度检查

1. 卵磷脂与鞘磷脂比值（L/S）测定

胎儿肺泡 II 型上皮细胞分泌的表面活性物质，能使胎肺表面张力减低，有助于预防新生儿呼吸窘迫综合征（neonatal respiratory distress syndrome，NRDS）的发生。肺泡表面活性物质的主要成分为磷脂，羊水 L/S 比值可用于判断胎肺的成熟度。

2. 磷脂酰甘油（phosphatidyIglyceroI，PG）测定：PG 占肺泡表面活性物质中总磷脂的 10%。但它的出现极具特异性。妊娠 35 周后出现，代表胎儿肺已成熟，以后继续增长至分娩。PG 测定判断胎儿肺成熟度优于 L/S 比值法，糖尿病合并妊娠时，即使 L/S 比值＞ 2，而未出现 PG，则胎儿肺仍不成熟。

（二）细胞遗传学及先天性代谢异常的检查

多在妊娠 16 ～ 21 周进行。

1. 染色体异常：通过羊水细胞培养作染色体核型分析，可以诊断染色体（常染色体及性染色体）数目异常或者结构异常。近年国外已经把 AmLy － CGH 技术应用于临床，除了常规的染色体数目异常，还能诊断染色体微插入、微缺失等染色体结构畸形。

2. 先天性代谢异常：经羊水细胞培养作某些酶的测定，可以诊断因遗传基因突变引起的某种蛋白质或者酶的异常或缺陷。例如测定氨基己糖酶 A 活力，诊断类脂质蓄积引起的黑蒙性家族痴呆病；测定半乳糖 -1- 磷酸盐尿苷酰转移酶，诊断半乳糖血症等。

3. 基因病：从羊水细胞提取胎儿 DNA，针对某一基因作直接或间接分析。近年已能应用合成 DNA 化学、重组 DNA 技术及分子克隆等技术，相互结合作遗传病的基因诊断。目前能进行产前诊断的基因病包括地中海贫血、苯丙酮尿症、血友病甲及乙、假肥大型进行性肌营养不良症等。

（三）检测宫内感染

孕妇有风疹病毒等感染时，可行羊水的病原体或特异性的生物标志物检测。如羊水白细胞介素 -6 升高，可能存在亚临床的宫内感染，流产或早产风险增高。

（四）协助诊断胎膜早破

对可疑胎膜早破者，可用 pH 试纸检测阴道内排液的 PH。胎膜早破时，因羊水偏碱性，pH 应＞ 7。亦可取阴道后穹隆处液体一滴置于玻片上，烘干后在光镜下检查，胎膜早破时可见羊齿植物叶状结晶和少许毳毛。

（吕 玲）

第五章 妇科炎症

第一节 概 述

女性生殖系统炎症是妇女常见病、多发病，主要有外阴炎、阴道炎、子宫颈炎及盆腔炎。

一、女性生殖器官自然防御功能

女性生殖器官的解剖和生理特点，具有比较完善的自然防御功能，从而增强了对感染的防御功能。

虽然女性生殖系统在解剖、生理方面具有较强的自然防御功能，但由于外阴前与尿道批邻、后与肛门邻近，容易受到感染；外阴与阴道又是性交、分娩及其他妇科检查的必经之道，易受到损伤及外界病原体的感染。此外，妇女在特殊生理时期如月经期、妊娠期、分娩期及产褥期，防御功能受到破坏，或机体免疫力下降，内分泌发生变化，病原体容易侵入生殖道而造成炎症。

二、传染途径

（一）沿黏膜上行蔓延

病原体侵入外阴、阴道后，沿黏膜上行，经宫颈、子宫内膜、输卵管黏膜到达卵巢及腹腔。淋病奈瑟菌、葡萄球菌、衣原体多沿此途径蔓延（图5-1）。

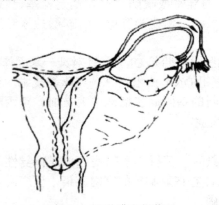

图 5-1 沿黏膜上行蔓延

（二）经血液循环播散

病原体先侵入人体的（图5-1）炎症黏膜上行蔓延其他系统，再经血循环感染生殖器，为结核菌感染的主要途径（图5-2）。

（三）经淋巴系统蔓延

病原体经外阴、阴道、宫颈及宫体创伤处的淋巴管侵入盆腔结缔组织及内生殖器其他部分，是产褥感染、流产后感染及放置宫内节育器后感染的主要传播途径，多见于链球菌、大肠埃希菌、厌氧菌感染（图5-3）。

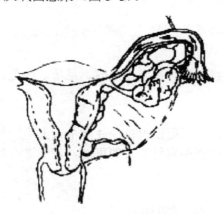

图 5-2 经血液循环播散

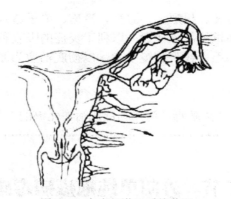

图 5-3 炎症经淋巴系统蔓延

（四）直接蔓延

腹腔其他脏器感染后，直接蔓延到内生殖器，如阑尾炎可引起右侧输卵管炎。

三、临床表现

白带异常、外阴瘙痒以及阴道出血是生殖道炎症常见的临床表现，由于炎症的部位及病因、发病机制不同，分泌物的特点、性质、量、气味也不同。

（一）白带增多

白带是一种带有黏性的白色液体，由前庭大腺、子宫颈腺体、子宫内膜的分泌物和阴道黏膜的渗出液、脱落的阴道上皮细胞混合而成，与雌激素作用有关。正常白带呈白色稀糊状或蛋清样，高度黏稠，无腥臭味，量较少，对妇女健康无不良影响，称为生理性白带。若生殖道感染，特别是罹患阴道炎和宫颈炎时，白带显着增多，有臭味，且形状有改变，称为病理性白带。

（二）外阴不适

外阴受到阴道分泌物的刺激，若不注意清洁卫生可引起瘙痒、疼痛、烧灼感。

（三）不孕

黏稠的分泌物不利于精子穿透，或慢性炎症导致盆腔炎时，可造成不孕。

四、处理原则

（一）控制炎症

选用合适的抗生素治疗炎症，原则是及时、足量、规范、彻底、有效，可全身或局部使用。

（二）加强预防

保持外阴清洁、干燥，经常更换内裤，注意个人卫生。加强锻炼，增强体质，提高机体抵抗力，并避免不彻底和重复感染的可能。定期进行妇科检查，及时发现炎症并积极治疗。

（三）局部治疗

局部药物热敷、冲洗、坐浴或熏洗。

（四）物理或手术治疗

物理治疗有微波、短波、超短波、激光、冷冻、离子透入等，可促进血液循环，改善组织营养状态，提高机体新陈代谢，以利于炎症的吸收和消退。手术治疗可根据情况选择经阴道、经腹部手术或腹腔镜手术，以彻底治愈为原则，避免遗留病灶再复发的可能。

（五）中药疗法

根据病情不同，选用清热解毒、清热利湿或活血化瘀的中药。

（张跃辉）

第二节　外阴单纯疱疹病毒感染

生殖器疱疹是由单纯疱疹病毒（HSV）感染所致的一种性传播疾病。病毒传染性强，常经性接触传播，女性患者发病率明显高于男性，可能与性激素和感染敏感部位不同有关。

一、病理改变

表皮细胞发生气球样变、网状变性和凝固性坏死，棘细胞松解，致细胞彼此分离，形成单房性水疱，水疱位于上皮内，含有大量病毒颗粒，水疱基底可见核巨细胞和核内包涵体细胞。

二、临床特点

（一）原发性感染

潜伏期 $2 \sim 12d$，可表现为全身症状如畏寒、发热、恶心、头痛及全身肌痛，也可表现为严重的局部症状，局部先有烧灼，出现一个或多个小而瘙痒的红丘疹，随着疾病发展，$3 \sim 5d$ 后损害大小阴唇、宫颈及阴道，表现为外阴、阴道和阴唇水肿，合并广泛的小水泡，因瘙痒搔抓引起糜烂，进一步发展成疼痛的浅表溃疡。在此期间，可发生骶骨感觉异常、尿痛，83%的女性患者有排尿困难，偶有急性尿潴留，腹股沟淋巴结肿大，有触痛。8～10d局部症状达高峰，发病第2周逐渐消退。一般3～4周损害结痂、愈合。直肠肛门性交者，HSV感染可致肛门肛周疱疹，除出现上述症状外，还有直肠疼痛、便秘等。

（二）复发性感染

原发性生殖器疱疹消退后，一年内约60%HSV-1和90%HSV-2感染复发。于原发感染发病后1～3个月发生，且通常在原处，但病变轻微，损害多为单侧、局限、小而少，较原发感染愈合快，愈后局部可留有暂时性色素沉着。病程1～2周，但常会发生阴道念珠菌感染。

（三）无症状HSV感染

无症状HSV感染可有如下现象：在血清学调查中有HSV-2抗体者，病史中无症状。对有首次急性感染HSV的患者，前瞻性定期随访时，虽然自生殖器部位取材培养，显示有病毒复发，但是半数无临床症状。此现象应引起高度警惕。

（四）孕妇感染HSV

妊娠早期感染，可引起流产、死胎、胎儿畸形；妊娠晚期感染，40%～60%可经产道感染新生儿，新生儿出现高热、呼吸困难和中枢神经系统症状，幸存者常有智力障碍后遗症。

（五）其他

在有HSV感染的妇女中，90%伴有疱疹性子宫颈炎，宫颈癌的发病率明显增高。HSV-2抗体阳性的生殖器疱疹溃疡是易感染HIV的危险因素之一。有免疫功能缺陷的患者，尤其是AIDS，生殖器疱疹严重且持久，易产生广泛而持续的直肠生殖器损害。

三、诊断

生殖器疱疹根据其特点诊断不难，确诊需配合如下的实验室检查。

（一）病毒培养

为诊断HSV最可靠的标准。早期疱液培养率最高；晚期痂内收集物培养率几乎为0。

（二）涂片细胞学检查

用刮器取溃疡或糜烂边缘组织，涂于95%湿润的载玻片上，做瑞氏染色镜检。此法简单、快速、价廉，可用于HSV感染的快速筛选，但不能区分原发或复发性感染，不能分型，有条件可用电镜直接寻找病毒颗粒。

（三）HSV抗原检查

常用免疫学方法，如直接免疫荧光试验、间接免疫酶技术都可在细胞刮取物中或组织切片内检出HSV抗原。敏感性高且快速，但只适用于早期损害。

（四）血清抗体测定

一般只用于排除感染的诊断。

（五）DNA探针

用PCR技术进行DNA体外扩增，并采用特异性DNA探针进行核酸分子杂交检测HSV的DNA，敏感性高，对无症状的HSV携带者和判断病灶潜伏感染有意义。

四、治疗

生殖器疱疹作为一种自限性疾病，除继发感染外，一般均可自愈。

（一）全身治疗

无环鸟苷是最有效药物，可口服、静脉注射或局部敷药。

原发感染者，无环鸟苷 200mg 口服，5 次 /d；或 400mg，每日 3 次，连续 7～10d。对严重或频发 HSV 感染者，可给予持续 6～12 个月的抑制疗法，无环鸟苷 200mg，3 次 /d，停药后再评估其效率。1/2～3/4 患者可完全抑制复发。

对有免疫缺陷患者，包括 HIV 感染者，可加大无环鸟苷剂量。原发感染者可用 400mg 口服，5 次 /d，连续 10 日。抑制性治疗可用 400mg，3～4 次 /d。

此外，阿糖腺苷、疱疹净等也对该病有一定作用。

（二）对症治疗

疼痛明显者，适当应用止痛剂。合并感染，加用抗生素，及时治疗有关性病。

（三）局部治疗

保持患处清洁，防止感染。

（1）5%ACV 软膏外涂，2～3 次 /d。

（2）1% 酞丁胺软膏外涂，3 次 /d。

（3）0.1% 疱疹净溶液外擦，2～3 次 /d。

（4）5% 盐酸利多卡因软膏外涂，2 次 /d，用于止痛。

（四）物理治疗

（1）可用 He-Ne 激光或 CO_2 激光扩束照射治疗，1 次 /d，每次 5～15min，疗程 7～10d。

（2）对顽固反复再发者，可选用紫外线照射，用中等红斑量照射，隔日 1 次，促进水疱吸收、干燥、结痂。

（张跃辉）

第三节　非特异性外阴阴道炎

一、高危因素与预防措施

非特异性外阴阴道炎多为混合感染，常见的病原菌可有葡萄球菌、乙型溶血性链球菌、大肠杆菌以及变形杆菌等。宫颈炎、阴道炎的分泌物，宫颈癌的分泌物、月经血，或产后恶露的刺激均可引起不同程度的炎症，其他如尿瘘的尿液，粪瘘的粪便，糖尿病带糖的尿液以及一些物理的化学的刺激，加上外阴不洁，穿化纤内部局部通透性差，经常湿润刺激也易引起外阴部的炎症；尤以外阴瘙痒时的抓伤，伤及大小阴唇时，细菌自伤口侵入而致发炎。

因此，在预防上应注意个人卫生及外阴清洁，做好经期、孕期、产时及产褥期卫生保健；勤换洗内裤及选用棉质内裤以减少异物刺激。

二、诊断与鉴别诊断

非特异性外阴炎症多发生于小阴唇内、外侧或大阴唇，严重时可波及到整个外阴部，多诉外阴部痛、痒、红肿、灼热感，由于病变程度不同，而有不同的表现，如毛囊的感染、形成毛囊炎，疖肿，汗腺炎，外阴皮肤的脓疱病等。如病情严重，可形成外阴部蜂窝织炎，外阴脓肿，腹股沟淋巴节肿大，也可引起外阴溃疡而致行走不便。慢性外阴炎多主诉外阴部瘙痒，局部皮肤或黏膜增厚、粗糙、皲裂等。而非特异性阴道炎表现为阴道黏膜充血，触痛，分泌物呈脓性或浆液性，无泡沫或乳凝状。

采用排除法诊断，首先排除子宫及附件的疾病，其次排除滴虫性阴道炎、霉菌性阴道炎、淋病性阴道炎。把符合以上条件的以阴道分泌物增多、气味异常伴有或不伴有阴道瘙痒的患者诊断为非特异性阴道炎患者。

所有病例均取外阴、阴道分泌物涂片作细胞学检查及细菌培养，排除肿瘤及滴虫、霉菌、淋菌、阴道嗜血杆菌、结核杆菌等特异性病菌感染。

三、关于非特异性外阴阴道炎治疗问题

非特异性阴道炎常规采用抗生素治疗，但疗效不甚满意。且由于抗生素经常应用可致阴道正常菌群失调，影响其自然防御功能，导致霉菌生长繁殖，引起念珠菌性阴道炎。

（一）外阴护理

须经常保持外阴部的清洁、干燥，不穿化纤内裤，进行病因治疗，急性期避免性生活，停用引起外阴部激惹的外用药品，每日用 1：5000 高锰酸钾液洗外阴部 2 ～ 3 次，擦干后用抗生素软膏涂抹，如用 1% 新霉素软膏或金霉素软膏，或敏感试验药膏及可的松软膏等。

由糖尿病的尿液刺激引起的外阴炎，则应治疗糖尿病，由尿瘘、粪瘘引起的外阴炎，则应对尿瘘、粪瘘进行修补，由阴道炎或宫颈炎引起者则对阴道炎及宫颈炎进行治疗。

（二）理疗

1. 紫外线疗法

用紫外线照射局部，第 1 次用超红斑量（约 10 ～ 20 个生物剂量），如炎症控制不满意每日再增加 4 ～ 8 个生物剂量，急性期控制后可隔日照射 1 次，直至痊愈。

2. 超短波治疗

超短波可用单极法，距离 4 ～ 6cm，无热量每次 5 ～ 6 分钟，每日 1 次；炎症逐渐控制后可改用微热量，每日 1 次，每次 5 ～ 8 分钟。

3. 微波治疗

微波可以增加机体免疫力，调节机体神经内分泌系统，增加机体抵抗力外，主要是微波产生的热效应对病灶局部的治疗作用。它能使病变局部血液循环、淋巴循环加速，增加白细胞吞噬作用。通过改变细胞膜的通透性和稳定性，增加细胞膜的能量转换作用，增强代谢能力，促进病变局部肿胀消失，渗出吸收。微波产生的热效应还可以通过改变细菌生长环境而抑制细菌生长，并有降低细菌毒素对机体损害作用。用圆形电极，距离 10cm，电流 30 ～ 60W，每次 5 ～ 10 分钟，每日或隔日 1 次。

（三）局部用药

诺氟沙星、奥平、妇炎宁、双唑泰栓、洁尔阴等阴道上药均有一定疗效。

（张跃辉）

第四节　急性非特异性前庭大腺炎

前庭大腺炎是指前庭大腺因病原体侵入所引发的炎症，多为葡萄球菌、大肠杆菌、链球菌及肠球菌等混合感染。前庭大腺因解剖部位的特点，在性交、分娩及其他情况污染外阴时，均可使其发生感染。临床主要表现为局部疼痛，有红肿硬块。本病多发生于生育年龄的妇女。

一、病因病理

（一）病因

前庭大腺位于两侧大阴唇后部，腺管开口于小阴唇内侧靠近处女膜处。因解剖部位的特点，在性交、分娩及其他情况污染外阴部时，病原体容易侵入而引起感染，多为葡萄球菌、大肠杆菌、链球菌、肠球菌及淋菌等混合感染。

（二）病理

前庭大腺炎急性发作时，病原体首先侵犯腺管，腺管呈急性化脓性炎症，局部红、肿、热、痛。腺管口往往因肿胀或渗出物凝聚而阻塞，脓液排出障碍而形成脓肿。

二、诊断要点

（一）临床表现

1. 症状

感染多为单侧。急性期局部疼痛、肿胀，脓肿形成时，疼痛加剧。常伴有发热等全身症状，有时大小便困难。

2. 体征

一侧大阴唇下 1/3 处有红肿硬块，压痛明显。脓肿形成时，肿块可增大如鸡蛋大小，有触痛及波动感，表面皮肤变薄，可自行溃破。常伴有腹股沟淋巴结肿大。

（二）辅助检查

1. 血常规检查

白细胞总数及白细胞分类计数可增高。

2. 分泌物涂片及细菌培养

在前庭大腺开口处取分泌物做涂片及细菌培养，以确定病原菌。

三、临床治疗

（一）一般治疗

急性期应卧床休息，注意保持外阴清洁，局部可给冷敷。

（二）对症治疗

1. 抗炎治疗

选用适当的抗生素，可用青霉素 40 万～60 万单位，同时联用链霉素 0.5g，每日 2 次，肌肉注射，连用 5～7 天。

2. 手术治疗

有脓肿形成时，应即行引流并造口术。切口应选择皮肤最簿处，在大阴唇内侧，做一半弧形切口排脓。排脓后腔内填塞浸有青霉素20万～40万单位的生理盐水纱条，每日用1∶5000高锰酸钾坐浴1～2次，并更换纱条，保持切口开放；或在充分消毒外阴后，用较大号针头从黏膜侧刺入脓腔，吸出脓液，再注入20万～40万单位青霉素生理盐水。

四、预防与调护

（1）增强体质，调畅情志，提高免疫力。

（2）注意外阴卫生，特别是经期、产后尤应保持外阴清洁。勤换内裤，不穿紧身化纤类内裤。

（3）性生活要有节制。

（4）急性期注意休息，避免挤压与摩擦。饮食宜清淡，忌食辛辣之品。

（5）保持外阴清洁，内裤应煮沸消毒。

（6）做过引流手术患者，注意外阴清洁护理。

五、诊疗标准

（一）诊断标准

（1）一侧外阴红肿、疼痛，形成脓肿时疼痛加剧，可伴发热等全身症状。

（2）一侧大阴唇下方可有红肿、触痛之硬块，形成脓肿后可有波动感，触痛加剧。

（二）疗效标准

症状与体征消失，切口愈合。

（张跃辉）

第五节　细菌性阴道病

一、诊断与鉴别诊断

本病常与妇科宫颈炎、盆腔炎同时发生，也常与滴虫同时发生，滴虫培养阳性妇女中有86%的妇女合并本症。此外在妊娠期BV可引起不良围产期结局如绒毛膜羊膜炎、羊水感染、胎膜早破、早产及剖宫产后或阴道产后子宫内膜感染等。

（一）诊断标准

Amsel标准包括下列4个临床标准，具备第④点加有其他任2个标准即共3个标准便可诊断：①阴道均匀稀薄的分泌物；②阴道分泌物pH值大于4.5；③氨试验阳性；④阴道分泌物涂片中可看到线索细胞。特异的稀薄、均质、有黏性的阴道分泌物（奶状）是Amsel标准中最主观的指标，分泌物量的多少、正常妊娠期间白带增多是影响判断的主要因素。正常人阴道pH值在3.8～4.2，Amsel标准以阴道后壁或后穹隆处采集标本pH值大于4.5作为区别BV患者与正常人阴道分泌物的标准，该标准敏感但不特异，因为精液、宫颈黏液、经血、滴虫性阴道炎、阴道灌洗等因素可使阴道分泌物pH值升高。加氢氧化钾于阴道分泌物中（1～2滴10%氢氧化钾液加入玻片上分泌物内）释放出丁二胺、戊二胺和三甲胺等挥发性胺，存在这种"刺鼻"或"腥臭"气味对BV的诊断有很高的价值，但其他致阴道分泌物pH值升高的因素（性交、月经、厌氧菌感染等）也可使氨试验阳性。加生理盐水至阴道分泌物中（"湿"片）的显微镜检查法确定线索细胞，是 Amsel 标准中惟一特异且敏感的指标法，BV 患者的阳性预测值为 85% ～ 90%。线索细胞是黏附有球杆菌（阴道加特纳菌和动弯杆菌）而显得边界模糊（点片状外观）的阴道内脱落的鳞状上皮细胞，其检查结果受正常细菌和细胞碎片相互黏附、显微镜质量、标本采集等因素影响。

此外还有巴氏涂片诊断、革兰氏染色诊断、细菌代谢产物的基础诊断方法、微生物的定性定量培养、分子生物学诊断技术等。

（二）阴道乳酸杆菌在细菌性阴道病诊断中的意义

目前使用的 BV 诊断标准中，除镜检发现线索细胞外，其他标准受影响的因素较多，如性生活后精液中碱性物质的刺激可使胺试验成为阳性，阴道灌洗、用药等也可影响 pH 值等。乳酸杆菌是生育年龄妇女阴道优势菌群，其缺无为 BV 时生态环境变化的特征之一。

二、细菌性阴道病的治疗

临床上可采用几种有效治疗 BV 的方法，应用不同方法有不同的治疗效果。疗效与研究人群、诊断标准、追踪期限、治愈标准、分析程序等有关，决定疗效最关键的指标是追踪期。BV 患者在治疗后 1 ～ 2 周的治愈率为 85% ～ 95%，在治疗后 4 ～ 5 周的复发率为 25% ～ 35%。

（一）抗生素疗法

1. 硝基咪唑类

常用甲硝唑和替硝唑。该类药具有较泼尼抗厌氧菌作用，同时甲硝唑无抗乳酸杆菌活性，故有助于阴道正常菌群重建，是治疗 BV 的首选药物。因有致畸作用，孕妇禁用。用法：口服甲硝唑 500mg，每日 2 次，7 天为一疗程；或甲硝唑 200mg，每日 3 次，7 天为一疗程。口服替硝唑治疗 BV 的疗效与甲硝唑类似，毒副作用小，用法：500mg，每天 2 次，6 日为一疗程。也可用甲硝唑 500mg，每晚 1 次睡前置入阴道深部，连用 7 ～ 10 天。

2. 氯洁霉素

该药具有较泼尼抗厌氧菌活性，并有中度抗阴道加特纳杆菌和人型支原体活性，是甲硝唑有效替代药物。适用于对甲硝唑过敏，不能耐受及口服甲硝唑失败者。常用剂量为 300mg，每日 2 次，疗程 7 天。也可阴道内使用，用 2% 氯洁霉素阴道霜，每晚 1 次睡前置入阴道，共 7 天。但要注意该药有一定毒副作用，如胃肠道反应、伪膜性肠炎、肝功轻度异常及皮疹。

3. 氨苄西林及阿莫西林

具有较好的杀灭 BV 相关微生物活性，但同时亦杀灭正常的乳酸杆菌，这类药不宜阴道局部使用。口服剂量为 500mg，每日 3 次，疗程 7 天。

（二）微生态疗法

由于 BV 的主要病理生理改变是阴道内乳酸杆菌减少，菌群失调引起。故目前国内外开始采用从健康妇女阴道分离出的乳酸杆菌为主要成分制成微生态活菌制剂来治疗 BV，取得了标本兼治效果，并从根本上避免了使用抗生素引发的种种弊端，该疗法已成为极具潜力的治疗手段。

乳杆菌活菌胶囊：乳杆菌活菌制剂是用乳杆菌这一健康妇女阴道内的正常微生物，经体外人工繁殖制成活菌，回到体内后具有竞争性的黏附于阴道上皮细胞、分解糖原产生酸性物质而维持阴道酸性环境、拮抗加特纳菌等多种微生物，从而调整阴道菌群，维护生态平衡，达到防治疾病的目的。用法：每晚睡前 1 枚胶囊放于阴道深部，1 个疗程 10 天。

还需要对微生态调节剂疗法的临床效果进行系统研究，主要研究内容包括：①正常阴道优势菌群生存的阴道微生态环境；②正常阴道优势菌对阴道上皮细胞的黏附作用；③正常阴道黏膜菌群的建立技术；④微生态调节剂与抗生素联合治疗 BV 的方法和效果。

（三）妊娠期 BV 的治疗

妊娠期 BV 的治疗试验显示其治愈率与非妊娠女性相似。由于甲硝唑对一些细菌和细胞系有致突变作用的实验证据以及在选择性动物模型上大剂量使用会有致癌作用，所以妊娠期应慎用甲硝唑。但几十年临床实践证明，没有明显证据表明甲硝唑对人类有致癌作用，甲硝唑阴道用药对细菌性阴道病及晚孕妇女不良妊娠结局有预防效果。

用甲硝唑治疗妊娠合并 BV 虽然可使早产、产褥感染和新生儿感染的发生率有所下降，与非 BV 合并者相似，但与妊娠合并 BV 未治疗者相比无统计学差异（P ＞ 0.05），是否有其他因素的影响，有待进一步研究。

因此，我们认为有必要对妊娠妇女进行常规的细菌阴道病筛查和系统治疗，以改善母儿预后，提高产科质量。

（张跃辉）

第六节　滴虫性阴道炎

一、诊断可能遇到的问题

阴道气泡样改变，多列为单独的一种疾病，即一种罕见的情况，有人称之为气肿性阴道炎。气泡的产生可能为滴虫侵及阴道黏膜，使糖原发酵产生 CO_2 气体，致使阴道黏膜出现许多大小不等的气泡。该气泡在滴虫治愈后自然消失，说明气体是内生性的。有人曾做动物实验，用不含其他细菌的单纯滴虫感染的组织，接种在荷兰猪身上，也可产生皮下组织气泡。易发生在免疫功能低下或异常的患者身上，预示此种病变可能与免疫功能紊乱有关。

阴道内假性尖锐湿疣样改变，由查体所见难以与尖锐湿疣鉴别。但滴虫性阴道炎的分泌物为脓性，并可查到滴虫，且 HPV-DNA（-），故首先选择了抗滴虫治疗。待 1 周后，滴虫治愈，疣状物随之消失。此特征可与 HPV 病毒所致尖锐湿疣鉴别。若有条件取活检，尖锐湿疣具有典型的挖空细胞，而假性湿疣由于炎症的刺激表现为上皮增生，据此，亦可作出鉴别诊断。

阴道果酱样分泌物的病例应与原虫感染的阴道炎及阴道肿瘤鉴别，如阿米巴性阴道炎、阴道美丽筒线虫感染等。

以上情况的共同特点为：均能查到阴道滴虫，抗滴虫治疗后症状体征消失。因此，滴虫性阴道炎的特殊临床表现应在临床诊治中给予高度重视。

确诊需有实验室依据，常用方法为：

悬滴法：置一滴温热生理盐水于玻璃片上，取阴道分泌物少许，混于盐水中，立即在显微镜下检查，检出率及可靠性都很高。

涂片染色法：但巴氏染色细胞涂片法假阴性及假阳性率均较高，或用吖啶橙染色，荧光显微镜检查。

滴虫定植阳性妇女有 86% 的患者合并细菌定植，滴虫性阴道炎与细菌性阴道病 90% 都有较高的 pH 值，50% 的滴虫性阴道炎患者 10% 的过氧化氢试验后出现臭鱼味，这个实验对滴虫病不是特异的，区别滴虫病与细菌性阴道病的试验是涂片检查多性核细胞（PMNS）和"Clueecll"。75% 滴虫定植者多性核细胞（PMNS）与阴道上皮细胞的比例高于 1，而细菌性阴道病者 90% 低于 1。滴虫性阴道炎者阴道上皮细胞外观正常，而在细菌性阴道病者显示出具有特征性的模糊界限和细菌点彩（Cluecell）。

近年已制备成阴道毛滴虫单克隆抗体，采用间接荧光抗体试验，检查阴道分泌物中滴虫，检出率和准确性均有提高。

用 Feinberg-Whittingion 或 Knpferberg 培养基培养虽准确，但费用昂贵，费时。Diamoncl 的培养基是诊断滴虫定植的标准培养基，常规下 95% 的病例可通过这种方法诊断，敏感性不足 100%，是由于并不是所有滴虫株都能在这种培养基上满意生长。有的女性阴道内虽有滴虫，但无任何症状，往往在作妇科检查时才被发现，此类患者叫无症状带虫者，这种带虫者，既是传染源，又可在条件适宜时发病。

二、治疗问题

（一）甲硝唑为首选

该药是高效杀滴虫剂，不仅可以杀死阴道内的滴虫，还可以杀死寄居在女性尿道、尿道旁腺、前庭大腺、宫颈、膀胱、肾盂等处的滴虫；服药后吸收好，毒性小。治疗方案：①甲硝唑 200mg，每日 3 次，共 5～7 天；②甲硝唑 2g 顿服 1 次。以治疗方案②效果好，但可根据情况选用。

（二）甲硝唑的毒副反应及其对策

口干，金属异味或口苦，胃痛，食欲降低，上腹痛，恶心，呕吐，腹泻。中枢神经系统表现：头晕，目眩，头痛，抑郁。此外还有皮疹、黑尿、中性粒细胞下降等。大剂量反复治疗的患者要监测血常规及毒副反应，但这种毒副反应仅在不足 10% 病例中出现。治疗期间要禁酒，否则可加重药物毒副反应。

（三）局部治疗

每日用 0.5% 醋酸或 1% 乳酸冲洗阴道，每晚睡前用甲硝唑泡腾片 1 片塞入阴道后穹隆，7～10 次为一疗程，连用 2～3 个疗程；也可采用双唑泰栓〔含甲硝唑 200mg，醋酸洗必泰 8mg，克霉唑 160mg）1 个，每晚塞入阴道后穹隆，7 次为一疗程，连用 1～2 个疗程，总有效率可达 96.74%。局部治疗可有效地控制症状，但不能彻底杀灭虫体，停药后容易复发。治疗期间每日清洗后换内裤，并将换下的内裤、毛巾等煮沸 5～10 分钟，以消灭病原虫，并于日光下晒干。注意盆及毛巾专用。

（四）反复性滴虫性阴道炎治疗

甲硝唑 2g 顿服，每日 1 次，共 3～5 天，同时配合阴道上药，甲硝唑片（含甲硝唑 37.5mg）阴道上药每日 1 次。治疗期间减少性生活。

（五）妊娠期滴虫性阴道炎

1. 妊娠期滴虫性阴道炎对妊娠结局影响

妊娠期滴虫性阴道炎不仅造成与非妊娠期同样的不适感，影响生活及工作，而且还有围生期感染所致的不良后果。Cotch 等通过对 13816 例孕妇观察，孕中期感染滴虫性阴道炎者胎膜早破、早产、低体重儿发生率较无阴道炎者明显增加。Meis 及 McGreagor 研究提示孕 22 ～ 28 周滴虫性阴道炎合并细菌性阴道炎则早产率明显增加，如用克林霉素治疗则可降低 50% 早产。

在通过患病母亲产道时新生儿可被传染，可在生后头几个月内有外阴红肿、阴道分泌物多、哭闹、睡眠不安等症状；但几个月后症状消失，解释为滴虫宜在有雌激素影响的阴道环境中生存及繁殖，新生儿生后头几个月内受母体雌激素影响，因而可出现症状。但婴儿期雌激素水平低，不利于滴虫生长，呈潜伏寄生状态，到月经来潮前 1 ～ 2 年，受雌激素影响又可出现症状性感染。因胎膜早破致宫内感染也有报道。

产褥感染则因滴虫性阴道炎常合并阴道内其他病原体上行感染而致病。

2. 妊娠期滴虫性阴道炎的治疗

甲硝唑为首选，哺乳期如全身用药则建议用药 24 小时内暂停哺乳。全身用药比局部用药为好，口服甲硝唑后 1 小时，滴虫即失去活动力，8 小时后病死，局部用药则难以杀死阴道皱襞及腺体中的滴虫。

....（张跃辉）

第七节　外阴阴道假丝酵母菌病

外阴阴道假丝酵母菌病（VVC）为假丝酵母菌侵犯外阴和 / 或阴道浅表上皮细胞所导致的炎症，也称外阴阴道念珠菌病。

一、VVC 与 RVVC 的病原学

假丝酵母菌为酵母菌属，是条件致病菌，健康妇女人群中约 30% 可从阴道内检出白假丝酵母菌。白假丝酵母菌感染引起的 VVC 约占 80%，非白假丝酵母菌如光滑假丝酵母菌、热带假丝酵母菌、近平滑假丝酵母菌等占 20% 左右。经过抗真菌治疗后临床症状消失，体征正常，真菌学检查阴性，再次发生 VVC，称复发；如果一年内有 ≥ 4 次复发，称 RVVC，发生率一般为 5% ～ 20%，RVVC 由非白假丝酵母菌引起感染比例升高，可达 30% ～ 40%，以平滑假丝酵母菌或近平滑假丝酵母菌居多。

二、VVC 的临床表现、诊断依据、临床分类

（一）临床表现

1. 症状

外阴瘙痒、灼痛，还可伴有尿痛以及性交痛等症状；白带增多。

2. 体征

外阴潮红、水肿，可见抓痕或皲裂，小阴唇内侧及阴道黏膜附着白色膜状物，阴道内可见较多的白色豆渣样分泌物，可呈凝乳状。

（二）实验室检查

1. 悬滴法

10% KOH 镜检，菌丝阳性率 70%～80%。

2. 涂片法

革兰氏染色法镜检，菌丝阳性率 70%～80%。

3. 培养法

RVVC 或有症状但多次显微镜检查阴性者，应采用培养法诊断。

（三）诊断依据

根据典型的临床症状及体征，病原学检查阳性可确诊。如无任何临床表现，白带涂片仅发现少量散在念珠菌孢子，则为正常带菌状态，不足以诊断 VVC。

（四）临床分类

单纯性 VVC 指发生在非妊娠期、散在发生、症状较轻者；复杂性 VVC 包括重度VVC、复发性 VVC（RVVC）和妊娠期 VVC。

三、VVC 的治疗

（一）单纯性 VVC 的治疗

首选单独阴道上药，亦可口服用药。

1. 阴道上药

硝酸咪康唑（达克宁栓）：400mg，阴道上药，每晚 1 次，共 3 天；或 200mg，阴道上药，每晚 1 次，共 7 天。

克霉唑片：100mg，阴道上药，每晚 1 次，共 7 天；或 500mg（凯尼丁），单次阴道上药。

制霉菌素片：10 万 U/ 片，每日 1 枚放于阴道，连用 15 天。

2. 口服抗真菌药物

伊曲康唑：200mg，每日 2 次，饭后服用，共 1 天。

氟康唑：150mg，口服 1 次。

（二）复杂性 VVC 的治疗

1. 重度 VVC

首选口服用药，也可同时口服用药与阴道上药，阴道上药疗程适当延长。用法如上。

2. 妊娠期 VVC

选择对胎儿无毒性作用的阴道局部用药，不可选择口服药物。妊娠早期应权衡利弊慎用药物，选择 B 类药物较安全。

（1）制霉菌素：孕期 B 类药，10 万 U，连用 10～14 天，妊娠前 3 个月内也可使用。

（2）克霉唑：孕期 B 类药，100mg，阴道用每日 1 片，连用 10 天；或 500mg，一次疗法。妊娠前 3 个月内也可使用。

（3）硝酸咪康唑：早孕慎用，中晚期妊娠应用是安全的。400mg，3 天疗法；或200mg，7 天疗法。

（4）新生儿的鹅口疮治疗：用棉签蘸制霉菌素甘油涂口腔病变黏膜，每天 1～2次，数天可治愈。

（5）新生儿的假丝酵母菌皮炎：涂以咪康唑软膏或制霉菌素，数天后可治愈。

3. RVVC 的治疗

白色假丝酵母菌所造成的 RVVC，长疗程的抗真菌治疗可以阻断多数患者 VVC 复发。而非白色假丝酵母菌造成的 RVVC 可能对常用抗真菌药物不敏感，因此需要依靠药物敏感试验来选择药物。首先尽量消除或控制所有的诱因，同时积极治疗局部。先强化治疗，后续低剂量、长疗程治疗，持续 6 个月。

（1）强化治疗：口服或阴道上药可任选一种。

口服用药：①伊曲康唑，200mg，每日 2 次，共 2～3 天；②氟康唑，150mg，3 天后重复 1 次。

阴道上药：①硝酸咪康唑，每晚 400mg，共 6 天；200mg，每晚 1 次，共 7～14 天。②克霉唑，500mg，3 天后重复 1 次；每晚 100mg，共 7～14 天。

（2）长疗程、低剂量后续治疗：阴道上药为主。

硝酸咪康唑：每晚 400mg，每月 3～6 天，共 6 个月。

克霉唑：500mg，每周 1 次，共 6 个月。

（三）防止 VVC 复发要注意的几个问题

1. 初次发生 VVC 者应强调首次治疗规范、彻底，需要常规巩固治疗。

2. 治疗期间避免性生活，或使用避孕套。无保护性交，可引起其男性伴侣患假丝酵母菌阴茎包皮炎，也可无症状携带，使女性反复接触、反复感染。VVC 急性期时性交可局部刺激加重症状。

3. 同时治疗其他 STD 如细菌性阴道病、滴虫性阴道炎均可与 VVC 伴发。

4. 强调治疗的个体化。

5. 尽可能选择患者依从性好的短疗程治疗，以保证治疗的彻底，尽量避免患者因症状好转自行停药而不能完成疗程。

（四）治疗 RVVC 注意事项

1. 长期口服抗真菌药物要注意监测肝功能。

2. 对 RVVC 的性伴进行检查，顽固性 RVVC 可考虑同时治疗性伴。

四、VVC 治愈标准及随诊

VVC 治疗结束后 14 天和 35 天进行随访，2 次随访真菌学检查阴性，为治愈。

RVVC 治疗结束后 14 天、35 天、3 个月和 6 个月各随访 1 次，4 次随访真菌学检查阴性为治愈。

（张跃辉）

第八节　幼女阴唇粘连

一、高危因素与预防措施

阴唇粘连以小阴唇粘连最常见，偶见大小阴唇同时粘连者，多发生在幼女。

女婴娩出后 7～8 小时，阴道开始出现细菌，2～3 天后乳酸杆菌成为阴道的主要细菌。婴儿出生后数日内，体内仍保持从母血获得的高雌激素水平，此时阴道上皮细胞与成人相似，糖原丰富，pH 值 4～5 左右。出生数日后，雌激素水平减少以至消失，pH 值逐渐变成 6～5 左右，阴道内细菌以杂菌为主，这种低雌激素水平维持至青春期前，9～12 岁卵巢活动开始增强，雌激素水平逐渐上升，阴道上皮细胞增厚，糖原增多，乳酸杆菌又复出现，pH 值接近 4～5 左右。因此，女婴出生后 1 个月至 8 岁前，是容易发生幼女外阴阴道炎、阴唇粘连的时期。

（一）高危因素

1. 后天性原因

阴唇粘连为后天性，出生后，阴唇上皮生长在很大程度上受母体遗留下来的雌激素影响。出生后不久，来源于母体的雌激素水平下降，由于婴幼儿卵巢功能尚未成熟，体内雌激素水平低落，而外生殖器官均依赖于雌激素的作用，外阴皮肤黏膜菲薄，小阴唇上皮既嫩又薄，在局部发生炎症、溃疡或外伤时，使双侧小阴唇黏膜脱落，形成创面而粘连，且与尿道口及肛门位置邻近及幼女小阴唇在正常状态下多贴合紧密，为粘连提供了条件，特别在外阴卫生条件差时更易发生。婴幼儿穿开裆裤多见，加上生理特点，外阴阴道自我防护机制不健全，易受到各种病原体的侵入，导致感染。感染因素长时间存在，即可引起大小阴唇的粘连。婴幼儿外阴炎较常见的病原体为大肠杆菌、葡萄球菌、淋球菌、滴虫和霉菌等，感染可由自身清洁卫生不佳造成，外阴不洁，大便污染，外阴损伤或抓伤引起，或由母体、保育员传染给幼儿，或在公共场所互相传染，由于炎症机械性刺激使阴唇表面有渗出物，阴唇彼此长期紧贴，因而造成粘连。

2. 先天性原因

胚胎发育过程中两阴唇可因不正常的融合而粘连。但此说法尚缺乏足够的理论依据，先天性阴唇粘连罕见。

此症多发生于卫生条件欠佳的环境或家庭。关键是家长及保育人员对幼女特殊的生理发育缺少了解，没有早期发现及时就诊。

（二）预防措施

在日常生活中应普及科普卫生知识，保持外阴清洁、干爽，小幼儿尽量避免穿开裆裤，穿开裆裤时必须注意外阴清洁卫生，不要随地乱坐，不要用别人的毛巾、脸盆。外阴都不宜扑爽身粉，防治婴幼儿感冒和病毒感染，减少外阴炎、创伤和感染。母亲有生殖道感染时，及时治疗，洗涤物品不要混用，分床睡觉。家长发现患儿外阴阴道口红肿，有脓性分泌物，或患儿哭闹不安，手抓外阴处，或小便有异常时，应及时就诊，查清原因，及早治疗，避免病程长，引起大小阴唇粘连。

二、诊断与鉴别诊断

（一）病史

要仔细询间病史，尤其是出生时情况。排除外生殖器畸形。

（二）症状

阴唇粘连多无临床症状，多系家长为患儿清洗外阴或见其排尿异常时发现。少数幼女有外阴阴道炎表现，如外阴红肿、疼痛、瘙痒、白带增多等，可见局部充血发红，分泌物多，常并发尿道感染，患儿常用手抓阴部，排尿时哭闹，阴唇粘连后，主要是排尿异常，尿线变细、偏斜分叉或尿液流至臀部，可伴有外阴红肿。或家长清洗外阴时发现异常，或外地诊为"先天性无阴道"而来复诊。

（三）体检

外阴部变平，遮盖阴道前庭、阴道口和尿道口。小阴唇大部分粘连，仅暴露部分尿道口，两例小阴唇合拢，自阴蒂至阴唇系带两侧阴唇全部粘连，其中间可见一灰白色的膜状分界线。

根据粘连的部位不同，可表现为以下形式：①两小阴唇下部分粘连，其可封闭前庭下部，掩盖阴道口；②小阴道上部分粘连，使尿流改变方向，尿液从下方排出；③大小阴唇均粘连，外阴仅见皮肤组织或阴蒂，尿液从某一残存的裂隙中排出。

（四）排除外生殖器畸形

处女膜闭锁和先天性无阴道均可见正常解剖位置的尿道口，阴道前庭、大小阴唇也正常。两性畸形的临床表现差异大，但常有阴蒂肥大，用导尿管自排尿口插入，可顺利进入膀胱，而小阴唇粘连则进入阴道。临床上还应注意与大小阴唇融合、阴道闭锁、两性畸形及肾上腺皮质增生症等进行鉴别。

三、治疗

（一）药物治疗

用 1∶5000 的高锰酸钾液坐浴每日 2 次，局部外涂金霉素眼膏每日 2 次，保持外阴清洁，禁用爽身粉。或每日 2 次局部涂抹雌激素软膏，一般 2～4 周阴唇可自然分离为避免再粘连，可继续应用凡士林可的松软膏 7～8 周，治愈率可达 90% 以上。

（二）手术分离

对于粘连面积大而顽固者，应先局部涂雌激素软膏 3～4 周，再根据粘连程度采用以下手法方法：

1. 徒手分离

取膀胱截石位，外阴消毒后，用 1% 丁卡因行表面麻醉，用手指将大阴唇向两侧轻轻牵拉，可见小阴唇之间灰白色粘连线变宽，再向两侧加压便可使小阴唇分开，轻柔地分离粘连部，粘连时间短者一般可分离成功。对粘连时间长而牢固者，可先分离一部分，隔日再行分离，并作钝性进一步全面分离，直至暴露阴道前庭、尿道口、处女膜、阴道口。如有出血可用消毒棉球轻压之。

手法分离无需麻醉，无需特殊器械，只要手法得当，无多大痛苦。分离容易，这主要与患者年龄小，发病时间短，粘连疏松有关。分离后，注意局部保持清洁卫生，应用四环素可的松软膏，既可抗炎又可避免再粘连，随诊 1 周，小阴唇黏膜恢复正常。早期手法分离阴唇粘连简单易掌握和开展，适于任何医疗单位。

2. 钝性分离

对于粘连时间长而不易分离者，可用小止血钳以上端插入粘连之小孔。轻轻向两侧钝性剥离，分离后涂已烯雌酚四环素软膏，以防再粘连。直到上皮正常为止。

3. 锐性分离

如上述两种方法失败，可在表面麻醉下用尖刀自中线轻轻分离时可用一槽状探针插入粘连组织的后方。术后每日用 0.2% 呋喃西林液清洁外阴并涂已烯雌酚四环素软膏，或紫草油、抗生素软膏，直到上皮完全修复正常。值得提出的是，应用雌激素软膏可能诱发乳房胀痛或外阴皮肤着色，但一般停用后症状可自行消失，无需特殊处理。

分离粘连术后，医嘱患儿家属用清热解毒中成药洗液稀释后清洗外阴，动作轻柔，洗后创面涂以雌激素软膏，以改善外阴阴道皮肤黏膜的环境，增加抗感染的能力，防止再次粘连。

（张跃辉）

第九节　萎缩性阴道炎

萎缩性阴道炎常见于自然绝经或者人工绝经后妇女，也可以见于产后闭经或者药物假绝经治疗的妇女。

（一）病因

绝经后妇女因为卵巢功能衰退，雌激素水平降低，阴道壁萎缩，黏膜变薄，上皮细胞内糖原减少，阴道内 pH 增高，多为 5.0～7.0，嗜酸性的乳杆菌不再为优势菌，局部抵抗力降低，其他致病菌过度繁殖或者容易入侵引起炎症。

（二）临床表现

主要症状为外阴灼热不适、瘙痒以及阴道分泌物增多。阴道分泌物稀薄，呈淡黄色，感染严重者血性白带。由于阴道黏膜萎缩，可伴有性交痛。检查见阴道呈萎缩性改变，上皮皱襞消失，萎缩，菲薄。阴道黏膜充血，有散在小出血点或者点状出血斑，有时见浅表溃疡。溃疡面可与对侧粘连，严重时造成狭窄甚至闭锁，炎症分泌物引流不畅形成阴道积脓或宫腔积脓。

（三）诊断

根据绝经、卵巢手术史、盆腔放射治疗史或药物性闭经史以及临床表现，诊断一般不难，但是应该排除其他疾病才能诊断。取阴道分泌物检查，镜下见大量基底层细胞以及白细胞而无滴虫及假丝酵母菌对有血性白带者，应该与子宫恶性肿瘤鉴别，需要常规作宫颈细胞学检查，必要时应该行分段诊刮术。对阴道壁肉芽组织以及溃疡，需要与阴道癌相鉴别，可行局部活组织检查。

（四）健康教育

保持会阴部清洁，勤换内裤；规范用药；自己用药有困难者，指导其家属协助用药或在医务人员帮助下使用；乳腺癌或子宫内膜癌的病人慎用雌激素制剂。

1. 心理护理　向患者介绍本病的病因、治疗及预后，消除忧郁、焦躁等情绪，鼓励积极配合治疗。

2. 活动与休息　加强休息与锻炼，增强机体抵抗力；保持外阴清洁与干燥，指导注意性生活卫生，避免过频或无保护性生活；避免不必要的阴道灌洗。

3. 用药指导

治疗原则为补充雌激素增加阴道抵抗力；抗生素抑制细菌生长。

（1）增加阴道抵抗力：针对病因，补充雌激素是萎缩性阴道炎的主要治疗方法。雌激素制剂可以局部给药，也可以全身给药。可以用雌三醇软膏局部涂抹，每日 1～2 次，连用 14 日。为防止阴道炎复发，亦可全身用药，对同时需要性激素替代治疗的患者，可以给予替勃龙 2.5mg，每日 1 次，也可以选用其他雌孕激素制剂连续联合用药。

（2）抑制细菌生长：阴道局部应用抗生素如诺氟沙星 100mg，放于阴道深部，每日 1 次，7～10 日为 1 个疗程。也可一选用中药如保妇康栓等。对阴道局部干涩明显者，可以应用润滑剂。

4. 出院指导

治疗后无症状者不需常规随访。

......（张跃辉）

第十节 幼女阴道异物

一、高危因素与预防措施

幼女阴道异物多见儿童好奇自置入或被他人置入，病儿或有穿开裆裤在草地、谷堆等处玩耍史，或因外阴瘙痒自用发夹等摩擦而不慎掉入阴道史。部分病儿当时无不适，或因恐惧不敢告知父母，待出现症状才被家长发现：部分病儿虽诉不适，但家长未予以重视，过后就诊时无法讲清当时情况，给诊断带来困难。

预防措施：应加强对青少年性健康教育，做好生殖健康服务；加强卫生宣传，教育家长正确引导幼女的好奇心。要普及卫生保健知识，如幼女不穿开裆裤，农忙季节不将幼女带入稻田、谷场玩耍。对幼女反复发作的阴道炎，要想到阴道异物的可能，要及时就诊，医师要正确诊断，及时处理，避免误诊漏诊。阴道异物应及时就医取出，避免发生近期和远期并发症，导致严重不良后果。

二、诊断与鉴别诊断

幼女阴道异物多见于学龄前农村儿童。患者年幼，常因不能确切提供病史而被忽视。幼女阴道异物在发生的当时和短时间内多无任何痛苦，再加上恐惧不敢告知父母，待阴道出现排液才被家长发现而引起注意。

（一）临床表现

好发于 3～7 岁幼女，有不同程度的阴道排液及外阴炎症状，一般表现为阴道分泌物增多，伴有臭味。因此，对幼女外阴阴道炎应鉴别阴道异物所致，尤其对久治不愈、顽固的阴道炎更应注意异物遗留的可能。有时出现阴道流血，对于病程较长、出现阴道脓血分泌物伴臭味的非特异细菌性阴道炎患者，应考虑阴道内有无异物存在。追问患儿病史时，多数患儿有一种害怕、畏惧、吞吞吐吐的神态，这对我们诊断阴道异物有一定的帮助。询问病史时幼女能忆及异物置入史者不多，因此，未能询及异物置入史并不排除异物遗留的可能。

（二）检查

幼女外生殖器幼稚易损，检查前一定要征得家长同意以避免引起医疗纠纷。因病儿多不合作，可予氯胺酮静脉麻醉或苯巴比妥、水合氯醛等镇静药加阴道黏膜丁卡因表面麻醉下操作。

肛查：对较大、质硬的阴道异物，术者可用左手食指伸入肛门作为引导，将异物向外推至阴道口取出。肛查可排除阴道恶性肿瘤。

（三）辅助检查

X 线检查或探针探查阴道，可能发现金属或其他质硬的异物；盆腔超声检查可排除生殖系统肿瘤或性早熟卵巢肿大；内窥镜进行阴道异物的检查和取出更为临床所采用。

1. 内窥镜的应用及其评价

（1）鼻镜在幼女阴道异物取出中的应用：鼻镜小巧，适于幼女阴道。镜叶长为3cm，能抵达阴道中下段，不引起损伤和痛苦。这种方法安全简单，可提高诊断的准确性及处置的成功率，对基层医院更易推广使用。

（2）膀胱镜在幼女阴道异物取出中的应用：采用膀胱镜检查，既明确诊断，又同时进行了治疗。对于尖利的、直接由阴道钳夹牵拉取出困难的异物，可使用膀胱镜直接在直视下取阴道异物以避免损伤阴道，能收到满意效果。膀胱镜细长，适宜幼女阴道，操作简单，不引起损伤和痛苦。对于可疑幼女阴道异物或幼女久治不愈的阴道炎者，这种方法安全简单，可提高诊断率及治疗的成功率，值得推广应用。

（3）宫腔镜代小儿阴道镜：宫腔镜有照明系统，视野开阔，管径细小，操作灵活，用液体膨胀阴道后可满意观察和确诊，并经镜取出异物。在氯胺酮静脉麻醉下进行，对于临床表现为反复少量阴道出血的病例，诊断时应注意鉴别阴道恶性肿瘤，宫腔检查阴道可明确鉴别。应用宫腔镜检查阴道不失为诊断治疗阴道异物的一种有效手段。

2. 检查注意事项

（1）女婴年幼不能配合妇检及手术，因此取婴幼儿阴道异物或放置日久异物时，应局部敷贴麻醉、辅以地西泮催眠或者氯胺酮静脉麻醉。

（2）由于幼女阴道细嫩，操作要轻柔、准确，切忌动作粗暴。

（3）取异物方法很多，有鼻镜、膀胱镜、宫腔镜代小儿阴道镜等，视条件而行。用导尿管插入阴道、推注石蜡油和生理盐水冲洗的方法取异物。用小号细长扩鼻器钩取异物。暴露阴道取异物是简便安全有效的方法，适合基层医院运用。用具有冷光源的宫腔镜直视下取异物，这更是诊断治疗幼女阴道异物的好办法。

（4）术后处理：对于阴道感染较严重、黏膜溃疡、肉芽增生明显的患儿，去除肉芽后，连续3～5天以甲硝唑液或庆大稀释液冲洗阴道、局部涂药。口服或肌注抗生素，防止阴道狭窄甚至粘连致阴道部分闭塞的不良后果。

三、长期阴道异物对生殖健康的影响

对患者可有不同程度的阴道排液及外阴炎症状，表现为阴道分泌物增多，伴有臭味；对于病程较长者有时反复出现阴道流血，甚至出现阴道脓血分泌物伴臭味，给患者带来健康的影响。

阴道异物导致炎症粘连性阴道横膈或引起阴道瘢痕，导致患者月经流出不畅或经血潴留，甚至不孕。

（张跃辉）

第十一节　老年性阴道炎

一、诊断与鉴别诊断

（一）诊断标准

1. 绝经妇女。

2. 临床表现为外阴瘙痒或灼热感，阴道分泌物量多，严重时有血样脓性白带，有时小便失禁或性交痛。

3. 妇科检查阴道呈萎缩性改变，上皮菲薄，皱襞消失，阴道黏膜苍白有小出血点，有时表浅溃疡或外阴潮红糜烂。

4. 白带常规化验脓球阳性。

5. 阴道 pH 值＞ 4.5。

（二）鉴别诊断

1. 霉菌性阴道炎

糖尿病以外的老年妇女较少见。白带呈豆渣或凝乳状，白带涂片找到真菌的菌丝及芽孢可确诊。

2. 滴虫性阴道炎

因老年人阴道内 pH 值升高，不利于滴虫生长，故老年妇女滴虫性阴道炎较少。但因其与老年性阴道炎症状相似，应借助白带涂片找到毛滴虫来鉴别。

3. 淋菌性阴道炎

因性病的蔓延，绝经后妇女也可患此病。对主要症状可疑者取宫颈分泌物涂片行革兰氏染色查细胞内有无革兰氏阴性双球菌，还可作分泌物淋菌培养。目前聚合酶链反应是较敏感的检测方法。

4. 外阴及阴道癌

对久治不愈的外阴、阴道溃疡应及时活检，以排除此病。

5. 宫颈癌、子宫内膜癌

老年性阴道炎伴有血性白带时，应高度警惕是否有宫颈癌及子宫内膜癌。应常规行宫颈刮片进行阴道细胞学检查，必要时作宫颈活检及分段诊刮，进行病理学检查加以鉴别。

二、治疗问题

原则上应是提高阴道的抵抗力，抑制细菌的生长。

（一）雌激素治疗

局部使用雌激素制剂有直接的治疗效果。可选用仅有局部作用的雌三醇软膏（商品名：欧维婷 Ovestin）每晚阴道用药 0.5g 软膏（含有 0.5mg 雌三醇）；更宝芬（含普罗雌烯）每晚阴道用药 1 粒或可宝净（含有抗感染药氯喹那多和雌激素普罗雌烯）每晚阴道用药 1 粒。倍美力软膏和己烯雌酚软膏局部使用时即有局部作用也有全身作用，每晚阴道用药 0.25 ～ 0.5mg。口服雌激素除治疗老年性阴道炎外，还有助于缓解更年期症状，对老年妇女的心血管及骨骼系统也有益处。但使用雌激素时，应首先排除雌激素禁忌证，如乳腺癌、子宫内膜癌等。口服雌激素类制剂有尼尔雌醇片 1 ～ 2mg，2 周 1 次，可长期服用。或用天然雌激素倍美力、补佳乐或利维爱。

（二）局部用抗菌药

一般性外用药甲硝唑 200mg 或氧氟沙星 100mg，每晚 1 次阴道内用药。7 ～ 10 天为 1 个疗程。也可阴道内置各种栓剂，如复方氯洁霉素、保妇康、保菌清等。亦可自制复方氯霉素软膏（方法：氯霉素 32g+ 苯甲酸雌二醇 32 万 U 或己烯雌酚 32mg+ 鱼肝油 240ml+ 凡士林 120g），将带线棉球涂药后置于阴道内 8 ～ 12 小时后，自行拉线取出。

隔日 1 次，共 3 ～ 4 次。

（三）抹洗阴道

在阴道炎症分泌物较多时可考虑先用阴道抹拭去除过多的分泌物后再放药。在无以上有效药物可供使用时，为增加阴道酸度用 1% 乳酸或 0.1% 醋酸溶液冲洗阴道，或 1/5000 高锰酸钾溶液坐浴，每日 1 次；无医疗条件者可用食醋 60ml 加入温开水中坐浴。但在有以上有效药物可供使用时，不提倡常规行阴道冲洗。

（四）营养

全身应加强营养，进食高蛋白食物，并投予维生素 A、维生素 B，有利于阴道溃疡愈合，炎症消退。

（五）中药治疗

以滋补肝肾，清热止带为主。对肝肾阴虚者可用熟地 15g，山药 15g，山茱萸 15g，茯苓 10g，丹皮 10g，泽泻 10g，黄中白 10g，知母 10g。或用中成药治带片，每次服 5 ～ 8 片，每日 2 ～ 3 次。或知柏地黄丸口服，每次 1 ～ 2 丸，每日 2 次。中药治疗讲究预防与调护，注意外阴清洁，忌辛辣饮食，调和情志，保持乐观心理。

（张跃辉）

第十二节 急性子宫颈炎

一、病因病理

病原菌引起宫颈组织的急性感染，多见于宫颈局部的损伤如产后、清宫术后、人工流产术及一些宫颈手术时扩张宫颈的损伤或穿孔，使病原体进入损伤部位而发生的感染。此外，不适当地使用高浓度的酸性或碱性药液冲洗阴道等均可引起急性宫颈炎。

炎症一般先发生于宫颈表面，继而波及宫颈管。宫颈红肿，其表面的鳞状上皮由于炎症过裎而发生坏死脱落，形成浅表的溃疡，称为真性糜烂，局部无鳞、柱状上皮被覆。颈管黏膜水肿，组织学的表现可见血管充血，宫颈黏膜及黏膜下组织、腺体周围可见大量嗜中性粒细胞浸润，腺腔内见脓性分泌物。宫颈管的柱状上皮也有坏死脱落，主要受炎症的刺激发生柱状上皮增生。

二、临床表现

1. 白带过多，脓性。

2. 由于分泌物过多，刺激而引起外阴搔痒、潮红、肿胀等以及急性阴道炎症。

3. 急性炎症波及宫旁组织、子宫体、输卵管时，出现相应的症状和体征，如背痛、下腹痛、盆腔下坠感等。

4. 膀胱刺激症状，尿频、尿急、尿痛等。

5. 轻度体温升高。

6. 妇科检查见阴道内有多量脓性分泌物，宫颈充血、水肿，颈管内充血外翻。推动宫颈有时可有触痛，若伴急性子宫内膜炎及盆腔炎时，可有子宫压痛或宫旁组织增厚、水肿、压痛等。有脓性黏液从颈管内排出。

三、诊断

（一）病史

有产褥感染，流产后感染、淋病或阴道内异物残留史。

（二）鉴别诊断

1. 血液白细胞计数及中性粒细胞数增高。

2. 取阴道分泌物查滴虫、真菌、淋菌培养及衣原体、支原体检查，细菌培养以明确病原体。培养阳性者应做药物敏感试验。

四、治疗

1. 青霉素 G　每日 480 万 U，分 4 次肌内注射。同时口服丙磺舒 500mg；7～10d 为 1 疗程。

2. 头孢曲松钠　每日 2g，分 2 次肌内注射。7d 为 1 个疗程。

3. 巴沙片（司帕沙星）　每次口服 100mg，每日 1 或 2 次，6d 为 1 个疗程。有 25%～60% 淋病患者同时有生殖器官衣原体感染，故巴沙片有效。近年来淋病耐药菌株出现较多，如用青霉素无效，可用第 3 代头孢类抗生素静脉滴注。

4. 其他　用酸性阴道冲洗液冲洗阴道后，放置含有抗生素的阴道栓，每日 1 次。

（张跃辉）

第十三节　慢性子宫颈炎

慢性子宫颈炎是各种妇科疾病的一种最常见病、多发病，可在急性子宫颈炎之后发生；亦可由于分娩、难产手术、人工流产的扩宫或刮宫、或其他手术操作所引起宫颈裂伤或颈管外翻，病原体侵入宫颈引起所造成。慢性子宫颈炎的病原体主要为葡萄球菌、链球菌、大肠埃希菌及厌氧菌。此外，衣原体及淋菌感染也可引起感染。

一、病因病理

（一）病因

慢性子宫颈炎常见的病因有以下几种：

1. 多由急性子宫颈炎转变而来，因子宫颈腺体分支复杂，加之宫颈黏膜皱襞多，感染不易清除，而引起慢性子宫颈炎。

2. 分娩或难产手术后，子宫颈裂伤、子宫颈外翻，这时适应碱性环境的颈管柱状上皮，长期浸渍于阴道酸性分泌物中。另外，子宫颈表面的鳞状上皮浸渍在碱性分泌物或月经血中，长期受刺激，可引起慢性子宫颈炎。

3. 性激素的平衡失调，盆腔充血等原因引起子宫颈分泌物增多，或月经量过多和经期延长时，子宫颈的鳞状上皮长期受刺激也可发生炎症。

4. 宫颈组织黏膜的局部细胞，缺乏保护性抗体以及细胞介导的免疫有关。在慢性宫颈炎治疗过程中，局部组织已经不再有大量病原体的繁殖，但慢性炎症持续存在，提示与以上机制有关。

（二）病理

慢性子宫颈炎是女性生殖器官炎症中最常见的一种，发病率高。慢性子宫颈炎包括子宫颈糜烂、宫颈肥大、子宫颈息肉、宫颈腺体囊肿、宫颈内膜炎五种病理改变，其中以子宫颈糜烂最为常见。镜下检查：可见到黏膜下有淋巴球和多核白细胞浸润，而间质则有小圆形细胞和浆细胞浸润。黏膜下结缔组织的浅层为炎性细胞浸润的主要场所，呈现弥漫性或局限性的淋巴结节或白细胞巢。腺腔内的脓性黏液被封闭，形成纳氏囊肿。

宫颈的纤维组织增生，使宫颈肥大，颈管黏膜亦呈现增生现象，突出宫颈口外。

1. 子宫颈糜烂 对于宫颈糜烂的发生机制认识到目前为止，有 Robert Meyer 的上皮剥落学说与 Kanfmatm 的宫颈外翻学说，两种学说都同意所谓宫颈糜烂不是真性糜烂而是假性糜烂。而且无论从哪一种学说来阐明其发病机制，组织学上都为：宫颈部的糜烂区为一层柱状上皮所覆盖，所以不是真性糜烂而是假性糜烂。

（1）一般子宫颈糜烂可分为：

1）真性子宫颈糜烂：是指子宫颈阴道部的黏膜完全剥离，露出粗糙组织面，呈溃疡样，不被任何上皮所覆盖。这在临床上很少看到。

2）假性宫颈糜烂：系指在子宫颈阴道底部上、子宫颈口以外、有一大小不等的圆圈或范围不规则的红色区域。表面被单层柱状上皮所覆盖。柱状上皮下的间质内毛细血管充血水肿、腺体闭锁、积存黏连或脓性分泌物、形成囊肿。所以表面呈现赤红色、凹凸不平，这就是在临床上所大多数看到的宫颈糜烂。

3）先天性子宫颈糜烂：指新生儿到青春期前、少女的子宫颈阴道部的大部分或全部分被柱状上皮所覆盖，由于子宫颈管内膜（即柱状上皮），由内向外，延伸至子宫颈口扁平柱状上皮交接，向外挤压至子宫口外，形成糜烂区。这种现象如果在成熟妇女依然存在，称之为先天性宫颈糜烂。新生儿出生时约有 1/3 的新生儿由于受母体雌激素影响，颈管的柱状上皮下移到宫颈口外，出生后数日随雌激素下降，柱状上皮又可上移到宫颈外口处。

4）后天性子宫颈糜烂：在性成熟的妇女由于子宫颈受到损伤或感染，引起宫颈管内膜的柱状上皮增生，越过子宫颈外口向宫颈阴道部伸展，并覆盖其创伤表面，呈现红色糜烂状态。

从肉眼上来看，先天宫颈糜烂的宫颈形状往往是正常的，或稍大，不很整齐，尤其是宫颈口的形状多为裂开。后天性宫颈糜烂的宫颈往往偏大或肥大，但也有正常的宫颈口横裂或不整齐破裂，上下唇突出，宫颈管黏膜外翻。程度轻重不等。宫口周围呈现出一均匀或上下唇不均等的红色圆形区域，很清楚、明显，甚至可看到这条交界线呈现一道凹入的浅沟。在红色区域的外围常可看见散在性、大小不等的小囊肿，即纳氏囊肿，其内为黏液性分泌物。若在红色区域的范围内，还可看到毛细血管浮现在表面上，表示局部慢性充血。

（2）子宫颈糜烂的临床类型：根据糜烂面的深浅程度可分为单纯性、颗粒性糜烂、乳头性糜烂。炎症初期，糜烂面为单层柱状上皮覆盖，表面平坦，称为单纯性糜烂；随后由于腺上皮过度增生，并伴有间质增生，表面凹凸不平，称颗粒型糜烂；如间质增生显着，凹凸不平更加显着，称乳头型糜烂。

（3）子宫颈糜烂的分度：根据糜烂面积的大小可分为 3 度：Ⅰ度（轻度）指糜烂面积小于整个宫颈面积的 1/3；Ⅱ度（中度）指整个糜烂面占整个宫颈面积的 1/3 ～ 2/3；Ⅲ度（重度）指糜烂面积占整个宫颈面积的 2/3 以上。

子宫颈的修复宫颈糜烂经常处于重复和修复的过程中，一直是柱状上皮与扁平上皮相互争夺。这种反反复复愈合的过程，受到卵巢内分泌、或感染、损伤及酸碱度的影响。这两种上皮细胞在争夺战中不断地增生、增殖而起不同的变化。

1）基底细胞增生：基底层与基底旁层形成一种界限很清楚的厚层。其中细胞质明显是嗜碱性、细胞的排列与表面呈垂直角、细胞层次清楚、细胞都是成熟的。

2）储备细胞增生与增殖：在宫颈表面或腺体的柱状上皮细胞，与基底层之间，有一或二层细胞增生。这些细胞呈多角形或方形，细胞质有空泡，并稍嗜碱性。细胞核比较大，呈圆形或椭圆形，染色素分布均匀，核分裂很少，这些细胞即称为储备细胞增殖。

3）鳞状上皮化生：化生的意思是指从一种分化很好的组织化生为另一种成熟的组织。在子宫颈部上常有鳞状上皮化生，亦即柱状上皮被鳞状或扁平上皮所代替。鳞状上皮化生最简单的形式，可看做是储备细胞增殖的继续。细胞核成熟，细胞分化良好，细胞间桥形成，深层细胞排列与基底层成直角，而浅层细胞则与表面平行，鳞状上皮化生可能是柱状上皮部分或完全被扁平上皮所替换的结果。部分上皮化生是增殖储备细胞被一层连续的黏液细胞所覆盖，这些黏液细胞可能已退化、仅在深层留下小而圆的空隙，其中可充满着多核细胞。大的空隙可能被柱状上皮所覆盖。由此可见这些黏液细胞的前身是储备细胞，是属于柱状上皮的性质。宫颈部的柱状上皮细胞可完全被扁平上皮细胞所代替，从而形成不规则大小片、层次不清的上皮层，这一过程可在宫颈部，亦可在腺腔内发生。上皮化生的最后阶段可看到分化良好的正常扁平上皮细胞；而化生前阶段的上皮细胞则形成波浪式木栓状的上皮细胞团伸入纤维组织，并可在宫颈管的腺体看到。

2. 宫颈肥大慢性炎症的长期刺激　子宫颈组织充血、水肿，腺体和间质增生，使宫颈不同程度的肥大，但表面多光滑。最后由于纤维组织增生，使宫颈硬度增加。

3. 宫颈息肉慢性炎症的长期刺激　可使宫颈管局部黏膜增生，子宫有排除异物的倾向，使增生的黏膜自基底部突出宫颈外口，而形成息肉。息肉可为一个或多个，一般较小，色红，质地脆，易出血，蒂细长。根部多附着于宫颈外口，少数在宫颈管内。

4. 宫颈腺囊肿　又称纳博特囊肿。在子宫颈糜烂愈合的过程中，新生的鳞状上皮覆盖或伸入宫颈管内，将腺体口堵塞，腺体分泌物潴留而形成囊肿。这是一种突出与宫颈表面的清白色的小囊肿。

5. 宫颈黏膜炎　亦称官颈管炎。炎症局限于宫颈管黏膜及其下的组织，临床见宫颈阴道部光滑，但宫颈黏膜下组织充血、水肿或有脓性分泌物堵塞。

二、临床表现

慢性子宫颈炎症状表现为白带过多，由于病原体、炎症的范围及程度不同，白带的量、性质、气味、颜色也不同。可呈脓性或黏液状，有息肉形成时易有血性白带或性交后出血。患者患轻度子宫颈糜烂时，一般无明显自觉症状，也可能仅有白带增多，常常于妇科检查时或普查时发现。中度、重度子宫颈糜烂的主要症状是白带增多，黄色脓性，或血性白带，少数部分患者发生性交后出血。炎性白带长期刺激外阴，可引起外阴瘙痒。当炎症沿宫纸韧带扩散到盆腔时，可引起腰酸腰痛。

（一）不孕症

婚后有二、三年不孕的病史、检查时可能发现先天性子宫颈糜烂。或表现为后天性宫颈糜烂，导致脓性黏稠白带，不利于精子穿过，可造成不孕。

（二）白带增多

白带为脓性或黏液的分泌物、呈淡黄色或乳白色。由于感染细菌的不同而有差别：如果白带增多、增厚而形成块状，似豆腐渣样，则应当考虑是否并发霉菌性阴道炎；如果白带呈脓样，且其中有气泡，则应考虑滴虫性阴道炎。都应做涂片检查。证实后给以相应治疗。

（三）少量阴道出血

常有白带混血、接触性出血或妇科检查时出血，表示宫颈糜烂、组织充血脆弱，所以容易出血。应当提高警揭，除外宫颈癌的发生。

（四）腰酸腰痛

当子宫颈炎严重时，炎症可以向后沿慨韧带或阔韧带底部扩展蔓延，形成慢性子宫旁结缔组织炎，从而压迫或刺激盆腔的神经丛而产生腰酸腰痛。

（五）下腹胀及尿频

由于慢性子宫颈炎、可直接向前蔓延或通过淋巴管扩散，涉及膀胱三角区及膀胱周围的结缔组织，因而引起小便困难和小腹胀痛，或因尿道内括约肌受刺激而引起尿频和尿急。如果不对宫颈糜烂进行治疗，可能发生继发性尿道感染，最后造成慢性肾盂肾炎。

三、诊断

（一）宫颈肉眼检查

子宫颈肥大或偏大，形状不整齐或整齐，宫口横裂或不等的破裂，宫颈管黏膜有不同程度外翻。还可在宫颈部上、宫口周围见到范围大小不等、形状均匀或不均匀，表面高低不平的红色区域。糜烂区外围常见到数量不等、颜色不同的纳氏囊肿。往往在宫颈上下唇可见到毛细血管。红色区域与其外周的正常扁平上皮界限清楚，交接线形成浅沟。但在慢性炎症时其界限不太清楚。

（二）阴道镜检查

因阴道镜比肉眼所见放大 9 倍，所以对宫颈病灶的观察更加清楚，尤其对碘试验看得更加明确，是一种好的检查方法。

（三）阴道细胞检查

通过巴氏染色法，可将扁平上皮细胞分为五级。Ⅰ、Ⅱ、Ⅲ或Ⅰ、Ⅱ级属于正常细胞。Ⅳ、Ⅴ或Ⅲ级的细胞需要重复做涂片或行活检，以排除癌变。

（四）活体组织切片检查

可见到在黏膜的间质中（或腺体内）有嗜中性多核白细胞和淋巴球浸润；还可见到上皮细胞的排列和层次，细胞的形态和染色，储备细胞增生的程度，以及鳞状上皮化生，细胞间变的轻重；最重要的是原位癌、甚至浸润癌的存在。宫颈活检应在糜烂区的 2、5、8、10 点等处，找到癌变的机会比较多。

（五）锥形切除若阴道细胞检查

有疑问，而宫颈部活检为慢性子宫颈炎，怀疑宫颈管内可能有原位癌或浸润癌，可在宫颈部（包括宫颈管）行锥形切除术，将宫颈管周围组织切除，作宫颈连续切片。以寻找隐藏在颈管内的癌变。

四、治疗

慢性子宫颈炎的治疗，与宫颈癌的发生有一定的关系，其中宫颈糜烂为慢性子宫颈炎中的多发病，在未治疗的宫颈糜烂中，宫颈癌的发生率为 0.2%，所以积极治疗慢性子宫颈炎具有防癌意义。慢性子宫颈炎包括局部治疗与全身治疗，以局部治疗为主。局部治疗可采用药物治疗、物理治疗、及手术治疗，其中以物理治疗为主。物理治疗及手术治疗前，需排除全身及内生殖器疾患。常规做白带检查，排除霉菌、滴虫感染，以免影响术后的愈合。并在治疗前作宫颈刮片或其他检查，排除早期宫颈癌后，再根据不同病变分别治疗。慢性子宫颈炎病原体主要为葡萄球菌、链球菌、大肠埃希菌及厌氧菌。此外，衣原体及淋菌感染也可引起感染。若有以上病原菌感染，则需进行对症全身治疗。

（一）子宫颈糜烂

局部治疗有直接破坏糜烂面的柱状上皮和促进鳞状上皮的生长，具有疗效短、疗效高的特点。治疗前需常规作宫颈刮片检查，排除宫颈上皮瘤样病变或甲期宫颈癌。

1. 药物治疗：局部药物治疗，适用于单纯性糜烂或糜烂面积较小和炎症浸润较浅的病例。

用 10% ～ 20% 硝酸银或局部腐蚀。于月经干净后 3 ～ 7d，常规消毒阴道，用窥器暴露宫颈，清除阴道分泌物，用 75% 乙醇消毒宫颈后，用无菌棉球拭干局部，将消毒纱布填于阴道后穹隆处，保护正常组织，用 10% ～ 20% 硝酸银涂擦在子宫颈糜烂面及子宫颈口，涂擦后立即以一生理盐水的棉签涂擦，使多余的硝酸银成为无腐蚀性氯化银，以防灼伤阴道黏膜，再用鱼肝油棉球紧贴于宫颈，次日取出，每周治疗一次，一般 3 ～ 4 次为一疗程。

5% 重铬酸钾溶液为一种强腐蚀剂与氧化剂，有一定毒性，虽有渗透性，但用来腐蚀糜烂面，仅能到一定程度，不致影响深部健康组织。据国内研究治愈率达 98%。它的用药方法为局部消毒后，消毒纱布填于阴道后穹隆处，用一棉签涂 5% 重铬酸钾溶液于插入宫颈管内约 0.5cm 处，保留 1min。并以一棉签涂重铬酸钾溶液于子宫颈糜烂处并超过边缘。根据糜烂面性状，涂擦数次，直至糜烂面呈褐色状。用 0.1% 新洁尔灭棉球擦净，取出纱布，将带有抗生素的棉球紧贴在宫颈上，24h 后取出。一般上药后 2 ～ 3 周可再上一次，1 ～ 4 次可愈合。上药后阴道有水样分泌物、灰白色施皮排出，须保持外阴清洁，禁止坐浴。

奥平栓（干扰素）具有抗病毒、抗肿瘤及免疫调节活性。常用于子宫颈糜烂，特别对轻、中度子宫颈糜烂效果较好。隔日 1 枚，塞于阴道。12d 为 1 个疗程，通常需 2 ～ 3 个疗程。

爱宝疗（聚甲酚磺酸栓）隔日放入阴道栓剂 1 枚，一般需用 6 ～ 12 枚。

2. 物理治疗：是目前应用最广泛的一种治疗方法，具有疗程短、疗效好的优点。

一般适用于中度、重度糜烂，糜烂面积较大、炎症浸润较深的患者。目前用于临床的有电熨法、激光治疗、冷冻治疗、红外线凝结疗法、微波疗法。物理治疗时间选在月经净后 3 ～ 7d 进行。各种物理治疗方法术后均有阴道分泌物增多，甚者有大量水样排液，因此术后注意保持外阴清洁干燥，防止感染。1 ～ 2 周时创面脱痂时可有少许出血。在创面尚未完全愈合间（4 ～ 8 周）禁止性生活、盆浴、阴道冲洗。治疗后每月复查一次，检查创面愈合情况直到痊愈。

（1）电熨法：治疗时将电熨斗接触糜烂面上并加压，由内向外来回移动，直到略超过 O 糜烂面。术后局部涂用 1% 龙胆紫，术后 2～3d 内阴道分泌物较多，2 周内阴道可能有少 % 量出血，2～3 周后创面脱痂，鳞状上皮开始修复。治愈率为 80%。

（2）激光治疗：运用激光使糜烂组织炭化结痂，术后 3 周左右痂皮脱落，创面生长出新的鳞状上皮。治愈率为 80%～90% 左右。治愈时间为 1～3 个月，术后有脱痂、流水、出血等反应。如有继发感染时，采用抗菌药物和止血药物辅助治疗，术后每月定期复查一次，观察创面愈合情况。注意观察宫颈管有无狭窄，因对月经周期有一定影响，术后 1～2 次月经常提前、量增多、时间延长。因此孕妇、月经过多或过频的患者以及全身性疾病如：血液病、肝脏病、严重的心脏病禁用此疗法。

电熨术与激光副作用有：

1）阴道分泌物增多：分泌物为脓样、量多，可引起阴道炎或外阴皮炎。嘱患者注意保持外阴清洁，可给予灭滴灵栓 1 片，每日 1 次。

2）出血：电熨术与激光术后最大的缺点是出血，约 5% 有活动性出血，需要填塞纱布止血。出血往往发生在施术后 2 周之内，患者应立刻来院止血，若出血多，必要时可重复用电熨或激光止血。若出血不多，则可阴道填塞明胶海绵后填塞纱布，纱布应 12～48h 后取出。或局部用好的快喷雾剂喷洒，行止血消炎。同时给维生素 K₁、维生素 C、安络血或三七片，以帮助改善凝血机制。为了预防电熨术与激光术后大出血，应在施术前询问患者既往有无出血史、血液病史、肝炎史。并应检查白细胞、红细胞、血红蛋白、血小板、出血和凝血时间，以便及时给以治疗。

3）体质衰弱：电熨与激光术后的患者由于体内有伤口在腐蚀且经常流出大量分泌物，必然要损失较多的蛋白质及钾盐。因此，必须补充蛋白质（如豆浆、牛乳、蛋和肉类等）及氯化钾片剂。

4）宫颈口闭锁：电熨术与激光术后因宫颈纤维组织收缩、形成瘢痕，以及扁平上皮细胞的生长，可能引起宫颈外口的缩小而闭锁，有碍经血的外流，从而引起腹胀等症状。需要重复扩张宫口才能解决。

3. 冷冻疗法：以液氮为制冷源，运用快速降温装置使糜烂面冷冻、坏死、脱落，新生的鳞状上皮重新覆盖宫颈阴道部。冷冻治疗不形成瘢痕，因此一般不会宫颈狭窄，对有生育要求的妇女较为合适。它的原理是以超低温的探头直接与宫颈糜烂组织接触，使上皮和间质细胞内外的液体结冰形成冰晶，然后升温还原，接触的时间越长，结冰的范围越广、越深，降温的速度越快，越容易形成冰晶。升温还原的时间越慢，越容易对细胞产生机械性的破坏。上皮及间质细胞膜亦破坏，细胞质和间质液渗透浓缩，引起电解质紊乱。如果再冷一遍则连细胞核膜也全被破坏，达到彻底破坏整层糜烂组织（即柱状上皮细胞及间质）。由于冷冻的刺激，能激惹起柱状上皮下的储备细胞增生和鳞化，从而进行修复和愈合。

（1）技术操作：选择宫颈大小不超过 4cm 直径，而糜烂范围不超过宫颈 2/3，探头大小能盖住糜烂区。患者必须做过阴道涂片或活检，以除外癌的存在。在月经后 7～10d 之内都可冷冻。可在门诊进行治疗，无需麻醉。患者取妇科检查位置，用窥阴镜暴露宫颈，拭干净糜烂区上的分泌物，即可进行操作。冷冻机内装液氮，由电加热后、输气管放出冷气直达冷气探头，最低温度可到～196℃。铜制探头如帽形，中间有一突出部，圆盘直径从 6～24mm 大小不等。选择一个与宫颈糜烂范围大小相符合的探头，将探头直接与糜烂面相接触，然后放冷气制冷。探头温度下降到0至～10℃左右，在探头四周开始出现一圈白霜。这时探头已吸住糜烂组织，即开始计算时间，冷冻时间是1～3min，时间一到立即停止冷气，使探头离开宫颈。这时宫颈糜烂组织仍呈冰冻状态，应待3～5min，糜烂组织的结冰才能完全溶化，使组织的颜色还原，然后再冷冻第二遍，时间还是1～3min。冷冻后，用龙胆紫1%涂冷冻面，然后用呋喃西林喷宫颈及阴道。

（2）冷冻后过程：第一遍冷冻还原后，可能发现少许血水渗出，这是因表面的毛细血管结冰后，毛细血管被破坏所引起的，用纱布压迫，则可止血。第二遍冷冻后，宫颈表层很快会浮肿起来，4～6h后，开始有水样分泌物流出，其量逐渐增加，到第3～4d，达到最高峰。冻后7～10d、宫颈表层糜烂组织形成一层痂皮，这层痂皮可能呈现膜状，而分散脱落。多数则形成较厚的浮肿痂皮，疏松地与宫颈相连，只要轻轻将其移动，则可轻易将其取出。宫颈底部则呈红色创面，以后逐渐变成暗红色、深红色，最后变成灰白色而脱落。创面面积逐渐缩小，从创面的周围，新生扁平上皮细胞逐渐向内伸展，覆盖整个创面。轻度糜烂在4～6周间可治愈；中度糜烂、治愈时间较长，需6～8周。如冷冻后3个月未愈合，则应评为失败、应考虑再冷冻或使用电熨术。

（3）副作用：1）阴道分泌物冷冻后4～6h开始有水样分泌，到第3～4d分泌量达到最高峰。每天流水200～300ml，待痂皮脱落后才逐渐减少，可持续到一个月。疗效差的病例，水样分泌可变成黏性白带，待宫颈痊愈后，分泌物自然消失。2）体弱无力患者有头晕，可能因阴道分泌过多，身体内的蛋白质及钾盐的消耗所引起的，可补充蛋白质及钾盐或服用中药调补气血。3）出血冷冻可使局部血管收缩止血，因此术后很少大出血，往往在冷冻后分泌物带有少量血液，呈血水样分泌。在重度糜烂冷冻后，痂皮脱落，有时遇到小血管破裂，亦可能有活动性出血，则需要电凝或塞纱布止血。一般出血不多、无需处理。4）冷冻时还能降低神经的敏感性，有麻醉和镇痛作用，治疗时患者一般无痛苦，但个别体寒的患者，施术时感到寒战，冷冻术中部分患者有头痛、眩晕、恶心等自主神经紊乱等反应。

治愈率为80%～90%，治疗时间平均为2个月，主要缺点为流水时间较长，持续约为2～4周。

4. 手术治疗：以上方法治疗无效，或宫颈肥大糜烂面深广，且颈管受累者，可考虑手术，可考虑行宫颈锥切术或前子宫切除术。现一般已经很少采用。

（1）宫颈锥切术：子宫颈糜烂面较深广累及宫颈管者、宫颈肥大者，如经以上治疗无效，或疑有癌前病变者。锥切方法有：电刀锥切。采用高频电刀，将子宫颈管及宫颈的糜烂部分作锥底向外、尖端向里的锥形切除，深度约2cm。由于切下的标本已被电刀破坏。影响对疑有子宫颈癌的诊断。

（2）手术刀锥切：手术刀切除范围同上。切下的标本可以进行病理检查。锥切后应缝合创面，此法瘢痕小，术后出血机会少。

（3）全子宫切除术：适用于年龄较大，久治不愈的慢性子宫颈炎并有癌前病变者。

（二）子宫颈息肉摘除术

适用于子宫颈息肉者。首先对症治疗积极控制感染，抗子宫颈炎症治疗。出血时，以止血为主，如口服安络血片5mg，每日3次。或云南白药1g，每日2～3次。然后行宫颈息肉摘除术，用血管钳钳夹息肉，由蒂部摘除。如出血，用棉球压迫即可止血。息肉小者，用血管钳钳夹紧根部扭下即可。摘除术后并同时行止血、消炎治疗。因本病易复发，应定期复查，每 3 个月复查一次。对年龄大于 45 岁、尤其是更年期前后患者，手术摘除后应常规行病理检查，若有恶变征象，应及时给予相应治疗。

（三）宫颈撕裂及外翻

根据病情可进行修补术或子宫颈切除术。严重者子宫颈炎伴有子宫其他疾病者宜行全子宫切除。

（四）子宫颈囊肿整形术

适用于宫颈腺囊肿。

（五）术后注意事项

行药物治疗、物理治疗或手术治疗后，术后注意保持外阴清洁，在创面未愈合期间，禁止阴道冲洗、性生活、盆浴、游泳。

此外预防可减少慢性子宫颈炎的发生，具体措施为：

1. 注意卫生，保持外阴清洁、经期卫生，防止病原体侵入。经期、产后严禁性交和禁止不洁性交。

2. 选择避孕措施，避免多次分娩、人流对宫颈机械性损伤。避免产后、人流感染。

3. 定期做妇科检查，若发现子宫颈炎症积极治疗。

（张跃辉）

第十四节 急性输卵管卵巢炎

输卵管炎为盆腔生殖器官炎症中最多见的一种。卵巢临近输卵管，输卵管炎症继续扩展可引起卵巢炎。卵巢炎与输卵管炎合并发生者，称为输卵管卵巢炎或附件炎。有时虽有严重的输卵管炎症病变，而其附近的卵巢却仍保持正常。卵巢炎很少单独发生。但流行性腮腺炎病毒对卵巢有特殊的亲和力，可经血行感染而单独发生卵巢炎。

输卵管卵巢炎多发生于生育期年龄，以 25～35 岁发病率最高，青春期前后少女及更年期妇女很少见。

一、病因

1. 月经期、流产后或产褥期　女性生殖道抵抗感染的生理防御功能减弱。阴道正常酸性因月经血或恶露而改变；颈管有轻度扩张或裂伤，黏液栓消失；正常的子宫内膜剥脱后，宫腔表面裸露，扩张的血窦及凝血块为良好的细菌滋生地；产褥期复旧过程的子宫对感染的抵抗力也较低。因此，如月经期不注意卫生或有性生活，细菌极易经黏膜上行，引起输卵管内膜感染。这是最常见的发病原因及感染途径。经期下腹部受凉或长时间在冷水中作业，使机体抵抗力减弱而引起急性附件炎，在临床亦可遇到。

2. 淋菌感染　在一些国家是导致急性输卵管卵巢炎的最主要原因，近年来我国也有发生，故对淋菌感染患者要注意此情况。

3. 结核杆菌的播散至输卵管，主要是经血液循环所致。其他传染病如化脓性扁桃体炎、白喉、腮腺炎、伤寒及副伤寒、猩红热等病原菌偶可经血行播散，引起急性附件炎。

4. 输卵管邻近器官炎症病变，如阑尾炎、结肠憩室炎等可通过直接接触蔓延至输卵管。

二、病理

1. 从生殖道黏膜上行性感染，波及输卵管内膜引起输卵管内膜炎，黏膜水肿，有浆液性或脓性渗出液排出。开始炎症病变范围较小仅局限于黏膜层，很快炎症波及输卵管各层，输卵管浆膜层最后受累，浆膜失去光泽且有纤维素沉着——输卵管周围炎。这时输卵管肿胀、充血、发红、卷曲。黏膜血管极度充血时，可出现含大量红细胞的血性渗出液，称为出血性输卵管炎。进一步炎症加重，输卵管管腔中含有大量脓性分泌物。由于输卵管腹腔口的内陷及伞部的黏连而闭锁。这一病变可以阻止脓液流入腹腔，避免炎症进一步扩散，以防引起盆腔腹膜炎等。输卵管的子宫端由于黏膜高度肿胀，与宫腔的通道亦遭到阻塞。

镜下所见：输卵管黏膜增厚、充血、间质水肿，有大量中性粒细胞浸润，黏膜上皮片状脱落而致相互黏连。管腔含有脱落坏死上皮及大量炎细胞形成的脓性分泌物。肌层及浆膜层也有轻重不等的炎性反应。淋巴管及毛细血管扩张，充满多形核白细胞及血栓，且肌层内有小的脓肿形成。

2. 输卵管积脓，输卵管两侧端的闭锁，导致输卵管腔内脓液的淤积，并随着炎症病变的发展日益增多，而形成输卵管积脓。输卵管壶腹部肌层薄，极易扩张，峡部肌层较厚，较难胀大，因而输卵管积脓形似曲颈瓶，渐向壶腹部膨大，最大直径可达 12 ～ 15cm，而与此同时输卵管自身亦延长，并坠于阔韧带后方。内容物可为浆液脓性，或黏液脓性。

输卵管积脓常与周围组织及脏器黏连，如阔韧带后叶、卵巢、乙状结肠、回肠，有时坠到子宫直肠窝，与该部腹膜黏连。这时输卵管增厚，呈致密坚韧的囊性肿块。

如细菌毒性极强，炎性病变继续发展，积脓增多，可以使胀大变薄的输卵管穿孔、破裂，而引起盆腔腹膜炎或弥漫性腹膜炎。有时亦可向直肠、阴道后穹窿穿破，偶可向膀胱穿破。

3. 从宫颈或宫壁淋巴管向外播散者，一般都首先在宫旁组织产生程度不等的淋巴管及淋巴管周围炎、静脉与静脉周围炎以及阔韧带蜂窝织炎。炎症继续深入而扩展至输卵管系膜及输卵管腹膜，最后输卵管壁受累。因此，这一类型属于输卵管间质部炎症，

黏膜受累很轻，甚至未受波及。其横断面可看到输卵管系膜及输卵管壁显着增厚并有明显浸润，而其管腔可能基本正常，被覆之黏膜上皮可无炎症反应。因此，与直接经黏膜上行蔓延的炎症病变不同，对生育方面的影响较小，即使有很严重的盆腔炎症病变，日 g 后仍有妊娠可能。这类病例宫旁结缔组织炎先于输卵管炎，因而子宫有不同程度的固定。

镜下所见：黏膜正常或轻度炎性浸润，肌层因水肿及白细胞浸润而极度增厚，浆膜层常产生有某种程度的急性纤维性腹膜炎。

4. 在输卵管炎急性期，卵巢通过浆膜面炎症的直接蔓延或通过输卵管系膜及卵巢系膜中淋巴管的播散而受到感染。前者的炎症反应仅限于卵巢表面的渗出物及纤维素

形成，使基本正常的卵巢包绕于周围炎症组织的黏连之中。炎症严重，侵入卵巢实质，可发生多发性脓肿，特别容易侵入成熟卵泡或新生黄体之内，形成卵泡——黄体脓肿，多发性脓肿相互融合而成卵巢脓肿。卵巢脓肿常与输卵管积脓贯通，形成输卵管卵巢脓肿，是盆腔脓肿中最多见的一种。

5. 急性输卵管卵巢炎，多半双侧受累，可能一侧病变较轻。单侧输卵管卵巢炎偶见于阑尾炎或憩室炎直接蔓延到附件的炎症病变。极个别的产褥感染可发生一侧附件感染，甚至有一侧形成很大的输卵管积脓而另一侧则无。

在输卵管炎急性期盆腔腹膜常有轻度感染，并有浆液性液体渗出。严重时可发生化脓性变而形成脓液。脓液可积聚于子宫直肠窝，从阴道后穹窿可以扪到张力大的疼痛性包块。子宫直肠窝脓肿亦可直接来自感染的输卵管，当伞端没有闭锁，瑜卵管腔中的脓液排出腹腔口外，积聚于盆腔深处而成。

二、临床表现

一般在感染后 2 周内发病，先有全身乏力、食欲不振等全身症状，发病即出现高热，达 39 ～ 40℃，脉速 110 ～ 120 次 / 分，可能有恶寒或寒战，两侧下腹部剧痛，大便时加重。有时并有小便疼痛、腹胀、便秘等。大便带黏液是结肠壁受炎性浸润的刺激现象。常有月经过多，月经期延长或月经失调及脓性白带。

体征：急性病容，颜面潮红，舌干苔白厚，腹部特别下腹部压痛明显，拒按，腹肌强直，反跳痛明显，并有鼓肠。

妇科检查：阴道有脓性分泌物或为血性，宫颈多有程度不等的红肿。如系淋菌感染则在前庭大腺腺管外口、尿道口及宫颈外口处均可见到或挤压出脓液。双合诊时移动宫颈有剧痛。由于患者怕痛及腹壁紧张，往往不易查清盆腔内情况。如可扪清子宫，则一般子宫较固定，正常大或稍增大，有剧烈触痛。两侧附件区普遍触痛，一般不易摸清附件肿块。

急性输卵管卵巢炎患者有时可伴发肝周围炎（Fitz ～ Hugh ～ Curtk）综合征，表现为右上腹或右下胸部痛，颇似胆囊炎或右侧胸膜炎的症状。淋菌或沙眼衣原体感染均有可能引起此种情况，而以后者更为可能。此症常被误诊为急性胆囊炎。

当形成输卵管卵巢脓肿时，虽接受积极治疗，体温仍高，呈弛张热或稽留热，脉细速，腹膜刺激症状更为明显，且常有直肠压迫及疼痛感觉。妇科检查子宫及附件已触痛明显，在盆腔一侧或两侧可触到张力大而稍带囊感的疼痛包块。如脓肿位于子宫直肠窝，则阴道检查可感后穹窿饱满突出，肛诊时感觉更明显。

输卵管卵巢脓肿向腹腔穿孔破裂时，患者突然感到剧烈疼痛，并持续加剧，可有恶心、呕吐、寒战，随之患者进入面色苍白，血压下降，脉搏微速，出冷汗等临床休克状态。检查腹部有弥漫性压痛、明显反跳痛及腹肌强直。腹式呼吸消失，并有腹胀、肠麻痹等症状，需紧急处理。如脓肿向直肠或阴道后穹窿穿破，则可由肛门或阴道排出多量脓液，此后病情即有明显好转。

三、诊断

（一）诊断要点

急性输卵管卵巢炎常有一定病因存在，如月经期卫生与性生活情况，故病史很重要，很多误诊常由于忽略仔细询问病史。

白细胞分类计数及红细胞沉降率（血沉），对诊断有一定帮助。白细胞总数在（20～25）×10^9/L，中性粒细胞在 0.8 以上且有毒性颗粒，提示有脓肿存在。如白细胞总数在（10～15）×10^9/L，可能尚无脓肿，应反复检查数次，一次检查有时不够准确。红细胞沉降率超过 20mm/h，亦常有脓肿形成的线索。但仍宜结合临床表现及局部检查，综合分析判断。某些生殖器官的黏膜，如输卵管及宫颈管黏膜等可产生一种有别于胰腺所产生的淀粉酶，此种生殖淀粉酶与唾液淀粉酶不易区别。现已发现在子宫直肠陷凹处的腹水中，存在此种非胰腺产生的淀粉酶，包括生殖与唾液淀粉酶称为同种淀粉酶，其正常值为 300u/L。当输卵管黏膜受炎症损害时，则腹水中的同种淀粉酶的含量即明显降低，降低程度与炎症的严重程度成正比，可降至 40u/L 左右，但患者的血清同种淀粉酶值仍维持在 140u/L 左右。故对可疑急性输卵管炎患者，可行阴道后穹窿处穿刺取少许腹水以测定同种淀粉酶值，同时取患者血以测定酶值。凡腹水同种淀粉酶值 / 血清同种淀粉酶的商少于 1.5 者，大多数均被手术证明系急性输卵管炎患者。此项检查已被认为是对急性输卵管炎较可靠的辅助诊断方法。

在妇科检查同时，最好采取子宫腔排出物送细菌培养及药敏，作为使用抗生素的参考。

（二）鉴别诊断

急性输卵管卵巢炎临床表现为急腹症，应与急性阑尾炎、输卵管妊娠破裂、卵巢囊瘤蒂扭转及急性肾盂炎相鉴别。

1. 与急性阑尾炎鉴别　右侧病灶较为严重的输卵管卵巢炎易与急性阑尾炎相混淆，但急性阑尾炎腹痛开始于脐周围，数小时或稍长时间后即局限于马点，而急性输卵管卵巢炎开始即局限于下腹部两侧。急性阑尾炎常伴有恶心、呕吐症状，而输卵管卵巢炎可有可无。急性阑尾炎仅有轻度发热，而白细胞增高较为明显。检查时阑尾炎压痛点在马点，而在输卵管炎压痛处较低且为双侧。阑尾穿孔伴发腹膜炎时鉴别较困难，这时腹痛、触痛、腹肌紧张均累及整个下腹部，极似输卵管卵巢炎。盆腔检查虽可有触痛及抵抗感，但其剧烈程度似不及急性输卵管卵巢炎，后者有时还可触到附件肿大或附件脓肿。但有时阑尾炎波及同侧子宫附件或阑尾穿孔后形成盆腔脓肿，则不易鉴别，需要剖腹探查。

2. 与急性肾盂肾炎鉴别　肾脏虽位于骨盆之上，但严重的急性肾盂肾炎，有时症状极似急性附件炎。肾盂肾炎疼痛主要在上腹部，但可波及满腹，肾区肋椎角有显着触痛及叩击痛；同时可有高热，但患者痛苦情况不如附件炎及阑尾炎严重。小便（中段尿或导尿标本）检查有脓细胞、红细胞存在。

3. 与输卵管妊娠流产或破裂及卵巢囊瘤蒂扭转的鉴别鉴别有困难时，可先按炎症处理，密切观察。病情需要时可剖腹探查。

三、治疗

（一）一般支持及对症治疗

绝对卧床，半卧位以利引流排液，并有助于炎症局限。多进水及高热量易消化的半流质饮食。高热者应补液，防止脱水及电解质紊乱。纠正便秘，服用中药，如番泻叶，或用生理盐水或 1、2、3 剂灌肠。疼痛不安者可给镇静剂及止痛剂。

急性期腹膜刺激症状严重者，可用冰袋或热水袋敷疼痛部位（冷或热敷以患者感觉舒适为准）。6～7d 后经妇科检查及白细胞总数、红细胞沉降率的化验证实病情已稳定，可改用红外线或短波透热电疗。

（二）控制感染

可参考宫腔排出液的涂片检查或细菌培养与药敏结果，选用适当抗生素。由于此种炎症多系混合感染，而在我国致病菌大多为大肠埃希菌及类杆菌属，尤其是脆弱类杆菌，而淋菌或衣原体感染均较少见，故可选用庆大霉素 8 万 U，每日 2～3 次肌注，或 24 万 U 静滴，加甲硝唑 0.4g 每日服 3 次。庆大霉素对抗大肠埃希菌效果较好，而甲硝唑对厌氧菌有特效，且毒性小，杀菌力强，价廉，因而已被广泛应用。严重者可静脉点滴广谱抗生素如头孢菌素、丁胺卡那霉素、氯霉素等。治疗必须彻底，抗生素的剂量和应用时间一定要适当，剂量不足只能导致抗药菌株的产生及病灶的继续存在，演变成慢性疾患。有效治疗的标志是症状、体征逐渐好转，一般在 48～72h 内可看出，所以不要轻易改换抗生素。

严重感染除应用抗生素外，常同时采用肾上腺皮质激素。肾上腺皮质激素能减少间质性炎症反应，使病灶中抗生素浓度增高，充分发挥其抗菌作用，并有解热抗毒作用，因而可使退热迅速，炎症病灶吸收快，特别对抗生素反应不强的病例效果更好。静滴地塞米松 5～10mg 溶于 5% 葡萄糖溶液 500ml，每日 1 次，病情稍稳定改为每日口服泼尼松 30～60mg，并渐减量至每日 10mg，持续 1 周。肾上腺皮质激素停用后，抗生素仍需继续应用 4～5d。

（三）脓肿局部穿刺及注射抗生素

脓肿形成后，全身应用抗生素效果不够理想。如输卵管卵巢脓肿贴近后穹窿，阴道检查后穹窿饱满且有波动感，应行后穹窿穿刺，证实为脓后，可经后穹窿切开排脓，放置橡皮管引流；或先吸净内容物，然后通过同一穿刺针注入青霉素 80 万 U 加庆大霉素 16 万 U（溶于生理盐水中）。如脓液黏稠不易抽出，可用含抗生素的生理盐水稀释，使逐渐变成血性血清样物后易被吸出。一般经 2～3 次治疗，脓肿即可消失。

（四）其他

如盆腔脓肿穿孔破入腹腔，往往同时有全身情况的变化，应立即输液、输血，矫正电解质紊乱，纠正休克，包括静滴抗生素和地塞米松等药物。在纠正一般情况的同时应尽速剖腹探查，清除脓液，尽可能切除脓肿。术毕，下腹两侧放置硅胶管引流。术后应用胃肠减压及静脉滴注广谱抗生素，继续纠正脱水及电解质紊乱，输血，以提高身体抵抗力。

四、预后

急性输卵管卵巢炎及时诊断，正确治疗，预后良好。轻型单纯性输卵管炎经过治疗常可于 2～3d 体温下降，1 周左右输卵管水肿消失，增厚的输卵管在 1～2 个月内完全吸收。输卵管皱襞及纤毛上皮可恢复正常，而不致影响生育。其他类型的输卵管炎很难完全吸收，大多遗留程度不等的输卵管炎及腹膜黏连。输卵管壁狭窄迂曲，管腔阻塞，伞端黏连闭锁而功能损害，造成不孕症。

但间质型的输卵管炎黏膜损害较轻，虽输卵管壁病变严重，日久输卵管腔可能再通。然而皱襞纤毛破坏，管腔部分狭窄，一旦受孕，由于蠕动性差，输送受精卵缓慢，成为异位妊娠的原因。有的因种种原因可演变为慢性疾病。

（隋美香）

第十五节 慢性输卵管卵巢炎

一、病因

输卵管卵巢炎的急性期，若治疗延误或不彻底，迁延日久则形成慢性。有一小部分病例其病原菌毒力较弱，或机体抵抗力较强，可无明显症状，因而未引起注意，或被误诊以致拖延失治。但在当今已有众多强有力抗生素足以有效治疗急性输卵管卵巢炎的情况下，急性转为慢性病灶的可能性已大为减少，惟结核菌感染一般均为慢性病变过程。

二、病理

慢性输卵管卵巢炎的病变类型大致可分为4种：输卵管积水、输卵管积脓、附件炎块及慢性间质性输卵管炎。

1. 输卵管积水及输卵管卵巢囊肿　输卵管积水系输卵管内膜炎引起伞端闭锁，管腔中渗出液积聚而成。有的则为输卵管积脓，部分日久脓液吸收液化，呈浆液状，演变成输卵管积水。如原为输卵管卵巢脓肿则形成输卵管卵巢囊肿（积水）。此外，有时因卵巢周围炎使卵泡破裂受阻而形成卵泡囊肿，或卵泡破裂时细菌乘隙而入，形成炎性积液，以后又与输卵管积水贯通而成输卵管卵巢囊肿。输卵管积水常不甚大，均在15cm直径以下，与输卵管积脓一样，呈曲颈瓶状。输卵管卵巢积水直径可达10～20cm。两者都见于炎症多年不复发的病例。外表光滑，管壁因膨胀而菲薄透亮。输卵管积水一般有纤细膜样索条与盆腔腹膜黏连，但个别游离。由于远端膨大较重，偶以近端（峡部）为轴，发生输卵管积水扭转，以右侧多见。输卵管积水常为双侧性。其子宫端有时仅疏松闭塞，因而作子宫输卵管碘油造影时，X线透视或摄片可显示典型的输卵管积水影像；少数病例诉称偶有突发性多量或间断性少量水液自阴道排出，可能为输卵管积水腔内压力增大，积液冲出疏松闭塞的输卵管口所致。大量阴道排液后盆腔检查，可发现原有之包块消失。

2. 输卵管积脓及输卵管卵巢脓肿　输卵管积脓日久不消，可反复急性发作。尤其与盆腔内的肠管紧密相连，大肠埃希菌渗入而继发混合感染。机体抵抗力减弱时，遗留的输卵管积脓亦可受到外界的激惹。如患者过于劳累、性生活、妇科检查等而急性发作。月经前后由于局部充血亦可复发。由于反复发作，输卵管壁高度纤维化而增厚，并与其邻近器官（子宫、阔韧带后叶、乙状结肠、小肠、直肠、盆底或骨盆侧壁）黏连。如经治疗后稳定，脓液除液化形成输卵管积水外，亦可日益黏稠，并渐渐被肉芽组织所代替，偶可发现钙化或胆固醇结石。

3. 附件炎块　慢性输卵管卵巢炎症，可呈炎性纤维化增生而形成较坚实的炎块。一般较小，如与肠管、大网膜、子宫、盆腔腹膜、膀胱等共同黏连，可形成一大包块。包块亦可在盆腔炎症的手术后形成。此时以保留的器官，如卵巢或部分输卵管、盆腔结缔组织或子宫残端为中心，肠管、大网膜等与之黏连。如已成慢性炎块，欲使其炎症彻底消散或包块完全消失，则较为困难。

4. 慢性间质性输卵管炎　为急性间质性输卵管炎遗留的慢性炎症病变，多与慢性卵巢炎并存。可见双侧输卵管增粗、纤维化，在其肌层中、腹膜下可有小脓灶残留。临床表现为附件增厚或条索状增粗。镜检输卵管各层均有淋巴细胞、浆细胞广泛浸润。

此外尚可形成一种峡部结节性输卵管炎，是输卵管慢性炎症病变的残留。病变主要局限于输卵管峡部。这类病例在峡部出现明显的结节，结节有时可能很大，类似宫角的小纤维样肿瘤。镜检肌层异常增厚，管腔内膜皱襞可分别卷入肌层，形似子宫内膜异位症，可由其缺乏子宫内膜间质而区别，个别肌层有淋巴细胞、浆细胞浸润。

三、临床表现

（一）症状

1. 腹痛下腹有不同程度疼痛，多为隐性不适感，腰背部及骶部酸痛、发胀、下坠感，常因劳累而加剧。由于盆腔黏连，可能有膀胱、直肠充盈痛或排空时痛，或其他膀胱直肠刺激症状，如尿频、里急后重等。

2. 月经不调以月经过频、月经量过多为最常见，可能是盆腔充血及卵巢功能障碍的结果。由于慢性炎症导致子宫纤维化、子宫复旧不全或黏连所致的子宫位置异常等，均可引起月经过多。

3. 不孕症输卵管本身受到病损的侵害，形成阻塞而致不孕，以继发不孕较为多见。

4. 痛经因盆腔充血而致成游血性痛经，多半在月经前1周开_即有腹痛，越临近经期越重，直至月经来潮。

5. 其他如白带增多、性交疼痛、胃肠道障碍、乏力、劳动受影响或不耐久劳、精神神经症状及精神抑郁等。

（二）体征

1. 腹部检查　除两侧下腹部可有轻度触痛外，很少有其他阳性发现。

2. 妇科检查　子宫颈多有糜烂、外翻，有黏液脓性白带。子宫常后倾或后屈，活动度较正常为差，一般移动宫颈或宫体有疼痛感，轻症仅在双侧附件处触得增厚条索状输卵管；重者则可在盆腔两侧或子宫后侧方扪到大小不等、不规则和固定的包块，多有压痛。壁厚实而黏连，严重的囊性肿块多为脓肿；壁薄、张力大而稍能活动者，多为输卵管积水。

四、诊断

在急性盆腔生殖器官炎症后出现上述症状，即可考虑为慢性附件炎。即使无急性病史，有上述一系列症状亦可高度怀疑。如检查时仅发现宫旁组织稍增厚而无包块，则可进行输卵管通液检查，如证明输卵管不通，慢性输卵管炎的诊断即基本上可以确立。双合诊如扪得上述性状的附件肿块可以确诊。但须与陈旧性宫外孕、盆腔内膜异位症相鉴别。

（一）与陈旧性宫外孕鉴别

两者病史不同。陈旧性宫外孕常有月经短期延迟，突然下腹部疼痛，伴有，恶心、头晕甚至晕厥等内出血症状，可自行减轻，甚至恢复正常生活。以后又有反复多次突发性腹痛。发作后时有隐痛及下坠感，自觉下腹部有包块，阴道有持续少量流血等，都与慢性附件炎有别。且有外貌贫血，双合诊，包块多偏于一侧，质实而有弹性，形状极不规则，压痛较炎症轻，可通过后穹窿穿刺吸出陈旧性血液或小血块而得到确诊。

（二）与子宫内膜异位症鉴别

有时很难鉴别，因共有痛经、月经多、性交痛、排便痛、不孕及盆腔包块、黏连等体征而易混淆。仔细询问病史，子宫内膜异位症的痛经为渐进性，越来越剧烈，经前开始，经期剧烈并持续至经后数日。多为原发不孕，无白带增多及炎症病史。双合诊附件增厚，与后倾子宫的后壁黏连。如子宫骶韧带出现触痛性结节则易诊断，但常缺乏这一体征。可通过子宫输卵管造影或腹腔镜检查，以得出准确诊断。

五、治疗

如患者无严重不适，应予非手术治疗。即使症状较明显，亦应先进行中西医结合综合治疗，如治疗适当仍可获得痊愈，有再次妊娠可能。

（一）非手术治疗

适当休息，减少房事，彻底治疗宫颈炎、外阴、阴道、尿道腺体炎症，特别是宫颈糜烂，可使附件重复感染而有急性发作的可能。此外可选用下列方法：

1. 抗生素治疗宜局部应用，可采用侧穹窿封闭或宫腔注射

（1）抗生素侧穹窿封闭：根据病情每日或隔日 1 次，7 ～ 8 次为一疗程，必要时可在下次月经后重复注射，一般需 3 ～ 4 个疗程。亦可同时加入地塞米松或泼尼松龙一并注射。

（2）宫腔输卵管内注射抗生素：操作与输卵管通液方法相同，或以双腔橡皮导尿管插入宫腔，注射量按宫腔大小及输卵管闭塞程度逐渐增加。首次用量不宜超过 10ml，注射液不要低于室温，以免引起输卵管痉挛。压力应小于 21.3kPa，以每分钟 lml 速度缓缓注入。注入药后维持 15 ～ 20min 抽出橡皮管，嘱患者静卧半小时。每月在经血干净 3 ～ 4d 后开始，2 ～ 3dl 次，5 ～ 6 次为 1 个疗程，共 3 ～ 4 个疗程。

药物除青霉素、庆大霉素外，还应加透明质酸酶、糜蛋白酶或地塞米松，透明质酸酶能水解组织中的透明质酸，用以加速药物的渗透吸收，以增加疗效。糜蛋白酶可以溶解纤维蛋白，清除坏死组织、血肿及其他分泌物。

肾上腺皮质激素常与抗生素联合使用，以治疗慢性输卵管炎。据报道，输卵管腔单纯注射抗生素使阻塞变通畅者有 10%，加用地塞米松者可达 50% 以上。目前多在注射前先服泼尼松 2 个周期，即每周期自第 5 天起服泼尼松 20mg/d，5d；渐减至 15mg/d，5d；10mg/d，10d，共 20d，于第三周期月经净后作宫腔注射，最初 3 次用青霉素 80 万 U，庆大霉素 16 万 U，透明质酸酶 1500U（或 α 糜蛋白酶 5mg）溶于 10ml 生理盐水，以后 3 次改用地塞米松 5mg 加抗生素，两疗程后休息 1 个月再重复注射，至通畅为止。

2. 理疗可促进血液循环，以利炎症消散，常用的有超短波、透热电疗、红外线照射等。

3. 中药可用康妇消炎栓等。

（二）手术治疗

1. 输卵管积脓或输卵管卵巢脓肿常易急性发作，因此宜采用手术切除病灶。一般在用药控制炎症数日后，不论体温是否降至正常，即可进行手术。因病灶摘除后，剩余 % 的炎症病变很易控制，患者恢复较快。

2. 慢性炎块及其他输卵管慢性炎症病变，经非手术治疗效果不明显，临床症状较重，严重影响患者生活及工作，而患者年龄超过 40 岁者可给予手术治疗。手术前后应用抗生素。一般根据具体情况，术前 3d、术后 5～7d 给药。手术宜彻底，以全子宫切除及双侧附件切除预后最好，保留部分卵巢或子宫均可形成炎症的复发。因此，对年青患者应尽量考虑非手术治疗，一经决定手术，就宜彻底，否则预后不良。对年轻并迫切希望生育而输卵管不通但尚未形成包块者，应考虑进行输卵管复通手术。

（隋美香）

第十六节　急性盆腔炎

女性内生殖器官及其周围的结缔组织、盆腔腹膜发生急性炎症时，称为急性盆腔炎。炎症可局限于一个部位、几个部位，甚至整个盆腔。

急性盆腔炎主要病原体有链球菌、葡萄球菌、大肠埃希菌、厌氧菌、淋菌、沙眼衣原体、支原体、疱疹病毒等。这些病原体可通过淋巴系统蔓延、沿生殖器黏膜上行蔓延、直接蔓延、经血液循环传播等途径引起急性盆腔炎。

一、病因

1. 产后或流产后感染分娩造成产道损伤或胎盘、胎膜残留；产后宫颈口未很好关闭，病原体易乘虚而入，引起感染。流产时组织残留、出血时间过长产生流产后感染。

2. 宫腔内手术操作术后感染放置宫内节育器、刮宫术、输卵管通气术、输卵管子宫造影术、宫腔镜检查等，由于手术消毒不严或生殖道原有慢性炎症，经手术诱发炎症急性发作并扩散。

3. 经期不注意卫生。

4. 盆腔邻近器官的炎症蔓延如阑尾炎、腹膜炎。

5. 慢性盆腔炎急性发作。

二、病理

1. 急性子宫内膜炎及急性子宫肌炎　细菌从流产、分娩后胎盘剥离处的创面入侵，延及蜕膜称子宫内膜炎，如感染深入肌层则形成子宫肌炎。

2. 急性输卵管炎、输卵管炎积脓、输卵管卵巢脓肿　主要由化脓菌经宫颈淋巴播散到宫旁结缔组织，首先侵及输卵管浆膜层，然后累及肌层，内膜层可不受累或受累极轻。轻者输卵管充血肿胀，管腔通畅，重者输卵管变形，脓性渗出物多，并造成周围的黏连。

当炎症沿子宫内膜向上蔓延，引起输卵管内膜炎，上皮成片脱落，引起输卵管黏膜黏连，输卵管闭塞，脓液积聚于管腔内形成积脓。

卵巢的白膜是一个很好的防御屏障。炎症可通过卵巢排卵的破孔侵入卵巢实质形成卵巢脓肿，甚至与输卵管积脓黏连穿通，形成输卵管卵巢脓肿。

3. 急性盆腔结缔组织炎　病原体在阴道上端宫颈撕伤时，经淋巴管侵入盆腔结缔组织发生感染，局部充血、水肿，并有大量白细胞及浆细胞浸润。脓肿一旦破入阴道、膀胱、直肠或腹腔，将引起弥漫性腹膜炎。

4. 急性盆腔腹膜炎　盆腔腹膜充血、水肿，少量纤维性渗出，形成盆腔脏器的黏连，甚至形成脓肿。

5. 败血症及脓毒血症　当患者抵抗力低下，病原体毒性强，数量多时常发生败血症，如不及时控制，会很快出现感染性休克和死亡。当身体其他部位有多处炎症病灶或脓肿者，应考虑有脓毒血症的存在，但尚需经血培养证实。

三、临床表现

（一）症状

起病时发热、下腹痛、白带增多。若出现腹膜炎时，出现恶心、呕吐、腹泻、腹胀等胃肠道症状。脓肿位于前方引起排尿困难、尿频、尿痛，若脓肿位于后方出现直肠刺激症状，若在腹膜外可致腹泻、里急后重感和排便困难。

（二）体征

患者呈急性病容，体温高，心律快，下腹部有肌紧张，压痛及反跳痛，肠鸣音减弱或消失。盆腔妇科检查：阴道充血，并有大量脓性分泌物，若见脓液从宫颈口外流，说明宫颈黏膜或宫腔有急性炎症。穹隆部触痛，当肿块有波动感时，应进行三合诊进一步了解盆腔是否积脓。子宫稍大，压痛并活动受限。子宫两侧压痛明显，当触及输卵管增粗，有明显压痛为单纯输卵管炎；当触及包块并压痛明显时为输卵管积脓或输卵管卵巢脓肿；当触到宫旁一侧或两侧片状增厚，或两侧宫骶韧带高度水肿、增粗并压痛明显时为宫旁结缔组织炎。

四、诊断

白细胞及中性粒细胞升高。红细胞沉降率（血沉）增快。考虑有性接触传染可能者，做宫颈管分泌物淋菌涂片及培养或衣原体、支原体培养可能阳性，后穹隆穿刺、白细胞 $> 3 \times 10g/L$，呈脓性，应做宫腔分泌物培养或血培养、B超检查可以提示有否输卵管卵 $ 巢脓肿、盆腔积脓等。腹腔镜下，见炎症部位充血、水肿、脓性渗出物。

五、治疗

（一）一般支持治疗

采取半卧位以利腹腔脓液聚积于子宫直肠陷凹而使炎症局限。

高能量易消化半流质饮食、输液、纠正电解质紊乱及酸碱平衡，必要时少量输血。高热采取物理降温。腹胀给予胃肠减压。重症者注意生命体征，注意感染性休克的发生。

（二）抗生素治疗

近年来临床治疗结果表明，急性盆腔炎治疗及时，用药得当，多可控制脓肿形成，免于手术。联合选用敏感、低毒、足量抗生素进行静脉抗炎，兼顾需氧菌和厌氧菌的控制。在药敏试验前根据既往用药，选择用药，在治疗过程中，根据药敏试验与临床治疗效果，随时予以调整。如能在腹腔镜下直接取输卵管分泌物或经阴道后穹隆穿刺取得液体作培养，比较可靠，否则只能取宫颈分泌物检查，可靠性较差。下列急性盆腔炎抗生素治疗方案在症状缓解后继续给药2周以巩固疗效。

1. 青霉素或红霉素与氨基糖苷类药物及甲硝唑联合　青霉素 G240 ～ 1000 万单

位／天静滴，病情好转后每日 240 ～ 640 万单位。红霉素 0.9 ～ 1.2g/d 静滴，链霉素 0.75g，肌注，1 次／天。庆大霉素 16 ～ 24 万单位／天，分 2 ～ 3 次静脉滴注或肌注，一般疗程不超过 10d，0.5% 甲硝唑 0.5g，静滴每 8h1 次，病情好转后改口服 0.4g，8h1 次。

2. 第一代头孢菌素与甲硝唑联用　头孢噻吩对革兰阳性菌有效，每日 2g，分 4 次肌内注射；头孢唑琳对革兰阴性菌有效，每次 0.5 ～ 1g，每日 2 ～ 4 次，静滴；头孢拉啶静滴一日量为 100 ～ 150mg/kg，分次给予，口服每日 2 ～ 4g，分 4 次空腹服用。

3. 克林霉素或林可霉素与氨基糖苷类药物联合　克林霉素对革兰阳性菌和厌氧菌有效，每次 600mg，每 6h1 次，静滴，体温降至正常后改口服，每次 300mg，每 6h1 次。不可与红霉素联合，因两者有拮抗作用，林可霉素每次 300 ～ 600mg，每日 3 次，肌注或静滴。

4. 哌拉西林　又称氧哌嗪青霉素，对多数需氧菌及厌氧菌均有效，每日 4 ～ 12g 分 3 ～ 4 次静注或静滴，严重感染每日 16 ～ 24g。

5. 第 2 代头孢菌素　对革兰阴性菌的作用较强，抗酶性能强，抗菌谱广。头孢呋辛每次 0.75 ～ 1.5g，每日 3 次肌注或静滴；头孢孟多，一般感染每次 0.5 ～ 1g，每日 4 次，静滴。较重的感染每日 6 次，每次 1g。头孢西丁对革兰阳性、阴性需氧菌与厌氧菌均有效，每日 1 ～ 2g，每 6 ～ 8h1 次，静注或静滴，可单独使用。第 3 代头孢菌素对革兰阴性菌有效，头孢噻肟一般感染每日 2g，分 2 次肌注或静脉注射，中度或重度感染每日 3 ～ 6g，分 3 次肌注或静注。头孢曲松钠 2g，静注，每日 1 次，重症可用 2g 静注，每日 2 次。

6. 喹诺酮类药物　抗菌谱广，对革兰阳性、阴性菌均有抗菌作用，且具有较好的组织渗透性，口服每日 0.2 ～ 0.6g，分 2 ～ 3 次服用，氟罗沙星每日 1 次服 0.2 ～ 0.4g。

近年来生产的妥舒沙星、斯帕沙星，左氟沙星作用更强，毒副作用小。

（三）美国疾病控制中心对急性盆腔炎分为门诊治疗和住院治疗

1. 门诊治疗　适应于体温低于 39℃，下腹症状轻微的患者。其治疗方案有：头孢西丁 2g，一次性肌注，加丙磺舒 1g 口服，后给予 14d 的强力霉素 100mg 口服，每日 2 次或四环素 500mg 口服，每日 4 次。头孢三嗪 250mg，一次肌注，加丙磺舒 1g 口服，后给予 14d 的强力霉素 100mg 口服，每日 2 次或四环素 500mg 口服，每日 4 次。

氧氟沙星 400mg 口服，每日 2 次加气林可霉素 450mg 口服，每日 4 次或甲硝唑 500mg 口服，每日 2 次，共 14d。

2. 住院治疗　适应于体温已超过 39℃者、下腹部有肌紧张和反跳痛者、诊断不明确者、青春期少女、孕妇、已形成脓肿者。其治疗方案有：强力霉素 100mg 静脉注射或口服，加头孢西丁 2g，每日 4 次或头孢替唑 2g，每日 2 次，静脉注射。

患者临床症状改善后至少再用 48h，然后给予强力霉素 100mg 口服，每日 2 次，14d 为一疗程。氯林可霉素 900mg 静脉注射，每日 3 次，加庆大霉素 2mg/kg 静脉注射，然后 1.5mg/kg 静脉注射，每 8h 一次。患者临床症状改善后至少再用 48h，然后给予强力霉素 100mg 口服，每日 2 次，14d 为一疗程或氯林可霉素 450mg 口服，每日 4 次，共 14d。

（四）中药治疗

治疗原则是清热解毒，凉血化瘀。如银翘解毒汤、清营汤、安宫牛、黄丸、紫雪丹等。

（五）手术治疗

手术指征有：

1. 药物治疗无效凡有脓肿形成，经大剂量抗生素治疗 48 ～ 72h，高热持续不降，中毒症状或肿块增大者，应及时手术，以免发生脓肿破裂。

2. 输卵管脓肿或输卵管卵巢脓肿经药物治疗足够疗程肿块仍未消失，但已局限化即行手术切除，以免日后再次急性发作终不免手术。

3. 脓肿破裂当抗生素治疗后症状加重，并出现急性腹膜炎体征时，应考虑脓肿破裂，必须立即剖腹探查。手术原则以切除病灶为主。年轻妇女尽可能保留卵巢。年龄大且双侧附件受累或慢性盆腔炎出现多次反复发作且形成盆腔内炎性包块时，在炎症控制后进行全子宫及双侧附件切除。脓肿的位置较低者可行经阴道、腹股沟韧带上方等部位行脓肿切开引流，同时注入抗生素。脓肿的位置较高者需要剖腹探查引流或切除病灶。

六、预后

急性盆腔炎经及时彻底治疗预后好。若治疗不及时或治疗方案不正确炎症得不到控制，易发生败血症及感染性休克，危及生命。急性盆腔炎治疗不彻底可转为慢性盆腔炎。

$\cdots\cdots$（隋美香）

第十七节　慢性盆腔炎

慢性盆腔炎常为急性盆腔炎未能彻底治疗或患者体质差病程迁延所致或无急性炎症过程直接发生慢性炎症。慢性盆腔炎占慢性盆腔痛原因不到 50%。其病因同急性盆腔炎。慢性炎症病程达半年，常有腹膜表面与附件的黏连以及输卵管管腔的纤维化改变，可出现输卵管积水和输卵管卵巢囊肿，并有子宫旁组织改变。根据病理改变分为：

1. 慢性输卵管炎与输卵管积水　大都为双侧性，输卵管肿大，伞端闭锁并与周围组织黏连，有时峡部上皮和纤维组织增生，使输卵管结节状增厚，称为结节性输卵管炎。当伞端和峡部黏连闭锁，输卵管内积脓被吸收，只留下浆液性渗出物充满管腔形成输卵管积水，积水输卵管表面光滑，管壁甚薄，形似腊肠或烧瓶状。

2. 输卵管卵巢炎及输卵管卵巢囊肿　当输卵管发炎累及卵巢，与卵巢黏连形成慢性输卵管卵巢炎，仅输卵管伞端与卵巢黏连贯通时，液体渗出聚积形成输卵管卵巢囊肿或由于输卵管卵巢脓肿的脓液被吸收而形成输卵管卵巢囊肿。轻者输卵管变粗变硬，重者与肠管、盆腔腹膜、网膜黏连，形成炎性包块。

3. 慢性盆腔结缔组织炎　盆腔结缔组织转为增厚的纤维组织、变硬的瘢痕组织，与盆壁黏连，子宫被固定不能活动或活动度受限制，子宫常偏于患侧的盆腔结缔组织。

一、临床表现

（一）症状

1. 既往史曾有急性盆腔炎史，盆腔炎反复发作史，不孕史等。

2. 全身症状多不明显，可有低热，白带增多，易感疲劳，出现精神不振、失眠等神经衰弱症状。抵抗力差时，易有急性或亚急性发作。

3. 慢性炎症形成的瘢痕黏连以及盆腔充血可引起下腹坠胀，疼痛及腰骶部酸痛。常在劳累、性交后及月经前后加剧。

4. 月经不调患者可有月经增多、月经周期不规则、经期延长、痛经。

（二）体征

病变部位压痛、增厚，黏连、包块形成。子宫呈后位，活动受限或黏连固定。输卵管增粗，呈条索状，当形成输卵管积水或输卵管卵巢囊肿可触及盆腔一侧或两侧囊性肿块，活动多受限。形成盆腔结缔组织炎时，子宫一侧或两侧有片状增厚、压痛，宫骶韧带增粗、变硬、有压痛，三合诊增厚的主韧带及骶韧带包绕直肠呈扇形增厚。

二、诊断

1. 血常规及红细胞沉降率（血沉）可能偏高。

2. 宫腔分泌物细菌培养阳性，白细胞计数增高。

3. B超可探及盆腔包块呈不规则囊性或囊实性。

4. 腹腔镜直视下见内生殖器周围黏连，组织增厚，包块形成。

三、治疗

（一）一般治疗

劳逸结合，增加营养，提高机体抵抗力。

（二）药物治疗

1. 西药治疗 在用抗炎药物时，也可同时采用 α- 糜蛋白酶 5mg 或透明质酸酶 1500u，肌内注射，隔日 1 次，5 ～ 10 次为一疗程，以利黏连和炎症的吸收，个别患者局部或全身出现过敏反应时应停药。在某些情况下，抗生素与皮质激素同时应用，口服地塞米松 0.75mg，每日 3 次，停药时，注意逐渐减量。局部抗生素侧穹隆封闭方法：在距宫颈外侧约 1cm 阴道穹隆处进行，与宫颈平行，深 2 ～ 3cm，缓慢注入新鲜配制的青霉素 20 万单位，链霉素 0.25g，0.25% ～ 0.5% 奴佛卡因 10ml 作封闭，每日或隔日注射一次，7 ～ 8 次为一疗程，一般可用 3 ～ 4 疗程，在每次月经后重复注射，也可加醋酸可的松或泼尼松一并注射。宫腔内注射抗生素是用橡皮导尿管插入宫腔，注入青霉素 80 万单位、庆大霉素 16 万单位溶液，同时加用透明质酸酶或 α～糜蛋白酶 5mg，每次注射量不得超过 10ml，缓慢注入，压力不宜过高，注完药后，等待 10 ～ 20min 再抽出橡皮管。每次月经干净后 3 ～ 4d 开始治疗，2 ～ 3d 注一次，5 ～ 6 次为一疗程，可连续治疗 3 ～ 4 个疗程。根据当地药源也可选用敏感药物进行宫腔注射。

2. 中药治疗

（1）内服药：1）慢性盆腔炎以湿热型居多，治疗法则以清热利湿，活血化瘀为主，方药用丹参 18g、赤芍 15g、木香 12g、桃仁 9g、金银花 30g、蒲公英 30g、茯苓 12g、丹皮 9g、生地 9g，痛重时加延胡索 9g。2）有些患者为寒凝气滞型，治则为温经散寒，行气活血，常用桂枝茯苓汤加减或少腹逐瘀汤加减。3）有些患者为气滞血瘀型，治则活血去瘀，行气止痛，兼清热利湿，常用盆炎活血汤、宫外孕方剂加减或丹芍活血行气汤。

（2）外敷药：可用炒大青盐五斤或醋伴坎离砂 5 斤，布包敷于下腹部热敷。可减轻症状，也可用软坚膏、清洁膏、双柏散外敷，中药藤药外敷。

（3）灌肠红藤汤保留灌肠，效果显著。方药：红藤、败酱草、蒲公英、鸭跖草、地丁各 20 ～ 30g，煎汤 100ml，用小儿肛管插入直肠内 14cm 以上，在 20min 内灌完，以后再卧床休息 30min。如能晚上临睡前灌，保留至次晨则更好。有炎性包块者，加三棱、莪术、桃仁各 6g，腹痛较重者，加玄胡、香附各 12g，腹中冷痛严重者，加附子 9g 或角桂 9g。

（三）物理疗法

温热的良性刺激可促进盆腔局部血液循环，改善组织的营养状态，提高新陈代谢，以利炎症的吸收和消退。常用的有微波、超短波、激光、紫外线照射、离子透入（可加各种中、西药物）、蜡疗等。

1. 中波直流电离子透入法　用骶～阴道法或腹骶—阴道法，中波电流用 0.6 ～ 1A，直流电用 10 ～ 15mA，每次 20 ～ 30min，每日或隔 1 次，15 ～ 20 次为一疗程，用于盆腔黏连，效果较好。

2. 中药丹参直流电导入　丹参为活血化瘀药物，可改善外周循环，促进组织再生，抑制过度增生纤维细胞，而直流电可改善局部血液循环，促进炎性产物吸收，并改变细胞的通透性，这就便于丹参离子导入。将丹参配制成 20% 丹参液，均匀洒在浸湿的布垫上，正极置于下腹部，阴极用同药置腰骶部，电流量 0.05 ～ 0.1mA/crn2，20min，每日 1 次，10 ～ 15 次为一疗程。

3. 微波治疗　是一种高频率电磁波，因机体组织对微波吸收率高，其穿透力较弱，产热均匀，可准确限定治疗部位，操作方便，对慢性炎症用圆形或矩形电极横置于下腹部，距离 10cm，功率 80 ～ 100W，每次 5 ～ 20min，每日 1 次，10 ～ 20 次为一疗程。超短波疗法：用下腹腰骶对置法，或将阴道电极置于阴道内，微热量或温热量，每次 15 ～ 20min，每日 1 次，或隔日 1 次，12 ～ 15 次为一疗程。

4. 激光治疗　激光治疗有消炎、止痛，以及促进组织修复作用，氦氖激光治疗机，激光管长 100cm，输出功率 25mW，光斑可通过透镜调节成聚焦或散焦。照射前使患者排空尿液，暴露下腹部，激光垂直照射患部，距离 60cm 左右，光斑直径 5cm，光斑中心对准病灶区。于月经第 6d 开始照射，每日 1 次，每次 20min，每疗程 15 次，根据病情需要，于下次月经后再作第二个疗程，可连续照射 3 ～ 6 个疗程。显效率达 74%，有效率达 93.7%，病程长于 5 年者，痊愈显效率明显降低。

5. 紫外线疗法　用短裤照射法，红斑量为 2 ～ 4 个生物剂量，以后每次增加 1/2 ～ 1 个生物剂量，隔日 1 次，每疗程 5 ～ 6 次。|

6. 石蜡疗法　用腰 - 腹法，使用蜡饼或蜡袋置于下腹部及腰骶部，每次 30min 或用 % 蜡栓放置阴道内，隔日 1 次，10 ～ 15 次为一疗程。

7. 热水坐浴一般用 1∶5000 高锰酸钾液或中药洁尔阴坐浴，水温约为 40℃，每日 1 次，5 ～ 10 次为 1 疗程，每次 10 ～ 20min。

应用理疗治疗慢性盆腔炎性疾病时应注意有禁忌证：①月经期及孕期；②生殖器官有恶性肿瘤；③伴有出血；④内科并发症如心、肝、肾功能不全；⑤活动性结核；⑥高热；⑦过敏性体质等情况时均不做理疗。

（四）手术治疗

存在小的感染灶，引起炎症反复发作或输卵管积水、盆腔脓肿药物治疗不缩小时宜手术治疗。手术范围应以治愈疾病为原则，以免再复发。手术以单侧附件切除术或对年龄 45 岁以上无生育要求者可以行子宫全切术加双侧附件切除术。年轻妇女尽量保留卵巢功能。年轻患者迫切希望生育，如单侧或双侧输卵管均不通，根据情况可做输卵管复通术。

（五）腹腔镜治疗慢性盆腔炎

腹腔镜检查前 2 ～ 24h 给静脉抗生素，血液中足量的高浓度抗生素预防在手术过程中通过腹腔镜吸收嗜氧及厌氧细菌感染。自手术第 1d 开始，口服强力霉素，连服 10d。

1. 腹腔镜下进行盆腔黏连松解术包括卵巢、输卵管、子宫黏连分离，急性期因组织水肿、充血、易脆和易撕裂，毛细血管和静脉渗血量很多，止血常常不理想，腹腔镜松解黏连时用水剥离，很少出血。

2. 腹腔镜下进行盆腔脓肿穿刺排脓腹膜的防御机制是保护宿主不受细菌侵袭，纤维蛋白沉积包围细菌并降低败血症死亡的发生率，但增厚的纤维蛋白沉积变成一道屏障，中性粒细胞原位杀死细菌并形成脓肿，而脓肿壁抑制了抗生素的效力及宿主自然消灭感染的能力。应用腹腔镜引流盆腔脓肿，然后松解全部腹腔黏连，并切除坏死的炎性渗出物，使患者的防御能有效地控制感染。若为急性输卵管卵巢脓肿施行腹腔镜治疗，可保留输卵管卵巢，使以后具有生育的潜力。

3. 腹腔镜下输卵管积水进行输卵管截除术，闭锁输卵管伞端切除术，输卵管卵巢切除术。

4. 腹腔镜的禁忌证弥漫性腹膜炎；肠梗阻；严重内科疾患或休克状态身体衰弱不能接受手术；凝血机制障碍和血液病。

（六）盆腔炎的介入治疗

1. 选择性输卵管造影和再通术是确定输卵管是否真正阻塞、阻塞的部位及原因并能同时对阻塞输卵管进行直接的介入放射学再通技术。

1）适应证：各段输卵管阻塞均可试行选择性输卵管造影、通液；间质部至壶～峡交界部阻塞可试行输卵管再通术；常规子宫输卵管造影因宫颈太松而未完成者。

2）禁忌证：壶腹远端、伞端不宜行再通术，因为导丝不易达该部位，强行再通易致输卵管穿孔，导丝穿破伞端有损伤卵巢导致大出血的危险；子宫角部严重闭塞者、结扎输卵管吻合再通术后阻塞者以及结核性输卵管阻塞者；严重心衰、活动性肺结核、碘过敏者；发热，月经期，生殖器炎症急性发作者。

选择性输卵管造影和再通术有助于对输卵管阻塞的部位，程度和性质的诊断，使部分阻塞的输卵管得以复通，提高通液治疗的疗效，是目前确定输卵管阻塞的性质是膜性黏连、黏液栓阻塞抑或是纤维性阻塞的最简单实用的方法，有助于指导治疗方案的选择。

2. 盆腔脓肿经皮引流术先在超声和 cT 等导向设备初步进行盆腔脓肿定位，然后进 % 行诊断性抽吸证实，再经皮置入引流管，固定引流管冲洗脓腔，并注入造影剂了解脓腔大小，与周围脏器潜在的交通，保持管道通畅，每天用生理盐水冲洗 2 ～ 3 次，并加入蛋白水解酶制剂和敏感的抗生素，根据情况逐渐减少冲洗次数，直到脓液变清亮，体温正常，则可拔管。

1）适应证：单发单房脓肿，在盆腔中较高位置；影像诊断提示脓肿壁已形成。

2）禁忌证：靠近大血管的脓肿；缺乏安全的穿刺和引流途径的脓肿；未完全局限的脓肿，即蜂窝织炎；多发和多房脓肿为相对禁忌，可采用分次引流法治疗。

当脓腔范围太广，弥漫性微脓肿，不能充分引流的黏稠脓液和引流位置不在脓腔最低处时，盆腔脓肿介入治疗效果不佳，甚至失败，所以要严格掌握适应证、禁忌证和操作程序。

七、预后

慢性盆腔感染反复发作，使生育功能预后越来越差，宫外孕增多。慢性感染和输卵管卵巢脓肿及其他盆腔脓肿的高发生率有关。

（隋美香）

第十八节　盆腔脓肿

盆腔脓肿主要是由于化脓性细菌及其他病原如淋菌等侵犯输卵管、卵巢、宫旁结缔组织、盆腔腹膜等，致使这些组织充血、水肿、增粗、脓性渗出液增多，若炎症反复发作，脓液可积聚在子宫后方、阔韧带后，最终形成盆腔脓肿。

一、临床表现

1. 主诉发热、畏寒，甚至寒颤等。
2. 腹胀、腹痛、头痛、食欲不振等。
3. 体温升高，心率快，下腹部有压痛及反跳痛，腹肌紧张，肠鸣音减少或消失。
4. 妇科检查　阴道充血或正常，有大量脓性分泌物，宫颈充血，或有水肿，明显举痛。穹隆部有触痛。子宫体略大或饱满，有压痛，活动受限，子宫两侧明显压痛，扪及一侧或双侧块物伴压痛、波动感。包块位于前方可伴膀胱刺激症状，如尿频、尿痛、排尿困难等，若位于后方则有直肠刺症状。

二、诊断

（一）诊断要点

1. 近期内有分娩或流产史、宫腔内手术史。
2. 不洁性生活史、患性传播性疾病史。
3. 既有阑尾炎、盆腔炎反复发作史。

（二）辅助检查

1. 血、尿常规。
2. 宫颈分泌物培养，检查淋菌、衣原体、支原体、细菌及药敏试验等。
3. B超检查提示盆腔组织界限不清、模糊，有炎性反应，并见到包块，有液平，囊液稠。
4. 后穹隆穿刺抽出脓液即可明确诊断。脓液作病原体培养。

三、治疗

（一）一般治疗

患者应卧床休息，注意营养，同时给予高蛋白半流质饮食。患者应取半卧位，于脓液沉积盆腔底部。避免反复内诊。

（二）抗生素的应用

首先采用抗厌氧菌的广谱抗菌药物，如甲硝唑、第3代头孢菌素、氯洁霉素等。药物症状缓解后，还需继续用药1周以上，如药物治疗效果不好，体温不下降，包块不消，反而扩大，应手术治疗。

（三）手术治疗

1. 脓肿切开引流　脓肿积聚在子宫直肠窝，行阴道后穹隆穿刺抽出脓液后，从该穿刺部位切开排脓，插入引流管，引流管应选择较粗的橡皮管，橡皮管上端对剖剪开2～3cm，相应侧壁各剪一孔洞，将剪开的小片由侧孔拉出形成弹性倒钩状，放入脓腔，可避免滑脱，下端留在阴道内。脓液明显减少可在3d后取出引流管。也可向脓腔内注入抗生素，反复吸出、注入，亦可达到引流的作用。

2. 手术切除　脓肿腹腔内的脓肿，位置较高，无法切开引流，且药物治疗效果不好，可考虑手术切除脓肿。输卵管卵巢脓肿经抗生素治疗48～72h后应行手术切除，但对未生育者应尽量保留其生育功能，对年轻患者应尽量保留卵巢，维持卵巢的生理功能。年龄较大已有子女者应行双侧附件及全子宫切除。术后采用雌激素替代疗法。

（隋美香）

第十九节　输卵管结核

女性生殖器结核是由人型结核杆菌侵入机体后在生殖器引起的一系列炎症改变。多首先感染输卵管，其次为子宫内膜、卵巢、宫颈、阴道及外阴。

一、临床表现

多数患者除不育外，无其他主诉和典型特殊症状。常见症状有不孕、下腹坠痛、月经异常和白带增多等，个别患者有发热及全身其他症状。妇科检查多无典型特殊体征，可能有盆腔炎性包块、包裹性积液等非特异性体征，易与子宫内膜异位症及卵巢癌相混淆。

二、诊断

主要靠病史及不孕、下腹部疼痛和月经失调等症状、体征，CA125升高及输卵管碘油造影、腹腔镜检查，必要时取病灶病理检查确诊。另外，特异的荧光PCR定量测定也有助于确诊。

三、预防

生殖器结核多为继发感染，原发病灶多是肺结核，预防措施与肺结核同。须加强防痨的宣传教育，增强体质及营养，加强儿童保健现防痨组织规定新生儿生后，体重在2200g以上，出生超过24h，即可给接种卡介苗；体重不足2200g或生后未接种卡介苗时，在3个月以内可补种；3个月以后的婴儿先做结核菌素试验，如为阴性，可给予接种；青春期少女结核菌素试验阴性者应行结核菌苗接种。在结核的活动期应避免妊娠。

此外，生殖器结核患者，其阴道分泌物及月经血内可有结核菌存在，应加强隔离，避免直接传染。

四、治疗

（一）一般治疗

本病与其他器官的结核同是一种慢性消耗性疾病，增强机体抵抗力及免疫功能，对治疗有一定的作用。急性病者必须卧床休息，至少休息 3 个月，慢性患者可从事部分轻工作，须注意劳逸结合，须加强营养，适当参加体育活动，增强体质。

（二）常用的抗结核药治疗

为了加强治疗效果，降低药物毒副作用，推迟耐药菌株产生，多采用药物联合使用。常用的抗结核药如下：

1. 异烟肼（INH）　又名雷米封，对结核杆菌有良好的杀灭及抑制作用，细核杆菌对本品的敏感性很易消失，故本药多与其他抗结核药配合使用。给药剂量：每日 0.3～0.4g，或 5～10mg/kg 口服，分 3 次服用，通常连服 3 个月，静脉给药用 300～600mg 加入 5 葡萄糖注射液 20～40ml 中缓慢推注；或加于 5 葡萄糖液 250～500ml 中滴注；局部应用时每次 50～200mg 加于生理盐水中，于子宫腔内、子宫直肠陷窝或炎性包块中注入。

2. 链霉素（SM）　是一种良好的杀菌药，但毒副作用较大，对第 IV 对脑神经有损害形成听力障碍，使用 4 个月后约有 70 患者产生耐药性菌株，应与异烟肼、对氨基水杨酸钠联合使用，以减少耐药性菌株的产生。使用剂量为 0.5～1g/d，肌内注射，用药累计总量达 70g 时可改为隔日或每周注射 2 或 3 次。

3. 对氨基水杨酸钠（PAS）　该药对结核杆菌有抑制作用，不易引起细菌耐药性，口服容易吸收，常与异烟肼及链霉素合用。用量：口服每次 2～3g，每日 3 或 4 次，饭后服；静脉滴注每日 8～12g，溶于 5 葡萄糖溶液 500ml 中，避光滴注，2～3h 滴完。常见不良反应有胃肠道反应，如恶心、呕吐、食欲不振、腹胀、腹痛等。

4. 乙胺丁醇（EMB）对结核杆菌有较强的抑制作用，与其他抗结核药无交叉耐药性。与其他抗结核药物联合应用时可延迟耐药性的产生，并增加疗效。对链霉素、异烟肼及对氨基水杨酸钠不能适应或不能耐受者，可用本品替换。本药供口服，每日 25mg/kg，分 2 或 3 次服用。服 8 周后改为维持量 15mg/kg，每日 1 次。本品主要由肾脏排泄，肾功能差者慎用。不良反应为球后视神经炎，停药后可缓慢恢复，须注意每月查视力。

5. 吡嗪酰胺（PZA）　本品为抑菌剂，作用不如链霉素，毒性较大，易产生耐药性，对细胞内缓慢生长的结核菌有效。药物剂量：每日 500mg，每日 3 次。本药对肝脏有损害，可以导致肝功能异常。

6. 利福平（RFP）　对结核杆菌高度敏感，但易产生耐药性，常与异烟肼或乙胺丁醇合用，以延缓耐药菌株产生。用量：口服每次 300～600mg 顿服，每日 1 次，在饭前 1h 服用，疗程一般为半年。不良反应有恶心、呕吐、腹泻、腹胀、食欲不振等，还可引起肝功能损害，与异烟肼或对氨基水杨酸钠合用会增加对肝脏的毒性。

7. 乙硫异烟胺（TH-1314）　本品对结核杆菌有抑菌作用，抗菌活性仅为异烟肼的 1/10，口服易吸收，体内分布广，可渗入全身体液，对渗出性及浸润性干酪病变疗效较好。单独使用易产生耐药菌株，多与其他抗结核药合用。用量：口服 100mg 每日 3 次，以后逐渐加大剂量至每日 500 ～ 800mg。不良反应有恶心、呕吐、腹泻、厌食等，少数患者有肝功能损害。

8. 卡那霉素（KM）　主要用于对链霉素耐药的结核病患者。用量：肌内注射 500mg，每日 2 次，与异烟肼、对氨基水杨酸钠合用时可减至每周注射 2 次，每次 1g。主要不良反应为对听神经及肾脏损害。

9. 紫霉素（VM）　对结核杆菌有抑制作用。用药剂量：每次 1 ～ 2g 肌内注射，每周 2 次，肾功能不良者禁用。

10. 环丝氨酸（CS）　本药抗结核菌作用比链霉素、异烟肼弱，但细菌不易产生耐药，主要用于耐药结核杆菌的感染。用量：口服每次 250mg，每日 2 次。不良反应主要为神经系统毒性反应。

11. 利福布丁（RBU）　为利福霉素类衍生物，是一长效制剂。每周用药 1 次，每次 60mg，可与其他抗结核药联用，效果与 RFP 每日治疗相当，不良反应较少。

12. 喹诺观类药　①氟嗪酸（泰利必妥，Ofloxacin）对结核杆菌的 MIC 为 1.25mg/L，对结核病有肯定疗效，特别是慢性空洞型结核。但其疗程长，价格昂贵，杀菌效果不如 RFP、INH、PZA，故不作为首选；②司帕沙星（Spartloxacin）在体内的 MIC 比氟嗪酸低 1 ～ 2 级稀释度。单用效果与 INH 相似，联用效果相当于 RFP，有望成为未来用于多重耐药结核病的首选，但该药疗程超过 1 周时，其不良反应发生率上升。

（三）化疗

抗结核治疗多为联合用药，效果较好。链霉素、异烟肼、对氨基水杨酸钠称为一线药物，其他各药称为二线药物。临床医生一般多选用第一线药物，在一线药物产生耐药菌株或因毒性反应患者不能耐受时则可换用二线药物中的 1 ～ 2 种，以减轻药物的毒性反应以及推迟耐药菌株的发生。

1. 长程标准化疗采用链霉素、异烟肼、对氨基水杨酸钠三联治疗，疗程 1.5 ～ 2 年，病变可吸收，处于稳定，而达到不再复发的治愈标准。但因疗程长，部分患者由于症状消失，而不愿坚持用药，治疗不正规，常是诱发耐药变异菌株的原因，导致治疗不彻底。

治疗方案为开始 2 个月每日用链霉素、异烟肼及对氨基水杨酸钠，以后 10 个月用异烟肼及对氨基水杨酸钠（2SHP/10HP），或选用 2 个月链霉素、异烟肼、对氨基水杨酸钠；3 个月每周用链霉素 2 次，每日用异烟肼及对氨基水杨酸钠；7 个月用异烟肼及对氨基水杨酸钠（2SHP/3S2HP/7HP）。

2. 短疗程方案近年来主张用短疗程化疗达到疗效高、毒性低、价廉的目的。治疗方案为：

（1）开始 2 个月给链霉素、异烟肼、利福平、吡嗪酰胺，每日口服，然后用异烟肼、利福平、乙胺丁醇（2SHRZ/4HRE）4 个月。

（2）每日用链霉素、异烟肼、利福平、吡嗪酰胺 2 个月（2SHRZ/6H3R3E3），然后 6 个月给异烟肼、利福平、乙胺丁醇，每周 3 次口服。

（3）每日给链霉素、异烟肼、利福平 2 个月，然后给链霉素、异烟肼、利福平每周 2 次，共 2 个月，再给每周 2 次链霉素、异烟肼共 5 个月（2SHR/2S2H2R2/5S2H2）。

（4）每日给链霉素、异烟肼、利福平、吡嗪丑胺治疗 2 个月，以后 4 ～ 6 个月用胺硫脲（TH）和异烟肼（2SHRZ/4～6TH）。

（四）抗结核药物的选择及注意点

1. 结核病灶中的结核菌群通常有 3 种类型

（1）大量结核菌位于细胞外，可能产生耐药性。

（2）一小部结核菌缓慢或间断性地生长于酸性环境中的吞噬细胞内。

（3）另一部分结核菌生长于中性干酪样病灶中。加上各不同药物的抗菌效果不同，因而首先必须了解各抗结核药物的效率，才能做到有的放矢。对细胞内外均产生相仿作用的药物有异烟肼、利福平、乙硫异烟胺、环丝氨酸以及乙胺丁醇等；对细胞外作用大于细胞内的药物有链霉素、卡那霉素；对细胞内细菌作用强的有吡嗪酰胺。在常用的抗结核菌药物中利福平对上述 3 种菌群均有杀菌作用，异烟肼对空洞中及生长于吞噬细胞中的活跃菌群有杀菌作用，其他抗结核药如对氨基水杨酸、氨硫脲等均为抑菌药。

2. 用药时需注意以下几点

（1）除预防用药外，最好使用 2 种以上药物，其目的是取得各种药物的协同作用，并能降低耐药性。

（2）不宜同时给予作用机制相同的药物，如链霉素与卡那霉素。

（3）要从抗菌作用的机制上选择对细胞内及细胞外均起作用的药物，如异烟肼、利福平、乙胺丁醇。

（4）使用不受结核菌所处环境影响的药物，如链霉素在碱性环境中起作用，在酸性环境中不起作用，吡嗪酰胺则在酸性环境中发挥作用。

（5）要考虑抗结核药物对同一脏器的不良影响，如利福平、异烟肼、乙硫异烟胺等对肝功能均有影响，联合使用时应注意检测血清转氨酶。

（6）不宜中断用药，用药中断是治疗失败的主要原因，使病菌不能彻底消灭乃至反复发作及出现耐药。

（7）用药量需适当，剂量过大增加不良反应，剂量过小则达不到治疗效果。

（8）宜选用杀菌作用强、安全性高的药物，如异烟肼、利福平其杀菌作用不受各种条件的影响，疗效高；链霉素、吡嗪酰胺的杀菌作用受结核菌所在环境的影响，其疗效较差。

（五）耐药性结核病的治疗

耐药发生的结果必然是近期治疗失败或远期复发。耐药性结核病应当由经验丰富的专科医师负责治疗。一般结核杆菌对链霉素、卡那霉素、紫霉素有单相交叉耐药性，即对链霉素耐药的结核杆菌对卡那霉素及紫霉素敏感，对卡那霉素耐药者对链霉素也耐药，但对紫霉素敏感，对紫霉素耐药者则对链霉素、卡那霉素均耐药，临床上应按链霉素、卡那霉素、紫霉素的顺序给药。

初治患者原始耐药不常见，一般低于 2，主要是对 INH 和（或）SM 耐药；而对RFP、PZA 和 EMB 耐药者很少见。用药前最好做结核菌培养和药敏试验，以便根据药敏 $ 结果调整治疗方案，要保证至少 2～3 种药敏感，如果患者为原发耐药，必须延长治疗时间，才能达到治疗目的。当怀疑患者对 INH 和（或）SM 有原发耐药时，强化阶段应选择 INH、RFP、PZA 和 EMB，巩固阶段则用 RFP 和 EMB 治疗。继发耐药是最大的也是最难处理的耐药形式。一般是由于药物联合不当、药物剂量不足、用药不规则、中断治疗或过早停药等原因引起。当疑有继发耐药时，选用化疗方案前一定要做结核菌培养和药敏试验，如果对 INH、RFP、PZA 和 EMB 等多药耐药，强化阶段应选用 4～5 种对细菌敏感的药物，临床症状缓解；巩固阶段至少用 3 种药治疗，总疗程为 24 个月。为防止出现进一步耐药，必须执行短程化学疗法。

（六）免疫治疗

在结核病的病程中，可引起 T 细胞介导的免疫应答，也有 I 型超敏反应。结核病患者处于免疫紊乱状态，细胞免疫功能低下，而体液免疫功能增强，出现免疫功能严重失调，对抗结核药物的治疗反应迟钝，往往单纯抗结核药物化疗不易收到良好的疗效。因此，对结核病患者除抗结核药物化疗外，辅以免疫调节剂可以及时调整机体的细胞免疫功能，提高治愈率，减少复发率。常用结核病免疫调节剂有：

1. 卡提素（PNS）PNS 是卡介苗的菌体热酚乙醇提取物，含 BCG 多糖核酸等 10 种免疫活性成分，具有提高细胞免疫功能及巨噬核酸功能，使 T 细胞功能恢复，提高 H_2O_2 的释放及自杀伤细胞的杀菌功能。常用 PNS1mg 肌内注射，每周 2 次，与异烟肼、利福平、链霉素并用作为短程化学治疗初活动性肺结核。

2. 母牛分枝杆菌菌苗（M.vaccae）M.vaccae 的作用机制一是提高巨唾细胞产生

NO、H_2O_2 的水平杀灭结核菌，二是抑制变态反应。用 M.vaccae 每 3～4 周深部肌内注射 1 次 0.1～0.5mg，共享 6 次，并联合抗结核药物治疗初治和难治性肺结核，可缩短初治肺结核化疗疗程及提高难治性结核病的治疗效果。

3. 左旋咪唑（LMS） LMS 主要是通过激活免疫活性细胞，促进淋巴细胞转化产生更多的活性物质，增强网状内皮系统的吞噬能力，故对结核患者治疗有利，但它对正常机体影响并不显着。LMS 作为免疫调节剂治疗某些难治性疾病已被临床日益重视。LMS 一般联合化疗药物辅助治疗初治肺结核，用法：150mg/d，每周连服 3d，同时每日应用化疗药物治疗，疗程 3 个月。

4. γ- 干扰素（IFN）γ-IFN 可使巨噬细胞活化产生 NO，从而抑制或杀灭分枝杆菌。常规抗结核药物化疗无效的结核患者在加用 γ-IFN 后可以缓解临床症状。用法：25～50μg/m² 皮下注射，每周 2 或 3 次。作为辅助药物治疗难治性播散性分枝杆菌感染，用量为 50～100μg/m²，每周至少 3 次。它的不良反应有发热、寒战、疲劳、头痛，但反应温和而少见。

（七）手术治疗

1. 手术治疗的适应证　生殖器结核患者一般多采用抗结核药物治疗，但有以下情况可考虑手术治疗：

（1）输卵管卵巢脓肿经药物治疗后症状虽可减退，但肿块不能消失，反复发作者。

（2）治疗后无效，形成结核性脓肿者。

（3）已形成较大的包裹性积液者。

（4）子宫内膜广泛破坏结核药物治疗无效者。

（5）结核性腹膜炎合并发生腹水，手术治疗结合药物治疗，有利于腹膜结核的痊愈。

（6）腹部有瘘管形成者。

（7）患者不能长期坚持服药治疗者。

2. 手术方法和范围　根据病变的严重程度可选择常规开腹手术和腹腔镜下手术。手术切除的范围应根据患者的年龄、病灶的范围决定。由于患者多系生育年龄的妇女，如因指征强，必须做手术治疗时，应考虑保留患者的卵巢功能。如患者要求保留月经时，则须根据内膜结核病灶已愈的情况予以保留子宫。输卵管卵巢已形成较大的包块，输卵管、卵巢无法分离则须将子宫及附件一并切除。如有盆腔脓肿形成者，则可行盆腔脓肿冲洗引流术。

盆腔结核导致的黏连可以极为广泛和紧密，以致无法进行手术分离，若勉强进行，只能造成不必要的损伤，手术者应对此种情况有足够的认识。如遇到上述情况应及时停止手术。术后可以继续进行抗痨药物治疗3～6个月；如有必要可以考虑再次手术，一般情况再次手术有较多成功机会。

3. 手术中及术后用药　对于术前未明确诊断的患者，术中若发现为结核性腹膜炎或盆腔炎，在清除病灶或引流脓液的情况下，可以术中给予4～5g的链霉素进行腹腔内治疗，术后再给予正规抗痨治疗。大多数患者在术前已用过一个疗程的化疗，术时如将子宫及双侧附件全部切除，除有肺或其他脏器结核尚须继续给抗结核药物治疗外，一般术后可再给药物治疗1个月左右即可。

（隋美香）

第二十节　结核性子宫颈炎

几乎所有的结核性子宫颈炎都继发于子宫内膜结核及输卵管结核。宫颈结核是女性生殖器结核的一种，而女性生殖器结核是由结核杆菌侵入机体后，在生殖器官引起的一系列慢性炎症性疾病。病程缓慢，很少出现急性炎症症状，或自觉症状很少，常因不孕症、月经不调、慢性盆腔炎就诊时，做系统检查才被发现。急性宫颈结核较为少见，几乎都由子宫内膜结核蔓延而来，或经淋巴或血行传播，常伴有肺结核。病变局部可表现为乳头状增生或溃疡，如有溃疡形成时可有白带增多或带血。检查时触之出血。做全身检查及病变处活组织检查，见典型的结核结节及干酪坏死即可确诊。

一、分类

1. 溃疡型在宫颈结核中比较多见，溃疡形状不规则，比较表浅，边缘较硬。基底不干，色泽灰黄，组织脆弱易出血。
2. 乳头型比较少见，呈乳头状或结节状。色灰红，质脆，似菜花型宫颈癌，分泌物成脓血样。
3. 间质型粟粒型病变累及子宫颈致使宫颈明显肥大。
4. 子宫颈黏膜型结核病变限于宫颈管内，系由子宫内膜结核蔓延而来。

二、临床表现

肉眼看很像慢性宫颈炎。宫颈表面呈颗粒状或有溃疡形成，少数呈乳头状或结节状。有明显的接触出血。

三、诊断

（一）辅助检查

病理切片可见结核结节，由干酪坏死组织、类上皮细胞、多核巨细胞组成，外层有多数淋巴细胞浸润。

（二）鉴别诊断

宫颈呈乳头状或结节状改变者应与宫颈癌相鉴别。

主要应进行活检，通过病理改变即可明确诊断。另外还应当与阿米巴性子宫颈炎鉴别。如在分泌物中找到阿米巴滋养体即可区别。

四、治疗

对于宫颈结核应采用中西医结合治疗，但主要为抗结核药物的全身治疗。具体治疗方法为：

（一）支持疗法

应注意休息，加强营养，适当参加体育活动，增强体质。急性患者至少休息3个月，慢性患者可以从事部分较轻工作和学习，但应劳逸结合。

（二）抗结核治好

抗结核治疗对宫颈结核90%有效。现目前常用的治疗方案采用利福平、异烟肼、乙胺丁醇、链霉素及吡嗪酰胺等抗结核联合治疗，疗程为6～9个月。

具体治疗方案为：

1. 利福平、异烟肼、乙胺丁醇3种药联合应用6个月。利福平可加强作用并延迟耐药的发生。口服吸收达90%，半衰期达4～8h，有效血药浓度维持6～12h。每日口服450-600mg，饭后1h空腹顿服，便于吸收。间歇给药每日600mg，顿服。异烟肼又称雷米封，对结核杀菌力强，用量小，与其他抗结核药物合用可减少耐药性的产生，并有协同作用提高疗效。每日口服300mg，顿服。乙胺丁醇对结核杆菌有较强抑制作用，与其他抗结核药物无交叉耐药性，联合使用可加强疗效并延缓耐药性的产生，口服后吸收迅速。剂量每日为0.75～1g。

2. 利福平、异烟肼联合应用9个月。

3. 利福平、异烟肼、链霉素或3种药物每日联合应用2个月，然后每周2次应用利福平、异烟肼6个月。

以上治疗方案，可根据病情，酌情使用。

（三）中医治疗

中医治疗活动期结核作为辅助巩固疗效手段（活动期期间，抗结核药物＋中药），而对陈旧性结核可作为主要治疗手段。其治疗原则为抗结核与行气活血，软坚散结并用（非活动期期间，中药治疗）。

·····················（隋美香）

第六章　女性生殖系统肿瘤

第一节　外阴肿瘤

一、外阴良性肿瘤

外阴良性肿瘤较少见，主要有平滑肌瘤、纤维瘤、脂肪瘤、乳头瘤、汗腺瘤等。神经纤维瘤、淋巴管瘤、血管瘤等更少见。

（一）平滑肌瘤

外阴平滑肌瘤来源于外阴平滑肌、毛囊立毛肌或血管平滑肌。多发于生育期，好发于大阴唇、阴蒂及小阴唇，呈质硬、表面光滑的肿物，有蒂或突出于皮肤表面。镜下见平滑肌细胞排列成束，与胶原纤维束纵横交错或形成漩涡状结构，常伴退行性变。治疗原则为局部切除或深部摘除。

（二）纤维瘤

外阴纤维瘤来源于外阴结缔组织，由纤维细胞增生而成，是常见的外阴良性实性肿瘤。多发生于育龄妇女，大阴唇多见，初起为皮下硬结，可增大形成大小不一、质硬、带蒂的实性肿物，表面可有溃疡感染和坏死。其切面为致密、灰白色纤维结构，镜下见胶质束和纤维细胞呈波浪状或相互盘绕。治疗原则为沿肿瘤根部切除。

（三）脂肪瘤

外阴脂肪瘤来自大阴唇或阴阜脂肪组织。皮下组织内圆形分叶状、大小不等、质软的肿物，可带蒂，生长缓慢。镜下见成熟脂肪细胞间有纤维组织混杂。小脂肪瘤无须处理，肿瘤较大影响行走或性生活者，需手术切除。

（四）乳头瘤

外阴真性乳头状瘤是以上皮增生为主的病变，较少见，多为单个肿块，表面见多数小乳头状突起于皮肤表面，呈指状，直径数毫米至数厘米，覆有油脂性物质，大乳头瘤表面因反复摩擦可破溃、出血、感染。需与外阴尖锐湿疣鉴别。镜下表现为指状疏松纤维基质，覆以增生的鳞状上皮，表皮增厚以棘细胞层和基底细胞层为主。2% ～ 3% 有恶变倾向，应手术切除，术时做冷冻切片，证实有恶变者，据情应行外阴广泛切除。

（五）汗腺瘤

外阴汗腺瘤来自外阴汗腺上皮增生。生长慢，直径常在 1 ～ 2 cm，包膜完整，与表皮无粘连。镜下为乳头状结构或腺瘤样，应与腺癌鉴别，如镜下见高柱状或立方形腺上皮，一般为良性。治疗原则为先做活检，确诊后行局部切除。

二、外阴上皮内瘤样病变

外阴上皮内瘤样病变（vulvar intraepithelial neoplasia，VIN）是一组外阴上皮内、基底膜之上病变的病理学诊断名称。包括外阴鳞状上皮内瘤变和外阴非鳞状上皮内瘤变,45 岁左右妇女多见。近年发病率有所增加,发病年龄趋年轻化。很少发展为浸润癌。

(一)病因

不完全清楚。分子生物学技术检测提示 80% 与 HPV（16 型）感染有关。细胞病理学变化,包括病毒蛋白在细胞核周围形成晕圈、细胞膜增厚及核融合多发生于表层细胞。其他高危因素包括外阴性传播疾病、肛门－生殖道瘤变、免疫抑制和吸烟。

(二)临床表现

症状与外阴上皮非瘤变相似,无特异性,主要为瘙痒、烧灼感、皮肤破损、溃疡等。体征表现为单个或多个丘疹或斑点,融合或分散,色灰白或粉红,个别为略高出表面的色素沉着。

(三)诊断

1. 活组织病理检查

对任何可疑病变应做多点活检,注意取材深度。阴道镜检查或采用 1% 甲苯胺蓝涂抹外阴病变部位可提高准确率。

2. 病理学诊断与分级

（1）VIN 诊断与分级：分 3 级。VIN Ⅰ：即轻度不典型增生。VIN Ⅱ：即中度不典型增生。VINⅢ：即重度不典型增生及原位癌。

（2）外阴非鳞状上皮内瘤样病变：主要指外阴 Paget's 病。病理特征可见 paget's 细胞,表皮基底膜完整。

(四)治疗

1. 外阴上皮内瘤变

VIN Ⅰ：5% 氟尿嘧啶（5-FU）软膏,涂于外阴病灶,每日 1 次。或 CO_2 激光治疗。VINⅡ～Ⅲ：外阴病灶局部切除或单纯外阴切除。一般要求切除病灶外正常皮肤 0.5 ～ 1 cm。

2. 外阴非上皮内瘤变

Paget's 病多超出肉眼所见,偶然有浸润。应行较广泛局部病灶切除或单纯外阴切除。

三、外阴恶性肿瘤

外阴恶性肿瘤约占女性全身恶性肿瘤的 1%,占女性生殖道癌肿的 3% ～ 5%,多见于 60 岁以上妇女。外阴鳞状细胞癌最常见,其他有外阴恶性黑色素瘤、基底细胞癌、外阴前庭大腺癌、汗腺癌及外阴肉瘤等。

(一)外阴鳞状细胞癌

占外阴恶性肿瘤的 80% ～ 90%,近年发生率有所增加。

1. 病因

尚不完全清楚,常与 VIN 并发。可能与性传播疾病、病毒感染（单纯疱疹病毒Ⅱ型、人乳头瘤病毒、巨细胞病毒）及外阴慢性皮肤疾病有关,外阴癌患者常并发外阴色素减退疾病,其中仅 5% ～ 10% 伴不典型增生者可能发展为外阴癌,外阴受慢性长期刺激如乳头瘤、尖锐湿疣、慢性溃疡等也可发生癌变；外阴癌可与宫颈癌、阴道癌并存。

2. 临床表现

（1）症状：久治不愈的外阴瘙痒和不同形态的肿物,如结节状、菜花状、溃疡状。肿物合并感染或较晚期癌可有疼痛、渗液和出血。

（2）体征：癌灶可生长在外阴任何部位，大阴唇最多见，其次为小阴唇、阴蒂、会阴、尿道口、肛门周围等。早期局部丘疹、结节或小溃疡；晚期为不规则肿块，伴或不伴破溃或呈乳头样肿瘤，转移至腹股沟淋巴结者，可扪及一侧或双侧腹股沟淋巴结增大，质硬而固定。

3. 转移途径

主要转移方式为直接浸润、淋巴转移，晚期可发生血行转移。

（1）直接浸润：癌灶逐渐增大，沿皮肤、黏膜向内侵及阴道和尿道，晚期可累及肛门、直肠和膀胱等。

（2）淋巴转移：外阴淋巴管丰富，故外阴癌以淋巴转移为主，而且两侧淋巴管互相交通组成淋巴网，一侧癌灶可经由双侧淋巴结扩散（主要是通向同侧），最初转移至腹股沟淋巴结，再至股深淋巴结，并经此进入盆腔淋巴结，如髂总、髂内、髂外、闭孔淋巴结等，最后转移至腹主动脉旁淋巴结。阴蒂癌灶常向两侧侵犯，并可绕过腹股沟浅淋巴结直接至股深淋巴结。外阴后部及阴道下段癌可直接转移至盆腔内淋巴结。

4. 临床分期

目前有两种分期方法，即国际妇产科联合会（international federation of obsterics and gynecology，FIGO）分期和国际抗癌协会（international union against cancer，UICC）的 TNM 分期（表 6-1）。目前多采用 FIGO 分期法。

表 6-1　外阴癌分期

FIGO	肿瘤范围
0 期	原位癌（上皮内癌）
Ⅰ 期	局限于外阴和（或）会阴，病变直径≤ 2 cm
ⅠA 期	病变直径≤ 2 cm 伴间质浸润≤ 1 cm
ⅠB 期	病变直径≤ 2 cm 伴间质浸润> 1 cm
Ⅱ 期	肿瘤局限于外阴和（或）会阴，直径> 2 cm
Ⅲ 期	肿瘤侵犯下尿道或阴道，或肛门
ⅣA 期	肿瘤侵犯尿道上段、膀胱黏膜、直肠黏膜，或固定于骨盆
ⅣB 期	任何远处转移，包括盆腔淋巴结转移

＊浸润深度测量从最浅的表皮、间质处的真皮乳头到浸润的最深处

5. 诊断

根据活组织病理检查，诊断不难。早期易漏诊。应重视外阴瘙痒及小结节，争取早日就医，对可疑病灶应及时做活组织检查，采用 1% 甲苯胺蓝染色外阴部，再用 1% 醋酸洗去染料，在蓝染部位做活检，或借用阴道镜观察外阴皮肤也有助于定位活检，以提高活检阳性率。

6. 治疗

手术治疗为主，辅以放射治疗与化学药物治疗。

（1）手术治疗：手术范围根据病灶大小、浸润深浅及有无淋巴结转移而定。①0 期：单纯外阴切除（多灶病变）。②Ⅰ 期：ⅠA 期，外阴广泛局部切除术。ⅠB 期，病灶位于一侧，外阴广泛局部切除术，外阴同侧腹股沟淋巴结切除术。病灶位于中线则行外阴广泛局部切除术；外阴及双侧腹股沟淋巴结切除术。③Ⅱ 期：同ⅠB 期，若有腹股沟淋巴结转移，术后应放疗，也可以加化疗。④Ⅲ 期：同Ⅱ 期或加尿道前部切除与肛

门皮肤切除。⑤Ⅳ期：外阴广泛切除、直肠下段和肛管切除、人工肛门形成术及双侧腹股沟盆腔淋巴结清扫术。癌灶浸润尿道上段与膀胱黏膜，则需做相应切除术。

（2）放射治疗：外阴鳞癌对放射线敏感，但外阴正常组织对放射线耐受性差，使外阴癌灶接受剂量难以达到最佳放射剂量。由于放疗设备和技术的改进，放疗副反应已明显降低。不能耐受手术者、手术不可能切净或切除困难者、晚期外阴癌患者、复发可能性大或复发性外阴癌，可采用放射治疗。放疗采用体外放疗（^{60}Co、^{137}Cs、直线加速器或电子加速器）与组织间插植放疗（放射源针^{60}Co、^{137}Cs、^{192}Ir 和^{226}Ra 插入癌灶组织内）。

（3）化学药物治疗：较晚期癌或复发癌可采用化疗药物作为综合治疗，但效果尚不明确。常用药物有阿霉素类、顺铂类、博来霉素、氟尿嘧啶和氮芥等。采用盆腔动脉灌注给药可以提高局部药物浓度。

7. 预后

预后与病灶大小、部位、细胞分化程度、有无淋巴结转移、治疗措施等有关。无淋巴结转移的Ⅰ、Ⅱ期外阴癌手术治愈率＞90%；淋巴结阳性者，治愈率仅为30%～40%，预后差。

（二）外阴恶性黑色素瘤

外阴恶性黑色素瘤占外阴恶性肿瘤的2%～3%，常来自结合痣或复合痣。可发生于任何年龄妇女，多见于小阴唇、阴蒂，病灶稍隆起，有色素沉着，结节状或表面有溃疡，患者常诉外阴瘙痒、出血、色素沉着范围增大。典型者诊断并不困难，但需根据病理检查结果区别其良恶性。治疗原则是行外阴根治术及腹股沟淋巴结及盆腔淋巴结清扫术。预后与病灶部位、大小、有无淋巴结转移、浸润深度、是否波及尿道和阴道、有无远处转移、手术范围等有关。由于外阴部黑痣有潜在恶变可能，应及早切除，切除范围应在病灶外1～2cm 处，深部应达正常组织。

（三）外阴基底细胞癌

外阴基底细胞癌可能来源于表皮的原始基底细胞或毛囊。很少见，占外阴恶性肿瘤的2%～13%。多见于55岁以上妇女。临床表现为大阴唇小肿块伴瘙痒和烧灼感，发展缓慢，很少侵犯淋巴结，仅局部浸润，很少转移，但切除不全时易局部复发。镜下见肿瘤组织自表皮基底层长出，细胞成堆伸向间质，分化好的基底细胞癌有时呈囊性、腺性或角化等形态的细胞和未分化的、成分一致的细胞混合而成。若在外阴部仅见一个病灶，应检查全身皮肤有无基底细胞瘤。本病也常伴其他原发性恶性肿瘤如乳房、胃、直肠、肺、宫颈、子宫内膜及卵巢癌等。须与前庭大腺癌相鉴别。治疗原则是较广泛切除局部病灶，不需做外阴根治术及腹股沟淋巴结清扫术。单纯局部切除后约20%局部会复发，须再次手术。5年生存率80%～95%。

（官晓斐）

第二节　外阴癌根治术

外阴癌根治术主要包括外阴广泛性切除术和腹股沟淋巴结切除术，有时需行腹膜外盆腔淋巴结清扫术。

（一）适应证及手术方式

外阴癌手术范围及方式目前已趋向于个体化，各临床分期术式的选择应以病灶部位来决定。目的是病灶的广泛切除，同时还需尽量恢复外阴的解剖结构和功能重建，若病灶过大，有时需要行皮瓣移植或植皮。

1. I期

（1）癌灶位于外阴一侧，行外阴广泛切除及同侧腹股沟淋巴结切除术。

（2）癌灶位于外阴中部，行外阴广泛切除及双侧腹股沟淋巴结切除术。

2. II期

（1）深部淋巴结阴性者，做外阴广泛切除及双侧腹股沟和深部淋巴结切除术。

（2）一侧深部淋巴结转移者，做外阴广泛切除及双侧腹股沟淋巴结切除和一侧盆腔淋巴结切除术。

（3）双侧深部淋巴结转移者，做外阴广泛切除及双侧腹股沟、盆腔淋巴结切除术。

3. III期：手术范围同II期。若癌灶侵犯尿道前部者，还要增加切除部分尿道。若癌灶侵犯肛门皮肤亦应相应切除之。

4. IV期

（1）癌灶侵犯肛管和（或）直肠和（或）下段直肠阴道隔，除了切除外阴、深部

（2）若癌灶侵犯膀胱，应增切膀胱并做人工膀胱。

（二）禁忌证

1. 由于全身状况或局部情况不宜进行手术者。

2. 外阴癌病灶伴严重感染者。

3. 外阴癌已浸润破坏耻骨者。

4. 外阴癌伴全身转移或复发癌患者。

5. 心、肝、肺、肾等功能受损者。

（三）麻醉选择

视手术范围的大小，可以选择气管内全身麻醉、连续硬膜外麻醉或鞍区麻醉等。

（三）术前准备

1. 饮食及肠道准备术前1周内，不应进食多纤维饮食，术前2天进食流质。术前需增加营养，以多进食高蛋白、低脂、低渣及足量糖类饮食为宜。

2. 局部准备多数患者外阴病灶都有溃破及不同程度的继发感染。局部脓性分泌物和污秽较多的感染常伴有腹股沟淋巴结肿大及全身体温升高等症状。入院后应用低温外阴清洗剂坐浴2～3次/天。外阴剃毛、清洁，局部感染灶清创换药，用抗生素控制感染。

对局部病灶巨大或有感染者，除用抗生素外，还应同时局部放疗。一般空气量30Gy，使肿瘤得以控制，感染才能消退。

（四）手术操作要点

1. 外阴广泛切除切除：范围上界包括阴阜，下界包括会阴后联合，外侧为左、右大阴唇皱襞。外阴皮肤切缘应距肿瘤2cm以上，内侧沿尿道口左、右而下，切除1cm以上的阴道壁。深度达耻骨筋膜（上部）和内收肌筋膜（两侧）。

2. 腹股沟淋巴结清扫：Taussig切口，上界为髂前上棘与脐连线中点，下界为股三角尖。Way切口，左、右髂前上棘向下弯至阴阜的弧形连线。切除范围：外侧界为髂前上棘和缝匠肌表面，内侧为耻骨结节和内收肌，深面达腹外斜肌腱膜上部和阔筋膜

（下部）。解剖股管，分离股动脉和股静脉；大隐静脉保留与否取决于病期早晚；分离皮片厚度 0.5 ～ 0.8cm。注意应行 Cloquet 淋巴结切除并送快速病理检查，若为阳性，则行腹膜外盆腔淋巴结清扫术。

3. 盆腔淋巴结清除：此术式应经腹膜外进入，其切除范围与子宫颈癌相同。

近年也有很多医院采用腹腔镜行腹股沟淋巴结清扫，一般用布巾钳将腹壁皮肤提起，采用压力为 9kPa，清扫方法类似腹腔镜盆腔淋巴结。

（五）术后处理

1. 术后要紧压皮肤缝合处，尽量使皮肤与下面的组织紧贴，不留无效腔。

2. 必须重视术后血浆蛋白、白蛋白和液体的及时补充，以利伤口愈合。

3. 两侧腹股沟创面持续负压吸引。术后 4 ～ 6 天内保持负压吸引，尤其在术后 48h 内应每 20 ～ 30min 吸引 5min，以后每半小时吸引 5min。

4. 避免粪便污染创面。术后每天需做外阴前庭区清洁擦洗。保留持续导尿管 1 周。

5. 保持外阴和会阴部创面敷料干燥，预防局部感染。术后 3 天内局部伤口渗液较多，每天至少更换外阴敷料 2 次。

6. 术后 72h 皮片的界限开始坏死，应及时修剪坏死皮片。

7. 预防感染。如按上述原则处理，一般在术后 7 ～ 14 天伤口即能愈合。

（六）并发症及其处理

1. 手术切口延期愈合，外阴癌无论采用何种方式，均存在有手术野切口延期愈合的情况。对此类伤口应按外科二期愈合伤口处理。

2. 伤口感染、坏死或裂开。

3. 泌尿系感染。

5. 静脉炎、股动脉破裂、肺栓塞及心血管意外。外阴癌术后并发症的处理原则是控制感染，加强伤口局部的清洁、保持干燥、加强局部分泌物的引流。重视术前准备及术后护理可减少并发症的发生。手术时妥善止血，操作细心，特别是对股三角血管区的处理需慎重，这样，即可减少或避免一些术中意外事件发生，又可确保患者安全度过手术关。

....（官晓斐）

第三节　阴道肿瘤

阴道肿瘤可分三种：

（1）类似肿瘤疾病：囊肿、子宫内膜异位和阴道腺病等；

（2）良性肿瘤：乳头瘤、纤维瘤、平滑肌瘤、血管瘤和脂肪瘤等；

（3）恶性肿瘤：原发性者有阴道癌、肉瘤、葡萄状肉瘤和恶性黑色素瘤等。连续性扩展所致者有来源于宫颈癌、外阴癌和直肠癌；转移性的有绒癌及其他器官癌。

一、类似肿瘤疾病——阴道腺病

过去认为本病很少，但近年来似乎被认为多发病。最初 Sanndberg 在 22 例少女尸检发现阴道腺病占 41%。Herbst 等报道 73 例少女的尸检，证明有 6 例阴道腺病。以后阐明阴道腺病患者在胎儿时期因母亲用过 diethylstilbestrol（DES）治疗所致。用药时期关系也很重要。如在胎儿 8 周以前其发病率为 73%，胎儿 16～18 周为 7%，胎儿 18 周以后未发现 1 例患者。stafl 及 Mattingly 对 131 例胎儿时期曾受 DES 影响的患者进行阴道镜以及组织学的研究，得出结论：在阴道器官发生时期，由于 DES 的干扰作用而改变胎儿时期原有的鳞柱交界的组织构成关系，因而它可以不仅在宫颈口周围，而且在阴道任何部位形成。

（一）临床表现

阴道任何部位均有可能被发现具有柱状上皮特性（如绒毛膜形态）的腺病，但在宫颈部者呈杨梅状外观。本病单发或多发，孤立或融合。最常见的部位是接近宫颈的阴道穹隆部，在阴道上 1/3 为 92.8%、中 1/3 为 5.8%、下 1/3 为 1.3%。腺病位于阴道前壁的患者有 17.6%，前、后壁者为 42.5%，前、后壁及一方侧壁者为 15%、四侧阴道壁者为 25%。阴道腺病外观呈红色颗粒，虽然保持数月或数年之久，但到青春期因受内源性雌激素影响促进腺病的鳞状化生，逐渐鳞状上皮取代柱状上皮，形成宫颈或阴道转变区。它缓慢地成熟，时常遗留下类似宫颈腺体囊肿的黏膜下囊性结构。临床检查还可发现同时存在的阴道或子宫各种结构异常。如部分性或完全性宫颈环状物或罩状物、阴道上部或宫颈横脊、宫颈畸形（前唇小突起一假息肉、冠宫颈 cervical coekscombs、宫颈发育不良）、子宫畸形（T 形子宫、子宫发育不良、宫腔有绞窄带、息肉状缺陷或粘连）。DES 治疗的致畸作用，表现它阻止或干扰副中肾管衍生的柱状上皮向鳞状上皮转变（形成腺病）。很有可能，腺病上皮对致癌因素比颈管柱状上皮或正常阴道鳞状上皮更敏感。这就可以解释，为什么阴道腺病患者发生阴道腺癌的较多。

（二）镜检

本病以阴道黏膜下或腺上皮表面有多数腺结构为特征。过去认为它是由颈管腺上皮排列而成，最近文献强调也会有副中肾上皮存在。为多灶性发生，由两型细胞构成，即类似颈管的黏液细胞与子宫、输卵管内膜上皮的纤毛细胞。多数腺上皮在表层的鳞状上皮下的结缔组织中（上皮下层）排列成腺状。鳞状化生有时扩延到少许或甚至无腺上皮残余程度，显示实质性鳞状上皮钉脚的状态。有时在这些鳞状细胞群中间存在黏液小滴（或池），提供腺病诊断的证据。腺病引起的宫颈糜烂与一般患者的宫颈糜烂相似，有黏液上皮细胞是其特征。

为了早期发现的目的做预防性检查，对危险人群进行筛选检查与严密随诊是必要的。受过 DES 影响的女性后代到青春期年龄应当接受检查。因为阴道腺癌的发生率在 14 岁后显着增加，不管曾否初经都应检查。有异常阴道分泌物的少女应立即检查。直接视诊结合阴道细胞、碘试验与活检等方法可帮助诊断。或可增加阴道镜检查。首次检查为阴性的妇女仍应每年复查。阴道腺病或明显的宫颈糜烂者应每年检查 2～3 次为宜。

1. 阴道细胞学检查

采集标本前，应除去过量的宫颈及阴道分泌物，再制作四张阴道涂片，即用四枚刮板按前、后、右、左次序从阴道上部至下部刮取标本，并分别涂至四张玻片上进行标记，然后再作常规的宫颈及颈管涂片，立即固定并进行染色。未鳞化的阴道腺病细胞属于柱状形态，多数柱状细胞类似颈管柱状细胞，少数呈小柱状、似子宫内膜细胞。两种形态细胞的胞浆有颗粒或空泡，一个圆形或卵圆形核在细胞基底部。常见细胞呈蜂窝状排列。鳞化过程中的腺病则出现各种化生上皮细胞。成熟化生上皮细胞也像宫颈糜烂的该种（化生上皮）细胞一样，但显示胞浆空泡，细胞单个或成群。还可以出现柱状细胞与成熟化生上皮细胞之间的移行形态细胞。某些未熟化生上皮细胞的核稍大、深染，能被误认为异常细胞。也有表示上皮过度角化的无核鳞状上皮细胞与表示上皮错角化的错角化细胞。可能看到有间变细胞及原位癌细胞的症例。癌细胞类似宫颈腺癌的细胞形态，它比子宫内膜腺癌细胞更大，具有少量胞浆、大核与清楚的核仁。单个或成群，有时裸核。高度分化腺癌细胞的异型性程度不很显着，以致认出肿瘤细胞不免有困难。

2. 阴道镜检查

阴道腺病的阴道镜所见根据病灶上皮变化而定。未鳞化腺病的特征是阴道壁有柱状上皮。镜下外观与宫颈柱状上皮相同，即醋酸试验可见葡萄状结构。多数腺病随着时间推移，柱状上皮发生鳞状化生的改变。其鳞状化生过程与宫颈糜烂的过程相同。其所形成的转变区同样有鳞状化生的舌状组织、柱状上皮岛、腺开口和小腺伫囊肿。但腺病的转变区范围广，常累及宫颈及阴道是其不同之处。未熟鳞状化生的腺病常呈白色上皮及纤细的镶嵌，此种病变持续时期较久，并且其毛细血管间距小，血管形态无改变。未熟鳞状化生的腺病与间变病变用观察血管形态来区别。间变的毛细血管间距增大，常因病变愈进展则其间距增大程度愈明显。所指的毛细血管间距意咮着，点状血管型的相应两条邻近血管间隙，镶嵌型的血管网描出图形直径。异常肥厚的白色上皮合并黏膜下小结节形成也较常见。由于腺癌多在黏膜下开始发生，当触诊或阴道镜检出这些囊性病变时，更重要的是，应当活检排除肿瘤。

3. 碘染色试验

碘染色试验能确定病灶范围，尤其不能利用阴道镜时很有价值。碘不染色部位可能有的病变，如腺病、未熟鳞状化生上皮、间变、原位癌及透明细胞腺癌。因本法无特异性，只能作辅助检查手段。

4. 肉眼检查

仔细的外阴、阴道和宫颈的视诊及阴道触诊是不可缺少的。包括阴道穹隆部在内的整个阴道壁触诊非常重要。阴道腺病呈红色颗粒外观。但它已鳞状化生时，则不易被发现。用碘染色试验后才可看见腺病的病灶。

5. 活检

在阴道表层或黏膜下发现任何可疑病灶或随诊时，如以前的病灶增大、脆性增加有恶变可疑者，必须活检。

（三）治疗

单纯腺病不需要治疗。只是间变患者或少数患者、不是感染而有过多的阴道分泌物时，应该医治。治疗方法有烧灼、冷冻疗法、激光、部分阴道切除术、阴道的酸化作用，（acidification）和局部应用黄体酮等。对间变患者的治疗尚有争论。有人认为烧灼或冷冻外科经常无效，却产生大面积鳞状化生，活检发现在上皮下尚遗留柱状上皮组织。这样使腺组织就"隐蔽"起来，用阴道镜不能查出它的真相。有些作者提出用宫颈阴道部切断术除去腺病组织，但术后的瘢痕粘连引起性功能损害与阴道分娩困难，并且还可能有残余的腺病。激光治疗给予很大希望，激光束能被精确地控制，同时对周围组织破坏性比冷冻外科或烧灼更小。阴道的酸化作用法，即阴道用 Aci-Jel 维持

pH4.0 达 3 ～ 4 个月，促进鳞状上皮化生。

但是它与局部应用黄体酮同样，都无明显疗效。

二、阴道恶性肿瘤

阴道恶性肿瘤少见，占所有妇科恶性肿瘤约 1 ～ 2%。它们约 83% 是鳞状细胞癌，9 ～ 10% 为腺癌，其余为混合性 Muller 管肿瘤及恶性黑色素瘤。

（一）分类

1. 原发性

（1）鳞状细胞癌；

（2）腺癌（自然与 DES 有关）；

（3）肉瘤（葡萄状肉瘤、黑色素肉瘤、纤维肉瘤、血管肉瘤）。

2. 转移性

（1）鳞状细胞癌（由宫颈蔓延，由外阴扩展）；

（2）腺癌（子宫内膜性、卵巢性，其他由近处如 Gartner 管、Bartholin 腺、Skene 腺或远处如乳腺、结肠等转移而来的。

（二）原发性阴道癌

原发性阴道鳞状细胞癌最常见，腺癌甚少。腺癌的组织来源尚不够清楚。诊断阴道肿瘤，如果患者有过宫颈或外阴癌，必须是治疗后经过 5 年以上所发生的阴道疾病，并且具备符合诊断阴道原位癌的三项标准。即：①初期发育部位一定要在阴道内；②宫颈无损害（宫颈活检阴性）；③身体其他部位无临床原位癌证据。

发病病因尚不十分清楚。各种疱疹病毒和细菌感染、机械和慢性刺激、阴道卫生不良是发病因素。最近注意患者胎儿期因暴露于母亲摄入的 DES 所致。关于阴道原位癌的病因有多数学者提出的例证。有三点：①多中心疾病的启示：经常发现阴道肿瘤与外阴（或宫颈）肿瘤同时存在、或在以后相继发生。这就表示它为下部生殖器的多灶性疾病的一部分。可能是病毒疾病与此有关。②癌的发生启示：宫颈原位癌治疗后、又在邻近阴道内发生癌，这可以断定从宫颈的直接扩散。由于它是表面性疾病，而与浸润癌的上皮下淋巴扩散不同。⑧照射致癌作用的启示：射线是致癌因素，在宫颈癌或外阴癌治疗后发生阴道原位癌。

（1）发生部位、发育及扩散

阴道癌发生部位对选择治疗方法有重要关系。因为局域淋巴结转移根据癌的发生、发育部位而有所不同。好发部位是在后、上 1/3 的阴道壁。阴道壁粗糙、缺乏肌肉组织，由疏松结缔组织构成。更有丰富的血液、淋巴循环适于癌迅速增殖和早期扩散。后阴道壁为弹性的筛状蜂窝组织，适合肿瘤在局部增殖，可容许肿瘤不断增大，甚至充满上部阴道腔，并不一定穿通直肠阴道中隔的肌层或累犯蜂窝组织与淋巴管。连续性蔓延是沿阴道黏膜下组织浸润性扩散。上部阴道癌经阴道穹隆部向子宫颈部浸润增殖。中部阴道癌向左右阴道旁组织进展。下部阴道癌经阴道入口向外阴部蔓延。有时直肠阴道中隔及膀胱阴道中隔形成大型肿瘤，阴道壁表面无明显改变。但是，病情更进展时则引起直肠或膀胱浸润、穿孔，形成直肠阴道瘘或膀胱阴道瘘。非连续性蔓延经淋巴管或血管向远隔器官转移。淋巴性转移沿解剖学的淋巴流向，上部及中部的阴道癌细胞团经阴道旁组织及子宫旁组织到盆腔内淋巴结，而下部阴道癌经外阴部到腹股沟淋巴结。向远隔器官的蔓延可转移到肺、骨、肝、肾等部位。

（2）阴道癌的临床分期

临床分期以初次检查时病情来决定。有国际妇产科联合会（FIGO）的临床分期及国际抗癌协会（UIC）的 TNM 分类。

过去常用简单的 FIGO 的临床分期，今后也为了同其他器官癌比较并努力探讨各种方法的疗效，如同时用 TNM 分类更加合理。

（三）阴道原位癌

多数阴道原位癌无症状，仅由于认识到致癌因素的区域性分布作用，面临已发生宫颈癌或外阴癌患者，抱着高度怀疑情况下仔细检查，始能发现它。多数患者因有宫颈原位癌史、接受定期细胞病理检查才被诊断的。

（1）诊断

阴道原位癌外观没有特征。如有局部充血(红色)应引起怀疑。阴道湿疣常可癌变。如无外伤、很少出现溃疡。否则，这样溃疡可能与浸润癌有关。少数（原位癌）病例的阴道表面完整而复以角化性病变，阴道细胞可呈阴性，如用阴道镜检查则是一项重要辅助措施。但是阴道腺病（鳞状化生的）能有异型的阴道镜图像，两者必须鉴别（参阅阴道腺病一节）。过度角化（带白色的）阴道原位癌比较罕见。无论如何，对任何可疑部位需要严密的阴道镜、细胞病理和组织病理等检查。为了检出异型组织病理结构，必须放宽活检指征。但是对放疗后患者应当谨慎从事，尤其位于前、后阴道穹隆的病变更是如此。因为放疗组织的血液供应明显受到损害则妨碍创伤愈合，如不慎重活检，可能发生瘘孔。必须强调，对本病有充分认识和怀疑情况下，千方百计仔细检查才能发现阴道原位癌的。值得注意的是，多数阴道原位癌继发于或并发于宫颈上皮内肿瘤，有时在子宫切除术后、在阴道断端处被发现。这说明手术时未完全切除病灶，术前，医师未仔细检查该患者的阴道，且对多中心疾病也缺乏足够认识的后果。

多数病变组织镜下为鳞状上皮，表面呈不全角化或比较正常。本病上皮变化与宫颈的病变相同，即黏膜层成熟变化表示异常，个别细胞成熟，异型核分裂、核浓染、细胞极性消失为典型特征。约 10% 以下的病例呈类似外阴的过度角化症。早期浸润细胞也与宫颈癌的相同。细胞质丰富嗜伊红，核大且浓染。本病的诊断常在阴道湿疣、不典型鳞化的阴道腺病时遇到困难，且有诊断过重的现象。考虑到上述情况，对每个活检标本要仔细检查、放在蜡块内的方位要正确。不适宜用冰冻切片。病理变化的解释意见有分歧时，应该会诊。再检前，要等待活检处愈合。经绝后患者阴道内可用雌激素类药物促进愈合过程。

（2）治疗

阴道原位癌应用阴道抽除术与即时的阴道再造术或用局部放射治疗。部分性阴道抽除术虽属简单，但由于术中难确定病灶边缘及病灶常为多灶性，仍以全阴道抽除术比较适宜。放射治疗尽管是放射量小，也会引起阴道狭窄及变硬，并且很难评价放疗后组织反应，易产生组织诊断过重的错误。对小型局灶性疾病采用冷冻外科或电凝术。最近成功地应用阴道镜下定位激光治疗。由于疾病常属多灶性，治疗后有时复发。最近也成功地局部应用 5- 氟尿嘧啶（5 ～ 20% 软膏）治疗，每天早晚两次，持续两周。治疗结果是上皮剥裸，仅是药物对阴道口处的刺激，患者痛苦很少，常用氧化锌类药保护该部，以预防之。治疗期间如出现严重刺激症状则必须暂时停药。细胞病理学、阴道镜及组织病理学等的随访检查应该等待治愈后 2～3 个月才可进行。角化的原位癌使阴道不能十分有效地吸收药物；放疗后阴道原位癌的疗效似乎也不满意，两者不宜用本法治疗。

（四）阴道浸润癌

不规则出血或血性白带是开始症状。因为癌发生部位的关系，也有初期出现膀胱或直肠症状的病例。疼痛是疾病晚期或并发感染的症状。肿瘤发育概括分为糜烂型、膨隆型、溃疡型三类，但是常为多种多样。疾病初期癌灶稍稍隆起、圆形乃至卵圆形、凹凸不整、质硬，多形成单发的结节，以后达至鸡卵大，逐渐浸润周围组织，表面发生溃疡；或者浸润阴道壁向深部发展呈扁平浸润状态；外向性发展的乳头状肿瘤很少。临床将肿瘤大度以纵径 × 横径 × 深度表示，但深度不是十分清楚。TNM 分类把直径 2cm 以内肿瘤定为 T_{1a}，超过 2cm 者为 T_{1b}。因为 T_{1a} 肿瘤容易治疗预后良好。

（1）镜检

肿瘤起源于阴道上皮内，出现癌瘤样鳞状细胞索，进而侵入黏膜下组织，可在未受累及的上皮下扩延。这些索构成上皮的未分化基底细胞，或偶尔细胞形成"癌珠"。腺癌最常见的组织型是中肾瘤或透明细胞腺癌。镜下似肾细胞癌，细胞较大有丰富的透明细胞质。形态学与卵巢中发现的透明细胞腺癌相同。组织发生考虑来自中肾管残遗组织。但是某些作者提出的根据支持 Muller 管起源，同阴道腺病有密切关系。

（2）诊断

如发现阴道、宫颈异常或溃疡部位应直接刮片进行细胞学检查，再行触诊。对任何结节、红硬、溃疡等可疑部位或碘染色试验不着色区进行活检，以资诊断。阴道镜检是一个辅助诊断措施，还可以做定位活检。阴道侧壁如检查有困难，采用牙科反射镜有很大帮助。癌前阶段的腺病和鳞状上皮化生部位在前、后壁比侧壁更多。注意避免遗漏也要查清双叶窥器遮蔽的阴道部位。少年患者取膝胸式位，一用 kelly 空气膀胱镜检查宫颈及阴道更为适宜。为了细致地制定肿瘤侵入部位、范围、深度，明确转移范围，便于分期决定治疗措施，应用膀胱镜、乙状结肠镜及适当活检或淋巴造影术对诊断亦有帮助。

（3）鉴别诊断

须与来自其他部位癌（宫颈、尿道、尿道旁腺、外阴、前庭大腺、卵巢、直肠、膀胱等）的转移或直接蔓延的阴道癌相鉴别。此外还应同良性肿瘤、结核性溃疡、真菌病、子宫内膜异位等鉴别。

（4）治疗

根据患者年龄、身体状态和癌的形态、部位、范围，还注意到病灶与尿道、膀胱、肠管直肠接近，治疗方案因人而异。可采用手术、放疗、化疗与免疫治疗。

①手术疗法：阴道癌尚缺少典型根治手术操作。近来，根治手术的指征范围逐步扩大，力求提高疗效。关键在于术前正确诊断癌的扩散范围，手术能适宜地完全摘除癌灶，始能达到根治目的。

手术必须考虑癌灶部位：

a. 阴道上 2/3 的癌灶：手术与宫颈癌相同。采用腹式广泛性子宫切除术，尽量切除阴道壁。摘除标本要仔细行组织学检查，确诊阴道断端、宫旁组织与盆腔内淋巴结有否癌的蔓延。估计有癌残遗时，术后尽早补加阴道断端的小线源照射与全盆腔的外照射。接近直肠或膀胱的Ⅱ期癌完全摘除困难病例，对放疗不敏感的阴道癌与放疗后局部复发癌则适应骨盆内器官摘出术。根据病例施行：包括直肠在内的广泛摘出子宫、阴道并行结肠造瘘术，即后方骨盆内器官摘出术；包括膀胱在内的广泛摘出子宫、阴道并行尿路改道术，即前方骨盆内器官摘出术；直肠、膀胱、子宫、阴道等所有盆腔内器官的整个摘出，并在腹壁上设置结肠造瘘与尿路改道的手术，即全骨盆内器官摘出术。

b. 阴道下1/3的癌灶：接近外阴部位的小病灶采用外阴、阴道摘出术及腹股沟淋巴结清除术。癌蔓延至阴道全长度时，上部癌用放疗并且对下部癌用外阴阴道摘出术及腹股沟淋巴结清除术治疗。

②放射疗法：外照射与小线源腔内照射并用。外照射能达均等范围照射的目的，用于区域淋巴结转移及宫旁组织蔓延的治疗。主病灶周围散在癌细胞处于高氧分压环境。因之，它对放射线敏感，用比较小线量就可使其破坏。小线源腔内照射是对主病灶直接长时间照射，处于低氧分压的病灶中心部也能达到破坏的目的。采用远距离60钴、直线加速器等为主的高能放射线外照射，提高了疗效。现正为减少放射并发症试用质子、快中子、负π介子等高直线能量转换（LET）射线治疗。小线源腔内照射采用近代电子计算机分配线量或应用单平面和双平面铱移植物，少许减轻过去的并发症。国内采用高强度、短时间分次照射法，根据局部肿瘤情况区别对待的治疗原则，阴道容器带有防护装置也取到较好效果。放疗根据病灶部位、大小和临床分期因人而异。

a. Ⅰ～Ⅱ期癌在阴道上1/3时：按子宫颈癌的放疗处理。外照射包括癌蔓延的盆腔内淋巴结及宫旁组织。15×15cm照射野、对向二门，每日2Gy，一星期分5次照射。如为Ⅰ期癌，治疗开始应遮蔽中央部照射40～50Gy。小线源腔内照射剂量50Gy、分割数次。如为Ⅱ期癌，外照射不遮蔽中央部，先用20～40Gy，待原发灶缩小到一定程度开始小线源腔内照射，最后外照射（遮蔽中央部）到总剂量50～60Gy。小线源腔内照射应与外照射保持均衡，调节到40Gy。即主病灶剂量到60～80Gy（1rad=0.01Gy）。

b. Ⅰ～Ⅱ期癌在阴道下1/3时：先用外照射包括盆腔内淋巴结及腹股沟淋巴结的前后二门大照射野、到50Gy剂量。主病灶治疗用镭针行组织内照射，注意调节时间使肿瘤线量达40Gy程度。亦可采用阴道容器的分割照射。大肿瘤者用高能电子回旋加速器（beta-lron）时，只能在限定的范围内照射，所以从外阴会阴方面照射50Gy使肿瘤缩小。肿瘤缩小后再行镭针插入或阴道容器的小线源照射。腹股沟淋巴结转移时最好行手术摘出。

c. Ⅰ～Ⅱ期癌在阴道中部或蔓延全长时：用外照射包括盆腔内、腹股沟淋巴结的大门照射，达40～50Gy。观察肿瘤对放疗效果如何再行阴道腔内照射。使用有阴道全长的锥形容器，小线源用纵列排管法，肿瘤线量照射到60～70Gy。

Ⅲ～Ⅳ期阴道癌：外照射总量60Gy。肿瘤刚缩小时，视其残留大度而决定小线源腔内照射或组织内照射的线量，大致应与外照射共计80～100Gy的标准。必要时、不得已再追加小线源照射则发生瘘孔的可能性更大。

d. 化学疗法：治疗宫颈癌有效的博莱霉素（BLM）、丝裂霉素（MMC）、5-氟尿嘧啶（5-Fu）均可应用。常为手术、放疗的辅助疗法或末期癌、复发癌的对症疗法。考虑细胞动力学的BLM与MMC联合连续化疗（B—M疗法）已被重视。即BLM5mg/d、连续 7 天点滴静注，第 8 日 MMC10mg 静注，为 1 疗程，停药一星期。在观察副作用同时给药 5 疗程。为了提高抗癌性、降低副作用有动脉内注入法。BLM 对鳞状上皮癌具有特效。为增强药物的局部停留性与区域淋巴结指向性，采用 BLM 15mg/ml 的油剂混悬液，每周 1 ~ 2 次分数处在肿瘤内局注。

e. 免疫疗法：特异的免疫疗法尚处于实验阶段。非特异的免疫疗法主要与细胞性免疫有关。免疫赋活剂有 BCG、OK-432、PS-K 等已在应用。

（五）阴道肉瘤

阴道肉瘤非常少见。它们包括纤维肉瘤与平滑肌肉瘤。经常是由黏膜下起源，多发生溃疡。儿童期多发，成年人甚少。葡萄状肉瘤为其特殊型。

葡萄状肉瘤是 5 岁前幼儿中所见的特殊肿瘤，由未分化中胚叶细胞起源，在阴道壁形成有蒂息肉样肿瘤，灰白色乃至淡红色，柔软水肿状，富有黏液瘤样组织形成囊胞呈葡萄状外观，发育快、数量多时可露于阴道入口部呈各种各样的小结节群，易碎引起出血、溃疡。有一些肿瘤依然局限在黏膜下部，最后突出于阴道腔且发生溃疡，有旺盛向周围组织特别是前阴道方向连续进展趋势，远处转移少。

（1）临床表现及诊断

开始无症状，后有浆液性、黏液性白带，有时血性；病程进展后，肿瘤充满阴道腔，易侵袭膀胱、尿道，出现排尿痛、尿频、排尿困难。当幼儿生殖器出血，怀疑本病可能时，必须尽快行阴道检查，典型的葡萄状肉瘤容易诊断。进行组织学检查也很必要。

（2）镜检

由胚胎性的未熟圆形、纺锤形细胞构成的肉瘤组织为主体，呈水肿、囊胞状等，混乱的横纹肌纤维表面伴有上皮样结构。

（3）预后

不良，五年存活率约15%。病程进展为局部复发，向邻近脏器扩散以及向淋巴结及肺转移。

（4）治疗

单纯摘除肿瘤可以再发，腹式子宫阴道广泛摘出手术，对幼儿难以施行。可以尽量摘除肿瘤，术后可行腔内放射治疗。

⋯⋯⋯⋯⋯⋯⋯⋯⋯⋯⋯⋯⋯⋯⋯⋯⋯⋯⋯⋯⋯⋯⋯⋯⋯⋯（官晓斐）

第四节　子宫颈上皮内瘤变及子宫颈癌

一、简介

宫颈癌是常见的妇科恶性肿瘤之一，发病率在我国女性生殖道恶性肿瘤中居第 1 位。世界上每年约有 50 万的宫颈癌新发病例，其中 80% 的病例发生在发展中国家。我国每年有新发病例约 13.15 万，占世界宫颈癌新发病例总数的 1/3。已建立筛查系统的国家的流行病学资料显示：子宫颈浸润癌的发病率和死亡率已经大幅度下降。我国宫颈癌的死亡率从 20 世纪 70 年代到 20 世纪 90 年代下降了约 69%。但近 20 年来宫颈癌发病又有增高趋势，发病年轻化十分明显，过去宫颈鳞癌占 90% 以上，腺癌和非鳞癌不足 10%；现在宫颈鳞癌占 75%，腺癌等占 25%。由于患者年龄和病理类型的变化，以及 CIN 诊断率的增加，治疗方案的选择对预后有很大的影响，因此对宫颈癌及 CIN 的诊治提出了新问题。

二、子宫颈上皮内瘤变

（一）子宫颈上皮内瘤变（CIN）

诊断程序采用二阶梯诊断流程，包括：①子宫颈 / 阴道细胞病理学和（或）HPV DNA 分子检测；②阴道镜检查；③组织病理学诊断。

1. 子宫颈 / 阴道细胞学：不论采用传统的巴氏制片还是液基薄层制片，建议采用子宫颈 / 阴道细胞病理学诊断的 TBS（the Bethesda system）报告系统。

（1）细胞学诊断总体分类：未见上皮内病变细胞或恶性细胞（NILM）、其他细胞（子宫内膜细胞出现在 40 岁以后妇女涂片中要报告）和上皮细胞异常。

上皮细胞异常包括鳞状上皮细胞异常和腺上皮细胞异常。其中鳞状细胞异常包括：①非典型鳞状细胞（ASC）：又包括无明确诊断意义的非典型鳞状细胞（ASC—US）和非典型鳞状细胞不除外高度鳞状上皮内病变（ASC-H）；②鳞状上皮内低度病变（HLSIL），包括核周挖空细胞或 CIN1；③鳞状上皮内高度病变（HSIL），包括 CIN2 和 CIN3；④鳞状细胞癌（SCC）。

腺细胞异常：①非典型腺细胞（AGC）：包括非典型颈管腺细胞和非典型宫内膜腺细胞以及无其他具体指定；②非典型腺细胞倾向瘤变（AGC-FN）；③颈管原位腺癌；④腺癌（颈管、宫内膜、子宫以外、其他）。

（2）细胞学异常处理：①对 ASC-US 病例，可直接行阴道镜检查或 6 ～ 12 个月后复查细胞学或采取 HPV DNA 检测进行分层处理，如高危型 HPV DNA 阳性的 ASC-US 病例建议行阴道镜检查，阴性的 ASC-US 病例可 6 ～ 12 个月后复查细胞学；②对 ASC-H 及 LSIL 的病例，应做阴道镜检查及可疑病灶处活检；③对于 HSIL 的病例，必须做阴道镜检查及可疑病灶处活检，也可直接做诊断性锥切；④非典型腺细胞病例处理：所有病例都应做 HPV DNA 检测、阴道镜和颈管检查及子宫内膜检查。

（3）HPV DNA 检测：① 30 岁以上女性（已婚或未婚但有性生活）可行高危型 HPV 检测，建议有条件者进行细胞学和 HPV 联合检测；②如 HPV16/18 型阳性者，无论细胞学结果如何均建议行阴道镜检查。

2. 阴道镜检查：在阴道镜的指导下，对所有可疑癌前期病变区取活检组织学标本。宫颈醋白上皮、点状血管和镶嵌为 CIN 最常见的异常阴道镜 "三联症" 图像。在不具备阴道镜的条件下，也可以开展子宫颈的肉眼观察，即涂醋酸后或碘液后的肉眼观察（VIA/VILI），在病变部位即有醋白上皮或碘不着色处取多点活检，进行组织病理学检查。

3. 组织病理学诊断

（1）宫颈活检及颈管内膜刮取术（ECC）：当细胞学异常而阴道镜检查阴性或为不满意的阴道镜检查，应常规做 ECC。绝经前后的妇女宫颈萎缩或光滑时，ECC 更有意义。

（2）宫颈环行电切术（LEEP）或宫颈锥切术的适应证为：①宫颈细胞学多次诊断 HSIL，阴道镜检查阴性或不满意或镜下活检阴性，颈管刮除术阴性。②宫颈细胞学诊断较阴道镜下活检诊断病变级别高，或提示可疑浸润癌。③ CIN2/3 病变。④宫颈细胞学提示腺上皮异常倾向瘤变，或更高级别诊断者，无论 ECC 结果如何。⑤阴道镜检查或镜下活检怀疑早期浸润癌或怀疑宫颈原位腺癌。

（二）子宫颈上皮内瘤变的处理

1. 高危型 HPV 感染不伴宫颈病变的处理：6 个月后复查细胞学，1 年以后复查细胞学和 HPV。

2. CIN 1 的处理：由于 CIN 1 病例在以后的随访中有较高的比例可以转为正常，因此对于 CIN 1 的处理越来越趋向于保守。

（1）需要处理的指征：CIN 1 并细胞学结果为 HSIL/AGC 或以上的病例，或 CIN1 病变持续 2 年，其他情况均可观察随访，不需治疗。

（2）处理的方法：阴道镜检查满意者，需治疗者可采用冷冻、电灼、激光、微波等物理治疗；阴道镜检查不满意者应采用 LEEP 或锥切治疗。

（3）随访：6 个月后复查细胞学，如无异常 1 年以后复查细胞学和 HPV。如细胞学结果是 ASC-US 及以上病变或高危型 HPV 阳性，需行阴道镜检查。

3. CIN 2/3 的处理

（1）观察：仅妊娠期的 CIN2/3 可观察，每 3 个月进行一次细胞学和阴道镜联合检查，产后 6 ～ 8 周再次进行评估，按重新评估后情况处理。其他病例需要治疗。

（2）治疗：阴道镜检查满意的 CIN2 可选择 LEEP 或物理治疗，但之前必须行 ECC 除外宫颈管内病变。CIN3 应行 LEEP 或宫颈锥形切除术，子宫切除术一般不作为 CIN2/3 治疗的首选。

（3）随访：每 3 ～ 6 个月进行宫颈细胞学和（或）HPV 检测，连续 3 次正常后，可选择每年 1 次的细胞学和（或）HPV，随访时任一项阳性均建议行阴道镜检查。CIN2/3 病例要坚持随访 20 年。CIN2/3 全子宫切除术后 18 个月内定期进行细胞学的随访及阴道镜检查 2 次，若均为阴性，以后每年进行 1 次阴道细胞学检查。

三、子宫颈浸润癌

（一）宫颈癌的临床诊断

1. 病史：有无 CIN 的病史，是否治疗过、治疗方法及效果如何；有无性传播疾病；性伴侣数；性生活开始的年龄；孕产次和时间；有无吸烟史。

2. 临床表现

（1）早期无症状：无论是 CIN 还是早期宫颈癌患者，一般无明显症状。

（2）阴道出血：常为接触性出血，多见于性交后出血。早期出血量一般较少，中、晚期病灶较大时，出血量多，甚至表现为大出血。年轻患者也有表现为经期延长、周期缩短、经量增多等。绝经后妇女表现为绝经后出血等。

（3）白带增多：白带呈白色或血性，稀薄似水样、米汤水样，有腥臭味。晚期可继发感染，白带呈脓性伴恶臭。

（4）晚期症状：根据病灶范围、累及的脏器而出现一系列症状，如腰骶疼痛、尿频、尿急、血尿、肛门坠胀、大便秘结、里急后重、便血、下肢水肿和疼痛等。严重者导致输尿管梗阻、肾盂积水，最后导致尿毒症等。

（5）恶病质：疾病后期患者出现消瘦、贫血、发热和全身各脏器衰竭的表现等。

3. 妇科检查

（1）子宫颈：增生呈糜烂状。也可见癌灶呈菜花状，组织质脆，触之易出血、结节状、溃疡或空洞形成，子宫颈腺癌时子宫颈长大但外观光滑呈桶状，质地坚硬。

（2）子宫体：一般大小正常。

（3）子宫旁组织：癌组织沿宫颈旁组织浸润至主韧带、子宫骶骨韧带，随着病变的进展可使其增厚、挛缩，呈结节状、质硬、不规则，形成团块状伸向盆壁或到达盆壁并固定。

（4）阴道和穹隆部：肉眼可见所侵犯部阴道穹隆变浅或消失，触之癌灶组织增厚、质脆硬，缺乏弹性，易接触性出血等。

4. 辅助检查

（1）以下情况可考虑行诊断性宫颈锥切术：①当子宫颈脱落细胞学多次检查为大于等于 H-SIL，而子宫颈阴道镜多点活检为阴性；②活检为 CIN，但临床不能排除浸润癌时；③早期浸润癌但不能确定浸润范围。

（2）其他检查：全血细胞计数，血红蛋白，血小板计数，肝、肾功能检查，胸部 X 线检查。必要时须进行：静脉肾盂造影、膀胱镜及直肠镜检查。视情况可行 MRI、CT、PET-CT 等检查。

（3）组织病理学检查：是确诊宫颈癌的金标准，早期病例最好在阴道镜指导下取活检。

（二）宫颈癌的组织病理学诊断

1. 肿瘤的病理：①肿瘤的大小；②宫颈间质浸润的深度；③淋巴血管间隙是否受累（LVSI）；④淋巴结转移；⑤手术切缘的情况；⑥宫旁浸润。

早期浸润癌的诊断基于锥切标本病理。

2. 组织病理学类型：①鳞状细胞癌；②腺癌；③腺鳞癌；④宫颈内膜腺癌；⑤透明细胞腺癌；⑥小细胞癌；⑦未分化癌；⑧其他类型：恶性黑色素瘤，肉瘤等。

3. 组织病理学分级（G）

G_x—分级无法评估；

G_1—高分化；

G_2—中分化；

G_3—低分化或未分化。

（三）肿瘤分期

宫颈癌仍采用 FIGO 2009 临床分期（表 6-2），根据盆腔检查和临床评估进行。肥胖患者最好在麻醉下由两位或两位以上妇科肿瘤专业医师进行双合诊及三合诊检查。分期应在治疗前确定，已确定的临床分期不能因为后来的发现而改变。如果分期存在疑问时，必须归于较早的分期。必要时可以进行其他检查，如超声、CT、MRI 等检查作为治疗参考，但这些检查结果不能作为改变临床分期的依据。

表 6-2　宫颈癌分期（2009）

FIGO 分期		TNM 分类
I 期	宫颈癌局限在子宫颈（扩展至宫体将被忽略）	T1
IA	镜下浸润癌（所有肉眼可见的病灶，包括表浅浸润，均为 IB）	T1a
IA1	间质浸润深度 < =3mm，水平扩散 < =7mm	T1a1
IA2	间质浸润深度 3～5mm，水平扩散 < 7mm	T1a2
IB	肉眼可见癌灶局限于宫颈，或者镜下病灶 > IA2	T1b

续表

FIGO 分期		TNM 分类
IB1	肉眼可见癌灶最大径线＜=4cm	T1b1
IB2	肉眼可见癌灶最大径线＞4cm	T1b2
II 期	肿瘤超越子宫颈，但未达骨盆壁或未达阴道下 1/3	T2
II A	无宫旁浸润	T2a
II A1	肉眼可见癌灶最大径线＜=4cm	
II A2	肉眼可见癌灶最大径线＞4cm	
II B	有明显宫旁浸润，但未达到盆壁	T2b
III期	肿瘤扩展到骨盆壁和（或）累及阴道下 1/3 和（或）引起肾盂积水或肾无功能	T3
III A	肿瘤累及阴道下 1/3，没有扩展到骨盆壁	T3a
III B	肿瘤扩展到骨盆壁和（或）肾盂积水或肾无功能	T3b
IV 期	肿瘤超出了诊骨盆范围，或侵犯膀胱和（或）直肠黏膜	
IV A	肿瘤侵犯邻近的盆腔器官	T4
IV B	远处转移	M1

手术治疗的病例，术后病理结果也不能改变术前确定的临床分期，但可在病历上注明。术前没有诊断为浸润性宫颈癌而仅做了简单子宫切除术，这些病例不能进行临床分期，也不能包含在治疗统计中，但可分开报告。

临床分期一经确定不能再更改，即使复发也不例外。分期说明如下：

1. 0 期取消，原位癌不进入分期。

2. ⅠA1 和 ⅠA2 期的诊断一般基于宫颈锥切标本的组织病理检查，浸润深度不超过上皮基底膜下 5mm，水平扩散不超过 7mm。超过以上范围或肉眼可见的病变为ⅠB1。静脉和淋巴管等脉管区域受累、宫体扩散和淋巴结受累均不参与临床分期。

3. 宫旁组织增厚，但非结节状，并有弹性，与病灶不连续者多为炎性浸润；如增厚为结节状或弹性丧失，使肿瘤与盆壁间距离缩短者，则应列为ⅡB期。当宫旁组织为结节状且固定于盆壁，或肿瘤本身扩展到盆壁时为ⅢB期。

4. 若由于癌的浸润导致肾盂积水或肾无功能，应分为ⅢB期。

5. 膀胱黏膜出现泡状水肿者，不能列为ⅣA期，而是膀胱黏膜下受累的征象。若在膀胱冲洗液中发现恶性细胞，需做进一步的组织学检查确诊，才能考虑列为ⅣA期。

四、宫颈癌的治疗

（一）宫颈癌的手术治疗

1. 手术范围：宫颈癌的临床分期是以宫颈原发癌灶对宫旁主、骶韧带和阴道的侵犯而确定的，因此宫颈癌根治性手术是按切除宫旁主、骶韧带和阴道的宽度来分类的。

宫颈癌根治性子宫切除术的手术范围包括：子宫、宫颈及骶、主韧带，部分阴道和盆腔淋巴结，及选择性主动脉旁淋巴结清扫或取样等。

盆腔淋巴切除的手术范围：双侧髂总淋巴结，髂外、髂内淋巴结，闭孔淋巴结。如果髂总淋巴结阳性或 IB2 期及以上病例，需进行腹主动脉旁淋巴结清扫或取样。

2. 宫颈癌子宫切除的手术类型

Ⅰ型：筋膜外子宫切除术。

Ⅱ型：改良根治性子宫切除术：切除 1/2 低、主韧带和上 1/3 阴道。

Ⅲ型：根治性子宫切除术：靠盆壁切除骶、主韧带和上 1/3 阴道，长约 3 ～ 4cm。

Ⅳ型：扩大根治性子宫切除术即超广泛子宫切除术：从骶韧带根部切除骶韧带，在侧脐韧带外侧切除主韧带，切除阴道 3/4。

Ⅴ型：盆腔脏器廓清术，包括前盆廓清术即切除生殖道和膀胱、尿道；后盆廓清术即切除生殖道和部分乙状结肠和直肠，全盆廓清术即切除生殖道和膀胱、尿道、部分乙状结肠和直肠。

考虑到保留盆腔内脏神经、腔镜手术等，新的基于三维解剖结构的根治性子宫切除术分型。

3. 手术治疗原则：早期病例（ⅡA 及ⅡA 期以前）行根治性手术，中晚期病例（ⅡB 及ⅡB 期以上）可放射治疗及同步化疗。对绝经前的早期患者，如卵巢正常，可保留双侧卵巢。估计术后需要放疗的患者，应将保留的卵巢移位至结肠旁沟固定并用银夹标记，使卵巢离开放疗照射野以保留卵巢功能；估计术后不需放疗者，卵巢可固定在盆腔的生理位置，以减少移位对卵巢功能的影响。如果阴道切除 3cm 以上，可做阴道延长术。

（二）各期宫颈癌的治疗方案

1. 微小浸润癌

（1）ⅠA1 期：没有生育要求者可行筋膜外全子宫切除术（Ⅰ型子宫切除手术）。

如果患者有生育要求，可行宫颈锥切术。术后 3 个月、6 个月随访追踪宫颈细胞学检查。如果这两次宫颈细胞学检查均阴性，以后每年进行 1 次宫颈细胞学检查。也可结合 HPV DNA 检测随访，如淋巴管、脉管受侵犯，可行Ⅰ类子宫广泛切除术（次广泛子宫切除术）和盆腔淋巴清扫术。

（2）A2 期：ⅠA2 期宫颈癌有潜在的淋巴结转移率，可行根治性子宫切除术（Ⅱ型或Ⅲ型）加盆腔淋巴结切除术。要求保留生育功能者，可选择根治性宫颈切除术加盆腔淋巴结切除术。术后 3 个月和 6 个月一次，两次细胞学检查均正常后，每半年 1 次，两年后每年 1 次。也可结合 HPVDNA 检测随访。不宜手术者可行腔内和体外放疗。

2. 浸润癌

（1）ⅠB1 和ⅡA1 期：①采用手术或放疗，预后均良好。②标准的手术治疗方法是根治性子宫切除术（Ⅲ型子宫切除术）和盆腔淋巴结切除术。如果髂总淋巴结阳性，或腹主动脉旁淋巴结增大或可疑阳性，可以行腹主动脉旁淋巴结切除术。绝经前如双侧卵巢正常，可保留双侧卵巢。IB1（肿瘤 < =2cm）希望保留生育者，可行根治性宫颈切除术，同时盆腔淋巴清扫术或腹主动脉旁淋巴取样。手术途径可选择包括开腹手术、经阴道加腹腔镜和全部步骤经腹腔镜手术。③放射治疗：标准放射治疗方案是盆腔外照射加腔内近距离放疗及同步化疗。④手术后辅助治疗：术后有复发高危因素者可采用辅助放疗或同步放化疗（见"宫颈癌的放射治疗"）。

（2）IB2 和ⅡA2 期：①盆腔放疗 + 含顺铂的同步化疗 + 近距离放疗（A 点剂量 > =85Gy）（循证医学 1 类证据）。②根治性子宫切除术 + 盆腔淋巴结切除术 + 腹主动脉旁淋巴结清扫术（循证医学 2B 类证据）。③盆腔放疗 + 含顺铂的同步化疗 + 近距离放疗 + 辅助性子宫全切术（循证医学 3 类证据，有较大争议）。FIGO 指南还建议，可考虑新辅助化疗 + 根治性子宫切除 + 盆腔及腹主动脉旁淋巴结清扫，结论有待验证。另外，术前辅助放疗＋根治性子宫切除＋盆腔及腹主动脉旁淋巴结清扫术在一些医院开展多年，其结论仍待进一步验证。

同步放化疗（concurrent chemotherapy and radiotherapy，CCR），即在放疗的同时应用以铂类为基础的化疗。应用较多的药物有顺铂（DDP）或DDP+5-FU等。最常用是盆腔外照射加腔内近距离放疗，联合顺铂（DDP）周疗。髂总或主动脉旁淋巴结阳性者，应扩大放疗野。

（3）复发宫颈癌：规范手术治疗后1年，放疗后6个月出现新的病灶为复发，短于上述时间为未控。复发的诊断必须有病理诊断，影像学检查可作为参考。80%的复发发生在术后2年内，主要的复发部位是盆腔。由于巨块型原发肿瘤的增加，盆腔复发或盆腔病灶持续存在的患者比远处转移患者明显增加。

宫颈癌治疗后复发患者的治疗方案应该根据患者的健康状况、复发和（或）转移部位、转移的范围以及首次治疗措施来定。应由妇科肿瘤学家、放疗和化疗专家、专科护士、造口师、心理学家等组成的治疗团队为患者制订全面的综合治疗方案，家人的配合也非常重要。

A. 局部/区域复发的患者应考虑手术和/或放疗能否给与有效治疗。无放疗史或既往放疗部位之外的复发灶能手术切除的考虑手术切除士辅助放化疗或放疗；部分复发患者或形成膀胱瘘或直肠瘘但未侵及盆壁者，可以选择盆腔脏器廓清术，Ⅴ型广泛子宫切除术；或可选择针对肿瘤的放疗＋同步化疗＋近距离放疗，放疗剂量和区域应该按照不同疾病范围而制订。

B. 放疗后中心性复发。a. 一些复发病灶直径<=2cm局限于子宫的患者可考虑根治性子宫切除术；或近距离放疗。b. 中央型复发侵犯膀胱和（或）直肠，没有腹腔内或骨盆外扩散的证据，在盆壁与肿瘤间有可以切割的空间的患者，适合做盆腔脏器廓清术。c. 如单侧下肢水肿、坐骨神经痛和输尿管阻塞症状，则表示存在不能切除的盆壁浸润，可做肾盂造瘘术和给予姑息治疗。而放疗后非中心性复发者，可考虑肿瘤切除并对切缘邻近肿瘤或切缘阳性者给予术中放疗，或针对肿瘤局部的放疗＋化疗，或铂类为基础的联合化疗。

C. 远处转移患者，可手术切除者可行手术切除＋术中放疗/或术后放化疗；或针对肿瘤局部的放疗＋同步化疗，或化疗；多灶或无法切除者予化疗或支持治疗。

（三）宫颈癌治疗的几种特殊情况

1. 年轻患者保留生育功能：对于年轻未生育患者，早期宫颈癌（肿瘤<2cm）可采用保留生育功能的手术。手术的方法有宫颈锥切术和根治性宫颈切除术加盆腔淋巴结切除术。锥切术的适应证是原位癌～IA1；根治性宫颈切除术的适应证是IA2～IB1并符合下列条件：①鳞癌、腺癌、腺鳞癌；②IA1伴LVSI，IA2和IB1期；③无宫颈外转移证据；④年龄<45岁；⑤有保留生育功能愿望。手术途径可选择经腹、经阴道加腹腔镜或全部在腹腔镜下完成。手术时需重视功能重建问题。宫颈锥切术时应注意切除标本的完整性，切缘距病变至少3mm，如切缘阳性，可重复锥切活检或行宫颈切除术。完成生育后，如患者持续HPV感染或持续宫颈细胞学异常，应进一步诊治。

2. 意外发现的宫颈癌：指术前诊断为子宫良性病变而做了简单子宫切除术，术后病理发现有宫颈癌；更多的情况是术前宫颈活检诊断为CIN3，没有经锥切确诊直接做了简单子宫切除术，术后病理发现为宫颈浸润癌。

对于这些病例需作进一步的处理，先作盆腔和腹部 CT 或 MRI 扫描和胸部 X 线检查，如有必要行全身检查（如 PET-CT）来估计疾病的范围。若无全身其他部位的转移，按肿瘤的浸润深度和扩散范围进行相应的处理：

（1）IA1 期：无淋巴脉管浸润，不需进一步处理，可严密观察随诊。

（2）IA1 期有淋巴脉管浸润、IA2 期及 IA2 期以上：如切缘阴性且影像检查未见残存肿瘤，可选择盆腔体外及腔内放疗±同步化疗，或者行广泛宫旁组织切除＋阴道上段切除术＋盆腔淋巴结切除术 ± 腹主动脉旁淋巴结取样术。

如切缘阳性或肉眼可见残留灶，但影像学检查提示无淋巴结转移，予盆腔体外照射，加同步化疗；如阴道切缘（＋）则根据具体情况加腔内近距离放疗。

如切缘阳性或肉眼可见残留灶，且影像学检查提示淋巴结转移，可考虑先切除肿大淋巴结，术后给予盆腔体外照射（腹主动脉旁淋巴结阳性则增加延伸野照射），加同步化疗；如阴道切缘（＋）则根据具体情况加腔内近距离放疗。

3. 宫颈癌合并妊娠：根据临床期别及胎儿情况患者及家属意愿进行个体化治疗。

（1）妊娠 20 周前发现宫颈癌：如为 IB1 或 Ⅱ A，在妊娠 13 周后，可做化疗以达胎儿成熟后手术，连同胎儿一并进行根治性子宫切除术和盆腔淋巴结切除术，也可以终止妊娠后放化疗。

（2）妊娠 28 周后发现宫颈癌：可等待胎儿成熟估计可存活时行剖宫产，同时行根治性子宫切除术和盆腔淋巴结切除术，也可以产后放化疗。

（3）妊娠 20 ～ 28 周期间发现宫颈癌：IB1 期及 IB1 期以前患者可推迟治疗，在推迟治疗期间可用化疗控制病情，待胎儿成熟估计可存活时行剖宫产，同时行根治性子宫切除术和盆腔淋巴结切除术，也可以产后放化疗；

IB2 期及以上患者一般不推荐推迟治疗。

（4）所有患者终止妊娠时间都不宜超过 34 周。

五、治疗后监测、随访

（一）随访时间

①第 1 年随访每 3 个月复查 1 次；②第 2 年内随访每 3 ～ 6 个月复查 1 次；③第 3 ～ 5 年随访每 6 ～ 12 个月复查。然后每年随诊 1 次。

（二）随访内容

①病史，体检，盆腔检查、三合诊检查；②阴道细胞学和 HPV 检测，6 个月 1 次，2 年后 6 ～ 12 个月 1 次，5 年以后一年 1 次；③B 超、X 线一年 1 次、全血检查 6 个月 1 次，尿素氮、肌酐、肿瘤标志物 SCC 检查；④必要时行 MRI、泌尿系统、消化道检查；⑤疑早期复发时，PET 检查。放疗后建议使用阴道扩张器。

本指南只适合宫颈鳞癌、腺鳞癌及腺癌。

（吕 玲）

第五节　子宫颈癌根治术

子宫颈癌根治术是治疗早期宫颈浸润癌的有效方法，它包括盆腔淋巴结清除术（包括双侧髂总、髂内、髂外、腹股沟深及闭孔淋巴结）和广泛性子宫切除术（包括全子宫、主韧带、骶骨韧带、阴道上段及阴道旁组织）。

（一）适应证

子宫颈癌临床 Ia_1，至 IIb 期患者。Ib_2 巨块型及 IIb 期患者可在新辅助化疗 1～3 个疗程后施行。

（二）禁忌证

合并心脏病、高血压、严重肝肾疾患、肥胖患者以及出血性疾病患者为手术禁忌证。

（三）术前准备

1. 饮食：进半流质饮食两天，进流质饮食 1 天。

2. 肠道准备：口服甲硝唑 0.4g，每天 3 次，共 3 天，手术前 1 天空腹口服蓖麻油 30ml，手术前 1 天清洁灌肠。

3. 阴道准备：5% 活力碘棉球擦洗阴道、宫颈，每天 2 次，共 3 天。

（四）麻醉

全身麻醉。

（五）手术范围

行广泛性子宫切除术+盆腔淋巴结清扫术（鳞癌患者可酌情保留一侧或双侧附件）。

1. 盆腔淋巴结切除范围：双侧髂总、髂外、髂内、腹股沟深、闭孔淋巴结各 5 组。如果髂总淋巴结阳性或 Ib_2 以上病例，需行腹主动脉旁淋巴结取样。

2. 广泛性子宫切除术：分五种类型。

I 型：筋膜外子宫切除。

II 型：改良广泛子宫切除术，即次广泛子宫切除术，切除 1/2 骶韧带和主韧带，以及阴道上 1/3。适合 Ia_2 期子宫颈癌。

III 型：广泛性子宫切除术，靠盆壁切除骶韧带、主韧带以及阴道 1/2。

IV 型：扩大广泛子宫切除术，从骶韧带根部切除骶韧带，在侧脐韧带外侧切除主韧带，切除阴道 3/4。

V 型：盆腔脏器廓清术，包括前盆腔廓清术（切除生殖道、膀胱及尿道）、后盆腔廓清术（切除生殖道、部分乙状结肠及直肠）和全盆腔廓清术（切除生殖道、膀胱、尿道、部分乙状结肠及直肠）。

（六）治疗原则

鳞癌可保留一侧或双侧卵巢。

Ia_1 期：行 I 型手术。

Ia_2 期：行 II 型手术。

Ib_1，期和 IIa_1，期：行 III 型手术。

Ib_1 期和 IIb 期：新辅助化疗 1～3 疗程后行 III 型手术+腹主动脉旁淋巴结取样。

IIb 期以上不适合手术，建议行放、化疗。

（七）手术步骤

1. 做下腹正中或左旁切口 16～18cm，依次切开腹壁各层，探查盆腔各器官，提起双侧子宫角，用湿纱布排垫肠管。

2. 在圆韧带中外 1/3 钳夹、切断、缝扎双侧圆韧带。

3. 在髂总动脉外侧处切断、缝扎双侧骨盆漏斗韧带。年轻需保留卵巢者，只需切断卵巢固有韧带，保留或切除输卵管。

4. 清扫双侧髂总淋巴结。

5. 清扫双侧髂外淋巴结。

6. 清扫双侧腹股沟深淋巴结。

7. 清扫双侧髂内淋巴结。

8. 清扫双侧闭孔淋巴结。

9. 从髂内动脉分支处分离并结扎子宫动脉。

10. 切开子宫直肠腹膜反折。

11. 从宫颈后 2～3cm 处开始游离输尿管至膀胱宫颈韧带。

12. 分离直肠、阴道，在宫骶韧带外带打开直肠侧窝。

13. 在靠近骶骨处钳夹双侧骶骨韧带、切断缝扎。

14. 剪开膀胱腹膜反折，下推膀胱。

15. 在主韧带前面找到膀胱侧窝，分离主韧带。

16. 用两把 Kocker 钳钳夹、切断，缝扎主韧带。

17. 从膀胱宫颈韧带处游离输尿管，推开、切断、缝扎膀胱宫颈韧带前后页。

18. 切断、缝扎阴道旁组织。

19. 用直角钳于癌瘤边缘下 3～4cm 处将阴道全部横钳、切断，用 5% 活力碘液纱布消毒切缘并沿阴道下塞。用 0 肠线连续缝合阴道残端。

20. 间断缝合后腹膜，同时压迫或缝扎止血。放置"T"形引流管，经阴道引流。

21. 缝合腹壁各层，术毕。

（八）术后处理

1. 术后 8 小时可进食。

2. 持续导尿 8～10 天或更长时间。

3. 拔出尿管后需测量残余尿，若大于 100ml 重新上尿管，定期开放锻炼膀胱功能，可辅以针灸治疗。

（九）注意事项

1. 在处理骨盆漏斗韧带、子宫骶韧带、子宫血管、分离输尿管隧道以及缝合后腹膜时，应避免损伤输尿管。

2. 游离输尿管时，只能仔细提夹输尿管鞘膜周围组织，以减少损伤鞘膜血管的机会。避免术后发生输尿管瘘。输尿管瘘多出现在术后 5～10 天，是严重的并发症。

3. 清除血管旁淋巴结时，应彻底止血，避免撕拉损伤静脉血管壁，造成多量出血。

4. 盆腔各创面应彻底止血，结扎淋巴管，避免造成淋巴囊肿。

··（胥凤华）

第六节　子宫肉瘤

一、简介

子宫肉瘤发病率低，占女性生殖道恶性肿瘤的 1%，占子宫恶性肿瘤的 3%～7%。子宫肉瘤多发生在 40～60 岁。子宫肉瘤虽少见，但组织成分繁杂。WHO 2003

年提出新的子宫肉瘤分类方法，分为子宫平滑肌肉瘤、子宫内膜间质肉瘤、未分化子宫内膜肉瘤。子宫肉瘤缺乏特异性症状和体征，术前诊断较为困难，常需术中冷冻切片及术后石蜡病理检查才能明确诊断。子宫肉瘤恶性度高，由于早期诊断困难，易远处转移，术后复发率高，放疗和化疗不甚敏感，预后较差，5 年存活率为 30% ～ 50%。

二、分类

　　子宫肉瘤常见类型有以下 3 种：最常见的是子宫平滑肌肉瘤（LMS），来源于子宫肌层或子宫血管的平滑肌细胞，可单独存在或与平滑肌瘤并存；其次是子宫内膜间质肉瘤（ESS），来源于子宫内膜间质细胞，即原来的低度恶性子宫内膜间质肉瘤；较少见的是未分化子宫内膜肉瘤，来源于子宫内膜间质细胞，即原来的高度恶性子宫内膜间质肉瘤，其恶性度高。

　　根据大量循证医学资料，子宫恶性中胚叶混合瘤亦称恶性米勒管混合瘤或癌肉瘤（MMMT）或癌肉瘤，它来源于米勒管衍生物中分化最差的子宫内膜间质组织，同时含有恶性的上皮成分不再属于子宫肉瘤，而归为特殊类型子宫内膜癌。

三、诊断

（一）临床表现

　　1. 发病年龄：子宫平滑肌肉瘤，可发生于任何年龄，一般为 43 ～ 56 岁。低度恶性子宫内膜间质肉瘤发病年龄较年轻，平均发病年龄为 34.5 岁，而高度恶性者平均年龄为 50.8 岁。子宫恶性中胚叶混合瘤多发生于绝经后妇女，平均发病年龄 57 岁。

　　2. 症状：子宫肉瘤一般无特殊症状，可表现为类似子宫肌瘤或子宫内膜息肉的症状。

　　（1）阴道不规则流血：为最常见的症状（67%）。

　　（2）下腹疼痛、下坠等不适感（25%）。

　　（3）压迫症状：肿物较大时则压迫膀胱或直肠，出现尿频、尿潴留、便秘等症状。如压迫盆腔则影响下肢静脉和淋巴回流，出现下肢水肿等症状（22%）。

　　（4）其他症状：晚期可出现消瘦、全身乏力、贫血、低热等症状。

　　3. 体征

　　（1）子宫平滑肌肉瘤可位于子宫黏膜下和肌层，可与子宫肌瘤同时存在。

　　（2）子宫内膜间质肉瘤可表现为宫颈口或阴道内发现软脆、易出血的息肉样肿物，如肿物破溃合并感染，可有极臭的阴道分泌物，也常合并贫血，子宫增大及盆腔肿物。

　　（3）未分化子宫内膜肉瘤多发生在子宫内膜，形如息肉，常充满宫腔，使子宫增大、变软，肿瘤可突出阴道内，常伴坏死。

　　（4）下腹部包块，约见于 1/3 患者。

（二）辅助检查

　　1. 阴道彩色多普勒超声检查：可初步鉴别诊断子宫肉瘤和子宫肌瘤，应注意低阻血流。

　　2. 诊断性刮宫：是早期诊断子宫肉瘤的方法之一，刮宫对子宫内膜间质肉瘤及未分化子宫内膜肉瘤有较大诊断价值，对子宫平滑肌肉瘤的诊断价值有限。

（三）术中剖视标本

应在子宫切除后立即切开标本检查，注意切面是否呈鱼肉状，质地是否均匀一致，有无出血、坏死，有无包膜，有无编织状结构，必要时作快速病理诊断。

（四）病理诊断

石蜡切片病理诊断较为重要，3 种常见子宫肉瘤的病理特征如下。

1. 子宫平滑肌肉瘤：肿瘤多数为单个，以肌壁间多见，可呈弥漫性生长，与肌层界限不清。切面呈鱼肉状，典型的旋涡结构消失，有灶性或片状出血或坏死。镜下可见：（1）细胞异常增生，排列紊乱，旋涡状排列消失；（2）细胞核异型性明显；（3）肿瘤组织病理性核分裂象＞5/10 HPFs；（4）凝固性坏死。

2. 子宫内膜间质肉瘤：子宫内膜间质肉瘤可形成息肉状或结节状自宫内膜突向宫腔或突至宫颈口外，肿瘤蒂宽，质软脆；也可似平滑肌瘤位于子宫肌层内，浸润子宫肌层，呈结节状或弥漫性生长。肿瘤切面质地柔软，似生鱼肉状，伴出血、坏死时，则可见暗红、棕褐或灰黄色区域。宫旁组织或子宫外盆腔内可见似蚯蚓状淋巴管内肿瘤，质如橡皮，富有弹性，此为内膜间质肉瘤常见的特征。镜下可见瘤细胞像增殖期子宫内膜间质细胞，核分裂象＜5～10/10 HPFs。肿瘤内血管较多，肿瘤沿扩张的血管淋巴管生长，呈舌状浸润周围平滑肌组织。雌激素受体（ER）和孕激素受体（PR）可阳性，DNA 倍体多为二倍体。

3. 未分化子宫内膜肉瘤：大体形态与子宫内膜间质肉瘤相似，但肿瘤体积更大，出血坏死更明显，有的病灶类似子宫内膜癌和子宫中胚叶混合瘤，缺乏蚯蚓状淋巴管内肿瘤的特征。镜下可见瘤细胞呈梭形或多角形，异型性明显；核分裂象＞10/10 HPFs；瘤细胞可排列成上皮样细胞巢、索和片状；瘤细胞可沿淋巴窦或血窦生长或侵入肌层。

四、转移

子宫肉瘤的转移途径主要有以下 3 种。

（一）血行播散

是平滑肌肉瘤的主要转移途径。子宫内膜间质肉瘤及未分化子宫内膜肉瘤的宫旁血管内瘤栓较为多见。

（二）直接浸润

可直接蔓延到子宫肌层甚至浆膜层。子宫内膜肉瘤局部侵袭性强，常有肌层浸润及破坏性生长。

（三）淋巴结转移

未分化子宫内膜肉瘤易发生淋巴结转移。

五、分期

FIGO（2009）首次对子宫肉瘤进行了分期（表 6-3～表 6-5）。该分期将子宫肉瘤按照不同组织分类进行分期，在子宫肉瘤分期中，不仅将肿瘤侵及深度、淋巴结受侵等列入分期，对子宫平滑肌肉瘤还将肿瘤大小纳入分期中。

六、治疗

以手术治疗为主，辅以放疗或化疗。

表 6-3　FIGO 子宫平滑肌肉瘤分期（2009 年）

Ⅰ期	肿瘤局限于宫体
Ⅰ A	肿瘤 <5cm
Ⅰ B	肿瘤 >5cm
Ⅱ期	肿瘤侵犯盆腔
Ⅱ A	附件受累
Ⅱ B	盆腔其他组织受累
Ⅲ期	肿瘤侵犯腹腔内器官（不仅仅是肿瘤突出达腹腔）
Ⅲ A	一个部位被侵犯
Ⅲ B	一个以上部位被侵犯
Ⅲ C	盆腔和（或）腹主动脉旁淋巴结转移
Ⅳ期Ⅳ A	累及膀胱和（或）直肠黏膜
Ⅳ B	远处转移

表 6-4　FIGO 子宫内膜间质肉瘤和腺肉瘤分期（2009 年）

Ⅰ期	肿瘤局限于宫体
Ⅰ A	肿瘤局限于子宫内膜 / 宫颈内膜，无肌层侵犯
Ⅰ B	肌层浸润 <1/2
Ⅰ C	肌层浸润 >1/2
Ⅱ期	肿瘤侵犯盆腔
Ⅱ A	附件受累
Ⅱ B	盆腔其他组织受累
Ⅲ期	肿瘤侵犯腹腔内器官（不仅仅是肿瘤突出达腹腔）
Ⅲ A	一个部位被侵犯
Ⅲ B	一个以上部位被侵犯
Ⅲ C	盆腔和（或）腹主动脉旁淋巴结转移
Ⅳ期Ⅳ A	累及膀胱和（或）直肠黏膜
Ⅳ B	远处转移

表 6-5　UICC-AJCCS 子宫肉瘤分期标准（1994 年）

Ⅰ期	癌肿局限于宫体
Ⅱ期	癌肿已累及宫颈
Ⅲ期	癌肿已超出子宫，侵犯盆腔其他脏器及组织，但仍　限于盆腔
Ⅳ期	癌肿超出盆腔范围，侵犯上腹腔或已有远处转移

（一）手术治疗

　　手术是子宫肉瘤主要治疗方法。子宫平滑肌肉瘤和未分化子宫内膜间质肉瘤行筋膜外子宫切除术和双附件切除术、盆腔和腹主动脉旁淋巴结切除术。子宫内膜间质肉瘤行筋膜外子宫切除术和双附件切除术。对年轻的早期子宫平滑肌肉瘤患者，肿瘤恶性程度较低者，可考虑保留卵巢。

　　对于未分化子宫内膜肉瘤，可切除大网膜，因其易发生淋巴结转移，强调切除盆腔和腹主动脉旁淋巴结，若手术无法切净盆腹腔所有病灶，争取做到理想的肿瘤细胞减灭术。

（二）放射治疗

放疗对子宫内膜间质肉瘤的疗效比平滑肌肉瘤为好。一般认为术后辅助放疗有助于预防盆腔复发，提高 5 年无病生存率。一般采用盆腔外照射和阴道内照射。对于复发或转移的晚期患者，可行姑息性放疗。

（三）化疗

一般主张对晚期平滑肌肉瘤患者、未分化子宫内膜间质肉瘤以及肉瘤复发患者，可辅助化疗。化疗以多柔比星的疗效最佳，文献报道单药有效率为 25.0%，而其他有效的药物有异环磷酰胺、顺铂、依托泊苷及替莫唑胺等。目前，尚无理想的化疗方案，下列方案可选用。

1. IAP 方案：异环磷酰胺（IFO）（需要美司钠解毒）+ 盐酸表柔比星（EPI-ADM）+ 顺铂（DDP）。

2. HDE 方案：羟基脲（Hu）+ 氮烯米胺（DTIC）+ 依托泊苷（VP16）。

（四）孕激素治疗

孕激素类药物主要用于治疗内膜间质肉瘤及部分孕激素受体（PR）阳性的未分化内膜间质肉瘤。

常用孕激素类药物：醋酸甲羟孕酮（MPA），甲地孕酮和己酸孕酮，一般主张剂量不小于 200mg/d，应用时间不少于 1 年。

七、随访

术后每 3 ~ 6 个月随访一次，重视肺部 X 线或 CT 检查。

八、复发子宫肉瘤的治疗

子宫肉瘤患者经治疗后，复发率仍很高，I 期复发率为 50% ~ 67%，II ~ III 期复发率可高达 90.0%。对于复发后的治疗，目的是缓解症状、延长生存期。

（一）手术为主的综合治

疗子宫肉瘤经治疗后复发，如果复发部位在盆腔，且为中央型复发，主张尽可能再次手术，切除复发病灶，术后辅以放疗、化疗等。

（二）化疗为主的综合治疗

适用于远处复发转移者，无论何种组织类型、早期或晚期肿瘤的远处转移复发，应行全身性化疗。子宫内膜间质肉瘤复发者，应加用孕激素治疗。

（三）放疗

盆腔部位复发者，如果手术无法切除复发病灶，可选择放射治疗。放疗需根据复发的部位和以前辅助治疗的情况来制订放疗计划。

···（胥凤华）

第七节　子宫肌瘤

子宫肌瘤是女性生殖器官中最常见的良性肿瘤，多见于 30 ~ 50 岁妇女。根据大量尸检资料发现，35 岁以上的妇女约 20% 在子宫内有大小不等、数目不同的肌瘤存在。很多患有子宫肌瘤的妇女，因无明显症状未及时就医。故其发病率远比临床报道的发病率高。

一、病因

子宫肌瘤确切的发病原因目前尚不明了。它多发于生育年龄妇女，绝经后肌瘤停止生长，甚至萎缩、消失等，提示子宫肌瘤的发生可能与卵巢功能失调、雌激素水平过高有关。合并妊娠时，胎盘生乳素可促进雌二醇对肌瘤的作用，故妊娠期间子宫肌瘤生长加快。激素代谢受高级神经中枢调控，故神经中枢活动可能也有促发该病的重要作用。另外，细胞遗传学研究表明，部分肌瘤存在细胞遗传学的异常。

二、分类

按肌瘤所在部位分为体部肌瘤和颈部肌瘤，临床上以子宫体部肌瘤最为常见。根据肌瘤与子宫肌壁层的关系分为如下 3 类。

（一）肌壁间肌瘤

肌瘤位于子宫肌层内，临床最常见。

（二）浆膜下肌瘤

肌瘤向子宫浆膜面生长，表面覆盖浆膜层，突出于子宫表面，有的仅有一蒂与子宫壁相连，则成为带蒂的浆膜下肌瘤，若蒂部扭转断裂，肌瘤可落入盆腔继续生长，称寄生性肌瘤。肌瘤伸入阔韧带内生长者，称阔韧带肌瘤。

（三）黏膜下肌瘤

肌瘤向宫腔内生长，以至其周围脱出肌壁表面，突出到宫腔，表面为子宫内膜覆盖，称为黏膜下肌瘤。黏膜下肌瘤的底部易形成蒂，肌瘤在宫腔内生长犹如异物，刺激子宫收缩将蒂拉长，使肌瘤堵塞于宫口或被挤出脱垂于阴道内，甚至达阴道外口。

三、病理

（一）巨检

子宫肌瘤呈白色，质硬，多呈球形或结节状，其周围常由一薄层疏松结缔组织所形成的假包膜与子宫肌相隔，沿此膜易于把肌瘤自宫壁剥出。

（二）显微镜检

肌瘤由皱纹状排列的平滑肌纤维与结缔组织相交织，呈旋涡状。细胞大小均匀，呈卵圆形或杆状，核染色较深。

（三）肌瘤变性

肌瘤生长过快、过大或形成瘤蒂后，可因血液循环障碍，使瘤细胞营养不良，失去原有典型结构称肌瘤变性。常见变性有以下几种。

1. 玻璃样变

肌瘤变性部分呈灰色，水肿、变软，细胞坏死，旋涡状结构消失，变为均匀透明状物质；镜下病变区为均匀粉红色无结构区，最多见。

2. 囊性变

玻璃样变继续发展使更多的组织坏死、液化而形成囊腔，囊内有清亮或草黄色液体；镜下囊腔壁由玻璃样变的肌瘤组织组成。因无上皮被覆，故非真性囊肿。

3. 红色变性

常见于妊娠期或产褥期，因肌瘤体积迅速增大，发生血管破裂，出血弥散于组织间。患者主诉急性腹痛、发热，检查肌瘤迅速增大等。肌瘤剖面呈紫红色，腥臭，质软，旋涡状结构消失，如生牛肉状。

4. 肉瘤变

肌瘤恶变即为肉瘤变。发生率低，多见于年龄较大的妇女。肌瘤在短期内可迅速增大应考虑有肉瘤变可能。若绝经后妇女肌瘤增大，更应警惕发生恶变。肌瘤无包膜，质脆软。切面呈灰黄色如生鱼肉样。

5. 钙化

多见于蒂部狭小、血供不足的浆膜下肌瘤及绝经后妇女的肌瘤。多在脂肪变性之后，分解成甘油三酯再与钙盐结合成碳酸钙石，形成营养不良性钙化。镜下见钙化区为层状沉积，成圆形或不规则形。

四、临床表现

（一）症状

症状的发生与肿瘤的部位、生长速度及有无变性有关。小的肌壁间肌瘤与浆膜下肌瘤多无症状，有时在作妇科检查时才被发现。

（1）月经改变：为最常见症状。常表现为月经过多，经期延长，不规则阴道流血，尤以黏膜下肌瘤出血最为常见。如黏膜下肌瘤发生溃烂、坏死，则可发生持续性阴道流血。壁间肌瘤也可因子宫腔增大，内膜面积增大而使月经血量增多。子宫肌瘤常合并有子宫内膜增生过长，也导致月经过多或不正常出血。

（2）压迫症状：如肌瘤压迫膀胱出现尿频、排尿障碍等症状。如压迫直肠可有便秘、里急后重等表现。

（3）疼痛：肌瘤较大可压迫盆腔组织及神经，而引起下腹部及腰背部疼痛。当发生浆膜下肌瘤蒂扭转时，表现为急性腹痛，呈绞痛。在肌瘤发生红色变性时，腹痛剧烈可伴恶心与呕吐，局部有压痛。

（4）阴道分泌物增多：黏膜下肌瘤伴感染时，产生大量的脓血性排液，伴有臭味。大的壁间肌瘤使宫腔面积增大，内膜腺体分泌增加，白带增多。

（5）不孕：肌瘤压迫输卵管使之扭曲，或使宫腔变形，不利于受精卵着床。

（6）贫血：由于长期月经量过多，可导致继发性贫血。

（二）体征

肌瘤较大时可在耻骨联合上扪及质硬、无压痛的结节状肿块。妇科检查子宫增大，有结节状肿块突出于表面，数量不等。黏膜下肌瘤可脱出于宫口，甚至达阴道内，内诊时可触及瘤蒂与宫腔相连。

五、诊断

根据病史、临床症状与体征即可作出诊断。必要时可作 B 超、宫腔镜、腹腔镜、子宫输卵管造影等协助诊断。

六、鉴别诊断

1. 妊娠子宫

应有停经史，早孕反应，子宫柔软；妊娠试验阳性，B 超可探及子宫内妊娠囊及胚胎。

2. 卵巢肿瘤

一般无月经的改变，肿块可与子宫分开，多偏于一侧。鉴别有困难时可应用 B 超及腹腔镜检查。

3. 盆腔炎性肿块

多有发热、腹痛病史，肿物边界不清，检查时有压痛。经抗感染治疗后肿块可缩小。

4. 子宫畸形

双子宫或残角子宫易与子宫肌瘤混淆，但无月经的改变。应行 B 超检查、腹腔镜检查、子宫输卵管造影检查作鉴别。

七、治疗

治疗原则应根据患者年龄、生育要求、症状及肌瘤的大小等情况全面考虑。

（一）随访观察

如肌瘤较小、无临床症状，则不需特殊治疗。可每 3 个月随访一次。

（二）药物治疗

肌瘤小于妊娠子宫 2 个月大小，症状不明显或较轻，近绝经年龄及全身情况不能手术者，可给予药物对症治疗。

1. 雄激素

可对抗雌激素，使子宫内膜萎缩；直接收缩子宫平滑肌，减少出血。可用甲睾酮 10 mg，舌下含服，每日 1 次，月经后连服 20 天；或丙酸睾酮 25 mg，肌内注射，每 5 日 1 次，月经来潮时 25 mg 肌注，每日一次，共 3 次，每月总量不应超过 300 mg，以免引起男性化。

2. 促性腺激素释放激素类似物（GnRH-a）

可抑制垂体、卵巢功能，降低雌激素水平，用于治疗肌瘤较小（小于妊娠 8 周子宫）、经量增多或周期缩短、绝经过渡期患者。亮丙瑞林 3.75 mg，每四周皮下注射一次连续使用 3～6 个月。副反应为围绝经期综合征症状，如潮热、出汗、阴道干燥等，久用可导致骨质疏松。

3. 米非司酮

与孕激素竞争受体，拮抗孕激素作用。米非司酮 12.5～25 mg，口服，每日 1 次，连续用 3 个月。久用可出现拮抗糖皮质激素的副作用。

（三）手术治疗

（1）子宫切除术：若肌瘤较大（大于妊娠 10 周子宫），症状明显而药物治疗无效，不需保留生育功能者，或已有恶变者，可行子宫次全切除术或子宫全切除术。

（2）子宫肌瘤摘除术：适用于要求保留生育功能的年轻患者。

（3）经阴道肌瘤摘除术：适用于有蒂的黏膜下肌瘤。

（四）介入治疗

在影像设备监视下，针对肌瘤本身的局部治疗。如子宫动脉栓塞术、子宫肌瘤射频消融术、瘤体内注射治疗和聚焦超声治疗等，对病变准确定位，以精细器械进行微创操作，有保留子宫、恢复快等特点。

八、子宫肌瘤合并妊娠

妊娠对肌瘤的影响主要是可使肌瘤红色变性，引起急性腹痛。肌瘤对妊娠可产生多种影响，妊娠期可引起流产、早产及胎位异常，分娩期可阻塞产道而造成梗阻性难产，可影响子宫收缩，使产程延长及发生产后大出血等。肌瘤与妊娠相互无明显影响者，可暂不处理。肌瘤梗阻产道者应行剖宫产术，术中根据病情可切除子宫或将肌瘤摘除。如阴道分娩时应注意防止产后出血。妊娠期及产褥期发生肌瘤红色变性者，宜采取保守治疗，对症处理后大多均能缓解。

···（乔明霞）

第八节　子宫内膜癌

一、简介

子宫内膜癌为女性生殖道常见恶性肿瘤之一，发达国家中发病率居女性生殖道恶性肿瘤首位，死亡率居第二位。多见于老年妇女，高发年龄 50 ～ 60 岁，年轻患者有增多趋势。由于人类寿命延长和肥胖人群增多，近二十年间子宫内膜癌发病率仍居高不下，而死亡率也明显上升。死亡率的上升除与老年、肥胖、内科并发症多等相关外，与晚期病例、高危组织类型增多及一些患者未能受到适宜诊治相关。目前对两种类型内膜癌的病理及基础研究已取得较大进展；临床手术、化疗、激素治疗亦积累了更多资料，临床研究更加深入；对年轻早期患者的保守治疗亦作了一定探索。但在治疗中对术前影像学评估价值，术中肉眼及病理冷冻切片检查对肌层受累程度的判断准确性，淋巴结切除范围等均尚存争议。为进一步改善预后，妇科肿瘤医师应进一步识别、区分高危子宫内膜癌患者，进行适宜治疗，以期降低死亡率，达到最佳疗效。

二、诊断

（一）病史

子宫内膜癌多见于绝经后妇女（70%），围绝经期 20% ～ 25%，< 40 岁约 5%，发病与肥胖、雌激素持续增高、遗传等因素相关，询问病史时应重视以下高危因素：

1. 肥胖、无排卵性不孕、不育、延迟绝经（52 岁以后绝经）。

2. 代谢紊乱性疾病：糖尿病、高血压。

3. 与雌激素增高有关的妇科疾病：多囊卵巢综合征、卵巢颗粒细胞瘤、子宫内膜增生或不典型增生史和子宫肌瘤有不规则出血者。

4. 有使用外源性雌激素史者，特别是无孕激素对抗雌激素替代治疗（ERT），或长期应用他莫昔芬（tamoxifen）患者。

5. 有癌家族史、多发癌及重复癌倾向者（乳腺癌、卵巢癌等），Lynch II 综合征。遗传性非息肉样结肠直肠癌（HNPCC）患者其内膜癌发病危险为 40% ～ 60% 等。

有高危因素的患者应密切随访，若有月经过多、阴道不规则出血等症状出现应行分段诊刮，明确诊断。Ⅱ型 Lynch 综合征患者亦可在完成生育任务后行预防性子宫切除术。

（二）症状

1. 阴道出血：①绝经后阴道出血：绝经后阴道流血，为子宫内膜癌患者的主要症状，子宫内膜癌患者多为绝经后妇女，90% 以上有阴道流血症状，绝经时间愈长，发生内膜癌的概率愈高。②围绝经期妇女月经紊乱：约 20% 的内膜癌患者为围绝经期妇女，以围绝经期月经紊乱及血量增多为主要表现。③ 40 岁以下妇女月经紊乱或经量增多者，近年来年轻患者已有增多趋势（5% ～ 10%），多为肥胖、不孕或多囊卵巢综合征患者。

2. 阴道异常排液：可为浆液性或血性分泌物。

3. 下腹疼痛及其他症状：下腹疼痛可由宫腔积脓或积液引起，晚期则因癌肿扩散导致消瘦、下肢疼痛及贫血等。

应重视阴道流血、排液等症状。有以上症状妇女均应考虑有无内膜癌可能性，并应及时进行妇科及其他相关检查。

（三）检查

1. 全面查体：注意有无糖尿病、高血压、心血管及肺部疾病。

2. 妇科检查：排除阴道、宫颈病变出血及炎性感染引起的排液。早期盆腔检查多正常，晚期可有子宫增大、附件肿物、贫血及远处转移的相应体征。

（四）辅助检查

1. 细胞学涂片检查：宫颈和阴道脱落细胞学涂片检查阳性率低，宫腔刷片或宫腔冲洗液细胞学涂片检查阳性率增高，但均不能作为确诊依据。

2. 经阴道 B 型超声检查：可了解子宫大小、宫腔内有无异常回声、内膜厚度、肌层有无浸润、附件肿物大小及性质等，为首选无创辅助检查方法。绝经后妇女内膜厚度＜ 5mm 时，其阴性预测值可达 96%。

3. 诊刮或内膜活检：是确诊或排除子宫内膜癌的重要方法。对绝经后内膜增厚＞ 5mm 或有宫腔赘生物者；年龄大于 40 岁阴道不规则流血怀疑内膜癌者行诊刮术。40 岁以下有内膜癌高危因素，高度怀疑内膜癌者也应行诊刮术。

4. 宫腔镜检查：近年来，宫腔镜检已广泛应用于宫内膜病变的早期诊断。可直接对可疑部位进行活检，提高诊断准确性，避免常规活检或诊刮的漏诊。多用于经阴道 B 超检查子宫内膜无明显增厚和病变或呈内膜息肉样变者；或经诊刮活检阴性，仍有反复出血的患者。

5. MRI、CT、CA125 等检查：病情需要者可选用 MRI、CT 检查及 CA125 检测。MRI、CT 对淋巴结转移诊断价值相同，MRI 对宫颈受累及肌层浸润深度的预测准确度优于 CT。CA125 值明显升高者，应考虑可能有子宫外病灶存在，术后亦可用作监测指标。对疑有宫外病灶的高危患者亦可选用 PET-CT 检查，明确病变范围。

（五）诊断

应根据诊刮或直接宫腔活检，或宫腔镜下活检及病理组织学检查结果等作出诊断。

三、分期

子宫内膜癌采用 FIGO 手术病理分期，目前使用的是 FIGO 2009 年子宫内膜癌的手术病理分期。对于未行手术治疗的患者或者是先行放疗的患者，采用 1971 年制定的临床分期。

（一）手术 - 病理分期（表 6-6）

表 6-6　子宫内膜癌手术 - 病理分期（FIGO，2009 年）

期别	肿瘤范围
Ⅰ 期	肿瘤局限于子宫体
Ⅰ A	无或 < 1/2 肌层受累
Ⅰ B	> =1/2 肌层受累（> =1/2 肌层浸润）
Ⅱ 期	癌瘤累及子宫颈间质，但未扩散至宫外
Ⅲ 期	局部和（或）区域扩散
Ⅲ A	癌瘤累及子宫体浆膜层和（或）附件
Ⅲ B	阴道和（或）宫旁受累
Ⅲ C	癌瘤转移至盆腔和（或）腹主动脉旁淋巴结
Ⅲ C1	癌瘤转移至盆腔淋巴结
Ⅲ C2	癌瘤转移至腹主动脉旁淋巴结有（无）盆腔淋巴结转移
Ⅳ 期	癌瘤累及膀胱和（或）肠粘膜；或远处转移
Ⅳ A	癌瘤累及膀胱和（或）肠道粘膜
Ⅳ B	远处转移，包括腹腔转移和（或）腹股沟淋巴转移

注意：1. 宫颈腺体受累为 Ⅰ 期，不再按照以前的分期作为 Ⅱ 期；2. 腹水细胞学阳性应当单独报告，不改变分期

（二）临床分期（表 6-7）

表 6-7　FIGO 子宫内膜癌临床分期

期别	肿瘤范围
Ⅰ 期	癌瘤局限于宫体
Ⅰ A	子宫腔长度 ≤ 8cm
Ⅰ B	子宫腔长度 > 8cm
Ⅱ 期	癌瘤累及子宫颈
Ⅲ 期	癌瘤播散于子宫体以外，盆腔内（阴道、宫旁组织可能受累，但未累及膀胱、直肠）
Ⅳ 期	癌瘤累及膀胱或直肠，或有盆腔以外的播散

四、病理类型

子宫内膜癌病理类型：腺癌为最主要的病理类型，其中以子宫内膜样腺癌最为常见（60% ~ 65%），其他较少见亚型见表 6-8。2003 年 WHO 分类将子宫恶性中胚叶混合瘤中癌肉瘤归为子宫内膜癌肉瘤。NCCN 2010 年分类中亦将子宫癌肉瘤归于 Ⅱ 型子宫内膜癌，即特殊类型。

表 6-8　子宫内膜癌病理类型

Ⅰ 型：子宫内膜样癌
1. 腺癌
绒毛腺型

续表

分泌型
纤毛细胞型
2.伴鳞状分化亚型
腺棘癌
腺鳞癌
黏液性腺癌
Ⅱ型：浆液性（乳头状）腺癌
透明细胞癌
癌肉瘤
其他：混合细胞腺癌
鳞状细胞癌
移行细胞癌
小细胞癌及未分化癌

子宫内膜样腺癌分为高、中、低分化（Grad：1，2，3），为预后重要因素。G_1、G_2 病变多为来源于增生过长子宫内膜，与雌激素作用相关；G_3 则可能来源于萎缩的内膜，或为内膜样癌晚期事件，因基因突变而恶变与雌激素无关。

伴鳞状分化成分的子宫内膜样癌，其腺癌的分化程度（$G_1 \sim G_3$）为预后的重要因素。

子宫浆液性（乳头状）腺癌（UPSC）现多称子宫架液性癌（ESC），恶性程度极高，占 1% 左右。透明细胞癌常见于老年患者，预后差，Ⅰ期 5 年生存率仅 44%。其他特殊类型均属Ⅱ型子宫内膜癌。

2010 年 NCCN 病理分类中，将癌肉瘤列入子宫内膜癌特殊类型，病理学家认为癌肉瘤属化生癌，其恶性程度高，早期易发生淋巴、血行、腹腔播散，应按高级别的内膜癌治疗。

五、术前评估及手术方式的选择

（一）术前评估

术前根据患者年龄、有无内科合并症、肥胖程度、病理、MRI 等检查结果对患者进行评估，初步判断肿瘤累及范围，指导初次治疗方案的选择。术前评估时年龄大、手术风险高、内科合并症多的患者应送至条件好，有较强医疗技术医院治疗。

（二）术式选择及建议

子宫内膜癌标准的手术方式是筋膜外全子宫切除术加双附件切除术。尽管分期标准要求进行盆腔和腹主动脉旁淋巴结切除，但是否进行切除仍存在争议。对于有深肌层浸润或者是影像学检查怀疑淋巴结转移的患者，应当行腹膜后淋巴结切除。可疑腹主动脉旁淋巴结或者髂总淋巴结转移，明显的附件受累，明显的盆腔淋巴结转移，全肌层浸润的高级别肿瘤，透明细胞癌，浆液性乳头状癌或癌肉瘤应行腹主动脉旁淋巴结取样或切除。

（三）治疗选择

1. 子宫内膜非典型增生：治疗中应重视患者年龄和内膜非典型增生的程度（轻、中、重度）；年轻、未生育或要求保留子宫者，可采用激素治疗，密切随访；由于内膜复杂性增生伴非典型增生中约 40% 伴子宫内膜癌，对 40 岁以上无生育要求者，若为中或重度非典型增生，建议行筋膜外子宫切除术。

轻度非典型增生可选用醋酸甲羟孕酮（10～30mg/d），于经前10天周期性用药。中度以上非典型增生则应用大剂量孕激素持续治疗（甲羟孕酮250～500mg/d或甲地孕酮80～160mg/d，3个月；或18-甲基炔诺酮3～4mg/d，3个月），定期诊刮或宫腔镜送组织学检查，根据内膜对治疗的反应，决定是否继续激素治疗或改用手术治疗。要求生育者，待内膜正常后可加促排卵药物治疗，如氯米芬50～100mg每日1次，周期5~9天用药。亦可用己酸孕酮500mg肌注，每周2～3次，3个月后减量再用3个月，或用丹那唑、GnRH-α或局部用药（曼月乐节育环）等治疗。因其恶变率较高，治疗后2～13年内可有复发，故应密切随访。个别病例亦可试用芳香化酶抑制剂和选择性雌激素受体拮抗剂治疗。

2. 子宫内膜癌：子宫内膜癌的治疗以手术治疗为主，辅以放疗、化疗和激素等综合治疗。应结合患者的年龄、全身状况和有无内科并发症及临床判断肿瘤累及的范围综合评估，选择和制订治疗方案。

（1）肿瘤局限于子宫体（I期）：应施行手术分期（surgical staging），若因内科情况无法手术者应选用放疗。

开腹后应冲洗盆腹腔，冲洗液作细胞学检查。术式为筋膜外子宫切除术及双附件切除术、盆腔及腹主动脉旁淋巴结切除。盆腔及腹主动脉旁淋巴结切除为分期手术中重要组成部分，目前多行系统切除（完全切除术）；应重视腹主动脉旁淋巴结切除，因此区域淋巴结若有转移属III C2期，预后差于盆腔淋巴结阳性者。手术步骤见图6-1。

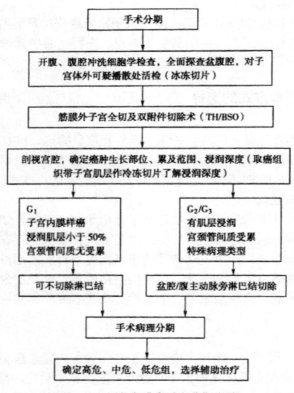

图6-1 子宫内膜癌手术分期步骤

有关手术范围及需要注意的几个问题：①筋膜外子宫全切除术应完整切除子宫及宫颈，不强调宫旁及阴道切除范围。②术中剖视子宫，检查癌肿大小、部位、肌层受浸深度，根据肿瘤分化程度，肌层浸润深度（冷冻病理检查确定）决定是否行盆腔及腹主动脉旁淋巴结切除。③很多子宫内膜癌患者伴肥胖或者是老年患者，有其他内科合并症，对手术耐受性差，对这样的患者需要临床综合判断是否需要进行淋巴结切除。④子宫内膜样腺癌 G_1 无肌层或浅肌层浸润，因淋巴转移 < 1%，可不行淋巴结切除或取样。⑤以下情况者应作腹主动脉旁淋巴结切除：可疑腹主动脉旁淋巴结或者髂总淋巴结转移，明显的附件受累，明显的盆腔淋巴结转移，全肌层浸润的高级别肿瘤，透明细胞癌，浆液性乳头状癌或者癌肉瘤。

术后辅助治疗的选择：术后根据预后高危因素对患者进行分类，分为低、中、高危组，以指导术后的放疗、化疗等辅助治疗。影响预后的高危因素包括：年龄大于 60 岁，深肌层浸润，低分化，浆液性或者透明细胞癌，脉管浸润。①低危组：高中分化，肌层浸润小于 50% 的子宫内膜癌，或者是仅有一个高危因素的子宫内膜癌患者。低危组多不需作任何辅助治疗。②中危组：有 2 个及 2 个以上高危因素的子宫内膜癌患者。中危组单纯进行阴道后装放疗优于盆腔外照射，因其不仅能很好地控制阴道局部的复发，而且对患者的生活质量没有明显影响。阴道后装放疗已经代替盆腔外照射成为中危组患者标准的辅助治疗模式。③高危组：有 3 个及 3 个以上高危因素，II 期或者 III 期肿瘤的患者。对高危组患者给予盆腔外照射和（或）化疗的治疗效果目前正在研究，盆腔外照射加化疗是可选择的治疗手段。④术后有宫颈受累、淋巴转移、宫外病变及特殊类型的子宫内膜癌患者可根据转移部位及病灶状况给以放疗及化疗为宜。若仅为宫颈受累（无淋巴及其他部位转移）也可仅给腔内照射。

（2）肿瘤累及宫颈（II 期）：根据患者具体情况选用以下一种术式：①广泛性子宫切除，双附件切除，盆腔、腹主动脉旁淋巴结切除。②若手术切除困难可做术前放疗后再行筋膜外子宫全切、双附件切除、盆腔及腹主动脉旁淋巴结切除，有缩小手术范围，减少术中、术后风险的优点，分期应按 1971 年临床分期。③先行改良广泛子宫切除（modified radical hysterectomy）、双附件切除、盆腔及腹主动脉旁淋巴结切除，再根据手术分期病理结果，选用必要术后辅助治疗。因子宫内膜癌术前疑为 II 期者与术后病理分期符合率仅为 30% ～< 40%（Creasm 等 2003）。④若因高龄、内科并发症无法行手术治疗，可像宫颈癌一样行全盆腔放疗和腔内后装放疗。

（3）肿瘤超出子宫（III 期）：①术中应全面探查，多处活检，若为腹腔内病变，如附件包块，应先行探查及缩瘤术，术中病理冷冻切片检查以明确诊断，尽可能切除肿瘤，为术后放疗及化疗创造条件。②若为宫旁、阴道及阴道旁转移，可先行放疗，完成放疗后，若病灶可能切除，应行探查并切除病灶。③若为腹膜后淋巴转移，可行淋巴结切除或局部放疗或化疗。

有子宫外病变者为复发高危人群，术后应行辅助放疗及化疗。如：III C1 期盆腔淋巴结转移（腹主动脉旁无转移者），术后行盆腔外照射，其无疾病生存率，可达 57% ～72%（Nelson 等 1997）（Leveln）。腹主动脉旁淋巴结转移（III C2）完全切除后，应行影像学全面检查（如胸部 CT 或 PET-CT）明确有无腹腔外隐匿性病变。若无腹腔外转移灶，行腹主动脉旁照射可提高生存率（中位生存期 27 ～ 34 个月），对镜下转移者疗效更佳（Level II）。对术后腹腔内病变在满意的缩瘤术后再行全身化疗，5 年生存率优于全腹放疗（WAI）（58%VS42%）。卡铂、紫杉醇联合用药有疗效好、毒性轻的优点。

（4）肿瘤累及腹腔或有远处转移（Ⅳ期）：根据患者有无腹腔外病灶选择不同的治疗方案。

1.无腹腔外转移的患者建议行肿瘤细胞减灭术，腹腔内转移的Ⅳ期患者能够从没有癌灶残留的肿瘤细胞减灭术中获益。新辅助化疗对于有腹水的患者是一种可选择的治疗方案，但是术后的死亡率是相似的。术后应给予以铂类为基础的化疗。

2.对于有腹腔外转移证据的患者通常要给予以铂类为基础的全身化疗，如果为高分化癌和（或）孕激素受体阳性时可给予激素治疗。晚期病例和复发病例一样可选择联合化疗。盆腔放疗主要用于控制局部肿瘤生长和（或）治疗局部肿瘤包块引起的阴道出血或者疼痛，或者由淋巴结受累引起的下肢水肿。短程放疗（1～5组放疗）可有效减轻脑和骨转移引起的疼痛。

（四）放疗

分为单纯放疗、术前放疗及术后放疗。单纯放疗主要用于晚期或有严重内科疾患、高龄和无法手术的其他期患者，可按临床分期进行放疗。术前放疗，主要是为控制、缩小癌灶创造手术机会或缩小手术范围。术后放疗是对手术-病理分期后具有复发高危因素患者重要的辅助治疗，或作为手术范围不足的补充治疗。

（1）单纯放疗：①腔内照射（后装）高剂量率：A点及F点总剂量为45～50Gy，每周1次，分6～7次完成。②体外照射：40～45Gy，6周内完成。

（2）术前放疗：①全剂量照射：腔内加体外照射同单纯放疗，于完成放疗后8～10周行单纯全子宫及附件切除术。②腔内照射：腔内照射45～50Gy，完成照射后8～10周手术；部分性腔内术前放疗：A点及F点总剂量不低于20Gy，分2～3次治疗完成，每周1次，放疗后10～14天手术（切除子宫及双侧附件）。③术前体外照射：用于不利于腔内照射者（如子宫＞10～12周，或有宫腔以外播散者）。盆腔外照射剂量为20Gy，2～3周完成；或A点及F点20Gy，每周1次，分3次完成。

（3）术后放疗：①术后全盆腔照射：总剂量40～50Gy，4～6周完成。②腹主动脉旁扩大照射区：总剂量30～40Gy，3～4周完成。照射前行肾扫描，放疗时应加以屏障（若术前已行体外放疗，应减少术后照射剂量）。若采用适形及调强技术，保护好正常组织，对主动脉淋巴结转移照射量可达50～60Gy。③术后腔内放疗：手术范围不够；有癌瘤残存，或疑有癌瘤残存者，或有局部复发高危因素者可于手术后2周行腔内放疗，总剂量10～20Gy，2～3周完成。

大量临床研究已证实，对Ⅰ期患者来说，术后辅助放疗仅有ICG$_3$患者可获益，并多采用腔内照射。对IBG$_2$、G$_3$、ICG$_2$、G$_3$期若无淋巴转移及宫外病变，术后多不主张采用辅助放疗。

（五）激素治疗

仅用于晚期或复发的子宫内膜样癌患者。以高效药物、大剂量、长疗程为宜，4～6周可显效。对癌瘤分化良好，孕激素受体（PR）阳性者疗效好，对远处复发者疗效优于盆腔复发。治疗时间尚无统一看法，但至少应用药1～2年以上。总有效率25%～30%，可延长患者的疾病无进展生存期，对生存率无影响。目前Ⅰ期患者术后多不采用孕激素作辅助治疗。

1.孕激素治疗：①甲羟孕酮（MPA）：口服，250～500mg/d。②甲地孕酮（MA）：

口服，每日 80 ～ 160mg。③氯地孕酮：口服，每日 20 ～ 40mg。孕激素治疗总有效率 25%，病变无进展期间（PFI）为 4 个月左右，但总生存率不变（10 ～ 12 个月）。研究证明，MPA 剂量＞ 200mg/d，不增加有效率，有水钠潴留、体重增加及增加栓塞危险。

2. 抗雌激素药物治疗：他莫昔芬（三苯氧胺）为雌激素受体拮抗剂，有抗雌激素作用，可使 PR 水平上升，有利于孕激素治疗。口服每日 20mg，数周后可增加剂量，或先用 2 ～ 3 周后再用孕激素，可提高孕激素治疗效果。在孕激素治疗无效患者中，约 20% 他莫昔芬治疗有效。

3. 近年来亦有采用芳香化酶抑制剂或选择性雌激素受体调节剂（SERM）行激素治疗报道，如：雷洛昔芬有效率为 28%。

（六）化疗

1. 多用于特殊病理类型：癌瘤分化差，孕激素受体（PR）、雌激素受体（ER）阴性患者；或为晚期复发癌的辅助治疗。常用药物有 DDP、ADM、Taxol（紫杉醇）、CDDP（卡铂）、5-FU 和 CTX 等。单一药物的有效率为 25% ～ 37%。目前单一用药已被联合用药取代。

2. 常用的联合化疗方案：经临床观察，疗效可达 40% ～ 60%。疗程根据患者病情、全身状况和术后是否放疗等确定，一般可应用 3 ～ 6 个疗程。

对化疗的建议：

（1）对于放疗后的高危患者给予辅助化疗能提高肿瘤无进展生存时间，但是对于总体生存率的好处还没有得到证实。

（2）对于早期的高风险患者的化疗只应该在临床试验内进行。

（3）对于腹腔残留病灶小于 2cm 的患者和 ID 期内膜癌患者，化疗优于全腹照射。

（4）子宫内膜癌患者大多年老虚弱，在给予辅助治疗时要考虑到这一点。

建议方案：AP：多柔比星（ADM）50mg/m²、顺铂（DDP）50mg/m² 静脉用药，间隔 3 ～ 4 周。

TP：紫杉醇（Taxol）135mg/m²、卡铂（CBP）AUC（曲线下面积）4 ～ 5 静脉用药，间隔 3 ～ 4 周。

CBP+Taxol 有效率 40%，目前亦有用两者低剂量周疗（TAP 因毒性高且临床疗效与 AP 相近故少用）。

六、子宫浆液性腺癌

子宫浆液性乳头状腺癌（UPSC）现多称子宫浆液性腺癌（use），较少见，为子宫内膜癌的特殊亚型（Ⅱ型）。其病理形态上与卵巢浆液性乳头状癌相同，以含砂粒体的浆液性癌，有或无乳头状结构为其诊断特征。恶性程度高，分化低，早期可发生脉管浸润、深肌层受累、盆腹腔淋巴结转移。预后差，Ⅰ期复发转移率达 31% ～ 50%；早期 5 年存活率 40% ～ 50%，晚期则低于 15%。其癌前病变为子宫内膜腺体异型增生（EmGD）。子宫内膜浆液性上皮内癌（EIC）为子宫浆液性癌早期病变（或一种可转移特殊形式），33% ～ 67% 伴宫外转移，14% ～ 25% 伴宫颈转移，临床处理同浆液性癌。

诊治中应注意以下几点：

1. 严格进行手术 - 病理分期　诊刮病理检查一旦诊断为子宫浆液性癌，无论临床诊断期别早晚，均应进行全面手术分期（包括盆腹腔冲洗液细胞学检查、盆腹腔腹膜多处活检、腹膜后淋巴结切除等）。

2. 手术治疗　同卵巢癌细胞减灭缩瘤术，包括大网膜切除等。

3. 重视术后辅助放化疗　因该类肿瘤多数分化不良，盆腹腔早期播散。术后化疗中以铂类为主，常选用与卵巢浆液性乳头状瘤相同方案，如：TP、CP 或 CAP 等。放疗则多选用阴道腔内照射控制局部复发。

4. 与卵巢浆液性乳头状癌鉴别　要点：①卵巢与子宫均受累，但主要病灶在子宫；②卵巢内病变仅为卵巢门淋巴管瘤栓；③若盆腹腔内有病变，卵巢皮质仅有镜下受累，则可诊断为本病。

七、子宫癌肉瘤

病理学家认为子宫癌肉瘤属化生癌，应属上皮癌，故 WHO 2003 年提出归于子宫内膜癌的范畴，NC-CN 将其划入特殊类型的子宫内膜癌。可为同源性或异源性，以前归属恶性中胚叶混合性瘤（MMMT），其恶性程度高，早期腹腔、淋巴、血液循环转移。手术治疗上应按高级别特殊类型内膜癌处理。对化疗敏感，异环磷酰胺为其单一最有效药物。联合治疗方案以异环磷酰胺联合顺铂方案最有效，已广泛应用。术后盆腔照射可有效控制复发提高生存率。

八、特殊情况处理

（一）子宫切除术后诊断为子宫内膜癌

应根据术后对与子宫外播散相关的高危因素，如组织分级、肌层浸润深度、病理类型等制订进一步治疗方案。G_1 或 G_2、浅肌层浸润无脉管受累，不需要进一步治疗。G_3、深肌层浸润、脉管受累、特殊病理类型等，均应再次手术完成分期及切除附件，亦可根据情况采用盆腔外照射代替手术。

（二）年轻妇女内膜癌的诊治问题

子宫内膜癌在 35 岁以下妇女少见，诊断中注意与内膜重度不典型增生鉴别、有无与雌激素相关疾病存在。孕激素可治愈内膜不典型增生且保留生育能力。若确诊为癌，已有生育者可选用全子宫及附件切除术。若癌的病理诊断不能肯定，应由患者自己决定是否进行保守治疗，在患者充分咨询，了解风险，签署必要的医疗文件后，采用大剂量孕激素治疗，严密随访治疗 3 个月后行全面诊刮评估疗效。

（三）保留生育功能问题

对年轻早期患者保留生育功能及生理功能治疗是极富挑战性的治疗。

1. 风险：①子宫是孕卵种植、胚胎和胎儿发育场所，是内膜癌发生、发展器官。在治疗过程中，内膜癌变可能进展、恶化甚至能影响患者生命安全。②内膜癌患者可同时伴有卵巢癌的风险：转移至卵巢，属病变本身累及卵巢（Ⅲ期）；合并原发性卵巢癌。③内膜癌病理类型诊断困难，重复性差〔子宫内膜不典型增生（或瘤样病变）与高分化腺癌鉴别困难〕，影响病例选择。④即使保留生育功能治疗成功后，生育问题及促排卵药物与内膜癌的关系尚不明确。

2. 可行性：①年轻（< =40 岁）内膜癌：多为早期，多数预后良好；②孕激素对高分化内膜癌疗效好（成功病例报道较多）；③内膜癌癌变进展相对缓慢，有长期监测观察的可能性，若无缓解或有复发，及时治疗预后影响小。若治疗成功，妊娠对子宫

内膜有保护作用。

3. 适应证：病例选择尚无统一标准，但多按以下标准进行：年龄＜ 40 岁；分期 IAG$_1$：子宫内膜样癌。检查：癌组织 PR（+）、血清 CAl25 ＜ 35kU/L 及肝、肾功能正常；渴望保留生育功能要求，同意承担治疗风险。术前评估：全面评估，严格选择，充分准备。

总之，对年轻、早期子宫内膜癌患者，保留生育功能治疗是特殊的保守治疗，风险大，处于探索阶段，治疗方案尚不成熟，但也有成功案例的研究报道。尚待妇科肿瘤和生殖内分泌的同道共同努力，进行设计完善、样本量大些的临床研究。

九、随访

临床 I、II 期复发率为 15%，多数为有症状复发（58%），复发时间多在治疗后 3 年内。完成治疗后应定期随访，及时确定有无复发。对于未放疗的患者，规律随访可以尽早发现阴道复发，可以再行放疗得到补救治疗。

随访时间：术后 2 年内，每 3 ～ 4 个月 1 次；术后 3 ～ 5 年，每 6 个月至 1 年 1 次。

随访检查内容：由于只有在有症状的复发患者中才会发现阴道细胞学检查阳性，因此阴道细胞学检查可以不作为常规检查内容，视诊检查就足够了。包括：①阴道视诊、盆腔检查（三合诊）；②期别晚者，可进行血清 CA125 检查，根据不同情况，可选用 CT、MRI 等检查；③有家族史者宜行相关基因检测。应对患者进行口头或书面交代相关复发症状，如：阴道流血、食欲下降、体重减轻、疼痛（盆腔、背、腰部）、咳嗽、气促，腹水或下肢水肿等，一旦出现异常应及时就诊。

附：复发癌或转移癌治疗

多在治疗后 3 年内复发：①局部复发可选择手术、放射治疗，或手术与放射联合治疗。术后 1 ～ 2 年单个盆腔复发灶，若能切除多可治愈。若患者为已接受放射治疗后复发，治疗则与宫颈癌复发相同；对中心性复发符合条件者选用盆腔脏器清扫术。②若非局部复发，可选用孕激素治疗，MPA 250mg 每日一次或 MA 80mg 每日 3 次，可长期服用，一般治疗 3 个月后方显效。化疗药物 DDP、Taxol 及 ADM 等可用于手术及放疗无法治愈的复发患者。

（一）手术治疗

手术后局部或区域复发可进行手术探查，切除病灶；或行 RT 放射治疗。若为盆腔 RT 后复发（原照射部位复发），处理上仍存争议。

1. 复发性内膜癌行广泛手术如盆腔脏器切除术等的存活率仅为 20%，故可采用局部阴道切除，加或不加术中放射治疗（IORT）。对以前未接受过 RT 复发癌部位，或以前仅为近距离放疗复发，以手术探查盆、腹腔，再切除复发灶，加或不加用 IORT；RT 加近距离照射对这些患者亦为可选用治疗之一。

对于局限于阴道的复发或有盆腔淋巴结复发，推荐瘤区 RT，加或不加腔内近距离照射或化疗。阴道复发用 RT 治疗其生存率为 40% ～ 50%，若有阴道外扩散或盆腔淋巴结受累，其预后更差。

腹主动脉旁或髂总淋巴结复发可作瘤区 RT，加用或不加用阴道照射、化疗。

对上腹部及盆腔转移或复发的镜下残留癌灶，行化疗加用或不加用瘤区直接 RT。

对残留单个大癌灶可切除者应行手术切除，术后加或不加 RT；对不能切除的单个大癌灶按已扩散病灶处理。处理全身的病变可行保守性治疗。

2. 对以前已行过外照射的复发部位推荐治疗如下：手术探查盆腔，切除复发灶，加或不加 IORT，激素治疗，化疗。

（二）复发和晚期内膜癌的激素治疗和化疗

用于子宫内膜样癌激素治疗的药物主要是孕激素类药物、他莫昔芬、芳香化酶抑制剂也可应用。目前尚无特别有效的孕激素药物和方案。高分化转移癌瘤激素治疗反应好，可有一定的缓解期，特别是对盆腔外的局部的转移和复发病灶，如对肺转移疗效较好。对无症状或低级别（高分化）弥散的转移灶，激素治疗（应用激素类药物）有效，特别是雌、孕激素受体阳性患者。对孕激素标准治疗无效的病例，约 20% 对他莫昔芬治疗有效。有研究报道选择性雌激素受体调节剂在转移性内膜癌治疗有效率为 28%（Burke 等，2003）。在激素治疗中若病变进展，可应用细胞毒性类药物进行化疗。对激素和化疗无效者，全身转移患者可行保守性治疗。

（三）复发和转移癌的化疗

内膜癌化疗方面研究很多，单药物多用：顺铂、卡铂、紫杉醇、多柔比星等，治疗有效率为 21%～36%。

多药联合治疗有效率 31%～81%，但存活期相对较短，中位生存期近 1 年。在对卵巢癌治疗研究应用基础上卡铂和紫杉醇已逐渐应用于内膜癌的复发和晚期癌的治疗。有效率为 40%，总生存期为 13 个月。低剂量紫杉醇和卡铂周疗仍有一定疗效。化疗和（或）保守性放疗是对有症状 G_2、G_3、有大转移癌灶复发和晚期癌可缓解症状的治疗方法（若 2 个疗程化疗均无效则可纳入临床研究）。

·· （胥凤华）

第九节　输卵管肿瘤

原发性输卵管肿瘤来源于苗勒氏管或中肾管细胞。一般推理，凡能在子宫发现之肿瘤，同样也可能出现在输卵管，但实际上输卵管原发肿瘤发病率极低。有一种解释认为，这是由于输卵管各类细胞极少见到有丝分裂，但有丝分裂在子宫的各类细胞中却较常观察到，而细胞复制在分裂加速情况下才易于出现异常。

输卵管肿瘤虽罕见，但种类较多，由于症状不典型，常失诊、误诊。

一、输卵管良性肿瘤

在输卵管肿瘤中，良性肿瘤较恶性肿瘤更少见。目前文献报道之原发性输卵管良性肿瘤总数不超过 250～300 例。

（一）分类

根据细胞种类可分类如下：

1. 上皮瘤：腺瘤、乳头状瘤、息肉。

2. 内皮瘤：血管瘤、淋巴管瘤、包涵囊肿。

3. 中胚叶瘤：平滑肌瘤、脂肪瘤、软骨瘤、骨瘤等。

4. 畸胎样瘤：皮样囊肿、输卵管甲状腺肿等。

（二）病理

肿瘤小者呈显微镜下肿块，大者亦可增大至相当体积。其细胞形态因组织来源不同而异，诸如输卵管黏膜或子宫内膜细胞、淋巴或血管内皮细胞、脂肪细胞、软骨细胞、成骨细胞等。

（三）临床表现

不育为常见之症状。当肿瘤较大时，偶然可发生卵管扭转、肿瘤破裂而产生急性腹痛及腹膜刺激体征。若血管瘤破裂可引起内出血。亦可因继发感染引起间歇性腹部疼痛、发热、白带增多。输卵管平滑肌瘤与子宫肌瘤一样可发生各类退行性变，并在此基础上出现各种急性或慢性症状。少数情况下肿瘤成为异位妊娠的原因，更少见情况下可与异位妊娠同时破裂。

（四）诊断

主要依靠临床。但因其少见，症状也不典型，常易被忽略。近年来采用腹腔镜技术，对后位子宫用后穹隆镜较为适宜。有条件者亦可进行电子计算机 X 线扫描横断体层摄影。

（五）治疗

对任何输卵管肿块都必须及早作出诊断。大多数情况下应进行剖腹探查及组织学检查。若能排除原发或继发恶性肿瘤，则行单纯输卵管切除术即可，无需进行其他治疗。

常见输卵管良性肿瘤有两种：

1. 输卵管乳头状瘤：输卵管乳头状瘤可发生在生育年龄妇女，对输卵管积水的并发率较高，偶尔亦与输卵管结核或淋病并存。可发生恶变而成乳头状癌。

（1）病理：输卵管扩大变粗，肿瘤直径一般不超过 1 ～ 2 cm。剖面可见肿瘤生长于输卵管黏膜部位。向管腔内发育，呈疣状突起或菜花状肿块。镜下见乳头状结构，乳头表面被单层柱状上皮覆盖，间质为有丰富血管的结缔组织，乳头之长轴上常有一枝较大的血管为其特征，结缔组织可呈水肿。输卵管浆膜及管壁内可有炎性细胞浸润。

（2）临床表现：早期无症状，但由于肿瘤突向管腔造成部分梗阻，且常合并输卵管炎及输卵管周围炎，因而患者常诉有不孕、不同程度的下腹疼痛以及月经过多等症状。随肿瘤的发展，逐渐出现阴道排液、腹痛加重，在少数患者可见腹水。由阴道排出之液体一般为浆液性，无臭味，但合并感染时可呈脓性。当较多量液体通过部分梗阻的输卵管腔向阴道排出时，可出现绞痛。若卵管仍保持通畅，管内液体可流至腹腔而成腹水，但这种情况较少见。盆腔检查可触及由附件形成的包块。乳头状瘤之临床表现与原发性输卵管癌颇相类似。

（3）诊断：主要依靠临床表现。必要时借助于腹腔镜或后穹隆镜检查。有条件可用 CT 检查。虽然子宫卵管造影术亦有一定帮助，若肿块为癌瘤时，这种检查则有引起扩散的可能性，因而宜慎用。

（4）治疗：任何可疑的卵管乳头状瘤均必须行剖腹探查，不可延误。手术切除患侧卵管并送快速切片检查。有恶变者应按原发性输卵管癌进行手术及术后治疗。

2. 输卵管腺样瘤

为最常见的、最引人注意的一种输卵管良性肿瘤。可发生于任何年龄，以育龄妇女为多见。80% 以上伴有子宫肌瘤，未见有恶变病例。其组织来源尚不清楚，学者中争论颇多，通过对肿瘤细微结构的研究，倾向于间叶来源的主张，但内皮、间皮、上皮起源学说，亦有其支持者。

肿瘤体积不大，据多数文献报道介于镜下 3 至 8cm 直径之间。多数位于输卵管浆膜下，质硬。剖面均匀，呈白色或灰红色，虽与周围组织有明显分界，但无完整包膜。镜下可见纤维基质有多量大小不一、形态极不一致的腔隙，覆盖腔隙的肿瘤组胞大小及形态亦极不一致，有的由扁平或梭形细胞被覆，有的则被立方形或柱状细胞所环绕，亦可见由立方形或多边形细胞形成的实质性条索。

临床表现不典型，多数患者是以其并发疾病如不孕、子宫肌瘤、慢性输卵管炎及输卵管周围炎的症状而就诊。在手术中无意被发现者居多。

治疗为手术切除患侧卵管，预后良好。

二、输卵管恶性肿瘤

（一）原发性输卵管癌（简称卵管癌）

起源于输卵管内膜。由于临床上罕见，诊断困难，预后不良而引起注意。

卵管癌虽较其他输卵管肿瘤多见，但与女性生殖器官其他癌瘤相比，仍是最少见。其发病率约占原发性生殖道恶性肿瘤的 1% 以下。

卵管癌的发病原因至今尚未能阐明。常与慢性卵管炎、卵管积水并存，多数患者有不孕史，在单侧性卵管癌患者之对侧卵管亦多数有炎症性改变，因而认为慢性炎症刺激可能是发病的诱因。反之，也有人认为卵管癌在发展过程中坏死、感染亦可引起继发性炎性改变。

1. 病理

肉眼观察：多数癌瘤起源于卵管壶腹部，再向伞端等部位发展。病灶小者，为输卵管稍增大，大者直径可达 17cm。输卵管伞端常闭锁或为癌瘤所堵塞，其外观与输卵管积水或积脓颇相似。浆膜面多光滑，但有时癌组织可穿出浆膜层，常与患侧卵巢、后腹膜、盆底、乙状结肠、直肠有粘连。色紫红，质由软到硬。管壁剖面稍增厚，管内充满灰白色、乳头状或颗粒状癌组织。这种癌组织，质脆易碎，并可由伞端突出管口之外。当癌瘤侵犯卵巢时，产生一团瘤块，其外观与输卵管—卵巢炎性肿块很相类似。

显微镜检查：可将卵管癌分为三种类型；（1）Ⅰ级——乳头状癌：卵管黏膜呈乳头状生长，突向管腔，细胞呈柱状，无纤毛，细胞分化较好，核分裂像少见。基本上不侵犯周围组织；（2）Ⅱ级——乳头状腺泡癌：部分细胞分化不良，核分裂像由少量到中等量。癌细胞形成乳头状，也形成腺泡形，常侵犯卵管浅层；（3）Ⅲ级——腺泡髓样癌：细胞分化不良，核分裂像多见，形成腺泡、实性片状和很少的乳头，侵犯广泛，常见侵犯淋巴管。上述三种类型可以存在于同一标本中，往往难以严格区分，而只能以主要成分定型。

因为转移性卵管癌远多于卵管癌，所以病理诊断卵管癌时必须排除转移癌。卵管癌的诊断要点：（1）局部输卵管上皮必须全部为癌瘤所代替；（2）癌瘤限于输卵管黏膜内，而输卵管肌层、输卵管系膜淋巴管以及输卵管浆膜皆很少被侵犯，即使受侵犯亦较黏膜轻；（3）癌细胞虽无纤毛，但应与输卵管上皮相似；（4）子宫内膜及卵巢无癌瘤，若有癌瘤体积应很小，组织学特征符合由输卵管转移的癌瘤。

2. 临床表现

多数卵管癌发生于绝经期前后的妇女，以 40 ～ 65 岁为多见。但亦有报道发生于 18 岁或 80 岁者。多数卵管癌患者有不育史。常可见到以下几种临床症状：

（1）阴道排液：阴道排出浆液性分泌物为卵管癌最常见的特异性症状。分泌物为癌瘤生长过程中的渗液及溃烂、坏死、脱落的癌组织。患者的输卵管伞端因炎症而闭锁或被癌瘤所堵塞，聚积于管腔之液体因之通过子宫腔由阴道排出，是患者就诊的重要主诉。排液量可多可少，多为浆液性黄水，有时呈血性。一般没有气味，排出液体中可有癌瘤碎屑。

（2）阴道不规则流血：亦是卵管癌常见的症状。卵管癌组织坏死或浸润血管时，均可产生出血并经宫腔排出。也可能是卵管癌侵犯子宫内膜破溃而出血。

（3）腹痛：常表现为一侧下腹部持续性疼痛，伴以间歇性绞痛。疼痛是和肿瘤的体积增大及分泌物的聚积使输卵管壁扩张受压，以及邻近腹膜受到牵拉刺激有关。间歇性绞痛往往是由于较多量的液体或血液通过部分梗死的输卵管所致。间歇性绞痛和阴道排液结合在一起，是诊断卵管癌的典型依据之一。

（4）盆腔包块：约有半数患者就诊前自己已摸到肿块。肿块可为癌瘤本身，亦可为并发之输卵管积水或子宫肌瘤等所形成。多数呈实性或囊实感。包块表面一般光滑，但活动受限制或完全固定不动。包块可因液体大量自阴道排出而缩小，液体积聚后又复增大，此点也很有其特异性。

3. 临床分期

目前，卵管癌尚无统一的国际分期标准。吴葆桢等在 Erez 的卵管癌分期基础上提出的分期标准，较为实用，介绍如下：

Ⅰ期：病变局限于一侧输卵管，未穿出浆膜层。

Ⅱ期：病变穿出输卵管浆膜层或扩散至邻近盆腔器官，并分 A、B、C 三组。

A. 病变穿出浆膜层（包括自然破裂）；

B. 病变扩散至子宫、卵巢或双侧输卵管；

C. 病变侵犯直肠、膀胱或其他盆腔组织。

Ⅲ期：病变超过盆腔范围，但仍局限于腹腔。

Ⅳ期：腹腔外转移。

期别越晚，预后愈差。如病变尚局限于一侧输卵管（Ⅰ期），治愈机会很大。

4. 诊断

卵管癌长期以来被认为是最难确诊的恶性肿瘤之一。但大量的失诊、误诊主要是因为认识不足和疏忽的结果。

（1）临床特征：在临床上，多年来妇产科工作者往往把阴道排液、腹痛和盆腔包块称为卵管癌"三联症"，作为诊断卵管癌的依据。但由于腹痛发生率不高，如要凑齐"三联症"才作出诊断，势必造成失诊。

（2）辅助诊断：

①诊断性刮宫及子宫内膜检查：如宫腔探查未发现异常，分段刮取之内膜病理检查阴性，B 型超声检查，明确无黏膜下子宫肌瘤，则应怀疑卵管癌的可能性。若内膜检查发现癌瘤，虽应首先考虑子宫内膜癌，但亦应考虑卵管癌宫腔转移的可能性。

②脱屑细胞学检查：为取得卵管癌脱落细胞，不能只作宫颈刮片，更需要是取后

穹隆排液的吸片。若临床可疑而多次阴道细胞学检查阴性时，可进行宫腔吸出物涂片检查，会提高阳性率，确立诊断。若宫腔吸片仍阴性，可进行输卵管吸液直接检查其脱屑细胞。我们第一例为双侧卵管已结扎，疑为卵管癌病例，在其一侧卵管近侧段，由卵管顺利吸出淡红色浆性液体，涂片见核异质细胞，提供临床参考。

通过宫腔镜可以清楚看见输卵管开口，以生理盐水作膨宫液，不影响细胞形态。在其操作孔（内径 2.4mm）插入外径 1.5mm 之塑料管，在直视下慢慢向输卵管腔插入以便估计插入之深度，遇有抵抗或达到预计深度为止。然后用 2ml 注射器接于塑料管另端预先插好的钝头针头上，抽吸输卵管内液体，见有液体吸出后，取出宫腔镜，并用注射器将塑料管内的液体喷布在玻片上，推成薄片，立即用乙醚及 95% 酒精各半之混合液固定。宫腔镜检查注意膨宫液压力不能太高，避免癌瘤扩散。

③腹腔镜检查：对可疑病例可借助腹腔镜直视检查以明确诊断。

（3）剖腹探查：对抗感染治疗无效之输卵管炎性包块，包括卵管积水，宜放宽手术指征，及时进行剖腹探查。可疑病例均应进行快速病理切片以提高诊断。

5. 预后

输卵管癌在早期容易失诊、误诊，延误治疗时机，又加其恶性程度较高，预后多数不良。早年的报道，有的治愈率不到 20%；但五十年代以后之报道，其五年治愈率接近 40%。治愈率之提高是由于：（1）近年来倾向于放宽输卵管炎性包块手术指征，从而使很难诊断之输卵管癌得到早期治疗之机会；（2）近代对手术治疗之方法有很大改进，同时化疗、放疗、同位素治疗等方面都有很大进步。

6. 治疗

采用手术加化疗或手术加放疗的综合疗法。

（1）手术治疗：卵管癌的复发和卵巢癌一样，有一个共同特点，即多局限于盆腔或腹腔。因此，一次彻底的手术非常必要。关于手术范围，除行双侧附件切除、全子宫切除、大网膜大部切除及阑尾切除外，凡肉眼所见转移瘤均宜尽最大可能一一清除。如肿瘤和后腹膜有粘连时，应切开后腹膜，游离输尿管，并将与癌瘤粘连之后腹膜切除。乙状结肠或直肠之转移病灶，如仅侵入浆膜，则将之剔除干净，如已有深层浸润者，则应作肠管局部切除，并进行肠吻合术，如病变位置太低，切除后无法吻合，可行结肠造瘘术。虽病变已达 III 期，彻底切除癌瘤之可能性很小时，亦宜将原发癌及体积较大之转移癌尽量切除，留下的小癌瘤，争取在术后用化疗或放疗加以控制。总之，要尽一切可能将癌瘤切除干净。

（2）化疗：目前文献尚无成熟的、系统性的化疗方案。我们认为原则上，化疗应与手术治疗结合使用，且化疗药量应足够。卵管癌为实体癌瘤，手术切除癌瘤即等于杀灭消除了大量癌细胞的增殖细胞群与非增殖细胞群。根据肿瘤细胞的生长规律，当肿瘤细胞遭到破坏时，残余的肿瘤细胞将迅速地增殖。因此，手术后宜用大剂量化疗，期望使癌细胞能达到彻底杀灭，才可获得满意疗效。具体方法：手术时缝合腹膜前，放置细胞周期特异性 S 期药物（如 5-Fu 1g）于后腹膜切口周围、下腹部与盆腔；术后第一天起重复用 5-Fu，以 26mg/kg 计算，加于 5% 葡萄糖液 500ml 内作静滴，6 小时内滴完，每天一次，连续 4 天，以杀灭残存的以及由 G_0 期进入增殖周期的 G_1 期及 S 期癌细胞。用药期间，血象一般无明显下降。停药 2 ～ 3 天，给细胞周期非特异药物环磷酰胺 0.8 ～ 1g（生理盐水 60ml 稀释缓缓静脉推入），每日一次，连续三天。上述治疗为一个疗程。使用这种大剂量环磷酰胺冲击，骨髓功能可受到明显抑制，宜密切注意，及时采取措施。停药 2～3 周左右，造血功能恢复后，再开始第二疗程。一般情况下，术后连续使用两个疗程即可（若癌瘤已达 II 期 C 者，可适当增加疗程）。此后，应于停药 3 个月后再进行另一疗程，此时 5-Fu 及环磷酰胺的用量可酌减，每 3 月一次共一年。尔后每半年治疗一次，最少持续三年。实践证明，这种按细胞动力学设计的治疗方法，效果较好，反应较轻。

（3）放射治疗：亦可用手术加放疗，但应有足够的放射量。用 20～25cm 菱形照射野作体外 ^{60} 钴照射，剂量应达 40Gy。近些年来，放射治疗技术不断进展，有在手术后采用超高压放射治疗，使深部盆腔组织得到足够的放射剂量，极大地提高了疗效。治愈率均有所提高。在随诊过程中，如出现盆腔局部复发，仍可考虑再次切除并辅以化疗或放疗。

（二）转移性输卵管癌

远较原发性多见，占输卵管恶性肿瘤之 80～90%。其原发癌多数在卵巢和宫体。对侧卵管癌、宫颈癌、直肠癌、乳腺癌、消化道癌亦可转移至输卵管。显微镜下其病理组织形态与其原发癌灶相似。

继发性输卵管癌的诊断标准有下列几项：

1. 癌瘤主要在输卵管表层，输卵管黏膜正常或显示慢性炎症。若输卵管黏膜受累，则侵犯亦表浅，且较少。输卵管黏膜若发生广泛癌瘤改变，提示原发性输卵管癌。

2. 癌细胞与原发癌（如卵巢、宫体、宫颈或胃肠等癌）相似，最好查对原发癌。

3. 输卵管肌层和系膜的淋巴管内一般有癌细胞存在，而输卵管内膜淋巴管则很少有癌细胞。

转移性输卵管癌的临床表现因其原发癌不同而有所差异。但亦有部分患者其原发癌症状并不明显，而以腹胀或腹部包块就诊。检查有时可见腹水症，盆腔检查附件可触及包块。

其治疗按原发癌已转移之原则进行。

三、其他输卵管肿瘤

（一）原发性输卵管绒毛膜上皮癌

来源有两；（1）由输卵管妊娠的滋养叶细胞演变而成，称妊娠性绒癌；（2）来源于异位的胚性残余或具有形成恶性畸胎瘤潜能的未分化胚细胞，称非妊娠性绒癌，这种情况十分罕见。

1. 病理

输卵管表面暗红色或紫红色，小者为一稍大的输卵管，大者为输卵管与周围组织黏合成一不规则的肿块，表面有暗红结节。剖面见充血、水肿、管腔扩张、腔内充满坏死组织及血块。镜下见朗罕氏细胞及合体细胞增生，失去绒毛形态，癌瘤部位有广泛出血及坏死。

2. 临床表现

卵管非妊娠性绒癌，绝大多数于 7～14 岁发病，出现性早熟症状。妊娠性绒癌主要发生于生育年龄妇女，有输卵管妊娠之症状。盆腔检查宫颈触痛明显，子宫正常大小或稍大，一侧附件触及不规则柔软之肿块，有触痛，活动性差。

3. 诊断

主要依靠临床表现结合尿或血液内绒毛膜促性腺激素之测定，以及 X 线胸片所见。易误诊为输卵管妊娠，甚至在术中仍不能辨认。应术前进行绒毛膜促性腺激素之测定及 X 线胸片检查，诊断率则可提高。

4. 治疗

同子宫绒毛膜上皮癌。若怀疑已侵犯至阔韧带者、术前应先进行充分的化疗，否则，虽术中先结扎髂内动脉亦难以控制出血。第一疗程可在患侧股动脉处找一小分支、插入直径 1.5～2mm 的塑料管达髂总动脉水平，将 5-Fu 1000mg 用 5% 葡萄糖液加至100ml 缓缓自该管推进，药物可以通过子宫动脉输卵管支及卵巢支以较高浓度弥散于癌瘤处。药物推进后，再用少许 5% 葡萄糖液推入，使管内不再有药物停留，然后，管内灌注 3.8% 枸橼酸钠，用血管钳描住远侧端，热灼管口，使之黏合，松开血管钳，盖以消毒纱布，保持无菌。第二天用时；75% 酒精消毒塑料管，剪去黏合之一段，再重新推入 5-Fu，每日一次，共五次，然后拔管。拔管后在该处加压力并静卧一天。停药 1～3 天开始静滴放线菌素 D6～9pg/kg 体重，溶于 5% 葡萄糖液 500ml 内，6 小时滴完，每日一次共 5 次。停药 8～10 天待骨髓功能恢复后重复第二疗程。第二疗程中，5-Fu 改用静脉点滴。这种按细胞动力学设计的治疗方法毒性较轻而效果良好。5-Fu 为细胞周期特异性药物，用以杀灭处于增殖周期中的 S 期及 G0 期癌细胞。放线菌素 D 为细胞周期非特异性药物，用以杀灭残存的以及由于使用 5-Fu 杀伤大量癌细胞后由 G0 期进入增殖周期的各期癌细胞。一般使用 2～3 疗程，待肿瘤缩小后再进行手术，不但出血少，且有利于彻底剔除病灶。术后继续化疗至治愈为止。治愈标准同子宫绒毛膜上皮癌。

（二）原发性输卵管肉瘤

非常少见。其临床症状主要为阴道排液，所排液体为浆液性，若有继发感染时，则排出液呈脓性。肉瘤坏死、脱落或侵犯血管时，可发生出血使液体呈血性。另一主要症状为腹胀和腹痛，可局限于盆腔部，亦可为全腹性。下腹包块亦为常见症状，由于肉瘤生长迅速，患者常可自己触及。全身无力、消瘦等恶病质症状可以很早出现。检查时，常可见腹水体征及盆腔附件包块。治疗方法同原发性卵管癌，但在化疗药物选择上，细胞周期特异性药物选用 MTX 以代替 5-Fu。

（三）其他输卵管恶性肿瘤

输卵管其他恶性肿瘤，如恶性中胚叶混合瘤，癌肉瘤、恶性畸胎瘤等虽均有报道，但均极罕见。

（乔明霞）

第十节　卵巢肿瘤

一、卵巢上皮性癌

上皮性卵巢癌是最常见的卵巢癌，占卵巢恶性肿瘤的 80%～90%。卵巢上皮癌多见于中老年妇女，在 50 岁以上妇女的卵巢恶性肿瘤中，卵巢上皮癌约占 90%。由于卵巢位于盆腔深部，这给卵巢癌的早期诊断造成很多困难，在临床诊断时，70% 的卵巢癌已是晚期。卵巢上皮癌也是死亡率最高的妇科恶性肿瘤，死亡率高达 70%。因此，卵巢上皮癌的诊断和治疗是妇科肿瘤学家面临的最严峻挑战。

（一）流行病学

1. 发病率

就世界范围而言，卵巢癌在最为常见的恶性肿瘤中位于第七位。在美国，卵巢癌是妇女中第四个最为常见的恶性肿瘤，也是死于妇科恶性肿瘤的首要原因。在妇女的一生中发生卵巢癌的危险几率约为 1/70，或为 1.4%。卵巢上皮癌在年轻的妇女中较为少见，但在 40 岁以后发病率开始上升，60 ～ 65 岁是发病的高峰，此后发病率又开始下降。卵巢上皮癌的发病也有地域性的特点，斯堪的纳维亚半岛、以色列和北美是卵巢癌的高发区，而日本和一些发展中国家卵巢癌的发病率则较低。

2. 危险因素

卵巢癌的发病原因目前仍不清楚，但下列一些因素可以增加或减少卵巢癌发病的危险。例如，年龄大于 40 岁、白种人、不育、有子宫内膜癌或乳腺癌的历史，或有卵巢癌的家族史，这些因素已被证明可增加卵巢癌发病的危险。而分娩、口服避孕药、哺乳、输卵管结扎和子宫切除则被证明可降低卵巢癌的发病危险。

3. 家族史

卵巢癌家族史以及其他恶性肿瘤，例如乳腺癌、内膜癌和结肠癌的家族史与卵巢癌发病的关系近来有很多研究报告，并发现卵巢癌家族史，尤其是遗传性卵巢癌综合征（HOCS）与卵巢癌的发病有密切的关系。众所周知，在妇女的一生中发生卵巢癌的危险几率约为 1/70，或为 1.4%，但是如果有一个一级亲属患有卵巢癌，则发生卵巢癌的危险几率将增加至 5%，如果有两个一级亲属患有卵巢癌，发生卵巢癌的危险几率将增加至 7%。如果是遗传性卵巢癌综合征（HOCS）家族中的成员，则发生卵巢癌的危险几率将增加至 20% ～ 59%。最近的研究还发现，BRCA1 基因表达与遗传性卵巢癌综合征（HOCS）有密切的相关性。而且 BRCA1 基因已用于卵巢癌高危人群的筛查。

（二）组织病理学

上皮性卵巢癌来自卵巢表面的生发上皮，该上皮与腹腔间皮连续，代表一种变异的间皮。卵巢生发上皮具有多极化分化的特点，因此卵巢上皮癌的组织病理学也较为复杂。卵巢上皮癌的组织病理学分类如下：①浆液性卵巢癌；②黏液性卵巢癌；③子宫内膜样癌；④透明细胞癌；⑤移行细胞癌；⑥未分化癌；⑦混合性上皮癌。根据肿瘤细胞的分化程度还应将上皮性卵巢癌进行组织学分级，G_1 为高分化，G_2 为中分化，G_3 为低分化或未分化。

（三）临床表现

1. 腹胀和盆腹部包块

这是最为常见的症状。当早期盆腹腔包块不大时，患者不易察觉。包块较大或有腹水时，可有腹胀感，有时也会有腹痛。当大网膜转移严重而成饼块状时，可在上腹腔触及浮球感或大包块。当盆腔或腹腔有种植转移，或体位使包块牵引周围器官或肿瘤扭转时，就会有腹痛。

2. 腹水

这是卵巢癌较为常见的体征，不少患者是因为腹水产生的一系列症状才来就诊。晚期患者，尤其是有大网膜饼的患者，腹水量很大，可导致严重的腹胀。有时还伴有胸腔积液，发生率约为 10%，有一部分胸腔积液可能为梅格斯综合征所致。

3. 晚期卵巢癌

可有低热、食欲缺乏、恶心、呕吐、便秘和腹泻等胃肠道症状，有时还伴有气短和尿频等压迫症状。一部分患者还可出现消瘦、体重减轻甚至恶病质。

4. 阴道不规则出血或月经不调

这是偶见的症状，出血的原因有以下可能：①肿瘤间质组织产生雌激素使子宫内膜增生；②同时合并子宫原发癌；③卵巢癌转移至子宫、宫颈或阴道。

（四）诊断

1. 诊断的依据

（1）年龄：50 ～ 60 岁的围绝经期妇女、不育史及子宫内膜癌或乳腺癌的历史，或有卵巢癌的家族史等，这些对诊断均是重要的线索。

（2）腹胀、腹痛及胃肠不适

虽不特异，但它是卵巢癌最为常见的症状。早期卵巢癌患者也可无任何症状。

（3）盆腹腔包块，尤其是囊实性或实性，不规则，固定的肿块，体积大于 6 cm，这是卵巢癌最重要的体征。在体检时应格外注意。

（4）子宫直肠窝结节：卵巢癌的转移多发生在卵巢肿瘤附近的腹膜上，最为常见的部位是子宫直肠窝，形成子宫直肠窝结节或包块。这种结节或包块，一般较硬，而且固定，边界不规则。子宫内膜异位症和盆腔结核有时也会有子宫直肠窝结节，临床需要鉴别。

（5）腹水：腹水是诊断卵巢癌重要的线索之一。有些卵巢癌病例原发瘤不大时，即可产生大量腹水，腹水可为淡黄色，也可为血性。因腹水过多，不能一次放尽，使盆腹腔包块不易摸清。由于腹水增长较快，加之肿瘤不大，盆腔检查有可能漏诊。结核性腹膜炎和子宫内膜异位症有时也可伴有腹水，这种情况临床上很难鉴别。

2. 辅助诊断方法

（1）肿瘤标记：CA125 是目前被认为对卵巢上皮癌较为敏感的肿瘤标志，阳性率可达 80% ～ 90%，但其特异性不够强，某些良性妇科疾病或其他类型的腹腔内恶性肿瘤也可使血清 CA125 水平升高。例如，盆腔结核、子宫内膜异位症、盆腔炎、卵巢生殖细胞肿瘤或卵巢转移癌有时也可伴有血清 CA125 升高，但是上述这些情况中，CA125 的值升高幅度较小，因此，血清 CA125 用于卵巢癌的诊断，必须结合临床表现，进行综合分析。CA125 对卵巢浆液性癌较为敏感，对卵巢黏液性癌敏感性较差，阳性率仅为 50% ～ 60%。这时需结合其他的肿瘤标记，如 CA199、CEA 等，进行多种肿瘤标记联合检测，这对卵巢癌的诊断很有意义。

（2）影像学检查：超声检查在卵巢癌的诊断上具有重要的意义。超声检查对测定卵巢的外形、大小、轮廓及性质均比较准确，加上它使用方便，价格低廉，又可反复操作，不受射线的威胁等优点，格外备受青睐。近年来，随着超声技术和仪器设备不断发展，阴道超声和 Doppler 超声逐步应用于临床，这样便大大提高了超声检查在卵巢癌的诊断上的准确性。CT 和 MRI 检查在卵巢癌的诊断上也很有价值，它们不但能提供清晰的图像，而且还能显示肿瘤与周围器官的解剖关系，对指导手术很有帮助。

（3）腹水细胞学检查：腹水或腹腔冲洗液细胞学检查对判断肿瘤的良恶性和进行分期均有重要的意义。卵巢癌的转移途径主要是腹腔内播散，即使是早期卵巢癌，也可在腹水细胞学检查中发现癌细胞，卵巢癌细胞学阳性率可达60%。但是，腹水细胞学检查阴性，不能除外卵巢癌。

（4）腹腔镜检查：对可疑的病例，腹腔镜检查在直视下可以立即明确诊断，同时还可进行活检。明确组织学诊断对鉴别原发癌和转移癌很有帮助。腹腔镜检查还可确定卵巢癌的转移范围，特别是横膈部位的转移，腹腔镜检查视诊比开腹检查更为清楚，并对卵巢癌的正确分期很有帮助。

（五）卵巢癌的手术治疗

手术是卵巢恶性肿瘤最主要的治疗手段之一。卵巢恶性肿瘤的手术目的有三大类：①诊断性手术：术中取活检获得病理诊断，明确肿瘤分期，评价治疗的效果；②治疗性手术：首次肿瘤细胞减灭和再次肿瘤细胞减灭术，尽量彻底切除肿瘤；③姑息性手术：解除患者症状，改善生活质量。卵巢恶性肿瘤的手术目的、范围和操作应根据肿瘤的组织学类型、临床分期以及患者之具体情况而有所不同。近年来，有关卵巢恶性肿瘤的手术治疗研究主要集中在早期卵巢癌的手术，肿瘤细胞减灭术的意义，间隙性肿瘤细胞减灭术，腹腔镜手术，保留生育功能手术和二次探查术等方面。出现了一些新观点、新概念，使卵巢恶性肿瘤的手术更加具体，更加明确。

1. 全面确定分期探查手术（comprehensive staging laparotomy）

这个手术是早期卵巢癌的基本术式，包括：①腹部纵切口（从耻骨联合至脐上4横指），应保证腹腔内有足够显露和视野，上腹部器官和腹膜后淋巴结能仔细探查；②全面盆腹腔探查；③腹腔细胞学（腹水，或盆腔、结肠侧沟、上腹部之冲洗液）；④大网膜切除；⑤全子宫和双附件切除（卵巢动静脉高位结扎）；⑥仔细探查及活检（粘连、结扎及可疑部位，特别是结肠侧沟、膈肌和肠系膜等）；⑦盆腔及腹主动脉旁淋巴结清除（肠系膜下动脉水平）。

"全面分期探查术"是近年来提出的新出手术名称，适合于早期（临床Ⅰ期，Ⅱ期）卵巢癌，主要的目的是准确分期。众所周知，卵巢癌的FIGO分期是建立在手术探查和病理诊断基础上的手术分期，是全世界统一的判断病期早晚和估价预后的指标。分期不同，治疗效果和预后有极大的差别。FIGO Ⅰ期卵巢癌患者5年存活率为60%～90%，而Ⅲ、Ⅳ期患者5年存活率为2.4%～23%。另外，在寻找有效治疗方法和方案时，其治疗对象必须是同一FIGO期别治疗效果才有可比性。否则，将严重影响对卵巢癌有效治疗方案的探索。由此可见，获得准确的FIGO分期是治疗卵巢癌最关键的一环。然而，卵巢癌准确分期的重要意义，并未得到普遍的重视，往往只是根据开腹后粗略的探查结果进行分期，这样就可能会遗留一些亚临床的转移。近20年来的大量临床资料表明，一些术中大体检查肿瘤局限在卵巢的卵巢恶性肿瘤，已有卵巢外的隐性转移。McGowan等分析了291卵巢原发癌，发现46%的分期是不准确的，常偏低。美国妇科肿瘤协作组（GOG）曾对100例第一次手术诊断为Ⅰ期和Ⅱ期早期卵巢癌的患者再行第二次分期探查术，发现需要期别提高者竟达31%，在这些患者中，约75%实际上是Ⅲ期卵巢癌。北京协和医院沈铿等人的研究也表明，对术中大体检查肿瘤局限在卵巢的卵巢上皮癌患者施行全面分期探查术，腹膜后淋巴结转移为13.5%，这些患者也属FIGOⅢ期。由此可见，对早期卵巢癌患者，应按照FIGO的分期标准，进行手术及病理的全面细致检查，才能得到准确的分期结果。全面分期探查术的另一个重要意义是指导术后的治疗。这不仅对需要化疗的患者有利，而且对不需要化疗的患者更是重要。美国 GOG 对 81 例 FIGO ⅠA 或ⅠB 高 / 中分化的卵巢癌进行前瞻性随机对照研究，结果表明：化疗组 5 年生存率为 94%，观察组 5 年生存率为 98%，两组间无统计学意义（P ＞ 0.05）。结论为：对于预后好的早期卵巢癌患者，全面分期的手术已是较为充分的治疗，术后不必再用化疗。早期卵巢癌的术后化疗仅用于具有高危因素，预后不良的患者。

全面分期探查术应注意的问题：

（1）腹膜后淋巴结的探查和切除：腹膜后淋巴结是卵巢癌的主要转移途径，即使探查时发现肿瘤局限在卵巢，也可有 10.7% ～ 18% 的腹膜后淋巴结转移，其中盆腔淋巴结转移率为 9%，腹主动脉旁淋巴结转移率为 9.8%。此外，仅靠徒手触诊或选择性的淋巴结活检都可能会有遗漏，系统的淋巴结切除术更为准确、可靠。所以，包括腹主动脉旁淋巴结在内的腹膜后淋巴结的探查和切除应作为全面分期探查术的重要内容。

（2）横膈部位的探查：横膈也是卵巢癌常见的转移部位，临床Ⅰ期的卵巢癌也可有 11% 的横隔转移。由于早期卵巢癌横膈转移灶较小，大多为亚临床状态，加上横膈位于腹腔的较深部位，探查很困难，只能靠徒手触诊，常不够完全、准确。如能补充细胞学刮片检查，或术中使用腹腔镜放大检查，可能会提高横膈探查的准确性。

（3）腹腔液细胞学检查：术中留取腹水或腹腔冲洗液进行细胞学检查是进行全面分期探查术的重要内容之一。Ⅰ期卵巢癌可有 20% ～ 30% 的腹腔冲洗液细胞学检查阳性。但是，也有一些研究的阳性率较低。充分冲洗腹腔后，尽量收集较多的标本，先加抗凝剂，再用固定液固定，离心后收集沉渣进行检查，有可能会提高阳性率。

（4）卵巢上皮癌保留生育功能：对于上皮性卵巢癌施行保留生育功能（保留子宫和对侧附件）的手术仍有一些争论，但是，对未生育的年轻妇女发生卵巢癌后，尤其是早期卵巢癌，确实应该考虑保留生育功能。一般认为，对于上皮性卵巢癌施行保留生育功能（保留子宫和对侧附件）的手术应是谨慎和严格选择的，必须具备以下条件方可施行：①患者年轻，渴望生育；②Ⅰa 期；③细胞分化好（G_1）或交界性瘤；④对侧卵巢外观正常、活检阴性；⑤腹腔细胞学阴性；⑥"高危区域"（子宫直肠陷凹、结肠侧沟、肠系膜、大网膜和腹膜后淋巴结探查及活检均阴性）；⑦有随诊条件；⑧完成生育后视情况再行手术切除子宫及对侧附件。

但对卵巢生殖细胞肿瘤，不论期别早期，均应施行保留生育功能的手术，对低度恶性肿瘤和交界性肿瘤，可根据情况施行保留生育功能的手术。

2. 再分期手术（restaging laparotomy）

这是在充分理解全面分期探查术的意义后提出的一个新的手术名称，是指首次手术未进行确定分期，未做肿瘤细胞减灭术，亦未用药，而施行的全面探查和完成准确分期的手术。通常是在急诊手术（如卵巢肿瘤扭转）或由于认识和技术原因，只做了肿瘤切除或附件切除之后，再次进行的手术。手术的内容和步骤与全面分期探查术完全一样。如已经给予了化疗，则不能称为再分期，而属于第二次剖腹手术。

3. 肿瘤细胞减灭术

尽管几十年来，妇科肿瘤学家坚持不懈的努力寻找早期诊断卵巢癌的方法，但是大部分患者在诊断时已是 FIGOⅢ期或Ⅳ期卵巢癌。这些患者常伴有大量腹水和盆腹腔包块。在剖腹探查时，要想完全切除肉眼所见的肿瘤常常相当困难。对于这样的患者，分期是显而易见的，已不再是重要的问题，外科医师面临的问题是我能将肿瘤切除多少，手术的彻底性会怎样。肿瘤细胞减灭术是指尽最大努力切除原发灶及一切转移瘤，使残余癌灶＜2 cm，主要适合于晚期卵巢上皮性癌，晚期性索间质肿瘤等。其手术方法和（或）范围是：①足够大的直切口；②腹水或腹腔冲洗液细胞学检查；③全子宫双附件或盆腔肿物切除，卵巢动静脉高位结扎；④从横结肠下缘切除大网膜，注意肝、脾区转移并切除；⑤膈肌、结肠侧沟、盆壁腹膜、肠系膜及子宫直肠陷凹转移灶切除及多点活检；⑥肝、脾转移处理；⑦腹主动脉旁及盆腔淋巴结切除；⑧阑尾切除及肠道转移处理。

对于绝大多数人类实体瘤来说，只有将所有的肿瘤彻底切尽，手术才有意义，但是对卵巢癌来说，即使肿瘤不能被彻底切除，只要将肿瘤体积尽可能缩减，手术就有意义，这点已被理论和实践充分证明，肿瘤细胞减灭术在理论上的意义 Griffiths 等人已做了很好的解释，主要是对细胞生长动力学和细胞毒性化疗药物对肿瘤细胞杀伤的影响。目前认为，人类实体性肿瘤的生长和退化是遵循冈伯兹模型进行的，也就是说，肿瘤细胞的生长速率随着肿瘤本身体积的增大而下降，这主要是血供和营养的相对缺乏所导致。此外，大块状的肿瘤中含有较多的静止期或非增殖期的细胞，这对化疗很不利。肿瘤细胞减灭术在理论上最重要的意义直接反映在残余肿瘤结节对化疗的敏感性上。大块的肿瘤切除去除了血供差的肿瘤，这些肿瘤对化疗是不敏感的。另外，根据冈伯兹的模型，肿瘤细胞减灭术可导致大量的静止期细胞转向活跃的分裂期，以此来增加化疗的敏感性。Griffiths 等人的研究还表明，体积在 0.1 ～ 5 mg 之间的小的肿瘤种植结节中 100% 的肿瘤细胞处在活跃的分裂期。近期的研究发现，化疗耐受的产生是肿瘤细胞自发突变转向药物耐受型细胞所导致。随着肿瘤体积和细胞数量的增加，突变和药物耐受细胞集落形成的几率也随之增加。因此，肿瘤细胞减灭术在理论上的另一个重要意义是它可去除已经形成的耐药细胞集落，同时还可以减少新的耐药细胞产生。一些研究还揭示，肿瘤细胞减灭术主要的意义在于手术切除了大块肿瘤，剩下较小的肿瘤依靠术后化疗来消灭。如果手术能将 1 kg 的肿瘤缩减为 1 g，这就代表着将肿瘤细胞数从 10^9 减至 10^6。当然，这样彻底的肿瘤细胞减灭术常常很难达到，即使能做到，肿瘤细胞在化疗期间也还会再次生长。从这一点来看，肿瘤细胞减灭术仅对手术将肉眼所见的肿瘤全部切尽，残余瘤小于 1 g 的患者才有意义。

在临床上，卵巢癌肿瘤细胞减灭术的意义是不言而喻的。但是，迄今为止还未见与此相关的前瞻性临床随机化研究报告。美国的 GOG 曾经想做这项工作，但后来因为对照组的病例较少未能实现。这从另一方面也反映了肿瘤细胞减灭术对于卵巢癌来说是多么重要。卵巢癌肿瘤细胞减灭术的临床意义主要表现在以下几个方面：

（1）解除患者的症状，改善生活质量。对于晚期卵巢癌患者，肿瘤细胞减灭术切除了大块肿瘤，解除了大量腹水产生的来源，不仅改善了患者的症状，而且还去除了肠梗阻的潜在危险，同时也减少了因肿瘤生长对代谢造成的影响，有助于患者维持较好的营养状态。

（2）增强术后化疗的效果。在理论上，肿瘤细胞减灭术对术后化疗的影响已得到很好的阐述。临床上 Matthew 等人的研究也对此进行了很好的论证，他们分析了近 10 年来的有关文章 12 篇，发现满意的肿瘤细胞减灭术后患者对化疗的完全缓解率达 43%，而不满意的肿瘤细胞减灭术后患者对化疗的完全缓解率仅为 24%。肿瘤细胞减灭术的彻底性直接影响术后化疗的效果。

（3）改善患者的预后。这是卵巢癌肿瘤细胞减灭术最重要的临床意义。有关这方面的研究很多，Matthew 等人分析了近 10 年来的有关文章，得出的结论是，经过满意的肿瘤细胞减灭术后，患者的疾病缓解期（progression-free interval）平均可达 31 个月，生存期可达 36 个月；而不满意的肿瘤细胞减灭术后，患者的疾病缓解期仅平均为 13 个月，生存期也仅为 16 个月。最有说服力的研究是最近 Hoskins 等人报告的 GOG 二项研究，结果显示，对于 FIGOIII 期卵巢癌，在肿瘤细胞减灭术后，无肉眼可见残余瘤者，4 年生存率为 60%；残余瘤＜2 cm 者，4 年生存率为 35%；残余瘤＞2 cm 者，4 年生存率小于 20%。结论是：满意的肿瘤细胞减灭术（残余瘤＜2 cm）可明显改善患者的预后。然而，一旦残余瘤＞2 cm，无论手术多大，均不能改善患者的预后。在这个研究的基础上，美国国立卫生研究院（NIH）发表了有关卵巢癌合理治疗的声明，文中指出最大限度的肿瘤细胞减灭是非常重要的，因为微小的残余瘤与改善患者的预后密切相关。

4."中间性"（或间隔性）肿瘤细胞减灭术

对于绝大部分卵巢癌患者，要想进行满意的肿瘤细胞减灭术，将残余瘤缩减为＜2 cm 是相当困难的，根据文献报告仅 35% 的患者能够达到满意的肿瘤细胞减灭术（残余瘤缩减为＜2 cm）。由于残余瘤＞2 cm 的患者预后差，怎样对他们进行合理的治疗是妇科肿瘤医师面临的又一个严峻挑战。为了解决这一问题，对于某些估计难以切净或基本切净的晚期卵巢癌病例，先用 3～5 个疗程化疗，然后再行肿瘤细胞减灭术，这就是所谓的"中间性"（或间隔性）肿瘤细胞减灭术。这种手术能否促使减灭术之成功？能否对治疗有利？能否改善患者的预后？这些都是近年来大家比较关心，而且引起很多争议的问题。欧洲癌症治疗研究协作组（EORTC）最近对中间性（或间隔性）肿瘤细胞减灭术在晚期卵巢癌中的治疗价值进行了大规模的前瞻性临床随机化对照研究。他们对晚期卵巢癌先用 3 个疗程的顺铂＋环磷酰胺联合化疗，然后一组患者进行中间性（或间隔性）肿瘤细胞减灭术，另一组患者不做手术，然后再继续完成另外 3 个疗程的顺铂＋环磷酰胺联合化疗。结果显示，与对照组相比，做过中间性（或间隔性）肿瘤细胞减灭术的患者预后较好，疾病缓解期为 18 个月（对照组为 13 个月），总生存期为 26 个月（对照组为 20 个月）。北京协和医院也对中间性（或间隔性）肿瘤细胞减灭术进行了初步研究，结果提示这种手术可促使减灭术之成功，提高肿瘤细胞减灭术的质量，但并不改善患者的预后。也有一些研究显示中间性（或间隔性）肿瘤细胞减灭术对日后化疗不利，患者容易产生耐药，仍应力争尽早完成肿瘤细胞减灭术。总之，中间性（或间隔性）肿瘤细胞减灭术对卵巢癌的治疗价值目前还不十分清楚，还需要进行更深入的研究。

5. 二次探查手术（second-look Laparotomy）

是指经过满意的、成功的肿瘤细胞减灭术一年内，又施行了至少 6 个疗程的化疗，通过临床物理学检查及辅助或实验室检测（包括 CA125 等肿瘤标志物检测）均无肿瘤复发迹象而施行的再次剖腹探查术。其目的在于了解盆腹腔有无复发癌灶，作为进一步监测和治疗之依据：①切除所见癌灶；②阴性发现，巩固化疗或停止化疗；③阳性发现，改变化疗或治疗方案。"二探"的内容包括全面细致的探查与活检；腹腔冲洗液细胞学；多点活检。这适于原来晚期的卵巢上皮癌病例，对于交界性瘤、Ⅰ期上皮性癌、恶性生殖细胞肿瘤、性索间质肿瘤等可不作"二探"，这些肿瘤如在监测下有复发可再行手术切除。

对"二探"的临床价值，近年来也有较多的争论。尽管普遍认为，对晚期卵巢癌，"二探"的结果可用来指导今后的治疗，但是，至今还没有有关"二探"手术本身是否具有治疗价值的前瞻性研究。回顾性研究结果支持二探和再次肿瘤细胞减灭术可改善卵巢癌患者总的生存率。虽然早先的资料提示二探并不提高卵巢癌患者的生存率，但是这些研究并没有使用新的二线化疗药物，例如 Taxotere 等，最近美国 GOG 的研究表明，对二探发现微小残余瘤的患者给予腹腔紫杉醇化疗，可获得 65% 的手术完全缓解。尽管缓解期还没有最后确定，但这些研究提示对于某些患者，二探可能会有治疗作用，尤其对于二探阴性随后巩固治疗和二探发现微小残余瘤随后腹腔化疗的患者，二探术的意义可能会更大些。另外，毫无疑问二探是评价化疗效果最精确、最有效的方法。二探的结果可有助于研究者在较短时间内制定出新的有效化疗方案，不需要等待到研究后的 5～7 年才能做出决策。

获得二探阴性的几率与首次肿瘤细胞减灭术的彻底性有关。不满意的细胞减灭术后，二探阴性率为 23%，而满意的细胞减灭术后，二探阴性率可达 50%。III 期卵巢癌患者首次肿瘤细胞减灭术如能切除所有肉眼可见的肿瘤，二探阴性率可达 70% 以上。然而，二探阴性并不意味着治愈了卵巢癌，因为即使再仔细的二探也会遗漏隐蔽的微小病变，有时卵巢癌也会转移到腹腔以外的部位，这些部位二探手术是无法发现的。大量的研究已证实，二探阴性的卵巢癌还会有 50% 的复发。与复发有关的因素是分期、组织学分级、首次肿瘤细胞减灭术后残余瘤的大小等。一旦肿瘤复发，预后都很差，很少患者能够治愈。在二探术中发现较大的残余瘤，约 80% 的患者在术后 36 个月内死亡；而二探为镜下阳性者，预后都很好，5 年生存可达 70%。对于这一组患者，应该格外重视，应给予积极的治疗。

（1）各种类型和期别卵巢恶性肿瘤的手术选择：①交界性瘤：手术范围视患者年龄（包括生育状况）及临床分期而定。Ⅰa 期，年轻有生育要求者行患侧附件切除，对侧卵巢剖探，腹腔冲洗液细胞学检查及多点活检；Ⅰa 期，年龄大，或无生育要求或Ⅰb、Ⅰc 期者，行全子宫双附件切除，大网膜、阑尾切除；Ⅱ、Ⅲ、Ⅳ 期者，施行肿瘤细胞减灭术。②早期卵巢上皮性癌：全面确定分期的剖腹手术，高度选择的保留子宫及对侧附件，如前述。③晚期卵巢上皮癌：肿瘤细胞减灭术。④恶性生殖细胞肿瘤：这类肿瘤多发于年轻女性，主要有未成熟畸胎瘤、内胚窦瘤和无性细胞瘤等，虽为恶性，但对化疗敏感，且未成熟畸胎瘤可向良性逆转，故治疗结果有明显改善。此外，这类肿瘤除无性细胞瘤（恶性程度较低），其他多呈单侧性。而复发多不在盆腔。鉴于上述特点，切除单侧附件几乎成为幼年、青年及有生育愿望患者的常规术式。保留生育功能的手术适应证可不受期别的限制，对Ⅰ期患者只切除患者附件、大网膜及腹膜后淋巴结；Ⅱ、Ⅲ、Ⅳ 期患者，如子宫和对侧附件正常，可行患侧附件切除、转移灶切除、大网膜及腹膜后淋巴结切除，保留子宫及对侧卵巢。⑤性索间质肿瘤：Ⅰa 期、年轻患者可行单侧附件切除或确定分期手术。Ⅰa、Ⅰb 及已完成生育计划者行确定分期手术。Ⅰc、Ⅱ、Ⅲ、Ⅳ 期者行肿瘤细胞减灭术。⑥复发瘤：再次手术或再次肿瘤细胞减灭术只对复发较轻的病例有效，多数只能缓解症状（如解除肠梗阻），不提高生存率。对于交界性瘤、恶性生殖细胞肿瘤和性索间质肿瘤之复发，应积极再次手术切除，常可获得良好结果。

（2）手术的具体问题：①术前准备：术者应明确切除肿瘤或细胞减灭是卵巢恶性肿瘤治疗首选的基本治疗，树立信心，不要轻易放弃手术机会。术者应有熟练的妇科手术基础，并应掌握腹部外科和泌尿外科的处理原则和技术，或应有有关科室协助。患者除全面身体检查和化验外，特别注意胃肠道、泌尿系统检查，以了解转移情况。肠转移颇为常见，要有肠道准备，向家属及本人交代病情和计划，对肠切除或可能施行之造瘘术有足够的理解和同意。卵巢癌手术大、情况复杂，应配备 2000～3000 ml或更多的血液。②麻醉：可用硬膜外麻醉，为了满足上腹和盆腔平面的手术，以上、下两点穿刺及置管为宜。也可用全麻。术中最好进行中心静脉压及心、肺功能监护。③手术顺序：卵巢恶性肿瘤由于广泛的盆腹腔转移、种植和粘连，很难像子宫颈癌手术那样经典有序，有时只能由简至繁、从易至难。但大致的顺序是：切开、探查→腹水、腹腔冲洗液细胞学检查→上腹部处理、大网膜切除→盆腔肿物切除→腹膜后淋巴结清除→阑尾切除、肠道转移处理→清理、清洗、放置引流、关腹。④盆腔肿块切除：这是手术的主要部分，也是难度大、出血多、费时长的一部分。若肿物与盆壁有空隙，可如通常的腹膜内进行解剖手术；若肿物粘连固定与盆壁无空隙，则从骨盆漏斗韧带或圆韧带处打开腹膜，从腹膜外进入，形如"卷地毯"样游离肿物。两侧注意输尿管和子宫血管；前面小心剥离膀胱浆膜；后面注意直肠。要非常熟悉盆腔解剖，掌握手术步骤和操作技巧，避免副损伤。⑤大网膜切除：网膜是卵巢癌扩散的最常见部位，有时肉眼看似正常，病检时仍能发现镜下病灶，故应切除以减少肿瘤负荷，防止腹水发生。切除时应从横结肠下缘离断，注意肝曲和脾曲，此处易于受累，手术困难，应尽力切除。小网膜如无转移，可不予处理。⑥肝、脾及膈肌转移：肝、脾表面之细小种植结节，一般不需切除，待术后化疗消灭之。靠近表面的实质转移，如有可能可酌情手术，或待日后动脉插管化疗。膈肌上的细小结节也有赖于以后化疗，切除大的转移瘤要注意膈肌损伤，预防气胸。⑦肠转移及阑尾处理：晚期病例阑尾应常规切除。肠转移颇为常见，转移灶一应切除、二应注意肠损伤。但切除肠转移是首要的，否则日后肠梗阻更为棘手。小的损伤可行修补，大的损伤或大块肠转移则只能行部分肠段切除吻合术，必要时作肠造瘘。⑧腹膜后淋巴结清除：卵巢癌有高达 50% 以上的淋巴结转移率，淋巴结转移又是 III 期的重要指标，无论是分期手术抑或肿瘤细胞减灭术，都强调腹膜后淋巴结清除。它包括盆腔淋巴结及腹主动脉旁淋巴结清除，后者要达到腹主动脉分叉处上 3～4 cm，即肠系膜下动脉分支水平。⑨引流：关腹前从阴道残端放置引流很重要，一则可以手术后观察出血情况；二则可以减少液体潴留，减少感染、预防淋巴囊肿之发生。术后 3 天左右，引流量很少时即可拔出。先前常于术中放置腹腔导管，以备术后化疗用，现多主张单针穿刺而不留置导管。⑩术后处理：原则上与一般盆腔大手术相同，卵巢癌手术创伤大、出血多，术后应严密观察，注意生命体征。引流是重要的指标，要保持其通畅。如行肠道手术，术后应予禁食及胃肠减压。结肠造瘘者应减压至瘘口开放，肠吻合者亦应持续至肠蠕动恢复和排气正常，一般需 5～7天。有膀胱修补者，膀胱引流要到 2 周以后方可撤除。抗生素可酌情给予。减压管和引流管全部取走后，即应鼓励患者离床活动，促进身体恢复。

（六）卵巢癌的化疗

近年来，卵巢恶性肿瘤的化疗发展很快，有很多新药问世，不少治疗方案也在改进，一些观点也逐渐更新，但是，足量、及时、正规仍是最基本的原则。

1. 一线化疗

上皮性卵巢癌，目前国内还是以顺铂为主的联合化疗，如 PAC［顺铂（P）、阿霉素（A）和环磷酰胺（C）］、PC 作为一线化疗方案。近 20 年来，由于铂类制剂的发现，卵巢癌的化疗疗效也有明显提高，顺铂联合化疗有效率可达 70%～80%，完全缓解率可达 10%～30%，疗效与顺铂的剂量呈正相关。最近，紫杉醇的出现，又为卵巢癌的化疗提供了另一个十分有效的药物。在美国及一些西方国家，紫杉醇已作为卵巢癌化疗的一线药物，用于临床，最常用的方案是紫杉醇与顺铂联合。有研究表明，紫杉醇与顺铂联合化疗，与传统的 PC 方案相比，可明显延长患者的疾病缓解期和生存时间，但其价格较为昂贵，目前在国内尚难以开展。卵巢恶性生殖细胞肿瘤和性索间质肿瘤可用 PEB［顺铂、鬼臼素（E）和博来霉素（B）］、PVB［顺铂、长春新碱（V）和博来霉素］和 VAC 方案作为一线化疗。PEB 和 PVB 化疗使卵巢恶性生殖细胞肿瘤的治疗效果大为改观，90% 以上基本达到治愈。化疗应坚持个体化原则，根据肿瘤的组织学类型，分期和组织学分化选择化疗方案。化疗的疗程间隔也应正规，生殖细胞肿瘤，使用 PEB 或 PVB 化疗，间隔 2 周，21 天为一疗程。卵巢上皮性肿瘤，使用 PAC 或 PC 方案化疗，间隔 3 周，30 天为一疗程。若使用紫杉醇化疗，应 21 天为一疗程。化疗的疗程数主要根据患者的高危因素来决定，一般为 6～9 个疗程。卵巢生殖细胞肿瘤则主要根据肿瘤标志物下降情况来决定，一般认为在肿瘤标志物下降正常后，再巩固化疗 2 个疗程。无肿瘤标志物者，则根据高危因素，可使用 3～6 个疗程。

2. 二线化疗

二线化疗对复发卵巢癌的处理也是临床上颇为棘手的问题。由于一部分肿瘤细胞已产生耐药，卵巢癌的二线化疗效果均不甚理想。可选用的药物有紫杉醇、异环磷酰胺、六甲蜜胺、和多西紫杉醇。这些药物对复发性卵巢癌均有一定疗效，但目前还没有较为理想的化疗方案。目前国内使用较多的卵巢癌二线化疗药物是紫杉醇、异环磷酰胺和六甲蜜胺。有研究表明作为卵巢癌二线化疗药物，紫杉醇的有效率达 20%～37%。与粒细胞刺激因子（GSF）合用，可加大紫杉醇的剂量，有效率达 50%。这些研究对象都是一些难治疗的卵巢癌，其中 18% 为进展型卵巢癌，24% 为治疗无效的卵巢癌，39% 为复发性卵巢癌。紫杉醇对这些难治的卵巢癌取得如此好的疗效，是很令人鼓舞的。紫杉醇主要副作用是骨髓抑制、周围神经和心脏毒性以及偶见的变态反应。单用异环磷酰胺治疗晚期卵巢癌，有效率为 14%～20%。对烷化剂耐药的卵巢癌，异环磷酰胺与顺铂联合应用，可获得 45% 的临床缓解率。大剂量异环磷酰胺（3 g/m^2）与小剂量顺铂联合治疗晚期卵巢癌，可获得 71.5% 的临床缓解。以上结果均表明，作为卵巢癌的二线化疗，异环磷酰胺还是十分有效的。异环磷酰胺最严重的副作用是出血性膀胱炎和骨髓抑制。因此，在使用异环磷酰胺时，要同时应用美司钠以防止出血性膀胱炎的发生。另外，与顺铂或卡铂联合应用时，异环磷酰胺的毒性作用会增加，应引起临床医师格外注意。六甲蜜胺是个老药，但近年来备受临床重视，主要原因是它与常用的一线化疗药物如顺铂、烷化剂等无交叉耐药，对骨髓的抑制也较轻，口服给药，使用方便。临床试验证明，有效率可达 15%～25%。使用中主要问题是患者的顺应性较差，由于胃肠不适，很多患者不能坚持服药。近来，很多临床研究结果表明，卵巢癌的二线化疗结果与一线化疗后的停药时间有密切关系。停药时间越长，患者对二线化疗的反应会越好，预后也较好。

3. 腹腔化疗

理论上说，腹腔化疗是卵巢癌最为理想的化疗途径。

（1）主要优点：①肿瘤局部的药物浓度明显增高；②增加了药物与肿瘤的广泛接触和药物对肿瘤的渗透；③血液循环中浓度较低，减少了化疗的毒副作用；④可经门静脉吸收，治疗肝转移。因此，腹腔化疗引起了临床医师们的很大兴趣和广泛研究，已有很多方案问世，大多数方案都是以顺铂、阿霉素、阿糖胞苷和 FU 为基础的联合用药，有效率为 40% ～ 70%。

（2）治疗价值：目前，腹腔化疗对卵巢癌的治疗价值，原则上局限于：①种植在腹腔脏器表面或腹膜表面的微小病灶；②全身化疗失败，耐药或复发的患者；③控制恶性腹水生长；④第二次探查阳性者。

（3）主要禁忌证：①腹腔严重粘连；②全腹放疗史；③病变已超过腹腔范围。

（4）主要并发症：感染、化学性腹膜炎、肠穿孔、脏器损伤及腹痛。腹腔化疗的给药方式也有很大的改进。

（5）常用投药方式：①单次细针穿刺：此法较简便、安全，可反复进行，在临床上也使用最多。单次穿刺的并发症显着少于长期导管法；②导管给药：以往是在手术完成后即放置两根塑料导管，一根置于膈肌下，另一根放入盆腔。但是，塑料导管常会遇到固定困难，密封性差，腹水及化疗药物外渗，较易感染和堵塞等问题。以后又改用腹膜透析管，但仍然存在着感染和堵塞问题。近年来又多主张使用 Port-A 导管植入，既可使药物容易弥散，又降低了感染率。随着导管材料的不断改进和多种化疗药物相互作用研究的不断深入，卵巢癌的腹腔化疗将会显示出它特有的临床价值。

4. 先期化疗

这是指在明确卵巢癌的诊断后，选择相应而有效的化疗方案，给予患者有限疗程的化疗，然后再行手术治疗，期望通过有限的疗程的化疗，有效地减少肿瘤负荷量，提高手术彻底性，改善患者的生存率。这种化疗最早应用于宫颈癌和子宫内膜癌，又称为降分期化疗。通过这种化疗，原本没有手术机会的患者获得了手术机会和更好的治疗。近年来，先期化疗也开始应用于卵巢癌的治疗中。先期化疗通常每4周进行1次，一般 1 ～ 2 个疗程。更多疗程的先期化疗可能会诱导肿瘤耐药性产生，不利于肿瘤细胞减灭术后常规化疗的进行。就目前的资料来看，先期化疗的价值主要是在于它可大大地改善卵巢癌肿瘤细胞减灭术的手术质量，但没有证据表明它可延长患者的生存时间。

5. 超大剂量化疗和外周血干细胞移植

为了克服卵巢癌癌细胞耐药，提高卵巢癌的化疗效果，近年来，人们开始研究超大剂量化疗（HDC）加上外周血干细胞移植（PBSCT）治疗卵巢癌。初步的研究结果表明，这种化疗对卵巢癌还是十分有效的，可将 5 年生存率提高至 60%，无瘤生存率达 24% ～ 51%。选择患者十分重要，对化疗敏感，手术基本切净肿瘤，初治患者，是较好的适应证。对"二探"阳性者，也可以试用本方法进一步治疗，由于HDC+PBSTC 技术先进，设备要求很高，费用也很昂贵，目前尚不能取代常规化疗，但对提高卵巢癌的疗效仍是一项重要的治疗方法，值得进一步研究。

6. 化疗毒副反应的防治

在给卵巢癌患者化疗时，不但要观察疗效，而且还要注意到化疗的毒副反应。只有高效低毒的化疗才是理想的化疗方案。胃肠道反应和骨髓抑制是化疗药物最常见的毒副反应，应引起重视，给予及时的对症处理。一些化疗药物特有的毒副作用，如顺铂的肾、耳、神经毒性，博来霉素或平阳霉素的肺纤维化，阿霉素的心脏毒性，应格外重视，定期进行必要的监测和预防。为了达到高效低毒的化疗效果，最近临床上在卵巢癌化疗时，同时使用正常细胞保护剂氨磷汀。这种药物可选择性地保护正常组织细胞免受化疗药物的作用，减少和避免化疗药物的毒副作用。临床试验已经证实，氨磷汀可降低多种化疗药物的毒副作用，从而提高化疗药物的使用剂量，以达到更好的疗效。

二、卵巢生殖细胞肿瘤

（一）卵巢成熟畸胎瘤

卵巢成熟畸胎瘤（mature teratoma of the ovary）约占所有卵巢肿瘤的 11%，又称卵巢良性畸胎瘤（benign ovarian teratoma）。该类肿瘤起源于具有全能分化的生殖细胞，其成分包含有外胚层、中胚层及内胚层结构。卵巢成熟畸胎瘤可分为实性成熟畸胎瘤（mature solid teratoma）及囊性成熟畸胎瘤（mature cystic teratoma），前者十分罕见，瘤体表面光滑，切面呈实性，可有蜂窝状小囊存在，瘤内三胚层衍化组织均分化成熟。后者为卵巢最常见的良性肿瘤，故又称良性囊性畸胎瘤或皮样囊肿（dermoid cyst）。

1. 遗传学及发生机制

细胞遗传学研究发现，绝大部分良性畸胎瘤表现为正常 46，XX 核型。极少数病例畸胎瘤核型可为三体型或三倍体。细胞及分子遗传学的研究表明，虽然畸胎瘤组织的核型为 46，XX，但其与宿主的核型却存在遗传学差异。染色体着丝粒核异质性研究发现，女性宿主多表现为杂合子核型，而畸胎瘤组织则多为纯合子核型。有作者对染色体末端同工酶位点进行研究却发现，虽然畸胎瘤组织核型着丝粒异质性表现为纯合子，而其染色体末端同工酶位点却与宿主一样表现为杂合子，从而认为良性畸胎瘤起源于第二次减数分裂失败或第二极体与卵细胞融合的单一生殖细胞。随后有作者发现，某些良性畸胎瘤其染色体着丝粒异质性标志与宿主细胞核型完全一致，因而提出第一次减数分裂失败也是畸胎瘤的发生机制之一。Parrington 等对 21 例良性畸胎瘤核型分析发现，13 例为纯合子着丝粒异质性标志，8 例表现为杂合子标志，而宿主核型均表现为杂合子，同时在 13 例染色体标志为纯合子畸胎瘤中，所有酶多态性分析亦表现为纯合子，从而提出畸胎瘤另一可能的发生机制，即成熟卵细胞的核内自行复制而成。Ohama 等对 128 例卵巢畸胎瘤进行了染色体异质性及 HLA 多态性的研究，进一步提出了畸胎瘤形成的多起源机制。

归纳起来，关于卵巢良性畸胎瘤的发生机制有以下五种：

（1）卵细胞第一次减数分裂失败或第一极体与卵子的融合（Ⅰ型）：表现为肿瘤组织与宿主细胞染色体着丝粒标志均为杂合性；而染色体末端同工酶位点表现为杂合性或纯合性则取决于染色体着丝粒与末端标志在减数分裂时是否发生互换及互换的频率，如不发生互换则表现为末端标记杂合性，一次互换的发生则 50% 表现为杂合性，两次互换的发生则 75% 表现为杂合性。

（2）第二次减数分裂失败或第二极体与卵子的融合（Ⅱ型）：表现为畸胎瘤染色体着丝粒标记均为纯合性，而染色体末端标志依减数分裂时互换与否可表现为纯合性或杂合性。

（3）成熟卵细胞基因核内复制（III 型）：该类型畸胎瘤其着丝粒标记及染色体末端标志均表现为纯合性。

（4）原始生殖细胞第一次及第二次减数分裂均失败（IV型）：该类型不发生减数分裂，经有丝分裂之后形成的畸胎瘤其染色体着丝粒及末端标志均与宿主一致，表现为杂合性。

（5）两个卵子融合所致（V型）：该类型畸胎瘤染色体着丝粒及末端标志既可为杂合性，也可为纯合性。

成熟畸胎瘤核型分析 90% 以上均为 46XX，少部分可出现数目或结构的异常，其中以三体型最为常见，染色体异常在良性畸胎瘤中的发生率约为 7% 左右。而在未成熟畸胎瘤中，染色体异常的发生率则高达 60% 以上，其中最多见的也是三体型，染色体结构异常也常可遇到，常发生结构异常的染色体有 3、5、7、8 及 9 号染色体。研究表明，未成熟畸胎瘤具有向成熟畸胎瘤转化的生物学特性，但未成熟畸胎瘤逆转为成熟畸胎瘤后，其异常的染色体核型是否也同时转变为正常二倍体核型 ?Gibas 等的研究表明，未成熟畸胎瘤经化疗诱导其转为成熟之后，其异常的染色体核型并不发生逆转。

2. 临床特点

成熟畸胎瘤可发生于任何年龄，最小的可见于新生儿，也可发生于 80 ～ 90 岁的老人，但绝大部分均发生于 30 岁左右的育龄期妇女。北京协和医院曾报道 647 例成熟畸胎瘤，最小 7 岁，最大 77 岁，平均 34 岁。由于肿瘤为良性，如无扭转或感染等并发症发生，常无特殊症状。如肿瘤体积较大，可有腹胀感、轻度腹痛及压迫症状如尿频等。虽然少数患者有月经失调等内分泌症状，但多与肿瘤无关。

3. 病理特点

（1）大体所见：肿瘤多数为中等大小，直径约 10 cm 左右，最大可达 30 cm 或充满腹腔，最小的仅 1 cm。多数为单侧性，左右侧发生几率相近，双侧性约占 8% ～ 24%。肿瘤外观多呈圆形或椭圆形，包膜完整光滑，切面多为一个大囊，亦可为多房性。囊内含毛发和皮脂样物，后者在人体体温下为流质，在室温为半固体，是由脂肪、皮肤脱屑、胆固醇等合成。囊壁由皮肤、柱状上皮或纤维组织构成。囊壁内常有一个或数个突起称为乳头或头结节。头结节表面有毛发和牙齿长出，头结节切面可见骨、软骨或脂肪组织。头结节相当于发育不好的胚胎头部。

（2）镜下所见：瘤内以鳞状上皮最常见，其衬覆囊壁似正常皮肤，常伴有皮肤附属器（毛囊、汗腺、皮脂腺及毛根）及皮下脂肪组织。头结节处可见多胚层组织，除皮肤及其附件外尚可有骨、软骨、周围神经、脑组织、呼吸道上皮、胃肠道上皮、牙齿、甲状腺、神经节、平滑肌、淋巴组织等。构成畸胎瘤的各胚层组织中以外胚层最多，其次为中胚层和内胚层。

4. 辅助诊断措施

（1）X 线检查：Josephsen 首先经放射线检查确诊该肿瘤后，目前已将该方法作为常规术前检查。成熟畸胎瘤内，因常有油脂样物、牙及骨片等，故在腹部或盆腔 X 线摄片时可显示一些特点，如骨片及牙阴影、囊内容物钙化影等，如囊内容物仅为皮脂物质及毛发，则表现为透光度减弱或呈现轮廓清晰的圆形或卵圆形阴影。研究表明，成熟畸胎瘤 X 线检查时，约 41% ～ 62% 可显示出以上协助诊断的特点，为避免与肠袢内气体混淆，在摄片前应进行通便或洗肠。另外，还应与盆腔内 X 线密度增加的病变进行鉴别，如子宫肌瘤、卵巢纤维瘤、输尿管结石及钙化淋巴结等。

（2）超声波检查：良性囊性畸胎瘤的超声所见常可分为以下几种类型：①类囊型：多为圆形或椭圆形，囊壁较厚，多为单房，内为密集而反光强的光点，有时在内壁处可见一薄层液性区；②囊内面团征：囊内出现一个或数个反光强的光团，多为圆形，也有不规则光块，可粘贴于内壁，光团后方无回声；③囊内发团征：囊内可见一圆形光团，其上方呈月牙形反光强的回声，其后方衰减并伴明显声影（为脂类物团块包裹一团毛发构成）；④囊内脂液分层征：上层为反光强，密集光点回声，此为一层脂类物，下层常为清亮液，有时亦可见液内漂浮少量光点，两层之间为脂液分层平面，较大的囊肿其液平面可随体位变动而变化；⑤复杂型：囊内结构复杂，可有光点，脂液分层，强光块，发团征，面团征等。

5. 成熟畸胎瘤常见并发症

（1）扭转：由于肿瘤常有蒂，且密度大，有一定重量，故易发生扭转。其诱因常有妊娠、肠蠕动、膀胱充盈或排空、咳嗽、呕吐或意外暴力等引起腹压骤变的因素。扭转发生率约为 9%～17%，扭转发生后，常有急腹痛、恶心及呕吐等典型症状。扭转早期，肿瘤蒂部有压痛，稍晚期则整个肿瘤均有压痛。如有这些典型的症状及体征，诊断并不困难。若扭转 180° 时，即可压迫肿瘤的动、静脉，严重者可扭转 360° 或720° 以上，致使动脉供血中断，静脉回流受阻，导致囊内出血。囊壁卒中坏疽，如延误过久，手术时亦无法保留患侧卵巢。

（2）破裂：畸胎瘤破裂较少见。破裂的发生多因肿瘤创伤、扭转、感染或坏疽所致。囊内溢出皮质物质（含中性脂肪、脂肪酸等成分）、鳞状细胞碎屑等，均可刺激腹膜增厚形成慢性肉芽肿或伴发散在钙盐沉着。另外亦有肿瘤破入空腔脏器如膀胱、肠道等个案报道，而发生尿频、尿痛、尿血，甚至尿内排出皮脂物质、毛发、骨片等，或肛门排出上述物质，因此而可获得确诊。

（3）感染：多经血源或淋巴源引起。可由盆腔炎、肠粘连、产后及阑尾脓肿等引起，或由于肿瘤穿刺、扭转、破裂等诱发。感染的致病菌多为链球菌、葡萄球菌、大肠杆菌、结核杆菌或产气杆菌。

（4）溶血性贫血：成熟畸胎瘤可合并溶血性贫血的发生，但十分罕见。其中多数患者脾大，Comb's 试验阳性，此类患者服用肾上腺皮质激素或作脾切除均无效，或仅有短暂效果，但切除卵巢肿瘤后即可痊愈。有关这种自家溶血性贫血发生的原因，有如下假说：①因肿瘤抗原的刺激而产生的抗体与红细胞作用而溶血；②肿瘤产生抗体与红细胞作用；③由于肿瘤产生的一种物质包被在红细胞上，使其抗原性或对溶血的抗力被改变。

6. 治疗方案

成熟畸胎瘤虽为良性肿瘤，但可发生扭转及感染等并发症，且极少数病例有恶变可能，故在治疗方面应采取手术切除，手术方式宜采取肿瘤挖除术，以保留患侧卵巢的正常卵巢组织。挖除肿瘤时，应注意勿将肿瘤弄破而使肿瘤内容物污染腹腔。手术时可选择卵巢包膜最薄处作一浅切口，因在薄层包膜下即为肿瘤，在该处比较容易找到肿瘤与卵巢包膜的分界层次。如进入包膜下的层次正确，再继续剥离肿瘤时，一般都比较容易，可顺利剥下。肿瘤剥除后，常常可剩不少正常卵巢组织，将其重叠缝合后，外表很像一个正常卵巢。采用这种方法剥除畸胎瘤，术后很少复发。因此对年轻患者，为保留卵巢生理功能，应首选肿瘤剥除术，而不作卵巢切除术。由于成熟畸胎瘤双侧发生的可能性为 8%～24%，且小的肿瘤仅数毫米直径，故手术时必须仔细检查对侧卵巢。有时卵巢外观正常，经剖开探查却可发现小的成熟畸胎瘤，故对单侧成熟畸胎瘤患者，手术时均应常规作对侧卵巢剖开探查，剖探时应注意在卵巢门部位勿切太深，以免因该处出血多而结扎过多、影响卵巢血运。

7. 成熟畸胎瘤合并妊娠

因成熟畸胎瘤大多发生于育龄妇女，且不影响卵巢功能，故合并妊娠率较高。文献报道合并妊娠者占 10%～22%。该肿瘤亦是妊娠合并卵巢肿瘤中最为多见的一种。向阳等对 39 例妊娠合并卵巢肿瘤的分析表明，成熟畸胎瘤占 46.2%，其次为子宫内膜异位囊肿（12.8%）及浆液性囊腺瘤（0.3%）等。

在妊娠早期发现卵巢囊肿时，因不能完全排除妊娠期黄体囊肿，且早期妊娠进行手术易诱发流产，故可等待至妊娠 4 个月左右进行手术。如在妊娠晚期发现肿瘤，且肿瘤已被推至盆腔外，无阻塞产道之可能，则可在产后行肿瘤手术切除。如肿瘤阻塞产道，可在足月妊娠期或临产后行剖宫产术并同时切除肿瘤。

8. 卵巢成熟畸胎瘤恶变

成熟畸胎瘤恶变发生率约为 1%～3%。且最常发生于仅占患者 10% 的绝经后妇女。因肿瘤内有各种不同的组织成分，故可发生各种不同的恶变，如鳞癌、腺癌、癌样瘤、黑色素瘤及肉瘤等。其中以鳞癌变最常见（约占 75%），恶变早期，多无特殊临床症状，如恶变已扩散浸润周围脏器，或有淋巴结转移，则临床症状加重，如腹痛、腿痛、下肢及外阴水肿，偶有腹水。

肿瘤发生恶变后，若恶性成分未侵蚀穿透卵巢包膜，标本外观与成熟畸胎瘤相似。瘤体切开后，除油脂毛发等常见内容以外，还有实质性部分，肿瘤组织多呈灰白或浅黄色，质脆，常伴出血及坏死。恶变常发生在囊壁内"乳头"或"头节"附近。包含鳞状细胞癌的肿瘤可见菜花状肿物。

发生恶变的患者预后多不佳，5 年存活率仅为 30% 左右。肿瘤细胞减灭术仍是其首选的治疗方法。

（二）卵巢恶性生殖细胞肿瘤

1. 发生率

卵巢生殖细胞肿瘤（ovarian germ cell tumors，OGCT）占所有卵巢肿瘤的 20%～25%。其中约 85%～95% 为良肿瘤，恶性者不足 5%～15%。

由于 OGCT 来源于胚胎期性腺的原始生殖细胞，故常发生于儿童及青年妇女。据文献统计，卵巢肿瘤发生年龄 < 20 岁者，约 60% 为 GCT；发生在青春期前则 90% 为 GCT；发生年龄 < 15 岁者，25%GCT 为恶性；< 10 岁者，则 84%GCT 为恶性；而在成年妇女中，95% 的 GCT 为成熟畸胎瘤。因此，凡是幼女或年轻妇女出现盆腔包块，应首先考虑卵巢恶性 GCT。

2. 组织来源及分类

（1）组织来源：GCT 是一组特殊类型的肿瘤。它具有共同的组织发生；同一肿瘤内存在不同的组织学成分；在原始生殖细胞移行的性腺外部位可发生组织学形态相似的肿瘤；在不同性别中的特殊肿瘤类型为同源性。

在正常胚胎发育过程中，胚胎第 4 周时，即在胚胎卵裂期，在卵黄囊，生殖细胞自干细胞分离，随后生殖细胞自其发源地卵黄囊，沿肠系膜至生殖脊，最后永久定位于此。因此可解释 GCT 可发生在性腺以外的部位。到达生殖脊后，生殖细胞开始第一次成熟分裂前期。初级卵母细胞经减数分裂，产生第一极体和次级卵母细胞，其染色体为单倍体，次级卵母细胞未经减数分裂形成配子和第二极体。此点和男性进入青春期才开始成熟分裂不同，女性早在胚胎期已发生了第一次成熟分裂阶级，但次级卵母细胞直到排卵前，始终停留在第一次成熟分裂阶段，排卵时进行第二次成熟分裂，并于中期停滞，除非发生受精，精子进入卵细胞后，第二次成熟分裂才能完成。原始的生殖细胞在胚胎发育中，具有全能的分化能力，受精后通过向胚内或胚外结构发展而形成机体各组织器官。

从初级卵母细胞减数分裂为次级卵母细胞时，偶尔在同源性染色单体之间发生染色体物质的交换。此种交换在某种异常情况下可使生殖细胞转化为 GCT，由于其向胚外结构及胚内结构发展的不同，所形成的肿瘤性质及病理形态也各不相同。

（2）组织学分类：恶性 GCT 的分类是卵巢肿瘤中最复杂的。基于近年来对卵巢肿瘤的进一步认识，世界卫生组织对恶性 GCT 组织学类型的命名有所变更，并增加了一些新的亚型。

3. 常见几种 OGCT 的特点、病理及临床情况

（1）卵巢卵黄囊瘤：卵黄囊瘤（yolk sac tumor）是恶性程度很高的 GCT。过去由于对其组织发生及特征认识不足，曾一度命名混乱，如卵巢中肾瘤（mesonephroma）、胚外畸胎瘤（extraembryonic teratoma）、胚体中胚叶瘤、内胚囊瘤（endodermal sinuse tumor）以及胚胎癌（embryonal carcinoma）等。最近世界卫生组织（WHO）对卵巢肿瘤分类中将原通用名称内胚窦瘤改为卵黄囊瘤。因为后者可将几种不同病理形态的亚型包括在内，而内胚窦瘤的病理形态比较局限，但仍保留内胚窦名称为卵黄囊瘤的同义词。

1）发病率：在卵巢恶性 GCT 中，卵黄囊瘤是最为常见的一种，北京协和医院 166 例恶性 GCT 中，卵黄囊瘤 70 例，混合型卵黄囊瘤 30 例，共 100 例。中国医学科学院肿瘤医院 238 例中纯性卵黄囊瘤占 31.9%。而国外的报道，在卵巢恶性 GCT 中，以无性细胞瘤最为多见，其次为卵黄囊瘤。

2）病理：巨检：肿瘤几乎均为单侧性。瘤体大多数直径超过 10 cm，大者直径可达 40 cm 或充满整个盆腹腔，肿瘤表面光滑卵圆形或分叶状，有包膜。切面以实性为主，粉白或灰白色，湿润质软；常伴有含胶冻样物质的囊性筛状区，呈蜂窝状；出血坏死常见。镜检：①微囊性结构，低倍镜下似蜂窝状，但高倍镜下瘤细胞异型性明显，核分裂多见。②内胚窦样结构：又称 Schiller-Duval 小体。由立方或柱状的瘤细胞成单层排列，包绕毛细血管、薄壁血窦或小静脉样血管，形成血管套样结构，横切面很像肾小球。③实性结构：由小的多角形上皮样细胞聚集而成。瘤细胞胞浆空、核大、核仁突出，核分裂活跃，类似胚胎癌。④腺泡状结构：又称迷路样结构。扁平、立方或星芒状的瘤细胞构成弯曲多变的管道状或囊状结构。⑤多泡性卵黄囊结构：扁平、立方的瘤细胞形成大小不等的囊，其间隔以致密的梭形细胞质或疏松的黏液样间质。这种结构与胚胎发育过程中初级卵黄囊变成次级卵黄囊结构相似。上述各种结构常互相混杂并移行，以 1～2 种为主。最常见的是微囊结构，其中夹杂实性团块或腺泡样结构；多囊性卵黄囊，肝样和腺样或原始内胚层样结构很少见，但多以单一成分形成肿瘤

3）转移及临床分期：卵黄囊瘤的转移发生率高。其转移特点主要是盆腹腔腹膜及脏器表面的种植。腹膜后淋巴结转移的发生率为 20% ～ 21.9%。肝实质及肺转移较为少见。

由于肿瘤转移发生率高，患者就医时，肿瘤局限在卵巢者仅 50%。Gershenson 报道的 41 例卵黄囊瘤中，临床 I 期、II 期及 III 期者，分别占 51%、12% 及 37%。北京协和医院收治的病例中，38.6% 是外院手术后肿瘤复发才来就医，故大多数为晚期病例。在该院初次手术的 41 例中，也仅仅只有 39% 是临床 I 期。而临床 II 期、III 期及 IV 期者各占 7.3%、48% 及 4.9%。

4）临床表现：卵巢卵黄囊瘤多发于年轻妇女。据国外文献报道平均发病年龄为 18 ～ 19 岁，年龄范围 6 个月 ～ 43 岁。由于肿瘤生长快，又易有包膜破裂及腹腔内种植，故常见症状有腹部包块、腹胀腹痛及腹水。肿瘤的坏死出血可使患者发生贫血、体温升高。少数患者因有胸腔积液而憋气。一般无月经异常症状。由于肿瘤恶性程度高，病情发展快，故从开始有症状至就诊时间 45% 不超过 3 个月，64% 不超过半年。

5）诊断：卵巢卵黄囊瘤在临床表现方面具有一些特点，如发病年龄轻，肿瘤较大，很易产生腹水，病程发展快，故若警惕到这种肿瘤的可能性，并不难诊断。特别是血清胎甲球蛋白（AFP）的检测可以起到明确诊断的作用。卵黄囊瘤可以合成 AFP，是一个特异的肿瘤标志物，放射免疫检测方法对测定血清内 AFP 的敏感度极高，血清内 AFP 都有升高现象。有时在混合型 GCT 内的卵黄囊瘤成分非常少，必须作连续切片或反复细作切片才能发现的极小块肿瘤。北京协和医院纯型及混合型卵黄囊瘤 100 例中，手术前血清内 AFP 都有升高，没有 1 例假阴性。因此血清 AFP 的检测对卵巢卵黄囊瘤有明确诊断的意义。

（2）卵巢未成熟畸胎瘤：过去对于卵巢未成熟畸胎瘤的命名曾比较混乱，有称之为实性畸胎瘤，也有称之为恶性畸胎瘤或畸胎癌。直到世界卫生组织制定的卵巢肿瘤分类将其称之为未成熟畸胎瘤，才统一的沿用此国际命名。

1）发病率：卵巢未成熟畸胎瘤较少见，仅占卵巢畸胎瘤的 1% ～ 3%，在恶性 GCT 中的发生率占第三位。即其发生率比无性细胞瘤及卵黄囊瘤少见。而石一复所总结的国内 6 省 15 个单位的资料，卵巢未成熟畸胎瘤与无性细胞瘤及卵黄囊瘤的发生率近似。北京协和医院收治的 166 例恶性 GCT 中，未成熟畸胎瘤 43 例、无性细胞瘤 18 例、卵黄囊瘤 70 例及混合性 GCT31 例。所以，未成熟畸胎瘤远比无性细胞瘤多见，其发生率仅次于卵黄囊瘤。北京妇产医院所收治的恶性 GCT 组织类型也有类似统计结果。国外及国内各家的报道不一致，其原因可能是病理诊断标准上的差别，但也可能尚有其他原因有待探索。

2）病理：巨检：肿瘤多为单侧性。瘤体一般都比较大，75% 的肿瘤直径 > 20 cm。包膜光滑，但常与周围组织有粘连或在手术中撕裂。切面多以实性为主，伴有囊性区，偶见以囊性为主，囊壁有实性区域。实性区质软、细腻，有出血坏死呈杂色多彩状，有时见骨、软骨、毛发或脑组织；囊性区通常充以浆液、黏液或胶冻样物。镜检：肿瘤由来自三胚层的成熟和未成熟组织构成，外胚层主要是神经组织和皮肤，中胚层以纤维结缔组织、软骨、骨、肌肉和未分化的间叶组织为多见，内胚层主要为腺管样结构，有时可见气管或胃肠上皮。根据肿瘤中神经上皮的含量，Norris 等提出未成熟畸胎瘤的分级方法。这种分级给治疗和预后判断均有重要的意义。① 0 级：全部为成熟组织。②Ⅰ级：有少量不成熟组织（主要是胶质和原始间充质）可见核分裂。神经上皮少，每一切片中仅限于1个每40倍视野。③Ⅱ级：有较多未成熟组织，但神经上皮在每一切片中不超过3个每40倍视野。④Ⅲ级：有多量不成熟组织，每一切片中神经上皮的量占4个或更多每40倍视野，并常与肉瘤样的间质融合。这一病理分级方法已被广泛应用。也有学者提出按每张切片中神经上皮量占10%者为Ⅰ级，占10%～33%为Ⅱ级，超过33%为Ⅲ级。

3）转移：卵巢未成熟畸胎瘤初次手术时32%～58%已有卵巢以外的转移。转移方式多沿腹膜扩散。因此最常见的转移部位是盆腔及腹腔腹膜、大网膜、肝表面、横膈、肠浆膜及肠系膜等。转移灶大多数为表面种植。腹膜后淋巴结转移也不少见。北京协和医院淋巴结转移率为29.4%。

4）临床表现：卵巢未成熟畸胎瘤多发生于年轻患者，平均年龄为17～20岁，年龄范围14个月～41岁。常见症状为腹部包块、腹痛等。因腹腔种植发生率高，60%有腹水。且因腹水而使体质消耗、体重减轻。大多数患者月经及生育功能正常。有一部分病例在妊娠或产后短期内发生肿瘤，故有可能妊娠可使肿瘤明显增长。

5）血清肿瘤标志物测定：①血清AFP：卵巢未成熟畸胎瘤患者血清AFP升高的约占43.5%，但其升高水平远比卵巢卵黄囊瘤低。北京协和医院曾检测23例患者其中10例AFP升高，这10例中，有7例<1500 ng/ml。其他3例>3200 ng/ml。这3例肿瘤组织成熟度差，未分化的神经上皮较多，因而推测未成熟畸胎瘤患者血清少量的AFP可能是因为未成熟畸胎瘤的内胚层组织也可分泌少量AFP。另一个可能是因为恶性生殖细胞肿瘤有不少是混合类型。未成熟畸胎瘤中可能混有少量卵黄囊瘤成分，可合成微量AFP，因病理取材不全，此少量卵黄囊瘤成分未被发现。②血清绒毛膜促性腺激素（HCG）：北京协和医院有16例卵巢未成熟畸胎瘤曾检测血清HCG。仅有1例血清HCG值稍高于正常而其他15例血清HCG值均无升高现象。③神经细胞特异性烯醇化酶（neuron specific enolase，NSE）：卵巢未成熟畸胎瘤常含有成熟或未成熟的神经细胞，故有时血清内可测出NSE，对诊断本病有参考意义。

6）复发及恶性程度的逆转：①复发率：卵巢未成熟畸胎瘤的复发率高。肿瘤的复发率与手术切除后的辅助化疗有密切关系。手术后1周以内及早应用足量的PEB（P顺铂、E鬼臼乙叉甙、B博莱霉素）或PVB（P顺铂、V长春新碱、B博莱霉素）联合化疗者极少出现复发，而未用化疗或采用化疗的药物及方法不恰当，则复发率很高，可达66.7%～93.8%。肿瘤还有反复复发的倾向，北京协和医院25例复发瘤手术后又有复发者10例，占40%，故行第3次手术，其中有1例又因再复发而接受第4次及第5次手术。复发部位大多数都在盆腔及腹腔内。同时伴有肝部位复发者14例，占有复发病例的56%。另有一例肺部复发。复发时间多在5～12个月之间，也有手术后3个月即很快出现复发。有1例初治与复发时间相距7年。②复发瘤恶性程度逆转：卵巢复发性未成熟畸胎瘤尚具有自未成熟向成熟转化的特点。北京协和医院25例复发肿瘤共62次的反复手术的结果提示了这种良性转化的生物学行为，在这62次手术切除的肿瘤中，其原发瘤大多数病理分化为2级；少数3级或1级。而复发瘤中，除两例复发时间间隔短，肿瘤分级尚未转化。其他绝大多数均向良性转化为0级，个别为1级。国外也曾先后有过有关未成熟畸胎瘤恶性程度逆转的报道，但均为1例或2例的个案报道，尚未见较大样本成组的分析来加以证实。③促使肿瘤逆转的因素：a.时间：北京协和医院 25 例复发性未成熟畸胎瘤 62 次手术切除的结果，显示复发瘤的病理分级与距离第一次手术的时间间隔有密切的联系，时间在 1 年以内者大部分为未成熟型。故短期内复发者，瘤细胞仍分化较差。复发越晚，超过一定的时间间隔，即随着时间的推移，恶性程度逐渐减低，瘤组织向成熟分化。这种由未成熟向成熟转化的规律性倾向酷似一个正常胚胎的发育成长，有向成熟发展的自然倾向，而这种成熟发展又需要一定的时间过程。其他作者报道的复发性未成熟畸胎瘤病例虽不多，但也揭示了这种病理分级逆转的时间规律性。b. 化疗影响：Disaia 曾报道卵巢未成熟畸胎瘤恶性程度的逆转是由于化疗的影响。但是北京协和医院 4 例未接受化疗的复发瘤中，也有 3 例有病理分级的逆转现象。Benjamin 报道的 1 例逆转，也未曾进行化疗。当然，这些报道的病例数都较小，还不能完全否定化疗的作用。Gershenson 曾提出因为化疗抑制了肿瘤内未成熟的组织成分，故留下分化好的成熟组织，持续存在。但我们曾见到数例肝脾表面或肝膈间复发肿瘤，切除的肿瘤病检，或因手术技术上的困难未能切除而仅作活检者，均显示复发瘤全部为 2 级或 3 级未成熟畸胎瘤，并未见到成熟畸胎瘤的成分。手术后虽经不断化疗，未能切除的肿瘤仍继续增长，经过一定的时间间隔，再次行手术，手术所见仍为肝表面的巨型肿瘤，但病理检查全部为成熟成分，病理分化为 0 级组织，而初次手术活检并未见到 0 级组织。故很难令人信服其良性转化一定是化疗抑制的结果，而并非肿瘤的自然转化。c. 细胞遗传学的检查：Gibas 曾报道一例卵巢未成熟畸胎瘤病理 3 级，手术后虽经过化疗，但一年后仍在腹腔内及纵隔部位有肿瘤复发，其病理检查为成熟畸胎瘤。原发瘤及复发瘤在组织学上虽然不同，前者为未成熟畸胎瘤，后者为成熟畸胎瘤。但细胞遗传学分析结果，原发灶及复发灶的核型完全相同，都是 4 号染色体为单体型及 1 号染色体假双着丝粒，说明化疗后复发肿瘤虽有良性转化，但其核型并未改变，仍保持原发瘤的恶性核型。这一例细胞遗传学的研究，可以说明肿瘤良性转化，并非由于化疗选择性地抑制破坏了未分化的未成熟畸胎瘤，而留下成熟畸胎瘤继续生长，所以，有关未成熟畸胎瘤恶性程度的逆转机制仍有待继续探讨研究。④恶性程度逆转的临床意义：卵巢未成熟畸胎瘤的这种恶性程度逆转现象过去未被发现，是因为病理为 2 级和 3 级的肿瘤，恶性程度极高，生长很快，常常在手术后半年内即已复发，故多数作者所报道的复发瘤的病理分级仍与原发瘤相同，且肿瘤如再复发则放弃手术，患者在短期内死亡，因而没有机会观察到肿瘤分级的转化现象。所以只有对反复复发的肿瘤多次进行手术切除，使病情暂时缓解而使患者能存活 1 年或 1 年以上，肿瘤转化的生物特性才有可能显现出来。认识未成熟畸胎瘤恶性程度逆转的生物学行为，有以下实用价值：a. 了解肿瘤良性转化规律，可以使我们对晚期或复发性肿瘤能充满信心和勇气，采取一切措施，积极进行治疗以延长患者的生命，使肿瘤有足够的时间演变成熟，向良性转化。b. 了解未成熟畸胎瘤良性转化所需的时间大约为 1 年，可根据这个时间规律，估计复发肿瘤的病理分级，作为治疗的参考，如估计已为成熟型畸胎瘤，不要再采用化疗，因成熟畸胎瘤对化疗不敏感，继续化疗只能增加患者的痛苦，对抑制肿瘤并无益。c. 完成化疗后，不必要进行二次剖腹探查手术，因为根据时间规律也可估计腹腔内的情况。时间超过 1 年，即或尚有残存瘤或复发瘤，也已是成熟型，所以认识未成熟畸胎瘤的良性转化规律，对于指导临床实践，是很有意义的。

（3）卵巢无性细胞瘤：（dysgerminoma）：来源于尚未分化的原始生殖细胞，故名无性细胞瘤，病理形态及组织来源与睾丸精原细胞瘤（seminoma）相似，故这两种肿瘤有同一名称，即生殖细胞瘤（germinoma）。二者被称为同系物。无性细胞瘤与其他类型的恶性 GCT 相比较，其恶性程度较低，预后好。

1）发病率：卵巢无性细胞瘤是一种较为少见的肿瘤，约占卵巢恶性肿瘤的 2%～4%。无性细胞瘤在卵巢恶性 GCT 中所占比例，国内与国外的一些报道有一些区别。国外一般认为无性细胞瘤是其中最常见的一种，而国内所统计的数字无性细胞瘤仅占20%。北京协和医院 166 例恶性 GCT 中，有无性细胞瘤 18 例，仅占 11%。

2）病理：卵巢无性细胞瘤多为单侧性，但双侧性较其他类型的恶性 GCT 多见，约占 10%～20%。①巨检：肿瘤为表面光滑的实性圆形或卵圆形肿瘤。肿物直径一般在 15 cm 左右，切面粉红色至棕褐色，有灶性出血坏死。1/5 肿瘤含有其他恶性 GCT 成分。②镜检：瘤组织由成片、岛状或梁索状分布的圆形或多角形的大细胞构成；细胞直径约 15～25 μm，细胞之间边界清楚；细胞核大而圆，核膜清楚，呈空泡状，核仁明显，嗜酸性；分化差的肿瘤细胞异型性明显，核分裂多。间质由不等量的纤维结缔组织和淋巴细胞构成，偶尔有具生发中心的淋巴滤泡形成；有时可见由组织细胞和多核巨细胞构成的肉芽肿样结节。③组织化学：与睾丸的精原细胞瘤和纵隔等其他部位的 GCT 相似，肿瘤细胞在组织化学和超微结构上均与原始的生殖细胞相同。肿瘤细胞的胞浆富含糖原，PAS 和碱性磷酸酶呈阳性反应。免疫组织化学染色细胞角蛋白（cytokeratin）阴性，可用于与胚胎性癌或卵黄囊瘤鉴别；胎盘碱性磷酸酶（placenta specific alkaline phosphatase，PLAP）阳性，可用于与其他非 GCT 鉴别。④内分泌：约6%～8% 的无性细胞瘤含有个别或小簇的合体滋养细胞而形成此瘤的亚型。这些合体滋养细胞 HCG 免疫反应阳性，甚至可使患者血 HCG 水平上升和残留的卵巢间质黄素化，但与绒癌不同的是此瘤无细胞滋养细胞成分。二者间的鉴别很重要，含合体滋养细胞的无性细胞瘤，其生物学行为与纯型无性细胞瘤相似，而绒癌的恶性程度则更高。

3）转移：卵巢无性细胞瘤的转移途径多通过淋巴管及直接种植，所以腹膜后淋巴结及局部盆腔脏器为常见转移部位，其次为纵隔淋巴结、锁骨上淋巴结及大网膜等。个别病例可转移至肺、肝和脑。

4）临床表现：卵巢无性细胞瘤多发生在 10～30 岁的年轻患者，平均年龄 21岁，范围 12～31 岁。在恶性 GCT 中，唯有无性细胞瘤有可能为双侧性。

盆腔包块是最常见症状，常伴有腹胀，肿瘤扭转破裂出血可有急腹痛，腹水较为少见，大多数患者的月经及生育功能正常，仅有少数两性畸形患者有原发闭经、第二性征发育差等临床表现。北京协和医院的 18 例患者中，3 例患者是 XY 核型的性腺发育不全的两性畸形。

在卵巢无性细胞瘤患者中，因为有少数表现有两性畸形，所以有些作者对无性细胞瘤与两性畸形的关系进行研究。Fathalla 收集文献报道的 36 例两性畸形并有无性细胞瘤或精原细胞瘤患者。根据发生肿瘤的性腺及对侧性腺的检查结果，以及性染色质及染色体的测定，均证明发生肿瘤的性腺绝大多数为发育不好的睾丸组织。由于睾丸精原细胞瘤与卵巢无性细胞瘤在病理形态上极为相似，而患者表现型为女性，即常被诊断为卵巢无性细胞瘤。实则应称之为性腺 GCT。Teter 分析了 55 例经剖腹探查证实性腺发育不良的患者，其中有 35 例核型为 XX 或 XO 者无 1 例发生性腺肿瘤。而 20例核型为 XY 或 XO/XY 镶嵌型者，其中 10 例有性腺肿瘤，占 50%。因此，他认为性腺不发育患者其核型有 Y 染色体才有好发肿瘤的倾向，故卵巢无性细胞瘤患者中所见到的少数两性畸形患者，其核型及性腺多为男性型，是有 Y 染色体的两性畸形。

5）诊断：年轻患者有盆腔实性包块且在短期内发展较快，血清 AFP 和 HCG 均阴性，包块虽然增长快，无明显腹水，患者一般状况好，可考虑无性细胞瘤的诊断。如果 B 超声检查或 CT 扫描提示有腹膜后淋巴结的转移，更支持无性细胞瘤的诊断。

在诊断时应注意以下两种情况：①混合型无性细胞瘤：约有 50% 的无性细胞瘤内常混合存在其他类型的恶性 GCT，如未成熟畸胎瘤、胚胎癌或绒癌等。②两性畸形：如果患者有原发闭经，第二性征发育差，应注意有 XY 核型的性腺发育不全的两性畸形的可能，而应进行口腔黏膜细胞性染色质检查或取血作性染色体培养。

（4）原发性卵巢绒毛膜癌：卵巢绒毛膜癌主要分为妊娠性及非妊娠性绒毛膜癌（non-gestational ovarian choriocarcinoma）两大类。妊娠性绒毛膜癌来自卵巢妊娠。转移性绒毛膜癌来自宫内妊娠或输卵管妊娠。非妊娠性绒毛膜癌也称之为原发性卵巢绒毛膜癌，起源于卵巢原始生殖细胞中的多能干细胞向胚外结构分化而来的。是一种恶性程度极高的卵巢肿瘤。它可表现为单纯型，但更多见的是混合型，常混合如未成熟畸胎瘤、卵黄囊瘤及胚胎癌等。

1）发病率：原发性卵巢绒毛膜癌是一种非常罕见的恶性 GCT，迄今文献报道大多仍为个案报道。

2）病理：①巨检：肿瘤多为单侧性，右侧较左侧多见。肿瘤直径约 8 ~ 30 cm，有包膜、实性、质软而脆的出血性肿物、多为棕红色。如为混合型，可出现其他 GCT 的形态。②镜检：肿瘤由细胞滋养细胞及合体滋养细胞构成，无绒毛结构，伴有广泛出血及坏死，淋巴管内或血管内常见瘤栓。在分化好的肿瘤中的细胞滋养细胞往往集中在中央，四周围绕着合体滋养细胞，有时互相交往。

3）转移：原发性卵巢绒毛膜癌可侵犯邻近器官组织，广泛的腹腔扩散，但其最主要的转移途径是通过血行转移至全身。常见的转移部位是肺，其次是肝、脑、肾及胃肠道等。

4）临床表现：原发性卵巢绒毛膜癌的发病年龄范围自 7 个月至 37 岁。一般认为纯性卵巢绒毛膜癌多发生在青春期前的儿童。由于肿瘤生长快容易出血坏死，故 75%以上的患者表现腹痛，相当一部分患者还同时伴有发热，体温升高可达 38℃~ 39℃，因肿瘤分泌 HCG，故半数以上的患者可出现不规则阴道出血，青春期前的患者可表现为性早熟。由于该肿瘤是以血行转移为特点，故常常同时出现转移部位的临床症状，如肺转移，出现胸痛、咳嗽及咯血；肝转移则出现肝区痛、肝脏增大等临床表现。

5）诊断：原发性卵巢绒毛膜癌在临床表现上有其特点，如发病年龄轻，除有盆腔包块、腹痛、发热等症状外，常伴有不规则阴道出血或性早熟等内分泌改变，故不难诊断。特别是血清 HCG 的测定可起到明确诊断的作用。

为区别纯型或混合型卵巢绒毛膜癌，可同时测定血清 AFP，如 AFP 也有升高应考虑混合有卵黄囊瘤的成分，其他也可混合有未成熟畸胎瘤或无性细胞瘤。但如为生育年龄的妇女常常难以与妊娠性绒毛膜癌区别。

（5）卵巢胚胎癌（embryonal carcinoma）：来源于原始生殖细胞的未分化癌，是一种高度恶性的肿瘤，其形态与睾丸的胚胎癌相同。过去将胚胎癌与卵黄囊瘤混同一类。Kurman 和 Norris 回顾性分析了 85 例这类肿瘤，发现卵黄囊瘤仅有 AFP 阳性，而胚胎癌 AFP 和 HCG 均阳性，二者形态上亦有不同之处，由此才将胚胎癌从卵黄囊瘤中区分出来。

1）发病率：胚胎癌也是一种非常罕见的恶性 GCT，据文献报道，纯性胚胎癌仅占卵巢恶性 GCT 的 5% 以下。

2）病理：①巨检：肿瘤多为单侧性，体积极大，直径 10 ～ 25 cm 不等，有包膜，表面结节状，质地软，常伴有出血、梗死和包膜破裂。切面灰白色，土黄或茶褐色，实质性，但可有囊性变。②镜检：瘤组织由较原始的多角形细胞聚集形成的实性上皮样片块和细胞巢与原始幼稚的黏液样间质构成。瘤细胞浆含淡染的嗜酸性颗粒，细胞边界不清，常呈合体状；细胞核大，不规则空泡状，有一至多个核仁。核分裂活跃，不正常核分裂多见。肿瘤细胞和细胞核的异型性突出，可见多核巨细胞。在稍许分化的区域，瘤细胞有形成裂隙和乳头的倾向，细胞略呈立方或柱状上皮样，但不形成明确的腺管。瘤细胞内外有时可见 PAS 阳性的玻璃样点滴。

3）转移：胚胎癌具有局部侵袭性强、播散广泛及早期转移的特点。转移途径：早期局部蔓延和经淋巴管转移，晚期合并血行播散。

4）临床表现：胚胎癌多发生在青春期前儿童，平均年龄 14 岁，年龄范围 4 岁～28 岁。大多数患者表现为盆腔包块、腹痛，偶有急腹症。多数患者有内分泌紊乱的表现，青春期前儿童半数以上出现性早熟，初潮以后常有闭经或阴道不规则出血，部分患者可有多毛等男性化表现。由于胚胎癌具有向胚体方面分化的潜能，向胚外结构分化可形成卵黄囊结构或滋养细胞结构，故能产生 AFP 和 HCG，患者血清或腹水中均可以检出。

5）诊断：卵巢胚胎癌在临床表现方面具有一些特点，发病年龄较其他类型的恶性GCT 还年轻，多发生在青春期前儿童，除盆腔包块、腹痛外，其内分泌紊乱如月经不规则、闭经、性早熟以及多毛等男性化表现更突出，再结合血清 AFP 和 HCG 检测，如两者同时阳性诊断就可确定，当然在诊断胚胎癌时还需注意与异性妊娠、卵黄囊瘤及卵巢绒毛膜癌相鉴别。

4. 卵巢恶性 GGT 的治疗

卵巢恶性 GCT 是恶性程度很高的肿瘤（除无性细胞瘤外），如果处理不当，死亡率相当高，如果能正确掌握治疗原则，可使这组恶性程度很高的肿瘤完全治愈。其治疗原则：首先应该进行肿瘤细胞减灭术，尽可能使残存肿瘤≤ 2 cm 直径；此外术后必须及早采取最有效的联合化疗，能做到以上两点，可减少肿瘤复发，提高存活率。反之，则常常避免不了肿瘤复发。

（1）卵巢恶性 GCT 的手术治疗：卵巢恶性 GCT 的传统手术方式是包括全子宫双附件及大网膜等切除，手术后患者即使获得痊愈，却因此永远丧失了生育的可能。但是自从 20 世纪 70 年代有效的联合化疗方案问世以来，治愈率不断提高，死亡率稳步下降，因此，一些有关手术治疗的传统概念，就有重新考虑的必要，包括手术范围的广泛彻底性、生育功能的保留等。近年来已有多篇有关恶性 GCT 手术时保留生育功能的报道，也有提及有关肿瘤细胞减灭术时，其广泛彻底性是否应与卵巢上皮性癌有所区别等等，值得我们考虑。

1）手术时间的选择：如果患者一般情况好，可按常规择期进行手术；如果肿瘤属晚期，腹腔内有广泛种植转移，大量血性腹水，患者极度衰弱，发热贫血等，可先进行一个疗程的化疗，并同时给予全身支持疗法，不但可增加患者对手术的耐力，而且化疗后肿瘤的生长有暂时性抑制及坏死，肿瘤血管闭塞可减少手术时出血，有利于手术顺利完成；如果患者就医时肿瘤已破裂，内出血表现为急腹症，甚至休克，则不容等待，应急诊手术。根据患者的情况选择适当的手术范围。如手术很快切除原发肿瘤而内出血停止，休克迅速纠正，患者一般情况好，可按常规要求的手术范围进行手术；如果患者一般情况差，或休克状态未能很快纠正，则暂作主要肿瘤切除，以达止血目的，其他未能切除的大块肿瘤可待患者好转后再行手术，或进行一疗程化疗后再行手术。

2）术前准备：一般性术前准备同其他手术，另外术前应做上腹超声、CT、放射性核素扫描及 X 线胸片检查等，了解有无远处转移，特别是肝脏是否受累，以及受累程度、范围，在术前对患者有一个全面的估价，以做好充分的术前准备。由于恶性 GCT 肠道转移少见，故不需过分准备肠道；充分配血，为手术是否按计划进行之基本保证，一般配血 800 ～ 1 600 ml，向家属详细介绍病情及手术计划。

3）手术步骤：①切口：绝大多数采取腹部正中旁切口，一般下起耻骨联合，上达脐上四横指纵切口，即可满足切除盆腔包块和大网膜之需要，如果要切除上腹部较大的肿块可延长切口至剑下或沿季肋向两侧延展。②探查：进入腹腔后如有腹水应立即吸出保留，如果无腹水需行腹腔冲洗，收集冲洗液行瘤细胞检查。然后再自上而下地探查盆腹腔以了解肿瘤浸润范围和各器官组织受累程度。探查范围除子宫附件外还应包括横膈、肝、脾、胆、胰、胃肠道、大网膜、双肾、盆腹腔腹膜以及腹膜后淋巴结。如果有可疑处应取活检，为术后分期提供证据，探查结果应详细记录在手术记录中。③原发肿瘤切除：恶性 GCT 90% 以上是单侧性，且患者多年轻，故手术应切除卵巢原发肿瘤。为保留患者的生育功能，对侧卵巢经剖开探查正常者，可保留对侧附件及子宫。如果探查时发现对侧卵巢也增大，且包膜光滑完整，应考虑对侧可能为良性肿瘤。北京协和医院 46 例保留生育功能存活的患者中有 4 例探查时发现对侧卵巢增大，剖开探查病理证实增大的肿物为成熟畸胎瘤，故在手术时不能见到两侧卵巢有肿物就将双侧附件切除，而应根据肉眼或病理证实为良性或恶性后再决定是否切除双侧附件。单侧附件切除是否会影响预后？北京协和医院统计治疗的 85 例患者中，43 例作了一侧附件切除，3 例死亡（7%），42 例切除子宫和双侧附件，11 例死亡（26.3%），证明保留生育功能手术并未使预后受到不利影响。④转移瘤的切除：应用于卵巢上皮性癌的肿瘤细胞减灭术，是否也适用于各种类型的恶性 GCT？我们认为内胚窦瘤和无性细胞瘤对化疗极为敏感，手术切除大块的转移瘤仍是很必要的。但是如果手术将伤及脏器的完整性，则要慎重考虑。例如不要因为要将直肠表面的肿物切净而作直肠切除或做人工假肛，只要将大块肿瘤切除，残存的小型结节可依靠化疗予以消灭。⑤复发瘤的切除：恶性 GCT 的复发瘤仍以手术治疗为主，其手术原则同转移瘤，但必须强调术后必须有有效的化疗方案，否则手术将是徒劳的，未成熟畸胎瘤的复发率高，而且容易转移至肝表面或肝膈间，肿瘤通常较大。由于肿瘤压迫肝脏使其变薄，CT、肝 γ 照相甚至 MRI 常常诊断肝实质转移。由于肿瘤部位紧邻重要脏器或大血管，手术切除难度大，但不应轻易放弃手术。如果肿瘤与横膈或肝脏粘连紧密可在瘤内将大块肿瘤剥下，残留的瘤皮待大块肿瘤切下后再清理。若无法切净，残留的少量肿瘤手术后化疗也可收到较好的疗效。若复发瘤已逆转为成熟型，留下的少量肿瘤一般不会再继续生长。但是值得注意的是残存在腹腔内病理 0 级的肿瘤，在一定的时间间隔以后，尚有恶变可能，故应尽早手术。⑥腹膜后淋巴结切除：恶性 GCT 腹膜后淋巴结的转移率为 20% ~ 50%。淋巴结转移瘤绝大多数为小型，直径多数为 1 ~ 2 cm，对化疗敏感。淋巴结是机体的免疫器官，是否手术范围一定要包括腹膜后淋巴结清扫手术，尚无统一意见。⑦大网膜和阑尾切除：大网膜是恶性 GCT 常见的转移部位，有时肉眼看完全正常，但病理检查阳性，故不论肿瘤早晚期均应切除。阑尾转移较为少见。近来的一些报道提出阑尾是免疫器官，如果术中探查阑尾无转移可不必切除。

4）恶性 GCT 保留生育功能手术的选择：卵巢恶性 GCT 不同于卵巢上皮性癌，绝大多数仅侵犯一侧卵巢，而子宫和对侧附件的复发较为罕见，术后有敏感的化疗方案。这些特点为保留生育功能提供了有利的条件，但是，什么情况下适合于施行保留生育的手术？北京协和医院治疗的临床 I 期患者术后生存率为 88%，而临床 II－IV 期术后生存率也达到了 73%，因此，临床期别并不能作为盆腔脏器去留的依据，期别较晚并不一定意味着盆腔器官受累较重。事实上，对已有腹膜转移的 II 期病例甚至已有肝实质转移的 IV 期病例来说，切除未受肿瘤侵犯的子宫和对侧附件，显然不会对改善预后有帮助，因此对年轻需要生育的患者，除非对侧卵巢或子宫已经受累，均可作为保守手术对象。

（2）卵巢恶性 GCT 的化学治疗

1）化学治疗推动了恶性 GCT 的治疗进展：①化疗对改善恶性 GCT 的作用：对于恶性 GCT 手术后的治疗以往很多年曾采用各种辅助治疗，包括单一烷化剂、放射治疗以及放射性核素胶体腹腔内注射等，均未提高存活率。直到 20 世纪 70 年代中期开始有了烷化剂与抗代谢类药及抗生素类药物的各种配伍的联合化疗，但是这些化疗并未使预后改善。Smith 首先提出采用 VAC（V 长春新碱、A 放线菌素 D、C 环磷酰胺）联合化疗方案，继之 Jian、Lokey 以及 Willims 提出 PVB 方案，Smith 从又提出 BEP 联合方案，使恶性 GCT 的预后明显改观。Gershenson 总结 15 位作者以 PVB 治疗恶性 GCT 共 200 余例的应用效果，其治愈率在 I 期及 II 期病例为 95%，III 期 80%，IV 期 60%，复发病例为 40%。美国妇科癌瘤协作组（GOG）用 BEP 治疗恶性 GCT 93 例临床 I ~ III 期病例，用 BEP 3 个疗程，其持续缓解率达 96%。②联合化疗与手术方式的演变：卵巢恶性 GCT 传统的手术方式是包括全子宫、双附件及大网膜等切除。自从有效的联合化疗方案问世以来，人们开始探索为患者施行保守手术。这种手术治疗的变迁，除了表明近年来对这类肿瘤临床规律有了进一步认识外，更重要的是表明联合化疗效果的显着提高。③化疗取代放疗：DYS 是一种对放疗高度敏感的肿瘤，然而因为放疗可造成卵巢早衰并使妇女丧失生育能力；另一方面，化疗对无性细胞瘤的疗效十分好，采用 PVB 或 BEP 方案治疗晚期病例，其持续缓解率可达 100%，所以对需要保留卵巢功能及生育能力的年轻患者，化疗已逐渐取代了放疗。但是放疗的毒副反应相对比化疗轻，故对少数有盆腔以外的转移瘤也可考虑辅以放疗。④化疗取代手术治疗：含有顺铂的 PVB、BEP 联合方案，只要在用药过程中特别注意用药"及时"、"足量"，效果会很满意。有少数病例并未经过手术切除肿瘤，也获得长期的持续性缓解，因而使人想到对于卵巢恶性 GCT 的治疗是否完全可以依靠化疗的作用，不必行手术切除。我们认为卵巢恶性 GCT 的联合化疗虽然可取得很满意的效果，但大多数的报道都是在手术切除肿瘤以后辅以化疗，只是有个别病例单用化疗而获得持续缓解，目前尚无足够的资料支持以单纯化疗代替手术及化疗的综合治疗。而且卵巢恶性 GCT 的原发肿瘤一般体积很大，化疗后的坏死组织体积也不小，虽然可被机体逐渐吸收，但这种坏死组织的吸收对患者仍是一个负担，且有可能造成腹腔内粘连。而且对于恶性 GCT 的手术治疗并不强调彻底的肿瘤细胞减灭术。只要将主要的大块肿瘤切除，手术并不复杂，创伤性不大。对于健侧卵巢及子宫，注意保持其完整性，则手术治疗仍是一个不应省略的步骤。单纯依靠化疗势必使疗程数有所增加。而带有顺铂、博莱霉素的化疗，有一定的毒性，过多的化疗与一个不太复杂的手术比较，可能会给患者造成更大的负担。因此原则上还是应该考虑手术治疗与化疗的综合治疗。只是在个别复发的肿瘤如果体积不大，累及范围不广，可以试行单纯化疗，并同时以血清 AFP、HCG、LDH 作为定期监测指标。如果疗效不满意或疗效反应较慢，仍应考虑手术切除。

2）有效的化疗方案：目前常用的化疗方案有以下几种，适用于各种类型的恶性 GCT。PVB 与 BEP 方案 5 天 1 疗程，3 周重复 1 次，在 BLM 达终生剂量后，停用 BLM，改为 PV 或 PC 方案，其他药物剂量不变。

PVB、BEP 方案中的 BLM 终生剂量为 250 mg/m²，单次剂量不可超过 30 mg，儿童剂量不减。BLM 因其每 21 天重复一次静脉注射，半衰期仅 2 小时，故予以 24 小时静脉滴注。BLM 连续静脉滴注还可防止肺纤维化的发生。

VAC 方案，6 天为 1 疗程，4 周重复 1 次。由于此方案对晚期病例的治疗生存率仅为 32%～45%，故目前一般用在经 PVB、BEP 治疗后 BLM 达终生剂量后的巩固治疗。

3）化疗方案的评价和选择：化学治疗对卵巢恶性 GCT 的作用和对上皮性癌的作用有根本的区别。前者对化疗极为敏感，经有效的联合方案治疗后，肿瘤可以完全消失，最终达到根治的目的。①化疗方案的比较：williams 总结了美国 Anderson 癌瘤中心和印第安纳州医学院两家医院各自采用 BEP、PVB 治疗晚期恶性 GCT 患者，发现 BEP 方案优于 PVB 方案。②化疗方案的选择：卵巢恶性 GCT 化疗方案的选择，目前国内外一致认为 PVB、BEP 疗效好。尤其是 BEP 方案，已被誉为金标准方案，不论临床期别、组织类型如何，应作为临床一线化疗方案。无性细胞瘤虽然恶性程度不高，但对 PVB、BEP 方案极为敏感，也应作为首选方案，PV 方案和 VAC 方案可作为 PVB 或 BEP 治疗后达完全缓解或 BLM 达终生剂量患者的巩固治疗。

4）卵巢恶性 GCT 的化疗期限及疗程数：根据我们的经验，化疗疗程数取决于肿瘤的临床分期、残留肿瘤的大小以及病理组织类型和肿瘤的分化程度。因此，一般认为临床 I 期的未成熟畸胎瘤、无性细胞瘤可选择 BEP 或 PVB 方案 4 个疗程；晚期病例则需要 6 个疗程。卵黄囊瘤、混合性 CGT、胚胎癌和绒癌等，不管临床期别如何，均应选择 BEP 或 PVB 方案 6 个疗程。对曾经治疗过肿瘤复发的患者，化疗疗程数应增至 8 个疗程。值得提出的是，一般手术后化疗 2 个疗程肿瘤标志物应转为阴性，如果肿瘤标志物下降不满意，除应寻找病灶外，还应考虑适当增加化疗疗程数。

5. 卵巢恶性 GOT 的预后

卵巢恶性 GCT 恶性程度极高，在 VAC、PVB 及 BEP 方案应用以前，患者存活率很低，VAC 特别是 BEP 和 PVB 联合化疗的应用，使恶性 GCT 的预后有了极为显着的改变。

（1）卵巢卵黄囊瘤：自从 VAC 和 PVB 联合化疗问世以后，存活率明显改进。美国 Anderson 癌瘤研究中心与北京协和医院两个单位对卵黄囊瘤治疗后的持续缓解率，在未采用 VAC 及 PVB 联合化疗以前，分别为 17.6% 及 7.1%。而采用 VAC 及 PVB 联合化疗以后，存活率显着上升，达 75% 及 78.6%，协和医院收治的 70 例卵巢卵黄囊瘤，以 Berkson Gage 生命表计算法，统计不同方法的治疗，其治疗后的存活率截然不同，采用 VAC 及 PVB 联合化疗后初治病例的存活率为 85.2%，复发病例存活率为 45.7%，如果对初治病例特别强调手术后立刻开始用带有顺铂的 PVB、BEP 方案，防止其复发，争取 100% 的存活率是很有希望的。

（2）卵巢无性细胞瘤：恶性程度较低，而且对化疗和放疗都敏感，故其预后很好。最近几年各作者报道的采用联合化疗的病例，存活率为 92% ～ 100%。而且，由于多数作单侧附件切除，治疗后大多数月经情况好，希望要小孩者也多数能受孕生育。

（3）卵巢未成熟畸胎瘤：恶性程度很高。未采用联合化疗之前预后很差，近年来有效联合化疗的应用使未成熟畸胎瘤的预后有了很大的改变，并有可望达到 100% 的存活率。

（4）卵巢原发绒毛膜癌和胚胎癌：十分罕见，北京协和医院收治的近 200 例卵巢恶性 GCT 中，单纯性绒毛膜癌和胚胎癌各 2 例，采用正规 PVB 治疗的 2 例绒癌和一例胚胎癌患者中，有 2 例缓解，无瘤生存 5 年以上，一例绒癌患者在治疗过程中疾病恶化，术后 1 年死亡。而另一例采用单一烷化剂治疗的胚胎癌患者，在术后半年内死亡。

三、卵巢性腺间质肿瘤

（一）卵巢颗粒细胞瘤

在卵巢性腺间质肿瘤（sex cord-stromal tumors of the ovary）中，颗粒细胞瘤、泡膜细胞瘤是相对多见的。颗粒细胞瘤和泡膜细胞瘤都有分泌雌激素的特点，所以先前统称功能性化瘤（functional tumors of the ovary or feminizing tumors of the ovary）。但该瘤亦有引起男性化者，而且卵巢上皮性肿瘤也可有雌激素的功能，故上述称谓有失偏颇，乃以其组织来源表达更为确切。颗粒细胞瘤和泡膜细胞瘤上有不少雷同，但其病理形态、处理及预后迥然不一，故分做两部分叙述。而两者混合存在的肿瘤却不乏遇到，此种情况则归入颗粒细胞瘤中。

1. 发生率

一般地说，颗粒细胞瘤远不及上皮性肿瘤常见，只占卵巢肿瘤的 0.8% ～ 9%。因为它具有低度恶性，故有报告，它占卵巢恶性肿瘤的 5% ～ 10%。颗粒细胞瘤和泡膜细胞瘤的发病率有明显差别，颗粒细胞瘤比泡膜细胞瘤多见，Diddle 报告的 1189 例大组材料中，颗粒细胞瘤 926 例，泡膜细胞瘤 263 例，其比例为 4∶1。石一复等综合报道了我国 6 省 15 个单位卵巢肿瘤 14 006 例，性腺间质肿瘤 236 例，占 1.7%。颗粒细胞瘤占全部卵巢肿瘤及卵巢恶性肿瘤分别为 1.0% 和 4.3%，与文献报告相近。

2. 临床表现

（1）发病年龄：颗粒细胞瘤的多发年龄为 40 ～ 50 岁，北京协和医院两次统计分析，平均年龄皆为 49 岁。颗粒细胞瘤有 6% 发生在儿童或更年幼者，报告最小年龄的是一个患颗粒细胞瘤的足月死产婴，还有出生后仅 4 周、13 个月的小儿；年龄最大的颗粒细胞瘤患者是 88 岁。

（2）症状：最普通的症状是与激素刺激有关，表现为不正常阴道出血、闭经等，其次是腹部包块、腹痛或腹胀。

1）不正常阴道出血：在生育年龄，64% 的患者有月经过多、经期延长等；在绝经年龄，71% 的患者有绝经后出血。其原因为肿瘤分泌雌激素，引起子宫内膜增生，雌激素水平的波动又造成不规则脱落，发生不正常出血。也有些患者并无月经障碍或绝经后出血，Sjostedt 和 Wanlen 的解释是，有些肿瘤产生的雌激素少或不产生，并认为此种患者往往预后不佳，因为这一类型肿瘤细胞分化不良，恶性程度较高，故而缺乏内分泌功能，或者由于缺乏临床症状而延误诊治。北京协和医院经过临床病理分析，认为这种没有功能性症状、恶性程度高的病例，实际上往往并不是颗粒细胞瘤，而是其他类型的恶性肿瘤，如分化差的腺癌、肉瘤及转移癌等。绝经后出血是应引起警惕的症状，在北京协和医院报告的病例中，绝经后颗粒细胞瘤患者无一例外的皆有绝经后出血症状。

2）闭经：这是本病表现的另一个内分泌功能症状，文献报道占 15% 左右，亦有高达 37% 者。可呈持续性的闭经，或间有不正常阴道出血。北京协和医院有一例闭经 4 年后发现盆腔包块，突然阴道大出血，同时检查注意到肿物缩小。手术证实为肿瘤破裂。这一现象提示，闭经是卵巢瘤产生大量雌激素引起的，一旦肿瘤出血，坏死或破裂，致使雄激素波动，遂之可出现撤退性出血。

3）性征：在青春期前患者可发生性早熟，乃为雌激素刺激引起，为同性（女）性早熟（isosexual precocity），其实并非性早熟，故称假性性早熟。其表现为初潮提前，有时只有这种单一的阴道出血或白带增多，但通常还合并乳腺增大（偶有分泌）、外阴丰满、阴毛及腋毛生长，以及性情变化等。也可有生长过速、身长高于其年龄应有的发育，骨龄亦常超过其骨年龄表，但精神及思想之发展却很少超前。Norris 报告在 203 例颗粒细胞瘤和泡膜细胞瘤中，有 10 例小于 11 岁者，其中有性早熟症状者 4 例，占患病女孩之 36.4%，Fox 报告的 92 例颗粒细胞瘤中，有 5 例少女，其中 2 例有性早熟。在成年颗粒细胞瘤患者则可出现与上述相反的性征改变，即男性化征。这也说明卵巢肿瘤组织学和菜单现的复杂性，而以往将本病称作为女性化瘤也显偏颇。颗粒细胞瘤始于性腺间质，因此多表现为分泌雌激素的刺激征；另一方面，卵泡内膜也可有明显的黄素化，卵巢间质也有一些黄素化，以致发生男性化征象。患者可有面部痤疮、声音嘶哑低沉、体重增加、多毛、阴蒂长大，以及月经稀发、闭经、乳房不发育等症状，男性化征多发生在较大的、囊性的颗粒细胞瘤。Norris 报告 150 例含颗粒细胞的性腺间质瘤，其中囊性者 9 例，这 9 例有明显男性化 2 例。多毛、月经稀发 1 例，闭经 1 例，另 4 例无特殊。

4）腹胀和腹痛：一些作者报告此症状发生占 29% ～ 59.2%，主要是肿瘤和腹水引起。但急性剧烈的腹痛是肿瘤破裂或扭转所致。破裂的发生率约为 10%，多为囊性。颗粒细胞瘤多为实性，肿瘤属中等大小（5 ～ 15 cm），光滑活动，故容易扭转。

5）下腹包块：不少患者自己可摸到下腹包块，并以腹块为主诉就诊。就诊时还常伴有阴道不规则出血、腹痛和腹胀，若单独以腹块就诊者，腹块可达 20 cm，明显大于颗粒细胞瘤之平均大小（14.6 cm）。应该指出，绝经后出血常为老年妇女唯一主诉，他们并未发觉腹块。因此，单纯以出血就诊者，其肿块的平均直径较小，为 8.7 cm。

6）其他：肿瘤巨大、病情重者可有消瘦、体重下降及衰竭表现；发热则见于肿瘤出血和坏死的病例。北京协和医院统计颗粒细胞瘤从症状出现到就诊的平均间隔为 9 个月，有的症状可持续长达 43 年。这和一份大组分析非常相似，他也报告 50% 的患者，其症状在半年内出现，也有少数的病例，可完全没有症状而于检查时偶然发现。

（3）体征：①腹部或盆腔包块：腹部或盆腔检查时常可摸到包块。肿瘤大小差异甚殊。子宫也常显增大，或合并子宫肌瘤，绝经后的妇女子宫萎缩也不明显。②腹部增大及腹水腹部增大：皆因肿物或腹水所致。但颗粒细胞瘤合并腹水并不多见。所谓梅格斯综合征（Meigs syndrome）在颗粒细胞瘤也不常见。

3. 诊断

颗粒细胞瘤在妇科肿瘤中是不十分多见、也不十分少见的肿瘤，而且有其明显的临床特征，即激素相关症状（Hormone-related symptoms），如又能查到盆腔肿块，其诊断当不困难。

根据本病的临床病理特点，诊断上应注意以下两方面：

（1）临床特征：颗粒细胞瘤多发生在 40 ～ 50 岁近绝经期之妇女。表现不正常阴道出血、月经多或闭经等内分泌紊乱。在幼女，可有"性早熟"。对绝经后出血尤应重视。腹胀、腹痛或急性腹痛也是本病的常见症状。

由于雌激素的影响，绝经后的老年妇女可表现外貌与年龄不相符，面皮光亮、细嫩，外阴亦无明显萎缩，所谓"返老还童"。少数患者则呈现男性化。盆腔检查多可发现单侧性附件包块，中等大小，实性，或有囊性区域，常是光滑、活动的。子宫可丰满或有肌瘤，老年妇女子宫不甚萎缩。

（2）实验室及辅助检查：主要是激素研究和影像检查，可包括：

1）阴道细胞涂片：观察雌激素影响，上皮细胞营养角化情况。该法简单易行，对诊断颇有帮助。

2）肿瘤标志物：一些研究发现，颗粒细胞瘤患者血清雌激素水平升高，而且增高的血清雌激素水平可随着肿瘤的消长波动。但是，这样的病例并不太多，而且这种标志物本身也缺乏敏感性。尽管已经证实颗粒细胞可产生雌激素，但临床上常常可以看到很多颗粒细胞瘤患者，血清雌激素并不升高。因此，血清雌激素水平并不是理想的卵巢颗粒细胞瘤的标志物。对于有男性化性征的患者，血清睾酮水平也会有升高。

3）卵泡调节蛋白（follicle regulatory protein，FRP）：FRP 是另一个受到关注的蛋白，由颗粒细胞产生，在正常月经的妇女血清中可以检测到这种蛋白。颗粒细胞的分化可以影响 FRP 的分泌。无排卵的患者血清 FRP 可升高，而在绝经后或卵巢切除术后的患者中，FRP 很低甚至无法测出。Rodgers 等人报告在某些颗粒细胞瘤的患者中，FRP 水平明显升高。但 FRP 的临床意义目前还不十分清楚，能否作为颗粒细胞瘤的标志物，还有待进一步研究。

4）抑制素：近年来，抑制素成为研究颗粒细胞瘤标志物的又一焦点。抑制素是种多肽类激素，在月经周期的卵泡期由受到 FSH 的刺激，在黄体期受到 LH 的刺激。一般认为，在绝经前妇女的血清中，可以测得这种激素，而在绝经后或卵巢切除后的妇女血清中，这种激素应该不存在了。现已证明抑制素是由颗粒细胞分泌的，而且一些研究也证明抑制素的波动与颗粒细胞瘤病情的消长同步。但是，抑制素对颗粒细胞瘤诊断的敏感性和特异性还不十分清楚。鉴于颗粒细胞瘤相对少见，上述的这些标志物用于筛查都有局限性，或许这些标记物对监测病情、预测复发会有所帮助。

5）其他检查：B 超扫描可发现卵巢肿物，实质均质或有囊性区，准确诊断颗粒细胞瘤则属不易；腹腔镜检对于术前明确诊断及初步分期颇有帮助；淋巴造影可判断是否有淋巴转移，不过，颗粒细胞瘤的淋巴转移率只有 8%；卵巢肿瘤的染色体异常已被学者们所注意。

（3）子宫内膜检查：分段诊断性刮宫应列入本病的常规检查，主要是除外子宫内膜的病变，雌激素的影响、内膜增生、囊性增生、不典型增生，甚至腺癌。这对临床期别估价及治疗选择甚为重要。

4. 鉴别诊断

颗粒细胞瘤虽以其内分泌功能构成其临床特点，但这并非是其独有的，一些上皮性肿瘤也可以出现类似症状。颗粒细胞瘤形态多样，类型复杂，也常易与多种肿瘤相混淆，造成误诊。所以，以下两方面问题值得讨论。

（1）所谓"非功能"性上皮性肿瘤的雌激素分泌功能：Morris 等报告 335 例卵巢上皮性肿瘤患者绝经后出血可达 20%，尹忠佳亦报告为 24%，说明除颗粒细胞瘤、泡膜细胞瘤之外的卵巢肿瘤引起绝经后出血并不少见，对这些患者进行外周血或卵巢静脉血雌激素（E_2）浓度测定，均有不同程度的升高，表明上皮性肿瘤也有雌激素分泌功能，以黏液性肿瘤的分泌功能更为活跃。用免疫组织化学研究还显示，绝经后上皮性卵巢肿瘤分泌的雌激素，不仅来源于肿瘤的间质细胞，更主要来源于肿瘤的上皮细胞，尤以黏液瘤上皮细胞为显著，所以，在临床上应注意鉴别颗粒细胞瘤与上皮性肿瘤，不要以为有雌激素刺激症状的卵巢肿瘤一定是颗粒细胞瘤。

（2）颗粒细胞瘤的临床病理分析：先前认为颗粒细胞瘤就是卵巢恶性肿瘤，后又认为即使核分裂较多，是恶性者，预后也较好。认识颗粒细胞瘤的临床及病理特点，对处理至关重要。北京协和医院曾对原诊断为颗粒细胞瘤和泡膜细胞瘤 57 例，进行病理切片的重新核对，并与临床对照分析，发现其中的 30 例是其他的卵巢肿瘤而当时误诊为颗粒细胞瘤，Stenwing 等报告挪威镭锭医院 159 例颗粒细胞瘤中，亦有 41 例需要改正诊断。从误诊病例的病理诊断分析，明显地分为两类：一类是同源于性腺间质的肿瘤，如硬化性间质瘤、支持细胞瘤和泡膜纤维瘤等。由同原性，故形态上有类似之处，但仍有区别。这一类误诊病例中以硬化性间质瘤居多，是良性的，预后极佳，少部分是支持细胞瘤，属于中间型。因为它们来源于性腺间质，故可有一定程度的功能性症状。另一类是分化不好的腺癌、肉瘤、转移癌、输卵管癌等。此类肿瘤细胞分化差，核异型性和核分裂等均较多。这些肿瘤恶性程度高，预后差，临床表现和颗粒细胞瘤、硬化性间质瘤截然不同。从上述分析可以看出，只要从病理形态、临床表现及预后方面审慎考虑，应能将颗粒细胞瘤与其他肿瘤相区别。而长期以来，各家对颗粒细胞瘤的恶性程度及预后颇有争议，现今看来，组织病理学认识上的分歧，甚至错误，可能是主要原因。这一区别的正确认识，对采取不同的处理方案也很有意义。

（3）颗粒细胞瘤合并病变：颗粒细胞瘤产生雌激素刺激，因而可引起子宫内膜癌、乳癌及子宫肌瘤等雌激素依赖性疾病。子宫内膜增生性改变，可有增殖增生，囊性增生，不典型增生，甚至子宫内膜癌，但个别患者的内膜也可呈萎缩状。颗粒细胞瘤合并子宫内膜癌的发生率报告不一，从 2.5%～27% 不等。Novak 及其同事复习了卵巢肿瘤登记的标本，发现 23% 的女性化瘤患者子宫内膜呈现腺癌，65% 有内膜增生。但一般认为合并内膜增生者为 50%，合并内膜癌者占 10%，或许可认为颗粒细胞瘤患者，罹患子宫内膜癌的机会是正常人的 10 倍。

合并子宫内膜癌患者，多在 50 岁以上。在 Diddle 报告的 73 例颗粒细胞病合并子宫内膜癌患者中，只有 10 例小于 40 岁，而这 10 例中又有 3 例是由于其他原因曾经接受过放射治疗者，亦是应予考虑的因素。MC Ebnald 分析了 72 例合并卵巢女性化瘤和多囊卵巢的子宫内膜癌，并与 523 例无卵巢疾患的子宫内膜癌作对照。结果表明有卵巢疾患（女性化瘤 44 例，多囊卵巢 28 例）者，"三联征"（肥胖、高血压、糖尿病）明显增多，期别早，预后比对照组好，10 年生存率为 86%，而对照组为 64%。其原因的解释：一是因为有明显的临床症状，容易早期发现和治疗；再者是有卵巢功能疾患者可引起子宫内膜功能性反应，有可能将不典型增生亦归入内膜癌，故预后较好。此外，颗粒细胞瘤也易于合并子宫肌瘤。合并乳癌的机会可达 6%，应予以注意，但其发生可在卵巢癌治疗之后，亦可在卵巢癌发生之前。由于颗粒细胞瘤患者血中可有高水平的雌激素，抑制排卵，其合并妊娠的机会甚少，迄今只有个案报告。但在罹患肿瘤前可有正常之妊娠。如合并妊娠，则发生肿瘤扭转、破裂和出血等情况并不罕见。再者，颗粒细胞瘤切除后，卵巢功能可得恢复，月经规则，生育有望。

5. 治疗

颗粒细胞瘤的治疗以手术为主，化疗和放疗为辅，并应长期随诊。

（1）手术治疗：手术方式分单侧附件切除、全子宫双附件切除及肿瘤细胞减灭术。具体选择可根据肿瘤期别、组织类型、细胞分化程度、患者年龄及生育情况酌定。在幼女、年轻或生育年龄并有生育要求者，如为单侧肿瘤、包膜完整、肿瘤活动、对侧卵巢正常（最好作冷冻切片病理证实）、子宫内膜手术前诊刮亦除外恶性情况的，可行单侧附件切除术，以保留生育功能。术后亦需长期严密随诊。有人建议患者术后完成生育后，考虑再次手术，切除子宫及附件。绝经患者，应作全子宫双附件切除术。即使在考虑为 Ⅰ 期而施术，也要行纵切口，取腹腔冲洗液做细胞学检查，除对侧卵巢作楔形切除探查外，应作仔细探查或对可疑部位活检。如果细胞学及活检均为阴性，则可不必辅加其他治疗。如果包膜破裂，则术后应辅加其他治疗。Bjorkholm 集 50 年之经验，认为包膜完整而切除者预后明显好于包膜破裂者。

对于 Ⅱ 期以上病例，即肿瘤侵及邻近器官或对侧卵巢，腹腔有转移，或子宫内膜不正常应按卵巢癌处理，施行肿瘤细胞减灭术，包括全子宫、双附件、大网膜以及肉眼所见的转移瘤，腹膜后淋巴结切除术。也要强调残余肿瘤应小于 1～2 cm。术后要加用化疗或放疗。复发病例也应争取再次手术，尽可能将复发病灶切除，并配合化疗或放疗。和复发性上皮癌不同，颗粒细胞瘤的再次手术可以提高生存率。由于颗粒细胞瘤的自然病程较长，反复的肿瘤细胞减灭术可作为一种成功的方法来控制症状和延长患者的生存期。选择合适的手术时间非常重要，这主要根据患者的年龄、生活评分状态、肿瘤的部位及是否可切除等情况，综合考虑。对于复发的颗粒细胞瘤手术是否比化疗和放疗更为有效，目前还很难作出结论。

（2）化学治疗：颗粒细胞瘤对化疗比较敏感，对烷化剂（如噻替哌），甚至比上皮性肿瘤还要敏感，对于肿瘤大于 10 cm，包膜已破，高分裂象或分化差，以及 Ⅱ、Ⅲ、Ⅳ 期患者，均应在手术后给予足够的化学治疗。对于年龄大，一般情况差不能施行手术者，也可单纯进行化疗，待肿瘤有所缩小，一般情况有所改善后再进行手术治疗。

近年来使用联合方案治疗复发和转移性颗粒细胞瘤取得较好的疗效。其中以 PVB 方案效果最佳。虽然 PVB 方案的疗效很好，但是毒副作用也相当严重，尤其是肺纤维化，这一点在使用 PVB 时应格外重视。PVB 化疗一般为 4～6 个疗程。

（3）激素治疗：由于颗粒细胞瘤可分泌雌激素，而且不少学者发现颗粒细胞瘤组织中存在雌激素受体，这为孕激素治疗颗粒细胞瘤提供了依据。M 等人采用大剂量孕激素，100 ~ 300 mg 每日 3 次治疗晚期的颗粒细胞瘤，均获得较好的效果。他们认为，对于一线化疗失败的颗粒细胞瘤，孕激素治疗可诱导肿瘤缓解，孕激素治疗与孕激素的用量有一定的关系。近年的研究发现，促性腺激素激动剂（GNRH-A）在治疗激素依赖性恶性肿瘤方面有一定的疗效，有学者 M 等人采用 GNRH-A 治疗 1 例颗粒细胞瘤肺转移取得一定的疗效。虽然疗效短暂，但他们认为 GNRH-A 可能成为卵巢性索间质细胞恶性肿瘤的一种新方法。

（4）放射治疗：颗粒细胞瘤对放射治疗也比较敏感，不少学者认为，对弥漫型、扩散及转移型者尤为必要，对这些病例在手术切除肿瘤后可加用放射治疗，剂量为 45 ~ 50Gy（4 500 ~ 5 000 rad），可提高生存率，减少复发率。如果肿瘤固定盆腔，未能切除子宫者亦可行宫腔内照射。对于复发病例，术前给予放疗，有利于再次手术切除复发灶。对于肿瘤包膜已破，或腹水（或腹腔冲洗液）瘤细胞阳性，或 Ⅱ、Ⅲ 期，特别是有散在 1 ~ 2 cm 之残留病例，手术后给予腹腔放射性核素治疗值得提倡。也可以施行化疗、放疗联合治疗，在接受 20Gy（2 000rad）之照射后，才再用抗癌药可提高疗效。至于早期肿瘤，年轻患者则不必施行放射治疗。

（5）随诊：因为颗粒细胞瘤有晚期复发的特点，所以坚持随诊，严密监测尤为重要。开始每 3 ~ 4 月复查 1 次，以后亦应每半年复查 1 次，要坚持 5 年，10 年，甚至更长。检查包括全身体物理学检查、盆腔检查及阴道细胞学、激素水平、X 线胸片、盆腹腔 B 超扫描和血雌激素测定等。

6. 预后

（1）恶性程度及生存率：颗粒细胞瘤一般预后尚好，不若卵巢上皮癌。但也有少部分病例，其临床和病理均为恶性，故有称癌者。此外，一些病例又可晚期复发。颗粒细胞瘤 5 年治愈率为 80%，有达 97% 者；10 年治愈率为 70% 左右；而 15 ~ 20 年治愈率降至 50% ~ 60%，表明了该瘤晚期复发的特点。

（2）复发：一般认为颗粒细胞瘤有 2% 的复发机会，也有报告达 53% 者。其复发特征是晚期，所谓"5 年生存不意味着它的治愈"。Diddle 报告一复发之最长间隔是在一个 8 岁颗粒细胞瘤儿童，术后 33 年发现了同样病理的复发灶。有的在间隔期间内甚至有正常的妊娠分娩。颗粒细胞瘤之转移和复发，多在腹腔内，远处转移很少。Stenwing 等报告，首次手术无肝及腹腔转移者，25 例复发病例中，仅 1 例肝转移，腹腔外转移也仅于胸膜。多数复发灶可得切除，并有较好之结果。

（3）影响预后的因素：①临床期别是重要的影响因素：Morris 等报告，Ⅰ 期 5 年生存率为 91.8%，Ⅱ 期 75.9%，Ⅲ 期为 22.5%。Salll 收集的材料是 Ⅰ 期和 Ⅲ 期的 10 年的生存率分别为 86% ~ 96% 及 26% ~ 46%。②年龄：大于 40 岁者预后比年轻者为差。③症状与病程：以腹痛和腹块就诊者之预后比异常出血者差。病程短预后不佳的原因是其发现常与一些症状，诸如疼痛、破裂和肿瘤生长迅速有关。④肿瘤的大小：这也是值得重视的，大的实性的颗粒细胞瘤预后欠佳。⑤肿瘤包膜是否完整：有报告，包膜完整和包膜破裂的死亡率分别是 8% 和 38%。⑥核分裂像：亦有意义，3 个以上 /HPF 者，其生存率明显下降（76.5%），而 0/HPF 及 1 ~ 2/HPF 分别为 95.5% 和 90.7%。⑦ p53 蛋白表达：有研究表明野生型 p53 蛋白阴性表达的颗粒细胞瘤患者的生存期要比 p53 阳性表达者延长 10 倍。p53 阳性表达的颗粒细胞瘤预后差。关于组织学类型的影响尚难肯定，不少作者认为弥漫型或肉瘤型较其他类型预后差，但在同一肿瘤中，常有几种类型混杂，很难说明分类对预后的影响。

（二）卵巢泡膜细胞瘤

卵巢泡膜细胞瘤（theca cell tumors of the ovary）因有明显的分泌雌激素的功能，又常和颗粒细胞瘤混合存在，过去被统称为女性化瘤。但是纯卵巢泡膜细胞瘤无论在临床和病理上同颗粒细胞瘤都有不同之处。

1. 发病率

泡膜细胞瘤不如颗粒细胞瘤多见，一般认为它的发生仅为颗粒细胞瘤的 1/5。Diddle 的报告颗粒细胞瘤和泡膜细胞瘤的发病比率为 4∶1。Fox and Laneley 也认为泡膜细胞瘤为颗粒细胞瘤的 1/3，占所有卵巢肿瘤的 0.5%～1%。在诊断上，有时泡膜细胞瘤和纤维瘤可相混淆，而且两者也可合并存在，即泡膜纤维瘤。

2. 临床表现

泡膜细胞瘤平均发病年龄为 53 岁，65% 的患者为绝经后者。其发病年龄比颗粒细胞瘤为晚，年龄最大者 92 岁。几乎不发生在月经初潮之前，但亦有报告在出生 14 个月的幼儿发生者，青春期前患者也仅是个案报告。

临床症状与颗粒细胞瘤非常相似，雌激素增高引起的功能性表现尤为明显。主要是月经不正常，月经多或闭经以及绝经后出血。但假性性早熟者极罕见。肿瘤本身引起的症状并无特殊，腹胀、腹痛不像颗粒细胞瘤那样普遍及突出。泡膜细胞瘤多中等大且质实，故可并发扭转，但腹腔内破裂和出血者甚少，合并腹水者也不多，个别可有麦格综合征。在某些类型的泡膜细胞瘤可有男性化表现，泡膜细胞瘤合并男性化征象可能比颗粒细胞瘤还多，约有 2% 的病例发生男性化。主要表现闭经、多毛、痤疮、声音低沉及阴蒂增大等，泡膜细胞瘤切除后，男性征可以消失。泡膜细胞瘤有黄素化或囊性变时，常表现男性化征。泡膜细胞瘤在年轻妇女发病不多，因而合并妊娠也少见，闭经等功能障碍也是妊娠机会少的重要原因，迄今合并妊娠的病例仅有个案报告。

3. 诊断和预后

泡膜细胞瘤多发生老年妇女，常有月经紊乱、闭经及绝经后出血。肿瘤为中等大小，光滑活动，质地为实性，可有囊性区。实验室检查显示雌激素水平升高。有囊性变性者，可有男性化，血中睾酮可升高。泡膜细胞瘤基本为良性肿瘤，仅有个别复发者。泡膜细胞瘤因有比颗粒细胞更多的雌激素分泌，所以并发子宫内膜癌的机会要比颗粒细胞瘤高 4 倍。甚至颗粒细胞瘤和泡膜细胞瘤引起子宫内膜癌是同龄妇女的 17 倍。因此，诊断性刮宫除外内膜病变是必要的。绝大多数泡膜细胞瘤是良性的，恶性泡膜细胞瘤仅有个案报告，一般认为恶性者占 3%。恶性泡膜细胞瘤多发生 50 岁以上的患者，多数有腹腔内直接种植，尚无超出腹腔以外转移的报告。Fleming 认为即使恶性泡膜细胞瘤，其细胞分化都较好，预后远比一般卵巢癌为佳。他报告的 2 例中，有 1 例开始仅行单侧附件切除，3 年后腹腔复发，又行全子宫及另侧附件切除，并加用放疗，观察 8 年无复发。另 1 例术后无复发。对于恶性泡膜细胞瘤的诊断，Norris 和 Taylor 认为，除非肿瘤有功能才能诊断，而 Fox 则认为若形态似泡膜细胞瘤，细胞有明显异型性和异常核分裂像，不管有无功能都可诊断为恶性泡膜细胞瘤，如不含脂质，则不宜诊断为恶性泡膜细胞瘤。我们认为结合肉眼所见及脂肪染色，如均不像泡膜细胞且又无功能改变，则不诊断恶性泡膜细胞瘤。

4. 治疗

泡膜细胞瘤绝大多数是单侧的、良性的。发生在青春期以前也很少，不到1%，所以若在青春期，可做患侧附件切除或部分卵巢切除，小心判定恶性程度。在生育年龄并有生育要求者，要保存其生育功能，做附件切除。若在近绝经期或绝经期以后老年患者，不论其良恶，均做全子宫、双附件切除。如是恶性泡膜细胞瘤，应将所见种植转移灶彻底切除。术后加用放疗或化疗，其疗效均较满意。

（三）卵巢纤维瘤

卵巢纤维瘤（fibroma of the ovary）是良性的卵巢实质性肿瘤，原将其列入非特异性结缔组织肿瘤中，现归属于卵巢性腺间质肿瘤。它在发生学、形态学上和泡膜细胞瘤的关系，以及合并胸腔积液及腹水的临床表现都为病理学家及临床医师所关注。

1. 发病率

卵巢纤维瘤的发病率一般认为占所有卵巢肿瘤的2%～5%。北京协和医院统计有卵巢纤维瘤88例（包括5例泡膜纤维瘤），占所有卵巢肿瘤的4.8%，占卵巢性腺间质肿瘤的76.5%。可见，卵巢纤维瘤并不少见，居卵巢、性腺间质肿瘤的首位。

2. 临床表现

卵巢纤维瘤多发于中老年妇女，北京协和医院病例平均年龄46岁，年龄范围18～75岁。仅有2例是20岁以下年轻未婚者。纤维瘤发生在初潮前女孩者甚为罕见，仅为个案报告。

主要的临床症状是腹痛、腹部增大以及由于肿瘤压迫引起的泌尿系症状等。北京协和医院有腹痛症状者占55.5%，特别是卵巢纤维瘤多为中等大小，光滑活动，质地沉重，很易扭转而发生急性腹痛。北京协和医院纤维瘤急性扭转者仅有25.5%，亦有报告25例中有11例（44%）发生了扭转者。卵巢纤维瘤囊性变者也偶有破裂，引起急腹症。一般认为纤维瘤无内分泌功能，无月经紊乱。在北京协和医院病例中，绝经者37例均无绝经后出血，未绝经有月经紊乱者占24.5%，说明功能性症状远较颗粒细胞瘤和泡膜细胞瘤为低，但尚有一定比例的月经障碍。北京协和医院病例中，有1例75岁患者子宫内膜轻度增生及腺体扩张；有1例52岁绝经后患者雌激素水平偏高。这说明大部分纤维瘤没有功能，少数可以有功能。其解释是卵巢纤维瘤来源于性腺间质，与颗粒细胞瘤或泡膜细胞瘤同源。此外则应注意有无混杂泡膜细胞瘤成分。

纤维瘤可合并腹水或胸腔积液及腹水（Meigs综合征），有时出现腹壁、下肢及阴唇水肿。有相当的病例（30%～54%）没有临床症状。多因肿瘤小，无月经障碍而无自觉不适，常在体检及其他手术时发现，或因急性扭转始来就诊。加之卵巢纤维瘤发展缓慢，故纤维瘤病程较长，可达15年、30年。梅格斯综合征（Meigs Syndrome）经典的梅格斯征定义，系指卵巢纤维瘤合并胸腔积液及腹水，肿瘤切除后，胸腔积液及腹水消失。但卵巢纤维瘤合并胸腔积液及腹水者，并不多见，据Fox报道，其发生率仅1%～2%。胸腔积液及腹水亦并非卵巢纤维瘤特有的体征。以后，有关梅格斯征定义，乃推广至所有良性卵巢瘤而合并胸腔积液及腹水者。有关胸腔积液及腹水的发生机制，有以下解释：①肿瘤组织水肿，肿瘤包膜又很薄，因而细胞外液漏出，形成腹水。大量腹水经过横膈孔道，渗至胸腔，形成胸腔积液。②巨大肿瘤压迫，心脏代偿功能差或奇静脉、半奇静脉受阻，淋巴受压，引起渗出，也是形成胸腔积液的原因。

腹水量常较多，有胸腔积液及腹水者，患者常感腹胸闷、气短、咳嗽、发热或下肢水肿；有的则因大量胸腔积液及腹水而致呼吸困难、极度消耗。因胸腔积液及腹水均继发于良性肿瘤，故肿瘤切除后胸腔积液及腹水即消失，除非胸腔积液量大引起明显症状，一般不必作胸腔穿刺等其他治疗。

3. 诊断

卵巢纤维瘤的术前诊断并不困难。在老年妇女，盆腔扪到实性、光滑活动尤其是质地坚硬包块时，应想到纤维瘤。临床功能性症状不明显，一般状况较好。可合并急性扭转而呈急腹症，或合并胸腔积液及腹水而产生压迫症状。有时因胸腔积液及腹水造成患者一般情况差，可误诊为晚期卵巢癌。应进行雌激素水平测定，以资鉴别诊断。主要应与泡膜细胞瘤、腺纤维瘤（fibro-adenoma）、囊腺纤维瘤以及纤维上皮瘤（Brenner tumors）相区别，这有时是困难的，需看上皮和间质孰占优势。

4. 预后和处理

卵巢纤维瘤是良性的，预后极佳。有胸腔积液及腹水者肿瘤切除术后迅速消失。有个别报告腹膜种植者，但预后也佳。Fox认为，这种情况若组织学表现是良性的，则并不是恶性的征兆。手术切除附件可得满意结果，对侧应探查。40岁以上妇女可行全子宫、双附件切除。年轻妇女应保留生育功能。卵巢纤维瘤极少多发，亦可行剔除术。术后无需化疗。

··（乔明霞）

第七章　子宫内膜异位症与子宫腺肌病

第一节　子宫内膜异位症

子宫内膜组织（腺体和间质）出现在子宫体以外的部位时，称为子宫内膜异位症（EMT），简称内异症。异位内膜可侵犯全身任何部位，如脐、膀胱、肾、输尿管、肺、胸膜、乳腺，甚至手臂、大腿等处，但是绝大多数位于盆腔脏器和壁腹膜，以卵巢、宫骶韧带最常见，其次为子宫及其他脏腹膜、阴道直肠膈等部位，故有盆腔子宫内膜异位症之称（图 7-1）。由于内异症是激素依赖性疾病，在自然绝经和人工绝经（包括药物作用、射线照射或手术切除双侧卵巢）后，异位内膜病灶可以逐渐萎缩吸收；妊娠或使用性激素抑制卵巢功能，可暂时阻止疾病发展。内异症在形态学上呈良性表现，但是在临床行为学上具有类似恶性肿瘤的特点，例如种植、侵袭及远处转移等。持续加重的盆腔粘连、疼痛、不孕，是其主要的临床表现。

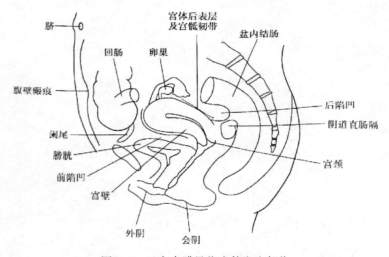

图 7-1　子宫内膜异位症的发生部位

一、发病率

流行病学的调查显示，育龄期是内异症的高发年龄，其中 76% 在 25-45 岁，与内异症是激素依赖性疾病的特点相符合。有报道绝经后用激素补充治疗的妇女也有发病者。生育少、生育晚的妇女发病明显高于生育多、生育早者 3 近年来发病率呈明显上升趋势，与社会经济状况呈正相关，与剖宫产率增高、人工流产与宫腹腔镜操作增多有关，在慢性盆腔疼痛及痛经患者中的发病率为 20%～90%，25%～35% 不孕患者与内异症有关，妇科手术中有 5%～15% 患者被发现有内异症存在。

二、病理

内异症的基本病理变化为异位子宫内膜随卵巢激素变化而发生周期性出血，导致周围纤维组织增生和囊肿、粘连形成，在病变区出现紫褐色斑点或者小泡，最终发展为大小不等的紫褐色实质性结节或包块。

1. 大体病理

（1）卵巢：最易被异位内膜侵犯，约80%病变累及一侧，累及双侧占50%，异位病灶分为微小病灶型和典型病灶型两种。微小病灶型属早期，位于卵巢浅表层的红色、紫蓝色或褐色斑点或者数毫米大的小囊，随病变发展，异位内膜侵犯卵巢皮质并在其内发展、反复周期性出血，形成单个或多个囊肿型的典型病变，称卵巢子宫内膜异位囊肿。囊肿大小不一，直径多在5cm左右，大至10～20cm，内含暗褐色、似巧克力样糊状陈旧血性液体，故又称卵巢巧克力囊肿。囊肿增大时表面呈灰蓝色。囊肿在月经期内出血增多，腔内压力大，特别是近卵巢表面的囊壁易反复破裂，破裂后囊内容物刺激局部腹膜发生局部炎性反应和组织纤维化，导致卵巢与邻近的子宫、阔韧带、盆侧壁或乙状结肠等紧密粘连，致使卵巢固定在盆腔内，活动度差。手术时若强行剥离，粘连局部囊壁极易破裂，流出黏稠暗褐色陈旧性血液。这种粘连是卵巢子宫内膜异位囊肿的临床特征之一，可惜此与其他出血性卵巢囊肿相鉴别。

（2）宫骶韧带、直肠子宫陷凹和子宫后壁下段：这些部位处于盆腔后部较低处，与经血中的内膜碎屑接触最多，故为内异症的好发部位。病变早期、轻者局部有散在紫褐色出血点或颗粒状结节，宫骶韧带增粗或结节样改变。随病变发展，子宫后壁与直肠前壁粘连，直肠子宫陷凹变浅甚至消失，重者病灶向阴道直肠膈发展，在膈内形成肿块并向阴道后穹窿或直肠腔凸出，但穿破阴道或直肠黏膜罕见。

（3）盆腔腹膜：盆腔腹膜内异症分为色素沉着型和无色素沉着型两种，腹腔镜下前者呈紫蓝色或黑色结节，为典型病灶，含有内膜腺体和间质细胞、纤维素、血管成分，并有出血；后者为无色素的早期病灶，但较前者更具活性，并有红色火焰样、息肉样、白色透明变、卵巢周围粘连、黄棕色腹膜斑等。无色素异位病变发展成典型病灶约需6～24个月。腹腔镜检查可以发现许多微小的腹膜内异症病灶。

（4）输卵管及宫颈：异位内膜累及输卵管和宫颈少见。偶在输卵管浆膜层可见紫蓝色斑点或结节，管腔多通畅。宫颈异位病灶多系内膜直接种植，呈暗红色或紫蓝色颗粒子宫颈表面，经期略增大，易被误诊为宫颈腺囊肿。深部病灶宫颈剖面呈紫蓝色小点或含陈旧血液的小囊腔，多系直肠子宫陷凹病灶蔓延而来

（5）其他部位：阑尾、膀胱、直肠异位病灶呈紫蓝色或红棕色点，片状病损，很少穿透脏器黏膜层。会阴及腹壁瘢痕处异位病灶因反复出血致局部纤维增生而形成圆形结节，病程长者结节可大至数厘米，偶见典型紫蓝色或陈旧出血灶。

2. 镜下检查：典型的异位内膜组织在镜下可见子宫内膜上皮、腺体、内膜间质、纤维素及出血等成分。无色素型早期异位病灶一般可见到典型的内膜组织，但异位内膜反复出血后，这些组织结构可被破坏而难以发现，出现临床表现极典型而组织学特征极少的不一致现象，约战24%。出血来自间质内血管，镜下找到少量内膜间质细胞即可确诊内异症。临床表现和术中所见很典型，即使镜下仅能在卵巢继壁中发现红细胞或含铁血黄素细胞等出血证据，亦应视为内异症。肉眼正常的腹膜组织镜检时发现子宫内膜腺体及间质，称为镜下内异症，发生率10%～15%，可能在内异症的组织发

生及治疗后复发方面起重要作用。

异位内膜组织可随卵巢周期变化而有增生和分泌改变，但其改变与在位子宫内膜并不一定同步，多表现为增生期改变。

异位内膜极少发生恶变，发生率低于 1%，恶变机制并不明确。内异症恶变的细胞类型为透明细胞癌和子宫内膜样癌。

三、临床表现

内异症的临床表现因人和病变部位的不同而多种多样，症状特征与月经周期密切相关。有 25% 患者无任何症状。

1. 症状

（1）下腹痛和痛经：疼痛是内异症的主要症状，典型症状为继发性痛经、进行性加重。疼痛多位于下腹、腰骶及盆腔中部，有时可放射至会阴部、肛门及大腿，常于月经来潮时出现，并持续至整个经期。疼痛严重程度与病灶大小不一定呈正比，粘连严重的卵巢异位骐肿患者可能并无疼痛，而盆腔内小的散在病灶却可引起难以忍受的疼痛。少数患者可表现为持续性下腹痛，经期加剧。但有 27% ～ 40% 患者无痛经，因此痛经不是内异症诊断的必需症状。

（2）不孕：内异症患者不孕率高达 40%。引起不孕的原因复杂，如盆腔微环境改变影响精卵结合及运送、免疫功能异常导致抗子宫内膜抗体增加而破坏子宫内膜正常代谢及生理功能、卵巢功能异常导致排卵障碍和黄体形成不良等。中、重度患者可因卵巢、输卵管周围粘连而影响受精卵运输。

（3）性交不适：多见于直肠子宫陷凹有异位病灶或因局部粘连使子宫后倾固定者。性交时碰撞或子宫收缩上提而引起疼痛，一般表现为深部性交痛，月经来潮前性交痛最明显。

（4）月经异常：15% ～ 30% 患者有经量增多、经期延长或月经淋漓不尽或经前期点滴出血。可能与卵巢实质病变、无排卵、黄体功能不足或合并有子宫腺肌病和子宫肌瘤有关。

（5）其他特殊症状：盆腔外任何部位有异位内膜种植生长时，均可在局部出现周期性疼痛、出血和肿块，并出现相应症状。肠道内异症可出现腹痛、腹泻、便秘或周期性少量便血，严重者可因肿块压迫肠腔而出现肠梗阻症状；膀胱内异症常在经期出现尿痛和尿频，但多被痛经症状掩盖而被忽视；异位病灶侵犯和（或）压迫输尿管时，引起输尿管狭窄、阻塞，出现腰痛和血尿，甚至形成肾盂积水和继发性肾萎缩；手术瘢痕异位症患者常在剖宫产或会阴侧切术后数月至数年出现周期性瘢痕处疼痛，在瘢痕深部扪及剧痛包块，随时间延长，包块逐渐增大，疼痛加剧。

除上述症状外，卵巢子宫内膜异位囊肿破裂时，囊内容物流入盆腹腔引起突发性剧烈腹痛，伴恶心、呕吐和肛门坠胀。疼痛多发生于经期前后、性交后或其他腹压增加的情况，症状类似输卵管妊娠破裂，但无腹腔内出血。

2. 体征：卵巢异位囊肿较大时，妇科检查可扪及与子宫粘连的肿块。囊肿破裂时腹膜刺激征阳性。典型盆腔内异症双合诊检查时，可发现子宫后倾固定，直肠子宫陷凹、宫骶韧带或子宫后壁下方可扪及触痛性结节，一侧或双侧附件处触及延实性包块，活动度差。病变累及直肠阴道间隙时，可在阴道后穹隆触及、触痛明显，或直接看到局部隆起的小结节或紫蓝色斑点。

四、治疗

治疗内异症的根本目的是"缩减和去除病灶，减轻和控制疼痛，治疗和促进生育，预防和减少复发"。治疗方法应根据患者年龄、症状、病变部位和范围以及对生育要求等加以选择，强调治疗个体化。症状轻或无症状的轻微病变可选用期待治疗；有生育要求的轻度患者经过全面诊断评估后可以先给予药物治疗，重者行保留生育功能手术；年轻无生育要求的重度患者，可行保留卵巢功能手术，并辅以性激素治疗；症状及病变均严重的无生育要求者，考虑行根治性手术。

1. 期待治疗：仅适用于轻度内异症患者，采用定期随访，并对症处理病变引起的轻微经期腹痛，可给予前列腺素合成酶抑制剂（吲哚美辛、萘普生、布洛芬）等；希望生育者一般不用期待治疗，应尽早促使其妊娠，一旦妊娠，异位内膜病灶坏死萎缩，分娩后症状缓解并有望治愈。

2. 药物治疗：包括抑制疼痛的对症治疗、抑制雌激素合成使异位内膜萎缩、阻断下丘脑 - 垂体 - 卵巢轴的刺激和出血周期为目的的性激素治疗，适用于有慢性盆腔痛、经期痛经症状明显、有生育要求及无卵巢囊肿形成患者。采用使患者假孕或假绝经性激素疗法，已成为临床治疗内异症的常用方法。但对较大的卵巢内膜异位囊肿，特别是卵巢包块性质未明者，宜采用手术治疗。

（1）口服避孕药：是最早用于治疗内异症的激素类药物，其目的是降低垂体促性腺激素水平，并直接作用于子宫内膜和异位内膜，导致内膜萎缩和经量减少。长期连续服用避孕药造成类似妊娠的人工闭经，称假孕疗法。目前临床上常用低剂量高效孕激素和炔雌醇复合制剂，用法为每日1片，连续用6～9个月，此法适用于轻度内异症患者。副作用主要有恶心、呕吐，并警惕血栓形成风险。

（2）孕激素：单用人工合成高效孕激素，通过抑制垂体促性腺激素分泌，造成无周期性的低雌激素状态，并与内源性雌激素共同作用，造成高孕激素性闭经和内膜蜕膜化形成假孕。各种制剂疗效相近，且费用较低。所用剂量为避孕剂量3～4倍，连续应用6个月，如甲羟孕酮30mg/d，副作用有恶心、轻度抑郁、水钠潴留、体重增加及阴道不规则点滴出血等。患者在停药数月后痛经缓解，月经恢复。

（3）孕激素受体拮抗剂：米非司酮与子宫孕酮受体的亲和力是孕酮的5倍，具有强抗孕激素作用，每日口服25～100mg，造成闭经使病灶萎缩。副作用轻，无雌激素样影响，亦无骨质丢失危险，长期疗效有待证实。

（4）孕三烯酮：为19- 去甲睾酮甾体类药物，有抗孕激素、中度抗雌激素和抗性腺效应，能增加游离睾酮含量，减少性激素结合球蛋白水平，抑制 FSH、LH 峰值并减少 LH 均值，使体内雌激素水平下降，异位内膜萎缩、吸收，也是一种假绝经疗法。该药在血浆中半衰期长达28小时，每周仅需用药两次，每次2.5mg，于月经第1日开始服药，6个月为1个疗程。治疗后50%～100%患者发生闭经，症状缓解率达95%以上。孕三烯酮与达那唑相比，疗效相近，但副作用较低，对肝功能影响较小且可逆，很少因转氨酶过高而中途停药，且用药量少、方便。

（5）达那唑：为合成的17α- 乙炔睾酮衍生物。抑制 FSH、LH 峰；抑制卵巢甾体激素生成并增加雌、孕激素代谢；直接与子宫内膜雌、孕激素受体结合抑制内膜细胞增生，最终导致子宫内膜萎缩，出观闭经。因 FSH、LH 呈低水平，又称假绝经疗法。适用于轻度及中度内异症痛经明显的患者：用法：月经第 1 日开始口服 200mg，每日 2～3 次，持续用药 6 个月。若痛经不缓解或未闭经，可加至每日 4 次。疗程结束后约 90% 症状消失。停药后 4～6 周恢复月经及排卵副作用恶心、头痛、潮热、乳房缩小、体重增加、性欲减退、多毛、痤疮、皮脂增加、肌痛性痉挛等，一般能耐受。药物主要在肝脏代谢，已有肝功能损害不宜使用，也不适用于高血压、心力衰竭、肾功能不全者。

（6）促性腺激素释放激素激动剂（GnRH-a）：为人工合成的十肽类化合物，其作用与体内 GnRH 相同，促进垂体 LH 和 FSH 释放，但其对 GnRH 受体的亲和力较天然 GnRH 高百倍，且半衰期长、稳定性好，抑制垂体分泌促性腺激素，导致卵巢激素水平明显下降，出现暂时性闭经，此疗法又称药物性卵巢切除。目前常用的 GnRH-a 类药物有：亮丙瑞林 3.75mg，月经第 1 日皮下注射后，每隔 28 日注射 1 次，共 3～6 次；戈舍瑞林 3.6mg，用法同前。用药后一般第 2 个月开始闭经，可使痛经缓解，停药后在短期内排卵可恢复。副作用主要有潮热、阴道干燥、性欲减退和骨质丢失等绝经症状，停药后多可消失。但骨质丢失需时 1 年才能逐渐恢复正常。因此在应用 GnRH-a3～6 个月时可以酌情给予反向添加治疗提高雌激素水平，预防低雌激素状态相关的血管症状和骨质丢失的发生，可以增加患者的顺应性，如妊马雌酮 0.625mg 加甲羟孕酮 2mg，每日 1 次或替勃龙 1.25mg/d。

3. 手术治疗：适用于药物治疗后症状不缓解、局部病变加剧或生育功能未恢复者，较大的巢内膜异位囊肿者。腹腔镜手术是首选的手术方法，目前认为腹腔镜确诊、手术＋药物为内异症的金标准治疗。手术方式有：

（1）保留生育功能手术：切净或破坏所有可见的异位内膜病灶、分离粘连、恢复正常的解剖结构，但保留子宫、一侧或双侧卵巢，至少保留部分卵巢组织。适用于药物治疗无效、年轻和有生育要求的患者。术后复发率约 40%，因此术后尽早妊娠或使用药物以减少复发。

（2）保留卵巢功能手术：切除盆腔内病灶及子宫，保留至少一侧或部分卵巢。适用于 Ⅲ、Ⅳ 期患者、症状明显且无生育要求的 45 岁以下患者。术后复发率约 5%。

（3）根治性手术：将子宫、双附件及盆腔内所有异位内膜病灶予以切除和清除，适用于 45 岁以上重症患者。术后不用雌激素补充治疗者，几乎不复发。双侧卵巢切除后，即使盆腔内残胃部分异位内膜病灶，也能逐渐自行萎缩退化直至消失。

4. 手术与药物联合治疗：手术治疗前给予 3～6 个月的药物治疗，使异位病灶缩小、软化，有利于缩小手术范围和手术操作。对保守性手术、手术不彻底或术后疼痛不缓解者，术后给予 6 个月的药物治疗，推迟复发。

五、预防

内异症病因不明确、多因素起作用，并且其组织学发生复杂，因此预防作用有限，主要注意以下几点以减少其发病：

1. 防止经血逆流：及时发现并治疗引起经血潴留的疾病，如先天性生殖道畸形、闭锁、狭窄和继发性宫颈粘连、阴道狭窄等。

2. 药物避孕：口服避孕药可抑制排卵、促使子宫内膜萎缩，内异症的发病风险有所降低，对有高发家族史、容易带器妊娠者，可以选择。

3. 防止医源性异位内膜种植：尽量避免多次的宫腔手术操作。进入宫腔内的经腹手术，特别是孕中期剖宫取胎术，均应用纱布垫保护好子宫切口周围术野，以防宫腔内容物溢入腹腔或腹壁切口；缝合子宫壁时避免缝线穿过子宫内膜层；关腹后应冲洗腹壁切口。月经前禁作输卵管通畅试验，以免将内膜碎屑推入腹腔。宫颈及阴道手术如冷冻、电灼、激光和微波治疗以及整形术等均不宜在经前进行，否则有导致经血中内膜碎片种植于手术创面的危险。人工流产吸宫术时，宫腔内负压不宜过高，避免突然将吸管拔出，使宫腔血液和内膜碎片随负压被吸入腹腔。

（李久现）

第二节　子宫腺肌病

子宫腺肌病（adenomyosis）是指子宫内膜腺体及间质侵入子宫肌层。多发生于 30 ～ 50 岁的经产妇，约有半数患者同时合并子宫肌瘤，约 15% 的患者合并子宫内膜异位症。

一、病因

子宫腺肌病的病因至今不明，大多认为它来源于子宫内膜，由子宫内膜的基底层直接向肌层生长，并向深层侵入平滑肌肌束间。可能与下列因素有关。

（一）子宫内膜损伤

子宫腺肌病患者多有妊娠、宫腔操作或手术史，妊娠或宫腔操作（或手术）时可能损伤子宫内膜及浅肌层，促使基底层内膜侵入肌层内生长而发病。双侧输卵管结扎后，月经期可使两侧宫角部压力增加进而诱发本病。宫内膜电切术、热球滚珠内膜去除术、微波内膜去除术操作时内膜损伤、局部均需加压，子宫内膜尚有部分残留，日后再生和修复过程中也易向子宫肌层生长而发病。

（二）性激素的作用

大量研究证实，雌激素可以诱发子宫腺肌病，且年龄大者其诱发成功率增加。子宫腺肌病的发病亦与孕激素有关，在孕激素水平高的条件下，子宫腺肌病的发病率也相应增加。

（三）催乳素的作用

动物实验证明催乳素（PRL）在子宫腺肌病的发病机制中起重要作用。将小鼠腺垂体移植到子宫可诱发血 PRL 升高，子宫腺肌病的发病率明显升高。若给腺垂体移植后的小鼠立即用溴隐亭，则 PRL 下降，腺肌病的发病率下降。PRL 升高可能因其直接干扰性激素及性激素受体浓度，从而促进腺肌病的形成。PRL 升高可能同时需要高水平的孕激素才能促使腺肌形成。有报道如给腺垂体移植后的小鼠应用抗孕激素制剂米非司酮，则腺肌病的发病率明显下降，从而证实 PRL 促进腺肌病的形成需要其他性激素参与。PRL 在雌、孕激素的作用下，可使子宫肌细胞变性从而使内膜间质侵入，最终导致腺肌病。

（四）免疫因素

子宫腺肌病患者的自身抗体阳性率升高，内膜中的 IgG、C_3C_4 补体均增加，提示免疫功能可能参与了子宫腺肌病的发病过程。

二、病理

（一）大体

病变仅局限于子宫肌层，多使子宫呈一致性的球形增大，很少超过妊娠12周子宫大小。子宫内病灶有弥漫型和局限型2种，一般为弥漫性生长，且多累及后壁，故后壁常较前壁厚。少数子宫内膜在子宫肌层中呈局限性生长形成结节或团块，类似肌壁间肌瘤，称为子宫腺肌瘤（adenomyoma）。病变处较正常的子宫肌组织硬韧，触之有结节感，切面呈肌纤维编织状，在增生的肌束间有暗红色或紫蓝色的小裂隙；病变部位与周边组织无明确的分界，亦无包膜。

（二）镜下

可在深肌层组织间见到片状或岛状的子宫内膜腺体及间质，多为仅对雌激素影响有反应和不成熟的内膜，呈增生期改变，少数可有增殖表现，但一般很少有对孕激素有反应而出现分泌期改变，说明子宫腺肌病对孕激素治疗无效，病灶侵入的深度和广度，与痛经和月经过多密切相关。

三、诊断要点

（一）临床表现

约有35%的子宫腺肌病患者无临床症状，临床症状与病变的范围有关，常见的症状和体征有：

1. 痛经

15%～30%的患者有痛经，疼痛的程度与肌层中内膜岛的多少及浸润的深度有关，约80%的痛经者为子宫肌层深部病变。PGF$_{2a}$合成增加刺激子宫的兴奋性也可引起痛经。

2. 月经过多

月经过多占40%～50%，其发生可能与病变使子宫内膜面积增加、子宫肌层收缩不良、合并子宫内膜增殖症、前列腺素的作用使肌肉松弛、血管扩张、抑制血小板的聚集等有关。一般病灶深者出血较多。

3. 其他症状

性欲减退占7%，子宫腺肌病不伴有其他不孕疾病时，一般对生育无影响，伴有子宫肌瘤时可出现肌瘤的各种症状。

4. 体征

双合诊或三合诊检查可发现子宫呈球形增大，质硬，一般为一致性增大，如孕2～3个月大小，个别病灶局限者可有硬性突起，易与子宫肌瘤相混淆。子宫在经前期开始充血增大，随之痛经出现，月经结束后随痛经的缓解，子宫亦有所缩小，因此对比经前及经后子宫大小及质地变化有助于诊断。

（二）辅助检查

1. B超检查

子宫腺肌病的B超图像特点为子宫增大，肌层增厚，后壁更明显，致内膜线前移。与正常子宫肌层相比，病变部位常为等回声或稍强回声，有时其间可见点状低回声，病灶与周围组织无明显界限。阴道B超检查可提高诊断的阳性率和准确性。

2. 磁共振

正常子宫的 MRI 图像分为内带（子宫内膜及黏液）、结合带（子宫肌层的内 1/3）、外带（子宫肌层的外 2/3）。腺肌病的 MRI 图像特点：子宫增大，边缘光滑；T2W1 显示带状解剖形态纡曲或消失；T2W1 显示子宫前壁或后壁有一类似结合带的低信号肿物。有学者认为诊断腺肌病，结合带的变化非常重要，结合带越宽，腺肌病的可能性越大。

3. 子宫腔造影

以往行碘油造影，可见碘油进入子宫肌层，阳性率为 20%，现采用过氧化氢声学造影，可提高阳性率。

4. 内镜检查

宫腔镜检查子宫腔增大，有时可见异常腺体开口，若用电刀切除子宫内膜及其下方的可疑组织送病理学检查，有时可以明确诊断。腹腔镜检查见子宫均匀增大，前后径更明显，子宫较硬，外观灰白或暗紫色，表面可见一些浆液性小泡。有时浆膜面突出紫蓝色结节。有条件时可行多点粗针穿刺活检或腹腔镜下取活检明确诊断。

5. 血 CA_{125}

CA_{125} 来源于子宫内膜，体外试验发现内膜细胞可以释放 CA_{125}，且在子宫内膜的浸出液内有高浓度的 CA_{125}，有学者在子宫腺肌病的内膜中测出 CA_{125}，且浓度高于正常内膜的腺上皮细胞。其诊断标准为高于 35U/ml。CA_{125} 在监测疗效上有一定的价值。

子宫腺肌病一般通过临床表现及辅助检查可做出初步诊断，主要须与子宫肌瘤相鉴别，最后确诊有赖于组织学检查。

四、治疗

治疗方案应根据患者的症状、年龄及生育情况而定。

（一）手术治疗

1. 子宫切除术

是主要治疗方法，可以根治痛经和（或）月经过多，适用于年龄较大，无生育要求者。

2. 子宫腺肌瘤挖除术

适用于年轻、要求保留生育功能的子宫腺肌瘤的患者。弥漫性子宫腺肌病做病灶大部分切除术后妊娠率较低，但仍有一定价值。术前可使用 GnRHa 治疗 3 个月，以缩小病灶利于手术。

3. 子宫内膜去除术

近年来，有学者对伴有月经过多的轻度子宫腺肌病患者于宫腔镜下行子宫内膜去除术，术后患者月经明显减少，甚至闭经，痛经好转或消失。但对浸润肌层较深的严重病例有术后子宫大出血需要急症切除子宫的报道。

4. 子宫动脉栓塞术

目前国内外均有报道应用子宫动脉栓塞术治疗子宫腺肌病，观察例数不多，近期效果较好，有少数复发，远期效果尚在观察。此疗法目前尚在探索阶段，有一定并发症，只用于其他疗法无效又不愿切除子宫者。

（二）药物治疗

对于症状轻，给予吲哚美辛、萘普生或布洛芬对症治疗后症状可缓解者，可采用对症保守治疗。对年轻有生育要求者或已近绝经期者可试用达那唑、内美通或促性腺激素释放激素类似物等，用药剂量及注意事项同子宫内膜异位症。高效孕激素及假孕疗法对此病无效。近年来，有报道应用米非司酮治疗子宫腺肌病取得良好效果，米非司酮是一种孕激素拮抗药，对垂体促性腺激素有抑制作用，具有抑制排卵、诱发黄体溶解、干扰宫内膜完整性的功能。用法：米非司酮 12.5～25.0mg/d，3～6 个月为一疗程，一般除轻度潮热外无明显副反应，但要注意肝功变化。

（乔明霞）

第八章 女性生殖内分泌疾病

第一节 功能失调性子宫出血

正常月经的周期为 24～35 日，经期持续 2～7 日，平均失血量为 20～60ml。凡不标准的均属异常子宫出血。功能失调性子宫出血（dysfunctional uterine bieeding，DUB，以下简称"功血"）是由于生殖内分泌轴功能紊乱造成的异常子宫出血分为无排卵性和有排卵性两大类。

一、无排卵性功能失调性子宫出血

（一）病因和病理生理

1. 正常月经的发生：是基于排卵后黄体生命期结束，雌激素和孕激素撤退，使子宫内膜功能层皱缩坏死而脱落出血。正常月经的周期、持续时间和血量，表现为明显的规律性和自限性。当机体受内部和外界各种因素，如精神紧张、营养不良、代谢紊乱、慢性疾病、环境及气候骤变、饮食紊乱、过度运动、酗酒以及其他药物等影响时，可通过大脑皮层和中枢神经系统，引起下丘脑－垂体－卵巢轴功能调节或靶细胞效应异常而导致月经失调。

2. 无排卵性功血：好发于青春期和绝经过渡期，但也可以发生于生育年龄。在青春期，下丘脑－垂体－卵巢轴激素间的反馈调节尚未成熟，大脑中枢对雌激素的正反馈作用存在缺陷，FSH 呈持续低水平，无促排卵性 LH 陡直高峰形成而不能排卵；在绝经过渡期，卵巢功能不断衰退，卵巢对垂体促性腺激素的反应性低下，卵泡发育受阻而不能排卵；生育年龄妇女有时因为应激等因素干扰，也可能发生无排卵。各种原因引起的无排卵均可以导致子宫内膜受单一雌激素刺激而无孕酮对抗，引起雌激素突破性出血（breakthrough bleeding）或者撤退性出血（withdrawal bieeding）。

3. 雌激素突破性出血有两种类型：低水平雌激素维持在阈值水平，可以发生间断性少量出血，内膜修复慢，出血时间延长；高水平雌激素维持在有效程度，引起长时间闭经，因为无孕激素参与，内膜增厚但不牢固，容易发生急性突破性出血，血量油涌。雌激素撤退性出血是子宫内膜在单一雌激素的刺激下持续增生，此时因多数生长卵泡退化闭锁，导致雌激素水平突然下降，内膜失去激素支持而剥脱出血。

4. 无排卵性功血时，异常子宫出血还与子宫内膜出血自限制缺陷有关，主要表现为：

（1）组织脆性增加：子宫内膜受单一雌激素刺激腺体持续增生，间质缺乏孕激素作用反应不足，致使子宫内膜组织脆弱，容易自发破溃出血。

（2）子宫内膜脱落不完全致修复困难：无排他性功血由于雌激素波动，子宫内膜脱落不规则和不完整。子宫内膜某一区域在雌激素作用下修复，而另一区域发生脱落和出血，这种持续性增生子宫内膜的局灶性脱落缺乏足够的组织丢失量，使内膜的再生和修复困难。

（3）血管结构与功能异常：无排卵性功血时，破裂的毛细血管密度增加，小血管多处断裂，加之缺乏螺旋化，收缩不力造成流血时间延长、流血量增多。

（4）凝血与纤溶异常：多次组织破损活化纤维蛋白溶酶，引起更多的纤维蛋白裂解，子宫内膜纤溶亢进，凝血功能缺陷。

（5）血管舒张因子异常：增生期子宫内摸含血管舒张因子前列腺素 E_2（PGE_2），在无排卵性功血时 PGE_2 含量和敏感性更高，血管易于扩张，出血增加。

（二）子宫内膜病理改变

无排卵性功血患者的子宫内膜受雄激素持续作用而无孕激素拮抗，可发生不同程度的增生性改变，少数可呈萎缩性改变。

1. 子宫内膜增生症（endometrial liyperplasia）：根据国际妇科病理协会（ISGP，1998 年）的分型为：

（1）单纯型增生（simple hyperplasia）：为最常见的子宫内膜增生类型。增生涉及腺体和间质，呈弥漫性，细胞与正常增生期内膜相似。腺体数量增多，腺腔囊性扩大，大小不一。腺上皮为单层或假复层，细胞呈高柱状，无异型性。间质细胞丰富。发展为子宫内膜腺癌的几率仅约 1%。

（2）复杂型增生（complex hyperplasia）：只涉及腺体，通常为局灶性。腺体增生明显，拥挤，结构复杂，由于腺体增生明显，使间质减少，出现腺体与腺体相邻，呈背靠背现象。由于腺上皮增生，可向腺腔内呈乳头状或向间质出芽样生长。腺上皮细胞呈柱状，可以见到复层排列，但无细胞异型性。约 3% 可发展为子宫内膜腺癌。

（3）不典型增生（atypical hyperplasia）：只涉及腺体。虽然可能呈多灶性或弥漫性，但通常为局灶性。腺体增生、拥挤，结构复杂，间质细胞显着减少。腺上皮细胞增生，并出现异型性，细胞极性紊乱，体积增大，核质比例增加，核深染，见核分裂象。发展为子宫内膜腺癌的几率为 23%。只要腺上皮细胞出现异型性，应归类于不典型增生。不典型增生不属于功血范畴。

2. 增生期子宫内膜（proliferative phase endometrium）：子宫内膜所见与正常月经周期中的增生期内膜无区别，只是在月经周期后半期甚至月经期，仍表现为增生期形态。

3. 萎缩型子宫内膜（atrophic eiidonietrium）：子宫内膜菲薄萎缩，腺体少而小，腺管狭而直，腺上皮为单层立方形或低柱状细胞，间质少而致密，胶原纤维相对增多。

（三）临床表现

1. 无排卵性功血患者可有各种不同的临床表现。临床上最常见的症状是子宫不规则出血，表现为月经周期紊乱，经期长短不一，经量不定或增多，甚至大量出血。出血期间一般无腹痛或其他不适，出血量多或时间长时常继发贫血，大量出血可导致休克。根据出血的特点，异常子宫出血包括：

（1）月经过多（menorrhagia）：周期规则，经期延长（＞7 日）或经量过多（＞80ml）。

（2）子宫不规则出血过多（menometrorrhagia）：周期不规则，经期延长，经量过多。

（3）子宫不规则出血（metrorrhagia）：周期不规则，经期延长而经量正常。

（4）月经过频（polymenorrhea）：月经频发，周期缩短，＜ 21 日。

（四）诊断

鉴于功血的定义，功血的诊断应该采用排除法。需要排除的情况或疾病有：妊娠相关出血、生殖器官肿瘤、感染、血液系统及肝肾重要脏器疾病、甲状腺疾病、生殖系统发育畸形、外源性激素及异物引起的不规则出血等。主要依据病史、体格检查及辅助检查作出诊断（图 8-1）。

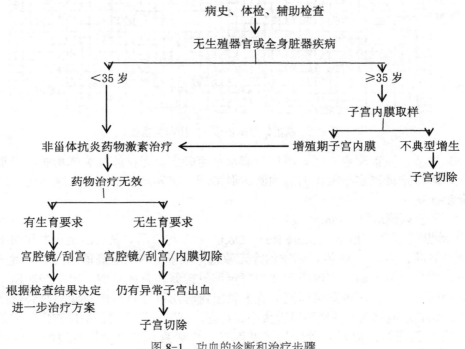

图 8-1　功血的诊断和治疗步骤

1. 病史：详细了解异常子宫出血的类型、发病时间、病程经过、出血前有无停经史及以往治疗经过。注意患者的年龄、月经史、婚育史和避孕措施，近期有无服用干扰排卵的药物或抗凝药物等，是否存在引起月经失调的全身或生殖系统相关疾病如肝病、血液病、糖尿病、甲状腺功能亢进症或减退症等

2. 体格检查：检查有无贫血、甲减、甲亢、多囊卵巢综合征及出血性疾病的阳性体征。妇科检查应排除阴道、宫颈及子宫器质性病变；注意出血来自宫颈表面还是来自宫颈管内。

3. 辅助检查：根据病史及临床表现常可作出功血的初步诊断。辅助检查的目的是鉴别诊断和确定病情严重程度及是否有合并症。

（1）全血细胞计数：确定有无贫血及血小板减少。

（2）凝血功能检查：凝血酶原时间、部分促凝血酶原激酶时间、血小板计数、出凝血时间等，排除凝血和出血功能障碍性疾病。

（3）尿妊娠试验或血 hCG 检测：有性生活史者，应除外妊娠及妊娠相关疾病。

（4）盆腔 B 型超声检查：了解子宫内膜厚度及回声，以明确有无宫腔占位病变及其他生殖道器质性病变等。

（5）基础体温测定（BBT）：不仅有助于判断有无排卵，还可提示黄体功能不足（体温升高日数妄 11 日）、子宫内膜不规则脱落（高相期体温下降缓慢伴经前出血）。当基础体温双相，经间期出现不规则出血时，可了解出血是在卵泡期、排卵期或黄体期基础体温里单相型，提示无排卵（图 8-2）。

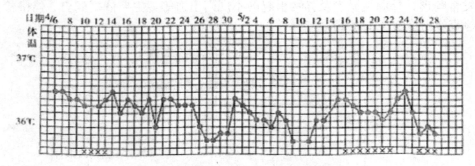

图 8-2　基础体温单相型（无排卵性功血）

（6）血清性激素测定：适时测定孕酮水平可确定有无排卵及黄体功能，但常因出血频繁，难以选择测定孕激素的时间测定血睾酮、催乳素水平及甲状腺功能以排除其他内分泌疾病。

（7）子宫内膜取样（sampling）：

1）诊断性刮宫（dilation&curettage，D&C）：简称诊刮。其目的是止血和明确子宫内膜病理诊断。年龄＞35 岁、药物治疗无效或存在子宫内膜癌高危因素的异常子宫出血患者，应行诊刮明确子宫内膜病变为确定卵巢排卵和黄体功能，应在经前期或月经来潮 6 小时内刮宫。不规则阴道流血或大量出血时，可随时刮宫；诊刮时必须搔刮整个宫腔，尤其是两宫角，并注意宫腔大小、形态，宫壁是否平滑，刮出物性质和数量。疑有子宫内膜癌时，应行分段诊刮（见第三十八章第六节"女性生殖器官活组织检查"），无性生活史患者，若激素治疗失败或疑有器质性病变，应经患者或其家属知情同意后行诊刮术；

2）子宫内膜活组织检查：目前国外推荐使用 Karman 套管或小刮匙等的内膜活检，其优点是创伤小，能获得足够组织际本用于诊断。

（8）宫腔镜检查：在宫腔镜直视下，选择病变区进行活检，可诊断各种宫腔内病变，如子宫内膜息肉、子宫黏膜下肌瘤、子宫内膜癌等。

（五）治疗

功血的一线治疗是药物治疗。青春期及生育年龄无排卵性功血以止血、调整周期、促排卵为主；绝经过渡期功血以止血、调整周期、减少经量，防止子宫内膜病变为治疗原则。常采用性激素止血和调整月经周期。

1. 止血：需根据出血量选择合适的制剂和使用方法。对少量出血患者，使用最低有效量激素，减少药物副作用 1 对大量出血患者，要求性激素治疗 8 小时内见效，24 ～ 48 小时内出血基本停止。96 小时以上仍不止血，应考虑更改功血诊断。

（1）性激素：

1）雌孕激素联合用药：性激素联合用药的止血效果优于单一药物。口服避孕药在治疗青春期和生育年龄尤排卵性功血时常常有效。急性大出血，病情稳定，可用复方单相口服避孕药。目前使用的是第三代短效口服避孕药，如脱氧孕稀炔雌醇片、复方孕二烯刚片或炔雌醇环丙孕酮片，用法为每次 1～2 片，每 8～12 小时 1 次，血止 3 日后逐渐减量至每日 1 片，维持至 21 日周期结束。

2）单纯雌激素：应用大剂量雌激素可迅速促使子宫内膜生长，短期内修复创面而止血，适用于急性大拔出血时。

①苯甲酸雌二醇：初剂量 3～4mg/d，分 2～3 次肌内注射若出血明显减少，则维持；若出血明显减少，则加量。也可从 6～8mg/d 开始。出血停止 3 日后开始减量，通常每 3 日以 1/3 递减每日最大量一般不超过 12mg。

②结合雌激素（针剂）：25mg 静脉注射，可 4～6 小时 1 次，一般用药 2～3 次，次日应给予口服结合雌激素 3.75～7.5mg/d，并按每 3 日减量 1/3 逐渐减缸量。亦可在 24～48 小时内开始服用口服避孕药。

③结合雌激素（片剂）1.25mg/ 次，或戊酸雌二醇 2mg/ 次，口服，4～6 小时 1 次，血止 3 日后按每 3 日减量 1/3 所有雌激素疗法在血红蛋白计数增加至 90g/L 以上后均必须加用孕激素撤退有血液高凝或血栓性疾病史的患者，应禁忌应用大剂量雌激素止血。对间断性少量长期出血者，其雌激素水平常较低，应用雌激素治疗也是好方法。多采用生理替代剂量，如妊马雌酮 1.25mg，每日 1 次，共 21 日，最后 7～10 日应加用孕激素，如醋酸甲经孕酮（medroxy progesterone acetate，MPA）10mg，每日 1 次，但需注意停药后出血量会较多，一般 7 日内血止。

3）单纯孕激素：也称"子宫内膜脱落法"或"药物刮宫"，停药后短期即有撤退性出血。止血作用机制是使雌激素作用下持续增生的子宫内膜转化为分泌期，达到止血效果。停药后子宫内膜脱落较完全，起到药物性刮宫作用。适用于体内已有一定雌激素水平、血红蛋白水平＞80g/L、生命体征稳定的患者。合成孕激素分两类，常用羟孕酮衍生物（甲羟孕酮、甲地孕酮）和 19－去甲基睾酮衍生物（炔诺酮等）。以炔诺酮为例，首剂量 5mg，每 8 小时 1 次，2～3 日血止后每隔 3 日递减 1/3 量，直至维持量每日 2.5～5.0mg，持续用至血止后 21 日停药，停药后 3～7 日发生撤药性出血。也可用左炔诺孕酮 1.5～2.25mg/d，血止后按同样原则减垃。

（2）刮宫术：刮宫可迅速止血，并具有诊断价值，可了解内膜病理，除外恶性病变。对于绝经过渡期及病程长的生育年龄患者应首先考虑使用刮宫术。对无性生活史青少年，仅适于大量出血且药物治疗无效需立即止血或检查子宫内膜组织学者，不轻易做刮宫术，对于 B 型超声提示宫腔内异常者可在宫腔镜下刮宫，以提高诊断准确率。

（3）辅助治疗：

1）一般止血药：氨甲环酸 1g，2～3 次 / 日，或酚磺乙胺、维生素 K 等。

2）丙酸睾酮：具有对抗雌激素作用，减少盆腔充血和增加子宫血管张力，以减少子宫出血量，起协助止血作用。

3）矫正凝血功能：出血严重时可补充凝血因子，如纤维蛋白原、血小板、新鲜冻干血浆或新鲜血。

4）矫正贫血：对中重度贫血患者在上述治疗的同时给予铁剂和叶酸治疗，必要时输血。

6）抗感染治疗：出血时间长，贫血严重，抵抗力差，或有合并感染的临床征象时应及时应用抗生素。

2. 调整月经周期　应用性激素止血后，必须调整月经周期。青春期及生育年龄无排卵性功血患者，需恢复正常的内分泌功能，以建立正常月经周期；绝经过渡期患者需控制出血及预防子宫内膜增生症的发生，防止功血再次发生。常用方法有：

（1）雌、孕激素序贯法：即人工周期。模拟自然月经周期中卵巢的内分泌变化，序贯应用雌、孕激素，使子宫内膜发生相应变化，引起周期性脱落。适用于青春期及生育年龄功血内源性雌激素水平较低者。从撤药性出血第 5 日开始，生理替代全量为妊马雌酮 1.25mg 或戊酸雌二醇 2mg，每晚 1 次，连服 21 日，服雌激素 11 日起加用醋酸甲羟孕酮，每日 10mg，连用 10 日。连续 3 个周期为一疗程：若正常月经仍未建立，应重复上述序贯疗法。若患者体内有一定雌激素水平，雌激素可采用半量或 1/4 量。（图8-3）。

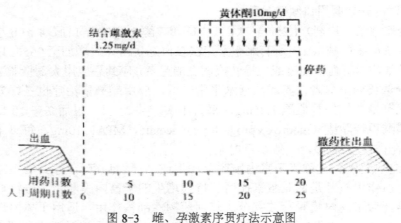

图 8-3　雌、孕激素序贯疗法示意图

（1）雌、孕激素联合法：此法开始即用孕激素，限制雌激素的促内膜生长作用，使撤药性出血逐步减少，其中雌激素可预防治疗过程中孕激素突破性出血。常用口服避孕药，可以很好地控制周期，尤其适用于有避孕盂求的患者。一般自血止周期撤药性出血第 5 日起，每日 1 片，连服 21 日，1 周为撤药性出血间隔，连续 3 个周期为一个疗程。病情反复者酌情延至 6 个周期。应用口服避孕药的潜在风险应予注意，有血栓性疾病、心脑血管疾病高危因素及 40 岁以上吸烟的女性不宜应用

（2）孕激素法：适用于青春期或活组织检查为增生期内膜功血。可于月经周期后半期（撤药性出血的第 16 ～ 25 日）服用醋酸甲羟孕酮 10mg，每日 1 次；或地屈孕酮 10 ～ 20nig，每日 1 次；或微粒化孕酮 200 ～ 300mg，每日 1 次；或肌内注射黄体酮 20mg，每日 1 次，连用 10 ～ 14 日，酌情应用 3 ～ 6 个周期。

（3）促排卵：功血患者经上述调整周期药物治疗几个疗程后，通过雌、孕激素对中枢的反馈调节作用，部分患者可恢复自发排卵。青春期一般不提倡使用促排卵药物，有生育要求的无排卵不孕患者，可针对病因采取促排卵。

（4）宫内孕激素释放系统：可有效治疗功血。原理为在宫腔内局部释放孕激素，抑制内膜生长。常用于治疗严重月经过多。在宫腔内放置含孕酮或左炔诺孕酮宫内节育器（levonorgestrel － releasing IUD），能减少经量 80% ～ 90%，有时甚至出现闭经。

3. 手术治疗：对于药物治疗疗效不佳或不宜用药、无生育要求的患者，尤其是不

易随访的年龄较大患者，应考虑手术治疗。

（1）子宫内膜切除术（endometrial ablation）：利用宫腔镜下电切割或激光切除子宫内膜、或采用滚动球电凝或热疗等方法，直接破坏大部分或全部子宫内膜和浅肌层，使月经减少甚至闭经。适用于药物治疗无效、不愿或不适合子宫切除术的患者。术前1个月口服达那唑600mg，每日1次；或孕三烯酮2.5mg，2次/周，4～12周；或用GnRH－a3.75mg，每28日1次，1～3次，可使子宫内膜萎缩，子宫体积缩小，减少血管再生，使手术时间缩短，出血减少，易于施术，增加手术安全性，且可在月经周期任何时期进行。治疗优点是微创、有效，可减少月经量80%～90%，部分患者可达到闭经。但术前必须有明确的病理学诊断，以避免误诊和误切子宫内膜癌。

（2）子宫切除术：因功血而行子宫切除术，约占子宫切除术的20%。患者经各种治疗效果不佳，并了解所有治疗功血的可行方法后，由患者和家属知情选择后接受子宫切除。

二、排卵性月经失调

排卵性月经失调（ovulatory menstrual dysfunction） 较无排卵性功血少见，多发生于生育年龄妇女。患者有周期性排卵，因此临床上仍有可辨认的月经周期。类型有以下几种：

（一）月经过多

指月经周期规则、经期正常，但经量增多。世界卫生组织（WHO）资料显示，在育龄期女性中19%有月经过多。

1. 发病机制

发病机制复杂，可能因子宫内膜纤溶酶活性过高或前列腺素血管舒缩因子分泌比例失调所致，也可能与晚分泌期子宫内膜ER、PR高于正常有关。

2. 病理

子宫内膜形态一般表现为分泌期内膜，可能存在间质水肿不明显或腺体与间质发育不同步。

3. 临床表现

一般表现为月经周期规则、经期正常，但经量增多＞80ml。

4. 诊断

根据乃经周期规则、经期正常，但经量增多＞80ml；妇科检查无引起异常子宫出血的生殖器官器质性病变；子宫内膜活检显示分泌反应，无特殊病变；血清基础性激素测定结果正常，可作出诊断。诊断过程特别应该注意除外子宫肌瘤、子宫腺肌症、子宫内膜癌等器质性疾病和多诞卵巢综合征等妇科内分泌疾病。

5. 治疗

（1）止血药氨甲环酸1g，2～3次/日，可减少经量54%。经血量＜200ml者，应用后92%经血量＜80ml。也可应用酚磺乙胺、维生素K等。

（2）宫内孕激素释放系统宫腔释放左炔诺孕酮2μg/d，有效期5年。经量减少，20%～30%闭经。副作用少，最初6个月可能突破性出血。

（3）孕激素内膜萎缩法详见无排卵型功血治疗。

（4）复方短效口服避孕药抑制内膜增生，使内膜变薄，减少出血量。

（二）月经周期间出血

月经周期间出血又分为黄体功能异常和围排卵期出血。

（1）黄体功能异常 分黄体功能不全和子宫内膜不规则脱落两类。

（2）黄体功能不足（luteal phase defect，LPD）：月经周期中有卵泡发育及排卵，但黄体期孕激素分泌不足或黄体过早衰退，导致子宫内膜分泌反应不良和黄体期缩短。

1. 发病机制

足够水平的 FSH 和 LH 及卵巢对 LH 良好的反应，是黄体健全发育的必要前提。黄体功能不足有多种因素：神经内分泌调节功能紊乱可导致卵泡期 FSH 缺乏，使卵泡发育缓慢，雌激素分泌减少，从而对垂体及下丘脑正反馈不足；LH 脉冲峰值不高及排卵峰后 LH 低脉冲缺陷，使排卵后黄体发育不全，孕激素分泌减少；卵巢本身发育不良，卵泡期颗粒细胞 LH 受体缺陷，也可使排卵后颗粒细胞黄素化不良，孕激素分泌减少，从而使子宫内膜分泌反应不足，有时黄体分泌功能正常，但维持时间短。部分黄体功能不足可由高催乳素血症引起。此外，生理性因素如初潮、分娩后、绝经过渡期，以及内分泌疾病、代谢异常等，也可导致黄体功能不足

2. 病理

子宫内膜形态一般表现为分泌期内膜，腺体分泌不良，间质水肿不明显或腺体与间质发育不同步。内膜活检显示分泌反应落后 2 日。

3. 临床表现

一般表现为月经周期缩短。有时月经周期虽在正常范围内，但卵泡期延长、黄体期缩短，以致患者不易受孕或在妊娠早期流产。

4. 诊断

根据月经周期缩短、不孕或早孕时流产，妇科检查无引起异常子宫出血的生殖器官器质性病变；基础体温双相型，但高温相小于 11 日（图 8-4）；子宫内膜活检显示分泌反应至少落后 2 日，可作出诊断。

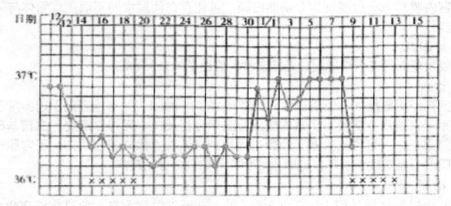

图 8-4 基础体温双相型（黄体期短）

5. 治疗

（1）促进卵泡发育：针对其发生原因，促使卵泡发育和排卵。

1）卵泡期使用低剂量雌激素：低剂量雌激素能协同 FSH 促进卵泡发育，月经第 5 日起每日口服妊马雌酮 0.625mg 或戊酸雌二醇 1mg，连续 5～7 日。

2）氯米芬：说米芬通过与内源性雌激素受体竞争性结合，促使垂体释放 FSH 和 LH，达到促进卵泡发育的目的。3 月经第 3～5 日每日开始口服氯米芬 50mg，连服 5 日。

（2）促进月经中期 LH 峰形成：当卵泡成熟后，给予绒促性素 5000～10000U 一次或分两次肌内注射，以加强月经中期 LH 排卵峰，达到不使黄体过早衰退和提高其分泌孕酮的目的。

（3）黄体功能刺激疗法：于基础体温上升后开始，隔日肌内注射绒促性素 1000～2000U，共 5 次，可使血浆孕酮明显上升，延长黄体期。

（4）黄体功能补充疗法：一般选用天然黄体酮制剂，自排卵后开始每日肌内注射黄体酮 10mg，共 10～14 日，以补充黄体孕酮分泌不足。

（5）黄体功能不足合并高催乳杂血症的治疗：使用溴隐亭每日 2.5～5.0mg，可使催乳素水平下降，并促进垂体分泌促性腺激素及增加卵巢雌、孕激素分泌，从而改善黄体功能。

（6）口服避孕药：尤其适用于有避孕需求的患者。一般周期性使用口服避孕药 3 个周期，病情反复者酌情延至 6 个周期。

（三）子宫内膜小规则脱落（irregular shedding of endometrium）

月经周期有排卵，黄体发育良好，但萎缩过程延长，导致子宫内膜不规则脱落。

1. 发病机制

由于下丘脑，垂体－卵巢轴调节功能紊乱，或溶黄体机制失常，引起黄体萎缩不全，内膜持续受孕激素影响，以致不能如期完整脱落。

2. 病理

正常月经第 3～4 日时，分泌期子宫内膜已全部脱落。黄体萎缩不全时，月经期第 5～6 日仍能见到呈分泌反应的户宫内膜。常表现为混合型子宫内膜，即残留的分泌期内膜与出血坏死组织及新增生的内膜混合共存。

3. 临床表现

表现为月经周期正常，但经期延长，长达 9～10 日，且出血量多。

4. 诊断

临床表现为经期延长，基础体温呈双相型，但下降缓慢（图 8-5）。在月经第 5～6 日行诊断性刮宫，病理检查作为确诊依据。

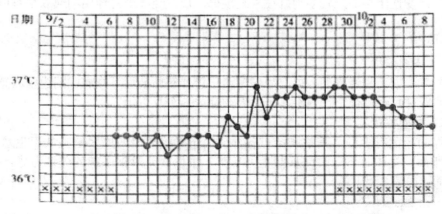

图 8-5　基础体温双相型（黄体萎缩不全）

5. 治疗

（1）孕激素：孕激素通过调节下丘脑－垂体－卵巢轴的反馈功能，使黄体及时萎缩，内膜按时完整脱落。方法：排卵后第 1～2 日或下次月经前 10～14 日开始，每日口服甲羟孕酮 10mg，连服 10 日。有生育要求者肌内注射黄体酮注射液。无生育要求者也可口服单相口服避孕药，自月经周期第 5 日始，每日 1 片，连续 21 日为一周期。

（2）绒促性素：用法同黄体功能不足，有促进黄体功能的作用。

（3）复方短效口服避孕药：抑制排卵，控制周期。

（四）围排卵期出血

在两次月经中间，即排卵期，由于雌激素水平短暂下降，使子宫内膜失去激素的支持而出现部分子宫内膜脱落引起有规律性的阴道流血，称围排卵期出血。

1. 发病机制

原因不明，可能与排卵前后激素水平波动有关。出血期吴 7 日，多数持续 1～3 日，血停数日后又出血，量少，时有时无。

2. 治疗

可用复方短效口服避孕药，抑制排卵，控制周期。

（李久现）

第二节　原发性闭经

闭经为妇科常见症状，表现为无月经或月经停止，根据既往有无月经来潮，分为原发性闭经和继发性闭经两类。原发性闭经指年龄超过 16 岁、第二性征已发育、月经还未来潮，或年龄超过 14 岁、第二性征未发育。继发性闭经指正常月经建立后月经停止 6 个月，或按自己原有月经计算停止 3 个周期以上者。青春期前、妊娠期、哺乳期及绝经后期的月经不来潮属生理现象，在此不展开讨论。

一、主诉

（1）原发性闭经的患者多为青春期无月经来潮，伴有或不伴有周期性下腹痛。

（2）继发性闭经的患者多为既往月经规律，现停经 3 个月经周期或 6 个月以上。

二、临床特点

（一）主要症状

（1）青春期无月经来潮，如有生殖道畸形可伴有周期性下腹痛或阴道坠胀感。

（2）既往月经规律，现停经 3 个月经周期或 6 个月以上。

（二）次要症状

闭经的原因有多种，其临床特点各异。由于寻找闭经的原因是多从下生殖道逐渐向上至卵巢、垂体、下丘脑或从整个下丘脑－垂体－卵巢轴系统的失调考虑，在此将按自下而上分别叙述。

1. 下生殖道闭经

下生殖道是月经排出体外的通道。下生殖道由于先天发育异常出现畸形造成阻塞而出现闭经，常见有：处女膜闭锁、阴道横隔、阴道闭锁。此类闭经仍有正常月经周期，但经血不能排出，临床表现为：

（1）初潮后周期性的下腹痛，阴道坠胀。

（2）同时多合并泌尿系统畸形，如肾畸形和骨盆畸形。

2. 子宫性闭经

（1）原发性子宫闭经：①先天发育异常：常见有先天性无子宫无阴道，虽然青春期无月经来潮，但第二性征发育良好。基础体温呈双相。妇科检查仅可及痕迹子宫，无阴道或仅可见处女膜痕迹。②子宫内膜后天破坏：多见于结核对子宫内膜的破坏，幼年时受结核侵袭，内膜被破坏，但不易被发现，青春期无月经来潮，第二性征发育好，基础体温双相型，妇科检查可触及子宫大小正常。子宫输卵管碘油造影显示宫腔内不平整。

（2）继发性子宫闭经：①月经调节功能正常，基础体温呈双相，第二性征发育正常，但子宫内膜受到破坏而出现闭经。常见有 Asherman 综合征、子宫内膜感染后、宫腔手术感染后、子宫内膜结核感染后。②术后所致宫颈粘连、狭窄也可闭经。由于经血不能排出，会出现周期性下腹胀痛。见于手术切除子宫颈或放疗破坏子宫内膜。

3. 卵巢性闭经

正常女性有卵泡发育、成熟的周期，生殖道通畅，随之可有月经来潮。由于卵巢先天性因素或后天多种因素导致卵巢内没有卵子或无卵泡发育成熟而没有月经称为卵巢性闭经。

（1）原发性卵巢性闭经：

①先天性卵巢发育不全：①性染色体异常：见于 Tuner 综合征 45，XO 或嵌合与 X 部分丢失、XO/XY 性腺发育不全及部分超雌患者有原发或继发闭经；②性腺发育不全：见于性染色体 46，XX 单纯性腺发育不全，无卵子；③性激素异常：见于性染色体 46，XX，17- 羟化酶缺乏，无卵子。

②卵巢抵抗综合征：卵巢内有始基卵泡，但对促性腺激素不反应，无发育的卵泡，卵巢内呈局灶性或弥漫性透明变性。临床表现为原发闭经，第二性征发育差，乳房发育差，阴毛、腋毛少或无。激素测定雌激素水平低，但促性腺激素高，给予促性腺激素也无反应。

（2）继发性卵巢性闭经：

①卵巢早衰：女性 40 岁以前由于卵巢内卵泡耗竭或异源性损伤导致卵巢功能衰竭称为卵巢早衰。表现为既往月经规律，继发性闭经，同时合并有围绝经期症状。

②卵巢功能肿瘤：见于：①分泌雄激素的卵巢支持 - 间质细胞瘤；②分泌雌激素的卵巢颗粒 - 卵泡膜细胞瘤。

③多囊卵巢综合征：以长期无排卵、高雄激素血症为特征，临床表现为闭经、不孕、肥胖、多毛、黑棘皮征。

4. 垂体性闭经

垂体器质性病变或功能失调均可影响促性腺激素分泌，进而影响卵巢功能引起闭经。

（1）垂体梗死：常见有希恩综合征，临床特点是于产后大出血后发病，表现有：闭经、无泌乳、性欲减退、毛发脱落、第二性征衰退、生殖器官萎缩。肾上腺功能减退，甲状腺功能减退，合并有畏寒、嗜睡、低血压等。

（2）垂体肿瘤：垂体内的各种腺细胞发生泌乳素腺瘤、生长激素腺瘤、促甲状腺激素腺瘤、促肾上腺皮质激素腺瘤及无功能的垂体腺瘤时，肿瘤分泌激素抑制 GnRH 分泌或压迫分泌细胞，导致促性腺激素分泌减少，引起闭经。妇科常见有闭经泌乳综合征，临床表现为闭经、泌乳。严重者由于垂体腺瘤体积增大，而出现头疼、视野改变等。其他的垂体腺瘤均在内分泌科处理。

（3）空蝶鞍综合征：因先天发育不全，肿瘤或手术破坏，脑脊液流入蝶鞍，使蝶鞍扩大，垂体受压缩小，为空蝶鞍。当垂体柄受脑脊液压迫导致下丘脑与垂体的门脉循环受阻时，出现闭经和高泌乳素血症。临床表现同闭经泌乳综合征，同时 CT 或 MRI 检查精确显示在扩大的垂体窝中见萎缩的垂体和低密度的脑脊液。

5. 下丘脑性闭经

（1）精神应激：临床多见于既往月经规律，在突然或长期精神压抑、紧张、忧虑、环境改变后出现闭经。

（2）体重下降和神经性厌食：临床表现为极度厌食，严重消瘦和闭经，皮肤干燥。个性孤僻、少言寡语、极不易合作。多见于内在情感剧烈矛盾或为保持体型强迫节食的女性。多数轻型患者处理得当均能恢复月经。如严重缺乏营养，需肠外补充营养，预防死亡。

（3）运动性闭经：多见于长期剧烈运动者或芭蕾舞、现代舞训练者，表现为月经稀发及继发性闭经。运动性闭经不一定发生体重减轻，当运动量减少，月经可恢复。

（4）药物性闭经：在长期服用某些药物后，引起继发性闭经。常见的药物有奋乃静、氯丙嗪、利血平、棉酚片、雷公藤等。年轻患者生殖功能旺盛，停药后 3～5 个月可恢复月经，年龄 40 岁以上，接近绝经过渡期时，停药后不易恢复月经。

（5）颅咽管瘤：瘤体增大压迫下丘脑和垂体柄引起闭经，临床表现为继发性闭经、生殖器萎缩、肥胖、颅内压增高、视力障碍等症状。

（三）体征

（1）下腹压痛明显，见于有宫腔或阴道积血者，部分患者可触及盆腔内包块。

（2）身高低、蹼颈、盾胸、后发际低、腭高耳低、鱼样嘴、肘外翻见于 Tuner 综合征。

（3）乳房发育差，阴毛、腋毛少或无，见于卵巢抵抗综合征。

（4）肥胖、多毛、黑棘皮征见于多囊卵巢综合征。

（5）性欲减退、毛发脱落、第二性征衰退、生殖器官萎缩多见于希恩综合征。

（6）泌乳、视野改变见于闭经－泌乳综合征。

（7）精神压抑、紧张、忧虑、严重消瘦、皮肤干燥、性孤僻、少言寡语、极不易合作，见于下丘脑性闭经。

（四）误诊分析

闭经为妇科常见症状，而引起该症状的原因有多种，诊断时须先找原因，然后再明确是何种疾病所致，病因主要分为两类，原发性闭经和继发性闭经。就两组病例鉴别程序分述如下。

1. 原发性闭经

首先除外下生殖道畸形引起的闭经，原发性闭经病因的分析基本步骤为：①第二性征的检查；②检查子宫；③性系列测定；④染色体测定。通过以上四个步骤，可以对生殖腺异常、真两性畸形、先天性无子宫无阴道患者做出诊断。

通过下列检查有助于垂体性闭经及下丘脑性闭经的诊断：①孕激素撤退试验、雌孕激素序贯试验；②垂体兴奋试验；③头颅 CT、MRI。

2. 继发性闭经

继发性闭经发生后，①要除外妊娠；②孕激素撤退试验；③性系列测定，可诊断子宫性闭经、卵巢早衰、多囊卵巢综合征；④头颅 CT、MRI 扫描；⑤垂体兴奋试验可对垂体性闭经、下丘脑性闭经、垂体肿瘤、颅咽管肿瘤、高泌乳素血症做出诊断；⑥甲状腺功能等测定可发现甲状腺功能低下。

三、辅助检查

（一）首要检查

1. 孕激素撤退试验

黄体酮注射液，20mg/d，肌内注射，连用 5 日；或甲羟孕酮每日 10mg，口服，连用 5 日。停药后有撤退性出血为阳性反应，为 I 度闭经；无撤退性出血为阴性反应，为 II 度闭经。下一步进行雌孕激素序贯试验。

2. 雌、孕激素序贯试验

结合雌激素（倍美力）每日 1.25mg，口服，连续 21 日，后 10 日加用甲羟孕酮，每日 10mg，口服，停药后发生撤退性出血为阳性，提示子宫内膜功能正常，排除子宫性闭经。提示闭经的原因为体内雌激素水平低落，应进一步查找原因；如无撤退性出血，应重复一次，仍然无出血，提示子宫内膜病变或破坏，可诊断为子宫性闭经。

3. 垂体兴奋试验（GnRH 刺激试验）

以了解垂体对 GnRH 的反应性。方法：促黄体生成素释放激素（LHRH）100μg，30 秒内静脉注射，于注射前、注射后 15、30、60、120 分钟分别采血，测定 LH 含量。注射后 15～60 分钟 LH 高峰值较注射前升高 2～4 倍，说明垂体功能正常，病变在下丘脑。LH 值升高不明显或无升高，说明垂体功能减退。

4. 性系列测定

包括 E_2、P、T、PRL、FSH、LH。

（1）E_2：E_2 水平低下提示卵巢功能不正常或衰竭。

（2）P：黄体期第 6～8 日，P 水平低于正常值提示无排卵或黄体功能低下。

（3）T：T 高于正常值提示可能为卵巢支持 - 间质细胞瘤、高雄激素血症或 21- 羟化酶功能缺陷。

（4）PRL：PRL 高于 25μg/L 时为高泌乳素血症，同时测定 TSH 以除外甲状腺功能减退症。

（5）FSH、LH：FSH > 40U/L，提示卵巢功能衰竭。LH > 25U/L 或 LH/FSH > 3 时，高度怀疑多囊卵巢综合征。若 FSH、LH 均小于 5U/L，提示垂体功能减退，病变可能在垂体或下丘脑。

（6）空腹胰岛素释放：空腹胰岛素水平高于正常值提示胰岛素敏感性下降。

5. 盆腔 B 超检查

检查有无子宫，子宫形态、大小及内膜厚度，卵巢大小、形态及卵泡数目。

6. 染色体检查

对鉴别性腺发育不全病因及指导临床有重要意义。

7. CT、MRI 检查

用于盆腔及头部蝶鞍区检查，用于诊断卵巢肿瘤、下丘脑病变、垂体微腺瘤、空蝶鞍等。

（二）次要检查

1. 子宫输卵管造影

了解宫腔及输卵管病变，如宫腔粘连、输卵管梗阻或通而不畅。

2. 静脉肾盂造影

确定有无泌尿系统畸形。

3. 宫腔镜

精确诊断宫腔病变。

4. 腹腔镜

直视下观察卵巢形态、发育及子宫形态、大小，以及输卵管形态、走行及是否通畅。腹腔镜对原发性性腺发育异常诊断有帮助，此类患者镜下卵巢呈条索状或卵巢小于正常的一半。多囊卵巢综合征（PCOS）时可见卵巢增大，包膜增厚，表面光滑呈灰白色，有新生血管，包膜下显露多个卵泡，无排卵现象，无排卵孔，无血体，无黄体。

5. 子宫内膜取样

了解内膜病变，怀疑内膜结核时应行内膜培养。

6. 基础体温

了解有无卵泡生长发育及排卵。

（三）检查注意事项

（1）孕激素撤退试验时，将用药方法交待清楚，避免用错。

（2）性系列测定必要时需要重复测定，常见有 PRL 略高于正常值时，需二次测定。

（3）判断闭经的试验要循序进行。

（4）雌、孕激素序贯试验必要时需重复一次方可做出诊断。

（5）胰岛素释放试验同时测定空腹血糖，对糖代谢异常的诊断有帮助。

（6）输卵管碘油造影应于月经干净 3～7 日进行，术前要检查阴道清洁度及做碘过敏试验。

（7）宫腔粘连时，宫腔镜检查有困难。

（8）如果可疑腹膜结核或既往有腹腔手术史者，腹腔镜检查时注意，避免腹腔内损伤。

（9）子宫内膜取样要分别刮取子宫前壁、后壁、左宫角及左侧壁、右宫角及右侧壁。刮取的内膜进行病理检查。

四、治疗要点

（一）治疗原则

闭经的原因很多，处理各异，可根据病因从以下几方面考虑。全身治疗，激素治疗，人工辅助生殖，手术治疗。

（二）全身治疗

积极治疗全身疾病，摄取足够营养，保持标准体重。运动性闭经适当减少运动量。对应激或精神因素所致闭经，应行心理治疗，消除紧张和焦虑情绪。

（三）激素治疗

明确病因后，给予相应的激素达到治疗目的。

1. 性激素替代治疗

目的是维持女性全身健康及生殖健康，促进和维持第二性征和月经。

（1）雌激素替代治疗：适用于无子宫且卵巢功能低下者。结合雌激素（倍美力）0.625mg/d，口服，连用21日，或微粒化17-β雌二醇（诺坤复）1mg/d，口服，连用21日，或者是戊酸雌二醇（补佳乐）1mg/d，口服，连用21日，停药1周重复使用。连用3个月。

（2）雌、孕激素人工周期：适用于有子宫，卵巢功能低下者。

①无生育要求者：上述雌激素连用21日，后10日同时给予醋酸甲羟孕酮6～10mg/d，口服。

②有生育要求者：口服避孕药如：复方脱氧孕烯片（妈富隆）、炔雌醇环丙孕酮（达英-35）、炔雌醇/孕二烯酮（敏定偶），3～6个月为一疗程，避孕药结束后辅以小剂量雌激素如戊酸雌二醇（补佳乐）（1mg/d）口服，以促进排卵。

③促进子宫发育者：第1、2周期每日服用上述雌激素1片，以后改用炔雌醚每周0.3mg，连服4周，最后1周加服氯地孕酮6mg。

（3）孕激素疗法：适用于体内有一定雌激素的Ⅰ度闭经者。于月经后半期服用甲羟孕酮6～10mg/d，口服，共10日。

2. 促排卵

适用于有生育要求的患者。

（1）氯米芬：用法见多囊卵巢综合征的治疗。

（2）促性腺激素：适用于低促性腺激素闭经及氯米芬促排卵失败者。

①尿促性腺素（HMG）：于撤药出血第3～5日开始，从最低剂量75～150U/d开始，同时B超下卵泡监测，根据卵泡生长情况逐渐加量，连续7～10日，待优势卵泡达成熟时（18～20mm），使用HCG 5000～10000U，促使卵泡排出。

②注射用卵泡刺激素（FSH）：起始药量75U/d，用药方法与HMG相似。

③促性腺激素释放激素（GnRH）：适用于下丘脑性闭经，用脉冲方式皮下或静脉给药。每90～120分钟给药一次，13夜不停，至少连续两周，多需住院进行，同时卵泡监测至成熟后2日。庄广伦等报道选择GnRH：每隔90分钟10～20μg，9个治疗周期（11～23日）中有七个治疗周期发生了大于18mm的卵泡，有4例妊娠。

（3）溴隐亭：直接抑制垂体分泌泌乳素（PRL），恢复排卵。适用于单纯高泌乳素血症者。无垂体腺瘤者，2.5～5mg/d，口服；垂体泌乳素腺瘤者，5～7.5mg/d，口服。

（4）其他激素治疗：如果闭经是由于肾上腺或甲状腺疾病引起者，多以内科治疗为主。常见有：①肾上腺皮质激素：用于先天性肾上腺皮质增生所致闭经。一般用泼尼松、地塞米松。②甲状腺素：用于甲状腺素功能减退引起的闭经。

（四）辅助生殖技术
（五）手术治疗

针对病因采用手术治疗。

1. Asherman综合征

宫腔镜直视下分离粘连，随后使用大剂量雌激素和放置宫腔内支撑的方法防止粘连。宫腔内支撑放置7～10日，同时结合雌激素（倍美力）2.5mg，/d，口服，第3周加用甲羟孕酮 10mg/d，共 7 日，之后停药。重复 3 ～ 6 个月。

2. 颈管粘连

进行宫颈扩张术。

3. 生殖器畸形

处女膜闭锁，阴道横隔、阴道闭锁等通过手术切开或成形，使经血通畅。

4. 肿瘤

卵巢肿瘤一经确诊应手术治疗。

（1）垂体泌乳激素瘤者，多先进行药物治疗，当药物治疗无效或巨腺瘤产生压迫症状者，可考虑手术或放射治疗。

（2）其他中枢神经系统肿瘤多采用手术或放射治疗。

（3）含 Y 染色体的高促性腺激素闭经者，性腺易发生肿瘤，应手术切除。

5. 先天性无子宫、阴道者

可于婚前半年行阴道成形术。

（六）治疗注意事项

（1）颈管扩张术后为防止粘连可置带尾丝的宫内节育器。

（2）建议选用天然雌激素（戊酸雌二醇）进行激素替代治疗及人工周期。同时注意患者是否有使用雌激素的禁忌证。

（3）在使用 HMG 和 FSH 时必须同时进行卵泡监测，避免盲目用药以及卵巢过度刺激综合征的产生。

（4）溴隐亭有恶心及嗜睡的不良反应，如单次给药最好选择晚饭时服药，并且从小剂量开始服药，起始可服用半片，每 3 日增加药量，逐渐达到治疗剂量。用药后一个月复查 PRL，根据疗效调整用药剂量，如果 PRL 水平降至正常范围可以维持用药剂量，如果 PRL 低于正常值，可以减量 0.5 ～ 1 片，但不能完全停药，一月后再次复查 PRL，如果 PRL 水平仍然过高则需要加量 0.5 ～ 1 片。

（5）服用溴隐亭合并妊娠者，建议孕 3 个月左右停药，如果症状出现，可重新开始用药。

（6）阴道成形术、阴道横隔、阴道闭锁术后要佩戴阴道模型 6 个月以上，避免粘连而致手术失败。

（7）先天性生殖道畸形术前常规检查染色体、静脉肾盂造影，除外合并泌尿系统发育异常。

（李久现）

第三节　继发性闭经

继发性闭经较多见，约占闭经总数的 90% 左右，主要疾病分类如下：①子宫和下生殖道病变引起的闭经：如宫颈 - 宫腔粘连症、生殖器官结核。②卵巢病变引起的闭经：如卵巢炎症和损伤（放射，手术）、卵巢早衰、多囊卵巢综合征、卵泡膜细胞增生症、卵巢男性化肿瘤。③垂体病变引起的闭经：如垂体前叶功能减退症、垂体肿瘤、空泡蝶鞍综合征、高泌乳素血症。④中枢神经系统和下丘脑病变引起的闭经：如精神性闭经、神经性厌食、假孕、颅咽管瘤、医源性闭经。⑤甲状腺、肾上腺疾病引起的闭经；糖尿病、运动性闭经。

一、宫颈－宫腔粘连症

亦称 Asherman 综合征，指人工流产、中期引产或足月分娩后以及诊断性刮宫、子宫内膜切除等手术后发生的宫颈、宫腔粘连；视子宫内膜损伤后宫腔粘连的面积及程度，表现为月经量过少或闭经。

（一）病因

1. 创伤

如人工流产、药物流产后刮宫、中期妊娠引产、足月产后刮宫、诊断性刮宫，宫腔镜下子宫内膜切除术等，均可造成子宫内膜受损，肌层组织裸露，以致宫腔粘连。

2. 感染

各种宫腔内手术导致创伤同时，导致病原体的直接感染，或诱发宫腔创伤组织无菌性炎症反应，均为宫腔粘连的重要病因。

3. 子宫内膜修复障碍

子宫受创伤后，内膜中的成纤维细胞溶解酶活性降低，出现暂时性胶原纤维过度增生，而子宫内膜增生被抑制，结果瘢痕形成，粘连发生。

4. 低雌激素状态

可能促成粘连形成并使之趋于严重。现在临床上分离宫腔粘连后补充小剂量雌激素的治疗方案效果良好，也证明了这一点。

（二）临床表现

在宫腔内手术操作后，月经量明显减少或出现闭经，部分患者有周期性腹痛。宫腔积血。子宫内膜破坏、宫腔变形常致不孕或自然流产、早产、前置胎盘、胎盘粘连或植入等。探针检查可发现宫颈内口阻塞或狭窄，粘连轻者可在受阻后有突破感，之后进入宫腔，有少量暗红色血液流出。如宫腔粘连，探针进入宫腔后感到活动受限。

（三）诊断

根据典型病史及探子宫腔检查多数即可明确诊断；部分需行碘油宫腔造影或宫腔镜检查。

1. 子宫输卵管碘油造影

显示宫腔呈不规则影像，宫腔变形、扭曲、单个或多个充盈缺损，子宫腔边缘不整齐如毛刷状。宫颈内口粘连时，宫颈管长而如锯齿状。双侧输卵管多数通畅无损。

2. 宫腔镜检查

可见到结缔组织在充盈的膨宫液体中漂浮如絮状，或结缔组织使宫腔硬化，色苍白，散布于正常内膜之间。严重者，粘连组织形成粗细不等的束带。

（1）内膜性粘连带：外观与周围内膜相似。粘连组织色白、反光性强，质脆、较软、易分离，多无出血。

（2）肌性粘连带：表面有薄层内膜覆盖或腺体开口，分离时需稍用力。断端粗糙色红。

（3）结缔组织粘连带：表面呈灰白色，富有光泽。表面无内膜覆盖，断端粗糙、色苍白，无出血。严重的宫颈内口或宫腔粘连，碘油宫腔造影及宫腔镜检查均易失败。

（四）治疗

单纯宫颈粘连可采用探针或宫颈扩张棒扩张宫颈管，宫腔粘连应用宫腔镜直视下分离粘连带，并同时放置宫内节育器，术后应用雌、孕激素人工周期治疗 3 个月。

二、卵泡膜细胞增生症

（一）病因及发病机制

尚不清楚。其病理特点是在远离卵泡的间质内存在巢性黄素化卵泡膜细胞增生病灶，并产生过多的雄激素引起闭经及男性症状。

（二）临床表现

月经稀发渐至继发性闭经，常伴有肥胖，男性化现象。面颊部、下颌及颈部出现多毛，喉结稍增大，不同程度的乳房萎缩，或有阴蒂肥大。

妇科检查见阴道壁光滑，宫颈、宫体正常大小，或小于正常，双侧卵巢增大。性腺激素测定：血雌二醇（E_2）、孕酮（P）处于低水平，但雌酮（E_1）可处于正常水平。2/3 的患者睾酮（T）升高，LH、FSH 正常，地塞米松抑制试验正常，用 hCG 刺激后，T 显着升高。氯米芬试验为无反应型。但确诊须依靠卵巢病理检查。

（三）治疗

剖腹探查、卵巢切除、抗雄激素和促排卵治疗。

三、卵巢肿瘤

（一）病因

引起闭经的常见卵巢肿瘤有卵巢畸胎瘤、卵巢无性细胞瘤、卵巢原发性绒毛膜上皮癌、颗粒细胞瘤、卵泡膜细胞瘤、间质细胞瘤、肾上腺样细胞瘤、间质黄素瘤、非特异性脂质细胞瘤、上皮性卵巢肿瘤及卵巢转移性肿瘤等。

（二）发病机制

引起闭经的机制有以下五个方面：①破坏卵巢结构，干扰卵巢功能。②产生激素，影响下丘脑 - 垂体 - 卵巢轴功能及子宫内膜反应性。③手术、化疗、放疗等破坏卵巢结构或加速卵细胞死亡及卵泡闭锁。④患者处于恶性消耗状态，影响生殖激素及其调节因子的生物合成。⑤患病后精神状态不佳，紧张、恐惧、焦虑等不良心境影响下丘脑 - 垂体 - 卵巢轴功能，引起闭经。

（三）治疗

确诊后按不同肿瘤治疗原则进行手术、化疗或放疗。

四、席汉综合征

（一）病因

由于产后大出血，低血容量性休克影响垂体前叶的血循环，易在腺体内部或在漏斗柄处形成血栓，引起缺血性梗死而造成垂体缺血坏死，纤维性萎缩，造成垂体功能不全，继发垂体前叶多种激素分泌减退或缺乏，引起一系列临床症状。

（二）发病机制

1. 妊娠期垂体

生理性增生肥大，需氧量相应增多，尤其在分娩时需氧量约增加 3 倍，因此对缺氧十分敏感。垂体前叶血流量锐减，易于引起梗死坏死。

2. 垂体前叶

血运 80% 来源于垂体上动脉和门脉丛，10% ～ 20% 来源于颈内动脉分支，当休克时颈内动脉和门脉循环血量皆骤减，反射性引起血管痉挛，更加重缺血缺氧。缺血缺氧首先从垂体柄水平开始向垂体前叶延伸，缺血时间越长，垂体坏死和功能损害越严重。垂体后叶血供不依赖门脉系统，故产后垂体坏死不一定累及后叶，但也有极少病例发生抗利尿激素分泌异常及尿崩症症状。

垂体前叶有较强的代偿能力，但破坏超过 50% ～ 70% 常发生失代偿。一般当垂体坏死面积达 50% 时，临床才出现症状；坏死面积为 75% 以上，则症状明显；坏死面积超过 90%，则症状严重。

3. 垂体缺血坏死及萎缩

致垂体功能低下，可使其分泌的各种激素减少，性腺、甲状腺、肾上腺皮质也随之萎缩，功能低下，从而表现为多系统多脏器的变化。

（三）临床表现

以激素缺乏为主，常以下列次序出现。

1. 性腺功能减退

产后无乳汁与闭经，因产后出血导致无乳为本症发生的信号，继而性腺功能减退，阴毛、腋毛脱落，性欲减退至消失，不育，生殖器及乳房萎缩。

2. 甲状腺功能减退

畏寒、乏力、少汗，表情淡漠、反应迟钝。面色苍白、眉毛脱落，皮肤粗糙，甚至出现黏液性水肿。

食欲不振、精神抑郁，记忆力衰退。

3. 肾上腺皮质功能减退

虚弱、疲倦、全身软弱无力、恶心、厌食、消瘦、抵抗力低、易感染、低血压、低体温、皮肤色素变淡。乳晕变淡和会阴部色素脱失。

（四）诊断

绝大多数患者有产后大出血、休克、产后无乳史及相关垂体激素缺乏症状，但无头痛，无视野缺损，无神经系统定位体征。HPO 轴、肾上腺轴、甲状腺轴的激素测定，可评估垂体破坏程度。

（五）治疗

相应激素替代治疗和营养支持疗法。预防产后大出血是预防本病的根本措施。及时处理失血性及感染性休克，缩短缺血时间，使垂体缺血坏死的影响不致失代偿。

五、垂体肿瘤

垂体肿瘤约占全部颅内肿瘤10%，泌乳素腺瘤是常见的垂体肿瘤，其次为颅咽管瘤、生长激素分泌细胞瘤、促肾上腺皮质激素分泌细胞瘤和促甲状腺激素分泌细胞瘤。不同性质的肿瘤可出现不同症状，但多有闭经的表现。

（一）泌乳素腺瘤（PRL 腺瘤）

垂体前叶功能性腺瘤，属良性，生长速度缓慢，常引起闭经。

1. 发病机制

与 PRL 调节因素的异常或垂体 PRL 分泌细胞本身的缺陷有关。泌乳素瘤产生高

PRL 血症的原因可能是：①泌乳素瘤细胞自主分泌 PRL，不受泌乳素抑制因子（PIF）的抑制。②肿瘤增大压迫垂体柄，阻断门脉血供，使下丘脑产生的 PIF 进入垂体减少，以致垂体分泌 PRL 过多。高 PRL 血症可直接引起溢乳，间接通过干扰促性腺激素释放激素的脉冲分泌而导致闭经。

2. 病理

泌乳素瘤主要局限在垂体前叶腹侧，当肿瘤生长时，垂体前叶腹侧区增大，使蝶鞍骨质受压迫。光镜下泌乳素瘤细胞形态无特殊，可呈嫌色性，少数为嗜酸性，故常误认为嫌色细胞瘤。

3. 临床表现

典型的临床症状为闭经溢乳。

（1）闭经：是垂体泌乳素瘤的最早症状，闭经时间的长短与血清 PRL 升高程度相关。

（2）溢乳：是本病的重要症状，量多少不等，与血清 PRL 值不呈正相关关系，多时易被觉察，少时需挤压乳房才能发现，多为双侧性，也可单侧。

（3）不育及低雌激素症状：高 PRL 可引起无排卵性不孕，或卵泡发育中止、雌激素分泌减少、生殖器萎缩、阴道干燥、性交困难，可出现面部阵发性潮红、性情急躁、性欲减退等。

（4）压迫症状：肿瘤继续扩张，压迫周围脑组织，出现头痛；向上压迫视交叉，有视力或视野障碍，如双颞侧偏盲。视野缺损、视力减退，永久性失明；压迫垂体后叶，可发生尿崩症；压迫下丘脑，可引起肥胖、嗜睡、多梦、体温调节障碍等；肿瘤发生急性出血坏死时，可有剧烈头痛、恶心、呕吐、突然失明，甚至昏迷。

4. 诊断

（1）病史：多数患者以闭经或不孕为主要症状就诊。要了解有无服用引起 PRL 升高的药物，有无视力的改变及头痛。

（2）体检：挤压乳房，观察有无溢乳，检查生殖器有无萎缩。视野检查：视野检查应列为垂体肿瘤的常规检查。

（3）内分泌检查：PRL 测定：应用放免法或酶免法测定，一般以 880mU/L 或 20ng/ml 为未孕妇女血 PRL 正常高限。FSH、LH、E_2 值低于正常。测定 TSH、T_3、T_4 以排除原发性甲低。

（4）影像学检查：对诊断垂体瘤有决定性意义。

①蝶鞍 X 线检查：过去常用蝶鞍正侧位摄片：异常 X 线表现有：蝶鞍扩大、骨质吸收和鞍底下陷。

②CT 检查：能清楚地显示局部解剖结构，具有高分辨率，能辨认直径 3mm 以上的肿瘤，可早期发现垂体微腺瘤（直径小于 10mm），可确定肿瘤是否已向蝶鞍上扩展及其范围，并用于指导治疗和随访。

③磁共振成像（MRI）：诊断垂体瘤较 CT 更优，MRI 直接多平面显像可发现直径 1～2mm 的肿瘤，适合妊娠期垂体瘤的检查。

5. 治疗

（1）药物治疗：服用溴隐亭可使肿瘤缩小，月经恢复，泌乳停止。

（2）放射治疗：近年国内已有立体定向的放射治疗。即 γ 刀或 X 刀治疗。前者利用放射性钴所产生的射线集中到肿瘤上；后者则利用 X 射线旋转聚焦照射的方法消灭肿瘤细胞。

（3）手术：除应用开颅手术切除肿瘤外，对不大的肿瘤可经口鼻蝶窦部手术，即打开蝶窦，开放鞍底硬脑膜来刮除肿瘤。

（二）促肾上腺皮质激素（ACTH）腺瘤

1. 发病机制及病理

该腺瘤分泌 ACTH 致使皮质醇分泌大量增加。光镜下瘤细胞为多角形或圆形。体积较大，细胞核圆形，居中，胞浆丰富，含有许多嗜碱性粗颗粒。

2. 临床表现

表现为库欣综合征，患者面如满月，红润多脂，颈背部脂肪堆积、隆起似"水牛背"。向心性肥胖，肌肉软弱，下腹壁、大腿上部内外侧等处有粗大的紫纹，同时伴糖尿、高血糖等症状，此外有闭经、多毛、皮肤粗糙、高血压和骨质疏松等症状。

3. 诊断

（1）根据病史及临床表现：不难诊断。

（2）内分泌检查：ACTH 基础分泌高于正常，正常昼夜节律消失，皮质醇增高，促肾上腺皮质激素释放因子（CRF）兴奋试验：ACTH 反应差。

（3）CT 扫描或磁共振：能准确显示肿瘤位置及范围。

4. 治疗

（1）手术治疗：有蝶鞍扩大及垂体瘤压迫症状者，首选手术治疗。经蝶窦切除腺瘤，临床症状可获缓解消失，疗效可达 76% ～ 85%。

（2）放射治疗：患者合并严重并发症不能接受手术治疗的，可选用深部放射线或 γ 刀或 X 刀照射垂体，消灭肿瘤细胞。

（3）药物治疗：轻症病例可试用赛庚啶治疗。该药抑制 CRF 的释放，使血浆 ACTH 水平降低而达到治疗目的，24 ～ 32mg/d，分 3 或 4 次口服。有嗜睡、多食等不良反应。

（三）促甲状腺素（TSH）腺瘤

TSH 腺瘤极罕见，属嗜碱细胞或嫌色细胞瘤。TSH 腺瘤分泌过多的促甲状腺激素，使甲状腺素分泌过高，引起垂体性甲状腺功能亢进症和闭经。患者表现为疲乏无力、怕热多汗、食欲亢进、体重减轻、低热、餐后糖尿、心悸、心动过速等。内分泌检查其特点为 TSH 增高，T_3、T_4 增高。CT 或磁共振结合临床可确诊。应进行手术摘除。

（四）生长激素肿瘤

生长激素肿瘤（GH 瘤）为脑垂体前叶嗜酸细胞瘤，瘤细胞分泌过多的生长激素而引发一系列的异常表现。

1. 临床表现

未成年前发病，表现为巨人症，身高可达 2m 左右，身体各部分比例基本正常，大多数四肢较长，骨骺闭合延迟，伴有性腺发育不全和原发闭经。成年后发病，表现为肢端肥大症，下颌骨肥大，鼻窦明显增大，四肢末端指（趾）骨增大，牙齿变稀，肌肉肥大，舌肥大，继发闭经，同时伴性功能减退，糖耐量减低甚至糖尿病和各种压迫症状。

2. 诊断

根据典型临床表现、CT 或 MRI 扫描、四肢骨骼 X 线摄片、血清生长激素水平明显增高且不能被葡萄糖抑制可确诊。

3. 治疗

（1）药物治疗：①溴隐亭治疗效果良好，可缓解症状，生长激素和 PRL 均有下降，一般为 10mg/d。②赛庚啶为 5- 羟色胺拮抗剂，通过抑制生长激素释放激素而减少 GH 分泌，治疗肢端肥大症，用法开始 2mg，4 次 /d，以后根据血清 GH 水平调整剂量，增至 24mg/d。

（2）手术或放射治疗：经蝶窦手术治疗肢端肥大症，缓解率可达 90%，手术治疗的缺点是可致垂体功能低下和尿崩症，术后生长激素降低常不满意，需加用放射治疗。

（五）空泡蝶鞍综合征

空泡蝶鞍综合征是指蛛网膜下腔及脑脊液疝入到蝶鞍内，致蝶鞍扩大，腺垂体受压而产生的一系列临床表现。

1. 发病机制

由于先天性（原发性）或后天性原因（继发性，垂体腺瘤手术和放射治疗）导致鞍膈不完整，使蛛网膜下腔疝入蝶鞍窝内，疝囊内积聚的脑脊液压迫，使垂体变成扁平，位于鞍后底部，酷似空泡状，而鞍底和前后床突因压迫而脱钙和破坏，如果垂体柄被压迫，阻碍下丘脑泌乳素抑制因子（PIF）进入垂体而发生高泌乳素血症。

2. 临床表现

多见于中年肥胖妇女和多产妇，临床可以无症状。有些患者有头痛、视野改变、脑脊液鼻漏和颅内高压，并发生由下丘脑、垂体功能失调引起的内分泌紊乱，如闭经、溢乳和不育。也可伴有多种垂体激素缺乏。

3. 诊断

影像学检查：蝶鞍 X 线检查、CT 或 MRI 可见蝶鞍对称性扩大，鞍内密度减低，底部下陷呈特有的气球形。内分泌检查：促性腺激素减少，部分妇女 PRL 轻度升高。

4. 治疗

对症治疗，对闭经溢乳者给予溴隐亭治疗，一般不行外科手术。

（六）精神性闭经

精神刺激、应激，造成下丘脑 - 垂体 - 卵巢功能失调，导致闭经。

1. 发病机制

在人类生殖调节中精神因素常通过 CRF 分泌亢进，使内源性阿片肽、多巴胺升高在下丘脑水平抑制 GnRH 神经元的脉冲释放，从而抑制了垂体分泌促性腺激素，导致闭经。

2. 临床表现

常有精神刺激史，之后月经稀发、闭经及不孕。促性腺激素释放激素刺激试验显示垂体有正常反应或因长期缺乏 GnRH 作用而对外源性 GnRH 刺激的反应迟钝，血皮质醇分泌升高，但临床无皮质醇功能亢进表现。

3. 治疗

常用人工周期治疗产生撤药性阴道流血给予精神的安慰，然后给诱导卵泡发育与排卵的治疗。应用合成 GnRH 替代下丘脑分泌 GnRH 不足。治疗前先做 1 次 GnRH 兴奋试验。如垂体反应良好，则对 GnRH 治疗的效果较好，如反应欠佳或无反应时，则可采用 GnRH 脉冲治疗，但疗程可能较长。

（七）神经性厌食症

神经性厌食症是一种严重的进食行为障碍，自我强迫性厌食、拒食，伴有心理障碍。常见于少女中，病因仍不清楚，研究认为与生物、社会、精神等因素所致下丘脑调节失常有关，例如盲目减肥、节食、失恋或身体、精神上刺激等。

1. 临床表现

顽固性拒食或厌食、消瘦、体重减轻、怕冷、体温偏低，血压低、乏力、皮肤干燥，伴闭经。患者的父母常对她关心不够，性格内向、忧虑、内疚、压抑，少言寡语。

2. 治疗

给予精神鼓励，家庭人员尤其是父母的关怀尤为重要，适当更换环境，逐步促进饮食，矫正体内电解质平衡失调。适当应用抗忧郁药。人工周期治疗后，出现撤药性阴道流血，类似月经来潮，可给患者带来心理安慰，提高治疗信心。同时可调整下丘脑－垂体－卵巢轴的功能。希望生育者，可诱发卵泡发育与排卵治疗。

（八）运动性闭经

过重的体力劳动、长时间过量的体育训练或参加剧烈紧张的比赛活动引起的闭经。

1. 发病机制

（1）运动应激：可使 CRF、ACTH 分泌亢进，血中皮质醇、去甲肾上腺素与肾上腺素水平上升，脑内儿茶酚胺增多，抑制下丘脑－垂体－卵巢轴功能。

（2）体脂减少：月经初潮出现与正常周期的维持与体内一定比例的脂肪组织有关，缺少脂肪组织常表现为低雌激素闭经。

（3）运动激烈：可使体内雄激素升高，反馈引起下丘脑与垂体功能紊乱，FSH 下降，卵泡发育差，卵巢内分泌功能下降。

（4）训练剧烈：可使下丘脑内源性阿片肽活性增加，从而抑制 GnRH、促性腺激素与卵巢激素分泌。

2. 治疗

首先应解除思想顾虑，消除因月经未来而产生的担忧与恐惧心理，同时适当调整训练的强度与持续的时间，给予足够的营养补充。闭经达 3 个月以上者可以用雌激素、孕激素人工周期治疗或促排卵治疗，疗效满意。

（九）颅咽管瘤

为一种先天生长缓慢的囊性肿瘤，生长在蝶鞍之上，少数位蝶鞍内，肿瘤增大可向上压迫第 3 脑室底部，向前挤压视神经交叉，向下压迫下丘脑和垂体而出现相应的压迫症状。

1. 临床表现

发病在青春期前表现为原发性闭经、性幼稚、生长障碍，发病在青春期后表现为继发性闭经、女性性征退化。肿瘤压迫可引起颅内高压、视力障碍、神经症状，并有下丘脑垂体功能异常，如尿崩症、口渴、厌食、闭经、溢乳等。

2. 诊断

做沿垂体柄 X 线侧位片检查，可发现蝶鞍扩大扁平，床突骨质损害，并可见鞍上钙化阴影。颅部断层、CT、MRI 可确诊定位。

3. 治疗

一经确诊，马上行手术或放射治疗。

（十）药物性闭经

药物直接或间接地经中枢神经系统，或经神经介质和受体机制作用于 HPOU 轴，引起卵巢功能，或 PRL 升高导致闭经。引起闭经的药物有：①口服避孕药、避孕针、埋植剂、雄激素。②麻醉剂，如吗啡、美沙酮。③多巴胺受体阻滞剂（吩噻嗪、氟哌啶醇、奋乃静、舒必利、泰尔登、灭吐灵），多巴胺降解剂（α- 甲基多巴、利血平），单胺氧化酶抑制剂，多巴胺转化抑制剂（鸦片类）。④二苯氮卓类：丙咪嗪、阿密替林、氯硝西泮、地西泮。⑤组胺和组胺 H_1、H_2 受体拮抗剂：5- 羟色胺、甲氰咪胍。

治疗：停药、减量或换药。雌、孕激素人工周期疗法和促排卵治疗，高泌乳素血症应给予溴隐亭治疗。

·· （乔明霞）

第四节　痛　经

一、痛经概述

超过半数的妇女在月经期的第 1 ～ 2 天会有腹部疼痛，多数并不严重。但是，当这种疼痛比较严重，影响了她们的正常工作或生活时，就称为痛经。很多女性并不认为这是异常情况而就诊，因此普通人群中的发病率很难统计。2010 年，印度的一项 3000 例的调查认为，有 50% 以上的人出现痛经，其中 33.4% 的人出现中、重度痛经。还有报道说它的发病率在 90% 以上。一项对大学生进行的前瞻性调查发现：在被调查的月经周期中，有 72% 的周期出现疼痛。通常是在月经的第一天。有 60% 的女生表示她们至少有一个周期疼痛严重。据近期抽样调查，我国的痛经发病率为 33.19%，其中原发性痛经占 36.06%，严重影响工作者占 13.59%。

一般将痛经分为两种类型，即原发性痛经和继发性痛经。原发性痛经更为常见。

二、原发性痛经

（一）定义及发病情况

原发性痛经是指月经来潮时出现的子宫痉挛性疼痛，无任何病理学上的原因，可以包括任何程度的疼痛感觉。

Ylikorkala 等公布的一项调查显示：在年轻妇女中，估计有 40% ～ 50% 的人患有原发性痛经，其中 15% 由于痛经严重而不得不请假休息，另有约 30% 症状较轻，无需服药或只需偶尔服用止痛剂。

加拿大一项最近调查数据显示，在被调查的 1546 名月经期妇女，60% 有中、重度痛经，51% 身体活动受限，17% 需要请假休息。

（二）病因及高危因素

最近 30 年的研究进展认为：原发性痛经是由于类前列腺素和类花生酸的异常分泌引起的子宫异常收缩导致的。子宫收缩使得子宫血流减少，子宫组织细胞缺氧。以下事实证明，痛经是由于血管前列腺素诱发的：①痛经时出现的腹痛与子宫收缩与前列腺素诱导的流产和分娩是一致的；②无痛经的妇女月经时的前列腺素水平与痛经妇女不同；③很多临床试验证据显示，环氧和酶抑制剂由于可以通过抑制前列腺素合成及经血中前列腺素的含量，有效缓解原发痛经。

前列腺素在月经期时有两个作用：①促进子宫收缩；②促进内膜脱落。这些都可能引起月经期轻微的下腹不适或胀痛。但是当前列腺素分泌过多时，就可能导致痛经、头痛、恶心、呕吐和腹泻。

痛经的高危因素有：年龄 < 30 岁，低体重指数，吸烟，初潮 < 12 岁，月经周期长，月经量多，未产，精神压力较大，经前期紧张综合征患者，有精神疾病者。较早生育，经常锻炼，口服短效避孕药不增加痛经的发生率。

（三）诊断

如果同时具备以下 3 点，可以诊断原发性痛经：①明确的痛经史；②典型的经期腹痛及伴随症状；③基本无阳性的体征和特异性实验室检查结果。

典型症状是月经期时出现的下腹部疼痛。疼痛可以是阵发性的，痉挛性的，有时被形容成类似"分娩阵痛"。疼痛出现在月经开始前数小时或阴道出血同时，于月经来潮的 24 ～ 36 小时达到峰值，只持续 2 ～ 3 天。疼痛程度与月经血中前列腺素的释放浓度成正比。疼痛可以放射至大腿内侧，还可以同时出现以下伴随症状：下腹和腰骶的坠胀感、腹泻、恶心、呕吐、头痛、眩晕等。在某些严重的病例中，可以表现为急性腹痛，甚至与异位妊娠的腹痛相混淆。由于原发性痛经只发生在有排卵的月经周期，因此，患者一般在初潮后半年内出现症状，如果痛经出现的时间在初潮后 1 年以上，应当首先除外有继发性痛经的可能。有报道说当少女长大后或是分娩后，疼痛将会减轻。但也有原发性痛经一直持续不断。

（四）治疗原则及方法

原发性痛经的治疗主要有 3 种方法：药物、物理和手术治疗。目前的治疗目标仍然是缓解症状。因此使用具有止痛效果的药物是首先想到的治疗方法。

1. 药物治疗

由于对痛经的发生机制及疼痛传导通路没有完全阐明，患者的个体差异以及药物的适应证和禁忌证，因此出现了多种药物同时发挥作用的局面。

（1）非甾体类抗炎药（NSAIDs）

①非甾体类抗炎药的治疗纵观：非甾体类抗炎药是传统的镇痛药。从柳树皮到非甾体抗炎药，早在古埃及时代就有记载。杨柳树的皮和叶有止痛作用。十八世纪，有报道用杨柳树皮提取物"Salicyliacid"治疗关节炎。十九世纪，Hlffmanrb 报道人工合成"乙酰水杨酸"成功，标志着消炎镇痛药由植物药步入了化学药。二十世纪，乙酰水杨酸由德国拜耳公司冠以"阿司匹林"为商品名上市，开始应用于临床，治疗疼痛等症状，不论是在药物疗效还是不良反应方面，都积累了大量有说服力的临床资料。长期以来，广泛使用的有：COX 非特异性药物，如布洛芬、奈普生等；COX-1 特异性药物，如阿司匹林；它们通过两方面的作用达到治疗目的：a. 通过抑制环氧化酶来降低前列腺素的生成和释放；b. 在中枢神经系统水平发挥止痛作用。但是它不影响子宫内膜的变化。有很多研究显示：月经期服用此类药物后，如布洛芬，经血中的前列腺素的水平将下降至无痛经妇女水平，甚至更低，但是月经量没有改变。使用药物后，痛经的缓解率大约在 70% 左右（17% ～ 95%）。一般认为：药物最好在疼痛发作之前使用。如，在月经开始时或开始前 1 ～ 3 天服用。使用剂量应当足够，有必要先单用一种药物，直到找到它的有效剂量最大值，即每日最大安全用量。这样就可以有效的

完全缓解经期疼痛。使用此类药物时，大约有 2/3 的妇女疼痛得到缓解。这类药物中，没有证明哪一种更加有效。由于存在个体差异，如果使用某一种药物 1～2 个周期后，没能缓解疼痛，可以尝试第二种药物的效果。与口服避孕药相比，此类药物服用时间相对较短，（每个周期仅 3～5 天）；不影响下丘脑－垂体－卵巢轴的激素代谢平衡。使用中存在的常见问题是：患者不能规律使用它。一项研究表明：25% 的患者使用剂量不足，43% 没有达到每日的最大使用剂量。如果规律使用非甾体类药物治疗后无效，应当考虑患者很可能患有盆腔器质性疾病，有继发痛经的可能，如子宫内膜异位症。

COX-Ⅱ特异性抑制剂是另一类非甾体类抗炎药。将其用于治疗痛经的临床研究始于 20 世纪 90 年代。此类药物包括：罗非考昔，伐地考昔，卢米拉考昔等。理论上讲，这类药物选择性抑制环氧和酶Ⅱ，不会诱发消化道溃疡病。曾经用于痛经同时患有消化道溃疡病的患者。1999～2005 年，在几家大药厂的推动下，做了一些较大样本的前瞻性的药物临床观察，得出了一些较为有意义的统计学资料。由于他们的治疗效果与奈普生相当，使用费用高出后者，因此使用范围受到一定限制。但是随着药物使用时间的延长，药物本身导致的相应副作用也渐渐暴露了出来，主要的问题是他们对心血管系统的安全及心血管保护系统方面的影响，使得在很多国家不允许使用这种药物。美国 FDA 也在 2005 年开始，对非甾体类处方药和非处方药加强了监管，尤其是对 COX-Ⅱ特异性抑制剂药物。

②使用特点及方法：对乙酰氨基酚在服用后 30 分钟起效，可以持续 6 小时。服用后 45 分钟时，酮洛芬（400mg）较奈普生（500mg）更有效，有效作用时间至少持续 2 小时。酮洛芬（12.5mg 和 25mg）和布洛芬（200mg）都可以有效止痛，作用时间持续 4 小时。

可以用于原发性痛经的常用药物及使用方法如下：布洛芬，800mg，每 4 小时 1 次，首剂可加倍；甲氯芬那酸结合碱，50～100mg，每 4～6 小时 1 次；甲芬那酸，250mg，每 4～6 小时 1 次，首剂加倍；奈普生，250mg，每 4～6 小时 1 次，首剂加倍；奈普生钠，270mg，每 6～8 小时 1 次，首剂加倍。

其他可用药物及使用方法如下：双氯酚酸钾，50mg，每日 2 次，首剂可加倍；双氯酚酸钠 75mg，每日 2 次，首剂可加倍；二氟尼柳，500mg，每 12 小时 1 次，首剂加倍；依托度酸，400mg，每 4～6 小时 1 次；非诺洛芬，200mg，每 4～6 小时 1 次；氟比洛芬，50mg，每日 3 次；吲哚美辛，25mg，每日 3 次；酮洛芬，75mg，每日 3 次；酮咯酸，10mg，每 4～6 小时 1 次；舒林酸，200mg，每日 3 次；舒洛芬，200mg，每 4 小时 1 次；托美丁，400mg，每日 3 次。

适应证：适用于患有原发性痛经，而无禁忌证的患者。在国外，此类药物中的大多数属于 OTC 药物，无需医师处方。价格低廉，服用时间短是应用此类药物的好处，因此它成为治疗原发性痛经的一线药物。

副作用和禁忌证：非甾体类抗炎药在使用中的副作用是大家广为关心的问题。大约有 15%～16% 的服用者会出现药物的副作用。胃肠道反应，如恶心，呕吐，腹胀和胃烧灼感；中枢神经系统症状；肾损害；肝损害；支气管痉挛。由于药物服用时间较短，服用者多数为年轻患者，因此耐受性相对较好。可以选择饭后服用，减少胃肠道的刺激。但是妊娠妇女，或患者有过消化道出血史，消化道穿孔史，或同时患有溃疡病，哮喘，凝血功能障碍，肝肾功异常或对此类药物过敏时，禁忌使用。

（2）甾体激素类

①治疗纵观：长期以来，它一直作为对于无生育要求而痛经患者的二线用药。这是因为与非甾体抗炎药相比，口服避孕药需要在月经周期中每日服药，如果仅仅用来缓解 2～3 天的疼痛，显得有些麻烦。它的止痛机制与前者不同。主要有两方面作用：①抑制排卵；②减少子宫内膜的厚度，这样可以减少前列腺素的分泌达到无痛经水平。口服避孕药对 65%～90% 的原发性痛经患者有效。任何一种避孕药都可以有效缓解痛经。口服避孕药可以降低血浆中垂体后叶素的水平，降低子宫的张力。

含有中等剂量的雌激素加一代 / 二代孕激素的口服避孕药可以有效缓解痛经。三相避孕药并不具有更大优势。一项包括 76 例 19 岁以下中～重度痛经的少女的随机双盲，安慰剂对照临床试验，发现分别服用避孕药（雌二醇 20μg 加左旋 -18 甲基炔诺孕酮 100μg）和安慰剂，同时服用止痛剂后 3 个月，与安慰剂相比，避孕药组疼痛减轻，止痛剂用量减少。Vercellini 等报道连续 2 年服用雌二醇（0.02mg）加脱氧孕烯（0.15mg）治疗痛经的效果好于周期性使用避孕药。

如果患者不需要避孕，在治疗痛经 6～12 个月后即可以停药。很多妇女在停药后，仍然没有疼痛发作。但是也有作者认为一旦不再服用药物后，疼痛将再次出现。

有时，痛经的发作与患者安放子宫内节育器有关，此时取出节育器，并服用口服避孕药物，将收到一举两得的效果。

由于避孕药服用时间长，因此人们通过使用孕激素或周期性释放的孕激素，作用于子宫内膜，达到避孕和缓解痛经的作用。

意大利的学者 Vercellini 首次报道了使用左炔诺孕酮释放型宫内节育器治疗痛经的经验。它是一个 32mm 长的"T"形装置，含有 52mg 的左炔诺孕酮，释放入宫腔的剂量是 20μg/d，稳定的血浆浓度是 150～200pg/ml，可以减少子宫内膜的厚度。进入二十一世纪，美国 FDA 批准使用左炔诺孕酮释放型宫内节育器。2006 年，美国妇科临床协会（ACOG）制定的此类宫内节育器的使用指南中规定：此类装置不仅可以用于治疗经量过多等症，还可以用于治疗痛经。使用左炔诺孕酮释放型的宫内节育器后，50% 的使用者在 12 个月后出现闭经，同时痛经症状消失。

一项 RCT 研究显示，子宫内膜异位症和子宫腺肌病的患者，在使用带有左炔诺孕酮的宫内节育器一年后，可以有效减轻继发性痛经。相反，不带有孕激素的节育器，可能导致痛经。

②使用特点及方法：口服避孕药适用于有避孕要求的痛经妇女。它的副作用包括头痛、恶心、腹痛、腹胀、焦虑、孤独感、体重增加、痤疮等。一般这些反应对人体没有太大影响，而且是非特异性的。在有些安慰剂对照的双盲实验中，安慰剂组同样会出现上述问题。严重的副作用还包括：静脉血栓、心肌梗死和休克等，极为罕见，这是因为凡是具有以上疾病高危因素的妇女，都不被建议服用避孕药，吸烟妇女会增加副作用的发生风险。

醋酸甲羟孕酮，每 10～15 周服用 150mg，可以起到同样的作用。此时应当同时保证每日摄入 1g 钙。药物通常在使用三个周期后会有稳定的效果。

能释放孕酮的节育器。如左炔诺孕酮释放型宫内节育器。有效期 5 年，可以减轻痛经，副作用是出现点滴出血。已妊娠、患有不明原因的阴道出血以及患性传播疾病高危因素的妇女不适宜使用。

2. 物理治疗

（1）治疗纵观：通过对机体的物理刺激来缓解疼痛的方法很早就有。我国传统医学中早就有关于针刺调气行血的说法。《黄帝内经》则对其进行了理论的论述。中医学认为原发性痛经的病因主要是情志所伤、起居不慎、六淫所伤导致冲任瘀阻或寒滞经脉，使气血运行不畅，胞宫经血流通受阻，以致"不通则痛"，病位在冲任、胞宫。治疗上宜散寒逐瘀、通经止痛。针灸治疗可以兴奋传导神经纤维上的 5- 羟色胺，内啡肽受体，阻滞神经冲动的传导。从而达到治疗痛经的作用。临床上普遍认为的月经来潮前 3 ～ 7 天针刺效果较好。

而在西方也有关于经皮电刺激治疗缓解疼痛的报道，20 世纪 80 年代末期，这种技术被应用于治疗痛经。经皮电刺激治疗（TENS）是指通过刺激皮肤上与子宫感觉神经同根的胸 10 ～胸 12（脐水平～耻骨弓水平）的感觉神经，产生麻刺的感觉，以缓解腹痛。需要专门的 TENS 仪，附带相关电极，患者可以自行调节仪器，以达到满意效果。它适用于那些不愿或不能使用药物治疗，药物治疗效果欠佳者。作用机制可能是对相应皮区内的感觉神经纤维进行大面积连续刺激，使得后角神经细胞处于饱和状态，无法上传痛觉；或是电刺激使得神经细胞释放内啡肽，缓解疼痛。尚无 TENS 治疗的副作用的报道，是一种安全有效的治疗方法。

（2）使用特点及注意事项：Kaplan 等报道应用 TENS 治疗仪治疗原发性痛经患者 60 例，其中 30% 患者认为效果显着，50% 患者认为疼痛中等程度被缓解，只有 10% 的患者认为无效。有报道用经皮电刺激治疗方法治疗了 126 例患者的效果，结果显示：42% ～ 60% 的患者中度缓解，起效快于奈普生。Dawood 等人认为，TENS 可以延长布洛芬的使用时间，同时减少痛经的伴随症状，如腹泻、月经量、血块和疲惫感。Lewers 等人也认为 TENS 对 50% 以上的患者有效，而且可以在治疗后持续一段时间。

赵会玲等报道针灸治疗 90 例患者，取穴至阴、中极、三阴交，寒痛者灸至阴，气滞者加太冲，腹胀者加天枢。全部穴位均用捻转泻法，留针 30 分钟，左右侧穴位交替使用。治疗时间选在月经前 2 天至月经来潮无痛为止，总有效率 96%。

Helms 报道了针灸治疗 43 例患者，随访 1 年，发现 91% 的患者症状改善，41% 患者使用镇痛剂后，症状减轻。葛书翰等采用针刺关元俞、三阴交、关元穴，加拔火罐治疗原发性痛经 98 例，有效率 94.9%。这一类治疗多从温经通络、行气活血入手，通过针刺，还可调节患者前列腺素的分泌，解除子宫痉挛性收缩，以达止痛的目的。王桂珠等用单纯灸法治疗原发性痛经 120 例，总有效率为 96.7%。

本法使用范围广泛，根据施针者的经验有多种不同的针刺点和行针法，但是皮肤不完整的患者慎用，容易造成继发感染。

3. 手术治疗

（1）纵观治疗：一个多世纪以前，Jaboulay 和 Ruggi 首次报道了使用骶前神经切断术（PSN）治疗痛经。是指手术切断位于盆腔的腹主动脉丛的分支——上下腹神经丛，用以缓解盆腔中线的疼痛。这些神经分布于髂内三角下方的疏松组织中，没有固定形状，可以是分散的或是单根神经，个体差异较大。由于卵巢的神经分布来源于卵巢神经丛，伴行卵巢动脉全长，因此理论上讲，该术式不能缓解附件区疼痛。二十世纪末，Black 曾经对近万例接受这种风靡一时的手术治疗进行了统计，尽管有效率高达 75% ～ 80%，但是随着非甾体抗炎药及避孕药的使用，这种术式由于当时只能开腹进行，即患者在为了缓解疼痛的同时首先必须遭受疼痛，因此很快就昙花一现地消失了。子宫骶骨神经切断术（UNA）是骶前神经切断术的变通方法，是切断位于子宫骶骨韧带内的相应神经来缓解盆腔中线的疼痛。方法相对简便易行，但是切除深度应当足够，否则效果可能欠佳。主要的手术并发症是输尿管损伤，还有一些子宫支持力的减弱，周围组织粘连等。也是由于类似的原因，很快就较少使用了。但是近来随着腹腔镜技术的推广使用，大约在 20 世纪 90 年代开始，有越来越多的医师采用腹腔镜来完成这两种手术，取得了良好的效果。

还有另外一种应当提到的传统手术是子宫全切术。它是妇产科的经典术式之一，历史悠久。适用于无生育要求的痛经妇女。该术式实际上就是切断了与子宫相连的各条韧带以及其中包含的结构，如血管、神经纤维等。原发性痛经患者多为年轻妇女，且有理论认为分娩后症状可能缓解，因此多数时，它适用于继发性痛经。如果患者在手术前没有明确诊断，而因为"痛经"切除子宫者，术后症状不一定能够缓解。术前进行形态学检查，诊断性腹腔镜手术，试验性应用 GnRH-a 都对诊断有很好的帮助。短期使用 GnRH-a 可以帮助我们判断疼痛是否存在周期性，如果他们不能减轻痛经，仅仅手术切除子宫不仅无益，反而有害。

目前一般认为：如果患者采取各种非手术治疗方法，疼痛仍然不能有效缓解或控制，或有明确病理诊断证实有继发性痛经疾病者，应当施行手术治疗，去除病灶。有作者认为，此类患者的数量应当占痛经患者的 20%～25%。

（2）效果评价：有 2 项研究报道，总共 88 例患者接受腹腔镜下骶前神经切断术（LPSN），术后 12 个月随访结果显示：对 33%～88% 的患者有效。最主要的并发症是出血，其次还有输尿管损伤、尿潴留、尿急、持续便秘、肠梗阻、阴道干燥、分娩时痛觉消失等。

Johnson 等报道了一项前瞻性双盲随机对照试验，对 123 例痛经患者实行了腹腔镜下子宫骶骨韧带切断术（LUNA）。42.1% 的患者术后 12 个月痛经症状减轻，缓解程度在 50% 以上。

对于原发性痛经患者，LPSN 和 LUNA 在短期疗效上没有区别，但是前者在长期疗效的随访时，疾病缓解率更高。

上述两种手术可以缓解盆腔中线的疼痛，但是由于它们对神经的非特异性切断，可能会产生一些连带的副作用，如排尿异常，排便的异常等。因此使用范围有一定的限制。

4. 特殊情况处理

（1）急诊情况处理：当患者有阴道出血合并腹痛，可疑原发性痛经时，应当除外妇科的异位妊娠，各种流产，月经期卵巢肿物扭转，子宫肌瘤变性，以及可能出现的外科疾病后，根据痛经的诊断依据，诊断明确后使用镇痛剂，确切止痛。相关化验检查包括妇科检查，尿妊娠试验，盆腔 B 超等。

（2）一般处理无效者

①硝酸甘油：一氧化氮有降低子宫肌壁张力的作用。硝酸甘油可以是体内一氧化氮的来源。因此有学者将它应用于治疗痛经。使用方式为经皮涂抹。最近的一项综述显示，硝酸甘油可以减轻原发痛经时的疼痛。一项 6 国多中心双盲对照研究结果显示：每小时经皮使用硝酸甘油 0.1mg，疼痛在使用后的 1 小时后开始减轻，6 小时后缓

解最明显。26% 的用户出现头痛的副作用，同期有 6.1% 的安慰剂使用者出现头痛（P < 0.01）。另有研究总结了 65 例患者，在月经期的最初几天，每小时经皮涂抹 0.1 ～ 0.2mg 硝酸甘油，90% 有效；20% 的患者出现头痛。因此一般认为硝酸甘油药剂涂抹皮肤，0.1 ～ 0.2mg/h，可以有效缓解痛经，但是用药后头痛是主要的副作用。

②鱼油胶囊：含有 Omega-3- 脂肪酸，有报道说，它可以减轻疼痛，所产生的副作用并不严重，主要是一些胃肠道症状，如恶心等，在有些病例中发现：它可能使痤疮加重。

③维生素类：①维生素 E：维生素 E 的作用机制可能是影响了前列腺素的生物合成，而不是与经血中的 PGF2α 和子宫收缩相关。动物实验中可以看到维生素 E 增加了血管舒张剂 PGE_2 的合成，上调磷脂酶 A 和花生四烯酸，抑制环氧和酶的活性。早在二十世纪末年就有了使用维生素 E 治疗痛经的报道，但是并没有足够的临床事实证明它的有效性。最近的一项随机双盲安慰剂对照试验，研究了 278 名 15 ～ 17 岁原发痛经患者，从月经开始前 2 天至月经第 3 天，每日给予维生素 E100U，每日 3 次，4 个周期后观察疗效，在服用后 2 个月和 4 个月时，服用维生素 E 组的疼痛严重程度减轻，疼痛时间缩短。仍然需要进一步的研究结果作为依据。②维生素 B：有报道说每天摄入维生素 $B_1$50 ～ 100mg，有助于减轻疼痛。单用维生素 B_1 较联合使用维生素 B_1 和镁离子更有效。印度学者做了一项 556 例的随机双盲研究，患者每日口服维生素 $B_1$100mg，连续使用 90 天后，有 87% 的患者在治疗 2 周后疼痛减轻。

④金属离子：钙离子拮抗剂：如硝苯地平，30mg/d，口服，可以封闭钙离子通道，使子宫平滑肌细胞内部的游离钙降低。肌肉张力下降，肌肉松弛，因此被考虑用于治疗。可能出现的副作用是间歇性潮热，脉率加快，心悸和头痛。

镁离子可以使经血中的 PGF2α 减少 45%，因此具有缓解痛经的作用。一项 30 例患者的研究显示：84% 以上的患者症状减轻，尤其在月经的第 2、3 天，但是给药的剂量和方式有待进一步研究。目前的用药时间有两种：每日用药和疼痛时用药。用药时可能发生便秘。

（五）预防

1. 热疗

包括：脐下热敷；饮用热水，热水浴等方式，都可能起到缓解痛经的作用。一项 RCT 研究显示，下腹每天局部加热（39℃）12 小时，其缓解疼痛的效果和使用布洛芬 400mg，每日 3 次，效果相当，明显好于使用安慰剂，如果两者同时使用，效果更佳。另一项 RCT 研究表明下腹部热疗 8 小时后，疼痛缓解程度好于对乙酰氨基酚。

2. 适当的体育锻炼

包括髋部摇摆动，放松运动（瑜伽等），可以改善盆腔血流，刺激产生 β- 内啡肽，产生非特异性的阵痛效果。

3. 采取特殊的卧床姿势

抬高下肢；屈膝侧卧等同样可以改善盆腔血流分配，改善痛经。

4. 低脂饮食

2006 年开始，一项随机对照研究显示，低脂饮食可以减少疼痛的发生。因此低脂饮食；避免进食过饱；食用富含碳水化合物的饮食，如全麦食品、水果、蔬菜；同时减少盐、糖、酒精和咖啡因的摄入。这些都可能会影响前列腺素的代谢，而减轻痛经。

5. 停止吸烟

由于吸烟可以增加痛经的发生率，因此停止吸烟可以起到一定的预防作用。

三、继发性痛经

（一）定义

继发性痛经也是月经期时出现的盆腔疼痛，同时存在盆腔器官如子宫、卵巢等的器质性疾病或结构异常。

（二）病因及高危因素

继发性痛经的病因主要是原发病的存在，因此子宫腺肌症、子宫内膜异位症、盆腔炎症等疾病的病因即是它的病因。

导致继发性痛经的原因及影响其严重程度的因素并不十分清楚，可能的高危因素有：吸烟，未产，精神压力较大，经前期紧张综合征患者，有精神疾病者。性生活不洁，泛滥者，宫内节育器使用者。

（三）诊断及鉴别诊断

继发性痛经在初潮时并不出现，而是出现在初潮以后。疼痛形式类似于子宫的痉挛性疼痛，但是持续时间比月经期长，并且可能出现在月经期以外的时间。疼痛可以在月经期加重。与原发性痛经不同，继发性痛经是由于月经和前列腺素分泌以外的原因导致的，如存在有盆腔的病理情况。常见的原因是感染、子宫腺肌症、子宫内膜异位症、子宫肌瘤、异位妊娠和盆腔的粘连。患者在其三四十岁时可能会出现痛经以外的新的不适，如：性交困难，性交痛，月经过多，经间期出血等，他们可以单独出现或任意组合出现。

也可以根据患者对经验性治疗的效果观察，帮助判断是否为继发性痛经。如通常情况下，前面提到的药物和物理治疗对于原发性痛经都有效，如果起初治疗有效，之后效果欠佳；或是疗效一致不满意，甚至出现新的症状，就要考虑是否存在继发性痛经。一旦怀疑患者存在继发性痛经，就要进行必要的查体，化验检查和影像学检查来进行辅助诊断。

查体时，患者可以有各种原发病的阳性体征：如子宫或附件区的结构改变，出现新生物，明显的压痛部位等；影像学的表现：如子宫上的结节或附件包块等；化验检查也会有相应的阳性发现：CA_{125} 值升高，尿妊娠试验（+）等。

（四）治疗原则及方法

治疗原则就是要准确寻找继发痛经的原发病，去除病因治疗。可以是药物或手术治疗。

（胥凤华）

第五节　多囊卵巢综合征

多囊卵巢综合征（polycystic ovarian syndrome，PCOS）是一种最常见的妇科内分泌疾病之一。在临床上以雄激素过高的临床或生化表现、持续无排卵、卵巢多逛改变为特征，常伴有胰岛素抵抗和肥胖凡病因至今尚未阐明，目前研究认为，其可能是由于某些遗传基因与环境因素相互作用所致。因 Stein 和 Leventhal 于 1935 年首先报道，故又称 Stein － Leventhal 综合征。

一、病理

（一）卵巢变化

大体检查：双侧卵巢均匀性增大，为正常妇女的 2 ～ 5 倍，呈灰白色，包膜增厚、坚韧。切面见卵巢白膜均匀性增厚，较正常厚 2 ～ 4 倍，白膜下可见大小不等、≥ 12 个囊性卵泡，直径在 2 ～ 9mm。镜下见白膜增厚、硬化，皮质表层纤维化，细胞少，血管显着存在。白膜下见多个不成熟阶段呈囊性扩张的卵泡及闭锁卵泡，无成熟卵泡生成及排卵迹象。

（二）子宫内膜变化

因无排卵，子宫内膜长期受雌激素刺激，呈现不同程度增殖性改变，如单纯型增生、复杂型增生，甚至呈不典型增生。长期持续无排卵增加子宫内膜癌的发生几率。

二、临床表现

PCOS 多起病于青春期，主要临床表现包括月经失调、雄激素过量和肥胖。

1. 月经失调为最主要症状。多表现为月经稀发（周期 35 日至 6 个月）或闭经，闭经前常有经量过少或月经稀发。也可表现为不规则子宫出血，月经周期或经期或经运无规律性。

2. 不孕生育期妇女因排卵障碍导致不孕。

3. 多毛、痤疮是高雄激素血症最常见表现。出现不同程度多毛，以性毛为主，阴毛浓密且呈男性型倾向，延及肛周、腹股沟或腹中线，也有上唇细须或乳晕周围有长毛出现等。油脂性皮肤及痤疮常见，与体内雄激素积聚刺激皮脂腺分泌旺盛有关。

4. 肥胖 50% 以上患者肥胖（体重指数 ≥ 25kg/m²），且常呈腹部肥胖型（腰围 / 臀围 ≥ 0.80）肥胖与胰岛素抵抗、雄激素过多、游离睾酮比例增加及与瘦素抵抗有关。

5. 黑棘皮症阴唇、颈背部、腋下、乳房下和腹股沟等处皮肤皱褶部位出现灰褐色色素沉着，呈对称性，皮肤增厚，质地柔软。

三、辅助检查

（一）基础体温测定

表现为单相型基础体温曲线。

（二）B 型超声检查

见卵巢增大，包膜回声增强，轮廓较光滑，间质回声增强；一侧或两侧卵巢各有 12 个以上直径为 2 ～ 9mm 无回声区，围绕卵巢边缘，呈车轮状排列，称为"项链征"。连续监测未见主导卵泡发育及排卵迹象，见图 8-6。

（三）诊断性刮宫

应选在月经前数日或月经来潮 6 小时内进行，刮出的子宫内膜呈不同程度增殖改变，无分泌期变化。

（四）腹腔镜检查

见卵巢增大，包膜增厚，表面光滑，呈灰白色，有新生血管。包膜下显露多个卵泡，无排卵征象；无排卵孔、无血体、无黄体。镜下取卵巢活组织检查可确诊。

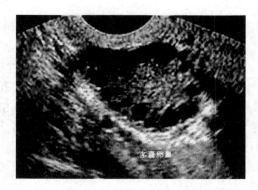

图 8-6　PCOS 的超声图像（项链征）

（五）内分泌测定

1. 血清雄激素：睾酮水平通常不超过正常范围上限 2 倍，雄烯二酮常升高，脱氢表雄酮、硫酸脱氢表雄酮正常或轻度升高。

2. 血清 FSH、LH：血清 FSH 正常或偏低，LH 升高，但无排卵前 LH 峰值出现。LH/FSH 比值≥2～3。LH/FSH 比值升高多出现于非肥胖型患者，肥胖患者因瘦素等因素对中枢 LH 的抑制作用，LH/FSH 比值也可在正常范围。

3. 血清雌激素：雌酮（E_1）升高，雌二醇（E_2）正常或轻度升高，并恒定于早卵泡期水平，$E_1/E_2 > 1$，高于正常周期。

4. 尿 17－酮类固醇：正常或轻度升高。正常时提示雄激素来源于卵巢，升高时提示肾上腺功能亢进。

5. 血清催乳素（PRL）：20%～35% 的 PCOS 患者可伴有血清 PRL 轻度增高。

6. 其他：腹部肥胖型患者，应检测空腹血糖及口服葡萄糖耐量试验（OGTT），还应检测空腹胰岛素（正常＜20mU/L）及葡萄糖负荷后血清胰岛素（正常＜150mU/L）。肥胖型患者可有甘油三酯增高。

四、诊断

PCOS 的诊断为排除性诊断：目前较多采用的诊断标准是欧洲生殖和胚胎医学会与美国生殖医学会 2003 年提出的鹿特丹标准：

1. 稀发排卵或无排卵。

2. 高雄激素的临床表现和（或）高雄激素血症。

3. 卵巢多迢改变：超声提示一侧或双侧卵巢直径 2～9mm 的卵泡身 12 个，和（或）卵巢体积为 10ml。

4. 3 项中符合 2 项并排除其他高雄激素病因，如先天性肾上腺皮质增生、库欣综合征、分泌雄激素的肿瘤。

五、治疗

（一）调整生活方式

对肥胖型多诞卵巢综合征患者，应控制饮食和增加运动以降低体重和缩小腰围，可增加胰岛素敏感性，降低胰岛素、睾酮水平，从而恢复排卵及生育功能。

（二）药物治疗

1. 调节月经周期：定期合理应用药物，对抗雄激素作用并控制月经周期非常重要。

（1）口服避孕药：为雌孕激素联合周期疗法，孕激素通过负反馈抑制垂体 LH 异常高分泌，减少卵巢产生雄激素，并可直接作用于子宫内膜，抑制子宫内膜过度增生和调节月经周期；雌激素可促进肝脏产生性激素结合球蛋白（SHBG），导致游离睾酮减少。常用口服短效避孕药，周期性服用，疗程一般为 3～6 个月，可重复使用。能有效抑制毛发生长和治疗痤疮。

（2）孕激素后半周期疗法：可调节月经并保护子宫内膜 3 对 1^ 过高分泌同样有抑制作用。亦可达到恢复排卵效果。

2. 降低血雄激素水平

（1）糖皮质类固醇：适用于多碍卵巢综合征的雄激素过多为肾上腺来源或肾上腺和卵巢混合来源者。常用药物为地塞米松，每晚 0.25mg 口服，能有效抑制脱氢表雄酮硫酸盐浓度。剂量不宜超过每日 0.5mg，以免过度抑制垂体－肾上腺轴功能。

（2）环丙孕酮：为 17α－羟孕酮类衍生物，具有很强的抗雄激素作用，能抑制垂体促性腺激素的分泌，使体内睾酮水平降低。与炔雌醇组成口服避孕药，对降低高雄激素血症和治疗高雄激素体征有效

（3）螺内酯：是醛固酮受体的竞争性抑制剂，抗雄激素机制是抑制卵巢和肾上腺合成雄激素，增强雄激素分解，并有在毛毅竞争雄激素受体作用。抗雄激素剂量为每日 40～200mg，治疗多毛需用药 6～9 个月。出现月经不规则，可与口服避孕药联合应用。

3. 改善胰岛素抵抗：对肥胖或有胰岛素抵抗患者常用胰岛素增敏剂。二甲双胍可抑制肝脏合成葡萄糖，增加外酶织对胰岛素的敏感性，通过降低血胰岛素水平达到纠正患者高激素状态，改善卵巢排卵功能，提高促排卵治疗的效果。常用剂量为每认口服 500mg，每日 2～3 次。

4. 诱发排卵：对有生育要求者在生活方式调整、抗雄激素和改善胰岛永抵抗等基础治疗后，进行促排卵治疗。氯米芬为一线促排卵药物，氯米芬抵抗患者可给予二线促排卵药物，如促性腺激素等。诱发排卵时易发生卵巢过度刺激综合征，需严密监测，加强预防措施。

5. 手术治疗

（1）腹腔镜下卵巢打孔术（laparoscopic ovarian drilling，LOD）：对 LH 和游离睾酮升问者效果较好。LOD 促排卵机制为，破坏产生雄激素的卵巢间质，间接调节垂体－卵巢轴，使血清 LH 及睾酮水平下降，增加妊娠机会，并可能降低流产的危险。在腹腔镜下对多囊卵巢应用电针或激光打孔，每侧卵巢打孔 4 个为宜，并且注意打孔深度和避开卵巢门，可获得 90% 排卵率和 70% 妊娠率。LOD 可能出现的问题有治疗无效、盆腔粘连及卵巢功能低下。

（2）卵巢模形切除术：将双侧卵巢各楔形切除 1/3 可降低雄激素水平，减轻多毛症状，提高妊娠率。术后卵巢周围粘连发生率较高，临床已不常用。

·························（田晓艳）

第六节　经前期紧张综合征

经前期紧张综合症是指妇女在月经前期，反复出现一系列生理，精神、行为及体质等方面的症状，月经来潮后症状自然即消失。由于本病的精神、情绪障碍更为突出，以往曾命名为"经前紧张症"、"经前期紧张综合征"近年认为本病症状波及范围广泛，除精神神经症状外还涉及几个互不相联的器官、系统，包括多种多样的器质性和功能性症状，故总称为"经前期紧张综合征（PMS）。

一、病因病机

目前病因不明，可能与中枢神经递质改变、卵巢激素比例和自主神经系统失调有关。还可因缺乏维生素 B_6 以及精神、心理、社会等因素引起。患者体内雌激素水平相对过高，致使水钠潴留而出现体重增加等征象。

研究证明神经泪阿片肽随月经周期而变化，黄体晚期体内阿片肽浓度下降引起紧张、忧虑、易激动和攻击行为。

缺乏维生素 B_6 者，黄体晚期和经前期全血的 5- 羟色胺水平下降，此时机体对应激刺激的敏感性增加，对环境的应激处理能力降低而易受伤害，部分患者可出现行为和精神症状。

二、临床表现

经前期紧张综合症为周期性发生的异常表现，多见于 25～45 岁妇女，常因家庭中夫妻感情不和或工作压力紧张而激发。

典型症状常在经前 1 周开始，逐渐加重，至月经前最后 2～3 天最为严重，月经来潮后突然消失。有些病人症状消退时间较长，渐渐减轻，一直延续到月经开始后的 3～4 天才完全消失。另有一种不常见的类型，即双相型，有两个不相联结的严重症状阶段，一在排卵期前后，然后经一段无症状期，于月经前 1 周再出现典型症状，以往称之为经间期紧张，由于其临床症状及发病机理与本病一致，实际为 PMS 的特殊类型。

（一）精神症状

包括情绪、认识及行为方面的改变。最初感到全身乏力、易疲劳、困倦、嗜睡。情绪变化有两种，一种是焦虑型：表现为精神紧张、身心不安、烦躁、遇事挑剔、易怒，微细琐事就可引起感情冲动，乃至争吵．哭闹，不能自制；另一种是抑郁型：则变得无精打采，抑郁不乐，焦虑、忧伤或情绪淡漠，爱孤居独处，不愿与人交往和参加社交活动，注意力不能集中，判断力减弱，甚至偏执妄想，产生自杀意识。

（二）液体潴留症状

1. 手足、眼睑水肿：较常见，有少数病人体重显着增加，平时合身的衣服变得紧窄不适。有的有腹部胀满感，可伴有恶心、呕吐等胃肠功能障碍，偶有肠痉挛。经前期可出现腹泻、尿频。由于盆腔组织水肿、充血，可有盆腔腹胀、腰骶部疼痛等症状。

2. 经前头痛：为较常见主诉，多为双侧性，但也有单侧头痛，疼痛部位不固定，一般位于颞部或枕部，伴有恶心呕吐，经前几天即可出现，经血期达高峰。头痛呈持续性，头痛可能与间歇性烦内水肿有关，易与月经期偏头痛混淆，后者往往为单侧，在发作前几分钟或几小时出现头晕、恶心等前驱症状发作时多伴有眼花（视野内出现闪光暗点）等视力障碍及恶心、呕吐。可根据头痛部位、症状的严重程度及伴随症状，进行鉴别。

3. 乳房胀痛：经前常有乳房饱满、肿胀及疼痛感，以乳房外侧边缘及乳头部位为重。

4. 行为改变：思想不集中，工作效率低，总感觉全身不舒服。心慌心悸。

妇科检查无异常发现。

（三）其他症状

1. 食欲改变：食欲增加，多数有对甜食的渴求或对一些有盐味的特殊食品的嗜好。

2. 自律神经系统功能症状：出现由于血管舒缩运动不稳定的情绪，烦躁、失眠、潮热、出汗、头昏及心悸。

三、治疗

由于本病病因及发病机理还不清楚，目前还缺乏特异的、规范的治疗方法，主要是对症治疗。

（一）非药物治疗

针对病人的心理病理因素，通过卫生宣教，使病人了解现症状的生理知识，以协助病人改善对症状的反应，再通过调整日常生活节奏、加强体育锻炼，改善营养，减少对环境的应激反应等方法以减轻症状；

（二）药物治疗

以解除症状为主，应用利尿、镇静、止痛药物，常用的是安定、谷维素、孕激素、维生素 B_6、利尿剂、抗抑郁药等。

四、健康教育

（一）用药指导

1. 维生素 B6　维生素 B6 50～100mg 口服，可调节自主神经功能，有助于抑制催乳激素的合成缓解情绪不稳定、减轻抑郁症状、溴隐亭可减轻、乳房胀痛、想吃甜食及疲劳等症状。

2. 维生素 C 及生物类黄酮用 3mg，分成数次服用，可以缓解压力，它有助于减轻经前症候群患者的情绪紧张。

3. 维生素 E 是一种抗氧化剂，可以缓和乳房疼痛、焦虑及沮丧等症状。

4. 钙及镁这两种矿物质一起服用对经前症候群患者很有帮助。钙帮助预防经前的痉挛及疼痛，而镁帮助体内吸收钙。

5. 其他如利尿剂，抗抑郁药，激素类药物根据病人需要可谨慎给予。

（二）饮食指导

饮食宜清淡，避免精神紧张，月经前一周给予低盐饮食，少吃甜食和动物脂肪。甜食会使人情绪不稳定、焦虑，所以少吃甜食或不吃，要多喝水，多吃新鲜水果。宜进食牛奶、猪肉、鸡蛋、豆类食品。因动物性脂肪会提升雌激素的量，因此患者可以吃一些含有植物性脂肪的食物，以减轻痛苦。多吃纤维，纤维帮助体内清除过量的雌激素。多吃蔬菜、豆类、全麦、荞麦以及大麦（不仅纤维丰富，也含有大量的镁）等食品，会减轻经前期紧张综合症的症状。少喝酒，酒精会使头痛及疲劳更严重，并引发吃甜食的冲动。所以要少饮酒是非常必要的。

（三）活动与休息

每天在新鲜的空气中快走、游泳、慢跑、跳舞等，都对身体的健康非常重要。而且在月经来之前的 1～2 周增加运动量，会缓解不适。做深呼吸，深呼吸可以放松心情，患者应练习缓慢地深呼吸。泡矿物澡，在温水中加入 1 杯海盐及 2 杯碳酸氢钠。泡 20min，会使全身的肌肉放松，可缓解疲劳，促进舒适。

（田晓艳）

第七节　绝经综合征

绝经综合征（menopause syndrome）指妇女绝经前后出现性激素波动或减少所致的一系列躯体以及精神心理症状。绝经（menopause）分为自然绝经和人工绝经。自然绝经指卵巢内卵泡生理性耗竭所致的绝经；人工绝经指两侧卵巢经手术切除或者放射线照射等所致的绝经。人工绝经者更易发生绝经综合征。

一、内分泌变化

绝经前后最明显变化是卵巢功能衰退，随后表现为下丘脑－垂体功能退化。

1. 雌激素：卵巢功能衰退的最早征象是卵泡对 FSH 的敏感性降低，FSH 水平升高。绝经过渡早期雌激素水平波动很大，由于 FSH 升高对卵泡过度刺激引起雌二醇分泌过多，甚至可高于正常卵泡期水平，因此整个绝经过渡期的雌激素水平并非逐渐下降，只是在卵泡完全停止生长发育后，雌激素水平才迅速下降。绝经后卵巢极少分泌雌激素，但妇女循环中仍有低水平雌激素，主要来自肾上腺皮质和来自卵巢的雄烯二酮经周围组织中芳香化酶转化的雌酮。绝经后妇女循环中的雌酮（E_1）高于雌二醇（E_2）。

2. 孕酮：绝经过渡期卵巢尚有排卵功能，仍有孕酮分泌。但因为卵泡期延长，黄体功能不良，导致孕酮分泌减少。绝经后无孕酮分泌。

3. 雄激素：绝经后雄激素来源于卵巢间质细胞及肾上腺，总体雄激素水平下降。其中雄烯二酮主要来源于肾上腺，量约为绝经前的一半。卵巢主要产生睾酮，由于升高的对卵巢间质细胞的刺激增加，使睾酮水平较绝经前增高。

4. 促性腺激素：绝经过渡期 FSH 水平升高，呈波动型，LH 仍在正常范围，FSH/LH 仍＜1。绝经后雌激素水平降低，诱导下丘脑释放促性腺激素释放激素增加，刺激垂体释放 FSH 和 LH 增加，其中 FSH 升高较 LH 更显着，FSH/LH＞1。卵泡闭锁导致雌激素和抑制素水平降低以及 FSH 水平升高，是绝经的主要信号。

5. 促性腺激素释放激素：绝经后 GnRH 分泌增加，并与 LH 相平衡。

6. 抑制素：绝经后妇女血抑制素水平下降，较雌二醇下降早且明显，可能成为反映卵巢功能衰退更敏感的指标。

二、临床表现

（一）近期症状

1. 月经紊乱：月经紊乱是绝经过渡期的常见症状，由于稀发排卵或无排卵，表现为月经周期不规则、经期持续时间长以及经量增多或减少。此期症状的出现取决于卵巢功能状态的波动性变化。

2. 血管舒缩症状：主要表现为潮热，为血管舒缩功能不稳定所致，是雌激素降低的特征性症状。其特点是反复出现短暂的面部和颈部及胸部皮肤阵阵发红，伴有轰热，继之出汗。一般持续 1～3 分钟一症状轻者每日发作数次，严重者十余次或更多，夜间或者应激状态易促发。该症状可持续 1～2 年，有时长达 5 年或更长；潮热严重时可影响妇女的工作、生活和睡眠，是绝经后期妇女需要性激素治疗的主要原因。

3. 自主神经失调症状：常出现如心悸、眩晕、头痛、失眠、耳鸣等自主神经失调症状。

4. 精神神经症状：围绝经期妇女常表现为注意力不易集中，并且情绪波动大，如激动易怒、焦虑不安或情绪低落、抑郁、不能自我控制等情绪症状。记忆力减退也较常见。

（二）远期症状

1. 泌尿生殖道症状：主要表现为泌尿生殖道萎缩症状，出现阴道干燥、性交困难以及反复阴道感染，排尿困难、尿痛、尿急等反复发生的尿路感染。

2. 骨质疏松：绝经后妇女雌激素缺乏使骨质吸收增加，导致骨量快速丢失而出现骨质疏松。50 岁以上妇女半数以上会发生绝经后骨质疏松，一般发生在绝经后 5～10 年内，最常发生在椎体。

3. 阿尔茨海默病（Alzheimer's disease）：绝经后期妇女比老年男性患病风险局，可能与绝经后内源性雌激素水平降低有关。

4. 心血管病变：绝经后妇女糖脂代谢异常增加，动脉硬化、冠心病的发病风险较绝经前明显增加，可能与雌激素低下有关。

三、诊断

根据病史及临床表现不难诊断。但是需要注意除外相关症状的器质性病变以及精神疾病，卵巢功能评价等实验室检查有助于诊断。

1. 血清 FSH 值及 E_2 值测定　检查血清 FSH 值及 E_2 值了解卵巢功能。绝经过渡期血清 FSH > 10U/L，提示卵巢储备功能下降。闭经、FSH > 40U/L 且 E_2 < 10～20pg/ml，提示卵巢功能衰竭。

2. 氯米芬兴奋试验月经　第 5 日起口服氯米芬，每日 50mg，共 5 日，停药第 1 日测血清 FSH > 12U/L，提示卵巢储备功能降低。

四、治疗

治疗目标：应该能够缓解近期症状，并能早期发现、有效预防骨质疏松症、动脉硬化等老年性疾病。

1. 一般治疗　通过心理疏导，使绝经过渡期妇女了解绝经过渡期的生理过程，并以乐观的心态相适位必要时选用适域镇静药以助睡眠，如睡前服用艾司唑仑 2.5mg。谷维素有助于调货自主神经功能，口服 20mg，每日 3 次。鼓励建立健康生活方式，包括坚持身体锻炼，健康饮食，增加日晒时间，摄入足量蛋白质及含钙丰富食物，预防骨质疏松。

2. 激素补充治疗（hormone replacement therapy，HRT）　有适应证且无禁忌证时选用。HRT 是针对绝经相关健康问题而采取的一种医疗措施，可以有效缓解绝经相关症状，从而改善生活质量。

（1）适应证

1）绝经相关症状：潮热、盗汗、睡眠障碍、疲倦、情绪障碍如易激动、烦躁、焦虑、紧张或者情绪低落等。

2）泌尿生殖道萎缩相关的问题：阴道干涩、疼痛、排尿困难、性交痛、反复发作的阴道炎、反复泌尿系统感染、夜尿多、尿频和尿急。

3）低骨量及骨质疏松症：有骨质疏松症的危险因素（如低骨量）以及绝经后期骨质疏松症。

（2）禁忌证：已知或者可疑妊娠、原因不明的阴道流血、已知或者可疑患有乳腺癌、已知或者可疑患有性激素依赖性恶性肿瘤、最近 6 个月内患有活动性静脉或者动脉血栓栓塞性疾病、严重肝及肾功能障碍、血卟啉症、耳硬化症、脑膜瘤（禁用孕激素）等。

（3）慎用情况：慎用情况并非禁忌证，但在 HRT 应用前和应用过程中，应该咨询相关专业的医师，共同确定应用 HRT 的时机和方式，并采取比常规随诊更为严密的措施，监测病情的进展。慎用情况包括：子宫肌瘤、子宫内膜异位症、子宫内膜增生史、尚未控制的糖尿病以及严重高血压、有血栓形成倾向、胆囊疾病、癫痫、偏头痛、哮喘、高催乳素血症、系统性红斑狼疮、乳腺良性疾病、乳腺癌家族史，以及已经完全缓解的部分妇科恶性肿瘤，如宫颈鳞癌、子宫内膜癌、卵巢上皮性癌等。

（4）制剂及剂量选择：主要药物为雌激素，可以辅以孕激素。单用雌激素治疗仅适用于子宫除者，单用孕激素适用于绝经过渡期功能失调性子宫出血。剂量和用药方案应个体化，以最小剂量且有效为佳。

1）雌激素制剂：应用雌激素原则上应选择天然制剂。常用雌激素有：

①戊酸雌二醇（estradiol valerate）：每日口服 0.5～2mg。

②结合雌激素（conjugated estrogen）：每日口服 0.3～0.625mg。

③17β－雌二醇经皮贴膜：有每周更换两次和每周更换一次剂型。

④尼尔雌醇（nilestrid）：为合成长效雌三醇衍生物。每 2 周服 1～2mg。

2）组织选择性雌激素活性调节剂：替勃龙（dbohne），根据靶组织不同，其在体内的 3 种代谢物分别表现出雌激素、孕激素及弱雄激素活性。每日口服 1.25～2.5mg。

3）孕激素制剂：常用醋酸甲羟孕酮（medroxyprogesterone acetate，MPA），每日口服 2～6mg。近年来倾向于选用天然孕激素制剂，如微粒化孕酮（mwwetJ progesterone），每日口服 100～300mg。

（5）用药途径及方案

1）口服：主要优点是血药浓度稳定，但是对肝脏有一定损害，还可刺激产生肾素底物以及凝血因子，用药方案有：

①单用雌激素：适用于已切除子宫的妇女。

②雌、孕激素联合：适用于有完整子宫的妇女，包括序贯用药和联合用药：前者模拟生理周期，在用雌激素的基础上，每后半月加用孕激素 10～14 日。两种用

药又分周期性和连续性，前者每周期停用激素 5～7 日，有周期性出血，也称为预期计划性出血，适用于年龄较轻、绝经早期或者愿意有月经样定期出血的妇女；后者连续性用药，避免周期性出血，适用于年龄较长或者不愿意有月经样出血的绝经后期妇女。

2）胃肠道外途径：可以缓解潮热，防止骨质疏松，能避免肝脏首过效应，对血脂影响较小。

①经阴道给药：常用药物有 E_3 栓和 E_2 阴道环（estring）及结合雌激素霜。主要用于治疗下泌尿生殖道局部低雌激素症状。

②经皮肤给药：包括皮肤贴膜以及涂胶，主要药物为 17β－雌二醇，每周使用 1～2 次。可使雌激素水平恒定，方法简便。

（6）用药剂量与时间：选择最小剂量和与治疗目的相一致的最短时期，在卵巢功能开始衰退并出现相关症状时即可应用。需要定期评估，明确受益大于风险方可继续应用。停止雌激素治疗时，一般主张应缓慢减量或者间歇用药，逐步停药，防止症状复发。

（7）副作用及危险性

1）子宫出血：性激素补充治疗时的子宫异常出血，多为突破性出血，必须高度重视，查明原因，必要时行诊断性刮宫、排除子宫内膜病变。

2）性激素副作用：

①雌激素：剂量过大可能回引起乳房胀、白带多、头痛、水肿、色素沉着等，应该酌情减量，或者改用雌三醇。

②孕激素：副作用包括抑郁、易怒、乳房痛和水肿，患者常不易耐受。

③雄激素：有发生高血脂、动脉粥样硬化、血栓栓塞性疾病危险，大量应用出现体重增加、多毛以及痤疮，口服时影响肝功能。

3）子宫内膜癌：长期单用雌激素，可以使子宫内膜异常增殖和子宫内膜癌危险性增加，此种危险性依赖于用药持续时间长短及用药剂量大小。而联合应用雌孕激素，不增加子宫内膜癌发病风险。

4）卵巢癌：长期应用 HRT、卵巢癌的发病风险可能增加。

5）乳腺癌：应用天然或者接近天然的雌孕激素可以使增加乳腺癌的发病风险减小，但是乳腺癌患者仍是 HRT 的禁忌证。

6）心血管疾病及血栓性疾病：绝经对心血管疾病的发生有负面影响，HRT 对降低心血管病发生有益，但是一般不主张 HRT 作为心血管疾病的二级预防。没有证据证明天然雌孕激素会增加血栓风险，但是对于有血栓疾病者尽选择经皮给药。

7）糖尿病：HRT 能通过改善胰岛素抵抗而明显降低糖尿病风险。

3. 非激素类药物

（1）选择性 5－羟色胺再扱取抑制剂：盐酸帕罗西汀 20mg，每日 1 次早晨口服，可以有效改善血管舒缩症状以及精神神经症状。

（2）钙剂：氨基酸螯合钙胶囊每日口服 1 粒（含 1g），可以减缓骨质丢失。

（3）维生素 D：适用于围绝经期妇女缺少户外活动者，每日口服 400～500U，与钙剂合用有利于钙的完全吸收。

（曰晓艳）

第八节　高催乳激素血症

各种原因导致血清催乳激素（PRL）异常升高，＞ 1.14nmol/L（25µg/L），称为高催乳激素血症（hyperprolactinemia）。

一、发病机制

1. 下丘脑疾患　颅咽管瘤、炎症等病变影响催乳激素抑制因子（PIF）的分泌，导致催乳激素升高。

2. 垂体疾患　是引起高催乳激素血症最常见的原因，以垂体催乳激素瘤最常见。1/3 以上患者为垂体微腺瘤（直径＜ 1cm）。空蝶鞍综合征也可使血清催乳激素增高。

3. 原发性甲状腺功能减退症促甲状腺激素释放激素增多，刺激垂体催乳激素分泌。

4. 特发性高催乳激素血症　血清催乳激素增高，多为 2.73 ～ 4.55nmol/L，但未发现垂体或中枢神经系统疾病。部分患者数年后发现垂体微腺瘤。

5. 其他　多囊卵巢综合征、长期服抗精神病药和抗忧郁症药均可引起血清催乳激素升高。

二、临床表现

1. 月经紊乱及不育　85% 以上患者有月经紊乱。生育年龄患者可不排卵或黄体期缩短，表现为月经少、稀发甚至闭经。青春期前或青春期早期妇女可出现原发性闭经，生育期后多为继发性闭经。无排卵可导致不育。

2. 溢乳　是本病的特征之一。闭经－溢乳综合征患者中约 2/3 存在高催乳激素血症，其中有 1/3 患垂体微腺瘤。溢乳通常表现为双乳流出或可挤出非血性乳白色或透明液体。

3. 头痛、眼花及视觉障碍　垂体腺瘤增大明显时，由于脑脊液回流障碍及周围脑组织和视神经受压，可出现头痛、眼花、呕吐、视野缺损及动眼神经麻痹等症状。

4. 性功能改变　由于垂体 LH 与 FSH 分泌受抑制，出现低雌激素状态，表现为阴道壁变薄或萎缩，分泌物减少，性欲减退。

三、诊断

1. 临床症状　对临床表现为月经紊乱及不育、溢乳、闭经、多毛、青春期延迟者，应检测血清催乳激素。

2. 血液学检查　血清催乳激素＞ 1.14nmol/L（25µg/L）可确诊为高催乳激素血症。检测最好在上午 9 ～ 12 时。

3. 影像学检查　当血清催乳激素＞ 4.55nmol/L（100µg/L）时，应行垂体 MRI 检查，明确是否存在垂体微腺瘤或腺瘤。

4. 眼底检查　由于垂体腺瘤可侵犯和（或）压迫视交叉，引起视乳头水肿；也可因肿瘤压迫视交叉致使视野缺损，因而眼底、视野检查有助于确定垂体腺瘤的大小及部位，尤其适用于孕妇。

四、治疗

确诊后应及时治疗，治疗手段有药物治疗、手术治疗及放射治疗。

1. 药物治疗

（1）甲磺酸溴隐亭（bromocryptine mesylate）：系多肽类麦角生物碱，选择性激动多巴胺受体，能有效降低催乳激素。溴隐亭对功能性或肿瘤引起催乳激素水平升高均能产生抑制作用。溴隐亭治疗后能缩小肿瘤体积，使闭经 - 溢乳妇女月经和生育能力得以恢复。在治疗垂体微腺瘤时，常用方法为：第 1 周 1.25mg，每晚 1 次；第 2 周 1.25mg，每日 2 次；第 3 周 1.25mg，每日晨服，2.5mg，每晚服；第 4 周及以后 2.5mg，每日 2 次，3 个月为一疗程。主要副反应有恶心、头痛、眩晕、疲劳、嗜睡、便秘、直立性低血压等，用药数日后可自行消失。新型溴隐亭长效注射剂（parlodel）可克服口服造成的胃肠功能紊乱。用法为 50 ~ 100mg，每 28 日注射一次，起始剂量为 50mg。

（2）喹高利特（quinagolide） 为作用于多巴胺 D2 受体的多巴胺激动剂。多用于甲磺酸溴隐亭副反应无法耐受时。每日 25μg，连服 3 日，随后每 3 日增加 25μg，直至获得最佳效果。

（3）维生素 B_6 20 ~ 30mg，每日 3 次口服。和甲磺酸溴隐亭同时使用起协同作用。

2. 手术治疗 当垂体肿瘤产生明显压迫及神经系统症状或药物治疗无效时，应考虑手术切除肿瘤。手术前短期服用溴隐亭能使垂体肿瘤缩小，术中出血减少，有助于提高疗效。

3. 放射治疗 用于不能坚持或耐受药物治疗者；不愿手术者；不能耐受手术者。放射治疗显效慢，可能引起垂体功能低下、视神经损伤、诱发肿瘤等并发症，不主张单纯放疗。

（吕　玲）

第九章　盆底功能障碍性疾病

第一节　子宫脱垂

子宫从正常位置沿阴道下降，宫颈外口达坐骨棘水平以下，甚至子宫全部脱出阴道口以外，称子宫脱垂（uterine prolapse）。

一、病因

1. 妊娠、分娩，特别是产钳或胎吸困难的阴道分娩，可能会使盆腔筋膜、子宫主、骶韧带和盆底肌肉受到过度牵拉而削弱其支撑力量。若产后过早参加体力劳动，特别是重体力劳动，将影响盆底组织张力的恢复，导致未复旧的子宫有不同程度的下移。

2. 慢性咳嗽、腹腔积液，频繁地举重物或便秘而造成腹腔内压力增加，可导致子宫脱落。肥胖尤其腹型肥胖，也可因腹压增加导致子宫脱垂。随着年龄的增长，特别是绝经后出现的支持结构的萎缩，在盆底松弛的发生或发展中也具有重要作用。

3. 医源性原因，包括没有充分纠正手术所造成的盆腔支持结构的缺损。

二、临床表现

1. 症状：轻症患者一般无不适。重症子宫脱垂对子宫韧带有牵拉，并可导致盆腔充血，使患者有不同程度的腰骶部酸痛或下坠感，站立过久或劳累后症状明显，卧床休息则症状减轻。重症子宫脱垂常伴有排便排尿困难、便秘，残余尿增加，部分患者可发生压力性尿失禁，但随着膨出的加重，其压力性尿失禁症状可缓解或消失，取而代之的是排尿困难，甚至需要手助压迫阴道前壁帮助排尿，并易并发尿路感染。外阴肿物脱出后经卧床休息，有的能自行回缩，有的经手也不能还纳。暴露在外的宫颈和阴道黏膜长期与裤子摩擦，可致宫颈和阴道壁发生溃疡而出血，若继发感染则有脓性分泌物。子宫脱垂不管程度多重一般不影响月经，轻症子宫脱垂也不影响受孕、妊娠和分娩。

2. 体征：不能回纳的子宫脱垂常伴有阴道前后壁膨出、阴道黏膜增厚角化、宫颈肥大并延长。

三、临床分度

据我国 1981 年部分省、市、自治区"两病"科研协作组的意见，检查时以患者平卧用力向下屏气时子宫下降的程度，将子宫脱垂分为 3 度（图 9-1）：

Ⅰ度轻型：宫颈外口距处女膜缘＜ 4cm，未达处女膜缘；重型：宫颈已达处女膜缘，阴道口可见宫颈。

Ⅱ度轻型：宫颈脱出阴道口，宫体仍在阴道内；重型：宫颈及部分宫体脱出阴道口。

Ⅲ度：宫颈与宫体全部脱出阴道口外。

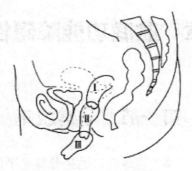

图 9-1　子宫脱落的分度

目前国外多采用 Bump 提出的盆腔器官脱垂定量分度法（pelvic organ prolapse quantitation，POP-Q）。此分期系统是分别利用阴道前壁、阴道顶端、阴道后壁上的各 2 个解剖指示点与处女膜的关系来界定盆腔器官的脱垂程度。与处女膜平行以 0 表示，位于处女膜以上用负数表示，处女膜以下则用正数表示。阴道前壁上的 2 个点分别为 Aa 和 Ba 点；阴道顶端的 2 个点分别为 C 和 D 点；阴道后壁的 Ap、Bp 两点与阴道前壁 Aa、Ba 点是对应的。另外还包括阴裂（gh）的长度，会阴体（pb）的长度，以及阴道的总长度（TVL）。测量值均用厘米表示（表 9-1，图 9-2）。

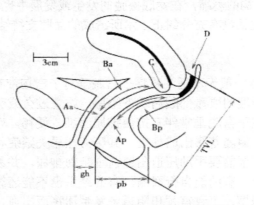

图 9-2　POP-Q 盆腔器官膨出分期图解

表 9-1　盆腔器官脱垂评估指示点（POP-Q 分度）

指示点	内容描述	范　围
Aa	阴道前壁中线距处女膜 3cm 处，相当于尿道膀胱沟处。	−3 ～ +3cm 之间。
Ba	阴道顶端或前穹隆到 Aa 点之间阴道前壁上段中的最远点。	在无阴道脱垂时，此点位于 −3cm，在子宫切除术后阴道完全外翻时，此点将为 +TVL。
C	宫颈或子宫切除后阴道顶端所处的最远端。	−TVL ～ +TVL 之间。
D	有宫颈时的后穹隆的位置，它提示了子宫骶骨韧带附着到近端宫颈后壁的水平。	−TVL ～ +TVL 之间或空缺（子宫切除后）。
Ap	阴道壁中线距处女膜 3cm 处，Ap 与 Aa 点相对应。	−3 ～ +3cm 之间。

续表

指示点	内容描述	范　围
Bp	阴道顶端或后穹隆到 Ap 点之间阴道后壁上段中的最远点，Bp 与 Ap 点相对应。	在无阴道脱垂时，此点位于 -3cm，在子宫切除术后阴道完全外翻时，此点将为 +TVL。

注：POP-Q 分度应在向下用力屏气时，以脱垂最大限度出现时的最远端部位距离处女膜的正负值计算。

阴裂的长度（gh）为尿道外口中线到处女膜后缘的中线距离。会阴体的长度（pb）为阴裂的后端边缘到肛门中点距离。

阴道总长度（TVL）为总阴道长度。

POP-Q 通过 3*3 格表记录以上各测量值，客观地反映盆腔器官脱垂变化的各个部位的具体数值。（表 9-2）

表 9-2　盆腔器官脱垂分度（POP-Q 分度法）

分度	内　容
0	无脱垂，Aa、Ap、Ba、Bp 均在 -3cm 处，C、D 两点在阴道总长度和阴道总长度 -2cm 之间，即 C 或 D 点量化值＜（TVL-2cm）。
I	脱垂最远端在处女膜平面上＞ lcm，即量化值＜ -lcm。
II	脱垂最远端在处女膜平面上＜ 1cm，即量化值＞ -1cm，但＜ +1cm。
III	脱垂最远端超过处女膜平面＞ 1cm，但＜阴道总长度 -2cm，即量化值＞ +1cm，但＜（TVL-2cm）。
IV	下生殖道呈全长外翻，脱垂最远端即宫颈或阴道残端脱垂超过阴道总长度 -2cm，即量化值＞（TVL-2cm）。

注：POP-Q 分度应在向下用力屏气时，以脱垂完全呈现出来时的最远端部位计算。应针对每个个体先用 3x3 表格量化描述，再进行分期，为了补偿阴道的伸展性及内在测量上的误差，在 0 和 IV 度中的 TVI 值允许有 2cm 的误差

除以上解剖学分期，还应建立一套标准有效的描述性盆腔器官脱垂引起功能症状的程度分级，手术前后分别询问病人泌尿系症状、肠道症状、性生活情况等，才能更精确地评价盆腔器官的功能及手术效果。

四、诊断

根据病史及检查所见容易确诊。妇科检查前，应嘱咐患者向下屏气或加腹压（咳嗽），判断子宫脱垂的最重程度，并予以分度。同时注意有无溃疡及其部位、大小、深浅、有无感染等。嘱患者在膀胱充盈时咳嗽，观察有无溢尿，即压力性尿失禁情况。注意宫颈的长短，并做宫颈细胞学检查。如为重度子宫脱垂，可触摸子宫大小，将脱出的子宫还纳，做双合诊检查子宫两侧有无包块。应用单叶窥器进行阴道检查。当压住阴道后壁时，嘱患者向下用力，可显示出阴道前壁膨出的程度，以及伴随的膀胱膨出和尿道走行的改变。同样，压住阴道前壁时嘱患者向下用力，可显示肠疝和直肠膨出。直肠检查是区别直肠膨出和肠疝的有效方法。

五、治疗

1. 非手术疗法

（1）盆底肌肉锻炼和物理疗法：可增加盆底肌肉群的张力。盆底肌肉（肛提肌）

锻炼，也称为 Kegel 锻炼。可用于所有程度子宫脱垂患者，重度手术可辅以盆底肌肉锻炼治疗。单独采用盆底肌肉锻炼治疗适用于 POP-Q 分期Ⅰ度和Ⅱ度的子宫脱垂者。嘱咐患者行收缩肛门运动，用力收缩盆底肌肉 3 秒以上后放松，每次 10～15 分钟，每日 2～3 次。辅助生物反馈治疗效果优于自身锻炼。

（2）放置子宫托：子宫托（图 9-3）是一种支持子宫和阴道壁并使其维持在阴道内而不脱出的工具。POP-Q Ⅱ～Ⅳ脱垂患者均可使用。以下情况尤其适用子宫托治疗：患者全身状况不适宜手术；妊娠期和产后；手术前放置可促进膨出面溃疡的愈合。

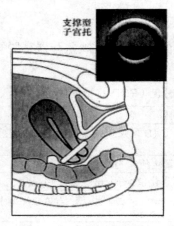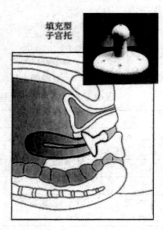

图 9-3　各式子宫托

子宫托分为支撑型和填充型，前者用于程度稍轻患者，后者用于重度患者。如辅助局部应用雌激素更有益于佩戴的成功率。子宫托可能造成阴道刺激和溃疡，所以子宫托应间断性地取出、清洗并重新放置。放置子宫托也应定期复查，否则会出现严重后果，如瘘的形成、嵌顿、出血和感染等。

（3）中药和针灸：补中益气汤（丸）等有促进盆底肌张力恢复、缓解局部症状的作用。

2. 手术治疗：对脱垂超出处女膜且有症状者可考虑手术治疗。根据患者年龄、生育要求及全身健康状况，个体化治疗。手术的主要目的是缓解症状、恢复正常的解剖位置和脏器功能，有满意的性功能并能够维持效果。常选择以下手术方法，合并压力性尿失禁者应同时行尿道中段悬带吊术或膀胱颈悬吊手术。

（1）曼氏手术（Manchester 手术）：包括阴道前后壁修补、主韧带缩短及宫颈部分切除术。适用于年龄较轻、宫颈延长的子宫脱垂患者。

（2）经阴道子宫全切除及阴道前后壁修补术：适用于年龄较大、无需考虑生育功能的患者，但重度子宫脱垂患者的术后复发几率较高。

（3）阴道封闭术：分阴道半封闭术和阴道全封闭术。该手术将阴道前后壁分别剥离长方形黏膜面，然后将阴道前后壁剥离创面相对缝合以部分或完全封闭阴道。术后失去性交功能，故仅适用于年老体弱不能耐受较大手术者。

（4）盆底重建手术：通过吊带、网片和缝线将阴道穹隆或宫骶韧带悬吊固定于骶骨前或骶棘韧带等可承力的部位，经阴道、经腹腔镜或经腹完成。经腹或腹腔镜下加用补片的骶前固定术、经阴道骶棘韧带固定术和高位骶韧带悬吊术为国际上公认的非宫颈延长的重度子宫脱垂的有效术式。阴道加用合成网片能有效提高解剖治愈率，但并发症高的问题尚有待进一步循证证据，帮助权衡其术式的利弊。

六、健康教育

1. 做好妇女四期保健。
2. 搞好计划生育。
3. 提高助产技术，预防难产。
4. 加强产后体操锻炼，避免过重体力劳动。
5. 积极治疗使腹压增加的疾病。

··（李维华）

第二节　生殖道瘘

由于各种原因导致生殖器官与其毗邻器官之间形成异常通道称为生殖道瘘。临床上以尿瘘（urinary fistula），又称泌尿生殖瘘（urogenital fistula），最常见，其次为粪瘘（fecal fistula）。两者可同时存在，称混合性瘘（combined fistula）（图9-4）。

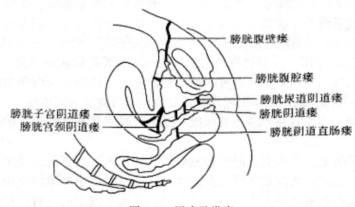

图 9-4　尿瘘及粪瘘

一、尿瘘

尿瘘指生殖道与泌尿道之间形成异常通道，尿液自阴道排出，不能控制。尿瘘可发生在生殖道与泌尿道之间的任何部位，根据解剖位置分为膀胱阴道瘘（vesico-vaginal fistula）、尿道阴道瘘（urethro-vaginal fistula）、膀胱尿道阴道瘘（vesico-urethro-vaginal fistula）、膀胱宫颈瘘（vesico-cervical fistula）、膀胱宫颈阴道瘘（vesico-cervical vaginal fistula）、输尿管阴道瘘（uretero-vaginal fistula）及膀胱子宫瘘（vesico-uterine fistula）。

（一）病因

常见尿瘘为产伤和盆腔手术损伤所致的膀胱阴道瘘和输尿管阴道瘘。尿道阴道瘘通常是尿道憩室、阴道前壁膨出或压力性尿失禁的手术并发症。

1. 产伤：产伤曾经作为引起尿瘘的主要原因，如今在发达国家已不存在，现仅发生在医疗条件落后的地区。根据发病机制分为：

（1）坏死型尿瘘：由于骨盆狭窄、胎儿过大或胎位异常所致头盆不称，产程延长，特别是第二产程延长者，阴道前壁、膀胱、尿道被挤压在胎头和耻骨联合之间，导致局部组织缺血坏死形成尿瘘。

（2）创伤型尿瘘：产科助产手术，尤其产钳助娩直接损伤。创伤型尿瘘远多于坏死型尿瘘。

2. 妇科手术损伤：经腹手术和经阴道手术损伤均有可能导致尿瘘。通常是由于手术时分离组织粘连，伤及膀胱、输尿管或输尿管末端游离过度，造成膀胱阴道瘘和输尿管阴道瘘。主要原因是术后输尿管血供减少引发迟发性缺血性坏死而致。

3. 其他：外伤、放射治疗后、膀胱结核、晚期生殖泌尿道肿瘤、子宫托安放不当、局部药物注射治疗等均能导致尿瘘。

（二）临床表现

1. 漏尿：产后或盆腔手术后出现阴道无痛性持续性流液是最常见、最典型的临床症状。根据瘘孔的位置，可表现为持续漏尿、体位性漏尿、压力性尿失禁或膀胱充盈性漏尿等，如较高位的膀胱瘘孔患者在站立时无漏尿，而平卧时则漏尿不止；瘘孔极小者在膀胱充盈时方漏尿；一侧输尿管道瘘由于健侧输尿管的尿液进入膀胱，因此在漏尿同时仍有自主排尿。漏尿发生的时间也因病因不同而有区别，坏死型尿瘘多在产后及手术后3～7日开始漏尿；手术直接损伤者术后即开始漏尿；腹腔镜下子宫切除中使用能量器械所致的尿瘘常在术后1～2周发生；根治性子宫切除的患者常在术后10～21日发生尿瘘，多为输尿管阴道瘘；放射损伤所致漏尿发生时间晚且常合并粪瘘。

2. 外阴瘙痒和疼痛：局部刺激、组织炎症增生及感染和尿液刺激、浸渍，可引起外阴部痒和烧灼痛，外阴呈皮炎改变。若一侧输尿管下段断裂而致阴道漏尿，由于尿液刺激阴道一侧顶端，周围组织引起增生，盆腔检查可触及局部增厚。

3. 尿路感染：合并尿路感染者有尿频、尿急、尿痛及下腹部不适等症状。

（三）诊断

应仔细询问病史、手术史、漏尿发生时间和漏尿表现。首先需要明确的是漏出的液体为尿液，可通过生化检查来比较漏出液与尿液、血液中的电解质和肌酐来明确。尿液中的电解质和肌酐水平应为血液中的数倍，若漏出液中的电解质和肌酐水平接近尿液则高度怀疑有尿瘘可能。

大瘘孔时阴道检查即可发现，小瘘孔则通过触摸瘘孔边缘的瘢痕组织也可初步诊断。如患者系盆腔手术后，检查未发现瘘孔，仅见尿液自阴道穹隆一侧流出，多为输尿管阴道瘘。检查暴露不满意时，患者可取膝胸卧位，用单叶拉钩将阴道后壁向上拉开，可查见位于阴道上段或近穹隆处的瘘孔。下列辅助检查可协助明确诊断：

1. 亚甲蓝试验：将三个棉球逐一放在阴道顶端、中1/3处和远端。用稀释的亚甲蓝溶液300ml充盈膀胱，然后逐一取出棉球，根据蓝染海绵是在阴道上、中、下段估计瘘孔的位置。若染色液体经道壁小孔流出为膀胱阴道瘘；自宫颈口流出为膀胱宫颈瘘或膀胱子宫瘘；海绵无色或黄染提示可能输尿管阴道瘘。未见蓝染又临床怀疑瘘的存在，可重置三个棉球后嘱患者走动30分钟再取出棉球查看。

2. 靛胭脂试验（indigo carmine test）：静脉推注靛胭脂5ml，5～10分钟见蓝色液体自阴道顶端流出者为输尿管阴道瘘。

3. 膀胱镜、输尿管镜检查：了解膀胱容积、黏膜情况，有无炎症、结石、憩室，明确瘘孔的位置、大小、数目及瘘孔和膀胱三角的关系等。从膀胱向输尿管插入输尿管导管或行输尿管镜检查，可以明确输尿管受阻的部位。

4. 影像学检查：静脉肾盂造影为静脉注入造影剂，于注射后动态观察和泌尿系统摄片，根据肾盂，输尿管及膀胱显影情况，了解肾脏功能、输尿管通畅情况，有助于输尿管阴道瘘及膀胱阴道瘘的诊断。逆行输尿管肾盂造影对于静脉肾盂造影没有发现的输尿管阴道瘘有辅助诊断作用。64 层螺旋 CT 尿路造影（CTU）通过 1 次屏气 6 ～ 10 秒，即可清楚地显示肾盂、输尿管及膀胱的全貌，已成为一种新的、非侵入性检查尿瘘的方法。

5. 肾图：能了解肾功能和输尿管功能情况。

（四）治疗

手术修补为主要治疗方法。非手术治疗仅限于分娩或手术后 1 周内发生的膀胱阴道瘘和输尿管小瘘孔，留置导尿管于膀胱内或在膀胱镜下插入输尿管导管，4 周至 3 个月有愈合可能。由于长期放置导尿管会刺激尿道黏膜引起疼痛，并且干扰病人的日常活动，影响病人的生活质量，因此，膀胱阴道瘘如采用非手术治疗则建议行耻骨上膀胱造瘘，进行膀胱引流。长期放置引流管拔除前，应重复诊断检查（如亚甲蓝试验）明确瘘孔是否愈合。引流期间，要经常对病情进行评价。引流的同时保证患者营养和液体的摄入，促进瘘孔愈合。治疗中要注意治疗外阴皮炎和泌尿系统感染，改善病人生活质量。绝经后妇女可以给予雌激素，促进阴道黏膜上皮增生，有利于伤口愈合。对于术后早期出现的直径仅数毫米的微小尿瘘瘘孔，15% ～ 20% 的患者可以非手术治疗自行愈合。对于瘘管已经形成并且上皮化者，非手术治疗则通常失败。

手术治疗要注意时间的选择。直接损伤的尿瘘应尽早手术修补；其他原因所致尿瘘应等待 3 个月，待组织水肿消退、局部血液供应恢复正常再行手术；瘘修补失败后至少应等待 3 个月后再次手术。由于放疗所致的尿瘘可能需要更长的时间形成结痂，因此有学者推荐 12 个月后再修补。手术后的瘘孔，需要等待数周，病灶周围炎症反应消退，瘢痕软化并有良好的血供后方可修补。这段时间内需要进行抗泌尿系统感染治疗，对绝经后患者可补充雌激素治疗。

膀胱阴道瘘和尿道阴道瘘手术修补首选经阴道手术，不能经阴道手术或复杂尿瘘者，应选择经腹或经腹 - 阴道联合手术。

输尿管阴道瘘的治疗取决于位置和大小。小的瘘孔通常在放置输尿管支架（double J）后能自然愈合，但不适用于放疗后瘘孔。如果瘘孔接近输尿管膀胱入口处，可行输尿管膀胱植入术。如果输尿管瘘孔距离膀胱有一定距离，切除含瘘孔的一段输尿管，断端行输尿管端端吻合术。放置输尿管导管者，术后一般留置 3 个月。

二、粪瘘

粪瘘（fecal fistula）指肠道与生殖道之间的异常通道，最常见的是直肠阴道瘘（rectal-vaginal fistula）。可以根据瘘孔在阴道的位置，将其分为低位、中位和高位瘘。

（一）病因

1. 产伤：可因胎头在阴道内停滞过久，直肠受压坏死而形成粪瘘。粗暴的难产手术操作、手术损伤导致Ⅲ度会阴撕裂，修补后直肠未愈合及会阴撕裂后缝合缝线穿直肠黏膜未发现也可导致直肠阴道瘘。

2. 盆腔手术损伤：行子宫切除术或严重盆腔粘连分离手术时易损伤直肠，瘘孔位置一般在阴道穹隆处。

3. 感染性肠病：如克罗恩病或溃疡性结肠炎是引起直肠阴道瘘的另一重要原因。炎性肠病多数累及小肠，但结肠和直肠也可发生。

4. 先天畸形：为非损伤性盲肠阴道瘘，生殖道发育畸形的手术易发生直肠阴道瘘。

5. 其他：长期安放子宫托不取、生殖器恶性肿瘤晚期浸润或放疗，均可导致粪瘘。

（二）临床表现

阴道内排出粪便为主要症状。瘘孔大者，成形粪便可经阴道排出，稀便时呈持续外流。瘘孔小者，阴道内可无粪便污染，但肠内气体可自瘘孔经阴道排出，稀便时则从阴道流出。

（三）诊断

根据病史、症状及妇科检查不难诊断。阴道检查时，大的粪瘘显而易见，小的粪瘘在阴道后壁可见瘘孔处有鲜红的肉芽组织，用食指行直肠指诊，可以触及瘘孔，如瘘孔极小，用一探针从阴道肉芽样处向直肠方向探查，直肠内手指可以触及探针。阴道穹隆处小的瘘孔、小肠和结肠阴道瘘需行钡剂灌肠检查方能确诊，必要时可借助下消化道内镜检查。如果诊断成立，则要针对其原发病因采取相应的内科或外科处理措施。一旦通过内科手段使疾病得到控制，瘘孔可能会自行愈合。

（四）治疗

手术修补为主要治疗方法。手术损伤者应术中立即修补，手术方式可以经阴道、经直肠或经开腹途径完成瘘的修补；手术方式的选择主要根据形成瘘管的原因，位置与大小，是否存在多个瘘管，以及医师的手术经验和技巧。瘘修补术主要是切除瘘管，游离周围组织后进行多层缝合。高位巨大直肠阴道瘘合并尿瘘者、前次手术失败阴道瘢痕严重者，应先行暂时性乙状结肠造瘘，之后再行修补手术。

粪瘘手术应掌握手术时机。先天性粪瘘应在患者15岁左右月经来潮后再行手术，过早手术容易造成阴道狭窄。压迫坏死性粪瘘，应等待3～6个月后再行手术修补。术前严格肠道准备，同时口服肠道抗生素。术后给予静脉高营养，同时口服肠蠕动抑制药物。5～7日后逐渐从进水过渡饮食。保持会阴清洁。

··（乔明霞）

第十章　妇科肿瘤内镜手术

第一节　概　述

腹腔镜手术作为外科手术的一部分，早已成为一般医生的常规训练项目，最常应用的腹腔镜，过去一般作为诊断目的和确定不孕症之用，腹腔镜手术仅限于小的操作，如输卵管结扎绝育术。20 世纪 80 年代中期，电视腹腔镜的出现，使腹腔镜操作者与助手配合难的问题得以解决。与腹腔镜配套的高分辨率微型摄像技术，使腹腔镜由原来只能单个医生操作发展到可以多位医生配合操作，从而扩大了应用范围。仪器设备的革新，尤其是纤维光导技术的改进是促进腹腔镜发展的一个重要因素。

内镜技术开展的新的复杂微创手术已成为妇科肿瘤治疗的最基本手段。随着腹腔镜设备的进步，如超声刀、血管闭合器、缝合工具、吻合器等，腹腔镜已从最初的诊断工具发展到肿瘤医生可以应用它实施复杂的手术操作。在妇科肿瘤治疗上，腹腔镜已从腹腔镜辅助的阴式子宫切除术，发展到能实施更多、更复杂的手术，如全子宫切除术和根治性子宫切除术、盆腔及主动脉淋巴结切除术、网膜切除术，以及用于明显早期卵巢癌、输卵管癌、原发性腹膜癌病人的诊断、分期、检查等。

Daniel Dargent 最早实施了根治性阴式子宫切除术及腹腔镜下盆腔淋巴结切除术。从那以后，许多医生也相继介绍了各自的治疗经验。腹腔镜辅助的根治性阴式子宫切除术与经腹的根治性子宫切除术比较研究显示，两种方法治疗早期宫颈癌的效果和复发率相似。微创手术的优点是术中出血少、住院时间短，平均少 4 天。

广泛的淋巴结切除是手术治疗妇科恶性肿瘤的关键。Daniel Dargent 在 1989 年首次报道了腹腔镜淋巴结切除术。其后许多中心报道了各自的广泛淋巴结切除的经验。Scribner 等报道了 100 例子宫内膜癌和卵巢癌病人经腹腔镜行盆腔和主动脉旁淋巴结切除术，获得主动脉旁淋巴结的平均数为 18 枚，盆腔淋巴结 7 枚。并发症包括膀胱损伤 1 例、输尿管损伤 1 例、肺栓塞 2 例、伤口感染 6 例，1 例因髂内静脉损伤死亡，另 1 例死于围手术期肺栓塞。中转开腹手术的主要原因是：肥胖（占中转手术 30%）、既往的手术粘连（占中转手术 17%）及腹腔内疾病。许多中心报道腹腔镜下行盆腔及主动脉淋巴结切除术是安全可行的。

有人对行微创手术的病人进行生活质量评估，与开腹手术相比，腹腔镜子宫切除、输卵管切除、盆腔及主动脉淋巴切除病人有较好的总体生活质量、身体功能及外形美观，能较早恢复正常生活。术后 6 个月时两组病人生活质量无差别，但腹腔镜组病人体形较好。

妇科肿瘤手术技术随着腹腔镜技术的进步而发展。腹腔镜在早期妇科恶性肿瘤治疗中的价值是毋庸置疑的。腹腔镜手术技术实用、安全而有效。与传统手术相比，腹腔镜手术可提供相同的分期手术，但恢复快、住院时间短，符合医生及病人的要求。越来越多的妇科肿瘤医生更青睐行微创手术，同时病人对微创手术的要求也在逐步增加。

（阿依努尔·艾孜木）

第二节 特殊设备

腹腔镜手术更多的是依靠手术器械。因而，手术医生对器械的要求较传统的手术所具备的功能更齐全。在开腹手术的病例，可用 Mayo 剪刀代替 Metzenbaum 剪刀，而腹腔镜手术则缺少一件器械都会使手术不能进行，如缺少光导纤维、电视摄像和电凝接头等。因此，保证所用的器械设备处于良好的工作状态，保证得到训练有素的护士及有关人员的支持，是腹腔镜医生的责任。能够在腹腔镜下完成一例手术，而不是中途改成开腹手术，则离不开所需要的器械设备及与之打交道的所有人员的支持。腹腔镜手术最起码的设备包括能够连接到目镜上的微型摄像机、高亮度光源和一台高分辨率的电视监视器。盆腔手术最好将一台监视器放在操作台下边，如果是复杂的盆腔手术，则最好用两台监视器，一台手术者使用，一台助手使用。如果施行大范围的手术，如全腹腔的手术，则必须用两台监视器。CO_2 应通过一高流速的自动调节装置充入；吸引和灌注装置具有多种功能以协助完成手术。灌洗液可以是生理盐水，或 Ringer 液、每升液体加入 5000U 肝素以防积存在直肠凹内的血液凝固。

手术医生根据习惯选用各种不同的电凝系统，我们一直选用标准单级电切装备（elecfrosurgical unit，ESU）可以连接到剪刀或抓取器械上，设备 25～30W 电凝，并以脚踏开关灵活控制。其他作者曾使用双极电灼、激光或氩气电凝器，各有其优缺点，而 ESU 的优点是便于止血、医生使用顺手。

对于妇科癌肿方面的手术、虽然有的医生喜欢用 30° 的腹腔镜，但我们一般使用 0° 的镜子，经套管（trocar）将镜子插入腹腔。套管（trocar）分两种，一种是可自由使用的（disposabletrocar），另一种是可重新使用的（reusable trocar），前者可保持器械锐利。由于穿刺需在直视下进入腹腔的一个没有粘连的区域，因而 reusable trocar 可能适合大多数情况。大多数器械尤其是以前设计的腹腔镜器械，均应用 reusable trocar 剪刀则不同，我们建议用 disposable 剪刀以确保其锐利。根据需要可用 U 形钉钳（钛夹钳）、U 形钉（钛钉）和缝线；如果需要举宫器（uterine manipulator）也可配备。如果事先准备作阴道部分的手术，则手术者必须准备好合适的器械，使用频率最高的一套特殊器械如标本袋和大的 trocar 常是必不可少的。

（阿依努尔·艾孜木）

第三节 术前准备、评估及病人体位

一、术前准备

腹腔镜手术的术前准备与开腹手术的术前准备差不多，包括手术野备皮/肠道准备、预防性抗生素的应用、深部静脉血栓（DVT）的预防，我们通常为下肢阻滞加术前低剂量肝素联合应用。几乎所有病人都采取全身麻醉，因为全身麻醉有利于肺的换气和摆放头低臀高位，也利于观察盆腔。

二、术前评估

1. 既往史 病人的既往腹部手术史以及体重等因素很重要，对既往有腹部手术史的病人可以尝试腹腔镜手术，但如果粘连过于致密或暴露有困难，则需要中转开腹手术。对于有盆腹腔结核的病人也应注意，防止第一穿刺时损伤肠管。

2. 肥胖 肥胖并不是腹腔镜手术的禁忌证，许多文献报道在肥胖人中成功实施了腹腔镜手术。腹腔镜手术一个明显的优点是术后伤口感染率低，而这常常是肥胖病人开腹手术的主要并发症。肥胖病人行腹腔镜手术的难点是腹腔的穿刺以及盆腹腔视野的暴露。肥胖更是行盆腔或腹主动脉旁淋巴结切除等其他腹腔镜操作的障碍。由于病人肥胖致使暴露受限，可以中转开腹手术。

虽然腹腔镜下子宫切除术对体重没有严格限制，但体重指数过高会增加手术并发症及中转开腹的概率。肥胖病人发生麻醉并发症的风险高，另外由于腹腔镜下子宫切除术需要病人长时间头低脚高膀胱截石体位，会导致通气困难。与肥胖病人讨论手术方式时，重点要强调如果麻醉师认为继续进行腹腔镜手术是不安全的，应中转开腹完成手术。因此，虽然肥胖不是腹腔镜术式的绝对禁忌证，但是基于术中病人的生命体征及呼吸状态，它也可能成为中转开腹的决定因素。

3. 妇科肿瘤手术要求必须完整地取出子宫，不能用粉碎器，因此子宫的大小也是一个重要的影响因素。妇科腹腔镜手术禁忌证中没有子宫大小的确切标准。但是，对于 CT 扫描中宫底或子宫下段宽度超过 8cm 者不建议采用微创手术，因为这样大小的子宫可能会妨碍宫旁的切除，而且必须切碎子宫后才能经阴道取出。

4. 腹腔镜手术存在明确的学习曲线。选择手术方式时，必须考虑到手术医生的手术技能以及熟练程度，这是决定是否行腹腔镜手术的另外一个因素。

三、手术体位

诱导麻醉后，病人卧于手术台，绝大多数与妇科有关的操作需采取膀胱截石位，腿置于 Allen 腿架，这种新型的腿架可以升降，使腿和脚不容易污染手术野，两腿当中的空间暴露充分，既可使腹腔镜操作方便，又不影响阴道的暴露。如果手术不是针对盆腔（如肠切除手术），则应采取平卧位，两臂平放于身体两侧。麻醉师须在固定好位置之前建立一条静脉通道，在特殊需要的时候也可在病人的颈部开辟一条静脉通道。

··（阿依努尔·艾孜木）

第四节 腹内探查

此时手术者可向麻醉师提出将病人摆在一个合适腹腔镜观察的位置，如果施行盆腔手术，则采取头低臀高位（Trendelenburg position）暴露最好；如果行上腹手术，则应采取倒 Trendelenburg 位，尤其是观察横膈时，倒 Trendelenburg 位会提供宽阔的视野。

在腹腔镜探查过程中，探棒和抽吸式冲洗器是手术者最顺手的两件工具，腹腔镜探查过程和开腹探查术中的探查过程差不多，尽管腹腔镜医生缺乏用手探查时的触觉，但操作者仍可用腹腔器械"感觉"出组织之间的不同。要维护好进腹腔的常规通道，保障每一部分的腹腔镜操作，以便彻底地进行探查。首先观察的部位是腹腔镜插入的周围，检查一下有无损伤，建立气腹后则接着观察盆腔，这时可将子宫举起以便观察子宫直肠凹、子宫骶韧带和子宫后壁。探查完双侧卵巢和输卵管后，放下子宫，探查子宫的前壁和膀胱子宫反折腹膜，然后，将腹腔镜呈弧形缓慢移动，从右侧盆壁开始向上依次探查，即阑尾和盲肠、升结肠、右髂窝、左肝叶、胆囊、右半膈。将腹腔镜转过腹中线继续观察肝、膈、胃和脾。然后转向盆腔、左髂窝、降结肠、乙状结肠和左侧盆壁。用吸管将腹腔内液体或腹腔冲洗液吸出保存，以便行细胞学检查。探查完毕后，便可施行要做的手术。若遇到大网膜或小肠与前壁粘连，则将摄像机和操作的器械置于腹腔内无粘连的部位，手术者与助手配合从粘连最轻处开始分离，直到辅助 trocar 可以进入为止。

（阿依努尔·艾孜木）

第五节　腹腔镜全子宫切除术

一、适应证

子宫肌瘤、子宫腺肌瘤、严重月经过多以及子宫内膜原位癌及癌前病变，还有子宫脱垂、早期子宫颈癌等。对于无子宫颈病变者可以选择子宫次全切除术，而有明显子宫颈病变但未达到不典型增生 II 级者可以选择筋膜内全子宫切除术。

二、禁忌证

巨大子宫肌瘤以及其他不宜采用腹腔镜手术的疾病，包括严重腹腔粘连和可疑的子宫体或子宫颈癌。

三、手术范围

腹腔镜全子宫切除术（TLH）是指没有阴道操作，完全在腹腔镜下处理腹腔内全部韧带和血管，包括子宫血管，子宫体可以经阴道取出，但阴道残端要在腹腔镜下缝合。因此，TLH 意味着在腹腔镜下完成全部手术过程。

四、手术方法与技巧

（一）确定穿刺孔位置

手术开始前应确定病人的解剖学标志。脐孔在 L_3 和 L_4 水平，主动脉分叉在 L_4 和 L_5 之间，确定脐孔与髂嵴之间的关系。大多数妇科癌症的腹腔镜手术通常需要四个操作孔（图 10-1）。第一个 $10 \sim 12mm$ 操作孔取脐孔，多用于置入摄像头。另外一个是 $10 \sim 12mm$ 的耻骨上操作孔以及两个 $5mm$ 的侧孔，用于置入手术器械进行操作。穿刺时病人应该取水平仰卧位而非头低脚高位。

（二）第一穿刺

多经脐孔行第一穿刺。穿刺脐孔进入腹腔有多种方法，包括开放式、直接套管针穿刺以及经脐插入气腹针。其他建立气腹的方法还有经子宫插入气腹针或者左上腹插入气腹针。进入腹腔、建立气腹进而置入套管是腹腔镜手术的关键步骤。

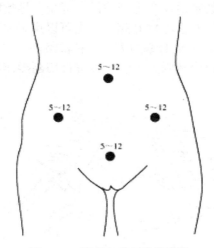

图 10-1 腹部各穿刺孔的位置

　　为减少血管损伤，可以采取开放式方法置入脐部操作套管。首先选择脐孔下缘做切口。用 10 号刀片在脐下缘做 1 ～ 2cm 纵向切口。用"S"形小拉钩暴露，向深面切至筋膜，钳夹上提筋膜，用手术刀或剪刀切开筋膜。注意切开时要持续上提筋膜，以免伤及肠管。确认进入筋膜后切开腹膜。筋膜边缘用 2 根 7 号线缝合标记，将 10mm 或 12mm 配有钝鞘芯的套管置入腹腔后，缝合筋膜固定套管。

　　如果切开腹膜困难，可以在切开筋膜后用两把巾钳提起切缘两侧的组织，使腹部与腹腔内组织间产生空隙，以气腹针穿刺进入腹腔，首先由于筋膜已经切开，气腹针进入容易，并且有明显的突破感和进入腹腔后针头部的自由活动感。此时可以用不带针头空针接到气腹针上，首先回抽看有无血液、肠液等异常液体抽出，确认无误后取出针芯，装入少量的生理盐水，可以见到盐水会自动进入腹腔，这是由于腹腔内压力负压吸入的，此试验能再次确认气腹针在腹腔内。对于有经验的医师，气腹针穿刺后不必试验就可直接充气。

　　3. 建立气腹　第一穿刺成功后，连接气腹机，将 CO_2 气体注入腹腔，压力维持在 12 ～ 15mmHg 间，手术过程中不能超过这个压力。经脐孔套管置入腹腔镜，探查腹部及盆腔情况，评估疾病情况以及粘连程度。此时的评估对后续的腹腔镜手术很重要。

　　4. 手术探查　腹腔镜探查一般按以下顺序：前腹壁腹膜 - 膀胱 - 子宫前壁 - 圆韧带 -（举起子宫）左侧腹壁 - 乙状结肠 一左输卵管、卵巢一阔韧带后一子宫后方一后穹隆一子宫骶骨韧带一直肠一对侧子宫骶骨韧带、阔韧带、附件、右侧腹壁一阑尾一肝脏一右膈下一胆囊一胃一左肝叶一左膈下一左侧腹壁一肠管。

　　5. 操作孔的建立　决定继续进行腹腔镜手术后，置入右下腹及左下腹的操作套管。腔镜下可以看到腹壁下血管位于腹壁脐外侧皱褶处。在髂嵴内下方 2 指宽处避开血管行 5mm 皮肤切开，在腔镜直视下置入 5mm 套管（左右两侧操作相同）。在耻骨联合上 2 ～ 3cm 中线处再做一个 1cm 切口，置入 10 ～ 12mm 套管用来操作。腔镜下直视确定膀胱位置，有助于指导切口的位置以及中线操作孔插入的方向。

　　6. 切断圆韧带（图 10-2）　第一步是结扎侧方的圆韧带，可以使用的器械包括血管闭合器或者其他电凝设备，例如单极电凝。圆韧带需要完全离断，因为 Sampson 动脉紧贴圆韧带下方走行，切断前没有电凝的话，可能会导致出血。血管闭合器是闭合器械，能够用于电凝和结扎血管。ACE 超声刀也可以用于血管闭合以及结扎。由于本手术的操作多靠近输尿管，而 ACE 超声刀的热扩散最小，更适于本手术。需要注意的是，切断圆韧带时圆韧带应保持张力。腹腔镜进行切割操作的关键是，助手反向牵拉形成张力以帮助切开。

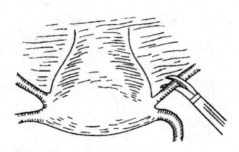

图 10-2 电凝剪断圆韧带

7. **游离膀胱** 用单极电剪刀向膀胱方向剪开膀胱子宫反折腹膜（图 10-3），游离膀胱。注水或钳夹纱布球向下分离推开膀胱，电凝两侧的膀胱宫颈韧带（图 10-4），将膀胱推至宫颈外口。分离时应层次清楚，若有出血应重新找到正确的层次，推开膀胱应该见到下方发白的宫颈筋膜，若有出血尽量不用单极电凝止血，防止损伤膀胱和输尿管。

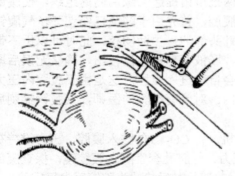

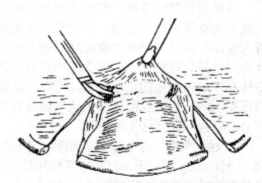

图 10-3 剪开膀胱反折腹膜　　　　　图 10-4 电凝分离含有血管的膀胱柱

8. **处理子宫血管** 接下来要仔细辨认和暴露子宫血管。推开膀胱达宫颈外口后在宫旁分离可暴露子宫峡部，找到子宫动脉；也可将子宫向对侧牵拉，在子宫旁 1cm 处加压冲水或直接分离找到子宫动脉（图 10-5）。分离出子宫动脉后可以双极电凝后剪断（图 10-6），或超声刀凝断，或用钛夹，也可缝合或用切割吻合器。

9. **切断主韧带及骶韧带** 将子宫前屈，后压直肠，暴露子宫骶骨韧带。用血管闭合器、其他凝切器械或者内镜吻合器结扎子宫骶骨韧带。用超声刀靠近子宫颈切断主韧带和骶韧带，对于子宫次全切除术及筋膜内全子宫切除术者，则无须处理子宫主韧带和骶韧带。

10. **切开阴道壁** 阴道内放置一个子宫操纵环，轻轻内推即可显示出阴道区域的轮廓，以便切开阴道前后壁。也可将一个钝的不导电的阴道探头插入阴道内，显示出阴道宫颈结合处的轮廓。用阴道探头使阴道前穹隆形成张力，行阴道前壁切开术，牵拉子宫暴露局部后电凝切开，同法切开后穹隆。如有漏气应在阴道内多塞几块湿纱布。

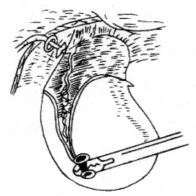 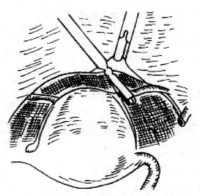

图 10-5　暴露子宫血管　　　　　　　　　　　图 10-6　双极电凝子宫血管

11. 切除子宫　阴道前后壁完全切开后，经阴道用单齿钩钳，抓住并取出子宫。子宫取出后，在阴道内放置合适的器械或者湿润的衬垫以重新建立气腹。

12. 缝合阴道壁　重新将纱布团塞入阴道建立气腹。钳夹提起阴道残断，用可吸收线缝合，最好将骶、主韧带残断和阴道壁缝在一起，既能加强术后盆底支撑，又能有效止血。检查阴道断端，用生理盐水冲洗盆腔，检查有无出血。注意观察输尿管的蠕动情况，检查导尿袋内有无气体或血尿。

13. 拔除各种穿刺套管检查各穿刺孔有无出血，取出腹腔镜，放出腹腔内 CO_2 气体，缝合穿刺口。

五、注意事项

1. 结扎或切断任何一组织或血管没有固定的方法，缝合、结扎、双极电凝、单极电凝、超声刀、钛夹、自动切割吻合器等均可应用，原则是经处理后止血彻底、牢固，减少周围组织的副损伤。

2. 取出子宫后检查盆腔各创面时应洗净血液，降低腹腔内压力，冲入生理盐水将创面置入水中去除压力后观察有无出血，确保无出血后才能结束手术，以减少术后出血的可能性。

3. 如果术中子宫或肿瘤突向一侧使骨盆漏斗韧带不能充分暴露，可以先切断卵巢固有韧带和输卵管，待取出子宫盆腔内有充分空隙后再处理。

4. 手术开始最好先分离出输尿管，作为以后步骤的指示，防止误伤输尿管。也有人在术前进行膀胱镜下双侧输尿管插管作为术中的指示。如果手术医师很有经验，也可以先不分离或插管，若手术结束时有疑问再分离输尿管或用膀胱镜检查膀胱。

5. 在手术过程中手术者不应强求每一步均在镜下进行，对于一个有丰富手术经验的妇产科医师来说，经阴道处理主、骶韧带和子宫动脉以及切开缝合阴道壁比在腹腔镜下处理要容易得多，所以术中必要时转为经阴道手术是明智的。

（阿依努尔·艾孜木）

第六节　腹腔镜协助下经阴道切除子宫

一、适应证

以下情况无盆腔粘连者：

1. 子宫脱垂；
2. 经保守治疗无效的功能失调性子宫出血；
3. 子宫良性肿瘤；
4. 子宫内膜增殖症。

二、禁忌证

1. 盆腔严重粘连；
2. 阴道狭窄明显；
3. 子宫增大达到或超过妊娠 3 个月子宫大小者；
4. 生殖道恶性肿瘤，不宜从阴道切除；
5. 阴道炎症应经治疗后再手术。

三、手术范围

经阴道切除病变的全子宫，根据卵巢、输卵管有无病变决定附件是否切除。

四、手术方法与技巧

1. 腹腔镜探查　行子宫和双侧附件切除时，trocar 套管的型号及穿刺位置与卵巢切除术相似。首先应详细巡视盆腹腔，如果腹腔内有足够的液体做细胞学检查，则先将其收集起来，或用生理盐水冲洗后收集起来。可用各种器械抓取或牵拉组织，并允许手术者触探后腹膜增大的淋巴结。如果已知病人为低分化腺癌，或疑有淋巴结侵犯，则可在手术开始时打开后腹膜淋巴结活检。

2. 腹腔镜所承担的子宫切除　助手提起圆韧带，手术者用 Endo GIA（图 10-7）分离，游离骨盆漏斗韧带成束并将输尿管隔离到一边，然后处理对侧。打开阔韧带（图 10-8），剪开膀胱子宫腹膜反折（图 10-9），钝性加锐性分离膀胱子宫下端间隙，使膀胱底部的子宫下段和宫颈暴露出来，可使用尖嘴弯形分离器轻轻分离。如果用电刀（ESU）则必须十分小心。接下来是从 Grave 无血管区打开阔韧带腹膜后叶（图 10-10），暴露输尿管将其避开，用钛夹钳（EndoGIA）横夹结扎骨盆漏斗韧带并切断（图 10-11）。

完成上述步骤后，连接子宫和附件的所有支持组织就被切断，并用钛夹钉合，也就是说，每一侧共有 4 个断面需钉合，一是漏斗韧带的 2 个断面，二是圆韧带的 2 个断面。如果怀疑卵巢有肿瘤，则此时可切断子宫卵巢固有韧带，将卵巢置于子宫直肠凹，再经后穹隆取出行冰冻切片检查。

3. 切断处理子宫血管　根据子宫和阴道的松弛程度，手术者可继续应用腹腔镜，或者腹腔镜一直应用到经阴道将子宫切除。病人盆底比较松弛、子宫血管较易经阴道暴露者，则子宫血管没有必要由腹腔镜处理，因为腹腔镜处理易引起并发症。但如果病人盆底不太松弛，阴道暴露受限，由腹腔镜处理子宫血管，经阴道手术者处理阴道部分，这样更可靠。

如果手术者准备经腹腔镜结扎子宫血管，则阔韧带前后叶应进一步分离，并注意输尿管的位置，常可见到输尿管从子宫血管下方穿过，用弯剪或剥离器钝性加锐性分离该处，子宫血管便会清楚地暴露出来。应在直视下用钛夹钳钉夹子宫血管并离断（图10-12）。这种先用钛钉结扎再行切断的方法，能比较准确地处理子宫切除术中最困难的步骤，较使用套圈和双极电凝更可靠。

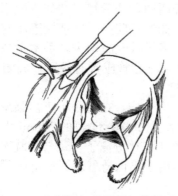

图 10-7　切断圆韧带及阔韧带前后叶

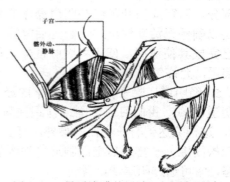

图 10-8　暴露腹膜外间隙，切开侧壁腹膜至卵巢血管处

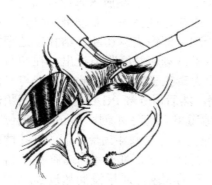

图 10-9　剪开膀胱子宫腹膜反折推开膀胱，暴露子宫下段

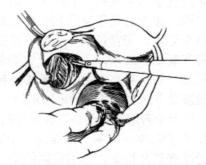

图 10-10　切开宫旁血管间隙，游离子宫血管

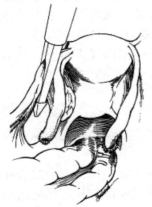

图 10-11　避开输尿管，用钛钉钳钉合骨盆漏斗韧带

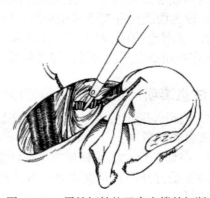

图 10-12　用钛钉结扎子宫血管并切断

4. 腹腔镜直视下骶韧带结扎、阴道后穹隆切开手术进行到这一步时，应将膀胱和子宫下段分离好，腹腔镜要处理的便是子宫骶韧带切断、结扎。靠近子宫分离骶韧带，用 Endo GIA 或电切和剪刀分离、切断子宫骶韧带后，接着在直视下切开阴道后穹隆。切开后穹隆的方法有 3 种：一种方法是用钳子夹持一海绵，经阴道将后穹隆顶上去，腹腔镜下将其切开；另一种方法是用 12mm trocar 经阴道将后穹隆顶上去并穿透腹膜，腹腔镜下用剪刀剪开后穹隆；还有一种方法就是经阴道切开后穹隆并作为阴道手术的一部分。后穹隆切开可能是阴道操作的最后一步，在切开前必须仔细检查所有结扎的断端以确保无活动性出血，因为后穹隆一旦切开，将导致气腹消失。手术者认为腹腔镜已完成其使命后，便可将腹腔镜器械取出，但 trocar 套管应暂时保留。关闭 CO_2 充气装置，允许气体留在腹腔内。

5. 经阴道切除子宫开始与通常的经阴道切除子宫一样，在直视下于宫颈反折处切开阴道黏膜。我们习惯于围绕宫颈注射催产素盐水（10U 催产素加在 20ml 生理盐水中），这样除达到有效止血效果外，可在切开前借助于液体分离子宫颈与膀胱无血管区的疏松间隙，子宫颈后壁间隙通过注水易于分离。由于仍保持气腹、反折腹膜呈膨胀状态，常可通过阴道切口看到。

打开子宫直肠反折腹膜后，阴道后壁及子宫直肠凹放一叶细长的重垂拉钩（Steiner 窥器），如果重垂拉钩放不上或子宫骶韧带还没有切断，那么在放重垂拉钩前先钳夹、切断并结扎子宫低韧带，此时可将前穹隆打开，或在处理完子宫骶韧带后打开。按照操作步骤，接下去是子宫骶韧带和子宫血管的处理，即钳夹、切断、结扎。处理完双侧子宫血管后，子宫仅剩下很少的连接组织。将子宫翻转并经阴道拉出，在切断子宫主韧带和骶韧带之后，手术者一定要避免过分用力牵拉子宫。因为此时唯一与子宫连接的就是一些断端，应经阴道仔细检查每一断端，然后用 0 号 PGA 线缝合关闭阴道。腹腔镜协助下经阴道切除子宫的最后一步是经腹腔镜再检查手术创面和 trocar 部位有无出血，检查子宫切除后的韧带和血管断端，特别应注意骨盆漏斗韧带断端的结扎情况。

6. 检查标本　如果病人是因为子宫内膜癌而行此手术，那么手术者往往要将子宫标本送冰冻切片检查，以确定组织类型和肌层侵犯的深度，肌层浸润超过 50%，或组织学分级属于高危 3 级、浆液乳头状透明细胞癌或癌肉瘤者，应进行手术分期。偶尔也有这种情况，本来良性病变为指征行单纯子宫切除，结果在病理检查时意外地发现是子宫内膜癌或是肉瘤，遇到这种情况，临床上要求将原来的常规手术（即双侧卵巢切除）改为腹腔镜分期手术和全面分期手术，并且分期应在子宫切除之前进行。

7. 撤出腹腔镜器械　手术结束后，trocar 套管应在直视下取出，10mm 以上的 trocar 穿刺伤口应逐层关闭，包括筋膜。

五、注意事项

1. 选择经阴道处理子宫动脉时在镜下不要游离子宫动脉，以免阴道操作时牵拉子宫导致血管断裂。

2. 在切断骨盆漏斗韧带时，应注意避免损伤输尿管，特别是对有盆腔粘连者。我们的经验是打开阔韧带无血管区分离出骨盆漏斗韧带后穿线结扎，然后再用电凝或超声刀切断。

3. LAVH 术式是为了扩大经阴子宫切除的适应证，使一些原本需要开腹手术的病人通过镜下处理使经阴手术变得容易，因此手术医师不可追求镜下处理步骤的多少，而是从病人的角度考虑，如何处理最安全、损伤最小、费用最少。

（阿依努尔·艾孜木）

第七节　腹腔镜下广泛子宫切除加盆腔淋巴结切除术

一、适应证

Ⅱb（包括Ⅱb）期以内的子宫颈癌和子宫内膜癌；能够耐受麻醉。

二、禁忌证

严重的心肺或其他系统疾病，但除外糖尿病病人；宫颈瘤体 > 4cm，有明显淋巴结转移；急性弥漫性的腹膜炎；各种腹壁裂孔疝者。

三、手术范围

根据不同的疾病有不同的手术范围，对 40 岁以下的内膜癌病人若病变属早期，仔细探查卵巢未见异常，可考虑保留一侧卵巢以维持女性生理功能。40 岁以上的子宫内膜癌病人可以常规切除双侧附件。子宫颈癌早期病人可以保留双侧卵巢，而仅切除子宫、输卵管和盆腔淋巴结，但Ⅱb期子宫颈癌且年龄在 45 岁以上者，可以进行双侧附件切除。

四、手术方法与技巧

（一）广泛子宫切除术

1. 置入套管：建立气腹，腹腔内压力保持在 15mmHg。在脐孔水平放置 10 ~ 12mm 套管，放入腹腔镜。既往有腹部正中切口的病人，进腹的第一个穿刺孔选在左侧锁骨中线肋缘下大约 2cm 处，以避免损伤粘连在前腹壁上的肠管。

2. 进入腹膜后间隙，全面探查盆腹腔，除外腹腔内转移。评估盆腔淋巴结有无明显转移：切除任何可疑的盆腔淋巴结并送术中快速冰冻病理切片检查。如果淋巴结转移阳性，则放弃根治性子宫切除术，改行腹主动脉旁淋巴结取样以决定放射治疗的范围。

3. 高位结扎切断卵巢血管：第二助手将子宫摆向盆腔前方，手术者右手用抓钳提起卵巢血管表面的侧腹膜，剪开腹膜并充分暴露输尿管，游离并推开输尿管，然后于卵巢血管的表面切开腹膜，游离卵巢血管，此时，可以清楚地看到此处的卵巢血管及髂总动脉。从输尿管及髂总动脉前方游离右侧卵巢血管，镜下用双极电凝使卵巢血管脱水，用剪刀或超声刀切断卵巢血管（图 10-13）。

4. 处理圆韧带和阔韧带：离断卵巢血管后，沿髂外动脉走行切开盆侧壁腹膜，延长右侧后腹膜切口使之与圆韧带断端相连，靠盆壁处用超声刀锐面切断右侧圆韧带（图 10-14），再向前内方向剪开阔韧带前叶至膀胱子宫反折（图 10-15），再向后剪开阔韧带后叶至右侧骶韧带，直达膀胱腹膜反折。至此，右侧盆前、后腹膜已全部打开，充分暴露了髂血管区域，为随后进行的盆腔淋巴结清楚做了充分准备。用上述方法处理左侧卵巢血管及圆韧带。

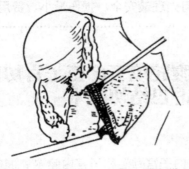

图 10-13　高位结扎、切断右侧卵巢血管

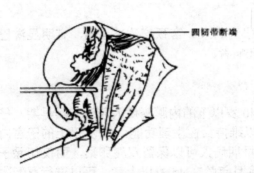

图 10-14　离断右侧圆韧带

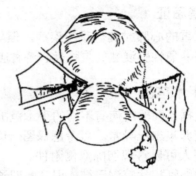

图 10-15　打开膀胱腹膜反折圆韧带断端

5. 膀胱和直肠的游离：用超声刀之锐面分离膀胱与阴道间的疏松组织，直达子宫颈外口水平下 3 ～ 4cm，用超声刀，切断双侧膀胱子宫颈韧带（图 10-16）。助手把子宫推向前方，充分暴露子宫后方及直肠，剪开腹膜使直肠与阴道后壁分离，直达子宫颈外口下 3 ～ 4cm（图 10-17，图 10-18）。

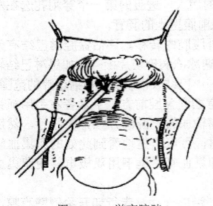

图 10-16　游离膀胱

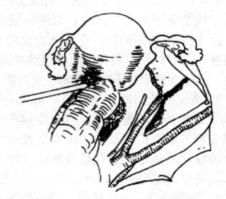

图 10-17　剪开子宫直肠腹膜反折

6. 子宫动静脉的处理：子宫动脉由髂内动脉发出，沿盆腔侧壁向内下方行走，进入子宫阔韧带两层之间，跨过输尿管的前方，接近子宫颈处发出阴道支至阴道。在其从髂内动脉分叉后的 1cm 处用双极电凝使其脱水，然后用超声刀切断（图 10-19）。必

要时用 4 号缝线双重结扎后，再用超声刀切断。尽量同时切除子宫动、静脉，要确保闭合完全。

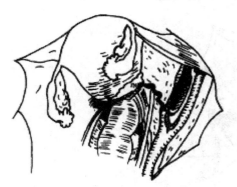

图 10-18　分离子宫直肠间隙

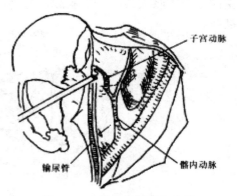

图 10-19　结扎切断子宫血管

7. 游离子宫颈段之输尿管：提起并上翻子宫动静脉，用弯分离钳轻轻钳夹子宫颈输尿管前的系膜（注意夹住的组织要少，避免误伤输尿管营养血管而增加输尿管瘘的危险），用超声刀的锐面剪开输尿管后方的粘连，至此，子宫颈的输尿管已完全游离（图 10-20）。

8. 处理骶骨韧带：用超声刀分离直肠侧窝结缔组织，将子宫骶骨韧带与直肠分开，助手可用弯分离钳将输尿管稍向外推开，用超声刀之平面距子宫颈 3cm 处，切断骶骨韧带，也可用 4 号丝线或 0 号 Vicryl 线镜下缝扎后剪短（图 10-21）。

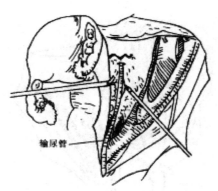

图 10-20　分离子宫颈段之输尿管

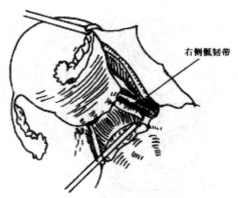

图 10-21　切断子宫骶骨韧带

9. 处理主韧带：膀胱侧窝的前、外侧为盆壁，后方为主韧带，内侧为膀胱。助手将子宫摆向右前方，用弯分离钳将输尿管拨向外侧，用超声刀平面贴近盆壁切断左侧主韧带，最好先用镜下缝扎主韧带后，再切断，这样止血效果更彻底，同法切断右侧主韧带（图 10-22）。

10. 切除子宫：经上述处理后，子宫已完全与盆壁游离而仅与阴道相连，再用超声刀之锐面，将子宫颈外口以下 3cm 之阴道旁组织切断，游离上段阴道 3cm。在举宫器的协助下将阴道上段 2～3cm 宫颈和宫体一并切除并取出。切除前一定要检查盆腔内各断端有无出血。

11. 重建盆底：腹腔镜下冲洗盆腔，彻底止血后，将"T"形引流管分别置于盆腔的两侧，用可吸收线缝合后腹膜，并将后腹膜与阴道残端缝合，再与骶韧带缝合以重建盆底。

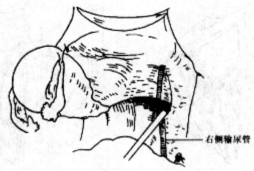

右侧输尿管

图 10-22　切断主韧带

（二）盆腔淋巴结切除术

1. 髂总淋巴结切除：髂总淋巴结位于髂总动脉的前外侧。打开盆腔后腹膜，推开其前面横过的输尿管，及上方的卵巢血管的残端，打开动脉鞘，于髂总动脉外侧用抓钳提起淋巴结组织，用超声刀切断与周围组织的连接和淋巴管，以及静脉血管分支，一般在髂总动脉分叉处上约 2 ～ 3cm 处切断。切除的范围一般在腹主动脉分支一下的全程髂总动脉走行的区域。切除该组织淋巴结时注意勿损伤输尿管和回盲部肠管及髂总静脉（图 10-23）。

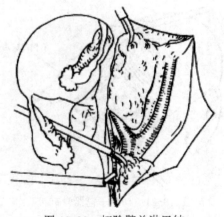

图 10-23　切除髂总淋巴结

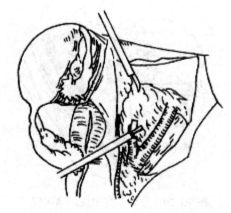

图 10-24　切除髂外淋巴结

2. 髂外淋巴结切除：髂外侧淋巴结位于髂外动脉和腰大肌之间，最靠前及固定的淋巴结是腿后外侧淋巴结。分离这些附着淋巴结时，容易损伤横跨髂外动脉远端处的旋髂深静脉。从此处起将淋巴链自腰大肌表面分离，注意保护位于腰大肌表面的生殖股神经。淋巴结切除的上端止于髂总血管分叉水平（图 10-24）。

3. 闭孔淋巴群切除：在髂外血管的中部抓住淋巴脂肪并向内侧牵拉，用剪刀轻柔地分开连接淋巴结与动静脉外层的疏松组织，直到它们被完全暴露。在髂外静脉下方继续行闭孔淋巴结的切除，前方经常见到闭孔静脉，根据血管的大小可以选择保留或夹闭，在夹子之间剪开或电凝切断。于髂外静脉深部淋巴束的内侧缘可以找到闭孔神经。前面可以看到耻骨韧带，淋巴链在此处与腿后内侧淋巴结分离。注意不要损伤前方的闭孔动脉。使用无损伤器械将淋巴结自神经表面清除，其中很重要的一点是不要使用单极电凝，以避免手术当中发生腿部运动及术后出现感觉迟钝。淋巴组织被逐渐从盆壁和神经上分离出（图 10-25）。

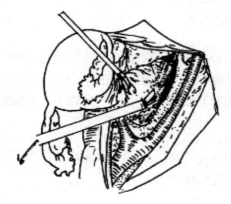

图 10-25　切除闭孔淋巴群

　　闭孔窝后部的淋巴组织切除是手术过程中的危险点。最好沿着髂内动脉向下清扫到闭孔神经水平，在这个水平，髂内静脉靠近神经，容易辨别及分离。前后淋巴结切除会合后，则髂外静脉和闭孔肌之间的淋巴结可以自膀胱上动脉上分离，这些淋巴结被切除前都隐匿于膀胱侧窝间隙内。

　　4. 髂内淋巴结切除：两侧髂外血管在髂总分叉水平向中间靠拢，应轻柔地清除沿髂内血管外侧分布的脂肪组织。

　　5. 标本取出：可以直接通过耻骨弓上方 10～12mm 套管自盆腔取出切除的淋巴结，如果淋巴结太大或可疑转移，可以使用内镜标本袋。

　　6. 卵巢悬吊：对于年龄在 45 岁以下的 IIA 期以内子宫颈癌病人，以及早期子宫内膜癌年龄在 40 岁以下者，可以保留双侧或单侧卵巢，此时需要行卵巢侧腹壁悬吊术。具体操作如下：卵巢与输卵管自子宫切离之后，沿着卵巢悬韧带剥离，剥离的距离必须让卵巢足以固定在外前侧腹壁，要求在脐水平以上 3～4cm 的位置，可避免放射线治疗时对卵巢造成伤害。两侧输卵管必须根除，而且留取腹腔冲洗液作为病理以及细胞学检查，以确定癌症尚未扩散转移。卵巢固定点必须有足以显像的标记以作为术后放射线治疗可以探测卵巢所在位置的根据。

　　7. 检查两侧的有无出血：由于开放的腹膜可以自行引流，所以不需放置引流管。彻底止血后放出 CO_2 气体后拔除套管，在 10～12mm 套管的位置严密缝合筋膜，关闭切口。

（阿依努尔·艾孜木）

第八节　腹腔镜下腹主动脉旁淋巴结切除术

一、适应证

1. 子宫内膜癌盆腔淋巴结阳性或有高危因素（IC 期 G_3，浆液乳头亚型等）；
2. 宫颈癌：盆腔淋巴结阳性的病人；
3. 附件恶性肿瘤全面分期手术；
4. 盆腔廓清术前的评估程序。

二、禁忌证

1. 原发病灶大、需开腹手术才能取出病灶时，应放弃腹腔镜手术；
2. 对卵巢癌病人实施腹腔镜手术时，关键是避免肿瘤破裂污染腹腔，一般肿瘤应小于 5cm；
3. 已知存在严重粘连；
4. 不适合扩大范围放疗及同时化疗的老年病人；
5. PET 检查证实有远处转移的病人。

三、手术范围

根据不同的疾病有不同的手术范围，对 40 岁以下的内膜癌病人若病变属早期，仔细探查卵巢未见异常，可考虑保留一侧卵巢以维持女性生理功能。40 岁以上的子宫内膜癌病人可以常规切除双侧附件。子宫颈癌早期病人可以保留双侧卵巢，而仅切除子宫、输卵管和盆腔淋巴结，但 II 期子宫颈癌且年龄在 45 岁以上者，可以进行双侧附件切除。

四、手术方法与技巧

主要的手术者可站在病人左侧或站在病人两腿中间，经脐部 trocar 套管插入摄像机，手术者和助手可用下腹部和耻上的 trocar 通道插入器械操作。这种配合法操作起来可能多少有些困难，因为是与盆腔操作相反的方向，故常常感到不顺手，关键问题还在于摄像机的位置，及是否对准要观察的物体，手术者必须在摄像机视野内工作，否则便不能使眼和手协调起来。另一种方法是将摄像机经耻骨上的 10mm trocar 套管插入，下腹部侧旁 trocar 通道插入器械进行手术，病人采取膀胱截石位，并抬高 30° 使小肠坠至上腹部。

（一）暴露切除右侧淋巴结

切除下腔静脉前淋巴结最直接的方法是打开右侧髂总动脉上的腹膜，助手抓取并提起要剪开的腹膜一直剪开整个一侧（图 10-26），接着分离下腔静脉前脂肪垫，避开右侧输尿管，暴露腹膜后间隙。Hurd 等介绍用套圈扎住腹膜后提起以挡住肠管和大网膜。

避开输尿管，手术者抓取并提起脂肪垫，分离脂肪淋巴组织与腔静脉之间隙，并用尖嘴分离器钳夹或电凝的方法认真止血。当然使用那种方法止血，是根据可靠程度和手术者的习惯，一般分离至腹主动脉分叉以上 5cm（即相当于肠系膜下动脉的起始部或十二指肠水平）即可，Querleu 等建议在取出淋巴结之前应将卵巢血管钳夹切断。

　　继续分离下腔静脉前脂肪垫与腹膜后间隙，横过主动脉向上分离。最重要的解剖学标志是肠系膜下动脉和卵巢血管，上述间隙分离完毕，解剖标志识别无误后，随之将下腔静脉和腹主动脉间的淋巴脂肪组织抓住、提起并切除（图10-27）。整个过程即将结束时应特别注意避免损伤肠系膜下动脉，该区域的淋巴结清扫完毕后，下腔静脉便很清楚地显露出来。

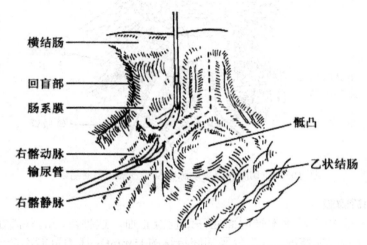

图 10-26　后腹膜切口经腹主动脉分支处达小肠系膜根部

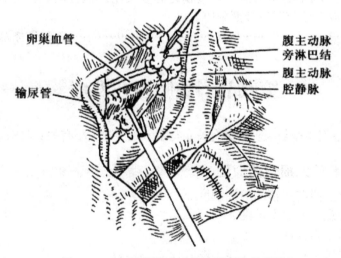

图 10-27　切除右腹主动脉旁淋巴脂肪组织

　　如果淋巴结有转移，该处的清扫和分离就比较困难。为慎重起见，对可疑的淋巴结可进行针刺抽吸以确定是否有转移，如果证实有转移，则可用钛钉将有转移的区域标记出来，以便术后进行外照射放疗，或剖腹探查行选择性的淋巴结切除。

（二）切除左侧淋巴结

　　左侧腹主动脉旁淋巴结清扫和活检一般都是在右侧之腔静脉旁淋巴结清扫和活检之后进行，左侧的清扫和活检是右侧的延续。手术者找到输尿管并将其拉向侧方，沿腹主动脉右侧切除左侧腹主动脉旁淋巴结。手术者沿左髂总动脉和腹主动脉下端的左侧抓取并提起淋巴结予以切除（图 10-28）。此处应在切除前先用钛钉夹止血，因为该区域的淋巴结后面往往有血管连在腰大肌或脊柱旁的肌肉上。

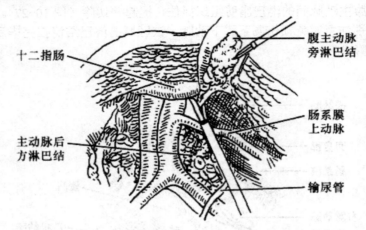

图 10-28　切除左腹主动脉旁及后方淋巴脂肪组织

（三）关闭后腹膜

淋巴结活检完毕后，手术野创面应仔细检查止血，这种范围的分离在气腹消除之后应特别注意查看出血情况，因为气腹期间持续的 15mmHg 压力可能不会使静脉出血，仔细查看若分离区域无活动出血，则腹膜无必要关闭。但应用钛钉将分离的区域标记出来，以便术后放射治疗时设计照射野。

（阿依努尔·艾孜木）

第九节　腹腔镜并发症

腹腔镜并发症发生率与医院等级有关；与手术难度及大小有关；与医师的经验有关。

一、腹腔镜手术常见损伤的原因

1. 没有建立上岗前完善的培训制度；
2. 盲目和任意扩大手术范围；
3. 病例选择不当或估计不足；
4. 对手术器械了解及掌握性能不够；
5. 手术部位解剖层次不清，特别是遇有大出血或粘连时，处理不当导致脏器损伤；
6. 对器械、仪器保养不够，如高频电发生器可产生意想不到严重损伤。

二、腹腔镜手术常见损伤部位

（一）肠管损伤

常见部位为大肠和小肠，虽发病率不高但后果严重。Harkki 报道肠损伤率为 0.5%，与经腹 0.3% 和经阴道 0.6% 发生率相似。损伤发生的原因为：①严重的盆、腹腔粘连，如盆腔炎、子宫内膜异位症、肿瘤、既往手术史者等，其中非手术所致粘连比手术致粘连更危险，粘连者产生损失的几率为非粘连者的 10 倍；②气腹针或套管针对脏器损伤，可使肠内容物外溢；③手术中分离粘连时器械损伤；④电灼伤肠管，此种肠损伤诊断困难，出现症状时间比直接损失时间晚，常在术后 3 ～ 10 天，有报道可达 40 天时才发生。肠坏死可导致腹膜炎，包裹性脓肿、直肠阴道瘘等，严重者导致败血症并危及生命。

（二）膀胱损伤

是泌尿系损伤中最常见部位，而主要损伤原因为：①膀胱充盈状态时或位置偏高，气腹针或套管针均可损伤；②膀胱因粘连而移位，穿刺较盲目；③腹腔镜下子宫切除时，分离膀胱、子宫与附件间粘连时发生，发生率为 1.8%，高于经腹切除子宫的损伤率 0.4%，对于剖宫产史，子宫内膜异位症者尤为重要。

（三）输尿管损伤

发生率为 1.2%，在行子宫切除或附件手术时，输尿管走行过程的各种危险段都可发生，常见原因为：①输尿管走行异位，多由子宫内膜异位症、炎症或肌瘤挤压引起；②手术操作相邻器官时，电凝、器械和吻合器损伤。大多数输尿管损伤后，诊断被延误，电热损伤出现症状常在术后 10 ～ 14 天，术中不易发现，少数病人术后 4 ～ 5 天出现高血压，造影或 B 超发现肾已无功能时才予诊断。

（四）血管损伤

1. 腹部血管损伤：多由于穿刺孔选择不当造成。常见损伤为腹壁浅动脉或腹壁下动脉，后者更难发现，情况较严重。表现为沿套管鞘向腹腔内活动性出血；穿刺口局部血肿形成；腹膜外出血或腹壁广泛淤血。

2. 腹膜后血管损伤：是腹腔镜最危险的并发症。损伤血管包括腹主动静脉、髂总动静脉、髂内外动静脉等损失后表现为血压迅速下降，休克，气腹针穿刺后回抽有新鲜血液，或在置入腹腔镜后见腹腔内有预料之外的游离新鲜血液，应高度怀疑有血管损伤。

（五）神经损伤

盆腔淋巴结切除术的病人可能会出现神经损伤。切除髂外淋巴结时可能会损伤生殖股神经，导致同侧阴阜、大阴唇以及覆盖股三角区的皮肤麻木。还可能发生闭孔神经损伤，导致大腿上内侧感觉丧失以及大腿内收肌功能减退。

（六）CO_2 栓塞、组织间 CO_2 气肿、淋巴囊肿等。

$\cdots\cdots$（阿依努尔·艾孜木）

第十一章　卵巢良性肿瘤（包块）腹腔镜手术

腹腔镜手术已经成为处理附件良性病变的首选方式。附件的良性病变，包括卵巢及输卵管赘生性（neoplesma）和非赘生性（noneoplasma）包块两大类。附件良性赘性病变主要有：卵巢成熟性畸胎病、浆液性囊腺瘤、黏液性囊腺瘤、纤维瘤、布伦纳瘤等。卵巢非赘生性病变，包括：滤泡囊肿、黄体囊肿、妊娠黄体瘤、黄素化囊肿、子宫内膜异位囊肿、单纯性囊肿、多囊卵巢、卵巢冠囊肿、生发上皮包涵囊肿和炎性病变。对附件非赘生性病变而言，还应包括输卵管妊娠、输卵管卵巢囊肿以及附件炎性包块等。腹腔镜技术诊疗卵巢恶性肿瘤存在学术争议。因此，术前和术中评估附件包块的性质是腹腔镜手术的一个重要环节。尽管文献介绍多种术前评估附件包块的方法，但至今尚无统一的标准化方法。

一、术前评估

临床上，附件包块多数是良性的，美国妇科腹腔镜医师协会（AAGL）1990 年调查了腹腔镜下卵巢囊肿手术 13739 例，术后病检发现 53 例为卵巢恶性肿瘤，发生率为 0.43%。国内外文献回顾资料显示，经术前良恶性评估，腹腔镜手术遭遇恶性的风险为 0.4% ～ 0.7%。这表明多数卵巢肿瘤可用腹腔镜下手术处理。

腹腔镜手术诊治卵巢恶性肿瘤是一直存在学术争议。主要问题是囊内液细胞学检查以及术中冷冻切片检查的特异性并非百分之百，有可能延误卵巢恶性肿瘤的诊断。临床上的确存在术后病理修正诊断为恶性或交界线肿瘤，患者需要二次开腹手术。此外，腹腔镜技术尤其局限性，手术不彻底，或术中肿瘤破裂而导致瘤细胞盆腹腔内播散种植，包括穿刺口种植转移一直是学术争论的焦点。尽管，近年来有学者尝试腹腔镜手术治疗早期卵巢癌，但是术后复发，生存状况等尚缺乏应有的循证医学支持。因此，附件包块腹腔镜手术前评估仍然重要，是临床处理附件包块不可或缺的步骤。

（一）术前评估的目的和内容

术前准确判断附件包块良恶性是腹腔镜手术成功的关键。术前评估的主要目的是：①判断附件包块性质，决定是否选择腹腔镜手术；②分析术后对卵巢储备功能和排卵功能的影响，根据患者年龄及生育需求，设计合适的腹腔镜手术方式。术前评估主要内容包括：①详细询问病史（年龄、生育状况），全面体格检查和妇科检查；②常规做盆腹腔 B 超检查，必要时做 CT、MRI，甚至正电子发射断层摄影 –CT 检查，性激素和血清肿瘤标志物检测也有助于结果判断。

（二）卵巢肿块恶性风险指数（Mglignancy Risk Index，MRI）预测价值

血清 CA125 测定和超声检查是临床评估盆腔肿块性质的最常用和有效的方法。研究发现，Ⅰ期卵巢癌仅有 50% 患者的血清 CA125 升高；相反，CA125 水平升高的患者中仅有 15% 为盆腔恶性肿瘤。Kentucky 大学的一项大样本（$n=14\ 469$）的前瞻性研究发现，超声诊断卵巢癌的敏感性为 81%，而诊断Ⅰ期卵巢癌的敏感性仅为 52%。由

于血清 CA125 和超声检查在鉴别盆腔包块性质上的局限性，Jacobs 等在 1990 年联合应用血清 CA125 和超声检查，设计了恶性风险指数来预测附件肿块的良恶性。Anderson 等报道，以 MRI ≥ 200 为临界值预测卵巢癌的敏感性为 85%，特异性为 97%。

为了验证恶性风险指数预测附件肿块良、恶性的准确性，探讨腹腔镜在可疑附件肿块治疗应用中的价值。上海市中心医院妇产科曾经回顾分析性质可疑附件肿块患者 112 例，进行术前 MRI 评估。结果发现恶性风险指数 < 200 为良性，共 87 例；恶性风险指数大于 200 为可疑恶性，共 25 例。石蜡病理结果证实卵考恶性肿瘤 15 例，交界性肿瘤 7 例，良性肿瘤 90 例。恶性风险指数 ≥ 200 预测良恶性的敏感性、特异性分别为 81.9% 和 92.2%。腹腔镜诊断的敏感性、特异性分别为 100.0% 和 97.8%。我们对本组 MRI 判断错误 11 例进行分析，发现错误的主要原因可能与血清 CA125 检测有关。血清 CA125 水平的高低是决定 RMI 最重要指标。子宫内膜异位囊肿、盆腔炎性囊肿患者血清 CA125 往往增高；导致良性附件包块 RMI 值超出临界值；相反，黏液性、交界性以及颗粒细胞瘤等恶性肿瘤血清 CA125 水平较低，导致 RMI 假阴性。MRI 是术前预测附件包块性质简单而实用的方法，但在鉴别早期卵巢癌、交界性肿瘤以及非上皮性肿瘤等方面仍存在局限性。

恶性风险指数的计算方法：$MRI=M \times U \times CA125$。M 为月经状态，闭经 ≥ 1 年，或年龄 ≥ 50 岁，或子宫切除定义为绝经后状态，M=4 分；其余状况均作为绝经前状态，M=1 分。U 代表盆腔超声检查结果，超声检查包括 5 个方面内容：肿块有无实性区域，肿块是否为双侧，肿块是否呈多房性，腹腔内有无腹水，是否存在转移病灶。一项阳性分值为 1 分，5 项得分之和为超声检查 U 值得分计入公式，超声总分为 0 或 1 分时 U 值记为 1 分；超声总分 ≥ 2 分，U 值记为 4 分。血清 CA125 值以实际数值计入公式。以 MRI=200 为临界点，< 200 为良性，≥ 200 为恶性。

2 A 腹腔镜术中评估

目前，由于早期卵巢恶性肿瘤缺乏准确而可靠的诊断方法，因此，手术对附件包块性质的再评价非常重要。腹腔镜可以直视盆、腹腔脏器，根据附件包块的性状；虽然，腹腔镜对于后腹膜观察有一定的局限性，但是对子宫直肠凹、肝脏、横膈等区域的观察优于剖腹探查。此外，镜下怀疑恶性者可直接取活组织作冷冻病理检查，达到最小创伤获得准确诊断之目的。文献报道认为，即便有经验的腹腔镜手术医师对卵巢肿瘤的良恶性判断，尚有 0.45% ～ 0.8% 的误诊率。Bensaid 等报道，腹腔镜鉴别附件包块性质的敏感性为 100.0%，特异性为 98.9%。

我们曾经回顾分析性质可疑附件肿块患者 112 例，腹腔镜术中评估（结合冷冻病理结果）结果，腹腔镜诊断良性者 88 例，诊断结果与冷冻和石蜡切片结果完全相符合；腹腔镜下诊断恶性肿瘤者 24 例，经冷冻病理、石蜡病理检排除恶性 6 例，其中 4 例术前 MRI > 200，2 例 < 200。腹腔镜诊断的敏感性、特异性分别为 100.0% 和 97.8%，阳性预测值和阴性预测值分别为 91.7% 和 100.0%。对于不明性质的盆腔肿块，经非创伤方法评估不能正确建立诊断者，应尽早行腹腔镜检查，以明确诊断，以免延误治疗或使患者接受不必要的开腹手术。

值得指出，尽管进行了严格的术前估计，术中仍有可能遭遇恶性肿瘤及难以预料的情况，故要求每位妇科腹腔镜医师必须具备丰富的腹腔镜诊断经验、和开腹手术经验；只有这样，才能在术中对附件病变作出正确的判断，选择合适的手术方式。

腹腔镜检查附件包块方法和要点：

1. 仔细观察盆腹腔应窥视两侧膈下、肝包膜表面、肝悬韧带、大网膜、肠管表面、两侧结肠旁沟及上下腹膜等处有转移结节及其他异常情况。

2. 仔细观察子宫、膀胱腹膜反折、输卵管、卵巢和子宫直肠窝等处，如有腹水，应立即抽取急送细胞学检查。

3. 观察盆腔包块的位置，与子宫及附件的关系，包块的大小、形状、囊性、实性、活动度，若为卵巢肿瘤，应特别注意肿瘤表面是否光滑，血管的走行，血管的生长方式等，卵巢肿瘤表面的血管较直也是多数良性肿瘤的特征。

4. 对于不能确诊的卵巢肿瘤可行穿刺抽液送细胞学检查，穿刺液为淡黄色澄清液体、巧克力糊状物或为皮脂样半凝状物，一般为良性；若抽取物为血性液体，应警惕恶性肿瘤之可能。

5. 对卵巢肿瘤性质不能确诊者，可做活检，冷冻切片。

6. 确认为良性病变做腹腔镜手术。

7. 盆腹腔广泛粘连致密，内生殖器不能暴露，盆腔解剖不清者，应改为开腹手术。

三、附件包块的各种腹腔镜手术

（一）炎性包块

慢性盆腔炎所致输卵管积水是女性不孕的常见原因。镜下可见输卵管呈腊肠样增粗，管壁薄，与周围组织粘连，伞端闭锁。有时见到一侧或双侧输卵管与卵巢粘连成团块，解剖关系不清，需经粘连分离松解后方见输卵管及卵巢。除了上述表现外，尚有子宫直肠陷凹索状或膜状粘连。另外，盆腔结核侵犯输卵管和卵巢时也可形成包块（渗出型），可见盆腔腹膜粟粒状结节，分离粘连后或包块穿刺有淡黄色液体，同时作活检以除外卵巢恶性肿瘤。伴不育的盆腔慢性炎性包块，首选腹腔镜手术治疗，术中用生理盐水彻底冲洗腹腔，为了减少术后再次粘连，可以使用预防粘连制剂。术后应用抗生素或结合中药治疗。常用手术方式：输卵管周围粘连松解术、输卵管造口伞部成形术、输卵管切除除术。

急性盆腔炎并发盆腔脓肿以往是腹部手术的禁忌证，近年来，许多医师采取腹腔镜手术处理并取得一些成功的经验。腹腔镜是诊断急、慢性盆腔炎最直观、最精确的方法，在诊断的同时行脓肿切开引流或切除术，用大量生理盐水灌洗，腹腔放置甲硝唑液，破坏腹腔厌氧菌生长环境，从而有效控制感染，术后留置腹腔引流也有利于脓液引流及炎症消退。此外，腹腔镜手术还具有缩短病程、减少术后抗生素使用等优点。根据镜下情况，行脓肿切开引流，吸净脓液；盆腔粘连松解术，钝性或锐性分离盆腔、肠管、输卵管、卵巢及子宫周围粘连，恢复盆腔正常解剖；无生育要求者行输卵管切除术；未生育者行脓肿切开引流术；并用生理盐水冲洗盆腔至澄清；术后腹腔放置甲硝唑溶液 100mL，留置腹腔引流。术后患者恢复良好，获得满意的治疗效果。手术中盆腔脓肿患者在药物保守治疗数周疗效欠佳后才行手术，术中见盆腔粘连、包裹致密，增加了手术难度。故许多学者提倡应在急性腹痛发作的早期实施腹腔镜手术，因为此时各脏器表面的炎性渗出物尚未机化，粘连带疏松，凭借腹腔镜的放大作用，有利于清除盆腔粘连带及细小粘连带，恢复正常解剖结构，并有可能使未生育患者生育功能获得尽可能的保留。

（二）输卵管妊娠

腹腔镜对输卵管妊娠或卵巢妊娠的诊断已无可非议。近年来，国内外广泛应用腹腔镜技术治疗异位妊娠，取得比较满意的疗效。腹腔镜下治疗输卵管妊娠，分为根治性和保守性手术。前者已很少应用，除非内出血较多、病情危急、输卵管破口较大、无生育要求者可考虑做输卵管切除；或者陈旧性宫外孕，粘连致密，分离后解剖不清，有可能切除输卵管或卵巢。保守性手术包括输卵管线型纵行切开胚胎取出术，黏膜面出血用凝血酶或巴曲酶粉剂局部止血（一般不用电凝止血，以防损伤输卵管黏膜而影响其功能），切口不需缝合，术后可自行闭合，壶腹部或伞端妊娠者可在镜下行胚胎挤出术（最适于未破裂流产型）。另外，有甲氨蝶呤（MTX）输卵管妊娠部位注射术，MTX 剂量为 20mg 加入注射用水 5mL。对输卵管间质部妊娠的腹腔镜手术，国内有人采用输卵管间命部切开取胎缝合术、子宫角局部切除术和套圈结扎输卵管切除术治疗 5 例均获成功。

（三）输卵管绝育术后所致盆腔粘连

女性绝育术后慢性腹痛，应用腹腔镜检查是最理想的诊疗手段。对 349 例绝育术后慢性腹痛患者进行了临床研究，腹腔镜下发现与绝育术有关的各种病变发生率为 78.22%。以各种盆腔粘连、大网膜粘连综合征和盆腔静脉淤血症为最多。若是粘连引起的附件包块，极大多数可在腹腔镜下作粘连松解或部分网膜切除。同时从套管中向盆腹腔注入中分子右旋糖酐 250mL 和地塞米松 10 ～ 20mg，以防再度发生粘连。

（四）卵巢子宫内膜异位囊肿（巧克力囊肿）

典型的卵巢巧克力囊肿，镜下可见囊壁厚，呈蓝白色，与周围组织有粘连，表面可见蓝点或咖啡色斑块。如镜下见到囊肿表面光滑，活动无粘连，结合病史及盆腔检查不能除外卵巢巧克力囊肿者，可行囊肿穿刺，获棕色黏稠液即可确诊。腹腔镜对卵巢巧克力囊肿的处理，可作囊肿剥离或切除。也有应用半导体激光和热浴治疗。对腹腔镜与开腹手术治疗卵巢巧克力囊肿进行了比较，认为前者优于后者：①对身体损伤小、出血少、术后恢复快、盆腔粘连少；②由于气腹形成，腹腔镜下视野宽阔而清晰，手术操作时不易损伤邻近脏器；③对开腹不易发现的微小病灶，腹腔镜可以放大，并用电凝、内凝、微波、激光等进行烧灼；④对不孕者可行输卵管通液术；⑤可使诊断和治疗一次完成；⑥腹腔镜手术可反复施行，并不增加患者多少痛苦。

腹腔镜手术处理巧克力囊肿，由于囊肿与卵巢窝、子宫后壁、直肠等部位粘连，分离时多数发生囊肿破裂，而且盆腹腔创面较大。因此，对于年轻需要保留卵巢功能或生育力患者要注意对卵巢的保护，标本取出建议使用标本袋，术后要求彻底清洗盆腹腔残余物，并且放置腹腔引流管，必要时，使用腹腔防粘连制剂。

腹腔镜手术处理巧克力囊肿也有一定的局限性：①缺乏实物的触觉感，如术前不仔细了解囊肿的数目，易遗漏小的囊肿②盆腔严重粘连者，腹腔镜手术难度较大。

（五）卵巢黄素化囊肿

一般发生于葡萄胎或恶性滋养细胞肿瘤患者，囊肿大小不等，最大直径可达 20cm 以上。腹腔镜下可见一侧或双侧卵巢囊性增大，表面光滑无粘连，囊壁薄，呈多房性囊肿，穿刺可抽出淡黄色液体，内含 β-HCG 较外周血中 β-HCG 浓度高。尤其对葡萄胎合并卵巢黄素化囊肿者，在葡萄胎排出后 8 周 β-HCG 值未降至正常，临床又无证据诊断侵蚀性葡萄胎时，应用腹腔镜技术不仅可以作诊断，而且还可以在镜下作囊肿穿刺抽液及囊内注射 5-Fu，可使 β-HCG 值迅速下降，有利于除外侵蚀性葡萄胎的诊断。

（六）多囊卵巢

腹腔镜下见此类卵巢外形特征是：一侧或双侧（多见）卵巢均匀性增大，呈椭圆形，直径在 4～6cm 之间，包膜呈白色，增厚发亮，厚薄并不完全均匀；表面有很多毛细血管，有的呈网状；包膜下有多个滤泡或突起表面。做卵巢活检，病理检查见到原始及发育中的卵泡，而未见成熟卵泡，即可诊断多囊卵巢，并行卵泡穿刺电凝或用双极电刀作卵巢楔形切除，或卵巢打洞术。一般要求切除 1/3 卵巢皮质面积，深达卵巢髓质；卵巢表面打洞 8～12 个，深达髓质，可以使用单极 / 双极电针方法进行。术后临床症状的改善和性激素变化与开腹卵巢楔形切除效果相似。

（七）卵巢冠囊肿

此囊肿位于阔韧带内，直径为 4～5cm，囊壁薄，无蒂。腹腔镜下很易作出诊断。镜下作长 6cm 左右切口，钩剪切开腹膜后，用两把分离钳剥离囊壁，在其根部用电剪离断，囊肿完整剔除，腹膜缺损区可不必缝合，日后会自行闭合。

（八）卵巢成熟性畸胎瘤

腹腔镜可见卵巢囊性增大，直径一般在 5～10cm 之间，表面光滑，包膜呈灰白色，有蒂，活动度好。可以先行囊肿穿刺，用 5mm 吸引管进入囊肿，吸出囊内容物，并反复用温热盐水冲洗囊腔，尽量避免皮脂等囊内容污染盆腔。然后用爪钳夹住瘤体根部，再用微型剪或双极电刀切开卵巢皮质，分离囊壁与卵巢皮质界线，分离皮质与瘤体囊壁之间隙，只要分离层次恰当，很容易将畸胎瘤完整剔除，装入标本袋，经 10mm 穿刺孔取出囊壁及囊肿内容。卵巢创面用电凝或电灼止血，一般不需缝合。

两侧畸胎瘤比例较高，因此，手术应该常规探查对侧卵巢，可以用电剪剪开 1.5cm 左右，剖视并取活检排除。畸胎瘤手术应该常规做冷冻切片排除恶性病变。手术结束时使用标本袋取出标本，并用温热盐水对盆腹腔反复清洗，遗留囊内物容易导致术后化学性腹膜炎、盆腹腔粘连；术后建议放置腹腔引流管。

四、卵巢囊肿剥出手术方法和操作要点

1. 全身麻醉诱导成功后，患者采取膀胱截石位。

2. 常规腹腔镜操作基本步骤。尿管，放置举宫器。巨大囊肿者上移 Trocar 穿刺点。探查盆腹腔。

3. 抓钳钳夹、固定、暴露卵巢。

4. 选择卵巢包膜最薄部分，切一个小口，吸引器吸引囊内容并用盐水冲洗。

5. 扩大囊壁切口，钳夹卵巢包膜边缘，寻找囊壁与卵巢皮质界线，分离卵巢包膜和囊壁。分离层次准确，很容易将囊肿完全剥离，出血较少。囊肿较大者，可以适当修剪卵巢皮质，以便卵巢形态修复。

6. 游离囊肿放在直肠子宫陷凹，检查卵巢剥离面出血点，用双极电凝止血，电凝止血不宜采用大面积烧灼，避免卵巢损伤，影响卵巢功能。电凝过程中，卵巢皮质自然向内卷曲，卵巢切口一般不需要缝合。

7. 通过 10mm 套管鞘将标本袋置入腹腔内，囊肿放入袋中取出。腹腔和盆腔用生理盐水充分冲洗。必要时放置引流管。缝合腹壁切口。

五、附件切除手术方法和操作要点

对于不需要保留卵巢或合并输卵管病理改变者可以做附件切除术。

1. 常规腹腔镜操作基本步骤。尿管，放置举宫器。

2. 采用程氏三角入路，沿卵巢漏斗韧带，向前剪开腹膜。助手向中线方向牵引漏斗韧带，术者用吸引器适当解剖、暴露输尿管。

3. 游离、暴露漏斗韧带。近卵巢 1 ～ 2cm 处，双极电凝或 PK 刀闭合漏斗韧带血管。漏斗韧带静脉管壁较大，电凝带宽度要求大于 1cm，近卵巢侧剪断漏斗韧带，残端可以加用 1-0 合成线套扎 1 ～ 2 道。

4. 双极电凝或 PK 刀，电凝输卵管系膜，切断，至宫角。

5. 钳夹、电凝、剪断卵巢固有韧带、输卵管间质部。也可以采用 1-0 合成线套扎处理。

6. 标本可通过 10mm 套管鞘直接取出，建议使用标本袋。

7. 检查漏斗韧带、固有韧带、输卵管残端，确认无出血。

8. 盆腹腔清洗，结束手术。建议放置引流管。

六、腹腔镜卵巢囊肿剥出术对卵巢储备功能的影响

卵巢储备功能是指卵巢内具正常生长发育潜能的卵泡存量。卵巢储备功能与年龄、遗传因素、环境因素等因素有关；卵巢自身疾病（自身免疫、肿瘤、内异症、炎症）以及医源性因素（促排卵药物、盆腔放射、卵巢及子宫手术）等因素也可导致卵子加速消耗或破坏，引起卵巢储备功能下降。目前，腹腔镜由于更加频繁使用各种手术能源；因此，腹腔镜手术是否构成卵巢储备功能的影响以及影响的程度倍受关注。

（一）卵巢／附件手术对卵巢储备功能的影响

1. 卵巢楔形切除和卵巢打孔术：卵巢楔形切除和卵巢打孔术是手术治疗多囊卵巢综合征的主要方法。Lunde 等对 149 位接受卵巢楔形切除后 15 ～ 25 年患者随访，闭经年龄是 45 岁，而对照组为（未手术）46 岁，未发现卵巢储备功能明显影响。运用单极电凝或激光等技术，在卵巢上穿刺 5 ～ 20 个小孔，高温破坏卵巢深部基质，近期术后排卵率可以达到 70% ～ 90%。然而有研究发现，双侧卵巢打洞，会造成抑制素 B 降低，窦卵泡减少，导致卵巢储备功能下降；而单侧卵巢打洞未发现卵巢储备功能下降。

2. 卵巢囊肿剥除：卵巢巧克力囊肿本身可能破坏卵巢组织，影响卵巢储备功能。有学者对卵巢囊肿标本进行观察发现，卵巢巧克力囊肿者卵巢皮质约 80% 受损，畸胎瘤患者卵巢皮质 90% 以上却正常。不适当的囊肿剥离手术会进一步破坏正常卵巢组织，影响卵巢储备。巧克力囊肿病例由于囊肿与周边卵巢组织界限不清、有内异症不规则的侵润，观察巧克力囊肿切除的手术标本，发现半数以上（54%）标本含有正常卵巢组织，即正常卵巢组织在手术中被切除；而其他类型的卵巢囊肿标本中很少（6%）见到正常卵巢组织。此外，腹腔镜手术中大量使用手术能源，电热对卵巢组织或卵巢血管构成损伤，从而影响卵巢储备功能。有证据显示：卵巢囊肿剥离术患者术后接受辅助生殖，获取卵数明显减少，其中巧克力囊肿术后获取卵子数更少。有报道，腹腔镜巧克力囊肿剥出术后获取卵数的卵巢比正常卵巢减少 53%，其他类型囊肿剥出术后卵泡数量减少 42%。上述数据提示，卵巢囊肿剥出手术对卵泡数量构成一定的影响。

3. 输卵管手术：输卵管异位妊娠及输卵管积水常行输卵管切除。输卵管和卵巢之

间系膜内有丰富的动脉交通，输卵管切除手术破坏这些交通支，从而影响卵巢血供。有资料显示，剖腹输卵管切除术后卵泡数明显减少；但是，腹腔镜输卵管切除术确未发现对术后卵巢功能影响这可能是因为腹腔镜手术能够精确解剖，减少了卵巢动脉损伤。

（二）避免和减少腹腔镜手术对卵巢储备功能的影响

妇科手术对卵巢储备功能的影响主要通过两个途径：直接机械或电热损伤卵巢组织，和损伤卵巢血管。因此注意手术操作可以减少对卵巢功能的损伤。

1. 精确手术技术，精细解剖卵巢囊肿剥离层次，避免机械损伤卵巢组织及血管。

2. 卵巢剥离创面的出血，尽可能作出血点定位止血，避免大面积盲目电凝止血，必要时，采取缝合止血。单极电凝止血对卵巢组织损伤较大，双极电凝次之，温控新手术能源，如 PK 刀等对卵巢组织损伤相对较小。

3. 卵巢巧克力囊肿剥出手术对卵巢组织损伤尤其明显，术前使用促性腺激素释放激素相似物治疗，可以减少卵巢损伤程度。

···（阿依努尔·艾孜木）

现代妇产与儿科学

（下）

张跃辉等◎主编

吉林科学技术出版社

第十二章　子宫腺肌病的腹腔镜手术

子宫内膜侵入子宫肌层达一个高倍视野以上称为子宫腺肌病。以往认为它是一种内在性子宫内膜异位症，而现在多数认为它是一种独立的疾病。子宫腺肌病的发病率呈逐年上升越势，成为危害生育期妇女一种常见而难以治愈的疾病，目前认为其发生发展与体内激素水平、流产、分娩、宫内节育器放置、免疫学因素以及遗传学因素等关系密切。子宫腺肌病的发病机制尚未完全明了，普遍认为是子宫内膜"突破"基底层"侵入"子宫肌层生长并引起相应的临床症状，即子宫内膜侵入学说，其他包括血管、淋巴管播散、上皮化生等。典型的临床症状为继发性痛经，进行性加重、月经量异常（经过多、月经周期紊乱）、排尿及排便障碍（多见经期大便次数增加），影响生育功能，严重影响育龄女性生活质量。近年来，可能受到婚育模式改变的影响，腺肌病的发生率有所升高，并呈现年轻化趋势。

一、病因和发病机制研究进展

（一）危险因素

早期有学者研究认为，妊娠对于子宫腺肌病具有保护作用，妊娠期间机体内孕激素分泌明显增加，异位子宫内膜在大量孕激素的持续作用下发生蜕膜样变，以致坏死萎缩。但是，多次妊娠和分娩过程中相关妊娠损伤和并发症，如不协调宫缩、难产、胎盘粘连、胎盘植入、人工剥离胎盘以及剖宫产、子宫切口处理不当以及子宫肌层机械创伤等，致使内膜基底细胞增生并侵入子宫肌层，反而导致此病发生。多数资料显示，人工流产是子宫腺肌病独立危险因素，宫内节育器放置与子宫腺肌病的发生也有不可忽视的作用。

（二）性激素

1. 雌激素：与子宫肌瘤、子宫内膜癌和乳腺癌一样，子宫腺肌病也被认为是一种雌激素依赖疾病。体内高水平雌激素尤其是子宫内膜局部高雌激素水平对子宫腺肌病的发生、发展有诱导促进作用。切除卵巢、绝经和应用抑制卵巢功能的促性腺激素释放激素类似物及抑制雌激素合成的芳香化酶抑制剂等，能够有效阻止子宫腺肌病的发展。与正常子宫内膜相比，位于肌层内的内膜类似基底层子宫内膜，对孕激素缺乏反应，常处于增殖期。

2. 孕激素：一般认为，妊娠期间体内孕激素水平增高，可使异位的子宫内膜发生蜕膜样变从而萎缩坏死，对子宫腺肌病来说是保护性因素，进一步推断妊娠本身对肌腺症具保护作用，而且异位的子宫内膜多为基底层内膜孕激素受体含量极少，对孕激素敏感性不佳，故认为孕激素对子宫腺肌病的促成作用不大。动物试验证实，孕激素通过刺激芳香化酶的产生，导致子宫腺肌病病灶中雌激素的合成进一步增加，以此协同雌激素共同诱发子宫腺肌病发病，单纯孕激素也可单独诱发子宫腺肌病的发生。

作为雌激素依赖型疾病，众多学者试图通过雌激素受体（ER）和孕激素受体（PR）

的研究来明确雌、孕激素和子宫腺肌病的关系。有研究表明，异位子宫内膜组织中α-ER 表达减少而 β-ER 表达相对增加，后来的基因水平的研究也证实了这一点。另有研究表明，异位的子宫内膜间质细胞中 PR，尤其是 PRp 明显减少，导致旁分泌缺乏，PR 的减少似乎是应用孕激素治疗的子宫腺肌病患者形成孕激素抵抗的促成因素。上述资料提示，雌、孕激素在子宫腺肌病的发生发展过程中起到协同作用，两者关系十分密切相关。

3. 催乳素：动物实验已经证实高催乳素水平可引起子宫腺肌病，且注射催乳素形成小白鼠子宫腺肌病的模型已经建立。有研究认为，高血清催乳水平具有拮抗缩宫素作用，抑制宫缩，或其本身有抑制子宫肌细胞作用；长期持续刺激会造成子宫肌细胞变性易使内膜侵入；较高的催乳素水平还可能使子宫基层催乳素受体增多，从而增强催乳素的生物学效应，可加快雌激素与病灶的结合，最后病灶内雌激素与催乳素相互作用 & 使子宫腺肌病的发生。

4. 绒毛膜促性腺激素（HCG）和黄体生成素（LH）：利用原位杂交技术和组化技术研究子宫肌腺症异位内膜腺体中 HCG 或 LH 受体基因 mRNA 和受体蛋白表达，发现两者明显高于正常原位子宫内膜，提示子宫内膜侵入子宫肌层形成肌腺症可能与子宫内膜腺体中 HCG/LH 受体有着不容忽视的关系。有关绒毛膜促性腺激素、黄体生成素与肌腺症方面的研究尚缺乏，确切的机制有待进一步探讨。

（三）免疫学因素

子宫肌腺症的发生与机体免疫反应异常有着密切的关系，伴有局部及全身细胞免疫和体液免疫功能异常，主要表现为免疫球蛋白、补体和外周血自身抗体水平明显升高、细胞表面抗原的表达增强及巨噬细胞数量增多等。但是免疫学改变与官腺肌病发生发展的确切关系尚无定论。

1. 体液免疫：子宫腺肌病患者外周血中抗组蛋白抗体、磷脂类抗体水平以及补体 C_3、C_4 水平均较正常育龄妇女高，机体免疫 - 内分泌系统是维持子宫内膜生理功能正常最重要的调节因素，目前的发现可以肯定人体免疫 - 内分泌系统参与了子宫腺肌病的发生发展，是否作为独立致病因素仍无法确定。

2. 细胞免疫：生殖道局部细胞免疫异常与子宫腺肌病发生发展密切相关。①自然杀伤（NK）细胞：细胞表面存在杀伤细胞激活受体和抑制受体。研究发现，子宫腺肌腺症患者杀伤细胞抑制受体表达增加，使 NK 细胞杀伤能力减弱，且减弱的程度与子宫腺肌病的疾病严重程度相关。②子宫腺肌病肌层中巨噬细胞数量明显增加，通过激活辅助性 T 细胞和 B 细胞，发挥抗原提呈作用，促进子宫内膜侵入肌层。③T 细胞被激活后分泌大量细胞因子加速该病的发生发展，子宫腺肌病患者体内 Thl、Th2 细胞比例失衡及 Th2 细胞相关因子分泌与子宫腺肌病的发生发展有密切关联。

（四）细胞凋亡、增殖、浸润以及血管生成

1. 细胞凋亡：子宫腺肌病的异位内膜中多种因素抑制细胞凋亡，促进异位内膜增殖人侵。BCL-2 表达抑制程序性细胞死亡，阻碍或延迟正常细胞的分化，从而延长细胞的寿命。BAX 与 BCL-2 之间存在较强的负相关，两者共同打破了细胞凋亡的平衡，使细胞凋亡减少，持续增生，使子宫腺肌病异位内膜长期增生。FAS 蛋白为肿瘤坏死因子受体家族，与其天然配体 FASL 结合可造成 FAS 途径的细胞凋亡。研究表明，子宫腺肌病内膜组织中 FAS/FASL 比例失衡，FAS 表达下调而 FASL 表达上调，对异位内膜组织逃避免疫监视有一定关系。

2. 细胞增殖：Ki-67 等细胞增殖相关蛋白 / 因子在子宫腺肌病异位内膜中表达呈持续性而非随月经周期改变，这种异常表达，提示异位内膜组织增殖。TGF-α、TGF-β 等细胞增生相关细胞因子在异位内膜中的表达显着高于在位正常内膜中，可能与发病等有关。

3. 细胞侵润：基质金属蛋白酶（MMP）是一组参与细胞外基质降解的酶。子宫腺肌病异位内膜 MMP 表达显着高于在位内膜，降解异位内膜周围子宫肌层包括基底膜在内的细胞外基质成分，破坏了阻止子宫内膜侵入的天然屏障，促进子宫内膜侵入子宫肌层。

4. 血管生成：血管生成是子宫内膜侵入肌层生长的必要条件，异位内膜 VEGF 表达显着升高。动物试验已证明发病早期子宫内膜间质细胞沿血管分支侵入肌层。标记血管形态图像分析子宫腺肌病患者异位内膜平均血管密度、面积明显高于在位内膜。

（五）遗传因素

遗传因素在子宫腺肌病发病中有重要作用，多种遗传学缺陷已被报道，如 CPY19 基因 240G/G 多态性，染色体 7pl5.2、q21.2、q31.2 等多个区域存在缺失，更多的异常基因方面信息有待深入研究，可以为日后子宫腺肌病的发病机制研究及基因治疗提供强有力的理论支持。子宫腺肌病病因和发病机制极为复杂寻找易感缺陷基因是近期研究的热点。

（六）子宫内膜 / 肌层界面

子宫内膜 / 肌层界面（endometrial-myometrialinterface，EMI）是近年提出的新概念。EMI 定义为子宫内特殊解剖学区域，即基底层子宫内膜及内 1/3 子宫肌层组成，胚胎来源于苗勒管组织。MRI 显像提示在内膜层（高信号）和肌层（中等强度信号）之间存在低信号带状区域，即 EMI，而且可以见到该区域特征性的蠕动收缩活动。通过连续式核磁共振影像分析可见子宫腺肌病存在 EMI 区收缩活动异常现象，表现为收缩强度、方向及频率紊乱。此外，还可以见到子宫内膜基底层连续性中断影像，可能是子宫内膜侵入基底层的结果。

生理学研究表明，EMI 肌层有雌孕激素受体表达，受卵巢激素调节而发生周期性变化，主要生理功能是调控非孕期子宫收缩。外周肌层不受卵巢激素周期变化调节，与孕期和分娩期子宫的收缩有关。非妊娠期子宫收缩活动具有重要的生理作用，与月经排出及胚胎着床等生理功能密切相关。月经期子宫收缩，收缩波方向自宫底向宫颈，排出经血及内膜碎片，闭合血管。收缩异常或消失，则不能排出月经、关闭血管。子宫收缩无序可致痛经，排卵期收缩异常可致不孕，蠕动波消失，或收缩节律异常可致胚胎种植失败。

二、病理特征与临床特点

临床上，子宫腺肌病见有两种生长方式：由子宫腔内向浆膜面生长。发病可能与子宫内膜基底层受损有关；另一种是由子宫浆膜面向内浸润性，可能由盆腔内异症子宫浆膜面种植引起。组织病理学表现为两种形式：弥漫型和局限型。弥漫型较为常见。子宫多呈均匀性增大；局限型又称为子宫腺肌瘤，异位子宫内膜在肌层局部区域集中生长并形成肿块，但是与周围的肌层无明显分界。腺肌病依赖性激素生长，少数恶变。

引发痛经机制十分复杂，主要与以下因素相关：受月经周期影响子宫肌层内出血、局部环境炎性改变，前列腺素、白介素 -1、白介素 -6、TNF-a 等炎性细胞介质升高，刺激子宫引起痉挛收缩。此外，腺肌病患者多数存在盆腔器官粘连，可引起的牵涉性疼痛。手术治疗是目前临床治疗子宫腺肌病主要方式。本病 20%～ 50% 合并盆腹腔子宫内膜异位症，约 30% 合并子宫肌瘤，合并盆腔枯连也很常见。子宫腺肌病已成为临床上导致不孕、痛经的重要原因。

痛经和月经过多是子宫腺肌病的主要临床症状，少数患者不孕。查体子宫增大，多为均匀性，较硬。一般不超过 12 周大小，否则可能合并子宫肌瘤；子宫腺肌瘤表现为非对称性增大。根据症状和体征可做出初步诊断，依靠辅助检查可进一步明确诊断，诊断的"金标准"仍然是病理学诊断。超声检查是协助诊断子宫腺肌病最常用的方法，超声扫描显示子宫增大，肌层增厚，后壁更明显，内膜线前移。病变部位为等回声或回声增强，其间可见点状低回声，病灶与周围无明显界限。子宫肌层内的小囊样回声是最特异的诊断指标，彩色多普勒超声观察子宫肌壁间的异位病灶内呈星点状彩色血流流信号，可探及低流速血流，病灶周围极少探及规则血流。MRI 诊断子宫腺肌病的特异性优于阴道超声。MRI 可以显示子宫内存在界线不清、信号强度低的病灶，加强影像可有信号强度高的病灶，内膜与肌层结合区变宽，大于 12mm。宫腔镜检查子宫增大，有时可见异常腺体开口。腹腔镜检查见子宫均匀增大，前后径更明显，子宫较硬，外观灰白或暗紫色，有时浆膜面突出紫蓝色结节。腺肌病患者血清 CA125 水平明显升高，阳性率达 80%（子宫肌瘤 CA125 阳性率为 20%），CA125 水平和子宫大小呈正相关。病理诊断是子宫腺肌病的金标准。

三、治疗

（一）期待治疗

对无症状、无生育要求者可定期观察。

（二）药物治疗

药物治疗子宫腺肌病疗效只是暂时性的，适合于年轻有生育要求、近绝经期者或不接受手术治疗的患者。常用药物有达那唑、孕三烯酮、GnRH-a 等。GnRH-a 假绝经治疗期间可以使子宫缩小，患者闭经、痛经消失；但是停药后痛经症状常常很快复发。也有采用放置左炔诺孕酮宫内节育器（曼月乐）治疗子宫腺肌病，部分患者痛经及月经过多等症状得以缓解。

子宫腺肌病合并不孕患者临床处理比较棘手，尚缺乏明确而有效的处理方案。单纯性弥散性子宫腺肌病可以使用 GnRH-a 治疗 3 ～ 6 个月，停药后有一定妊娠率；局限性子宫腺肌病也可考虑手术挖除部分病灶，术后也有一定的妊娠率。药物和（/ 或）手术治疗无效者或年龄较大患者，应及时使用助孕技术。

（三）手术治疗

1. 治疗原则：手术治疗是主要的治疗方法，其中子宫切除是根治性手术。对年轻需要保留生育功能者，可以进行病灶切除或者子宫楔形切除，也可辅助行子宫神经去除术、骶前神经切除术或者子宫动脉阻断术。无生育要求伴月经量增多者，可进行子宫内膜去除术。

2. 手术指征：腺肌病患者出现以下情况要考虑手术治疗：①痛经、贫血等症状严重，药物治疗不能缓解；②子宫体积＞10孕周，或已经出现盆腔压迫症状；③合并盆腔其他部位子宫内膜异位症；④明确腺肌病是导致生育问题。

3. 手术种类：手术可以通过剖腹或腹腔镜进行。手术治疗方式主要有2种：①保留生育功能手术：病灶局部切除，缓解症状，适合年轻要求保留生育力或要求保留子宫患者。子宫动脉阻断、子宫骶骨神经离断术、舐前神经切断术也常常用于保留生育力手术；保留生育力手术常常需要多种手术联合。②根治/半根治性手术：切除子宫和（或）双侧附件，适合病症严重已生育患者。

4. 放射介入治疗文献报道，采用发射介入方法栓塞子宫动脉治疗腺肌病有效。主要适合于年轻需要保留子宫患者。

5. 辅助生育治疗对不孕患者可先用 GnRH-a 治疗 3～6 个月，再行助孕治疗，对病变局限或子宫腺肌病者，可先行手术 +GnRH-a 治疗，再行助孕治疗。

四、腹腔镜手术分类

腹腔镜手术已经成为子宫腺肌病的常用手术。

（一）保留生育力手术

子宫腺肌病保留生育功能手术需求不断增加，这是与发病年龄年轻化、医师和患者对子宫的生理作用有了更深人的认识、微创手术技术进步等因素有关。保守治疗的主要目的是去除病灶、缓解症状、增加妊娠率。主要有子宫腺肌病病灶挖除术、病灶消融术（射频、超声聚焦）、腹腔镜下子宫动脉阻断术、放射介入子宫动脉栓塞术。保守手术的远期效果有待于循证医学研究证实。

1. 腹腔镜子宫腺肌病/瘤部分切除术操作步骤和要点　子宫腺肌病病灶挖除术：适用于年轻、要求保留生育功能的患者。子宫腺肌瘤能够挖除大部分病灶，改善症状、增加妊娠机会。弥漫型子宫腺肌病做病灶大部切除术后妊娠率也较低。术前可使用 GnRH-a 治疗 3 个月，缩小病灶利于手术。手术部位注射稀释的垂体后叶素减少手术出血。联合子宫神经切除术和（或）子宫动脉阻断术可以增加疗效。

（1）常规腹腔镜操作基本程序：膀胱截石头低脚高体位、Trocar 穿刺、放置举宫器。

（2）腹腔镜下探查：使用举宫器有助于子宫充分暴露，详细了解盆腹腔器官情况，重点观察子宫以及与周边组织器官的关系；腺肌病患者往往合并卵巢巧克力囊肿、盆腔腹膜病灶、后壁粘连致子宫直肠凹封闭、前壁粘连致子宫膀胱凹封闭，粘连往往是致密瘢痕。根据探查制定具体操作步骤和手术方式。

（3）切开设计：使用单极电凝或 PK 刀，选择子宫腺肌瘤最突出部位，沿病灶边缘逐层切开子宫肌层，注意切口设计，要考虑到子宫缝合修复操作。切开过程中，明显的、较大的血管出血，应该电凝止血。为了减少手术出血，可以预先在病灶外缘注射催产素或血管加压素，药物作用后可见子宫收缩，颜色苍白。

（4）切除腺肌瘤：助手用有齿深抓钳，抓住腺肌瘤组织，看清腺肌瘤与周围正常组织界限，用电刀或 PK 电针切除腺肌瘤，尽可能多切除病灶组织，在切除腺肌瘤过程中，往往贯通宫腔，故腺肌瘤基底部切除时要看清边界，尽量不要贯通宫腔。患者如果有生育要求则病灶切除范围不可过大，以免影响子宫瘢痕愈合及愈合质量。

（5）创面处理：切除后子宫创面要检查，对于病灶明显的部位可以再行切除。创面使用 PK 刀或电凝烧灼。

（6）修复子宫：用 0 号合成线连续或间断缝合伤口，如果瘤窝较深或通宫腔，需要双层缝合创面，依次缝合子宫内膜和浆肌层，缝合时尽量不可留有死腔，否则会导致积血、感染，影响创面愈合。

（7）标本取出：大块组织可以使用粉碎器将其粉碎成条状取出。

（8）清洗盆腹腔后，放置盆腔引流管。

2. 腹腔镜子宫动脉阻断术操作步骤和要点　子宫动脉阻断：近年来，有不少作者报道用放射介入治疗技术，栓塞子宫动脉，或采用腹腔镜下子宫动脉阻断术治疗子宫腺肌病。初步观察显示，近期效果明显，月经量减少约 50%，痛经缓解率达 90% 以上，子宫及病灶体积缩小显着，彩色超声提示子宫肌层及病灶内血流信号明显减少。但该技术治疗还有一些并发症尚未解决，远期疗效尚待观察，对日后生育功能的影响还不清楚，待于进一步积累经验。

常规腹腔镜基本操作程序：

（1）手术解剖途径设计：选择程氏三角，即圆韧带、卵巢固有韧带一漏斗韧带及髂外血管组成的三角区，内切开侧腹膜，游离暴露输尿管。

（2）解剖分离子宫动脉：辨认髂内动脉，沿髂内动脉前干细心分离，遇到髂内动脉前干解剖困难者，可以在腹壁下牵引脐动脉作为指示，子宫动脉多数起于髂内动脉第一支，向前向内走行，达宫颈旁，子宫动脉距离子宫颈内口水平 2cm 处，横行跨过输尿管而达子宫侧缘，此处可以见到其下方穿过的输尿管，即"水在桥下过"结构，然后分成宫体支和宫颈支。镜下子宫动脉直径约 3mm，迂曲，有明显搏动。

（3）子宫动脉阻断：一般采用用 PK 刀或双极电凝闭合子宫动脉，也可以采用钛夹夹闭。双侧子宫动脉阻断后子宫发生短暂休克，质地变软，颜色淤紫。

3. 保守手术评价　保留生育力手术疗效也备受争议。一般认为：①单纯行子宫腺肌病部分切除术是一种姑息手术，对于缓解症状疗效有效，临床多数用于症状严重、病灶明显，年轻未生育者；术后疗效与切除病灶体积有关，病灶切除范围越广泛，手术后缓解疼痛与减少复发的效果越好，但是子宫壁缺损越大对今后妊娠及其妊娠结局不利。②腺肌病的病理特征决定了手术切除病灶仅仅部分病灶，手术也不能去除子宫腺肌病发生的致病因素，对于残留病灶，多数学者认为，术后需要配合 GnRH-a 等药物治疗。③随着微创技术的进步，诸如子宫动脉阻断及子宫神经阻断技术被用于腺肌病保留生育力手术，短期观察认为，这些技术可以提高症状缓解率，降低术后复发率，对于已有生育的年轻女性来说，是一种值得尝试的手术方式；在局部病灶切除前实施子宫动脉阻断，可以有效减少手术中创面出血。上海市杨浦区中心医院研究显示，子宫动脉阻断可以提高手术质量、减少手术出血，提高术后月经过多、痛经等症状缓解率，而且可以减少术后复发率，治疗机制见子宫肌瘤章节。对于未生育的女性来说，这些技术目前还缺乏必要的循证医学依据支持。腺肌病患者保留生育力手术是目前需要研究的课题。

4. 腹腔镜保守性手术治疗　子宫腺肌病疗效综合评价上海市中心医院妇产科 2003 年—2009 年期间：对 182 例子宫腺肌病患者施行腹腔镜下子宫腺肌病病灶部分切除联合子宫动脉阻断及子宫骶神经阻断手术治疗，对其中 179 例患者做 3 年随访，对患者临床主要症状缓解情况及术后生活质量进行了全面评价（表 12-1、表 12-2）。采用月经失血图视觉模拟评分表（VAS）、阴道超声测量子宫体积、WHOQOL-BREF 量表分别对患者术后月经状况，子宫体积大小及生活质量变化进行术后 3 个月，术后 12 个月及术后 36 个月的随访研究。本组患者无严重手术并发症及术后并发症，3 例术后症状复发，并要求做子宫切除术（1.6%）。平均手术时间（135.8±25.6）min。平均术中出血量（86.1±36.3）mL，术后平均最高体温（37.8±0.3）℃，术后排气时间及住院时间分别为（1.9±0.5）d 和（7.7±2.5）d。采用月经失血图一视觉模拟评分表（VAS）法计算月经量，结果患者月经量评分由术前的（86.1±36.3）mL 下降至术后 3 月的（55.3±20.4）mL，术后 12 月的（56.3±18.7）mL 和术后 3 年的（57.6±15.6）mL，和术前比较均有显着差异（均 P ＜ 0.01），提示术后月经量显着减少。阴道超声法计算子宫体积，发现患者术后子宫体积呈进行性缩小，由术前的（218.5±31.7）cm³ 缩小至术后 3 月（151.8±33.6）cm³，术后 12 月（95.1±13.2）cm³ 和术后 36 月（91.2±18.6）³，和术前比较均有显着差异（均 P ＜ 0.001）。痛经评分情况术前的（7.7±1.8）mL 下降至术后 3 月的（3.5±1.5）mL，术后 12 月的（4.5±1.6）mL 和术后三年的（4.3±1.5）mL，和术前比较均有显着差异（均 P ＜ 0.001），提示术后痛经症状明显缓解。术后生活质量随访，术后 36 月的生理、心理和社会方面环境及总体评分均优于术前，有显着差异（分别为 10.6，9.7，9.9，6.2 和 8.9；均 P ＜ 0.01）。本组研究结果显示，腹腔镜下子宫腺肌病病灶部分切除联合子宫动脉阻断及子宫骶神经阻断治疗子宫腺肌病具有较好的疗效，能够有效减少月经量、缓解痛经症状，同时明显提高术后患者术后质量；该方法可以作为年轻、临床症状严重、腺肌病病灶明显、希望保留子宫患者治疗选择。

表 12-1　手术前后患者各项临床观察指标随访结果

临床观察指标		术前	术后 3 月	术后 12 月	术后 36 月
月经量评分	95%CI	80.2 ～ 92.0	50.2 ～ 62.1	51.4 ～ 63.7	53.4 ～ 64.3
	平均分	86.1±36.3	55.3±20.4	56.3±18.7	57.6±15.6
痛经评分	95%CI	7.4 ～ 8.0	3.2 ～ 3.7	4.2 ～ 4.7	4.0 ～ 4.5
	平均分	7.7±1.8	3.5+1.5	4.4±1.6	4.2±1.5
子宫体积（cm³）	95%CI	213.3 ～ 223.7	146.3 ～ 157.3	92.9 ～ 98.9	88.2 ～ 94.3
	平均分	218.5±31.8	151.8±33.6	95.1±13.2	91.2±18.6

表 12-2　术后生活质量评分随访（WHOQOL-BREF 量表法）

	术前（T0）	术后 12 个月（T2）	术后 36 个月（T3）	T2toT0（t）	T3toT0（t）	T3toT2（t）
生理因素	13.7±0.6	14.6±1.2	14.9±1.3	9.7°	10.6°	1.9°
心理因素	12.9±1.2	13.9±1.2	14.1±1.2	8.7°	9.7°	1.1。
社会因素	10.9±2.1	13.1±3.6	13.8±3.3	7.2°	9.9°	2.9q
环境因素	13.3±2.2	13.5±2.2	13.9±2.1	1.9°	6.2°	2.7°
总体感受	12.6±1.8	13.8±3.1	14.7±2.7	4.6°	8.9°	2.7°

（二）根治性或半根治性手术

1. **手术指征**　适用于药物治疗无效，症状严重，病灶明显，年龄较大无再生育要求或放弃生育要求者，可行半根治性或根治性手术，即切除子宫和（或）一侧或双侧卵巢。

2. **手术方式**　子宫切除术是子宫肌腺病的主要治疗方法，也是循证医学证实唯一有效的方法。有研究表明，腺肌病主要见于子宫体部，罕见于宫颈部位。因此，子宫次全切除术有时也用于临床。目前，临床常用的手术方式是腹腔镜下全子宫切除（TLH），或阴道辅助腹腔镜下全子宫切除（LAVH），也有部分患者选择腹腔镜下次全子宫切除（LCH）或筋膜内子宫切除术（CISH）。对于45岁以下，宫颈无明显病变（宫颈细胞学检查无异常），子宫峡部后壁及直肠膀胱无明显病灶累及患者，可以选择子宫次全切除并保留一侧或双侧附件。对于年龄近绝经期，病灶广泛，症状明显患者应该作全子宫切除。各种手术方式见子宫肌瘤章节。

3. 腹腔镜根治性或半根治性手术操作要点

（1）解剖复位：多数合并盆腔腹膜内异症，病灶往往累及卵巢、输卵管、直肠、乙状结肠、膀胱、甚至输尿管，并引起盆腹腔不同程度的粘连，导致盆腹腔器官移位。因此，腺肌病手术开始第一步往往是松解粘连，盆腹腔器官解剖复位。

（2）钝或锐结合分离粘连：腺肌病患者盆腹腔粘连的性质多数是致密疤痕样改变，分离需要钝或锐结合，最好使用新一代手术能源，如PK刀、结扎速、超声刀等；最常见也是手术过程中最困难的是子宫直肠粘连，严重者直肠子宫陷凹完全致密粘连、封闭，其次是卵巢与子宫后壁致密粘连（卵巢窝部位）。盆腹腔广泛、致密紧密粘连给手术带来很大困难。在分离粘连过程中，常常发生血管损伤或创面大面积渗血，直肠、结肠、膀胱等周边脏器损伤，卵巢窝分离及出血止血操作容易发生输尿管损伤。

（3）慎重处理宫颈旁结构：严重腺肌病或子宫峡部病灶明显、宫颈肥大患者，手术处理宫颈旁组织、子宫主韧带、子宫尤其困难。此处除了有子宫动静脉、输尿管解剖结构，还有丰富的、相互联网的阴道、膀胱、直肠、子宫静脉丛，手术操作稍有不慎，即可发生出血，而出血止血由极易导致输尿管损伤。我们的经验是，腺肌病手术操作前要充分预判宫颈旁结构，考虑手术处理有困难者，可以先从盆壁侧腹膜入口，即程氏三角，解剖分离子宫动脉和输尿管，并阻断子宫动脉主干，然后进行子宫切除操作，分步处理宫颈旁组织，并随时观察输尿管位置，规避输尿管损伤。

（4）盆腔深部病灶或腹膜广泛病灶的处理：发现盆腔深部病灶，应该仔细处理，病灶侵入肠管、膀胱、输尿管者，根据病情可以考虑行肠段切除、膀胱部分切除、输尿管移植等手术，尽量清楚病灶，缓解术后症状，避免术后复发。对于腹膜广泛病灶种植者，可以行盆腔腹膜切除术。

（5）术前肠道清洁灌肠，预防使用抗生素：当手术发生肠管、膀胱损伤时可以争取一期修复。

（6）术后使用GnRH-a：理论上，手术很难做到彻底切除内异症病灶，因此，术后可以考虑使用3个或以上的GnRH-a治疗，预防和减少术后复发。

（三）其他辅助手术

1. 骶前神经切除术（Cotte法）　子宫内膜异位症常常伴有顽固性痛经，药物等保守治疗无效时可以考虑做神经外科手术，在骶骨岬水平切除骶前神经，可以阻滞大部分支配子宫的神经，达到缓解顽固性痛经的目的。多数情况下，骶前神经切除术仅仅作为其他手术的辅助方法。手术操作要点如下。

（1）熟悉盆腔内脏神经支配：内脏痛觉神经传导通路主要经过交感和部分副交感神经纤维丛。骨盆漏斗韧带中的肾脏神经丛和主动脉神经丛发出的交感神经主要支配卵巢和输卵管；子宫、直肠、膀胱的神经支配主要来自肠系膜神经丛，通过骶前和腰前区交感神经丛，相当于 L_5 和 S_1 之间的腹主动脉分叉尾侧，该区域神经丛统称腹下上丛或骶前神经；该神经丛继续向下呈网状分散成左右两束，即腹下下丛或腹下神经。宫颈后区密集分布神经纤维形成子宫阴道丛，神经来源于 S2-4 盆腔内脏神经，膀胱、直肠的神经支配与子宫有较多的同源。

（2）骶前神经解剖、切除：骶前神经切除术需要良好的盆腔解剖显露，经腹手术往往需要大切口；近年来该手术可以采用腹腔镜技术完成，手术创伤明显减小。手术垂直剪开骶骨岬处腹膜，7～10on，腹主动脉分叉尾部至 Douglas 陷凹，向外侧分离腹膜下疏松结缔组织，游离至输尿管，继续向外侧分离至髂内血管，剪开髂内血管鞘膜，游离髂内血管，剥除血管间结缔组织。因为乙状结肠系膜影响，剥离左侧后腹膜组织较右侧困难，助手尽量将直肠、乙状结肠拉向左侧，暴露直肠上动、静脉及其分支，在血管下面向输尿管方向剥离，完成剥离后，带有神经的骶前结缔组织位于头尾两端和邻近组织相连。切断和结扎接近主动脉分叉的头侧附着组织，注意保护骶中动、静脉。然后从低骨面剥离腹下下神经的两个尾侧带，至少切去 5cm 组织带，以保证手术效果。

（3）创面彻底止血、可以使用止血纱布等填塞，3-0 可吸收合成线缝线连续缝合后腹膜。

（4）手术评价：神经切除术很少单独进行，经常辅助其他手术进行，如子宫悬吊术、粘连松解术、腺肌病病灶切除术、盆腹腔子宫内膜异位病灶切除。文献报道，骶前神经切断术的疗效为 70%～90%。导致手术失败的原因可能与选择病例不当或神经丛切除不完全有关。手术出血是该手术的并发症，由于盆腔血管常常有异常情况，易发生手术出血，甚至严重出血。此外，切除神经丛之后，偶尔可能发生暂时性膀胱感觉障碍。

2. 子宫骶韧带或神经阻断术：骶前神经切断术有一定的手术难度，基于宫颈后区密集分布神经纤维（子宫阴道丛），并主要支配子宫、阴道感觉神经；近年来，有医师采用子宫低韧带或神经阻断术，辅助治疗顽固性痛经。手术操作步骤如下：

（1）常规腹腔镜基本操作程序。

（2）子宫骶韧带或神经解剖：助手用举宫器将子宫向腹前壁、对侧举起，充分暴露子宫直肠凹及盆侧壁，使子宫骶韧带有一定的张力。沿子宫骶韧带外侧切开腹膜，辨认输尿管走向，分离骶韧带外侧疏松组织后，找到骶神经，在连接子宫体处，用 PK 刀或双极电凝阻断子宫骶韧带或神经。

（3）手术评价：子宫骶韧带切断术早期被用于原发性痛经患者的手术治疗。子宫疼痛症状需要脏器交感感觉神经传导，支配子宫的感觉神经源于骶前神经丛，神经沿子宫骶韧带、主韧带和阔韧带向子宫延伸，支配子宫的神经在接近子宫旁组织的时候已经比较纤细，手术时无法将其分离，手术时需要连同骶韧带一并阻断。理论上，阻断骶韧带或神经仅仅是子宫的部分神经，因此该手术的疗效可能有限；但是，临床验证资料显示，经 2 年随访，该手术对痛经症状缓解率可以达到 90% 以上。

3. 圆韧带缩短术：折叠和缩短圆韧带可以纠正子宫位置异常，将后倾后屈的子宫纠正为前倾前屈位，因此也常用于腺肌病手术治疗中。据文献介绍，圆韧带缩短术的解剖学纠正效果较好，术后复发率仅 3%～8%，而术后症状缓解率较低，仅 50%～67% 左右患者术前症状得以缓解或减轻。因此，圆韧带缩短术多数作为附加手术应用，而不作为独立手术。圆韧带缩短的手术方法有多种介绍，有医师直接将圆韧带腹腔段做折叠式缝合，达到缩短圆韧带之目的，此法手术操作十分方便，但是纠正效果不是十分理想。下面介绍两种经典的圆韧带缩短手术。

（1）Simpson 法：此法也称圆韧带腹直肌腱鞘固定术。钝性剥离腹膜至腹股沟内环区。在髂前上嵴水平，离中线外侧 2～3cm 处做一个穿刺切口穿过腹直肌鞘，经腹膜外到达腹股沟内环，打开腹膜，钳夹住圆韧带；将圆韧带拉到腹直肌鞘外，用 1-0 不吸收合成线间断缝合 2～3 针，将圆韧带固定于腹直肌鞘膜上。达到维持子宫充分前屈位置。

（2）McCall 法：在子宫后壁中部浆膜做 1cm 垂直切口，达肌层。经子宫后壁切口锐性分离（剪刀）浆膜下，造成一条浆膜下隧道，邻近卵巢固有韧带下方，于无血管区自后而前贯穿阔韧带前后叶，距离圆韧带与子宫连接处 3cm 处，夹住圆韧带并将韧带向隧道内牵引，达到子宫后壁切口，用 1-0 不吸收合成线间断缝合，将圆韧带襻固定于子宫后壁。此法不显露浆膜创面；韧带与子宫后壁隧道切口接触面广，可以得到较好的支持牵引，维持子宫前屈位置（图 12-1）。

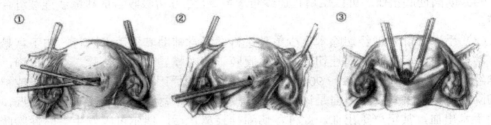

图 12-1　圆韧带缩短术（McCall 法）示意图
①子宫后壁中部浆膜做 1cm 垂直切口；②打通浆膜下隧道；③将韧带向隧道内牵引并固定于子宫后壁

（四）盆腹腔粘连松解术

子宫腺肌病患者往往伴有盆腹腔粘连，尤其是子宫直肠陷凹粘连，需要做粘连松解术。

1. 盆腔粘连分离：直肠子宫陷凹部分封闭时，直肠膨起与宫底韧带粘连并与子宫相连。部分封闭表示腹膜下有深层种植病灶，使直肠位置改变。当直肠子宫陷凹完全封闭时，常与周围器官粘连。使用举宫器便于伸展和分离粘连。手术尽可能恢复子宫的解剖。盆壁粘连往往涉及输尿管、血管，必须辨认解剖后才能分离。致密粘连带有血管时，先用器械将粘连带挑起，确认无邻近组织在内后电凝切断。对透亮无血管的粘连可用剪刀将其分离，如致密粘连应钝锐性结合分离，血管处应电凝后剪断。估计分离有困难可以选择程氏三角区入路，从盆侧壁解剖分离输尿管和血管避免和减少手术误损。

2. 子宫直肠陷凹腹膜切除术：子宫直肠凹陷腹膜切除手术适应于盆腔腹膜广泛子宫内膜异位症伴有疼痛（痛经），子宫严重后屈患者。1969 年，Jamain 等首先介绍道格拉斯陷凹腹膜切除术的方法。包括剥离切除陷凹腹膜、子宫峡部后壁腹膜和直肠前壁腹膜。切除腹膜后，再行两侧子宫骶骨韧带折叠缩短，以纠正和维持子宫位置。手术操作要点如下：从盆侧壁切开阔韧带后叶腹膜，向下至子宫后壁宫骶韧带附着处，向内至直肠前壁腹膜。剥离整个盆底区域腹膜。分离宫颈后壁腹膜易出血，可以采用电凝止血；剥离直肠前壁腹膜也容易出血，出血多表明操作已深入肌层，止血要谨慎，避免直肠损伤。陷凹腹膜彻底剥离后，可以用 1-0 合成线将两侧子宫底韧带作折叠式缝合缝合 2～3 针，缩短骶韧带有利于维持子宫前屈位置。缝合关闭腹膜，盆腔放置引流管（图 12-2）。

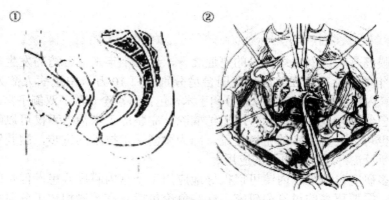

图 12-2　腹腔镜子宫直肠陷凹腹膜切除术示意图
①子宫直肠陷凹侧面观；②子宫直肠陷凹腹膜切除

（阿依努尔·艾孜木）

第十三章　子宫内膜癌的腹腔镜治疗

一、概述

子宫内膜癌是美国女性最常见的癌症之一，近几十年来在台湾的发生率也有增加的趋势；每年的发生率，在美国和我国台湾分别为每10万人中患病人数为23.7人和5.31人。子宫内膜癌标准治疗为开腹分期手术，包括子宫全切除、双侧子宫附件切除、双侧骨盆淋巴结和（或）主动脉旁淋巴结摘除。完整的手术治疗不仅可以降低病死率和复发率，也可以改善患者的生活质量。因为微创手术技术的进步，腹腔镜对于子宫内膜癌的诊断及治疗增加了更多的应用。

虽然许多研究已经显示内镜可以很好地应用于子宫内膜癌病患，但是临床上仍存在一些顾虑，需要更多的讨论和研究。这些争论包括：宫腔镜相较于分段式子宫刮搔手术（D&C）的诊断效果、使用宫腔镜是否具有使癌症细胞经由扩张子宫腔的液体逆行至腹腔散布的潜在危险性、以及腹腔镜是否适合用来施行标准分期手术。本篇综合评论性论文将对于以上这些议题做文献回顾，讨论腹腔镜对于子宫内膜癌的应用。

二、宫腔镜优于分段式子宫刮搔手术

对于子宫内膜癌可以直接检查病灶，妇科医师经常将超声波及分段式子宫刮搔手术作为诊断工具来侦测子宫内膜癌。然而，超声波并不是很可靠的工具，伪阴性并不少见。子宫刮搔手术对于子宫内膜检体的取得无法在肉眼下进行，最近也被提出，这样的取样方式对于诊断早期癌症或追踪持续进行的保守治疗患者，可信度不高。Clark等人的研究发现宫腔镜对于诊断出现异常出血症状的子宫内膜癌妇女有高准确率，因而可作为有用的诊断工具。Bender等最近的研究，对于应用于有子宫内膜增生或子宫内膜癌危险性的停经前后妇女，比较子宫刮搔手术和宫腔镜指引下切片两者之间的效力。他们发现经过宫腔镜指引直接对病灶切片，相较于子宫刮搔手术，有较高的敏感度。734个患者中，宫腔镜切片下的子宫内膜病理切片仅无法诊断出4个患者，但是子宫刮搔手术却有21个患者无法被诊断。发现，对于子宫内膜癌，宫腔镜检查后做刮搔手术并没有比宫腔镜下直接对怀疑病灶切片，有更高的诊断率。

三、宫腔镜对于癌症细胞逆行性散布的影响

在一个前瞻性随机试验中，Nagele等对30位接受宫腔镜和腹腔镜治疗不孕症的患者，比较使用生理盐水和CO_2作为子宫腔扩张剂的结果。他们发现，在腹腔冲洗液内发现子宫内膜细胞的机会，在接受宫腔镜前后的比例分别是6.7%和25%，其中23.3%的患者使用生理盐水，26.7%使用CO_2。这些数据显示，在宫腔镜施行时，子宫内膜癌细胞扩散至腹腔内的概率，与选用生理盐水或CO_2作为子宫腔扩张剂是没有差别的。有研究人员分析113个接受开腹分期手术且术前有接受子宫刮搔手术的患者，分成术前有接受或没接受诊断式子宫镜两组来做比较。相较于只做子宫刮搔手术的患者

（2.6%），同时接受子宫刮搔手术及诊断式子宫镜的患者，有显着的较高或怀疑有较高比例的腹腔冲洗液细胞学检查阳性率（12.2%[9/74]；P=0.046），而在子宫肌层侵犯程度、组织学形态或分级并没有显着差异。

然而 Kadar 等人发现，除非证据显示有其他子宫外的侵犯，否则阳性腹腔冲洗液细胞学检查对于子宫内膜癌病患并非不好的因素。他们研究 269 例临床分期为第一期及第二期的子宫内膜癌病患，34 例（12.6%）的髀腔冲洗液细胞学检查呈阳性。以 5 年存活率来看，尚局限于子宫内病灶的有 73%，而已经有子宫外侵犯的仅 13%（P ＜ 0.001）。Leveque 等研究 19 例接受术前子宫镜检查的第一期子宫内膜癌患者，7 例（36.8%）患者在接受子宫切除手术时的腹腔冲洗液细胞学检查为阳性，但之后并没有腹腔内复发。这些研究显示逆行性的癌症细胞并不会影响预后。

四、前瞻性使用宫腔镜诊断子宫内膜癌

门诊宫腔镜目前仍未被充分利用。回顾最近的文献，Isaacson 指出，相较于将近 100% 的泌尿科医师使用门诊膀胱镜评估膀胱内病灶，少于 20% 的妇科医师会使用门诊宫腔镜来评估子宫腔内病灶。结果，许多适用于此技术的妇女却转而接受更侵犯性且没必要的治疗，包括手术和全身麻醉。

因此，妇科医师应该多使用宫腔镜。怀疑子宫内膜增生且预计要施行子宫刮搔手术的患者，应该先做宫腔镜检查并直接做子宫内膜切片或切除术。目前对于强烈怀疑子宫内膜癌而安排子宫镜检查的适应证包括：①患者有异常子宫出血且内膜增厚；②患者需要准确的切片来区分非典型子宫内膜增生（atypical hyperplasia）和癌症；③追踪患有子宫内膜癌但接受可保留生育能力的保守性治疗的女性。其他在宫腔镜应用于诊断或治疗的前瞻性使用包括：①区分子宫内膜癌或子宫颈腺癌；②当子宫内颈刮搔切片发现有癌细胞，为确认病灶为子宫内膜癌延伸至子宫颈；③子宫内膜癌但接受保守性保留生育能力治疗期间的追踪。

五、子宫内膜癌腹腔镜分期手术的可能性

国际妇产科联盟癌症委员会（Cancer Committee of the International Federation of Gynecology and Obstetrics，CCIFGO）已经改变临床和手术病理分期的标准。辅助性治疗的施行是根据手术分期的结果来判断的。传统开腹分期手术比阴道手术适合，因为妇科医师可以直接进入腹腔取得腹腔冲洗液、移除子宫附件以及施行骨盆腔和主动脉旁淋巴结取样。

然而，因为微创手术的发展，腹腔镜辅助经阴道手术变的比传统开腹手术更有利。腹腔镜手术有一些限制。如难以施行于肥胖患者、后期患者、没办法直接触摸组织以及可能弄破囊肿或淋巴结鞘膜。但是，腹腔镜仍有许多优点，包括较少造成组织反应、可以完全移除血块和组织碎片和可以谨慎止血，以上这些优点都可以降低腹腔镜术后疼痛。潜在性的手术并发症，如发炎、出血、或术后沾黏，腹腔镜手术也可能可以降低发生的概率。

在一个前瞻性随机试验中，比较子宫内膜癌病患接受腹腔镜辅助阴道手术和传统开腹手术的治疗，在骨盆及主动脉旁淋巴结摘取、手术时间和术后并发证发生率，两组的结果是相似的。其他类似的前瞻性研究发现，大部分经由腹腔镜手术的患者有非

常好的手术预后、较短住院天数、较早的术后恢复以及改善生活质量，但会有较高的手术费用。他们结论腹腔镜手术对于子宫内膜癌的首次治疗是适合的。其他最近的研究结表明，腹腔镜手术相较于传统开腹治疗患者，可有较少并发症及缩短住院天数。

在腹腔镜子宫切除手术，对于癌细胞经由子宫操纵器扩散的可能是被注意的议题。一个前瞻性研究搜集两套腹腔冲洗液：一套取自 Pelosi 子宫操纵器放置前、一套取自放置后。他们发现在所有患者中，两组腹腔冲洗液之间的结果是没有差异的（100%；$P < 0.001$）；没有任何一个放置子宫操纵器前腹腔冲洗液为阴性的患者，在放置后被检测出阳性。但是，一篇最近的研究却发现 4 个经腹腔镜手术的患者复发于阴道残部（vaginal stump）。因此，作者建议腹腔镜术中应尽量减少阴道复发的概率。Wang 等人建议在施行腹腔镜手术的第一步，先使用 1-0 Vicryl 线来缝合子宫颈，以防止癌细胞污染阴道壁。他们也建议对子宫内膜癌患者施行腹腔镜手术时，应避免使用子宫操纵器，以降低阴道残部复发的机会。

六、对于患有子宫内膜癌的肥胖患者施行腹腔镜的可行性

在患有子宫内膜癌的肥胖患者身上施行腹腔镜的可行性及安全性是另一个受关心的议题。相关的议题，如手术费用、住院天数、患者要求术后止痛的频率、和术后恢复完全活动能力和工作的时间，也需要一起考虑。Ehabbakh 等人主导一个前瞻性的腹腔镜手术研究，此研究包含临床分期第一期子宫内膜癌且身体质量指数（body mass index）介于 28.0 ～ 60.0 之间的女性。而相似条件但接受开腹手术的患者为控制组。腹腔镜手术可以成功施行于 88.1% 的肥胖患者，改施行开腹手术的比率占 7.5%。对于施行淋巴结廓清术的比率、并发症发生率、整体花费、患者要求术后止痛的频率以及患者对治疗的满意度，在两组是相似的。然而，腹腔镜手术花费较长的手术时间（194.8VS137.7；$P < 0.001$）、更多的淋巴结被摘除（11.3VS5.3；$P < 0.001$）、较少的术后血红蛋白降低（3.9VS5.4；$P=0.029$）、使用较少止痛药（32.3VS124.1mg；$P < 0.001$），以及较短住院天数（2.5VS5.6 天；$P < 0.001$）。接受腹腔镜的患者也可较早恢复完全活动能力（23.2VS45.0 山 $P=0.073$）和可较早回到工作岗位（35.3VS67.0；$P=0.055$）的趋势。他们结论，腹腔镜对于大部分患有早期子宫内膜癌的肥胖患者是可行且安全的，并比开腹手术有较好的预后。腹腔镜手术也许在治疗子宫内膜癌扮演重要的角色。

七、内膜癌病患接受腹腔镜手术的存活率

许多研究发现，接受开腹手术与腹腔镜手术的病患，在复发率和存活率是相似的。这些研究指出腹腔镜手术有一些缺点，包括延长手术时间、增加出血量以及增加手术费用。然而，腹腔镜在未来治疗子宫内膜癌将扮演重要的角色。

相较于接受传统手术治疗的患者，Cho 等人发表在韩国用腹腔镜治疗早期子宫内膜癌的十年经验。他们发现两组之间在无疾病存活时间（progression-free survival）及整体存活时间（overall survival）皆没有显着差异，因此他们结论腹腔镜手术是在传统开腹手术之外，另一个可选择的有效术式，而且不会让早期子宫内膜癌的预后变差。另一个对于临床第一期子宫内膜癌妇女的回溯性研究发现，接受腹腔镜和开腹手术的病患有相似的 2 年及 5 年的无疾病复发率（recurrenc-free survival）（分别为 93% 和

92%VS90% 和 92%）、和相似的 2 年及 5 年的整体存活率（分别为 98% 和 96%VS92% 和 92%）。两组之间在复发位置上并没有显着差异。

Kalogiannidis 等在一个前瞻性世代研究中研究了 169 个患者，指出在腹腔镜辅助阴道手术的组别有 8.7% 的复发率，相较于开腹手术的 16% 复发率，并没有显着差异。而整体存活率及无疾病存活率，在腹腔镜辅助阴道手术组分别为 93% 和 91%，而开腹手术则为 86% 和 84%，两组之间并无显着差异。

一些研究用单变量及多变量分析做更进一步探讨复发的危险因子。一项研究发现手术期别、肿瘤级别（grade）和组织学对于存活率有显着的影响，然而另一项研究发现组织学的细胞形态是对无疾病存活率唯一的独立预后因子，并且和手术方式也没有相关。

八、结论

因技术的进步，增加了妇科医师利用微创手术治疗子宫内膜癌患者的可及性。子宫镜对于初诊断及早期侦测潜藏性的肿瘤及肿瘤复发是不可少的。虽然宫腔镜可能增加肿瘤细胞散布至腹腔的机会，逆行性的不明显的散布对于预后并没有造成影响。腹腔镜在治疗子宫内膜癌扮演重要的角色。它提供了许多优点，包括避免腹部的大切口、较短的住院天数以及可能较快的恢复时间。再者，转移癌也可借由腹腔镜侦测出。许多研究没办法提供证据来显示经腹腔镜或开腹手术对于复发率及整体存活率之间有显着的差异。腹腔镜手术可以应用在肥胖患者，在手术预后是优于开腹手术。因此，在传统治疗之外，腹腔镜手术提供子宫内膜癌病患另一个可行的选择。

（阿依努尔·艾孜木）

第十四章 宫腔镜诊断子宫异常出血

月经失调是常见的妇科疾病。异常子宫出血（abnormal uterine bleeding，AUB）可以是大量流血以及不规则月经出血，有许多患者同时伴有上述症状。AUB不仅发生率高，而且对生活质量影响较大，同时可能伴有生育力丧失。AUB在人群中的发生率估计约11%～13%，随着年龄的增加，在36～40岁年龄段可达到24%。因此，AUB是妇科患者就诊的常见症状，也是宫腔镜检查的主要适应证。

一、异常子宫出血的病因及宫腔镜下表现

根据2011年国际妇产科联盟（FIGO）的分类，其病因可归结为PALM及COEIN两种（图14-1）。

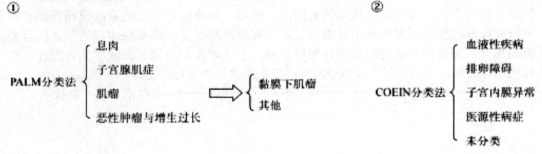

图 14-1　基本分类方法
① PALM 分类法：肉眼可见的结构异常；② COEIN 分类法：与结构无关

（一）子宫内膜息肉

子宫内膜息肉（AUB-P）包括子宫内膜息肉及宫颈息肉。上皮增生是由变异血管、腺体，纤维平滑肌及结缔组织组成。经常是无症状的。但多数认为至少与AUB的产生有一定关系。病变通常是良性的但一小部分为不典型或恶性病变。

基本分类方法中，息肉被分成存在或不存在，1个超声检查或超声检查合并宫腔镜检查图像就可诊断，有或无病理诊断均可。尽管分类中关于息肉的大小及数量无明显差异，但需排除息肉样子宫内膜，因为这是正常内膜的变异。

子宫内膜息肉是子宫内膜受雌激素持续作用发生局灶性增生的良性病变。在宫腔镜下能见到突出子宫内膜表面的赘生物，单发或多发，外观呈细长的圆锥形或卵圆形，质柔软，表面光滑，色粉红与周围内膜颜色一致，可见纤细的微血管。如发生出血坏死，颜色可呈暗红色。需要注意的是，有时宫腔镜下所见的息肉样病变并不等同于子宫内膜息肉。它的最终病理结果，也可能是子宫内膜增生和子宫内膜癌，而呈息肉样生长（图14-2）。

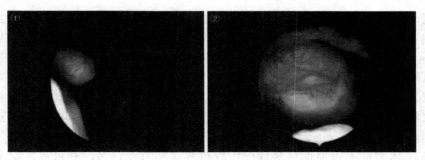

图 14-2　宫腔镜子宫内膜息肉表现
①显示多发性内膜息肉，息肉似指状突向宫腔；②显示单个息肉，表明布满血管

（二）子宫腺肌病

子宫腺肌病（AUB-A）与 AUB 产生的原因之间的关系不十分明确。子宫腺肌病的发病率估计数值为 5% ～ 70%，变化较大；有观察认为至少在部分病例中，其产生的原因可能是因为组织病理学所见与诊断标准不符。通常这些标准建立在组织病理学基础上，通过全子宫切除的标本上内膜组织侵犯内膜肌层的深度来评估。组织病理学诊断标准变化较大而且仅仅通过全子宫切除标本进行腺肌病的诊断，限制了其在分类系统中的使用。

存在超声检查及核磁共振成像检查（MRI），结果是子宫腺肌病仍被包括在分类系统中。超声影像显示子宫腺肌病部分是由于肌层中出现异源性子宫内膜组织，部分与子宫内膜细胞肥大有关。由于系统建立影像学基础上，有人提出，系统需包括了超声诊断的最低标准，区别弥散性病灶与局限性病灶；测量病灶体积或病变区域是否应该或能够被纳入分类系统。

子宫内膜异位症在宫腔镜下有特殊表现。宫腔内膜充血，见较多出血点。内膜下血管增生，见多个腺体开口。病变较严重者，宫腔形态不规则。内膜间有较多粘连带，内膜呈"钟乳石"状，高低不平，其间较多腺体开口（图 14-3）。

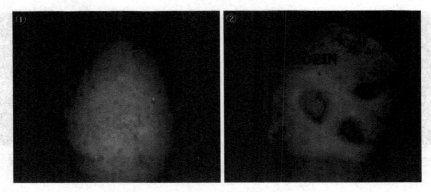

图 14-3　宫腔镜下子宫内膜异位症表现
①子宫内膜血管增生；②腺体开口

（三）恶性肿瘤及内膜增生过长

恶性肿瘤及内膜增生过长（AUB-M），尽管不常见的子宫内膜不典型增生及恶性肿瘤是 AUB 常见的重要的原因。生育年龄妇女均应引起重视。随着年龄的增加内膜癌

发病率增高。患者 75%～80% 有绝经后出血，平均发病年龄约 61 岁。尽管 20% 以上病例发生在 40～50 岁年龄段，妇科及病理科医师通常很少怀疑绝经前妇女患有内膜肿瘤。不同文献报道 40 岁子宫内膜癌发病率约 2.9%～14.4% 不等。另外，有观察发现绝经前妇女子宫内膜增生过长的发病率约 2%～7%。简单型增生过长及复杂型增生过长的病变进展率分别为 1% 及 2%～4%，其平均病变进展时间约 10 年。不典型增生过长以及复杂不典型增生过长进一步病变率分别为 23% 及 29%，其平均病变进展时间约 4.1 年。

AUB 临床治疗不仅需提供合理的治疗过程缓解月经过多，并且需排除子宫内膜癌，或者至少在较早期检测出内膜病变。事实上，75% 的内膜癌病例诊断时仍是 I 期（图 14-1-4）。宫腔镜能诊断内膜病变，从而通过宫腔镜直视下活检，组织学上确诊。宫腔镜检查有助于医师描述肿瘤的范围。尤其是确认病变有无累及宫颈管，后者治疗方法完全不同。内膜癌淋巴播散与宫颈癌类似，根据患者年龄，需行广泛全子宫切除术及淋巴切除术，术后可行或不行放疗。内膜癌通常继发于不同类型的子宫内膜增生过长，后者在宫腔镜下有典型表现。腺囊型增生过长常常表现为功能性子宫出血，相对恶变程度低（10%～15%）。子宫内膜增生在宫腔镜下可表现为内膜肥厚、水肿，腺体开口明显，甚至呈蜂窝状排列；局部增生过长，呈单个或多发性息肉样形式。腺囊型增生过长通常宫腔镜下有特殊表现，腺体开口增大，囊性腺体形成大小直径约 1mm 的小囊（图 14-1-5）。由于内膜增生增厚，间质柔软呈泥潭样。宫腔镜推进时容易形成较深的压痕。子宫内膜增生过长可以有多种表现：表面血管化呈分枝状排列，血管分支直径各异，有时血管呈"软木塞"样，偶尔直行的静脉也可呈现类似于阴道镜下宫颈癌微浸润的表现。子宫内膜增生过长与其他疾病，尤其是不典型病变以及子宫内膜癌的鉴别诊断十分困难，最终诊断必需依赖病理诊断；因此多点活检是十分重要的。子宫内膜新生物通常很明显，质脆容易大量出血，但有时其在宫腔内图像很模糊。在早期阶段，子宫内膜腺癌的表现为不规则、多发性、质脆的赘生物，部分有坏死或出血，血管增生也是不规则的或反常，未呈现分枝状表现（图 14-1-4）。

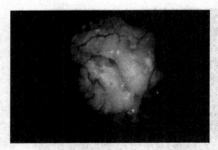

图 14-1-4　宫腔镜子宫内膜腺癌（内膜息肉病变）表现

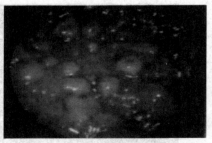

图 14-1-5　宫腔镜下子宫内膜腺囊型增生过长表现

按新生物形态不同又可分为：①菜花样病变：肿物多见于子宫的前后壁和宫底，因常伴有出血坏死而使表面呈褐色或灰褐色，血管形态各异，稀奇古怪。可呈团状或螺旋状；②弥漫型病变：病变在宫腔内所占范围大，表现为内膜弥漫性增厚，有时表面呈乳头样改变，并见异常血；③息肉状病变：有时病变呈息肉样新生物，表面血管丰富，有粗细不等的异型血管。

在诊断子宫内膜癌中的几点争议：

传统的早期诊断子宫内膜癌的基本方法是分段诊刮术，但因为是盲视操作，存在漏诊的概率。Bedner 等对 442 名异常子宫出血或超声检查提示子宫内膜病变的围绝经期妇女，在分段诊刮术后又行宫腔镜直视下活检，发现宫腔镜漏诊了 4 例病变，而分段诊刮术漏诊了 21 例病变，认为宫腔镜直视下活检发现宫腔内病变的敏感性比分段诊刮术高。宫腔镜可以让手术医师"眼见为实"，可直接观察宫腔内和颈管内的病灶形态，位置，大小，范围，在直视下取活检或诊刮，定位更准确提高了早期诊断率。但宫腔镜检查时，需要适当的膨宫介质和膨宫压力来维持清晰的手术视野，当膨宫压力大于输卵管内抗腹腔内压力时，内膜碎片和其他宫腔内容物可经输卵管流入腹腔，这样是否会增加子宫内膜癌细胞在腹腔内的播散，影响患者的预后，存在一定的争议。

1. 宫腔镜检查是否造成子宫内膜癌细胞播散：Yazbeck 等分析了 756 例子宫内膜癌病例，腹腔液体中癌细胞阳性者 79 例，其中宫腔镜检查组 38 例，对照组 41 例，故认为宫腔镜检查不引起癌细胞的腹腔内播散。但 Bradley 等研究了 256 例子宫内膜癌患者的腹腔冲洗液结果，腹腔冲洗液阳性者，在分段诊刮组的 204 例中有 14 例（6.9%），在宫腔镜检查组的 52 例中有 7 例（13.5%），认为宫腔镜检查能引起肿瘤细胞播散。

2. 宫腔镜检查对生存预后的影响：Biewenga 对 50 例经宫腔镜检查和活检证实为子宫内膜癌的患者行全子宫＋双附件切除术，其中 43 例术后病理结果证实为 FIGO I 期，5 年生存率 91.8%，5 年无复发存活率 85.4%，认为宫腔镜检查对 I 期子宫内膜癌患者的预后无影响。Revel 回顾分析了 1980-2001 年 Medline 上有关宫腔镜检查与子宫内膜播散的文章。得出的结论是：目前尚不能确认腹膜上的内膜癌细胞是因宫腔镜灌流，冲洗，逆流至腹腔，也无前瞻性，随机研究证实宫腔镜检查和手术会造成肿瘤播散。从理论上讲，宫腔镜检查可能增加内膜癌细胞进入腹腔的机会。目前，尚无证据显示，此类患者较接受过其他检查的患者有更差的预后。

3. 膨宫介质对子宫内膜癌细胞的影响：目前国内常用的宫腔镜膨宫介质有生理盐水、5% 葡萄糖、CO_2。Keith 用生理盐水（50 例）和 CO_2（70 例）膨宫的内膜癌患者进行回顾性分析，结果腹腔转移阳性率在生理盐水组为 14%，CO_2 组为 1.4%，差异有统计学意义，认为生理盐水促进内膜癌细胞转移的作用较 CO_2 强。

4. 膨宫压力对子宫内膜癌细胞的影响：子宫腔是一肌层包绕的潜在性腔隙，需要一定的压力才能膨胀宫腔，维持手术视野。Baker 等报道，使宫腔膨胀，前后壁分开的最低宫腔内压力是 40mmHg；当膨宫压力为 100mmHg 时，膨宫介质可通过正常输卵管进入腹腔；而当膨宫压力低于 70mmHg 时，则不会有膨宫介质进入腹腔。但目前尚无循证医学的资料来证实究竟多大的膨宫压力可以避免子宫内膜细胞的播散。

（四）子宫肌瘤

肌层中良性肌纤维瘤有多种名称，包括"平滑肌瘤"、"肌瘤"、"肌纤维瘤"。通常"平滑肌瘤"的表达更为精准。就像息肉和子宫腺肌病一样，多数肌瘤无症状，通常有肌瘤（AUB-L）并不一定合并 AUB。另外，肌瘤的生长变异率很大，即使对于个体也是如此。

黏膜下肌瘤可以通过诊断性宫腔镜被发现，有时通过子宫输卵管碘油造影检查发现。根据肌瘤突向宫腔的多少以及位于肌层的体积的大小进行分类。按照子宫黏膜下肌瘤生长部位的不同可分为 0 型、I 型、II 型（图 14-4、图 14-5）。

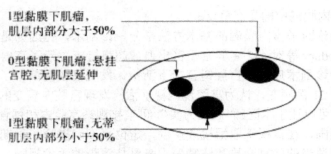

I型黏膜下肌瘤，肌层内部分大于50%

0型黏膜下肌瘤，悬挂宫腔，无肌层延伸

I型黏膜下肌瘤，无蒂肌层内部分小于50%

图 14-4　黏膜下肌瘤分型示意图

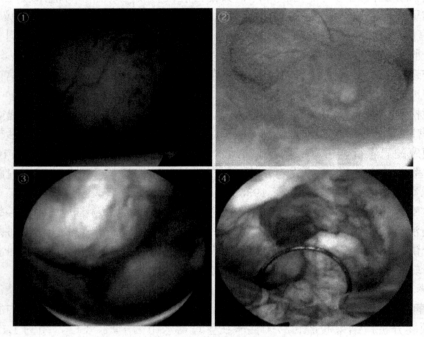

图 14-5　宫腔镜黏膜下肌瘤类型
①，②指 I 型子宫黏膜下肌瘤；③指 II 型子宫黏膜下肌瘤；④电切环电切子宫肌瘤瘤体及内膜

在进行手术治疗之前，全面进行三维超声检查，了解肌瘤大小及相对位置。通常肌瘤表面呈白色，尽管偶尔表面有较大血管穿过，但大部分肌瘤相对血管较少。粘膜下肌瘤切割需配备特殊的电切割设备（图 14-6）。

偶尔，肌瘤可能伴随子宫内膜腺肌病或内膜增生过长，更罕见的是合并子宫内膜癌。临床上可表现为月经过多，在子宫将肌瘤当异物排出过程中，偶尔可伴有痛经。小的黏膜下肌瘤很容易被发现，而且肌瘤经常是多发性的。相反，若宫腔内充满大的肌瘤，却反而更容易被遗漏，因为宫腔镜能在肌瘤壁和对侧的内膜之间通过，而且奇怪的是这很容易做到。平滑肌瘤需从不同角度进行检查，判断是否有蒂，同时了解在肌瘤表面与其他子宫壁之间是否有足够的空间插入器械切割肌瘤或其蒂部。如果三维超声提示肌瘤大部分突向肌层，安全的方法是先使用 GnRH-a（gonadotropin releasing hormone analogues 促性腺激素释放激素激动剂）治疗 2 ～ 3 个月，以减小肌瘤体积以及减少血管。

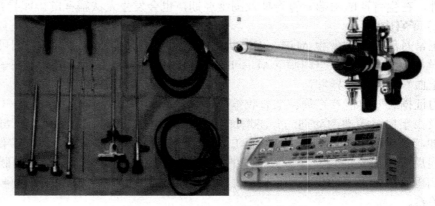

图 14-6 Olympus 电切镜组装套装

另一预防措施是在腹腔镜监护下切割明显的肌壁间肌瘤，以确保切割肌层深度不会过深，后者会导致很大范围的穿孔。

颈管黏膜下肌瘤是种特殊类型的肌瘤，在宫腔镜表现可以是带蒂的肌瘤，但更多是类似于宫腔 I 型黏膜下肌瘤。在手术操作中，由于颈管的特殊位置，决定了颈管内的空间狭小，加上离宫颈外口近，膨宫液容易外漏，导致颈管膨宫效果较差，手术视野不清，手术难度较大。并且由于颈管较宫腔小，故肌瘤容易漏诊，故检查时需仔细观察并斟酌。切割肌瘤时以尽可能切除并切平肌瘤为主，由于颈管肌层较薄，切割过深容易导致穿孔，甚至损伤周围脏器。

（五）凝血性疾病

凝血性疾病（AUB-C）包括与 AUB 相关的血液系统的异常。有力证据表明大约 13% 月经量过多（Heavy Menstrual Bleeding，HMB），女性能够在生物学上检测到血液系统疾病。多数为 Willebrand 疾病。这些异常与 AUB 的发生又有多少关系还不明确，有多少是无症状或症状轻微的。重视此类疾病是很重要的，部分由于他们是某些 AUB 的病因，同时还因为仅少数医师在对 HMB 进行鉴别诊断时会考虑血液系统疾病。对于一些生育年龄的妇女，慢性抗凝血是必需且保护生命的措施，同时也会导致一些非意愿的 AUB 副作用，并且经常是月经量过多。尽管这些 AUB 患者经常被看作是异源性因素造成的，而且需相应分列在那组中，认为将其归为凝血性疾病范畴更为合适。

（六）排卵障碍

排卵障碍（AUB-O）是 AUB 产生的原因之一，通常结合无法预料的出血及量或多或少就可诊断 AUB，在某些病例中会导致 HMB。在很多地区尤其在美国（不仅局限于美国），排卵异常包含大部分功能失调性子宫出血 DUB（dysfunctional uterine bleeding，DUB）病例（DUB 现在已不沿用）。排卵异常可能表现为月经失调—从闭经，极轻度的偶发的流血，到周期性的无法预料的 HMB，需药物或手术治疗。有些病例被证明与每 22 ～ 35d 黄体期周期性孕酮产生缺如有关；但在围绝经期许多患者"受干扰"的排卵被认为是"黄体期缺失"。

尽管排卵障碍要避免归因于一个特定的病因，很多可追溯为内分泌疾病（例如：多囊卵巢综合征、甲状腺功能低下、高泌乳素血症、精神应激、肥胖、厌食症、体重减轻及过度锻炼等）。某些情况下，为性腺激素或影响多巴胺代谢的药物医源性因素导致。此外，在生育期的两端：青春期及围绝经期，也会发生无法解释的排卵异常。

（七）子宫内膜

当正常月经周期中发生 AUB，尤其排卵正常，又无其他特殊原因，我们可以认为原发的异常部位可能在子宫内膜（AUB-E）。如果出现 HMB 症状，可能存在子宫内膜局部"止血"机制调节异常。

有力证据表明可能存在局部血管收缩物质的缺陷。例如缩血管肽内皮素 -1 和前列腺素以及由于血浆源性激动剂的分泌增加血块溶解加快；另外局部促进血管舒张的物质也增加，例如前列环素 I_2、前列腺素 E_2。其次它可继发于子宫内膜炎或感染；产生局部炎症反应；或是内膜血管生成因子的失常。回顾性研究表明慢性子宫内膜炎妇女其组织病理学诊断及 AUB 的关系不一致，但是有数据表明支原体亚临床感染与 AUB 有一定关系。

（八）医源性

药物治疗或节育器导致 AUB 的机制较复杂。包括带药的或惰性宫内节育器及药物直接影响子宫内膜，干预凝血机制，或影响系统排卵的调控。性激素使用过程中出现内膜非计划性出血，称之为"突破性出血"（breakthrough bleeding，BTB）是医源性 AUB-I 的主要原因。当使用性激素治疗过程中发生 AUB，首先需确定出血是来自于子宫内膜（而不是严重病变导致），随后需妥善处理。系统地使用单一或联合应用性激素治疗，包括雌激素、孕激素及雄激素一通过下丘脑，垂体或卵巢自身产生影响从而控制卵巢性激素分泌。

许多妇女在放置左炔诺酮宫内节育器曼月乐环（levonorgestrel releasing intrauterine system，LNG-IUD）的 3 ～ 6 个月内会出现非计划性阴道点滴出血。在英国一项研究表明，约 10% 的患者因主诉不规则出血在使用曼月乐第一年末就取出。5 年中因子宫流血问题而取环的累积比例高达 16.7%。影响多巴胺系统的药物可能导致排卵异常从而产生 AUB。

最后，使用抗凝药物如华法林、肝素、低分子肝素等可能导致 HMB。

（九）未分类（AUB-N）

一些子宫的疾病可能导致 AUB；但是尚未定论，因为这些疾病例如慢性子宫内膜炎，动静脉畸形，子宫肌肥大等很难定义或诊断。另外有一些疾病无法定义。仅能靠生化或分子生物学检查发现。

二、AUB 的诊断

在 AUB 患者中针对不同病因其治疗方法也是相对不同的。如果导致 AUB 的原因是结构性病变，如息肉、肌瘤、内膜增生或恶变、子宫腺肌病等，均可通过宫腔镜检查发现并相应进行治疗。手术前应常规行超声检查。手术中置入宫腔镜后，依次从宫底至子宫前壁，后壁，两侧壁，宫颈管观察子宫内膜及颈管粘、黏膜的形态，色泽，厚度等，取异常或可疑的部位行活检或摘除手术，并送病理学检查。

循证医学表明对于 AUB 患者的治疗应当建立在详细询问病史及体格检查及实验室检测的基础上，针对其不同病因进行分类治疗。针对有器质性病变的 AUB 患者的检查有以下一些步骤：

（一）子宫检查

当超声提示宫腔内异常或临床上药物治疗 3～6 个月无效，推荐进一步行宫腔镜或子宫超声造影检查。如果患者有内膜癌高危因素，宫腔镜检查优于子宫超声造影，前者可以直接进行活检。宫腔镜需在月经前半周期中进行，并先排除妊娠。不推荐行全麻下诊断性宫腔镜检查。诊断性宫腔镜中使用生理盐水优于 CO_2，因为盐水可减轻疼痛，并且视野清晰。同样，小管径硬管宫腔镜产生的疼痛较少，推荐使用。在这些病例中，不推荐预防性使用抗生素，无需米非司酮宫颈准备，也无须常规给予非类固醇性消炎药。

（二）内膜活检

有内膜癌高危因素的患者以及年龄超过 45 岁的 AUB 患者均推荐行内膜活检。不推荐全麻下诊刮术作为一线治疗方法。宫腔镜指导下活检还有待于进一步评估。

三、治疗

（一）有继续生育要求的 AUB 治疗

在特发性 AUB 中，一线治疗方法是药物治疗，其疗效排列如下：曼月乐，氨甲环酸，口服避孕药，或雌激素和孕激素或合成孕激素。1 个周期为 21d 或非类固醇消炎药。如果激素治疗有禁忌证或有立即妊娠的打算，可使用氨甲环酸治疗。有缺铁性贫血的患者同时补充铁剂。适当进行手术治疗。唯一推荐的是诊刮，但疗效不确定而且短暂。

器质性 AUB 的治疗依赖于充分认识这些特殊疾病：

1. 非典型子宫内膜增生过长　药物治疗 6 个月后诊刮（口服孕激素；GnRH-a 治疗；曼月乐），治疗 6 个月结束后行子宫内膜活检组织学检查进行评估。

2. 内膜息肉　宫腔镜下内膜息肉摘除术；不推荐非宫腔镜下盲刮。

3. 子宫肌瘤　药物治疗先减少出血，纠正贫血，减小肌瘤体积。

（1）宫腔内肌瘤，建议手术切除。尤其对于 0、Ⅰ、Ⅱ、型直径小于 4cm 的黏膜下肌瘤，宫腔镜下肌瘤切除是首选的治疗方法。

（2）肌壁间和浆膜下肌瘤：首选治疗方法是药物治疗。如果药物治疗无效或伴有不孕，可行经腹或腹腔镜下肌瘤切除术。

（3）对于有生育要求的子宫肌瘤患者是否推荐其行动脉栓塞尚数据不足。

4. 子宫腺肌病　GnRH-a+ 反向添加治疗或曼月乐 IUD 治疗 6 个月。

5. 动静脉畸形　可行动脉栓塞；对卵巢功能不造成伤害，同时保留生育功能。

（二）无继续生育要求的 AUB 治疗

对于无生育要求的特发性 AUB 患者中，保守性手术治疗的长期疗效优于口服药物治疗。特发性 AUB 患者可以放置曼月乐（或注射氨甲环酸）。如果治疗无效，必需推荐保守性手术；包括宫腔镜下第二代内膜切除术（热球，微波），或如果需要，第一代内膜切除术（滚球内膜切除术）。不首选全子宫切除。所有病例中，手术治疗前必须与患者交流，详细说明利弊，告知每种方法各自的失败率和满意率。如果功能性子宫出血必需切除子宫进行治疗，那推荐经阴道或腹腔镜下子宫切除术。

器质性 AUB 的治疗依赖于认知疾病本身：

1. 非典型子宫内膜增生过长：由于有发展成为子宫内膜癌的风险，推荐根治性手术（全子宫切除术）。

2. 内膜息肉：宫腔镜下息肉切除术，有时非绝经妇女中可同时行内膜切除术或放置曼月乐。

3. 子宫肌瘤：首选药物治疗，减少出血，纠正贫血。或为手术准备或期待疗法等待自然绝经后症状消失。备选方案可行动脉栓塞，可作为全子宫手术的替代疗法。决定治疗方法是否令患者满意的关键在于判断肌瘤的位置，大小及数目以指导治疗。

子宫腺肌病：首选 GnRH-a 治疗或曼月乐，子宫内膜切除。

··（阿依努尔·艾孜木）

第十五章　异位妊娠

一、概述

受精卵在子宫体腔外着床发育称为异位妊娠，俗称"宫外孕"。包括输卵管、腹腔、卵巢、阔韧带、宫颈等部位妊娠。此外，子宫残角妊娠其临床表现与异位妊娠类似。

近年来，异位妊娠的发生率有增高趋势，与正常妊娠的比例为 1：50～300，其中以输卵管妊娠最常见，占 90%～95%，是妇科常见的急腹症，有导致孕妇死亡的危险。

二、病因

发生异位妊娠的主要原因有以下几方面。

1. 慢性输卵管炎症

使输卵管内膜粘连，导致管腔狭窄，黏膜破坏，上皮纤毛缺失。输卵管周围粘连，管形扭曲，管壁蠕动减弱，使卵子可以进到输卵管内受精，而受精卵却不能回到宫腔。

2. 输卵管发育不良、畸形、子宫内膜异位，以及结扎后再通，使受精卵运行受到阻碍，而停留于输卵管内着床并发育。输卵管发育异常如输卵管过长、肌层发育不良、黏膜纤毛缺如、额外伞部等，均可成为输卵管妊娠的原因。输卵管绝育后复通术或输卵管成形术，也有导致输卵管妊娠的可能。

3. 盆腔肿瘤压迫或牵引，使输卵管移位或变形，阻碍受精卵通过。

4. 受精卵外游

受精卵在一侧输卵管受精后，沿着伞端能游到对侧输卵管，由于时间延长，尚未走到子宫腔内就具备了着床能力，而形成异位妊娠。

5. 其他

放置宫内节育器者避孕失败而受孕时，发生异位妊娠的几率增加。辅助生育技术后输卵管妊娠发生率高于自然妊娠。

三、诊断

（一）临床表现

1. 症状

（1）停经：除间质部妊娠停经时间较长外，大都有停经 6～8 周的病史，一般在停经后发生腹痛、阴道流血等症状。但 20% 左右患者主诉并无停经史。

（2）阴道流血：胚胎受损或死亡后，导致 HCG 下降，常有不规则阴道出血，色深褐，量少，一般不超过月经量，但淋漓不净。

（3）腹痛：为患者就诊时最主要症状。腹痛系由输卵管膨大、破裂及血液刺激腹膜等多种因素引起。破裂时患者突感一侧下腹撕裂样疼痛，常伴恶心、呕吐，有肛门坠胀感。

（4）晕厥和休克：由于腹腔内急性出血，可引起血容量减少及剧烈腹痛，轻者常有晕厥，重者出现失血性休克。

（5）其他：腹腔内出血多时，血液刺激膈肌可引起肩胛部放射性疼痛，休克早期可出现胃肠道症状。

2. 体征

（1）一般体征：异位妊娠未破裂时，患者的心率、血压均正常。但当异位妊娠破裂腹腔内出血多时，患者可出现面色苍白、四肢湿冷、脉搏细数及血压下降等休克体征。

（2）腹部体征：出血量不多时，患侧下腹部有明显压痛及反跳痛，轻度肌紧张。出血量较多时，可见腹部较膨隆，全腹压痛及反跳痛，以患侧明显，移动性浊音阳性，有时可扪及肿块。

（3）盆腔体征：妇科检查可见阴道少量血液，后穹隆饱满、触痛，宫颈举痛明显，宫体略大、偏软，内出血多时子宫有漂浮感。患侧附件有压痛，可扪及肿块。

（二）辅助检查

1. 尿妊娠试验阳性。

2. 血清 β-HCG 测定

血清 β-HCG 升高，但每 48 小时定量测定非成倍增长，而是低于此值。随访血清 β-HCG 值变化，可以协助判断异位妊娠的病情变化。

3. 超声诊断

已成为诊断异位妊娠的重要方法之一，输卵管妊娠的典型声像图为：

（1）宫腔内未见妊娠囊。

（2）宫旁可见一边界不清肿块，有时肿块内可见妊娠囊、胚芽及原始心管搏动。

（3）子宫直肠陷凹处有积液。

4. 腹腔穿刺或阴道后穹隆穿刺，在有内出血时可抽出暗红色不凝血。

5. 腹腔镜检查可发现内出血及病灶。

6. 子宫内膜检查

诊断性刮宫见到蜕膜而未见绒毛，在排除宫内妊娠流产后，高度提示异位妊娠。

四、诊断要点

1. 有典型临床表现

停经、不规则阴道流血、腹痛等。

2. 妇科检查

未破裂前表现为子宫增大而软，但小于停经月份，一侧附件可触及肿物，有轻压痛。破裂后则阴道后穹隆饱满、触痛，宫颈有摇举痛，子宫稍大而软，出血多时有漂浮感，子宫一侧可触及肿物，质软，边界不清，压痛明显。

3. 尿妊娠试验阳性。

4. 血清 β-HCG 测定

血清 β-HCG ≥ 625IU/L，但每 48 小时定量测定非成倍增长，而是低于此值。

5. B 型超声检查

宫内未见妊娠囊、宫旁有一混合回声区。

6. 后穹隆穿刺

抽出不凝血，提示输卵管妊娠破裂或流产。

五、鉴别诊断

1. 流产

流产患者也可有停经、腹痛、阴道流血，但往往 B 型超声检查提示宫内妊娠，或阴道排出组织物中见孕囊，患者没有腹腔内出血征象。

2. 黄体破裂

患者有腹痛、腹腔内出血征象，但患者没有停经史，尿或血 HCG 阴性。

3. 卵巢囊肿蒂扭转

患者可有腹痛、呕吐、盆腔包块，但患者没有停经史，尿或血 HCG 阴性，可加以鉴别。

4. 卵巢内膜异位囊肿破裂

患者可有盆腔内膜异位症、卵巢囊肿史，发病时可有腹痛、呕吐、盆腔包块。如伴盆腔感染则有发热、血白细胞增高等。但患者没有停经史，尿或血 HCG 阴性，可加以鉴别。

5. 急性盆腔炎

患者可有发热、腹痛及血白细胞增高等临床征象，但患者没有停经史，尿或血 HCG 阴性，可加以鉴别。

6. 急性阑尾炎

患者可有转移性右下腹痛、发热、血白细胞增高等临床征象及恶心、呕吐等胃肠道症状。但患者没有停经史，尿或血 HCG 阴性，可加以鉴别。

六、治疗

1. 原则

尽快明确诊断，根据患者病情的轻重缓急，选择正确的个体化治疗方案。

2. 具体措施

（1）大量内出血时的紧急处理：在快速备血、建立静脉通道、输血、输液、吸氧等抗休克治疗的同时，立即进行手术。

（2）输卵管切除术，如为输卵管间质妊娠行患侧输卵管及患侧宫角切除。

（3）保守性手术：适用于要求生育的年轻妇女。包括：输卵管伞部妊娠可行胚胎挤出术、输卵管壶腹部妊娠行造口术或开窗术、输卵管峡部妊娠切除病灶端端吻合术、输卵管间质部妊娠切除病灶后输卵管植入宫角。

3. 无或少量内出血的治疗

（1）药物治疗：首选甲氨蝶呤。

适应证：①一般情况良好，无活动性内出血。②盆腔包块最大直径＜3mm。③血 β-HCG ＜ 2000U/L。④超声检查未见胚胎原始血管搏动。⑤肝、肾功能及血红细胞、白细胞、血小板计数正常。⑥无 MTX 禁忌证。

治疗方案：①单次给药：剂量为 MTX50mg/m^2，肌内注射一次，可不加用四氢叶酸。②分次给药：MTX 0.4mg/kg 肌内注射，每日一次，共 5 次。

给药期间应定期测定血 β-HCG 及 B 型超声检查严密随访。

用药后随访：①用药后 2 周内，血 β-HCG 呈下降趋势并 3 次阴性，症状缓解或消失，包块缩小或消失为有效。②若用药后第 7 日血 β-HCG 下降＞ 15% 而≤ 25%，B

型超声检查无变化，可考虑再次用药（方案同前）。③用药后 2 周内，若血 β-HCG 下降 < 15%，症状不缓解或反而加重，或有内出血，应考虑手术治疗。④用药 2 周后，也应每周复查血 β-HCG，直至正常。

用药也可以在 B 型超声引导下穿刺，注入输卵管的孕囊内。或在腹腔镜直视下穿刺输卵管的孕囊，吸出囊液后，将药物注入孕囊内。

（2）手术治疗：可采用腹腔镜或开腹手术，手术方式可采用切除输卵管或保守性手术，具体方法见前述。

七、预后评估

异位妊娠的预后与及时的诊断、选择正确的治疗方法有密切的关系。处理及时预后较好。

八、临床诊疗注意点

1. 对有停经、腹痛、阴道流血的患者，都要想到有异位妊娠的可能。

2. 及时的诊断、准确地判断病情严重程度及正确地选择治疗方案非常重要。

3. 对留院观察及保守治疗的患者要密切监测病情变化，要备血并随时做好剖腹探查准备。

4. 对保守治疗的患者要注意病情反复的可能。

九、医患沟通

1. 要及时与患者及其家属谈话，告知病情及危险性，使其能配合医护人员检查及治疗。

2. 如采取保守治疗，则应向患者及其家属交代清楚保守治疗的优缺点，病情可能反复，及保守治疗失败仍需手术可能。

3. 如采取手术治疗，则应向患者及其家属交代清楚手术的方案、手术可能的范围、手术的并发症及对以后怀孕的影响等。

4. 如采取手术治疗，则应向患者及其家属交代清楚有少数患者即使手术也不能发现病灶，需手术与保守治疗相结合。

（乔明霞）

第十六章　常用避孕方法

避孕是通过采用科学的方法，在不妨碍正常性生活和身心健康的情况下，使妇女暂时不受孕。常用的方法有药物避孕和工具避孕。

一、药物避孕

（一）概述

药物避孕也称为激素避孕，是指应用甾体激素达到避孕效果。目前国内常用的几乎都是女用避孕药，主要是人工合成的甾体激素避孕药，由雌激素和孕激素配伍组成。其制剂包括雌激素衍生物、孕酮衍生物及睾酮衍生物，优点为安全、有效、经济、简便。

1. 作用机制

（1）抑制排卵：抑制下丘脑释放 LHRH，影响垂体对 FSH 和 LH 的合成分泌，使卵巢的卵细胞发育障碍，不发生排卵或黄体功能不足。

（2）改变宫颈黏液性状：孕激素使宫颈黏液分泌量减少，黏稠度增加，拉丝度降低，不利于精子穿透。

（3）改变子宫内膜形态与功能：避孕药抑制子宫内膜增殖变化，使子宫内膜与胚胎发育不同步，不适于受精卵着床。

（4）改变输卵管的功能：在雌、孕激素作用下，输卵管上皮纤毛功能、肌肉节段运动和输卵管腺体分泌均受到影响，改变受精卵在输卵管内正常运动，干扰受精卵着床。

2. 适应证与禁忌证

（1）适应证：健康的育龄妇女。

（2）禁忌证：1）严重的心血管疾病；2）急、慢性肝炎或肾炎；3）血液病或血栓性疾病；4）内分泌疾病：如糖尿病、甲状腺功能亢进；5）恶性肿瘤、癌前病变、子宫或乳房肿块；6）哺乳期妇女、产后未满半年或月经未来潮；7）月经稀少或年龄＞45 岁；8）服药后有严重偏头痛或持续性头痛；9）精神病生活不能自理；10）年龄＞35 岁的吸烟妇女不宜长期服用，以免卵巢功能早衰。

3. 药物不良反应及处理

（1）类早孕反应：避孕药中含有雌激素，可刺激胃黏膜，服药初期可出现恶心、呕吐、头晕、乏力、纳差等类似妊娠早期的反应。较轻的一般不需处理，数日后可自行减轻或消失。重者可服维生素 B6 20mg、维生素 C 100mg 或甲氧氯普胺 10mg，每日 3 次。

（2）月经改变

1）阴道不规则流血：服药期间阴道流血又称突破性出血。多见于漏服或服用减量制剂。服药前半周期出血可能与雌激素量不足有关，可每晚加服炔雌醇 1 片，直至服完 22d 为止；服药后半周期出血可能为孕激素量不足，可每晚增服避孕药 1/2 ～ 1 片，同服至 22d。如出血多如月经量应停药，待出血第 5d 再开始下一周期用药。如为漏服者，次晨补服。

2）闭经：由于药物抑制丘脑 – 垂体轴所致，应停避孕药改用雌激素调整月经。

3）体重增加：可能由于避孕药中孕激素成分的弱雄激素活性促进体内合成代谢引起，也可因雌激素使水钠潴留所致。

4）色素沉着：少数妇女颜面部皮肤出现淡褐色色素沉着，停药后多数能自然消退或减轻。

5）其他：个别妇女服药后出现头痛、复视、乳房胀痛等，可对症处理，必要时停药作进一步检查。

4. 甾体激素避孕药的种类

甾体激素避孕药包括短效及长效口服避孕药、长效避孕针、速效避孕药、缓释避孕药。

（1）短效口服避孕药：短效口服避孕药是以雌、孕激素组成的复方制剂。雌激素成分为炔雌醇，孕激素成分各不相同，构成不同配方及制剂。在我国，根据在整个周期中雌、孕激素的剂量和比例变化有单相片和三相片 2 种。单相片在整个周期中雌、孕激素含量是固定的；三相片中每一相雌、孕激素的含量是根据妇女生理周期而制定不同剂量。短效口服避孕药的主要作用是抑制排卵，正确使用避孕药的有效率接近 100%。

用法及注意事项：1）单相片：复方炔诺酮片、复方甲地孕酮片，于月经周期第 5d 起，每晚 1 片，连服 22d 不同断。若漏服须于次日晨补服。一般于停药后 2 ～ 3d 出现撤药性出血，类似月经来潮，于月经第 5d 开始服用下一周期药物。若停药 7d 尚无阴道出血，则于当晚开始服第 2 周期药物。若服用两个周期仍无月经来潮，则应停药并就医诊治。复方脱氧孕烯片、复方孕二烯酮片和复方左炔诺孕酮片，于月经第 1d 服药，连服 21d，停药 7d 后服第 2 周期。2）三相片：每一相药物颜色不同，每片药旁标有日期，服药者按顺序服药，每日 1 片，连服 21d。第一周期从月经周期第 1d 开始服用，第二周期及以后改为第 3d 开始。若停药 7d 无撤药性出血，则从停药第 8d 开始服用下一周期三相片。

（2）长效口服避孕药：长效口服避孕药主要由长效雌激素和人工合成的孕激素配伍制成。服药 1 次可避孕 1 个月，避孕有效率达 96% ～ 98%。胃肠道吸收长效雌激素炔雌醚后，存于脂肪组织中缓慢释放，起长效避孕作用。孕激素促使子宫内膜转化为分泌期，作用消退时，引起撤退性出血。

用法及注意事项：长效口服避孕药的用药方法有两种。一种在月经周期第 5d 服第 1 片，第 10d 服第 2 片，以后按第 1 次服药日期每月服 1 片；另一种在月经来潮第 5d 服第 1 片，第 25d 服第 2 片，以后每隔 28d 服 1 片。长效避孕药停药时，应在月经周期第 5d 开始服用短效避孕药 3 个月，作为停用长效避孕药的过渡，防止因体内雌激素蓄积导致月经失调。

（3）长效避孕针：目前使用的有单纯孕激素及雌孕激素混合两种剂型。单纯孕激素可用于哺乳期，但易致月经紊乱，故较少使用。常用雌、孕激素混合型制剂。

用法及注意事项：首次于月经周期第 5d 和第 12d 各肌内注射 1 支，以后在每次月经周期的第 10 ～ 12d 肌内注射 1 支。一般于用药后 12 ～ 16d 月经来潮。用药前 3 个月可能发生月经周期不规则或经量多，可对症用止血药，或用雌激素或短效口服避孕药调整。

（4）速效避孕药（探亲避孕药）：服用此类药物不受经期限制，适合短期探亲夫妇，避孕有效率达98%以上。药物主要可改变子宫内膜形态与功能，并使宫颈黏液变黏稠，不利于精子穿透和受精卵着床。

用法及注意事项：1）炔诺酮探亲片：如探亲时间在14d以内，于性交当晚及以后每晚口服1片，如14d后探亲期未满，可改用口服避孕药1号或2号至探亲结束。2）甲地孕酮探亲片1号：性交前8小时服1片，当晚再服1片，以后每晚服1片，至探亲结束次晨再服1片。3）炔诺孕酮探亲避孕片：性交前1～2d即开始服用，其方法同炔诺酮。4）53号避孕药：又称事后探亲片。第一次性交后立即服1片，次晨加服1片，以后每日服1片，每月不少于12片。若探亲结束还未服完12片，则需每日服1片，直至服满12片。该药不良反应发生率高，一般不作常规用，多用于性生活的紧急补救用药。

（5）缓释避孕药：缓释避孕药是将避孕药（主要是孕激素）与具备缓释性能的高分子化合物制成多种剂型，在体内持续恒定进行微量释放，达到长效避孕效果。

1）皮下埋植剂：是临床常用的缓释避孕药，有效率达99%以上。Ⅰ型制剂由6根硅胶棒组成，每根含左炔诺孕酮36mg，总量216mg，使用年限5～7年；国内Ⅱ型制剂由2根硅胶棒组成，每根含左炔诺孕酮70mg，总量140mg，使用年限3～5年。

用法及注意事项：于月经周期第7d，在局麻下用特制10号套管针将硅胶棒在左上臂内侧呈扇形埋入皮下。用药期间禁用巴比妥、利福平等可使肝酶活性增加的药物，因其能加速药物代谢，降低血中避孕药水平，影响避孕效果。

2）缓释阴道避孕环：以硅胶为载体含孕激素的阴道环。国内阴道环内含甲地孕酮，称为甲硅环。避孕效果好，妊娠率0.6/100妇女年。于月经干净后放入阴道后穹窿或套在宫颈上，一次放置，避孕1年，经期不需取出。

3）微球和微囊避孕针：是一种新型缓释避孕系统。采用具有生物降解作用的高分子化合物与甾体避孕药混合或包裹制成微球或微囊，将其注入皮下，每日释放恒定数量的避孕药发挥避孕作用。

4）避孕贴片：避孕药放在特殊贴片内，粘贴在皮肤上，每日释放一定数量避孕药，通过皮肤吸收达到避孕目的。每周1片，连用3周，停用1周，每月共享3片。

（二）护理评估

1. 健康史

询问护理对象的年龄、婚育史及既往疾病史，以决定是否适合药物避孕，同时了解是否自愿接受药物避孕。

2. 身体状况

作全身系统体格检查及妇科检查，肝、肾功能检查，有异常者不应使用药物避孕。

3. 心理、社会状况

评估妇女及其丈夫对药物避孕的了解程度及其态度。

（三）护理措施

1. 一般护理

1）掌握好适应证和禁忌证：对有禁忌证者应耐心说明情况，并建议采取其他避孕措施。

2）做好登记随访工作：观察用药后情况，随时发现问题，及时指导解决，便于对使用避孕药做出恰当的评价。

2. 心理护理

热情接待，做好细致的解释工作，帮助选择适宜的药物，消除思想顾虑，使其树立信心，乐于接受和配合。

（四）健康教育

1. 向护理对象耐心告知药物的用法及注意事项，直至证实其已掌握无误为止。短效口服避孕药宜晚上服用，可减轻不良反应引起的不适。特别强调按时服用，漏服应于次晨 12h 内补服，以防避孕失败。

2. 指导护理对象妥善保管药物。避孕药存放于阴凉干燥处，药物受潮后不宜使用，因其可能影响避孕效果。并且应放置在儿童不易取到的地方，以防误服。

3. 产后妇女尚未行经者，可任选一天开始服药。哺乳期妇女不宜口服避孕药，因药物不仅影响乳汁分泌，还可通过乳汁授予婴儿。

4. 注射长效避孕针剂时，要将药液吸尽注完，并作深部肌内注射。

5. 欲停用长效药者，应在最后一次用药后月经周期第 5d，开始服用短效口服避孕药 3 个月作为过渡，以免引起月经紊乱。

6. 如需生育，应提前半年停药，改用其他避孕措施。因刚停药后子宫内膜较薄，不利于孕卵着床。

二、工具避孕

利用工具阻止精子与卵子结合或改变宫腔内环境达到避孕的目的。常用工具包括阴莲套（condom）和宫内节育器（intrauterine device，IUD）两种。

（一）情景设置

张女士，32 岁，既往体健，月经规律，14 岁初潮，月经周期为 28～30d，持续 4～7d，量中，经期无不适。5 年前足月顺产一女婴，产后曾采用过口服短效避孕药进行避孕，但经常漏服，且不良反应较重，张女士感到非常烦恼，希望能改用其他避孕措施，遂来门诊进行咨询，请你为她提出合理性建议。

（二）任务目标

1. 护理对象能够正确使用阴茎套。

2. 受术者心理放松，能积极配合手术，保证 IUD 的顺利置入及取出。

3. 置入 IUD 后，受术者未出现感染症状。

4. 受术者能叙述 IUD 置入及取出术后的注意事项。

（三）基本技能

1. 评估患者

（1）健康史：询问护理对象的年龄、月经史、生育史、末次月经结束时间询问受术者近期有无全身及生殖器官急性疾患病史，过去有无严重心、肝、肾脏疾病及血液病史。

（2）身体状况：测量生命征，做全身系统体格检查及妇科检查，进行肝、肾功能及血常规的检查。

（3）心理、社会状况：评估受术者有无焦虑、恐惧等不良心理反应。

2. 护理诊断

（1）知识缺乏：缺乏工具避孕的相关知识。

（2）有感染的危险　与放置宫内节育器时无菌操作不严或节育器尾丝致上行感染有关。

（3）恐惧　与担心手术会引起不良反应及并发症有关。

3. 物品准备

（1）阴茎套的应用：用物：阴茎套，也称避孕套，为男性避孕工具。需在每次性交时套在阴茎上，使精液排在套内而不进入宫腔，既可达到避孕的目的，又防止性病传播。阴茎套为简状优质薄型乳胶制品，简径有 29mm、31mm、33mm、35mm 4 种规格，顶端呈小囊状，排精时精液储留于小囊内。

（2）宫内节育器的应用

1）放置术或取出术的用物：阴道窥器 1 个，宫颈钳 1 把，子宫探针 1 个，纱布钳 1 把，消钳 2 把，放置器或取环钩 1 个，剪刀 1 把，弯盘 1 个，长方包布 1 块，洞巾 1 块，方纱布 3 ～ 4 块，无菌手套 1 副，长棉签 2 支，干棉球若干，宫内节育器 1 个。

2）宫内节育器概述：宫内节育器是一种安全、有效、简便、经济、可逆的避孕工具，为我国育龄妇女的主要避孕措施。其避孕原理主要是作为子宫腔内异物，可改变子宫腔内环境和导致子宫内膜表层的无菌性炎性反应，使受精卵着床受阻。宫内节育器大致分为惰性和活性两大类（图 16-1）。

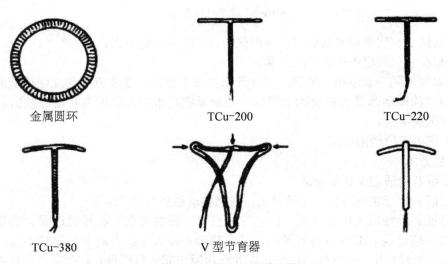

金属圆环　　　　　TCu-200　　　　　TCu-220

TCu-380　　　　　V 型节育器

图 16-1　国内常用节育器

①惰性宫内节育器（第一代 IUD）：由惰性原料如金属、硅胶、塑料或尼龙等制成。国内主要为不锈钢圆环，因其脱落率及带器妊娠率高，1993 年已停止生产使用。

②活性宫内节育器（第二代 IUD）：其内含有活性物质如金属铜、激素、药物等，可以提高避孕效果并且减少不良反应。分为含铜 IUD 和含药 IUD 两大类。a. 含铜宫内节育器：是我国目前应用最广泛的 IUD。在宫内持续释放具有生物活性、有较强抗生育能力的铜离子。从形态上分为 T 形、V 形、宫形等多种形态。带铜 T 型宫内节育器

（TCu-IUD），按宫腔形态设计制成，以聚乙烯为支架，在纵杆或横臂上套以铜管，放置时间可达 10 ～ 15 年。按铜圈暴露在宫腔内的面积分为 TCu-200、TCu-220、TCu-380A 等。带铜 V 型宫内节育器（VCu-IUD），简称 V 型环，是我国常用的宫内节育器之一。由不锈钢作支架，外套硅橡胶管。其带器妊娠率、脱落率较低，但出血率较高，故因症取出率较高。b. 含药宫内节育器：将药物储存在节育器内，通过每日微量释放提高避孕效果，降低不良反应。目前我国临床主要应用含孕激素 IUD 和含吲哚美辛 1UD。目前研制出以左炔诺孕酮代替孕酮，以中等量释放（2μg/d），有效期为 5 年，其特点为脱落率、带器妊娠率低，不增加月经量，偶可导致闭经、点滴状出血等。

4. 任务实施

（1）阴茎套的应用

1）使用前应选择合适的型号，用吹气法检查确无漏气（图 16-2），排出小囊内空气后即可使用。

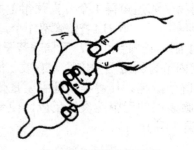

图 16-2　阴茎套检查法

2）射精后在阴茎尚未软缩时，即捏住套口和阴茎一起取出。

3）每次性交时应更换新的阴茎套。

4）如发现阴茎套破裂、滑脱，应立即采取如下措施：②女方应站立使精液流出体外，阴道内涂避孕药膏或在食指上缠以纱布蘸温肥皂水伸入阴道内将精液洗出；②立即服用探亲避孕药。

（2）宫内节育器的应用

1）放置术

①了解有无适应证和禁忌证

适应证：凡已婚育龄妇女无禁忌证，自愿要求放置 IUD 者。

禁忌证：a. 妊娠或可疑妊娠；b. 生殖器官急、慢性炎症；c. 月经过频、经量过多或不规则阴道流血；d. 生殖器官肿瘤、子宫畸形；e. 人工流产后子宫收缩不良，疑有妊娠组织残留或感染；f. 宫颈口过松、重度宫颈裂伤或子宫脱垂；g. 严重全身性疾患；h. 有铜过敏史者，禁止放置含铜 IUD。

②选择合适的放置时间：a. 月经干净 3 ～ 7d 无性交者；b. 人工流产后立即放置；c. 产后 42d 恶露已净，会阴伤口已愈合，子宫恢复正常；d. 剖宫产后 6 个月者；e. 哺乳期排除早孕者；f. 含孕激素 IUD 在月经第 3d 放置；g. 自然流产于转经后、药物流产 2 次正常月经后放置。

③协助医生实施放置术：受术者排尿后取膀胱截石位，双合诊检查子宫大小、位置及附件情况，常规消毒外阴，铺无菌洞巾，阴道窥器暴露宫颈后消毒宫颈与宫颈管，

以宫颈钳夹持宫颈前唇，用子宫探针顺子宫屈向探测宫腔深度，用放置器将节育器推送入宫腔达宫底，带有尾丝的在距宫口 2cm 处剪断尾丝，观察无出血，取出宫颈钳及阴道窥器。

2）取出术

①了解有无适应证和禁忌证

适应证：a. 计划再生育者；b. 放置期限已满需要更换者；c. 绝经过渡期停经 1 年内；d. 拟改用其他避孕措施或绝育者；e. 有并发症及不良反应，经治疗无效；f. 带器妊娠，包括宫内和宫外妊娠。

禁忌证：a. 并发生殖道炎症时先给予抗感染治疗，治愈后再取出 IUD；b. 全身情况不良或在疾病的急性期，应待病情好转后再取出。

②选择合适的取器时间：a. 月经干净后 3 ～ 7d 为宜；b. 带器早期妊娠行人工流产同时取器；c. 带器异位妊娠者，术前诊断性刮宫时，或在术后出院前取出；d. 因子宫不规则出血，随时可取。

③协助医生实施取出术：取器前应通过尾丝、B 型超声、X 线检查确定宫内节育器的类型及其在宫腔内的位置。常规消毒后，有尾丝者用血管钳夹住尾丝轻轻牵引取出。无尾丝者需在手术室进行，按进宫腔操作程序操作，用取环钩或取环钳将 IUD 取出。如遇取器困难，可在 B 型超声、X 线监视下或借助宫腔镜取器。

3）宫内节育器的不良反应

①阴道流血：不规则阴道流血是放置 IUD 的常见不良反应，主要表现为经量增多、经期延长或月经周期中期点滴出血。一般不需处理，3 ～ 6 个月后逐渐恢复。

②腰酸腹胀：主要与节育器和宫腔大小及形态不适应有关，轻者无需处理，重者应考虑更换合适的节育器。

4）防治放置术后并发症

①感染：主要由放置节育器时无菌操作不严、节育器尾丝过长及生殖道本身存在感染灶所致。有明显宫腔感染者，应在选用广谱抗生素治疗的同时取出来。

②节育器嵌顿或断裂：多由于节育器放置时损伤子宫壁或带器时间过长，致部分器体嵌入子宫肌壁或发生断裂。一经确诊，应及时取出。

③节育器异位：多由于：a. 术中操作不当致子宫穿孔，将 IUD 放到宫腔外；b. 节育器过大、过硬或子宫壁薄而软，致使子宫收缩时节育器逐渐移位达宫腔外。确诊后，应经腹或在腹腔镜下将节育器取出。

④节育器下移或脱落：常见于 IUD 放置未达宫底部，IUD 与宫腔大小、形态不符，宫内口松弛，经量过多等。多发生在放置 IUD 后 1 年内，尤其是最初 3 个月。

⑤带器妊娠：多见于 IUD 下移、脱落或异位。一经确诊，行人工流产同时取出 IUD。

（乔明霞）

第十七章　不孕症与常用辅助生殖技术

第一节　不孕症

不孕症（infertility）是指有正常性生活，未经避孕而1年未妊娠者。不孕分为原发性不孕和继发性不孕，从未妊娠者称为原发性不孕；有过妊娠而后来未避孕、连续1年未妊娠者称为继发性不孕。我国不孕症发病率7%～10%。因反复流产和异位妊娠而未能获得活婴者，目前也列入不孕不育范围。

一、病因

研究发现，不孕因素包括有女方、男方和男女双方的因素，女方因素约占40%，男方因素占30%～40%，男女双方因素占10%～20%。

（一）女性不孕因素

1. 排卵障碍　占25%～35%。因排卵功能紊乱导致不排卵的因素有：（1）下丘脑－垂体－卵巢轴功能紊乱；（2）卵巢病变，如多囊卵巢综合征、先天性卵巢发育不良、卵巢早衰等；（3）肾上腺及甲状腺功能异常影响卵巢功能。

2. 输卵管因素　女性不孕因素中有50%是因为输卵管阻塞或输卵管通而不畅。慢性输卵管炎可使输卵管完全阻塞导致不孕，其他如输卵管发育不余、子宫内膜异位症等均可导致输卵管性不孕。

3. 子宫因素　子宫畸形、子宫黏膜下肌瘤、子宫内膜炎、宫腔粘连等均能影响受精卵着床，导致不孕。

4. 宫颈因素　宫颈黏液分泌异常、宫颈炎症及宫颈黏液免疫环境异常，影响精子通过，均可造成不孕。

（二）男性不育因素

1. 精液异常　表现为无精、弱精、少精、精子发育停滞、畸精症或精液液化不全等。

2. 性功能异常　表现为外生殖器发育不良或勃起障碍、早泄、不射精、逆行射精等。

3. 免疫因素　男性体内产生对抗自身精子的抗体可造成男性不育，射出的精子发生凝集而不能穿过宫颈黏液。

（三）男女双方因素

1. 性生活不能或不正常。

2. 免疫因素有两种免疫情况影响受孕：（1）同种免疫，精子、精浆等抗原物质进入女性体内，产生使精子与卵子不能结合或受精卵不能着床的抗体；（2）自身免疫，某些不孕妇女血清中存在自身抗体，阻止精子与卵子结合。

3. 不明原因不孕症目前仍有一部分不孕症病人检查不到原因。

二、治疗要点

治疗不孕症首先应仔细查找原因，针对原因积极治疗导致不孕的原发病，包括治疗生殖器官器质性病变、诱发排卵治疗、免疫性治疗以及采取辅助生殖技术。

三、护理评估

应将不孕夫妇作为一个生殖整体来进行评估，详细询问夫妇双方病史，进行全面身体评估、诊断性检查。

（一）病史

收集病史应从男女双方家庭、社会等方面全面评估既往史和现病史。男方病史中询问既往有无影响生育的疾病、外伤史及手术史，如有无生殖器官感染史，包括睾丸炎、腮腺炎、前列腺炎等，手术史包括疝修补术、输精管切除术等。女方病史中询问包括既往史、月经史（初潮、经期、周期、经量、有无痛经等），生殖器官炎症史（盆腔炎、宫颈炎、阴道炎）及慢性疾病史。对继发不孕者，应了解以往流产或分娩情况，有无感染史等。

男女双方相关资料还包括年龄、结婚年龄、生长发育史、个人生活习惯、嗜好以及工作、生活环境、婚育史、是否两地分居、性生活情况（性交频率、有无性交困难、采用过的避孕措施）等。

（二）身体状况

夫妇双方均应进行包括第二性征发育情况在内的全身检查，以排除全身性疾病。男方应重点检查外生殖器有无畸形或病变，包括阴茎、阴囊、前列腺的大小、形状等。女方重点检查有无处女膜过厚或较坚韧，有无阴道痉挛或横隔、纵隔、瘢痕或狭窄等，有无子宫颈或子宫异常，子宫附件有无压痛、增厚或肿块。

（三）辅助检查

1. 男方检查做精液常规检查：正常精液量为 2～6ml，平均 3ml，pH 值 7.0～7.8，在室温中放置 30 分钟内液化，精子密度（20～200）×10^9/L，精子活率＞50%，正常形态精子占 66%～88%。

2. 女方检查

（1）卵巢功能检查：主要有排卵监测和黄体功能检查，如 B 型超声监测排卵；基础体温测定、黄体期子宫内膜活检、宫颈黏液检查、女性激素水平测定等。

（2）输卵管通畅试验：常用方法有输卵管通液术、子宫输卵管造影及子宫输卵管超声造影。子宫输卵管造影能明确输卵管异常部位，是目前应用最广、诊断价值最高的方法。

（3）宫腔镜检查：用于了解宫腔内情况，如发现宫腔粘连、黏膜下肌瘤、内膜息肉、子宫畸形等。

（4）腹腔镜检查：腹腔镜可以直接观察子宫、输卵管、卵巢有无病变，发现子宫内膜异位症病灶，还可以在镜下行输卵管通液，直视下确定输卵管是否通畅。

（5）其他：性交后试验、磁共振成像等。

....（李久现）

第二节　人工授精技术

一、人工授精的分类

"人工授精"这个名词的范围包含了所有的人工授精技术，它是由医师将精子注入女性生殖道内，包括阴道内、宫颈内、宫腔内、输卵管内、腹腔内，甚至卵泡内。根据各种不同的适应证，采用配偶或供者的精子进行受精。

自从 John Hunter 用注射器将一位尿道下裂患者的精液注入其妻子的阴道内引起怀孕以来，人工授精技术已经问世了 200 多年。19 世纪，Sim 对 6 名性交后试验阴性的妇女做了人工授精，有 1 例妊娠。第 1 例供精人工授精受孕的病例是美国的 William Pancoast 报道的。第 1 例冷冻精子人工授精的成功是由 Bunge 和 Sherman 报道的，但人工授精技术一直到 20 世纪 70 年代才逐渐广泛应用于临床。为了防止 HIV 的传播，目前冷冻精子用于供精人工授精的方案已经在全球成为常规。

根据人工授精技术的演变和发展，目前在不孕不育临床上使用的人工授精种类按精子的来源分为夫精人工授精（AIH）和供精人工授精（AID）；按精子注射的部位分为阴道内人工授精（IVI）、宫颈内人工授精（ICI）、宫腔内人工授精（IUI）、输卵管内人工授精（IFI）、腹腔内人工授精（IPI）、卵泡内人工授精（IFI）。临床上，IUI 用得最为广泛，其次是 ICI，其他方法较为少用。

二、人工授精的原理

人工授精技术的主要原理是在女性生殖道内的受精部位增加可能受精的精子的数量、活力，克服功能性的影响精子运输的因素。在正常情况下，性交时射精的精液存在于阴道穹隆，精子的活动力在阴道内一般只能保持几小时。精子进入女性生殖道的第一道屏障是宫颈管及其黏液栓。一些精子在数分钟后便会穿透宫颈黏液到达输卵管的壶腹部，而其他的大多数活跃精子穿透黏液后，在宫颈管腺体隐窝中可存活 5 ～ 7d，并不断释放出来。一般认为，精子在性交后 48h 内保持受精能力。最终到达壶腹部的精子数约是射出精子数的 1/14000000，如果射出数亿个精子，到达壶腹部的精子只有 15 ～ 50 个左右。人工授精可以使宫颈或宫腔局部的精子浓度大大提高，到达输卵管壶腹部的精子数也会增多，从而增加受孕的机会。

卵巢内有周期性的卵泡成熟和排卵。在卵泡生长到成熟阶段时，内源性 LH 峰诱导排卵，通过输卵管伞端的拾卵作用，将排出的卵母细胞"拾"进输卵管壶腹部，与到达此处的精子相遇，完成受精过程。

因此，人工授精的施行必须具备 3 个要素：

（1）足够数量、有活力的正常形态精子。

（2）正常的排卵。

（3）至少 1 条输卵管通畅和功能正常。

为了提高受孕率，可以采用医疗手段改善与加强这些要素，例如用药物改善精子的质量和数量、诱导排卵以及治疗输卵管疾病等。

三、人工授精的方法

（一）女性的准备

1. 自然周期人工授精

在排卵正常的女性周期中可以通过基础体温、B超监测、尿LH测试以及宫颈黏液评分来估算排卵的时间，将精子在最接近排卵的时间内注入女性生殖道。

卵泡生长发育过程中，临床上一般采用经阴道B超探头监测卵泡直径和子宫内膜厚度。一般认为，有受孕能力的成熟卵泡直径须达18mm以上，子宫内膜的厚度在7mm以上。可采用尿LH测试预测内源性LH峰值的出现，并配合宫颈黏液性状的评分，判断排卵的时机，在排卵的时间段内施行人工授精。在注射精子2周后，测定血或尿hCG水平，以判断妊娠是否成功。

2. 控制性诱导排卵

控制性诱导排卵治疗中常用于诱导排卵的药物有氯米芬（CC）、人绝经后促性腺激素（hMG）、尿促卵泡素（FSH）、人绒毛膜促性腺激素（hCG）以及其他配合使用的药物，如雌二醇、溴隐亭。诱导排卵的方案由上述药物多种不同组合而成，目的是用药物诱导出1～2个发育成熟的卵泡后，hCG模拟LH的峰值使卵母细胞完成减数分裂（成熟分裂）并排出，黄体酮补充黄体酮的分泌，促进配子的受精和胚胎的着床。临床研究发现，使用促性腺激素的控制性诱导排卵，其人工授精周期妊娠率较高。

3. 人工授精前女方的其他准备

在施行人工授精前，应对女方的生殖道进行全面的检查，包括阴道清洁度检查、盆腔检查、B超排除女方生殖道畸形和异常、输卵管通畅度检查以及双方传染性疾病和性传播疾病的筛查等。对男方病因行供精人工授精的女方，一般行输卵管通水试验检查即可，但对原因不明的不育夫妇行宫腔内人工授精前，则必须行输卵管造影以尽可能精确地评估输卵管的形态和功能。

（二）男性的准备

1. 新鲜精液

一般用新鲜精液行人工授精仅用于男女方性交不能的配偶。如男方性功能障碍，可以通过手淫方法采集精液，收集后人工注入女方阴道或宫颈部位。

2. 冻精精子的准备

冻精精子可以是来自配偶的精子，也可以是来自精子库的供者精子。来自配偶的精子往往是因为男方存在时间、地点、健康或性功能等问题，不能在受精当日取得新鲜精液，所以事先将精液冻存后，在受精日解冻以供授精。

精子冷冻可以采用人工梯度降温法或程序冷冻方法进行。选用合适的精子冷冻保护剂与精液等量混匀，使精子胞质内完全脱水，避免水分产生的冰晶破坏胞质内的结构。将精子按逐步降温的方法冻成颗粒状或液状置于冷冻管内，然后在-196℃的液氮中保存。

在进行人工授精的当天，将冻存的精子和精液在37℃恒温中解冻复苏。一般正常精子的复苏率，也就是解冻后的精子存活率应大于60%（冷冻存活率＝解冻后精子存活率/冷冻前精子存活率×100%）。如果行宫腔内或腹腔内人工授精，解冻的精液要经进一步洗涤处理；如果行宫颈或阴道内授精，则可以直接将解冻的精液注射到宫颈和阴道部位。

3. 精子的洗涤

采用洗涤精子进行宫腔内或腹腔内等其他无菌部位人工授精，可以显着减少精浆授精造成的疼痛、子宫痉挛和感染的发生。目前所采用的精子洗涤方法与体外受精和胚胎移植的精子处理方法大致相同。因为宫腔的容量较小，故一般注射的精子悬液容积为 0.3 ～ 0.5ml。

主要处理方法有：

（1）洗涤法。采用无菌培养液反复离心洗去精浆，最后保留沉淀后的精子注射。

（2）上游法。在采集的精液上方加上 1 ～ 2ml 培养液静置 1 ～ 2h，有活力的精子会上游到培养液表面摄氧，收集培养液表面，会获得活动力良好的精子，洗涤后注射。

（3）梯度离心法。采用不同浓度的高分子材料制备分层的过滤柱，在表层加上精液后离心，活动力好的精子会顺利被离心到底层，精浆和死精则留在表层或中层。

（三）授精的时机和次数

根据人工授精的原理，应尽量使授精的时间接近排卵的时刻。在内源性或外源性（注射 hCG）LH 峰值后 36 ～ 40h，卵母细胞会从卵泡内排出。排出的卵母细胞一般在 24h 内都有受精的机会，而精子在女性生殖道内可以存活 3 ～ 4d，因此受精的时限会比较宽裕。通常在注射 hCG 后的 24h 注射精子，可以较好地控制排卵和受精的时间。

过去传统的方法是在排卵期前后分别注射精子 2 ～ 3 次，但现在因为监测和控制卵泡排卵的方法和手段比较精确，所以目前通常认为每个周期只要有 1 次授精就可以了。

四、宫腔内人工授精

（一）宫腔内人工授精的原理

宫腔内人工授精是将洗涤后的精子注射到子宫腔内，使其在女性生殖道内获能后，沿输卵管到达壶腹部，与伞部摄取的卵子相遇并受精。基本原理是避免了精子运行到受精部位的影响因素，这些因素包括阴道酸度、宫颈黏液的穿透性以及到达受精部位使卵子受精所需要的精子数量、活力、形态等。

宫腔内人工授精是一种人工的体内受精过程，常常和控制性诱导排卵的治疗同时进行。这种组合主要有 4 个优点：

（1）诱导排卵可以增加卵子受精的可能性。

（2）诱导排卵可以提高卵泡和黄体产生的性激素水平，改善受孕的生理条件。

（3）诱导排卵的时间，提供配子在输卵管内相遇的机会。

（4）诱导排卵管局部参与受精的精子数量。

（二）适应证

1. 宫颈性不孕

包括宫颈黏液性状和质量不良，不利于精子穿透。

2. 轻度少精症或供精人工授精

无论是配偶的精子还是来自精子库的供精，一般要求洗涤后的 a 级和 b 级精子数总量达 500 万～ 1000 万个。

3. 黄体功能不足

可能是因卵泡发育不良和黄体分泌黄体酮不足而引起。通过诱导排卵和补充黄体酮治疗可以纠正。

4. 黄素化卵泡未破裂综合征

原因不明的排卵期卵泡不破裂，可以通过注射入绒毛膜促性腺激素或机械方法促使卵泡破裂。

5. 轻微子宫内膜异位症

该疾病影响受孕的机制非常复杂，尚未完全阐明。IUI 通过控制和增加配子相遇的机会，尽量避免配子暴露于生殖道的不利环境。

6. 可能存在的致不孕免疫因素

理论上，采用精子洗涤和 IUI 方法可去除部分精浆内的抗体，克服宫颈黏液内抗体对精子穿透的影响，达到促进受精的目的。

7. 不明原因的不孕症

对于一些在常规检查中未发现明显不孕原因的夫妇，临床上缺少非常精密和确定的标准来评估。在排除了年龄因素后，有几种可能原因：①本身这些夫妇不是真正意义上的不孕，只是受孕能力低下，在检查和观察的过程中可能自然怀孕。②这些夫妇确实存在一些引起不孕的病理情况，但是现有的临床检查无法证实。在临床上，COS 联合 IUI 通常作为这类患者的首选治疗。理论上，在 3 ～ 4 个 COS 联合 IUI 治疗周期仍无妊娠时，可以考虑选择下一步的治疗方案。对供精宫颈内人工授精治疗 3 ～ 4 个周期未怀孕者可以改用 COS 联合供精 IUI。

（三）禁忌证

（1）男女一方患有生殖泌尿系统急性感染或性传播疾病。

（2）一方患有严重的遗传、躯体疾病或精神心理疾患。

（3）一方接触致畸量的射线、毒物、药品并处于作用期。

（4）一方有吸毒等严重不良嗜好。

（四）宫腔内人工授精的临床结果

1. 控制性诱导排卵联合宫腔内人工授精的临床妊娠率

在人工授精的周期中，这些不孕夫妇的自然生殖能力并非是零。但是一般可以认为在 3 年以上不孕史的夫妇中，IUI 后怀孕结果大多是治疗依赖性的。IUI 的妊娠率在全世界各个国家以及不同中心中存在较大的差异，主要原因可能是不孕的诊断标准和治疗方法的区别。根据各个文献资料所报道的数据，各种不同指征的 COS 联合 IUI 治疗的每周期妊娠率在 6% ～ 24% 范围。

2. 精子数量和质量对 COS 联合 IUI 的妊娠结局的影响

理论上说，精子的数量与妊娠率成正比。但事实上，活动精子在 100 万～ 2000 万的数量范围内，每周期妊娠率并无明显变化。但 100 万以下者妊娠率极低。因此一般洗涤后的活动精子数达到 500 万个以上时，可以进行 IUI 治疗。

3. 宫腔内人工授精的临床并发症

除了 COS 可能引发的卵巢过度刺激综合征外，IUI，还可能有一些并发症发生，其中最主要的是子宫的痉挛、感染和抗精子抗体的产生。虽然目前在临床上还很难统计这些并发症的发生率，但应尽量减少和避免其发生。对精液的处理要彻底，防止残留的精浆成分刺激子宫造成的痉挛；注意无菌操作和消毒措施，防止感染；尽量避免 IUI 操作中对女性生殖道黏膜的损伤，以免精子成分刺激免疫系统产生抗体。

五、宫颈内人工授精

宫颈内人工授精是一种简单、方便和安全的人工授精方法，与生理性的通过性交达到受孕的过程和原理基本是一样的，即将精液直接注入女性宫颈周围和颈管内，目前多用于供精人工授精和性交障碍的不孕夫妇。

其方法包括：女方的准备，内容同宫腔内人工授精；术前进行输卵管通畅试验的筛查；一般根据自然排卵周期进行，对排卵障碍的女方也可以在诱导排卵周期进行；B超监测排卵，配合宫颈黏液评分，选择注射精液的时间。

对性交障碍者可采用配偶的新鲜精液（由手淫法获得）；对需要供精的夫妇则采用精子库的冻存精液。

六、供精人工授精

供精人工授精技术主要适用于因男方严重少、弱、畸精或无精症等其他原因不能使用丈夫精子的不孕夫妇。因为该技术涉及第3方的亲子关系，伦理问题十分复杂，因此需要在伦理委员会和卫生监管部门的严格管理和监督之下进行，控制供精质量，禁止1份供精使多名妇女受孕的现象发生。

（一）适应证

（1）不可逆的无精子症、严重的少精症、弱精症和畸精症。

（2）男方因输精管结扎后复通失败。

（3）射精障碍。

（4）上述适应证中，其他需行供精人工授精技术的患者，医务人员必须向该夫妇说明，通过卵胞质内单精子显微注射技术也可能使其有自己血亲关系的后代，如果患者本人仍坚持放弃通过卵胞质内单精子显微注射技术助孕的权益，则必须与其签署知情同意书后，方可采用供精人工授精技术助孕。

（5）男方和（或）家族有不宜生育的严重遗传性疾病。

（6）母儿血型不合不能得到存活新生儿者。

（二）禁忌证

（1）女方患有生殖泌尿系统急性感染或性传播疾病。

（2）女方患有严重的遗传、躯体疾病或精神疾患。

（3）女方接触致畸量的射线、毒物、药品并处于作用期。

（4）女方有吸毒等不良嗜好。

（三）供精人工授精的方法

1. 女方的准备

女方的准备同宫颈内人工授精的方法。对女性排卵障碍者也可进行诱导排卵治疗。

2. 与供精有关的准备

为选择供精的精子标本，受者夫妇双方均应进行血型鉴定，按照血型组合的原理选择可使用的供精者的标本。

3. 有关文件的签署

因为该技术由第3方提供精子以供妊娠，所有过程必须是在受者夫妇完全自愿和知情同意的条件下才能实施。受者夫妇双方是孩子的合法父母，而供精者不是孩子的合法父亲。在中国，供精人工授精制度是匿名的，实行双盲的原则，除经法律部门的合法手续，医院不得向受者、子代和供者提供对方的任何信息。

4. 授精的方法

一般采用宫颈内人工授精技术，将精子库提供的精液标本（约 1ml）解冻后，用注射器注入女性阴道部宫颈处或宫颈管内，不得进入宫颈内口达子宫腔内。注射的活动精子总量最好达到 30×10^6/ml 以上。

5. 进一步的治疗建议

对于经过 3 ～ 4 个周期的宫颈内 AID 治疗不成功者，可以建议改行 COS 联合 AID 的 IUI 治疗。继续经 3 ～ 4 个周期不能怀孕者，可进一步建议行供精体外受精和胚胎移植技术治疗。

（四）供精人工授精的制度和随访

卫生部为了防止 1 份精子标本供多名妇女受孕，在《人类辅助生殖技术规范》中严格规定 1 人份的精子标本最多只能使 5 名妇女受孕。要执行卫生部的规。定，就必须对 AID 治疗的夫妇严密随访，一旦 1 份精子标本已经使 5 人受孕，这份标本就必须立即停止再提供给临床。

（李久现）

第三节　诱导排卵技术

一、氯米芬诱导排卵

氯米芬由 Greenblatt 首先应用于临床。氯米芬诱导排卵的机制是通过其结构与已烯雌酚相似，能与内源性雌激素争夺并抑制雌激素受体，从而使靶细胞对雌激素不敏感，解除了雌激素对下丘脑的负反馈作用，使下丘脑释放促性腺激素释放激素（GnRH），刺激垂体分泌 LH、FSH，使卵泡发育成熟，分泌雌激素增多至 LH 排卵前达高峰，随即出现 LH 高峰，卵泡破裂，排卵。因此应用氯米芬排卵成功需要一个完整的下丘脑 - 垂体 - 卵巢轴。

氯米芬诱导排卵主要用于 WHO Ⅱ 型的无排卵患者。WHO Ⅱ 型患者未经治疗的授精力为 0.00。经过 3 ～ 6 个周期氯米芬治疗，授精力可上升至 8% ～ 25%。如果只是女方不排卵造成的不育，氯米芬治疗后的授精力范围是 20% ～ 25%。

氯米芬服药方法比较简单，一般起始剂量为每日 50mg，自周期第 5 天开始服，连续 5 天，服药期间要坚持每天测量基础体温或 B 超监测卵泡发育，了解有无排卵。如仍不排卵，则下一周期将每日剂量加至 100mg。用药周期中排卵一般发生在停用氯米芬后第 5 ～ 12 天。可用尿 LH 试纸或 B 超监测卵泡发育预测排卵期，以指导性生活的时间。50% 的患者在每日 50mg 剂量时可达到排卵，25% 的患者在每日剂量增加到 100mg 时可排卵。北京协和医院谷春霞筹报告应用氯米芬诱导排卵 301 例，有效率 75.7%，治疗不育 199 例，妊娠率达 29.6% 应用氯米芬每日 100mg 连续 5 天仍不排卵，可增加剂量或延长用药时间。尽管美国 FDA 批准的氯米芬最大剂量是每天 100mg，但国外每日最高剂量可达 250mg。北京协和医院每日剂量一般不超过 150mg。延长用药时间亦可增加氯米芬的有效率。国外文献报告应用氯米芬延长用药时间治疗无排卵患者 87 例，每日剂量 150mg，连续服药 7 天，如仍无效，下一周期增至 9 天；再无效，增至 11 天，最长至 21 天，结果显示 87 例中 12 例失访，67 例最终排卵。北京协和医院何方方等应用氯米芬延长用药时间 26 例，每日剂量，100mg，连续 7 天、9 天，最长至 11 天，结果显示除 5 例未坚持治疗外，其余 21 例最终均排卵，排卵有效率为 80%，妊娠 6 例共 7 次，占 29%。每日应用氯米芬低于 100mg，不排卵的妇女中大约有 70% 能在应用高剂量时排卵，但妊娠率低于 30%。氯米芬治疗 3 ～ 6 个周期后生殖力会下降。

应用氯米芬简便、价廉、有效、安全，排卵率可达 70%，妊娠率达 30%，产生多胎妊娠和卵巢过度刺激的危险性较低。氯米芬诱导排卵妊娠的自然流产率大约是 15%。氯米芬治疗最常见的症状有：血管舒缩症状（20%）、附件疼痛（5%）、恶心（3%）、头疼（1%），罕见的还有视觉模糊或闪光点。如应用氯米芬后患者有视觉改变应永久性停用氯米芬。

氯米芬治疗可对一些患者的宫颈黏液的质量和子宫内膜形态有不良影响。这可能与氯米芬对抗雌激素有关。可酌情给予少量天然雌激素（如戊酸雌二醇 1mg/ 天）或行宫腔内人工授精（intrauterine insemination，IUI）。一些研究显示氯米芬治疗时加用雌激素，与单独使用氯米芬相比，可增加子宫内膜的生长。尽管如此，目前还没有临床试验能证明氯米芬联合应用雌激素比单用氯米芬增加妊娠率。

有人提出应用诱导排卵药物可增加卵巢肿瘤的危险性，但也有人认为未产、不育远比促排卵药增加卵巢肿瘤的风险更大。尽管对这一点尚有争论，但考虑到应用氯米芬治疗 6 个周期后生殖力会下降，且长期应用氯米芬卵巢肿瘤的发生率增加，因此一般认为应用氯米芬诱导排卵最好不超过 12 个周期。如果氯米芬治疗 6 个周期后仍未妊娠，应重新评价失败的可能原因，并考虑新的治疗方法，如促性腺激素等。

氯米芬可与某些药物合用诱导排卵，例如：对于去氢表雄酮硫酸盐大于 2μg/ml 的帮排卵患者和非典型的肾上腺皮质增生患者可在周期第 5 ～ 9 天服用氯米芬的同时加服地塞米松每日 0.5mg；对于三碘甲状腺原氨酸低于 80ng/ml 的患者可加用甲状腺素联合治疗；对于某些常规应用氯米芬每日 100 ～ 200mg 无效的患者可在应用氯米芬 5 天后注射促性腺激素（FSH）或人绝经期促性腺激素（hMG），其目的为提高卵泡对促性腺激素反应的敏感性并减少每周期诱导排卵时所需的促性腺激素的用量。

二、二甲双胍与二甲双胍加氯米芬

高胰岛素血症是多囊卵巢综合征（PCOS）妇女一种常见的内分泌异常。胰岛素水平升高，抑制肝脏产生性激素结合球蛋白，可协同 LH 刺激卵泡膜细胞合成雄激素，因而导致生殖功能紊乱。因此降低胰岛素水平是 PCOS 患者的一个治疗目标。

二甲双胍是一种口服双胍类治疗高血糖的药物，对 2 型糖尿病有效。二甲双胍降血糖的机制是抑制肝脏产生葡萄糖、增加外周葡萄糖摄取，在受体后水平增加胰岛素的敏感性。促进胰岛素介导的葡萄糖摄取。二甲双胍的最常用剂量是 500mg，每日 3 次。为减少二甲双胍的恶心等胃肠道反应，建议二甲双胍剂量从 500mg，每天 1 次，连用 1 周后增加到 500mg，每天 2 次，再用 1 周后才增加到 500mg，每天 3 次。缓释剂型有 500mg 和 750mg（格华止）。缓释剂的不良反应较少。测量基础体温或黄体酮水平可了解是否排卵。若二甲双胍治疗 5 ～ 10 周仍无排卵，可在二甲双胍治疗基础上加氯米芬 50mg，每天 1 次，连用 5 天。一旦患者妊娠，停止二甲双胍治疗。

二甲双胍最常见的不良反应是胃肠道不适，包括腹泻、恶心、呕吐和腹胀。罕见二甲双胍治疗引起致命性的乳酸酸中毒。在二甲双胍治疗前应测定患者血清肌酐浓度，只有血清肌酐浓度小于 1.4mg/ 天时才能使用。其他胰岛素增敏剂无论是单用，还是与氯米芬或 FSH 联合应用，都能有效促排卵。

临床试验显示，单用氯米芬无排卵的 PCOS 患者，二甲双胍既增加肥胖、高雄激素血症患者的自然排卵率。也增加氯米芬诱导的排卵率。二甲双胍、氯米芬合用，与单用氯米芬相比，宫颈黏液评分较好，子宫内膜厚度增加。

三、芳香化酶抑制剂

氯米芬因其抗雌激素的特性而能有效地促排卵。氯米芬治疗下丘脑和垂体的雌二醇反馈降低，因此 FSH 和 LH 分泌增加。近来一些小型报道芳香化酶抑制剂如来曲唑在周期第 3 ～ 7 天每天使用 2.5mg 可以诱导排卵。但还需要大规模的临床试验才能确定芳香化酶抑制剂在促排卵中的作用。

促性腺激素诱导排卵：自 Gemzell 从垂体提取 FSH 可有效地诱导排卵、LunenfelD 等从绝经后妇女尿中提取促性腺激素诱导排卵成功以来，促性腺激素诱导排卵持续沿用至今已超过 30 年。目前应用的药物有基因重组的 FSH、hCG、LH 制剂和纯化的尿 FSH、hMG 制剂。由于大多数 WHO II 型不排卵妇女能够分泌足够的 LH，因此在卵泡发育的早期不需要外源性 LH，可单独使用 FSH 诱导排卵即可达到卵泡生长和产生雌激素的目的。LH 基线浓度大于 1.2mIU/ml 的 WHO I 型无排卵妇女单独使用 FSH 诱导排卵和促进妊娠有效。LH 基线浓度小于 1.2mIU/ml 的 WHO I 型无排卵妇女加用重组 LH 可以提高诱导排卵的有效率。加用外源性的 hCG 有利于卵泡最后成熟及排卵。

促性腺激素诱导排卵或控制下刺激卵巢常用于低内源性促性腺激素和低内源性雌激素水平患者、多囊卵巢综合征、应用氯米芬诱导排卵无效者、不明原因不育者及子宫内膜异位症需进行卵巢刺激以及需要人工辅助受孕的患者。排卵率大于 80%，妊娠率可达每周期 10% ～ 40%；6 个月的累计妊娠率可达 91%，平均授精力为 0.33。妊娠成功率与女方年龄和不排卵的原因有关，对于卵巢早衰患者诱导排卵效果不好。由于药物价格昂贵，用药前应对夫妇双方进行全面的不育原因的检查，有条件者最好行腹腔镜检查除外其他不育的病因，以提高用药后妊娠成功的概率。

用药方法通常是在周期第 2 ～ 3 天开始每日肌注 FSH 或 LH/FSH 75 ～ 150IU，直至周期第 6 ～ 7 天测量血清雌二醇（E_2）水平和阴道 B 超监测卵泡。如 E_2 水平证实卵泡已有充分反应或 B 超已有卵泡发育大于 10mm，则维持原剂量；若卵泡反应不充分，则需加大剂量。反复 B 超监测卵泡及血清雌二醇水平测量，直至优势卵泡达 18mm，子宫内膜厚度大于 8mm，可注射 hCG5000 ～ 10000IU，约 36 小时后性生活或行宫腔内人工授精（IUI）。排卵后可用黄体酮或 hCG 支持黄体。排卵后 16 天和 18 天取血查 hCG 以确认是否妊娠。如果 E_2 水平达 1500pg/ml 以上，则存在卵巢过度刺激综合征（OHSS）的危险，不应注射 hCG。

低剂量长时间促性腺激素诱导排卵的方案适用于多囊卵巢综合征患者。多囊卵巢综合征特有的生化特征和生理结构决定其诱导排卵时的低反应性和一旦有反应则呈"爆发式"，极易造成 OHSS 的发生。因此对于多囊卵巢综合征患者应用促性腺激素诱导排卵一定不能性急，要以小剂量开始，并逐渐加量，以减少多胎妊娠和 OHSS。用药方法为 FSH 每日 75IU，7～14 天后每 7 天增加 37.5IU，直到卵泡发育成熟。采用这一方法往往用药时间较长。北京协和医院曾有一患者用药长达 30 多天才获得发育成熟的卵泡并妊娠。PCOS 妇女使用氯米芬未能妊娠者。长期低剂量 FSH 治疗是一个有效的选择。相对于 WHO I 型的患者，PCOS 无排卵不育患者 FSH 或 hMG 治疗授精力低。近期研究表明，IVF 对 FSH 或 hMG 治疗后仍不育的 PCOS 患者有效。初步研究显示 IVF 治疗 PCOS 不育患者的授精力是 24%～27%。

卵巢过度刺激综合征（OHSS）的发生率在无 B 超监测和雌激素测定之前为5.0%，在实行 B 超监测和雌激素测定之后为 0.5%。早卵泡期用药剂量过大、体型瘦小的妇女及 PCOS 患者是 OHSS 发病的危险因素。其主要临床表现为腹疼腹胀，恶心呕吐，腹泻，呼吸困难，体重增加，卵巢增大，重度卵巢过度刺激综合征可引起电解质紊乱，出现胸腔积液、腹腔积液、血液浓缩、休克，严重者可导致死亡。轻者卧床休息，重者需住院治疗调整电解质，输白蛋白提高血浆内渗透压，必要时可用利尿药，并行胸膜腔和腹腔穿刺术，除发生增大的卵巢扭转外，一般不需手术。预防 OHSS 的发生非常重要。使用 GnRH 激动剂替代 hCG，可降低 OHSS 的风险。促性腺激素诱导排卵后的妊娠中大约 15% 为多胎妊娠。

五、促性腺激素释放激素诱导排卵

机制是脉冲释放促性腺激素释放激素刺激垂体产生 LH 和 FSH，刺激卵泡发育、排卵和黄体期孕激素分泌。适用于原发或继发闭经至少 6 个月但有完整的垂体负反馈系统；体重不低于标准体重的 90%；无过量的运动和过多的压力；血清催乳素。甲状腺刺激素，去氢表雄酮硫酸盐及睾酮的浓度正常；促性腺激素浓度低；无明显中枢神经系统结构异常；未经激素治疗。

应用泵将促性腺激素释放激素以每 90 分钟一次。每次 75～100ng/kg 的速度输入。两次之间的间隙为 1～2 小时。如果用药 2～3 周后仍无反应，则促性腺激素释放激素每次可增加 10～20μg。

六、调整体重指数

体重指数大于 $27kg/m^3$ 的肥胖妇女以及体重指数低于 $17kg/m^3$ 的妇女患有不排卵性不育的危险性比体重指数在 20～25kg/m³ 的妇女分别高 3.1 和 1.6 倍。低体重指数的不排卵常见于下丘脑性闭经，高体重指数引起的不排卵常见于多囊卵巢综合征（PCOS）。这类患者调节饮食和运动量，调节体重指数将有助于排卵的恢复。

有文献报告在 PCOS 肥胖患者经控制饮食和加强锻炼半年内平均体重下降 10kg 后。45% 血清 LH 浓度下降并 35% 血清睾酮下降。肥胖患者在半年内平均体重下降6.3kg 的 13 例中 12 例恢复排卵，5 例妊娠。

七、溴隐亭治疗

闭经伴有高催乳素血症及垂体微腺瘤伴催乳素高的不育患者应用溴隐亭治疗可达到排卵和妊娠的目的。在建立放射免疫测定 PRL 方法的同年即进入医药市场，在临床应用至今已 36 年。口服吸收好，血浓度在口服后 1～3 小时达峰值，一次口服片剂2.5mg，作用持续 9 小时，血浆半衰期为 3～4 小时，14 小时之后，在血中几乎不能检测到该药，因此一日剂量要分 2 ～ 3 次服用。口服用从 1.25mg/ 天开始，逐渐增量至治疗量，常规量 2.5mg/ 次，每日 2 ～ 3 次；也有极度敏感者，每日 0.625 ～ 1.25mg 即可控制住血 PRL 水平，月经正常、同时测 BBT，一般可达排卵及妊娠。治疗中可根据 PRL 的水平调整剂量，当血 PRL 降至正常，可以逐步减量，长期服用低剂量，甚至低至 0.625mg/ 天可以维持血 PRL 在正常范围。副作用有恶心、呕吐、直立性低血压等。与食物同服或睡前服用可减少其副作用。随用药时间的延长，副作用可缓解甚至消失。

对于垂体微腺瘤患者，大约 10% 在妊娠期间垂体瘤增大，需手术治疗。因此对垂体微腺瘤患者诱导排卵前需进行减少妊娠并发症的治疗，药物治疗使瘤体缩小后再妊娠。妊娠后考虑到不除外溴隐亭对胎儿的影响，主张确诊妊娠后立即停药，但要密切注意患者一般情况，如出现头痛、视野缺损应手术治疗。除非有产科适应证，否则不需手术分娩。

（李久现）

第四节　体外受精和胚胎移植技术

一、体外受精和胚胎移植的历史

在医学历史中，无数的事实证明，在先进的临床治疗成功的背后，依托着大量的基础实验成果。体外受精和胚胎移植技术的发展历史也正是基础研究和临床实践相结合的最佳范例。早在 19 世纪，人们就进行了哺乳动物体外受精的实验，所提出的关键问题是：①哺乳动物的卵子是否能在体外受精并继续发育。②如果将这个发育到早期的胚胎移植到另一个动物的子宫内，是否能够存活并继续成长。

Schenk 就因强烈的好奇心而开始兔子和豚鼠卵子的体外受精实验，在那个生理盐水、渗透压和氢离子都还没有被认识的年代，这个实验是注定要失败的。WalterHeape 将受精卵从兔子的输卵管中冲洗出来并移植到另一个代孕兔子的子宫中获得成功。法国人 GregoryPincus 在英国的剑桥农学院开始了正式的哺乳动物体外受精实验。他在美国哈佛大学将兔子的精子和卵子进行输卵管移植的实验获得成功，但这还不是真正意义上的体外受精。

著名科学家赫胥黎出版了一本科幻小说《勇敢的新世界》，书中详尽地描写了几乎与现代辅助生殖技术完全一样的体外受精和胚胎移植技术，所不同的只是体外受精的胚胎是在输卵管中完成发育的。许多科学家正是在这本小说的启发下，积极地投入到体外受精的研究中去。

第二次世界大战期间，美国妇科医师 JohnRock 和同事们在妇科手术中共获取了 800 多个人的卵母细胞，将其中 138 个进行了体外受精，但是因为卵母细胞的成熟度差异太大，只观察到 3 个卵母细胞发生了卵裂，没有移植。4 年后实验以失败告终。CharlesThibauh 才真正在体外观察到兔子受精卵的双原核和第二极体，作为体外受精成功的证据。年轻的中国生物学家张明觉在美国第 1 次完成了兔子真正意义上的体外受精和胚胎移植过程。他将原代母兔体外受精的胚胎移植到另一只代孕母兔的子宫里，结果诞生了和原代母兔同样的子代。这是一次划时代的成功，从此 IVF-ET 技术在多个哺乳动物种系中得到成功。

英国的生物学家 Robert Edwards 在剑桥大学成功地进行了小鼠的 IVF-ET 后，将兴趣转向人类。为此，他来到美国 Johns Hopkins 医院进修，在那里他从多囊卵巢综合征患者卵巢楔形切除的标本中获得了大量的人卵母细胞进行研究。然后 Edwards 回到剑桥的实验室继续该项工作，并目标明确地将人类 IVF-ET 作为研究方向。Edwards 遇到了正在熟练使用腹腔镜手术的妇科医师 Patrick Steptoe，他们开始合作进行这项伟大的实验研究。当时他们只能通过腹腔镜采集自然周期的成熟卵母细胞进行试验。在共同合作了 10 年以后，人类第 1 例体外受精和胚胎移植的"试管婴儿"LouisBrown 在英国诞生。

经历了一百多年时间，从梦想到现实，从基础研究到临床应用，人类终于在体外模拟了自己早期阶段的生殖活动。对这一人类生殖生物学和生殖医学领域中伟大的里程碑的深远意义，人们很难确切地评估。"试管婴儿"技术的建立从此揭开了辅助生殖技术的序幕，成为生命科学领域中发展最为迅速和产生巨大影响的一门新兴学科。

二、体外受精的基本原理和适应证

IVF-ET 是辅助生殖技术的基本技术，它的基本原理是将女方卵巢中的成熟卵母细胞取出，在体外与来自配偶的精子共同培养，进行受精。受精卵发育到胚胎阶段后，再将其种植到女方的子宫腔中继续发育生长成胎儿。它适用于以下情况：

1. 各种女方因素导致的配子运输障碍

不孕症夫妇中大约 25% 的病因为输卵管因素。虽然输卵管结扎的复通术后可以达到 60% 的妊娠率，但是对病变输卵管进行复通术的成功率很低。因为各种原因，如输卵管妊娠，行双侧输卵管切除术是 IVF 的绝对指征，另外双侧输卵管阻塞、直径大于 3cm 的输卵管积水、盆腔严重粘连等输卵管预后不良的情况，都是 IVF 的适应证。

2. 子宫内膜异位症

子宫内膜异位症在卵泡发育、输卵管蠕动、激素和免疫环境、胚胎着床和黄体溶解等各个环节上对生殖过程产生影响。轻度子宫内膜异位症与不孕的关系目前尚未完全明了，但中、重度的病症，不孕总是伴随的现象。在经过腹腔镜手术和药物系统治疗后，子宫内膜异位症仍然存在一定的复发率，而妊娠是公认的对该病最好的治疗方法。因此，目前对有生育要求的子宫内膜异位症患者，多主张在手术和药物治疗后，积极采用辅助生殖技术，尽快妊娠，延缓该病的复发。

3. 男性因素的不孕症

约有 40% 的不孕症其原因是男性因素。因为男性排出精子的数量和质量有很大的波动，因此，对男性精液常规检查应该在 2 次以上，这样才能得出比较客观的结论。在男性精子的参数上，数量、密度、活动率、活力和畸形率都是很重要的指标。这些指标异常的原因可能是遗传缺陷、手术对输精管造成的不可逆损伤、抗精子抗体的产生、男性生殖道的感染、环境或内分泌激素的改变等。但是很多男性不育的原因并不清楚。假设是精子数量的问题，体外受精可以使每个卵母细胞暴露在较多数量的活跃精子之下（通常 $5 \times 10^4 \sim 15 \times 10^4$ 个），这比体内受精环境下的精子数要多得多，显然可以增加受精的机会。一般在经 3 ~ 4 个周期的 IUI 治疗以后仍未妊娠，就可以将男女双方的配子放在体外的培养液中观察是否受精，以判别受精异常的问题，对不明原因的不孕症有重要的诊断意义。

4. 排卵障碍

在不孕症病因中，有 25% ~ 30% 是排卵障碍。排卵障碍的病因很多。下丘脑－垂体－卵巢轴任何一个平面的各种器质性和功能性问题，都可以导致排卵障碍。大多数的排卵障碍可以通过药物和手术的方法恢复和促进卵泡发育和成熟，但是对于某些顽固性和难治性的排卵障碍，例如多囊卵巢综合征、黄素化卵泡不破裂综合征等，一般促排卵的方法不能奏效，则可依赖体外受精技术，利用特殊的控制性促排卵方案和卵泡穿刺抽吸技术，将成熟的卵母细胞采集到体外进行受精。

5. 不明原因的不育

经过排卵监测、输卵管造影、精液分析和腹腔镜检查之后仍不能得到明确结论的情况下，可诊断为不明原因的不孕和不育。其原因可能包括：①患者并非真正意义上的不孕，而只是受孕力较低，在某些时候可能自发怀孕。②患者确实存在病理因素，如卵母细胞透明带上与精子结合的蛋白质和基因的缺陷、子宫内膜对胚胎的接受性差以及输卵管伞端拾卵功能损伤等，但目前的常规检查还不能得出诊断。一般该类患者首选 IUI 方法治疗，但在 3 ~ 4 个周期的 IUI 治疗后仍不能妊娠时，则考虑进行 IVF 的方法。这时 IVF 也是一种诊断，在 IUI 治疗失败的原发性不孕症患者中存在 14% ~ 20% 的受精异常问题，只有在体外受精的条件下才能得到显微镜下直观的诊断。

6. 免疫性不孕

免疫性不孕的定义和诊断概念较模糊，是由性交后试验中发现不活动和摇摆活动的精子现象，以及抗精子抗体检测阳性的结果引申出来的。有试验证明，在抗精子抗体阳性的夫妇，其 IVF 的妊娠率较低。通过精子洗涤、糖皮质激素的短期应用，可提高成功率。

三、体外受精的禁忌证

有如下情况之一者，不得实施体外受精－胚胎移植技术及其衍生技术。

（1）男女任何一方患有严重的精神疾患、泌尿生殖系统急性感染、性传播疾病。

（2）患有《母婴保健法》规定的不宜生育、目前无法进行胚胎植入前遗传学诊断的遗传性疾病。

（3）任何一方具有吸毒等严重不良嗜好。

（4）任何一方接触致畸量的射线、毒物、药品并处于作用期。

（5）女方子宫不具备妊娠功能或严重躯体疾病不能承受妊娠。

四、体外受精的配子准备

体外受精需要足够的配子数量才能维持一个可以接受的妊娠率。射精精子一般在洗涤后要达到供应每个卵母细胞 5×10^4 ~ 15×10^4 个精子的数量。在 IVF 技术的早期，人们只能通过腹腔镜或剖腹术采集到自然周期的一个卵母细胞来进行体外受精，这是非常困难的。

（一）卵母细胞的准备

人们很久以前就发现，增加垂体促性腺激素的释放，可以增加优势成熟卵泡的数量。因此为了提高 IVF 的妊娠率，使用合适的促排卵药物，选择合理的促排卵方案，获得足够的卵母细胞进行 IVF，就是一个很重要的条件。

1. 促排卵药物和方案

历史上，人们一开始就使用促排卵药物来诱导卵母细胞的发育和成熟。氯米芬曾经是 IVF 促排卵周期的基本药物，它主要是通过竞争性阻断位于下丘脑和垂体上的雌激素受体，反馈性地刺激垂体分泌 FSH 和 LH，以促进卵巢中卵泡的发育；随后在 20 世纪 60 年代，人们又发现在绝经后妇女尿液中可提取高浓度的 FSH 和 LH，称为人绝经后促性腺激素（hMG）。20 世纪 80 年代，可通过高压液相技术纯化尿中提取的 hMG，并分离出高纯度的 FSH，这种高纯度的促性腺激素没有尿蛋白质杂质，生物利用度更高，变态反应少，使诱导排卵的效果更好。近年来，人们又通过生物工程方法制备了基因重组的人 FSH 和 LH，使得药物的纯度、成本和生物活性得到进一步改善。

人们从自然周期的 IVF 开始，然后从氯米芬到基因重组促性腺激素，经历了一个快速的发展过程，IVF 技术推动了促排卵药物的发展。但是单纯的 FSH 或 hMG 诱导排卵在 IVF 周期的治疗中尚存在不足之处。一是无法控制内源性的 LH 峰值产生的时间，因为卵泡细胞分泌的雌激素诱导内源性 LH 峰值的产生，LH 峰值到排卵的时间是相当恒定的，为 36～40h。如果不能精确地测得 LH 的峰值，就无法确定取卵的准确时间。二是在某些患者的卵巢周期中，在卵泡发育到成熟以前，垂体会过早地分泌 LH，产生隐匿性的早熟的 LH 峰值，使卵泡细胞过早地发生黄素化，降低了卵母细胞的质量，降低了卵母细胞受精和发育的潜能。

自从 20 世纪 80 年代以来，人们逐渐认识到促性腺激素释放激素（GnRH）对下丘脑和垂体的生理作用可被用来诱导卵泡的发育和生长。另外，人工合成的促性腺激素释放激素改变了下丘脑分泌的十肽激素的第 6 位氨基酸，置换了第 10 位氨基酸，变成一个新的九肽的促性腺激素释放激素的激动剂，它与 GnRH 受体结合的亲和力可以增加 50～100 倍。根据 GnRH-a 这一特性，人们用它来持续地刺激下丘脑和垂体，先产生二个短暂的正反馈的激素上调作用，1 周左右时间内 FSH、LH 和雌激素都有一个升高，随着其受体被持续地占据，受体通过刺激产生的反应会明显减弱，最终失去对刺激的敏感性，使促性腺激素和雌激素都下调到基础水平之下，从而达到"抑制"垂体的作用。因此，GnRH-a 被广泛用于 IVF 周期的诱导排卵。先利用其对下丘脑一垂体持续的抑制作用，然后用外源性的促性腺激素诱导卵泡生长、发育和成熟。等卵泡发育成熟后，再用大剂量的人绒毛膜促性腺激素模拟一个 LH 峰值，这样，人们可以很好地控制采集卵母细胞的时间，并使得卵泡和子宫内膜同步发育，这一组合性的诱导排卵方案，提高了 IVF 的临床妊娠率，并使 IVF 的卵子准备变得更加简单。近年来，人们又发明了促性腺激素释放激素的拮抗剂，在卵泡发育过程中可以用来直接对抗内源性 LH 的产生，而省略了 GnRH-a 先升再降的调节过程，但它的临床应用效果还在观察之中。人们一直在探索和讨论诱导排卵的方案和药物对 IVF 和人类生殖活动的意义，担忧由于人为的卵巢刺激会带来远期的不良后果。因此，有人提出回归到自然周期的 IVF，即不用促排卵药物或使用微量刺激的方案，利用自然的 1～2 个卵母细胞进行体外受精，这是对 IVF 技术提出的新挑战。

2. 卵母细胞的采集

一般认为，卵泡直径达到 14～16mm 时即具备了体外受精的条件。当一批卵泡达成熟直径时，于晚 9 时左右注射 10000 单位 hCG，促进卵母细胞减数分裂的完成，并排出第一极体。在注射 hCG 后 35～36h，即隔日上午 9 时左右，是卵母细胞采集的时间。时间过早，卵泡颗粒细胞紧密，卵母细胞不易脱落被采集；时间过晚，卵泡可能自行排卵，使卵母细胞丢失。最早的采集卵母细胞的方法是剖腹取卵，这无异于"杀鸡取蛋"。后来人们又在腹腔镜下取卵，减少了创伤。直到20世纪90年代初，人们开始在B超阴道探头的指引下，采用负压吸引的方法获取卵子。这种方法简单、准确、创伤小且获卵率高，很快就得到普及，成为目前最常用的取卵手段。

3. 卵母细胞的检出和评分

卵母细胞在负压抽吸下，与卵泡液、卵母细胞周围的卵丘颗粒细胞一起进入一个个试管。再将试管里的内容倒在培养皿中，在显微镜下进行检卵和评分。卵母细胞、卵丘颗粒细胞形成复合体。在显微镜下成熟的卵母细胞复合体表现为：①卵母细胞质色亮，颗粒均匀。②卵丘颗粒细胞呈放射状扩展。③颗粒细胞松散、稀疏分布。④透明带下可见卵母细胞第一极体的形态。

负压抽吸出来的卵母细胞常常呈现各个发育阶段的形态，有 G 期、M-I 期的未成熟卵母细胞，也有退化和过熟的卵母细胞，只有在 M-II 期的卵母细胞才是成熟的、具有受精和胚胎发育潜能的配子。卵母细胞的质量和成熟度是将来胚胎体外发育的重要基础和保障。

卵母细胞的成熟度分级：

0级：卵丘细胞紧密包绕在透明带周围，色暗，未见放射冠和第一极体。

1级：卵丘细胞较少，放射冠层次较薄，围绕在透明带周围。

2级：中等厚度的卵丘结构，卵丘细胞松散，放射冠外周清晰。

3级：卵丘细胞多层扩展且松散，放射冠外周界限不清。

（二）精子的准备

准备 IVF 治疗周期的精子一般为射精精子，在卵子采集的当天要进行精子的采集。多采用手淫法将精液收集在一个消毒、清洁的广口容器里，仔细标记上夫妇双方的姓名，以免错误，然后送标本到实验室进行处理。

精子的处理多采用梯度离心法和上游法，将精浆、杂质细胞和死精子洗涤干净。用受精培养液稀释后调整精子密度，一般每个卵母细胞要与5万～10万个活动精子放在一起受精。

五、体外受精的基本步骤

（一）配子的体外受精

1. 将每个成熟的卵母细胞与5万～10万个活动精子置于受精培养液中哺育

受精培养液的成分是按接近人类输卵管壶腹部的环境配制的，其 pH 值、渗透压、葡萄糖、氨基酸以及各种无机和有机的成分都经过大量的研究和精确计算，使配子的环境最大限度地与生理性的受精环境相似。培养液和配子在37℃、5% 的 CO_2、饱和湿度的培养箱中孵育 12～16h，观察卵母细胞的受精。受精卵的标志是双原核的形成，雌原核和雄原核分别来自卵母细胞和精子的遗传物质，一般在受精后的14～20h 后出现。经过数小时的双原核阶段，原核融合后形成合子。如果观察到多于2个原核的情况，95% 为2条以上精子的多精受精现象，也有一些是减数分裂后第二极体未排出所致。这种异常受精产生的多倍体的染色体不能产生正常胚胎，应该放弃。受精时卵母细胞膜在接触到精子顶体后，会产生细胞内染色体的再一次减数分裂，也叫第二次减数分裂，单倍染色体分裂成 2 条姐妹染色单体，其中 1 条随第二极体排出。受精卵的透明带下裂隙中可观察到 2 个极体。

2. 胚胎的体外培养、发育和移植

卵母细胞受精后成为受精卵，即合子。继而，合子要持续不断地发生有丝分裂，也称卵裂，胚胎分裂中的细胞也称为卵裂球。随着细胞数目越来越多，胚胎的总容积保持不变，而细胞的体积越来越小，遂发展成桑葚胚。第一次分裂的细胞周期约 24h，随后约 18h 一个周期。桑葚胚发育到受精后的第 5～6 天左右，密集的细胞中出现裂隙，逐渐形成空腔，充满液体，称为囊胚液，此时的胚胎称为囊胚。被挤到一侧的细胞称为内细胞团，这就是胎儿发育的始基。这一阶段称为囊胚期。

受精后的合子被置入生长培养液中，在温度 37℃、5%CO_2 浓度和饱和湿度的条件下培养。培养液的成分至关重要，除了常规培养液中的各种有机和无机离子，其中糖、氨基酸、pH 值、渗透压和血清含量都对胚胎的发育质量有明显的影响，并且在胚胎发育的各阶段其成分有所不同。现在，全球有多个公司可以提供商品化的各个发育阶段的胚胎生长培养液。

培养的方式可以有很多种，如液滴法、培养皿法、试管法，总的原则是尽可能模拟体内胚胎发育的生长环境，防止外界和环境中各种理化因素的影响，使胚胎能够正常发育。培养中胚胎的质量需要每天进行评估，评分的主要依据包括：①胚胎卵裂的速度，即胚胎的细胞数目；在受精后的第 2 天应不少于 2 个，在第 3 天应不少于 6 个。②胚胎中碎片的量和分布。③卵裂球大小是否均匀。④胚胎的色泽、折亮度和颗粒分布。一般分为 4 级：

1 级：卵裂速度正常，细胞数目与时间相符。卵裂球等大，无碎片，胞质透明，颗粒均匀。

2 级：卵裂速度基本正常，卵裂球不等大，碎片在 10% 以内，胞质均匀。

3 级：卵裂速度基本正常，卵裂球等大或不等大，碎片在 20% 以内，色泽略差。

4 级：卵裂速度明显慢于正常，卵裂球不等大，碎片大于 20%，胞质变暗，颗粒不均匀。

一般 1～3 级胚胎可以进行宫腔内移植。1 级和 2 级可以定为优质胚胎。一般在 IVF 周期中优质胚胎的比例可占到受精卵的 40%～50%。

（二）胚胎的宫腔内移植

通常是在胚胎发育到受精后的第 2～3 天，即达到 4～8 细胞阶段时，进行宫腔内移植术。根据统计的结果，移植胚胎的数目与妊娠率呈正比，但是与多胎妊娠率也呈正比。

1. 胚胎移植的时间

胚胎发育的各个阶段都可以进行宫腔内移植，但传统上移植的时间一般是在受精后的 40～64h，即受精后第 2～3 天。此时胚胎的细胞数为 4～8 个。

近年来，为了防止多胎妊娠，且不影响妊娠率，很多的实验室开始尝试在受精后第 5～6 天，即胚胎发育的囊胚期阶段进行移植，仅移植 1～2 个囊胚，这样可以减少多胎妊娠的发生，且因为能够发育到囊胚阶段的胚胎一般都是优质胚胎，所以移植的胚胎质量提高，也能使妊娠率提高。近年来，人们已经发现体外培养系统在胚胎发育各个阶段的特征性，设计了序贯的培养液系统以供不同阶段胚胎培养的需要。在囊胚期必须更换培养液才能保证囊胚的质量和发育的潜能，普通培养液虽然也能培养出囊胚形态，但此囊胚却不能正常地继续发育到胎儿。

可是在临床上，虽然有如此优良的体外培养体系，但并不是每个周期都有优质的囊胚形成可供移植。因此等到第 5 ～ 6 天，患者可能要承受无囊胚移植的风险。所以囊胚移植还没有在临床普及应用。

2. 胚胎移植的方法

胚胎移植需要使用一种特殊的移植导管，将移植胚胎吸取到导管内芯中，通过外套管在宫颈管的引导下将含胚胎的内芯插入宫腔内，推动连接在导管内芯末端的注射器，将胚胎推注到宫腔中去。这是胚胎在体外历程的最后一步，因此操作者要特别小心细致，防止功亏一篑。

为了提高胚胎移植的成功率，一般移植过程在 B 超的引导和监测下进行。因为在准备胚胎移植管内芯时，保留了微量的空气和胚胎相邻，所以推注胚胎时微量的空气成为示踪物，可以清楚地在 B 超屏幕上观察到胚胎移植到宫腔的位置。

影响胚胎移植效果的因素包括：操作者的熟练程度、移植管的品质和设计、生殖道出血（宫颈或宫腔）、移植到宫腔的部位、宫颈管进入的难易程度等。但是，决定胚胎是否能着床和发育的根本因素是胚胎的质量和子宫环境的容受性。

3. 胚胎移植的数目和减胎

移植的胚胎数目一直是一个有争议的问题。因为在一定范围内，移植的胚胎数目和妊娠率呈正比，所以早期人们为了追求妊娠率，移植尽可能多的胚胎。但是随之带来的多胎妊娠的问题却成了一个巨大的隐患。根据统计，IVF 技术的多胎妊娠率达到27% 以上。多胎妊娠给母亲、孩子、家庭和社会带来的医疗风险和沉重负担，使人们开始重新审视移植胚胎数目的问题，提出对移植胚胎数目的限制。

近年来，随着辅助生殖技术的发展，IVF 实验室的水平有很大的提高，许多国家已经制定了只移植 1 ～ 2 个胚胎的法规，严格限制多胎妊娠的发生。我国卫生部颁布的《人类辅助生殖技术的规定》中限制移植胚胎数不多于 3 个，其后又修改为：在第 1 个 IVF-ET 治疗周期，35 岁以下的妇女，移植胚胎不得多于 2 个。

在多胎妊娠发生以后，为了防止其对母婴带来的不利影响，有的国家法律允许进行减胎手术。减胎手术是在阴道 B 超探头的引导下，对其中数个胚胎进行毁灭，仅保留 1 ～ 2 个胚胎。方法包括：对拟减胚胎注射高浓度的钾离子，使胎心骤停；对胚胎进行心脏穿刺和破坏；负压抽吸较早期的胚芽等。一般在孕 6 ～ 11 周时进行。减胎的并发症和风险有：流产、早产、宫内感染、出血和血肿等。

（三）妊娠黄体功能的维持和子宫内膜的容受性

胚胎着床的时期是在受精后的 6 ～ 7d，即卵巢的黄体中期和子宫内膜的分泌中期阶段。移植后的胚胎在宫腔内要等待数天，发育到囊胚期后才完成孵出和着床的过程。胚胎着床的重要条件包括：透明带的消失、子宫内膜的同步发育和体内足够的黄体酮水平。IVF 中采用的促排卵药物对下丘脑 - 垂体 - 卵巢轴和黄体酮的产生有影响，所以在胚胎移植后黄体的支持是非常必要的。

黄体功能的维持主要需要黄体酮，临床上使用天然黄体酮制剂来补偿黄体的功能。黄体酮制剂有针剂、阴道栓剂和口服片剂，其中针剂的吸收效果最好，但肌肉注射比较痛苦；其次是阴道栓剂；再次是黄体酮口服片剂，方便但吸收不是非常稳定。除黄体酮外，用 hCG 或加用雌激素也可以促进黄体的功能。

胚胎着床和发育是一个非常复杂的过程，子宫内膜对胚胎的容受性涉及许多因素，包括子宫内膜的形态学、类固醇激素受体、多种细胞因子和免疫因子、多种生长因子、病原微生物和其他蛋白因子，还包括胚胎染色体、基因、滋养细胞的发育以及与子宫内膜之间的关系等多种因素的调节。所以，这也是为何 IVF-ET 的种植率（临床妊娠胎数/移植胚胎数）始终仅在 20% 左右的原因。长期以来，众多的科学家都致力于研究子宫内膜对胚胎的容受性机制，力求解决限制 IVF—ET 妊娠率的"瓶颈"问题。

如果发生妊娠，卵巢妊娠黄体会继续维持到 7～9 周的时间，随后由胎盘分泌的雌、孕激素逐渐取代妊娠黄体的功能。因此，外源性的黄体酮维持治疗一般在怀孕的第 9 周以后缓慢减量，直至完全停止治疗。

六、体外受精的临床结果

在胚胎移植后 2 周左右，可以通过测定血或尿 hCG 知道是否怀孕。血或尿 hCG 阳性者称为生化妊娠。在停经 45～50d（从末次月经的第 1 天算起）左右可以安排进行 B 超，经阴道或腹部 B 超观察到宫腔内的妊娠囊，称为临床妊娠，还要观察妊娠囊内是否有胚芽和胎心搏动。如果移植的胚胎数多于 1 个，还应注意妊娠囊的数目，尽早诊断多胎妊娠。如果生出了存活的新生儿，则称为活产。

评估 IVF-ET 的定义和指标有：

（1）刺激周期：使用促排卵药物和方案的 IVF 周期。

（2）取卵周期：进行卵母细胞采集的 IVF 周期。

（3）移植周期：进行胚胎移植的 IVF 周期。移植率为移植周期数/刺激周期数。

（4）取消周期：在促排卵过程中因治疗本身原因终止的 IVF 周期。周期取消率为取消周期数/刺激周期数。

（5）生化妊娠率：血或尿 hCG 阳性周期数/刺激周期数；血或尿 hCG 阳性周期数/取卵周期数；血或尿 hCG 阳性周期数/移植周期数。

（6）临床妊娠率：B 超见胚囊周期数/刺激周期数；B 超见胚囊周期数/取卵周期数；B 超见胚囊周期数/移植周期数。

（7）活产率：活产周期数/刺激周期数；活产周期数/取卵周期数；活产周期数/移植周期数。

（8）流产率：胎儿于孕 28 周内丢失周期数/临床妊娠周期数。

（9）宫外孕率：宫外孕周期数/临床妊娠周期数。

（10）多胎率：双胎以上周期数/临床妊娠周期数。

（11）受精率：双原核受精卵数/M-Ⅱ期卵母细胞数。

（12）卵裂率：发生卵裂的胚胎数/双原核受精卵数。

（13）优质胚胎率：优质胚胎数/受精卵数。

（14）胚胎种植率：临床妊娠胎数/移植胚胎数。

IVF-ET 的临床妊娠率和活产率是可以用不同周期数作为分母计算的；也可以按年龄组和病因组分别计算。即使是按移植周期算，每个地区和国家规定的胚胎移植数目也不尽相同，目前尚缺少一个统一的计算标准，国际上一般的 IVF 临床妊娠率为每移植周期 25%～40%。

（李久现）

第五节　体外受精和胚胎移植技术的衍生技术

一、单精子卵胞质内注射

1. 历史

自世界第 1 例体外受精和胚胎移植"试管婴儿"诞生以来，不育症的治疗在 30 多年的时间内发生了巨大的变化。IVF-ET 技术成为临床治疗女性不孕症的重大突破，但对严重男性因素不育症及部分原因不明的不孕症的治疗，常规 IVF-ET 技术已不能完全适应临床需要。虽然 IVF-ET 技术也可帮助一些轻症的男性因素的不育夫妇妊娠，但因体外受精率随着精子质量降低而下降，故效果有限。此外，在原发性不明原因的不孕症患者中，14% ～ 20% 的夫妇存在受精障碍，使得常规 IVF 周期的体外受精失败，也是治疗中难以克服的困难。因此人们一直期望能够通过显微操作辅助受精的方法解决男性不育和受精障碍的临床问题。

Gorden 与 Talansky 利用生化方法在卵细胞透明带上钻孔让精子进入而受精。但此方法因使用酸性溶液，改变了卵母细胞表面微结构的形态，会降低细胞内 pH 值，使卵胞质变性，早已废除。Cohen 采用透明带部分切除（PZD）辅助受精，获得首例活产。但此方法是两种非自然受精状态，如透明带切除过大，容易发生单合子双胎，早期胚胎死亡；也可造成多精子授精或胚胎从孔中丢失。虽然以后用激光方法打孔可控制其大小，但多精受精比例仍高而活产率也不理想，现已极少应用。

Ng 首先报道了用透明带下授精（SUZI）方法使人类获得妊娠。在英国诞生了第 1 例以 SUZI 方法获得成功的试管婴儿。Catt 等尝试每次在透明带下注入精子，受精率约为 8% ～ 18%，每周期妊娠率达到 9.3%。但由于 SUZI 仍存在 PZD 的一些缺点，故仍不能被大多数临床医师所采用。

比利时布鲁塞尔自由大学的 Palermo 等将精子直接注射到卵胞质内，结果发现被注射卵母细胞的受精和卵裂均正常，由此诞生了人类首例单精子卵胞质内注射（ICSI）的婴儿。当时该技术的受精率达 44% ～ 64%，远较 SUZI 高。临床妊娠率分别为每刺激周期 35% 和每移植周期 39%。

2. 生物学特点

哺乳动物的正常受精包括产生顶体反应的精子与卵膜的融合，卵母细胞的激活以及雌雄原核形成。但在 ICSI 时这一过程就完全不同了，因为在注射时精子的顶体状态不明，而卵母细胞与精子质膜的融合也不存在，说明在 ICSI 条件下顶体反应不是必须的。推测卵胞质内的一些有膜结构的细胞器，同样也可以诱导顶体反应的完成。研究发现，当注射针一穿入卵胞质，钙浓度立即上升，但如果不注入精子，并不能使卵母细胞激活，提示精子内某些因子的释放可能是卵母细胞激活的基本条件。

3. 单精子卵胞质内注射的适应证

（1）严重少精症。一次射精的精子浓度 $\leq 2 \times 10^6$/ml，或一次射精所含活动精子 $< 5 \times 10^6$ 个。

（2）弱畸精症。当平均精子浓度 $> 2 \times 10^6$/ml 而 $< 20 \times 10^6$/ml，但 Ⅱ 级运动以上的精子活动率 $< 25\%$ 或 Ⅰ 级运动以上的精子活动率 $< 40\%$ 和（或）精子形态异常率 $> 85\%$。

（3）少弱畸精症。平均精子浓度＜$2×10^6$/ml，余同（2）。

（4）不可逆的梗阻性无精子症。

（5）生精功能障碍（排除遗传缺陷疾病所致）。

（6）免疫性不育。

（7）以往 IVF 时所有卵细胞均不受精或受精率低下（＜20%），此类不明原因受精失败的患者，镜下其卵母细胞和精子形态、活动度和密度均正常。这可能与体外培养环境使卵母细胞透明带结构发生变化，导致精子穿越障碍有关。部分病例可能与精子或透明带的自身缺陷有关。

（8）精子顶体异常。

（9）其他。ICSI 也可用于一些特殊情况，如未成熟卵母细胞体外成熟者，胚胎移植前遗传学诊断的胚胎活检，此时需要严格避免额外的精子存在于透明带上，防止DNA 污染。

4. 基本步骤

（1）卵母细胞的准备。女方控制促超排卵的方案和药物均同 IVF 周期，但是因为要在取卵的当日进行 ICSI，所以必须用酶和机械性方法将卵丘的颗粒细胞去除干净，使透明带和第一极体清晰可辨。

（2）精子的来源。手淫法取精：量、黏稠度、pH 值，则严格根据 Tygerberg 标准评定。附睾取精：适用于阻塞性无精症（如输精管炎症性阻塞、先天性输精管阙如或输精管结扎后吻合术者）。局麻后在局部切开一小口暴露附睾，用活检针抽吸。近期有人用经皮附睾精子抽吸法，具有损伤小的优点。但盲目穿刺也可能对组织造成损伤，形成血肿，因此要求操作者技术熟练并且手法轻柔。睾丸取精：主要适用于非阻塞性无精症，即生精障碍的患者，以及部分附睾中不能采集到精子的阻塞性无精症，通过切取一小块睾丸组织的方法获取精子。也可用抽吸睾丸中曲细精管的活检法。其他：对于逆行射精的患者可以取性交后排出的尿液，分离其中的精子；对于高位截瘫患者可通过电刺激射精获取精液。上述各种方法所获取的精液或睾丸组织除新鲜精子用于ICSI 外，余均可冷冻保存，需要时解冻后使用。

（3）精子的处理：上游法：同宫腔内人工授精精子处理方法，但容量较小。多用于精子数较多、活动度较好的精子。微量梯度离心法：原理同宫腔内人工授精精子处理方法，但精子少，离心在微型试管中进行，此法较常用。睾丸精子分离法：将活检取得的曲细精管用机械法或玻片碾压，在显微镜下摘取尽可能活动且形态正常的精子。在使用较活动的精子进行 ICSI 时，常利用 10% 聚维酮（PVP）的黏稠度来减缓精子的前进速度，以便于对精子的捕捉和操作。

（4）显微操作。对精子和卵子的显微操作必须在高放大倍数的倒置相差显微镜下进行，精密的显微操作仪是 ICSI 的基本工具。采用机械拉制的一对玻璃穿刺针和持卵针，后连接液压和机械传导装置，就可以在显微镜下精细地操作配子。ICSI 的操作步骤包括：①精子的制动。用针尖将精子的尾部挫伤，精子便立即失去活动能力，将精子由尾部吸入穿刺针管内。②通过负压调整和固定卵母细胞，为避免与卵母细胞第一极体对应的染色质部分受损，一般将第一极体调节至 6° 或 12° 处，以防水平进针穿刺造成卵母细胞的损伤。③移动含精子的穿刺针，逐层穿过透明带和卵膜，进入卵细胞质。为激活卵母细胞的钙离子通道，穿刺针要抽吸卵胞质数次，然后将精子送入胞质内，退出穿刺针。

（5）原核的观察、受精卵的体外培养、胚胎的宫腔内移植和黄体功能支持均同 IVF 步骤。

6. 临床结果

用正常精子者 ICSI，其受精率明显高于少弱畸精（射精）组、阻塞性无精（附睾取精）组、阻塞性无精（睾丸取精）组及非阻塞性无精（睾丸取精）组；正常精子受精能力和胚胎质量最好，非阻塞性无精症者的睾丸精子受精能力最差。但是，对于女方因素不孕者，用正常精子行 ICSI 并不比 IVF 结果更好。卵母细胞的质量、数量，女性因素如年龄等对 ICSI 的结果亦有明显影响。ICSI 可以用于补救本 IVF 周期受精失败的卵母细胞，称之为"补救性 ICSI"或"late ICSI"，其受精率可达 44%，妊娠率14.8%。如果 ICSI 能及早地实施，则结果可能更好。但因妊娠率较低，是否作为临床常规仍然存在争议。

7. 安全性

人们对 ICSI 技术的安全性问题忧虑已久，理由是：① ICSI 不像 IVF 技术那样在人类广泛应用之前已经在动物身上进行了多年的实验，而是因为临床的迫切需要，短时间内 ICSI 技术遍及全球。②本来严重少弱精患者的精子会被自然淘汰，是不能用于生育的，但 ICSI 技术人为地将这些精子选择来使女方受孕，违背了自然规律。③自然选择受精的精子肯定是最优选的，但 ICSI 时人们只能凭肉眼主观地选择受精精子，精子质量存在极大的盲目性。④ ICSI 技术操作时，穿刺针穿破透明带和卵膜，可造成卵母细胞的机械损伤，对卵母细胞和胚胎发育有一定的影响。⑤已经出现并证实了 Y 染色体上的与精子发生相关的基因缺陷以及其他遗传问题可通过 ICSI 技术传给男性子代的病例。

因此，近年来，多个国家和地区都致力于对 ART 技术产生的后代进行遗传学问题的调查研究，但结果存在较大的差异。有的结果显示，ICSI 技术出生的婴儿先天性畸形的发生率并不比 IVF 高。然而，也有一些调查结果显示，ICSI 后代的染色体异常发生率比正常生育的婴儿要高，出生缺陷的发生率也较 IVF 人群略高。这是令人担心的结局。这一问题的结论还有待于更长时间、更大人群范围和更严格科学的调查结果。

二、辅助孵出

辅助孵出（AH）技术的目的是通过对卵母细胞透明带的化学、激光或机械的削弱，使胚胎更易从透明带中孵出，从而达到提高种植率的作用。经典的方法是用 Tyrode 酸性溶液（pH 值 2.4）经显微注射针注入透明带，使透明带溶解；或用可控激光在卵母细胞透明带上打孔；或用特制的玻璃针管对透明带进行机械切割。AH 常用妊娠结果不佳、冷冻胚胎解冻移植前或未成熟卵母细胞体外成熟受精的胚胎等，这些胚胎因培养时间和环境的影响，透明带较厚且硬。

AH 的潜在危险性为单羊膜腔双胎，因为透明带上有孔，卵裂时胚胎发育的一部分可能会孵出嵌顿，形成单卵双胎的发生。这种单羊膜腔双胎可能会产生严重的产科和新生儿问题。尽管有些文献仍指出，AH 可明显提高胚胎种植率，但由于尚缺乏大规模的、对照的前瞻性研究，故目前还不能对 AH 在临床的应用价值下结论。

三、胚胎和卵母细胞的冷冻和复苏

1. 胚胎的冷冻和复苏

在各种体外受精的治疗周期中，常常面临需要将胚胎冷冻保存的情况。这些情况包括：①剩余胚胎。由于促排卵药物的使用，在一个周期中往往获得较多的卵母细胞，受精后得到较多的优质胚胎。但因为移植胚胎数目的限制，可能有剩余的胚胎。②如果促排卵后存在严重卵巢过度刺激综合征的危险，为避免妊娠后过度刺激的加重，所以在本周期放弃宫腔移植，将胚胎冷冻保存，等待下次无刺激周期时再进行移植。③本周期出现了不可预计的不能进行移植的意外情况。④将对胚胎进行一些移植前的诊断实验，检测的时间不能保证按时移植。人类胚胎冷冻的成功起始于 1984 年。在此之前，动物胚胎冷冻的研究已经进行了十几年。目前该项技术已经成为体外受精技术中非常重要的内容之一，只要开展体外受精和胚胎移植技术，就一定要具备进行胚胎冷冻和解冻的技术和条件。

2. 卵母细胞的冷冻和复苏

卵母细胞与精子不同，其遗传物质易受外界因素的影响，所以保存比较困难。Chen 等首次报道了人卵母细胞冷冻保存成功，揭开了人卵母细胞冷冻保存的序幕。目前，虽然有冷冻卵母细胞解冻后获得妊娠的一些个案报道，但这些结果对于常规的临床应用来说缺乏足够的稳定性，特别是解冻后卵母细胞的存活率相对较低。另外，经过冷冻后卵母细胞可能会发生多种损害，包括透明带的硬化和纺锤体的破坏等。

冷冻卵母细胞可以在一定程度上避免由处理冷冻胚胎所带来的伦理及法律上的争议。那些选择推迟生育的妇女以及由于放化疗而导致卵巢功能缺失的妇女也可以提前冻存自己的卵母细胞。可以想象，人卵母细胞的成功冷冻保存将会成为辅助生殖技术中一个很有用的临床工具。

3. 胚胎和卵母细胞冷冻的基本方法

胚胎和卵母细胞的冷冻保存有两个最基本的方法：采用低浓度冷冻保护剂的慢速冷冻和采用高浓度冷冻保护剂的快速冷冻（玻璃化法）。①慢速冷冻是一种在样本进入液氮前，采用长时间的、缓慢的、可控制的降温速率进行冷冻的方法。②玻璃化法则是将样本从零度以上，在没有结冰的情况下直接投入液氮进行保存的方法。冷冻方案的降温时间依赖冷冻保护剂的浓度，较高浓度的冷冻保护剂允许较快的冷冻速率，较低浓度的冷冻保护剂则需要较慢的冷冻速率。不同的细胞对冷冻保护剂的渗透能力会有差异，因此需要选择与渗透能力相对应的冷冻保护剂和冷冻方案。

4. 胚胎和卵母细胞的解冻复苏

胚胎和卵母细胞解冻后的发育和种植能力是由多因素决定的。不同的冷冻方案和冷冻前的质量应该是两个具有决定意义的因素。高质量的胚胎和卵母细胞在冷冻保存过程中受到的冷冻伤害较少，解冻后的存活率、受精率和着床率较高。不同发育期胚胎的冷冻结局也不一样，4 细胞期冷冻的胚胎种植率明显高于 2 细胞期冷冻的胚胎。而对于囊胚，第 5 天囊胚冷冻一解冻后的发育能力要强于第 6 天或更久冷冻的囊胚。

四、未成熟卵母细胞体外成熟技术

（一）卵母细胞体外成熟的应用价值

自从 Steptoe 和 Edwards 利用体内成熟卵母细胞经 IVF-ET 获得世界上第 1 例"试

管婴儿"后，IVF-ET 技术迅速发展并广泛地用于各种不育症的治疗。随后针对男性少弱精症而逐渐发展起来的一种新的技术——ICSI 也很快应用于临床，成为辅助生育技术中最主要、最实用的技术之一。但无论是 IVF-ET 还是 ICSI 都必须有足够的成熟卵母细胞为物质基础，目前这种成熟卵母细胞主要来源于体内，通过大量使用促性腺激素刺激患者卵巢，人为调控卵泡生长发育的动态模式，尽可能得到数量多的成熟卵母细胞。这一方法已被大多数 IVF 中心所采纳，且取得了较好的效果。然而随着促排卵方案在临床上的广泛应用，其弊端也逐渐显露出来：①促排卵药的费用高，监控排卵的周期长，患者承受着极大的心理压力。②部分患者对促性腺激素的刺激反应强烈，有产生卵巢过度刺激综合征的危险。③部分患者对促性腺激素的刺激反应低下。④不明的致卵巢癌危险。研究者曾尝试着减少或不使用外源促性腺激素、采用自然周期等方法以消除大量使用外源激素产生的不良反应，但均因不能产生足够的体内成熟卵母细胞而难以在实际中应用。如果能将未成熟卵在体外成熟（IVM）则能有效避免大量使用外源激素而产生的负面效应，具有广阔的应用前景。

Pincus 和 Enzmamn 首次证实哺乳动物卵巢中未成熟卵母细胞脱离卵泡内环境，在体外合适环境中培养能自发恢复减数分裂而成熟。随后哺乳动物的 IVM 技术迅速发展，为一些基础研究和生物工程技术如核移植、转基因等，提供了丰富的卵母细胞来源，并相继在兔、牛、马、鼠、羊、猪等动物中获得了后代。目前哺乳动物卵母细胞体外成熟技术已广泛应用于实际生产并逐步开始商业化和产业化。尽管 Pincus 和 Saunders 就证实人未成熟卵母细胞在体外能自发成熟，而且 Edwards 进一步证实人 IVM 卵母细胞能完成体外受精，但人未成熟卵的 IVM 辅助生育技术发展缓慢，一直缺乏系统的研究。Cha 等利用 IVM 技术才在世界上获得了首例人类妊娠，现在全世界范围内经 IVM 技术产生的"试管婴儿"约 400 例左右。

人未成熟卵母细胞的体外成熟技术现已在临床上开始初步应用，在不育症治疗中逐渐显示出了优势。但与其他哺乳类相比较，人未成熟卵母细胞的体外成熟率、受精率以及种植后的妊娠率均显着较低，而且各个研究者所得的妊娠率差异很大（1%～25%）。这一方面说明人未成熟卵的 IVM 技术系统目前还不稳定，另一方面说明该系统有着进一步优化的巨大潜力。近年来，国内生殖医学研究者也已开始进行 IVM 研究，但进展缓慢。研究者发现，制约 IVM 成功率的主要原因有：①未成熟卵母细胞的获取方法。这是提高成熟培养前卵母细胞质量的关键。②卵母细胞的成熟培养体系。培养液的成分和培养条件能影响甚至调节卵母细胞的减数分裂规律。③受精卵的体外发育及其与患者生理周期和子宫内膜的同步化。这是保证胚胎移植后能否妊娠的重要原因。上述问题是 IVM 技术能否在临床上真正发挥作用的关键。解决上述问题一方面依赖于对人类生殖生理的不断理解，另一方面则依赖于在其他哺乳类动物身上的研究进展。

（二）卵母细胞体外成熟的技术路线

1. 卵母细胞体外成熟的临床用药与取卵

（1）临床用药。目前人未成熟卵母细胞体外成熟技术的临床用药大致有 4 种方式，这 4 种用药方式均已经有临床妊娠和分娩健康后代的报道。①在常规"试管婴儿"促超排卵方案的应用过程中发现患者有过度刺激的危险（双侧卵巢有 40 枚卵泡以上，卵泡直径 13mm 左右，血清中雌激素浓度在 14000pmol/L 以上），或者在整个促排卵过程中卵巢反应低下、卵泡发育迟缓。对以上患者可以采用人未成熟卵母细胞体外成熟技术进行治疗。②对于顽固性的多囊卵巢患者可以在无刺激的周期，卵泡直径不超过10mm时取卵。对于这些患者也可以利用hCG预刺激，一般在取卵前36h给患者肌肉注射10000IU hCG，结果表明，这种处理可以增加获卵率。③采用FSH在月经周期第3天起每天150IU r-FSH，连续用3d，在卵泡直径10mm左右时取卵；或者周期第2天300IU r-FSH，第4天150IU r-FSH，第6天150IU r-FSH，第7天取卵。④利用氯米芬联合hMG的方法，从月经周期第5～9天每天氯米芬50mg，从月经周期第3天起每天75IU hMG，第13天取卵。

（2）取卵。由于未成熟卵母细胞在卵泡中颗粒细胞没有扩散、卵泡较小，所以取卵较为困难。目前常用的是17G特殊设计的未成熟卵取卵针，该针主要是缩短了长度和针尖斜面。另外也有采用普通17G和18G取卵针取未成熟卵的报道。常用的穿刺压力为10.64～13.3kPa、7.5kPa、15kPa。取卵针型号和取卵负压的选择应该综合考虑临床用药和卵泡大小情况而定。

2. 体外成熟培养与受精

（1）体外成熟培养液。目前常用的基础培养基包括HamF-10、D2培养液、TCM 199以及Eagle modilied minimum essential medium（EMMEM），这几种培养液的基本成分是大致相似的。在基础培养液中还需添加其他必需和非必需成分，必需成分包括：激素类（FSH、hCG、estradiol、PG、hMG等）和血清类（胎牛血清、患者血清、人替代血清、牛血清蛋白、人血清蛋白和胎儿脐带血清等）；非必需成分包括：生长因子类（EGF、IGF-1和insulin等）和其他成分（丙酮酸钠、丙酮酸和颗粒细胞等）。

（2）体外成熟培养时间。未成熟卵母细胞的体外成熟培养时间应根据临床用药、取卵时卵泡大小、培养前卵母细胞的成熟度以及成熟培养液的成分而定。有报道最长的培养时间为72h，最短的培养时间为24h。目前最常用的培养时间段：24～36h、36～48h、48h和52～58h。一般自然周期采用48h培养，刺激周期采用36h培养。

（3）体外成熟受精方式的选择。目前最常用的哺乳动物体外成熟卵的受精方式是IVF。但最常用的、报道最多的人体外成熟卵的受精方式是卵胞质内单精子注射，也有个别报道采用常规体外受精。有研究认为，人卵母细胞在体外经长时间在含血清的培养基中培养，透明带变硬，精子无法自行钻透而完成受精。然而根据哺乳动物的研究结果与经验，人体外成熟卵采用IVF方式是完全可行的。

五、胚胎种植前遗传学诊断

（一）概述

种植前遗传诊断（PGD）是在体外受精所获得的6～10个细胞阶段的胚胎中，利用显微活检技术分离出1～2个卵裂球细胞或卵母细胞的第一极体，然后通过分子生物技术分析其遗传组成是否正常，选择正常或平衡的基因型胚胎进行宫腔内移植。对于许多有遗传性疾病家族史的夫妇而言，他们带给后代的遗传风险可能是致死性的，或者为先天性缺陷，这样的后代无论对于家庭还是社会都是极其沉重的负担。近代，人们从遗传学和伦理学的角度出发，对有遗传风险的夫妇进行遗传咨询，对高危夫妇孕期进行产前诊断，以期达到防止出生缺陷的目的。但产前诊断如果发现异常，则需要终止妊娠，对于患者夫妇而言将是身心俱创的选择，而且许多遗传异常在妊娠后尚未进行产前诊断就已经流产。

早在 20 世纪 60 年代人们开始进行第 1 例产前诊断时，就有了 PGD 的设想。Edwards 在《自然》杂志上介绍了这一设想，6 年后，他们对兔滋养层细胞进行活检，在显微镜下进行 X 染色质分析，鉴定了性别并移植成功。但由于科学条件的限制，3 年后人胚试验均告失败。由于单细胞的分离及遗传学检测技术的局限，PGD 技术在后来的 20 年里进展缓慢。随着近年来分子生物学技术的飞速发展，20 世纪 80 年代中后期，国内外相继建立了 PGD 的动物实验模型。随后由于 PCR 技术的发展，对单细胞进行突变基因检测成为可能。Handyside 实验室报道了用 PCR 技术扩增了 Y 染色体位点特异序列，鉴别 x 连锁疾病的胚胎性别，诞生了世界上第 1 例 PGD "试管婴儿"。Verlinsky 实验室报道了利用第一极体对常染色体隐性遗传病进行受精前诊断并获得成功。原位荧光杂交技术（FISH）被引入 PGD。由于 FISH 技术不仅可以用不同颜色荧光标记的探针同时检测 X 和 Y 染色体，而且还可以识别性染色体非整倍体，误诊的概率很低。FISH 技术以其无可比拟的优势取代 PCR 作为性别诊断的手段。后来，应用 PCR 进行单基因疾病诊断的技术逐步发展。FISH 和 PCR 技术优势互补，迎来了 PGD 技术蓬勃发展的时期，到 21 世纪初，全世界至少已进行了 4000 个 PGD 周期，移植了 3000 多个胚胎，至少有 500 多个健康婴儿出生。

尽管 PGD 的初衷是为高风险的单基因病患者夫妇提供筛选胚胎的服务，但后来对高龄或多次 IVF 失败的不孕夫妇进行胚胎染色体数量和结构的异常分析也成为常规技术。迄今超过半数的 PGD 周期是针对高龄妇女筛选非整倍染色体的。资料表明，高龄妇女 IVF 的卵细胞的非整倍体的百分率高达 43.1%，而 PGD 明显提高了这些高危人群的 IVF 成功率。目前，国内外报道已能用于临床 PGD 诊断的疾病包括：囊性纤维化（CF），家族性黑蒙性痴呆，血友病 A、B，视网膜色素变性，镰状红细胞贫血症，地中海贫血，Alport 病，α_1- 抗胰蛋白酶缺乏，脆性 X 染色体综合征，3- 羟基乙酰基-CoA 脱氢酶缺乏症，苯丙酮尿症，大疱性表皮松解症，鸟氨酸转氨甲酰缺乏症，杜氏肌营养不良，莱施—奈恩综合征，强直性肌营养不良，X 连锁性脑水肿，范可尼贫血，I 型、II 型神经纤维瘤病，多发性骨骺发育不良，Rh 溶血，Marian 综合征，Huntington 舞蹈病，共济失调一毛细血管扩张症，p53 基因突变，HLA 基因型，髓性肌萎缩，进行性神经性肌萎缩，中链酰基辅酶 A 脱氢酶缺乏，X 连锁疾病，染色体异常等。

（二）适应证

（1）夫妇一方或双方为遗传病患者或携带者。

（2）染色体结构或数量异常患者。

（3）曾生育先天性遗传病患儿的夫妇。

（4）反复不明原因流产患者。

（5）高龄不孕妇女。

（6）严重少弱畸精患者，特别是精子生成基因有缺陷的不孕夫妇。

（7）反复 IVF 失败者。

（三）技术方法

PGD 包括促超排卵及 ICSI 受精、极体或胚胎细胞活检、遗传学诊断、移植正常胚胎等步骤。PGD 的取材来源于活检取得的第一极体、第二极体、受精后胚胎的卵裂球、囊胚的滋养外胚层细胞。

1. 胚胎活检

对于母源性的遗传缺陷，可通过分析第一极体（PB1）及第二极体（PB2）的遗传物质来推测卵母细胞的遗传信息，从而选择正常卵母细胞受精发育的胚胎进行移植。极体活检后的卵母细胞受精率、卵裂率、囊胚形成率及种植率与未活检的卵母细胞无显著性差异，Strom 等对经过极体活检的已出生新生儿随访未发现异常，证实了极体活检的安全性。PB1 是第一次减数分裂的产物，大部分卵母细胞释放的 PB1 处于第一次减数分裂的中期，从 PB1 的核型可以推断相应初级卵母细胞的核型。PB2 是第二次减数分裂的产物，能发现大部分母源性的遗传异常。但 PB1、PB2 均为配子融合前的遗传学诊断，对融合后发生的异常无能为力。

PGD 材料来源的主要途径是从胚胎中取出细胞进行分析即卵裂球活检。有研究提示，人类 6 ～ 10 细胞期胚胎对活检的耐受性好，且取出 1 ～ 2 个卵裂球后对胚胎的发育无显著影响。所以可在受精后至少 2d，胚胎发育至 6 ～ 10 细胞期时，用物理或化学方法在透明带上打孔，挤压或吸出 1 ～ 2 个细胞进行分析。它对男性及女性遗传异常均适用，且操作较简便，技术较易掌握。

PGD 材料来源的另一种途径是通过滋养外胚层细胞的活检来进行。在受精后 4 ～ 5d，胚胎发育到囊胚期时，从滋养层取出 10 ～ 30 个细胞，来进行遗传学分析。囊胚活检的优点是可获得较多细胞，使用于分析的 DNA 和染色体核型标本多一些，增加诊断的准确性。而且，滋养外胚层细胞在胚胎发育中形成绒毛细胞，因而对胚胎的影响较小。但由于囊胚的培养对培养液及环境要求较高，体外培养的胚胎囊胚形成率只有 25% ～ 50%，所以其应用受到了限制。

2. 实验技术

目前，用于 PGD 的基本技术包括 PCR 和 FISH。在此基础上，又发展了一系列新延伸技术。如巢式 PER、荧光 PCR、多重 PCR、全基因组扩增（WGA）、光谱核型分析（SKY）、24 色的多色 FISH 技术、比较基因组杂交技术（CGH）等。

3. PGD 诊断技术的分类

遗传性疾病按病因可分为染色体病、单基因遗传病、多基因遗传病、线粒体遗传病、体细胞遗传病五类。针对遗传性疾病的特点，PGD 运用的主要技术分两大类：一类是针对基因病的 PCR 技术，另一类是针对染色体异常的 FISH 技术。

（1）PCR。利用 DNA 半保留复制的原理，经过几十个循环后，扩增的极少量模板 DNA 可呈指数级增加，用于遗传分析。PCR 的这一特点使其能够扩增样本中少量、微量乃至痕迹量 DNA，而 PGD 能用于分析的也仅 1 ～ 2 个细胞。

由于 PGD 的 PCR 是用单细胞作为反应底物，单细胞只含 DNA 的 2 个等位基因，故有可能出现 DNA 污染、扩增失败、样本丢失、等位基因脱失（ADO）、优势等位基因扩增等问题。等位基因脱失是在 PCR 早期，其中的一个靶基因没有得到扩增，致使在检测的过程中不能被发现，造成假阳性或假阴性的结果。有人认为是在 PCR 的最初几个循环中，基因组中的一个等位基因发生降解或者变性不充分，造成另一个被优势扩增。

由于单细胞模板是单拷贝的，与常规 PCR 相比，所需循环要多，因而易被外源性 DNA 污染。任何含有 DNA 的杂质混入，都可能作为模板得到扩增，从而导致假阳性或假阴性结果。污染源主要来自以下几个方面：①没有专门使用的试剂仪器及实验室空间。②所有操作没有在洁净的环境中进行。③操作人员本身的因素。如实验技巧熟练程度等。④取材不当。如所取细胞掺杂其他核酸物质；培养基中的其他生物遗传物质，受精卵外周的精子等。针对这些问题，有几种改进的 PCR 技术，如巢式 PCR、多重 PCR、荧光 PCR、全基因组扩增等，在一定程度上克服了 PCR 用于 PGD 的不足。

（2）FISH。FISH 技术诞生于 20 世纪 80 年代，结合了免疫荧光技术和原位杂交技术的优势，是细胞遗传学和分子生物学相结合的染色体分析方法，在基因定位、肿瘤细胞遗传学和临床遗传病检测中具有重要的应用价值。FISH 技术用于 PGD 的优势在于：既可用于有丝分裂中期核的诊断，还可用于间期核的诊断，且诊断结果可靠。

FISH 技术的基本原理是利用核酸碱基互补配对，标本和荧光标记的探针均在一定条件下变性、杂交、洗脱后在荧光显微镜下观察结果。应用这一技术利用不同的探针可以检测染色体数目和结构的异常。PGD 诊断运用的探针主要是双链 DNA 探针，主要包括五类：①染色体计数探针：针对不同的染色体，如着丝粒探针。②针对不同染色体特殊位点的染色体位点特异性探针，即特异序列探针。③可用于筛查中期核染色体易位的染色体涂染探针。④可用于筛查间期核染色体易位的端粒探针。⑤用于筛查间期核染色体结构异常的跨断裂点探针。跨断裂点探针是针对各个患者量身定做的，可用于其他探针无法诊断区分的染色体易位、臂间倒位、微缺失等。

FISH 在 PGD 中的应用主要有两大类：一类是用于性别鉴定，可筛选 X 连锁遗传病和 Y 染色体异常的疾病。另一类是用于常染色体异常的诊断和筛选，包括染色体数目和结构异常。

染色体数目异常：FISH 可同时检测数条染色体非整倍体。例如，用于先天愚型（21 三体综合征）、Klinefelter 综合征（XXY）、18 或 13 三体综合征等的植入前遗传诊断，还可以筛出多倍体或单体等。随着女性年龄的增高，其卵母细胞减数分裂异常比例显着增高，卵子染色体的双体或缺体比率明显增高。染色体结构异常：包括染色体易位、倒位、缺失、重复等。目前研究得较多且临床发生率高的主要是染色体易位。对于相互易位的染色体结构异常，现在多数采用的是端粒探针与其中 1 条染色体的着丝粒探针联合的方案。用不同颜色标记的两个易位染色体的端粒探针加上其中 1 条染色体的着丝粒探针就可以检测出中期染色体和间期核的相互易位及其分离产物，但对处于分裂间期的单个卵裂球，端粒探针不能区分正常和平衡易位的胚胎。应用跨断裂点探针可解决这一技术难题。

4. PGD 的缺陷和展望

无论是 PCR 还是 FISH 用于 PGD 都非尽善尽美，都存在不足。PCR 存在 DNA 污染、扩增失败、样本丢失、等位基因脱失、优势等位基因扩增等问题；而 FISH 则存在信号丢失、部分患者的针对性探针难以制备、人类的胚胎中存在高比例的染色体嵌合型等问题。

随着辅助生育技术的发展，近年来出现了体外培养的新序贯培养法，根据胚胎不同发育阶段配制不同的培养液，囊胚的培养成功率明显提高，使囊胚的滋养内胚层活检成为可能，增加了用于 DNA 和染色体核型分析的标本量，提高了诊断的准确性。激光技术的发展，将使激光打孔可能存在的对胚胎的光热效应和光化学致畸效应减至最低，从而提高活检效率。另外，芯片技术的发展，使人们能在整个基因组中找出单个碱基的突变，结合 PGD 技术，可有望更准确地检测胚胎的遗传物质。

随着分子生物学的发展，可被基因水平检测的疾病逐渐增加，PGD 技术的临床应用范围必将越来越广阔，PGD 的伦理问题也引起了世界范围的关注和讨论。目前引起关切的焦点有：什么样的婴儿才能出生与生育自主权的冲突，什么样的疾病或基因型应该选择。随着某些与疾病无关而与某些特征有关的基因纷纷被解码，PGD 有可能被用来确定胚胎是否具有某些特质等问题摆在医学家和伦理学家面前。从法学上讲，检测到具有某些非致命性疾病的胚胎的舍弃也是关注的问题。正如每个新生事物都有一个发展过程，PGD 的这些伦理问题终将有一个客观而公正的评价。

··（李久现）

第十八章　小儿口炎的中西医结合诊断与治疗

口炎（stomatitis）是指口腔黏膜由于各种感染引起的炎症，若病变限于局部如舌、齿龈、口角亦可称为舌炎、齿龈炎或口角炎等。本病多见于婴幼儿。可单独发生，亦可继发于全身疾病如急性感染、腹泻、营养不良、久病体弱和维生素 B、C 缺乏等。感染常由病毒、真菌、细菌引起。不注意餐具及口腔卫生或各种疾病导致机体抵抗力下降等因素均可导致口炎的发生。临床以病毒及真菌感染所致口炎较常见。

第一节　鹅口疮

鹅口疮（thrush，oral candidiasis）又称雪口病，为白色念珠菌感染在黏膜表面形成白色斑膜的疾病。多见于新生儿和婴幼儿，营养不良、腹泻、长期使用广谱抗生素或激素的患儿易患此症。新生儿多由产道感染或因哺乳时奶头不洁及污染的乳具引起。

中医对本病的命名与西医基本相同，早期记载见于《诸病源候论·小儿杂病诸候·鹅口候》，云："小儿初生，口里白屑起，乃至舌上生疮，如鹅口里，世谓之鹅口。此由在胎时受谷气盛，心脾热气熏发于口故也。"它指出其主要病机是心脾热气熏发于口。明代《外科正宗·鹅口疮》说鹅口疮，皆心脾二经胎热上攻，致满口皆生白斑雪片；甚则咽间叠叠肿起，致难乳哺，多生啼叫……随以冰硼散搽之，内服凉膈之药。"对于本病的临床特点和治疗方法已经有了较详尽的论述。

一、病因及发病机制

（一）中医病因病机

本病内因主要为胎热内蕴，婴幼儿口腔黏膜嫩薄，不耐邪热熏灼，故易于发病。外因多为久病、大病之后，由于正气亏虚，或调护不当，口腔不洁，感受秽毒之邪所致。病位在心脾肾，因少阴之脉通于舌，太阴之脉通于口，感受秽毒之邪，循经上炎，熏灼口舌则口舌漫生白屑。

1. 心脾积热：孕妇平素喜食辛热炙煿之品，胎热内蕴，遗患胎儿；或产时孕母产道秽毒侵入儿口；或生后喂养不当，妄加肥甘厚味，脾胃蕴热；或护理不当口腔不洁，则秽毒之邪乘虚而入，内外合邪，热毒蕴积心脾。舌为心之苗，口为脾之窍，火热循经上炎，熏灼口舌，乃发生鹅口疮。

2. 虚火上炎：多由先天禀赋不足素体阴虚，或热病之后灼伤阴津，或久泻损阴，或药物伤阴，以致肾阴亏虚，水不制火，虚火上炎，熏灼口舌，发为鹅口。

（二）现代医学的发病机制

本病为白色念珠菌感染所致，多见于营养不良、慢性腹泻、长期使用广谱抗生素或激素的患儿。新生儿可因奶头、乳具污染引起，也可在出生时经产道感染。

二、诊断要点

（一）临床表现

主要临床表现为口腔黏膜上出现白色或灰白色乳凝块样白膜。初起时，呈点状和小片状，微凸起，可逐渐融合成大片，白膜界线清楚，不易拭去。如强行剥落后，可见充血、糜烂创面，局部黏膜潮红粗糙，可有溢血，但不久又为新生白膜覆盖。偶可波及喉部、气管、肺或食管、肠管，甚至引起全身性真菌病，出现呕吐、吞咽困难、声音嘶哑或呼吸困难等。

（二）实验室检查

取白屑少许涂片，加10%氢氧化钠液，置显微镜下，可见白色念珠菌芽孢及菌丝。

（三）中医辨病辨证要点

鹅口疮皆属火炎之证，须辨别其为实火、虚火。辨证主要根据起病时间、病程长短、白屑多少，结合全身症状，辨别其虚实轻重。实证多见于体壮儿，起病急，病程短，口腔白屑较多甚或堆积成块，周围黏膜红赤，多伴发热、面赤、心烦口渴、尿赤、便秘等症；虚证多见于早产儿、久病大病之后或体弱儿，起病缓慢，病程常迁延反复，口腔白屑稀散，周围黏膜色淡，常伴消瘦、神疲虚烦、面白颧红或低热等虚羸之象。轻证白屑较少，全身症状轻微或无，饮食睡眠尚可；重证白屑堆积，层层叠叠，甚或蔓延到鼻腔、咽喉、呼吸道、胃肠，并伴高热、烦躁或虚衰、吐泻、呼吸及吮乳困难等，极重者可危及生命。

（四）西医诊断与鉴别诊断

1. 临床诊断

（1）多见于新生儿，久病体弱婴幼儿，或长期大量使用广谱抗生素或糖皮质激素患儿。

（2）舌上、颊内、牙龈或上颚散布白屑，可融合成片。重者可向咽喉处蔓延，影响吸吮与呼吸，偶可累及气管、食管及肠道等。

（3）实验室检查：取白屑少许涂片，加10%氢氧化钠液，置显微镜下，可见白色念珠菌芽孢及菌丝。

2. 鉴别诊断

（1）白喉：由白喉杆菌引起的急性传染病。其全身中毒症状严重，伴有发热、咽痛、进行性喉梗阻、呼吸困难、疲乏等症状，多在咽部、扁桃体甚则鼻腔、喉部形成灰白色的假膜，坚韧，不易擦去，若强力擦除则易致出血。该病若治疗不及时可危及生命。

（2）残留奶块：其外观与鹅口疮相似，但以棉棒蘸温开水轻轻擦拭，即可除去，下面的黏膜正常，易于鉴别。

三、治疗

（一）中医治疗

1. 中医治疗原则

本病由火热熏灼口舌所致，治疗应以清热泻火为主。实证者治以清泄心脾积热；虚证者治以滋肾养阴降火。轻症可采用局部药物外治疗法，重症则应内治、外治兼施，方可提高疗效。对影响吮乳、呼吸或伴有全身症状者，应立即给予抢救治疗。

2. 中医分型论治

（1）心脾积热

证候 口腔舌面满布白屑，周围黏膜红赤较甚，面赤，唇红，烦躁不宁，或伴发热、吮乳多啼，口干或渴，小便黄赤，大便干结。舌质红，苔黄厚，脉滑数或指纹紫滞。

辨证 此为鹅口疮实证，以口腔舌面白屑较多，周围黏膜红赤，伴全身邪热炽盛为特点。心经热盛者，烦躁多啼，小便短赤；脾经热盛者，则口干口气臭秽，大便秘结。

治法 清心泻脾。

代表方 清热泻脾散加减。

（2）虚火上炎

证候 口腔舌上白屑稀散，周围黏膜红晕不着，形体消瘦，颧红盗汗，手足心热，口干不渴，可伴低热，虚烦不宁。舌质红，苔少，脉细数或指纹淡紫。

治法 滋阴降火。

代表方 知柏地黄丸加减。

3. 中医其他疗法

①冰硼散、青黛散、紫金锭、珠黄散、西瓜霜喷剂。任选1种，每次适量，涂敷患处，1日3～4次，用于心脾积热证。②锡类散、养肌生肌散。任选1种，每次适量，涂敷患处，1日3～4次，用于虚火上炎证。③吴茱萸15g、胡黄连6g、大黄6g、生南星3g。共研细末。1岁以内每次用3g，1岁以上可增至5～10g，用醋调成糊状，晚上涂于患儿两足心，外加包扎，晨起除去。用于各种证型。

（二）西药治疗

一般不需口服抗真菌药物。可用2%碳酸氢钠溶液于哺乳前后清洁口腔。或局部涂抹10万至20万U/ml制霉菌素鱼肝油混悬溶液，每日2～3次。亦可口服肠道微生态制剂，纠正肠道菌群失调，抑制真菌生长。症状重时，可加服制霉菌素，每次5万至10万U，1日3次。并可同时加服维生素B_2、维生素C制剂。

四、预后与预防

（一）预后

本病一般症状较轻，如果治疗及时，预后良好；少数邪盛正虚者，白屑堆积，可蔓延至鼻腔、咽喉、呼吸道、胃肠，影响吮乳、呼吸、消化甚至危及生命。

（二）预防

1. 加强孕期卫生保健，避免过食辛热之品，及时治疗阴道霉菌病。

2. 注意小儿口腔清洁，喂奶器具及时煮沸消毒。

3. 避免不必要的口腔擦拭，防止损伤口腔黏膜。

4. 避免长期大量使用广谱抗生素或肾上腺皮质激素。

（刘志军）

第二节　疱疹性口腔炎

疱疹性口腔炎（herptic stomatitis）为单纯疱疹病毒Ⅰ型感染所致。以口腔内出现单个或成簇小疱疹为主要临床特征，多见于 1～3 岁小儿，临床既可单独发生，亦可伴发于全身疾病如急性感染、泄泻、久病体弱和维生素 B、C 等缺乏时。

本病属中医的"口疮"范畴。病损仅在口唇两侧者，称"燕口疮"；若溃疡面积较大，弥漫全口，全身症状较重者，称"口糜"；口疮经久不愈或反复发作，致患儿身体瘦弱者，称"口疳"。《内经》中已有口疮的明确记载，《素问·气交变大论》说岁金不及，炎火乃行，生气乃用，长气专胜，庶物以藏，燥烁以行……民病口疮，甚则心痛。"《圣济总录·小儿口疮》指出本病病机："小儿口疮者，由血气盛实，心脾蕴热，熏发上焦，故口舌生疮。"

一、病因及发病机制

（一）中医病因病机

口疮的病因既有外因，也有内因。内因责之于婴幼儿因血少气弱，黏膜柔嫩，不耐邪热熏灼或久病体虚而易于罹患本病；外因责之于平素将养过温，或调护不当，感受外邪，秽毒入侵等原因所致。口疮病位在心脾胃肾。心开窍于舌，心脉通于舌上；脾开窍于口，脾络通于口；肾脉循喉咙连舌本；胃经循颊络齿龈。所以，无论外感、内伤，凡化热、化火者均可循经上炎，熏蒸口舌而发病。诚如《诸病源候论·唇口病诸候·口舌疮候》所言："手少阴心之经也，心气通于舌；足太阴脾之经也，脾气通于口。脏腑热盛，热乘心脾，气冲于口与舌，故令口舌生疮也。"

1. 风热乘脾：小儿脏腑娇嫩，卫外未固，若调护失宜，则易感外邪。六淫之中尤以风热所致口疮者最为常见。风热之邪可夹毒夹湿，侵袭肺卫，化热化火，内乘心脾，火热循经上炎，熏灼口舌则生口疮。

2. 心脾积热：孕母过食辛辣厚味，致胎热内蕴于患儿；或调护失宜、喂养不当，恣食膏粱厚味，致脾胃蕴热；或口腔不洁，秽毒入侵。致内热外邪相合，热毒蕴积心脾，循经上炎，熏灼口舌，而致口舌生疮。

3. 虚火上浮：禀赋不足，素体阴虚；或热病、久病耗伤阴液，肾阴亏虚，水不制火，虚火上浮，熏灼口舌，发为口疮。若久病吐泻，脾胃虚寒，无根之虚火上浮，亦可发为口疮。

（二）现代医学的发病原因

本病主要为感染单纯疱疹病毒所致。

二、诊断要点

（二）临床表现

多急性起病，发热可达 38～40℃，1～2 天后，齿龈、唇内、舌、颊黏膜等部位口腔黏膜发生成簇的小水疱和散在的单个水疱，直径约 2mm，周围有红晕，迅速破溃后形成溃疡，有黄白色纤维素性分泌物覆盖，多个溃疡可融合成不规则的大溃疡，有时累及软腭、舌和咽部。由于疼痛剧烈，常伴有拒食、流涎、烦躁。所属淋巴结经常肿大，有压痛。

（二）实验室检查

从患者的唾液、皮肤病变和大小便中均能分离出病毒。

（三）中医辨病辨证要点

本病总由火热所致，辨证应首先以八纲辨证分清实火、虚火；继而结合脏腑辨证以确定病变之脏腑。凡属实火者多由外感风热或乳食内伤所致，起病急，病程短，口腔溃疡数目多，周围黏膜红赤，局部灼热疼痛、口臭流涎、或伴发热烦躁、哭闹拒食等症状。属虚火者常由素体阴虚或热病伤阴，或久病伤阳，虚阳浮越引起，起病缓慢，病程长，口腔溃疡相对较少，反复发作，周围黏膜淡红，疼痛轻微，或伴低热、颧红盗汗，或神疲、面白、纳呆、便溏等。病变部位在心者，口疮常发生于舌边、舌尖部，并伴烦躁哭闹、夜眠不安、尿短赤等；在脾胃者，口疮每以唇颊、上颚、齿龈处居多，并伴口臭、流涎、脘腹胀满、大便秘结等。

（四）西医诊断与鉴别诊断

1. 临床诊断

根据临床症状、体征即可诊断。

2. 鉴别诊断

（1）疱疹性咽峡炎：是口腔炎的一种类型。为柯萨奇病毒所引起，多发生在夏、秋季。常骤起发热及咽痛，疱疹主要发生在咽部和软腭，有时见于舌但不累及齿龈和颊黏膜，疱疹破溃后形成溃疡。

（2）细菌感染性口炎：由致病的链球菌、金黄色葡萄球菌、肺炎链球菌感染引起，多见于抵抗力低下的婴幼儿。初起口腔黏膜充血水肿，随后发生糜烂和溃疡，可融合成片，覆盖有灰白色、边界清楚的假膜，涂片染色可见大量细菌。

三、治疗

（一）一般治疗

保持口腔清洁，禁用刺激性药物。饮食以微温或凉的流质为宜，多补充蛋白质及维生素类。

（二）中医治疗

1. 中医治疗原则

口疮的治疗，以清热降火为基本法则。实证以清热解毒泻火为主，根据病因、病位不同，分别佐以疏风、化滞、利湿、通腑等法；遵循上病下取，引热下行，热由下泻的治法，虚证以补虚为主，根据证型不同，分别以滋阴清热降火、温补脾肾、引火归元等法。在内治的同时，配合口腔局部治疗，可以增强疗效，促进溃疡愈合。必要时可以采用中西医结合治疗。

2. 中医分型论治

（1）风热乘脾

证候　口唇、颊内、齿龈、上颚等处出现疱疹、溃疡，周围黏膜掀红，灼热疼痛，流涎拒食，伴发热、恶风、咽喉红肿疼痛。舌质红，苔薄黄，脉浮数，指纹浮紫。

治法　疏风泻火，清热解毒。

代表方　银翘散加减。

（2）脾胃积热

证候　颊内、齿龈、上腭、唇角等处溃疡较多，或满口糜烂，周围黏膜红赤灼热，疼重拒食，烦躁流涎，面赤唇红，或伴身热、口臭、小便短赤、大便干结。舌质红，苔黄厚，脉滑数，指纹紫滞。

治法　清热解毒，通腑泻火。

代表方 凉膈散加减。

（3）心火上炎

证候 口舌溃疡或糜烂，舌尖边较多，色红赤灼热，疼痛烦躁，叫扰啼哭，面赤口渴，或伴发热、小便短赤。舌尖红赤，苔薄黄，脉细数，指纹紫。

治法 清心泻火，凉血解毒。

代表方 泻心导赤散加减。

（4）虚火上浮

证候 口腔溃疡或糜烂，稀散，周围色红不著，疼痛不甚，反复发作或迁延不愈，神疲颧红，盗汗口干，手足心热，大便偏干。舌红，苔少或花剥，脉细数，指纹淡紫。

治法 滋阴降火，引火归元。

代表方 六味地黄丸加肉桂。

3. 中医其他疗法

（1）药物外治

1）冰硼散、青黛散、西瓜霜、珠黄散，任选1种，取适量涂敷患处，1日3次，用于实证口疮。

2）锡类散、养阴生肌散，任选1种，取适量涂敷患处，1日3次，用于虚火上浮证。

3）五倍子10g、雄黄6g、冰片1g，共研细末，每次适量，涂敷患处，1日3次，用于各型口疮。

4）吴茱萸15～30g，研细粉，醋调，睡前敷于两涌泉穴，胶布固定，翌晨去除，用于虚火上浮证。

（2）推拿疗法

1）推天椎骨，揉天突，清胃，清板门；发热加退六腑，水底捞明月，推二扇门，用于风热乘脾证。

2）清胃，清板门，退六腑，清大肠，清天河水；腹胀加分腹阴阳、摩腹，便秘加推下七节骨，用于脾胃积热证。

3）清心平肝，清天河水，清小肠，捣小天心，用于心火上炎证。

4）补肾，揉二马，分手阴阳，清天河水，推涌泉穴，用于虚火上浮证。

（三）西药治疗

局部可涂碘苷抑制病毒，为预防继发感染可涂 2.5%～5% 金霉素鱼肝油。疼痛严重者可在餐前用 2% 利多卡因涂抹局部。食物以微温或凉的流质为宜。发热时可用退热剂，症状严重者给予全身支持疗法。有继发感染时可用抗生素。

四、预防与调护

（一）预防

1. 保持口腔清洁，饭后、睡前常用温水漱口，及早养成刷牙习惯，饮食餐具经常清洁消毒。

2. 注意饮食调节，食物宜新鲜、清洁，多食新鲜蔬菜和水果，饮食有节，忌暴饮暴食及过食肥甘辛辣之品。

3. 避免乳食及饮料过烫，避免不必要的口腔擦拭，以防损伤口腔黏膜。

4. 加强身体锻炼，增强体质，避免各种感染。

（二）调护

1. 选用金银花、野菊花、板蓝根、大青叶、甘草煎汤，频频漱口。
2. 注意口腔外周皮肤卫生，颈项处可围上清洁毛巾，口中涎水流出要及时擦干。
3. 饮食宜清淡，忌肥甘厚味、辛辣咸酸、粗硬食物，食品以微温流质为宜。
4. 患病期间注意休息，多饮水、进食蔬菜水果，保持大便通畅。

　　　　　　　　　　　　　　　　　　　　　　　　　　　　　　（刘志军）

第十九章　过敏性紫癜的中西医结合诊断与治疗

过敏性紫癜（anaphylactoid purpura）又称亨－舒综合征（Henoch-Schonlein syndrome，Henoch-Schon-leinpurpura；HSP），是一种以小血管炎为主要病变的全身性血管炎综合征。以皮肤紫癜、关节肿痛、腹痛、便血及血尿、蛋白尿为主要临床表现。各年龄均可发病，常见发病年龄为 3～14 岁，男孩发病率高于女孩，一年四季均有发病，以春、秋两季多见。流行病学研究提示本病发病率为 13.5/10 万至 18.0/ 万，发病有一定的地域性和种族倾向，亚裔人种发病率高。近年来，由于社会环境的改变、食物污染等因素，发病有逐年增高的趋势。

古代医籍中虽无本病记载，但关于血证的许多记载与本病有关，可属于中医学"血证"、"紫癜"、"紫癜风"、"葡萄疫"、"紫斑"等范畴。如《外科正宗·葡萄疫》说葡萄疫，其患多生于小儿，感受四时不正之气，郁于皮肤不散，结成大小青紫斑点，色若葡萄，发则遍布头面。乃为腑证，自无表里。邪毒传胃，牙龈出血，久则虚人，斑渐方退。"提出本病起于四时不正之气，主要症状为皮肤大小不一的青紫斑点，病机为邪毒传胃，久病可致虚等。《医林改错·通窍活血汤所治之症目》说："紫癜风，血瘀于皮里。"认为紫癜风发病与血瘀有关。古代医籍的这些相关论述，对于过敏性紫癜的辨证论治具有指导意义。

一、病因及发病机制

（一）中医病因病机

过敏性紫癜的发生，外因责之于风夹时邪外袭，或进食发物动风之品，内因责之于素禀体质不足，外邪所凑引发本病。

1. 感受外邪：小儿肌腠不密，表卫不固，易感外邪。风夹时邪外袭，尤以风热、湿热为着，伤及血络，发为紫癜。

2. 饮食不节：进食发物动风之品，或者饮食不节，内蕴生热，伤及血络，发为紫癜。

本病的发生与外感风热、饮食失节、瘀血阻络等因素有关，其病机为风热毒邪浸淫腠理，燔灼营血；或素体阴虚血分有热，复感风热，风热与血热相搏，壅盛成毒，致使筋脉受损，血溢脉外。或病久气不摄血，阴虚内热，反复发作。其病总在血分，又因离经之血不能速散，则形成瘀血。本病早期（急性期）多为风热伤络，血热妄行，属阳证、实证，病机重在血热、血瘀；后期常见阴虚火旺或气不摄血，属阴证、虚证，病机不离气虚、阴虚。

1. 风热伤络：外感风热邪毒，自口鼻而入，郁蒸于肌肤，与气血相搏，灼伤络脉，血不循经，渗于脉外，溢于肌肤，积于皮下，形成紫癜。

2. 湿热痹阻：湿热邪毒，浸淫腠理，郁于肌肤，阻滞四肢经络，关节痹阻，肿痛屈伸不利。湿热邪毒损伤络脉，血溢脉外而成紫癜。

3. 血热妄行：邪热由表入里，或饮食内生蕴热，热入血分，迫血妄行。血液渗于肌肤，积于皮下，则紫癜布发；内伤胃肠血络，则便血呕血；下伤肾与膀胱血络，则尿血。

4. 气不摄血：小儿禀赋不足，或疾病反复发作，脏腑虚损，脾气虚弱，血液失摄，溢于脉外，形成紫癜。其病程经久，瘀点、瘀斑色淡。

5. 阴虚火旺：素体精血不足患儿，或紫癜出血屡作不止，阴血耗损，肝肾亏虚。阴虚滋生内热，虚火灼伤血络，病程迁延，紫癜时发时止。

综上所述，本病多为内有伏热兼感时邪而发病，以阳证、热证、实证居多，其病机可分为血热和血瘀，邪热入血，迫血妄行，血不循经，热盛伤络是其主要病理基础。与心、肺、脾有密切关系，也可涉及肝肾。新病在表，但因风热湿毒之邪为患，易夹诸邪而犯胃肠，或侵肝肾，或着肢节，故其总趋势是由表入里。

（二）现代医学的发病机制

1. 发病机制

导致本病发生的因素较多，但直接致病因素尚难确定，可能涉及的病因有：①感染，细菌和病毒感染是引起本病最常见的原因。细菌感染尤以链球菌所致上呼吸道感染最为多见；病毒感染最常见为微小病毒、风疹病毒、水痘病毒、腺病毒、流感病毒等。此外寄生虫感染也为本病的较常见原因。②食物主要有鱼、虾、蟹、蛋、牛奶等。③药物，常用的如青霉素、链霉素、各种磺胺类、解热镇痛以及镇静剂等。④其他，如植物花粉、昆虫咬伤、预防接种、寒冷等因素也是发病诱因之一。

上述各种因素对特异性体质具有致敏作用，导致 B 淋巴细胞克隆活化，产生大量抗体，B 淋巴细胞多克隆活化为其特征，患儿 T 淋巴细胞和单核细胞 CD40 配体（CD40L）过度表达，促进 B 淋巴细胞分泌大量 IgA 和 IgE。30% ～ 50% 患儿血清 IgA 浓度升高，急性期外周血 IgA、B 淋巴细胞数、IgA 类免疫复合物或冷球蛋白均增高。IgA、补体 C3 和纤维蛋白沉积于肾小球系膜、皮肤和肠道毛细血管，提示本病为 IgA 免疫复合物疾病。血清肿瘤坏死因子 -α 和 IL-6 等前炎症因子升高。本病家族中可同时发病，同胞中可同时或先后发病，有一定遗传倾向，部分患儿为 HLA-DW35 遗传标志或 C2 补体成分缺乏者。

综上所述，过敏性紫癜的发病机制可能为各种刺激因子，包括感染原和过敏原作用于具有遗传背景的个体，激发 B 细胞克隆扩增，导致 IgA 介导的系统性血管炎。

2. 病理

过敏性紫癜的病理变化为广泛的白细胞碎裂性小血管炎，以毛细血管炎为主，亦可波及小静脉和小动脉。血管壁可见胶原纤维肿胀和坏死，中性粒细胞浸润，周围散在核碎片。间质水肿，有浆液性渗出，同时可见渗出的红细胞。内皮细胞肿胀，可有血栓形成。病变累及皮肤、肾脏、关节及胃肠道，少数涉及心、肺等脏器。在皮肤和肾脏荧光显微镜下可见 IgA 为主的免疫复合物沉积。过敏性紫癜肾炎的病理改变：轻者可为轻度系膜增生、微小病变、局灶性肾炎，重者为弥漫增殖性肾炎伴新月体形成。肾小球 IgA 性免疫复合物沉积也见于 IgA 肾病，但过敏性紫癜和 IgA 肾病的病程全然不同，不似同一疾病。荧光显微镜检查，肾小球毛细血管有膜性和广泛性增殖性改变，并可见 IgA 及颗粒纤维蛋白沉积。

二、诊断要点

（一）临床表现

多为急性起病，各种症状可以不同组合，出现先后不一，首发症状以皮肤紫癜为主，少数病例以腹痛、关节炎或肾脏症状首先出现。多数病儿在发病前 1～3 周有上呼吸道感染史，在 1～4 周内逐渐呈现一组典型的临床综合征。也可早期表现为不规则发热、乏力、食欲减退、头痛、腹痛及关节疼痛等非特异性症状。主要症状和体征有：

1. 皮肤紫癜：反复出现皮肤紫癜为本病特征，多见于四肢及臀部，对称分布，伸侧较多，分批出现，面部及躯干较少。初起呈紫红色斑丘疹，高出皮面，压之不退色，数日后转为暗紫色，最终呈棕褐色而消退。少数重症患儿紫癜可融合成大疱伴出血性坏死。部分病例可伴有荨麻疹和血管神经性水肿。皮肤紫癜一般在 4～6 周后消退，部分患儿间隔数周、数月后又复发。

2. 胃肠道症状：约见于 2/3 病例。由血管炎引起肠壁水肿、出血、坏死或穿孔是产生肠道症状及严重并发症的主要原因。一般以阵发性剧烈腹痛为主，常位于脐周或下腹部，疼痛，可伴呕吐，但呕血少见。部分患儿可有黑粪或血便，偶见并发肠套叠、肠梗阻或肠穿孔者。

3. 关节症状：约 1/3 病例可出现膝、踝、肘、腕等大关节肿痛，活动受限，可单发也可多发，呈游走性、对称性，常反复发作。关节腔有浆液性积液，但一般无出血，可在数日内消失，不留后遗症。

4. 肾脏损害：30%～60% 病例有肾脏受损的临床表现。多发生于起病 1 个月内，亦可在病程更晚期，于其他症状消失后发生，少数则以肾炎作为首发症状。症状轻重不一，与肾外症状的严重度无一致性关系。多数患儿出现血尿，蛋白尿和管型，伴血压增高及浮肿，称为紫癜性肾炎；少数呈肾病综合征表现。肾脏症状绝大多数在起病 1 个月内出现，亦可在病程更晚期发生，少数以肾炎为首发症状。虽然有些患儿的血尿，蛋白血尿持续数月甚至数年，但大多数都能完全恢复，少数发展为慢性肾炎，死于慢性肾衰竭。

5. 其他表现：偶可发生脑内出血，导致惊厥、瘫痪、昏迷、失语。出血倾向包括鼻出血、牙龈出血、咯血、睾丸出血等。偶尔累及循环系统发生心肌炎和心包炎，累及呼吸系统发生喉头水肿、哮喘、肺出血等。

（二）实验室检查

尚无特异性诊断试验，以下试验有助于了解病程和并发症。

1. 周围血象：白细胞正常或增加，中性和嗜酸粒细胞可增高；除非严重出血，一般无贫血。血小板计数正常甚至升高，出血和凝血时间正常，血块退缩试验正常，部分患儿毛细血管脆性试验阳性。

2. 尿常规：可有红细胞、蛋白、管型，重症有肉眼血尿。

3. 粪潜血试验：可阳性。

4. 血沉：轻度增快，血清 IgA 升高，IgG 和 IgM 正常，亦可轻度升高；C3、C4 正常或升高；抗核抗体及 RF 阴性；重症血浆黏度增高。

5. 其他：腹部超声检查有利于早期诊断肠套叠，脑 MRI 对有中枢神经系统症状患儿可予确诊，肾脏症状较重和迁延者可行肾穿刺以了解病情给予相应治疗。

（三）中医辨病辨证要点

1. 辨虚实：首先根据起病急缓、病程长短、出血部位、紫癜颜色等辨虚实。起病急，病程短，紫癜颜色鲜明者多属实；起病缓，病情反复，病程延绵，紫癜颜色较淡者多属虚。

2. 辨轻重：以出血量的多少及是否伴有肾脏损害或脑出血等作为判断轻重的依据。凡出血量少，无便血、尿血、蛋白尿者为轻症；出血严重伴大量便血、血尿、明显蛋白尿为重症，头痛、昏迷、抽搐等则为危症。

3. 辨部位：外邪与血分伏热互结，灼伤血络，迫血妄行，不仅致皮肤紫癜反复出现，也常使邪滞脏腑，伤及心肝脾肾，心主血、脾生血、肝藏血、肾藏精、精生血，心、肝、脾、肾功能受损，血行不循常道，轻则外溢肌肤，重则便血、尿血。故病位在心、肝、脾、肾，除出血之外，有相应脏器的病变。

4. 辨病性：过敏性紫癜早期起病急骤，以血热为主，多表现为风热伤络，血热妄行，常兼见湿热痹阻或热伤胃络，以实证为主，虚证较少；后期迁延不已，时发时止，以阴虚火旺为主，也有气阴两虚或气不摄血者，多为虚证。瘀血阻滞则常见于病程的各个阶段。

（四）西医诊断与鉴别诊断

1. 诊断要点

典型病例的诊断不难，主要依靠典型的皮肤紫癜，或同时伴腹痛、便血、关节肿痛、肾损害等表现来进行诊断。若临床表现不典型，皮肤紫癜未出现时，以单一症状起病的初期需与特发性血小板减少性紫癜、风湿性关节炎、败血症、其他肾脏疾病和外科急腹症等鉴别。

2. 鉴别诊断

（1）特发性血小板减少性紫癜：皮肤、黏膜可见出血点及瘀斑，不高出皮肤，分布在全身各处，血小板计数减少，出血时间延长，骨髓中成熟巨核细胞减少。

（2）细菌感染：如脑膜炎双球菌菌血症、败血症及亚急性细菌性心内膜炎均可出现紫癜样皮疹，这些疾病的紫癜一开始即为瘀血斑，其中心部位可有坏死。起病急骤，全身中毒症状重，血培养阳性。

（3）急腹症：在皮疹出现前发生腹痛等症状应与急腹症鉴别。儿童期出现急性腹痛者，要考虑过敏性紫癜的可能，此时应仔细寻找典型皮肤紫癜，注意关节、腹部、肾脏的综合表现。

（4）肾脏病：肾脏症状明显时应与链球菌感染后肾小球肾炎、IgA 肾病等相鉴别。

三、治疗

（一）一般治疗

急性期应卧床休息，有消化道出血者，可用少渣半流质或流质饮食，避免服用与本病过敏有关的食物和药物。彻底清除体内感染灶，这是治疗本病的关键环节。

（二）中医治疗

1. 中医治疗原则

本病的治疗目的是祛邪化斑，病因兼顾，标本同治。针对本病的毒、热、瘀，总的治疗大法是解毒、凉血、化瘀。实证以清热凉血为主，随证配伍祛风通络、缓急和中；

虚证以滋阴降火、益气摄血为主。初起热毒较盛，治应清热解毒凉血；久则耗伤阴津，虚热内生，故恢复期常用滋阴清热、益气健脾等法以进一步清除余邪，调和气血。紫癜为离经之血，皆属瘀血，故活血化瘀法贯穿始终。临证须注意证型之间的相互转化或同时并见，治疗时要分清主次，统筹兼顾。治疗早期当以祛邪为主，迁延期则当顾护气阴为本，消除紫癜为标。由于本病易于复发，是标证虽去而内脏功能尚未恢复之故，因此紫癜消退之后若有肾脏损害者，仍应继续调治，方能获得远期疗效。

2. 中医分型论治

（1）风热伤络

证候　紫癜见于下半身，以下肢和臀部为多，呈对称性，颜色鲜红，呈丘疹或红斑，大小形态不一，可融合成片，或有痒感，伴发热，微恶风寒，咳嗽，咽红，或见关节痛，腹痛，便血，尿血。舌质红，苔薄黄，脉浮数。

治法　祛风清热，凉血安络。

代表　方银翘散加减。

（2）血热妄行

证候　起病急骤，壮热面赤，咽干，心烦，渴喜冷饮，皮肤瘀斑、瘀点密集或成片，伴鼻衄，大便干燥，小便黄赤。舌质红绛，苔黄燥，脉弦数。

治法　清热解毒，凉血化斑。

代表方　清瘟败毒散合犀角地黄汤加减。

（3）湿热痹阻

证候　皮肤紫癜多见于关节周围，尤以膝踝关节为主，关节肿胀灼痛，影响肢体活动，偶见腹痛、尿血。舌质红，苔黄腻，脉滑数或弦数。

治法　清热利湿，化瘀通络。

代表方　四妙散加味。

（4）胃肠积热

证候　瘀斑遍布，下肢多见，腹痛阵作，口臭纳呆，腹胀便秘，或伴齿龈出血，便血。舌红，苔黄，脉滑数。

治法　泻火解毒，清胃化斑。

代表方　葛根黄芩黄连汤合小承气汤加味。

（5）阴虚火旺

证候　起病缓慢，时发时隐，或紫癜已退，仍有腰背酸软，五心烦热，潮热盗汗，口干咽燥，头晕耳鸣，尿血，便血。舌质红，少苔，脉细数。

治法　滋阴降火，凉血止血。

代表方　大补阴丸加减。

（6）气不摄血

证候　紫癜色淡红，或反复发作，形体消瘦，面色不华，体倦乏力，食欲不振，自汗，小便短少，便溏，或伴痛，甚或全身或下肢浮肿。舌质淡，苔薄白，脉细弱或沉弱。

治法　健脾益气，和营摄血。

代表方　归脾汤加减。

（7）气滞血瘀

证候　病情反复发作，斑疹紫暗，腹痛绵绵，神疲倦怠，面色萎黄，纳少。舌淡边尖有瘀点、瘀斑，苔薄白，脉细弱。

治法　理气活血，化瘀消斑。

代表方　血府逐瘀汤加减。

3．中医其他疗法

（1）中成药

1）宁血糖浆：每服 5 ～ 10ml，1 日 3 次，用于气不摄血之证。

2）雷公藤多苷片：每日 1 ～ 1.5mg/kg，分 3 次服。用于过敏性紫癜伴有肾脏损害。

3）荷叶丸：7 岁以上儿童每次 4.5g，每日 2 ～ 3 次，空腹温开水送服，用于血热妄行证。

4）归脾丸：3 ～ 6 岁 1/3 丸，6 ～ 9 岁 1/2 丸，9 岁以上 1 丸，每日 2 ～ 3 次，用于气不摄血之证。

此外，中成药如贞芪扶正冲剂、复方丹参片、银杏叶片，口服 3 ～ 6 个月，可补肾益气和活血化瘀。

（2）针灸疗法

1）取穴八髎、腰阳关。艾炷隔姜灸。每穴灸 45 分钟，1 日 1 次，半个月为 1 个疗程。用于气不摄血证、阴虚火炎证。

2）主穴选用曲池、足三里，配穴选用合谷、血海，腹痛者加刺三阴交、太冲、内庭，用于过敏性紫癜。

（三）西药治疗

目前西医尚无特异性治疗方法，主要采取支持和对症治疗。

1．对症治疗：发热、关节痛可使用阿司匹林等解热镇痛剂；有腹痛时应用东莨菪碱、阿托品等解痉药物；有消化道症状时应限制粗糙饮食，大剂量维生素 C、钙剂及抗组胺药可降低过敏反应强度，缓解部分患者腹痛症状；有大量出血时要考虑输血并禁食，可静脉滴注西咪替丁，每日 20 ～ 40mg/kg，同时可试用卡巴克洛等止血药物以增加毛细血管对损伤的抵抗性。

2．皮质激素与免疫抑制剂：激素的使用对缓解严重的血管神经水肿、关节痛、腹痛有效，但对皮肤紫癜及肾损害无效，也不能改善肾脏受累的发病率及病程或结局。一般采用短程用药，在急性发作症状明显时服用泼尼松，每日 1 ～ 2mg/kg，1 ～ 2 周，或甲基泼尼松龙每日 5 ～ 8mg/kg，分 2 次静脉滴注，症状缓解后逐渐减量停药。若并发肾炎且经激素治疗无效者，可考虑联合用免疫抑制剂如硫唑嘌呤、环磷酰胺（冲击或口服）或雷公藤多苷片以抑制严重免疫损伤，有利于保护残存肾功能。顽固病例可用抗凝药物、皮质激素和免疫抑制剂等联合治疗。

3．抗凝治疗：本病可有纤维蛋白原沉积、血小板沉积及血管内凝血的表现，特别是紫癜性肾炎这种表现更为突出，因此，抗凝治疗非常重要。可选用：肝素，每次 a5 ～ 1mg/kg，第 1 日每隔 8 小时用 1 次，第 2 日每隔 12 小时用 1 次，以后每日用 1 次，皮下注射，连用 7 日；阿司匹林每日 3 ～ 5mg/kg，每日 1 次口服；双嘧达莫每日 2 ～ 3mg/kg，分次口服，可阻止血小板聚集和血栓形成，改善微循环。

4．其他：钙通道拮抗剂如硝苯地平每日 0.5 ～ 1.0mg/kg，分次服用，非留体抗感染药如吲哚美辛每日 2 ～ 3mg/kg，分次服用，均有利于血管炎的恢复。

四、预后与预防

(一)疗效判断

(1)临床治愈：皮肤紫癜、关节、腹痛症状消失，或尿常规检查蛋白转阴，或 24 小时尿蛋白定量正常；尿沉渣红细胞计数正常。

(2)显效：皮肤紫癜、关节、腹痛症状消失，尿常规检查蛋白减少 2 个 "+"，或 24 小时尿蛋白定量减少为 40%；尿沉渣红细胞计数为 40%。

(3)有效：皮肤紫癜、关节、腹痛症状减轻，尿常规检查蛋白减少 1 个 "+"，或 24 小时尿蛋白定量减少 < 40%；尿沉渣红细胞计数 < 40%。

(4)无效：临床表现与上述实验室检查均无改善或加重者。

(二)预后判断；

本病预后一般良好，除少数重症患儿可死于肠出血、肠套叠、肠坏死或神经系统损害外，大多痊愈。病程一般约 1～2 周至 1～2 个月，少数可长达数个月或 1 年以上。肾脏病变常较迁延，可持续数月或数年，少数病例（1%）发展为持续性肾脏疾病，极个别病例（0.1%）发生肾功能不全，发生肾衰竭或伴脑内出血者预后不良。

(三)预防康复

1. 预防

(1)注意寻找引起本病的各种原因，去除过敏原。

(2)清除慢性感染灶，积极治疗上呼吸道感染。

2. 调护

(1)急性期或出血量多时，宜卧床休息，限制患儿活动，消除紧张情绪。

(2)密切观察腹痛、腹泻、黑粪及关节疼痛、肿胀情况。

(3)发病期间饮食宜清淡，适当增加含维生素 C 丰富的水果（菠萝除外）。

五、中西医结合临床思路

对于顽固性过敏性紫癜，现代医学认为是由于反复接触过敏原激发产生相应的抗体，沉积在小血管壁，引起血管炎性改变的结果。与出现肾脏病变及预后密切相关，因每次皮疹复发都可能诱发或加重肾脏病变，导致疾病迁延不愈，甚至最后出现肾功能不全。因此，如何预防和控制皮肤紫癜复发及肾脏损伤一直是临床研究的热点问题。现代医学认为适当给予抗感染治疗，消除病灶，有助于控制病情反复。皮质激素、抗过敏及 H_2 受体阻滞剂皆能在一定程度上阻止血管炎的发生，从而防止紫癜复发。但是，由于过敏性紫癜的机制尚未完全清楚，上述药物作用靶点局限，对于一些顽固性过敏性紫癜患儿效果并不理想。因此，中西医结合防治过敏性紫癜反复及肾脏损伤已成为研究的热点，临床可根据中医学的辨证论治的临床思维，以八纲辨证为纲，采用辨证与辨病相结合的方法，探索过敏性紫癜及紫癜性肾炎的动物模型研究，应用循证医学的方法，在总结既往临床诊疗经验的基础上建立规范的辨证分型标准及统一的疗效判断标准，不断提高中西医结合防治过敏性紫癜的临床疗效。

（刘志军）

附 紫癜性肾炎的诊治临证指南（试行）

紫癜性肾炎是儿科常见的继发性肾小球疾病之一，由于诊断标准不统一、观察随访时间差异，因而过敏性紫癜患者中发生肾损害的报告率差别较大，文献报道为 20% ～ 100%。Brogan 和 Dillon 依据临床表现诊断，紫癜性肾炎发生率为 40% ～ 50%。2000 年 11 月中华医学会儿科学分会肾脏病学组在珠海制定了《紫癜性肾炎的诊断和治疗方案（草案）》，2008 年中华医学会儿科学分会肾脏病学组在此基础上，按照循证医学的原则制定本指南。

（一）紫癜性肾炎的诊断

1. 诊断标准

在过敏性紫癜病程 6 个月内，出现血尿和（或）蛋白尿。其中血尿和蛋白尿的诊断标准分别为：

（1）血尿：肉眼血尿或镜下血尿。

（2）蛋白尿：满足以下任一项者：① 1 周内 3 次尿常规蛋白阳性；② 24 小时尿蛋白定量＞ 150mg；③ 1 周内 3 次尿微量白蛋白高于正常值。

极少部分患儿在过敏性紫癜急性病程 6 个月后，再次出现紫癜复发，同时首次出现血尿和（或）蛋白尿者，应争取进行肾活检，如为 IgA 系膜区沉积为主的系膜增生性肾小球肾炎，则亦应诊断为紫癜性肾炎。

2. 临床分型

临床可分为：①孤立性血尿型；②孤立性蛋白尿型；③血尿和蛋白尿型；④急性肾炎型；⑤肾病综合征型；⑥急进性肾炎型；⑦慢性肾炎型。

3. 病理分级

肾活检病理检查是判断肾脏损伤程度的金标准，目前常用的病理分级指标为 1974 年 ISKDC 和 2000 年中华医学会儿科学分会肾脏病学组制定。近年来对紫癜性肾炎的临床及病理研究发现，肾小管间质损伤与紫癜性肾炎的疗效及转归密切相关。肾小球病理分级：

I 级：肾小球轻微异常。II 级：单纯系膜增生，分为：①局灶 / 节段；②弥漫性。III 级：系膜增生，伴有＜ 50% 肾小球新月体形成 / 节段性病变（硬化、粘连、血栓、坏死），其系膜增生分为：①局灶 / 节段；②弥漫性。IV 级：病变同III级，50% ～ 75% 的肾小球伴有上述病变，分为：①局灶 / 节段；②弥漫性。V 级：病变同 IV 级，＞ 75% 的肾小球伴有上述病变，分为：①局灶 / 节段；②弥漫性。VI 级：膜增生性肾小球肾炎。

4. 肾活检指征

对于无禁忌证的患儿，尤其是以蛋白尿为首发或主要表现的患儿（临床表现为肾病综合征、急性肾炎、急进性肾炎者），应尽可能早期行肾活检，根据病理分级选择治疗方案。

（二）治疗

紫癜性肾炎患儿的临床表现与肾病理损伤程度并不完全一致，后者能更准确地反映病变程度。没有条件获得病理诊断时，可根据其临床分型选择相应的治疗方案。

1. 孤立性血尿或病理 I 级

建议仅对过敏性紫癜进行相应治疗，镜下血尿目前未见有确切疗效的文献报道，应密切监测患儿病情变化，建议至少随访 3 ～ 5 年。

2. 孤立性蛋白尿、血尿和蛋白尿或病理 II 级

国外研究报道较少，血管紧张素转换酶抑制剂（ACEI）和（或）血管紧张素受体

拮抗剂（ARB）类药物有降蛋白尿的作用，建议可使用。国内也有用雷公藤多苷进行治疗，雷公藤多苷 1mg/（kg·d），分 3 次口服，每日剂量不超过 60mg，疗程 3 个月，但应注意其胃肠道反应、肝功能损伤、骨髓抑制及可能的性腺损伤的副作用。

3. 非肾病水平蛋白尿或病理Ⅱ$_b$、Ⅲ$_a$级

国外研究证据少，可参照前一级的用药。国内报道用雷公藤多苷 1mg/（kg·d），分 3 次口服，每日剂量不超过 60mg，疗程 3 个月。也有激素联合免疫抑制剂治疗的报道，如激素联合环磷酰胺治疗、联合环孢素 A 治疗，对该类患儿积极治疗的远期疗效尚有待研究。

4. 肾病水平蛋白尿、肾病综合征或病理Ⅲ、Ⅳ级

该组患儿临床症状及病理报伤均较重，现多倾向于采用激素联合免疫抑制剂治疗，其中疗效最为肯定的是糖皮质激素联合环磷酰胺治疗。若临床症状较重、病理呈弥漫性病变或伴有新月体形成者，可选用甲泼尼龙冲击治疗，15～30mg/（kg·d）或 1000mg/（d·1.73m²），每日最大量不超过 1g，每天或隔天冲击，3 次为 1 个疗程。

此外有研究显示，其他免疫抑制剂如硫唑嘌呤、环孢素 A、吗替麦考酚酯等亦有明显疗效。本指南建议：首选糖皮质激素联合环磷酰胺冲击治疗，当环磷酰胺治疗效果欠佳或患儿不能耐受环磷酰胺时，可更换其他免疫抑制剂。可供选择的治疗方案如下：

（1）糖皮质激素联合环磷酰胺冲击治疗：泼尼松 1.5～2mg/（kg·d），口服 4 周后逐渐减量，同时应用环磷酰胺 8～12mg/（kg·d），静脉滴注，连续应用 2 天，间隔 2 周为 1 个疗程，共 6～8 个疗程，环磷酰胺累积量≤150mg。

2）糖皮质激素联合其他免疫抑制剂治疗：

1）糖皮质激素＋硫唑嘌呤：以泼尼松 2mg/（kg·d）分次口服，加用硫唑嘌呤 2mg/（kg·d）时，泼尼松改为隔日 2mg/（kg·d）顿服，2 个月后逐渐减量；硫唑嘌呤总疗程 8 个月。

2）糖皮质激素＋环孢素 A：环孢素 A 口服 5mg/（1mg·d），监测血药浓度，维持谷浓度在 100-200ng/L，疗程 8～12 个月；同时口服泼尼松 1～2mg/（kg·d），并逐渐减量停药。

3）糖皮质激素＋吗替麦考酚酯（MMF）：MMF15～20mg/（kg·d），最大剂量 1g/d，分 2～3 次口服，3～4 个月后渐减晕至 0.25～0.5mg/（kg·d），疗程 3～6 个月；联合泼尼松 0.5～1mg/（kg·d），并逐渐减量。

除以上免疫抑制剂外，国内尚有关于激素联合长春新碱或来氟米特治疗的临床报道，但其临床分型与疗效关系评定欠佳，且缺乏病理学依据，仍有待进一步研究。

4）急进性肾炎或病理Ⅳ、Ⅴ级：这类患儿临床症状严重、病情进展较快，现多采用 3-4 联疗法，常用方案为：甲泼尼龙冲击治疗 1～2 个疗程后口服泼尼松＋环磷酰胺（或其他免疫抑制剂）＋肝素＋双嘧达莫。亦有甲泼尼龙联合尿激酶冲击治疗＋口服泼尼松＋环磷酰胺＋华法林＋双嘧达莫治疗的文献报道。

除药物治疗外，近年来有报道显示，血浆置换治疗可有效去除患者血浆中抗体、补体及免疫反应介质等，从而缓解患儿病情进展，但其为小样本非随机研究，确切疗效仍有待进一步证实。

5. 辅助治疗

在以上分级治疗的同时，可加用抗凝剂和（或）抗血小板聚集药，多为双嘧达莫

5rag/（1mg·d），肝素 1 ～ 2mg/（kg·d）。ACEI 和（或）ARB 类药物有降蛋白尿的作用，对于有蛋白尿的患儿，无论是否并发高血压病，建议可以使用。常用制剂为贝那普利，5 ～ 10mg/d，口服；ARB 制剂为氯沙坦，25 ～ 50mg/d，口服。

（三）预防

糖皮质激素对过敏性紫癜患儿肾损害的预防作用仍存有争议。激素预防治疗的前瞻性研究显示，早期激素治疗不能预防肾损害发生，甚至回顾性研究发现接受激素治疗的过敏性紫癜患儿更易复发。关于激素预防性治疗的 Mata 分析结果却相反，一项 Mata 分析示过敏性紫癜患儿早期接受激素治疗可显着减少肾损害发生，且无不良反应；另两项系统综述或 Mata 分析均提示早期应用激素有减少肾损害发生的趋势，但差异无统计学意义。因此，有关激素预防用药是否有效仍有待临床研究。

（四）随访

紫癜性肾炎虽有一定的自限性，但仍有部分患儿病程迁延，甚至进展为慢性肾功能不全。需要临床医生在重视治疗的同时，进一步加强随访。对病程中出现尿检异常的患儿则应延长随访时间，建议至少随访 3 ～ 5 年。

···（刘志军）

第二十章　小儿急性损伤

第一节　小儿创伤严重程度评分与现场急救

　　严重的多发性损伤是引起小儿致残与死亡的重要原因。有人作过统计，仅美国每年死于创伤的儿童就达 22000 人，约 60 万人为此住院，1600 万人被送往急诊室，政府每年为此付出 1600 亿美元的医疗费用。而且部分存活的患儿还可能留下后遗症，给患儿本人、家庭与社会都会带来沉重的负担。因此应重视对创伤患儿的积极救治，降低病死率与致残率。

　　引起创伤患儿死亡与伤残的原因除了与损伤程度有关外，还与救治不及时或处理不当有关。最为常见的情况是被某一局部的伤情所迷惑，忽视并存的其他部位的损伤，等发现并存损伤时已无法弥补。轻者可能增加患儿住院时间，造成人力、物力与财力的浪费；重者可能使患儿留下后遗症甚至导致患儿死亡。另一种常见的情况是对小儿创伤的特点缺乏足够的了解，机械套用处理成人多发性损伤的技术来处理小儿创伤，从而造成不良后果。本节将着重讨论小儿创伤的特点与小儿多发性损伤的处理步骤，其中与成人多发性损伤处理相似的内容如院前救治的工作程序等请参考相关书籍。

一、小儿创伤的特点

（一）致伤原因

　　车祸伤是造成儿童多发性损伤的首要原因，占所有损伤原因的 60% 左右，而且它也是造成儿童意外死亡的首要原因。随着家用汽车在我国的普及，该类型损伤还有增加的趋势。其他致伤原因包括刀刺伤、溺水以及跌倒等。相对而言，后者多为单个人受伤，其受伤程度也较轻，容易处理与救治。

（二）创伤对小儿机体的影响

　　由于小儿体重较轻、体表面积较小，撞击时产生的动能被集中在一个很小的面积上，因而损伤程度往往较重。而且受伤范围较广，可造成严重的复合伤。另外，儿童肌肉和皮下组织不发达，在受到外力作用时容易造成内脏器官的损伤。但儿童的肌肉骨骼等组织弹性较大，相对内脏器官而言不易受损。所以没有明显的肌肉骨骼系统损伤的外部表现并不能说明没有内脏损伤存在的可能，对儿童病人应进行详细、全面的体格检查，以便早期发现并处理内脏器官的损伤。

（三）各部位受伤特点

　　1. 头部　与成人相比，儿童头部所占比例相对较大，所以头部受伤较成人常见。在死于多发性创伤的儿童中有 80% 的病人伴有明显的头颅外伤，而成年人中只有 50% 的病人有头颅外伤。另外，婴儿由于颅缝未闭、颅骨较薄、颅骨的变形能力较大，头颅在受到外力作用后容易变形，这种变形容易引起烦骨、硬脑膜、脑血管及脑组织的严重扭曲，继而引起颅内出血。但头颅的间接性损伤一样可导致患儿死亡。因为脑灌注压＝平均动脉压－颅内压，当低血容量休克或烦内压增高时，脑灌注压可小于9.3kPa（70mmHg），从而使脑内血流减少，造成脑缺氧。婴幼儿头部损伤后脑脊液或脑组织通过硬膜缺口相互挤压形成软脑膜囊肿，从而导致脑组织快速增生，称为"生长性骨折"。这是婴幼儿头颅外伤时所特有的，常发生在2岁以下颅骨骨折病人中。所以对2岁以下小儿的颅骨骨折应定期随访，以便早日发现生长性骨折。此外，儿童大脑白质较灰质多，有很大的弹性并能耐受一定程度的钝性损伤，但易出现轴索剪切力损伤和脑水肿。

2. 颈部　小孩的颈部比成人短，其又短又粗的颈部使人很难确定颈静脉和气管位置。另外，儿童与成人最明显、最关键的不同在于呼吸道（表20-1）。儿童喉部较成人更靠头侧、前方。成人上呼吸道最狭窄处是声门，而儿童气管最狭窄处是环状软骨。在对儿童进行气管插管时应遵循这些解剖特点，选择恰当的体位与合适的管径尺寸，以避免在气管插管时造成小儿呼吸道的损伤。另外，儿童颈椎也有不同于成人的特点。小儿颈椎关节面多呈水平位，椎体前面呈楔入式，关节周围韧带与关节囊弹性较大。尤为重要的是小儿环枢关节不稳定，在受伤后易出现半脱位。在成人颈椎损伤中有85%发生在颈3以下，而小儿颈椎损伤的60%以上发生在环枢关节。另一个值得注意的特点是小儿较成人更易出现照片年＜常的脊髓损伤。这些患儿在进行颈椎平片检查时可能无异常发现，但有明显的脊髓损伤表现。尸检表明这些颈椎照片正常的患儿有韧带断裂、生长板撕裂、骨骺分离、硬膜下或硬膜外血肿等损伤。

表 20-1　婴幼儿儿与成人气道比较

	婴幼儿	成　人
头部	大，枕骨突出（仰卧时呈鼻吸气位）	枕骨平坦
舌	相对较大	相对较小
喉	头侧位，相对于 $C_2 \sim C_3$ 椎骨	相对于 $C_4 \sim C_5$ 椎骨
会厌	"Ω" 或 "U" 形，柔软	平坦，有韧性
声带	短，凹陷	水平位
最小直径	环状软骨处，声门下	声带
软骨	柔软	坚硬
下部气道	较小，发育较差	较大，更多软骨

3. 胸部　由于儿童肋骨与肋软骨极具弹性而易于弯曲，有较大的顺应性，它能抵消部分冲击力，所以不易发生肋骨骨折。但极具弹性的肋骨在外力作用下可发生明显的变形，继而造成胸腔内器官（心、肺、呼吸道、大血管）的损伤。所以有时胸腔内器官发生明显的损伤时胸壁可能无明显受损。另外，儿童肋骨偏水平排列，且肋间肌尚未发育成熟，所以儿童的呼吸方式以腹式呼吸为主。如有多系统损伤、腹胀加剧时可限制膈肌运动，进而影响通气功能。

4. 腹部　儿童脾脏和肝脏位置靠下、靠前，而膈肌呈水平位，因此儿童肝脾等器官几乎不受肋骨和肌肉的保护，微小的创伤就会导致严重的腹腔内脏器的损伤。此外，儿童肝脾等脏器体积相对较大，受伤时出血量相对较多。小儿哭闹时吞入大量空气可引起胃扩张，从而导致腹胀。这种腹胀可能掩盖肝脾出血、胃肠穿孔等严重腹部外伤的病情。与成人不同的是，儿童腹腔内出血时可能没有腹肌紧张等表现，对疑有腹部损伤的儿童应进行恰当的辅助检查，以及时发现内脏器官的损伤。

5. 四肢　儿童长骨弹性大，在发生骨折时骨折线的延伸范围较小，不易发生粉碎性骨折，但易发生青枝骨折和隆凸骨折。儿童骨折发生后有较强的塑形能力。一般而言，如无旋转畸形或关节内骨折，在运动平面内夹角小于 30° 的成角畸形都能得到自动纠正。而儿童长骨的骨膜较牢固、肥厚，所以不易发生开发性骨折。但儿童长骨两端均有骨饭，它是儿童期骨骼中最脆弱的部分，容易受到伤害。

二、创伤严重程度评估

创伤严重程度评估可分为院前评估与院内评估。院前评估主要用于现场伤情的评估，从而指导现场处理与分拣、转运病人。而院内评估主要为院内治疗措施的选择提供依据。

（一）伤情评估的工作程序

损伤严重程度评估过程需快捷、相对全面、主次分明，并要遵循一定的工作程序。常用的工作程序有以下两种。

1. ABCDEF 程序

该程序具有简单易行又较为全面的特点，能满足现场伤情评估的需要，是目前采用最多的评估程序之一。

A（airway）代表气道，指呼吸道是否通畅。

B（breathing）代表呼吸，指呼吸功能有无受损。

C（circulation）代表循环，包括两方面的内容，一是指对机体失血状况的判断，二是指对心脏功能的判断。

D（disability）代表神经系统，也包括两部分，一是对脊柱脊髓损伤的判断，二是对颅脑损伤的估计。

E（exposure）代表暴露，在完成以上四项检查之后充分暴露患儿全身，检查有无其他部位的损伤。

F（fracture）代表骨折，指对肢体骨折情况的判断。

2. CRASH PLAN 程序

该程序较 ABCDEF 程序全面。C（cardiac）代表心脏，R（respiratory）代表呼吸，A（abdomen）代表腹部，S（spine）代表脊柱，H（head）代表头烦，P（pelvic）代表骨盆，L（limb）代表肢体，A（arteries）代表动脉，N（nerves）代表神经。

但上述两种评估程序并非一成不变，在实际应用中可根据患儿的伤情作适当调整。如有明显的大血管损伤时应先考虑和处理血容量不足问题，而有明显的头面部损伤时应先考虑伤员的呼吸与颅脑损伤问题。

（二）小儿多发性损伤严重程度的评分标准

在现场急救时多采用儿童创伤评分（Pediatric Trauma Score，PTS）来估计患儿的病情，该评分标准是以儿童特有的损伤模式和年龄构成来计分的（表 20-2），它对指导急救措施的选择及对预后的判断等方面有重要意义。在该评分系统中，分数大于 8 分者多能免于死亡，而低于 8 分者提示有严重的损伤。

也可采用简明创伤评分来对损伤程度进行评估（表 20-3），该标准有助于筛选伤员并预测后果，对全面处理多系统损伤很有用，但对单系统严重损伤者不很适用。另外，该评分标准中涉及小儿 Glasgow 昏迷评分（表 20-4），而 Glasgow 昏迷评分较为繁杂，在现场抢救时不大可能有充裕的时间对此进行评估，也限制了该评分考统在现场抢救中的应用。

表 20-2　儿童创伤评分

项目	变量		
	+2	+1	-1
气道	正常	能维持	不能维持
意识	清醒	迟钝或短暂清醒	昏迷
体重	> 20kg	10-20kg	< 10kg
收缩压	> 90mmHg	90-50mmHg	< 50mmHg
开放性伤口	无	小	大或穿通伤
骨折	无	单纯的闭合性骨折	开放性或多发性

（注：每一变量有 +2、+1、-1 三个得分，各变量得分相加，其分数范围为 -6 ～ +12 之间，得分为 8 分或更低提示有严重创伤，得分大于 9 分时存活率为 100%，得分低于 0 分时死亡率为 100%。）

表 20-3　简明创伤评分

分数	Glasgow 昏迷评分	收缩压（mmHg）	呼吸频率（次/分钟）
4	13 ～ 15	> 89	10 ～ 20
3	9 ～ 12	76 ～ 89	> 29
2	6 ～ 8	50 ～ 75	6 ～ 9
1	4 ～ 5	1 ～ 49	1 ～ 5
0	3	0	0

（注：每一变量的分数为 0 ～ 4 分，三个变量得分相加，分数范围为 0 ～ 12 分，得分为 11 分或更低时提高有潜在的严重创伤。）

表 20-4　小儿 Glasgow 昏迷评分标准

睁眼

分数	0 ～ 1 岁	> 1 岁
4	自主睁眼	自主睁眼
3	呼吸时睁眼	语言命令时睁眼
2	疼痛时睁眼	疼痛时睁眼
1	无反应	无反应

最佳运动反应

分数	0 ～ 1 岁	> 1 岁
6		服从命令
5	局部疼痛反应	局部疼痛反应
4	屈曲回缩反应	屈曲回缩反应
3	去皮质反应	去皮质反应
2	去脑反应	去脑反应
1	无反应	无反应

最佳语言反应

分数	0～2岁	2～5岁	大于5岁
5	适当哭喊、微笑、咕咕声	言语清楚恰当	有判断力、能交谈
4	哭喊	言语不清	无判断力、能交谈
3	不适哭闹	哭闹、尖叫	言语不清
2	呼噜声	呼噜声	发出难以理解的声音
1	无反应	无反应	无反应

（注：按每一类别计分，各类相加，总分在3～15分之间，得分低于8分提示严重的神经系统损伤。）

三、初期处理

对多发伤患儿应按一定程序进行急救：首先判定患儿是否存在危及生命的损伤并给予相应处理，如保持呼吸道通畅、维持呼吸功能、止血、心肺复苏、抗休克治疗等。其次识别需要手术处理的损伤并进行初步处理，如腹腔开放性损伤伤口保护、开放性脑外伤伤口包扎、脊柱及四肢骨折的固定等。最后处理不威胁生命的创伤。详尽的处理程序见表20-5。

表20-5　小儿外伤急救的早期处理程序

1. 到达目的地以前
准备设备
调动外伤救护队，请求援助（呼吸、放射科）
要求准备O型血
2. 第一个5分钟——主要的检查和复苏
估计呼吸情况，必要时采用通气措施心电监护
呼气末CO$_2$监测
颈椎制动
有气胸时行计式胸腔造口术
气管内插管（或针式环状软骨切开术）
对外部出血进行直接压迫止血，包扎或填塞胸部伤口
3. 第二个5分钟——主要的检查和复苏
再次估计气道是否通畅、通气和缺氧情况，测量体温
估计灌注情况
静脉滴注20ml/kg的晶体液，必要时重复补充
考虑使用同型血或O型血
评估神经系统损伤
收集、送检化验样品：
血型和交叉配血、CBC、酶学、肝转氨酶、BUN、肌酐、血糖、
电解质、动脉血气分析、尿液分析
如有指征可行心包穿刺术、胸腔切开术及大动脉结扎
胃管插管Foley导管
4. 下10分钟
确定上述步骤良好进行
全身体格检查

续表

如有指征可行胸腔插管
避免骨折危及血液循环
X 线照片：颈椎侧位片、胸片、骨盆摄片
ECG
给予止痛剂、抗生素、破伤风类毒素
办入院，转运，或推入手术室

5. 下 10 分钟

再次确定上述步骤良好进行完成病历，通知家属夹板固定，包扎伤口
辅助诊断检查：IVP、CT，如有指征可进行诊断性腹膜灌洗
考虑中心静脉和动脉途径

（一）保持呼吸道通畅

1. 多发性损伤引起呼吸道梗阻的原因　异物阻塞是引起多发性损伤患儿呼吸道梗阻最常见的原因，泥、草、血液及呕吐物堵塞口鼻均可造成严重的呼吸道梗阻。其次，昏迷病人舌根后坠也是引起创伤病人呼吸不畅的常见原因。另外，邻近组织损伤可压迫呼吸道造成气道狭窄。有时气道在受到有毒气体的刺激后也可能发生气道痉挛，从而引起气道梗阻。婴儿枕突较成人明显，在患儿仰卧时可使颈向前屈，从而加重气道阻塞。

2. 呼吸道梗阻的表现　呼吸困难与发甜的持续存在意味着有呼吸道梗阻。随着病情进展，病人可能出现神志异常、血压下降，最终导致呼吸、循环衰竭。

3. 呼吸道梗阻的处理　首先将患儿置于通气处并取仰卧位，同时固定颈部。由于儿童颈椎关节较平，韧带松弛，所以不固定颈部而清理呼吸道可能造成脊髓损伤。然后采用下颌延伸手法打开呼吸道，清除口咽部杂物和分泌物。如有舌根后坠，应将舌头拖出口外并固定。如经上述处理后仍有呼吸道梗阻者，可采用气管插管、环甲膜穿刺或气管切开术。

（二）维持呼吸功能

1. 创伤患儿呼吸功能障碍的原因　呼吸道梗阻是造成患儿呼吸功能障碍的常见原因。其次，胸部外伤如多发性肋骨骨折、张力性气胸、血胸、肺挫伤等也可引起呼吸功能障碍。有时呼吸功能障碍也可由呼吸中枢抑制所致。腹胀也是造成儿童呼吸功能障碍的常见原因。

2. 呼吸功能障碍的表现　在解除呼吸道梗阻后仍有呼吸困难与紫绀应考虑呼吸功能障碍。

3. 呼吸功能障碍的处理　首先要解除呼吸道梗阻。对张力性气胸应在伤侧第二肋间锁骨中线处粗针穿刺排气。有多发性肋骨骨折而出现反常呼吸者应立即包扎固定受伤处。有时显腹胀者需早期行胃肠减压。昏迷病人应面罩给氧，必要时行气管插管人工辅助呼吸。

（三）维持循环功能

1. 创伤患儿循环系统功能障碍的原因　失血性休克是引起创伤患儿循环系统功能障碍的主要原因。严重的心包填塞也可造成循环衰竭。有时心脏挫伤所致心肌收缩无力或心律失常可导致心力衰竭。而胸部外伤如气胸、血胸、浮动胸壁等引起的纵隔移位或摆动，可严重影响心脏功能。

2. 循环系统功能障碍的表现　在解除了呼吸道梗阻并维持正常的呼吸功能后仍有缺氧表现者提示有循环系统功能障碍。脉搏增快、四肢发冷、皮肤黏膜苍白等提示有失血性休克。如这种情况得不到及时救治，后期可出现血压下降、无尿或少尿、意识障碍等。

3. 循环系统功能障碍的处理　首先要控制出血。在各种止血方法中，最简单、迅速的是手压止血法。但这种方法不易持久，对需长时间止血者，多采用加压包扎止血法。对一些腔隙的出血也可填塞止血。在止血的同时要恢复有效血容量。建立静脉通道要快，必要时可行中心静脉穿刺或静脉切开。先补充晶体液，如乳酸林格液或生理盐水，以 20ml/kg 快速输入，病情较重时可推注。如仍有休克表现，可再补充血浆及其代用品。如血红蛋白低于 7g/L 时应输全血或浓缩红细胞。如上述处理无效，说明仍有继续出血，应进一步检查并准备急诊手术止血。如是胸部及心脏外伤本身造成的心脏功能障碍，应及时解除这些影响心脏功能的病因。

（四）伤口包扎与骨折固定

1. 伤口包扎　包扎伤口可起到减轻疼痛、防止伤口进一步污染、压迫止血等效果，是现场急救中重要的一环。现场伤口包扎应就地取材，动作要轻柔，松紧要适度，在血管神经表浅部位还应加衬垫，以免压伤。常用包扎方法有环形法、螺旋形法、8 字缠绕法、双绷带垂直加压法等。

2. 骨折固定　凡四肢外伤中有环形压痛、畸形、活动障碍、假关节活动和骨擦音者提示有骨折存在，需对这些患者进行固定。

四、伤员转运

在对伤员进行初期处理后，对有后送指征的病人应及时转运住院。小儿创伤病人需进一步观察的指征见表 20-6。

儿童伤员的转运最好采用担架搬运，它有舒适、安全、方便的特点。但有时也可采用徒手搬运，但应采用正确的搬运体位并防止对受伤部位的进一步损伤。

在有大量伤员需后送时，应确定后送顺序并通知接收医院。在转运途中最好有医务人员护送，以便随时检查伤员生命体征变化及包扎固定情况，及时处理。

表 20-6　儿科创伤患者需进一步观察的指征

Ⅰ 创伤性质
A 跌倒
1. 1.3 米以上高度跌下的 14 岁以下的儿童
2. 从二楼或更高楼层跌下者
B 机动车碰撞
1. 弹力撞击性事故的证据
a. 挡风玻璃碎片
b. 外物撞入乘客车厢
c 方向盘歪斜
2. 未系安全带的翻车事故幸存者
3. 从车中甩出者

续表

	4. 车主死亡
	5. 从车中救出时间＞20分钟者
C. 汽车冲撞行人事故，时速大于20英里，伤者小于15岁	
D. 大面积烧伤	
E. 爆炸伤	
Ⅱ体格检查	
A. 总创伤评分为12分或更低	
B. 儿科创伤评分为8分或更低	
C. 生命体征不稳（与年龄相应的）	
D 危及气道、呼吸、循环或需长期通气者	
E. 严重危及神经系统功能，Glasgow昏迷标准得分为8分或更低者	
Ⅲ损伤情况	
A. 头、颈、胸、腹或腹股沟的穿透伤	
B. 两处或更多处长骨骨折	
C. 腕或踝部的外伤性断裂	
D. 因脊髓受损引起神经功能减退的证据	
E. 胸部打击伤、大面积胸壁损伤或肺部挫伤	
F. 开放性头部外伤/脑脊液渗漏	
G. 可疑的血管或心脏受伤	
H. 严重的上颌部创伤	
I. 压陷性颅骨骨折	

五、后期处理

在经过以上处理后，多数患儿病情可能稳定下来。此时应复习病史并对身体的每一区域进行全面检查，必要时进行实验室及影像学检查。

（一）病史复习

在急诊抢救完成后应重新核实伤员的损伤性质、受伤时间、现场情况及受伤部位，并了解伤后有哪些主要不适。

（二）体格检查及影像学检查

1. 头部　应反复检查瞳孔大小及对光反射，并查看眼结膜和眼底是否有出血，必要时检查视力。对疑有头颅骨骨折者需行CT检查。同时进行Glasgow昏迷评分，进一步了解运动、感觉及颅神经情况。

2. 胸部　再次检查胸部伤口，并确认张力性气胸与连枷胸等危及生命的情况已得到有效处理。如有气管偏移、颈静脉怒张、呼吸音减弱时，应考虑有气胸存在的可能，需行胸腔闭式引流术。如果胸片提示纵隔变宽，且有明显的减速伤的病史，应疑有大血管损伤，必要时行血管造影。

3. 腹部　如有腹壁挫伤、腹胀、腹痛、腹膜刺激征及腹部穿通伤者，应考虑腹腔内脏器损伤的可能。如患儿休克得不到纠正，需急诊剖腹探查。如患儿生命体征稳定，可行腹部B超及CT检查，以明确有无脏器损伤并评估损伤程度。因小儿可能吞入大量气体而导致腹胀，从而影响呼吸功能，常需行胃肠减压。

4. 四肢　应检查是否有变形、挫伤、擦伤、穿透伤及肢体灌注情况。对有软组织撕裂或开放性骨折者应急诊清创缝合，对闭合性骨折可根据骨折的具体情况选择手法复位或切开复位，并进行恰当的固定。

5. 背部 在处理多发性创伤时非常容易遗漏对背部的检查，所以对多发伤患儿均常规检查背部，以防遗漏。检查时要注意是否有血肿、穿透伤或脊柱压痛。对有脊柱骨折者要制动。

6. 皮肤 主要观察有无擦伤、挫伤或烧伤，并对受伤面积作出定量的评估。

....（高 强）

第二节 产 伤

在分娩过程中由于过期妊娠胎盘胎头过大，头盆不相符，产道相对或绝对狭窄或是臀位以及各种原因引起难产而需进行剖宫产，接产人员心情紧张或用力过猛可导致产伤，即使是剖宫产也可招致产伤。产伤可发生骨折及臂丛神经损伤，骨折常发生于股骨上中段、锁骨中段及骨干。产伤可于产后即被发现，但亦有被遗漏甚至出院数天后由家属发现再来院就诊。尤其是锁骨骨折可在形成骨痂后家属扪到包块才被发现，所以接产人员在处理新生儿时尤其要注意有否畸形、异常体位、异常活动等情况，要及时作进一步检查。

一、臂丛神经伤麻痹

发生率约为 0.4‰～ 2‰，分娩过程中牵拉肩及头部或使头部侧屈偏向一侧使颈部臂丛神经张力过大而损伤。

（一）病理

损伤可分为轻型、中型、重型三种类型，轻型：为可逆性损伤，神经受到牵伸而致神经膜损伤出血、水肿，神经纤维未受损，可出现暂时性功能障碍，经休息及治疗后水肿消退，血肿吸收可完全康复。中型：为部分神经受到损伤，如轻型，而另一部分神经则发生纤维断裂的出血。就每一根神经而言，其断裂可以是完全的亦可以是部分的，神经束断裂两端可发生收缩，其间隙可以加大而难以连接，不完全断裂的神经回缩的距离不大尚有可能再度连接。故此类神经损伤其功能障碍是部分的，而且其障碍可以得到部分恢复。重型：神经完全断裂甚至将神经根由神经根管内抽出而断裂，还可造成颈部甚至椎管内出血，康复的可能性不大。

除臂丛神经损伤外还可引起颈部交感受神经损伤及其功能出现障碍，其表现为同侧面部出汗减少及眼睑下垂、眼球凹陷、瞳孔缩小（Homer 综合征）。有时尚合并锁骨骨折。

（二）临床表现

臂丛神经由颈 5、6、7、8 及胸神经根组成，神经根出神经根管后组成上、中、下干，随后发出分支又复组成内侧束、外侧束及后束，最后由多束发出构成周围神经。损伤的部位不同有不同的临床表现，故有上臂型、下臂型、全臂型三种。

1. 上臂型（Erb 麻痹） 较多见，约占产伤麻痹 60%～ 70% 损伤部位 C5、C6 神经根或上干，受累肌肉是三角肌、冈上肌、冈下肌、小圆肌、肱二头肌、肱肌、肱桡肌及旋后肌，由于肱三头肌未受影响，婴儿肩内收、肘伸直及前臂旋前，拥抱反射消失而腕及手活动不受影响。若 C8、T1 神经根同时受累则腕中肌麻痹腕呈握拳屈曲状，感觉障碍不易测得。

2. 下臂型（Klumpke 麻痹）　主要为 C8、T1 神经根受损，较少见，仅占 10%，主要是腕及手屈肌及手内收肌功能障碍，肩及肘活动不受影响，手部感觉障碍不易划分区域。

3. 全臂型　全部臂丛神经均受损，整个上肢麻痹而丧失活动能力，感觉亦广泛缺失。

（三）治疗及预后

婴儿时期主张用非手术疗法，可用按摩、理疗、上肢被动活动，休息时肩处于外屈 70°，前屈 10°，外旋 60°，肘处于中旋位（上臂型）。腕处于背屈 15°～20°、手掌呈半握拳（下臂型），配合神经康复及止血药物治疗，大部分伤者 2～4 个月后恢复，一般主张伤后 3 个月，伤情不好转而作臂丛神经探查有好转。

6 个月后可配合支具固定，以防止关节挛缩及畸形，18 个月后若仍有麻痹肌肉存在，或出现挛缩及畸形，可考虑手术治疗，主要目的是松解挛缩的关节及肌肉，重建肌力的平衡，恢复丧失的关节功能，如肩外展功能重建、屈肘功能重建、肩内收内旋松解、麻痹的肱二头肌替代。现时很少有人主张肩及肘关节固定术。全臂型完全性产伤麻痹者预后不良。伤者若合并有颈部交感神经节损伤、膈神经损伤、以及胸长神经、胸背神经肩胛上神经损伤、其预后不乐观。

二、产伤骨折

分娩过程中发生骨折最常见的是锁骨骨折、股骨骨折及肱骨骨折。新生儿骨折的最大特点是其生长发育旺盛，骨折后骨痂生长快、愈合亦快，另一个特点是骨折后出现畸形较重而且复位困难，骨折愈合后可塑性极强而自行矫畸形，故不必追求解剖复位，而且功能复位的要求亦大为敢宽，对其治疗亦多采用非手术疗法为主。

（一）锁骨骨折

产伤骨折最多见的是锁骨骨折，骨折发生后可于颈部摸到血肿包块，且有压痛，伤侧上肢不能活动，被动活动可引起啼哭，故而有"假性麻痹"之称。产后数周开始血肿逐渐吸收变小，质团变硬，是为骨折处有骨痂形成，疼痛及压痛减轻且逐渐消失。X 线检查可证实锁骨骨折，骨折多发生于锁骨中部，少有合并神经血管损伤。亲属及医务人员疏忽可致漏诊，常于数周后触摸到已愈合的骨性骨施。

发现骨折后患侧上肢可予吊带固定或双肩 8 字绷带固定，或于双肩胛间垫以软枕，2 周即可解除固定。极少数合并有锁骨下血管及臂丛神经损伤者可行手法复位将双肩向外向后超伸展 8 字绷带固定，须用手术解除骨折端压迫或刺伤之血管神经者极为罕见。

（二）股骨骨折

在长管骨产伤骨折中是最常见的，骨折常位于股骨上中 1/3 及股骨中部，骨折近端常因臀肌及髂腰肌作用而外展，远端内收，两折端常重叠而缩短移位。骨折位于股骨两端者极为少见，因近端骨化中心尚未出现，骨骺分离不易被 X 线检查发现，故检查者要仔细以防遗漏。

骨折后移位明显，常有侧方移位、成角移位及缩短移位。骨折愈合快，伤后 1～2 周即有骨痂形成，虽有明显成角及短缩，但经数月或 1～2 年后，幼儿的自塑能力极强而使成角畸形缩小甚至消失，故对产伤骨折复位的要求不必过分，一般成角在 25°左右、旋转在 15° 左右，缩短在 1～2cm 以内，即可认为达到功能复位要求，骨折愈合后大多数并不影响髋膝关节的功能活动。产后若发现大腿畸形或活动有异常，通过 X 线检查即可确诊。

常用外固定法，最常用双下肢 Bryant 架牵引，重量各约 500g，以双臂稍离床面即可，外展屈曲，牵引架向腹部移动，在婴儿安静时检查骨折近端畸形是否减轻或消失，经常检查双下肢长度是否相同，据此可调整牵引重量。3～4 周骨折愈合解除牵引。单纯夹板固定，可减轻畸形，避免活动引起疼痛，夹板很难消除已出现之畸形。偶尔可将下肢外展屈曲而固定于腹部。一般不追求解剖复位，亦不主张开放复位。

（三）肱骨骨折

常发生于肱骨中段或其上中 1/3 交界处，发生于肩部的肱骨近端骨骺处很少，但其诊断困难，因新生儿肱骨近端骨化中心尚未出现，因而其畸形出现可能误诊为肩关节脱位，故肱骨近端骨骺分离很难与肩关节脱位相鉴别，有时需借助肿胀、畸形，活动上肢可出现啼哭甚至畸形及异常活动，有时可扪到局部骨摩擦音，婴儿常不动伤肢而呈假性麻痹。X 线检查可明确是否有骨折及其畸形的具体状况如成角移位、缩短移位及侧方移位。新生儿骨折的愈合速度快，自行矫正畸形的能力强，尤其是上肢肱骨干骨折，其自行塑型性更大于股骨干骨折，愈合后基本不影响肩及肘关节的功能。

可使用夹板外固定，亦可用夹板、纸板外固定并用绷带将上臂固定于胸壁，屈肘 90° 将前臂悬吊于颈部，外固定前先可用手法轻柔的矫正成角、缩短及旋转畸形，但不必多次复位，很少作手术切开复位。即使有桡神经损伤的表现亦可能于数周后自行恢复，骨折可于 2～3 周内愈合。

（四）多发性骨折及关节挛缩

新生儿发现有多发生性骨折，则需检查新生儿是否存在代谢性骨病、先天性成骨不全和先天性多发性关节挛缩症。

（田晓艳）

第三节 烧 伤

烧伤指物理或化学因子所致人体组织的损伤。常见因子有热水、蒸汽、火焰、电流、放射线、激光、酸碱等。

小儿烧伤为小儿创伤中的常见病与多发病，12 岁以下小儿烧伤占同期烧伤患者 30.77%。12 岁前是儿童生长发育重要阶段，由于小儿特殊的生理解剖特点，较严重小儿烧伤除危及生命外，致残率高，不仅阻碍小儿的身体发育，也会对其生理发育产生不利影响。因此，烧伤临床工作者应重视小儿烧伤的救治，以期减少小儿烧伤的死亡率和致残率。

一、烧伤面积和深度的估计及分级

（一）烧伤面积的估计

在小儿生长发育阶段，不同的年龄，体表面积估计不同。常用的小儿烧伤面积估计法有以下三种。

1. 手掌法　五指并拢，患儿一手掌面积等于其自身体表面积的 1%。此法用于小儿面积烧、烫伤的快速估计。

2. 第三军医大学公式　适用于 12 岁以下儿童。

小儿头颈部面积（%）＝9＋（12－年龄）

小儿双下肢面积（%）＝41－（12－年龄）

其他部位面积计算同成人，即前后躯 26%，双上臂 8%，双下臂 6%，臀部 5%，会阴部 1%，双手 5%，双足 7%。

3. 伦勃（Lund-Browder）法　此法较精确，见表 20-7。

表 20-7　伦勃法

	0～1 岁	1 岁	5～9 岁	10-14 岁	15 岁	成人
头	19	17	13	11	9	7
颈	2	2	2	2	2	2
前后躯	26	26	26	26	26	26
双上臂	8	8	8	8	8	S
双下臂	6	6	6	6	6	6
双手	5	5	5	5	5	5
臀	5	5	5	5	5	5
会阴	1	1	1	1	1	1
双大腿	11	13	16	17	18	19
双小腿	10	10	11	12	13	14
双足	7	7	7	7	7	7

注意：计算烧伤面积时，I 度烧伤面积不计算在内。

（二）烧伤深度的判断

皮肤是人体最大的器官，约占体重的 15%。其血供丰富，成人每分钟皮肤血流量为 200～500ml，而烧伤后可急剧增至 7000～8000ml。在小儿，由于其皮肤含水量较成人高，皮肤相对面积血流量相对较大，故烧伤后更易发生血容量的改变，导致水、电解质平衡紊乱。

皮肤分表皮与真皮两大部分，表皮由浅及深分角质层、透明层、颗粒层、棘状层及生发层，表皮各层细胞均自生发层细胞分化成熟而来。真皮分乳头层和网状层，由致密纤维结构构成。小儿皮肤特点为角质层薄，真皮层也较薄而且血管较丰富。

根据皮肤结构将烧伤深度分为 I 度烧伤、II 度烧伤、III 度烧伤，其中 II 度烧伤又分为浅 II 度烧伤和深 II 度烧伤，即III度四分法。

1. I 度烧伤　伤及表皮，局部红肿，红斑、疼痛、烧灼感，无水疱，3～5 天痊愈，不留瘢痕。

2. 浅 II 度烧伤　伤及真皮浅层，大水疱，剧痛，部分生发层存在。水疱破裂后创面渗液多，基底肿胀、发红、皮温高。约两周愈合，不留瘢痕。

3. 深 II 度烧伤　伤及真皮深层，可有水疱，渗液少、感觉迟钝。基底稍湿微红或红白相间，可见网状栓塞血管。3～4 周愈合，留有瘢痕。

4. III 度烧伤　伤及皮肤全层，甚至深达皮下、肌肉、骨骼。创面无水疱，痛觉消失，呈腊白或焦黄或黑痂，可见树枝状血管栓塞。愈合缓慢，需手术，愈后有瘢痕甚至畸形。

（三）烧伤分级

根据小儿烧伤面积、深度分为 4 级。

1. 轻度烧伤　总面积 5% 以下的 Ⅱ 度烧伤。

2. 中度烧伤　总面积 5% ～ 15% 的 Ⅱ 度烧伤，或总面积 5% 以下的 Ⅲ 度烧伤。

3. 重度烧伤　总面积 15% ～ 25% 的 Ⅱ 度烧伤，或总面积 5% ～ 10% 的 Ⅲ 度烧伤。

4. 特重度烧伤　总面积 25% 以上的 Ⅱ 度烧伤，或总面积 10% 以上的 Ⅲ 度烧伤。

小儿若有吸入性损伤，或是其他合并伤，营养不良，发育不良，伤前健康不良及有中毒可能的化学烧伤，要害部位电烧伤或化学烧伤等，也应视为重度或特重度烧伤。

二、烧伤的临床分期

根据烧伤的发展规律，可将烧伤病程分为以下各期。

（一）休克期

一般为烧伤后 48 小时内。与成年人比较，小儿机体发育不够成熟，体液代谢比较旺盛，各器官调节机能较差，易发生水、电解质平衡紊乱。局部主要改变为毛细血管扩张和通透性增加，血管内的血浆样液体很快渗入组织间隙形成局部水肿，并从创面渗出形成水疱液或创面渗出液而丢失。渗出以伤后 2 ～ 3 小时为急剧，8 小时达高峰，随后逐渐减缓，48 小时后渗出于组织间隙的水肿液开始回吸收。由于此期体液大量丢失，有效循环血量减少，故易发生低血容量休克。若休克纠正不及时或延迟复苏，多导致休克期延长，造成感染性休克。

（二）感染期

指烧伤后短期内所发生的局部的（或）全身的急性感染。水肿回吸收期一开始，感染就上升为主要矛盾。烧伤后由于皮肤等组织的损害和坏死，一方面破坏了皮肤抵御微生物入侵的功能；另一方面烧伤组织中的丰富蛋白质成为微生物的理想培养基；而烧伤后存在的免疫抑制和不同程度的高分解代谢，也使烧伤后感染机会增加。而且小儿的细胞外液量大于成人，每天体液的周转量也较成人大，故对休克的耐受力差，导致休克期的不平稳，使其以后感染的几率增加。

烧伤后 2 ～ 3 周、坏死组织广泛溶解阶段，又是全身感染另一峰期。

（三）修复期

浅度维多自行修复，湖度创面靠残存的上皮岛融合修复，m 度创面靠皮肤移植修复。

（4）康复期　深 Ⅱ 度和 Ⅲ 度创面愈合后，均可产生瘢痕，并可并发瘢痕增生、挛缩畸形，影响功能，故还需要一个锻炼、理疗、体疗和手术整形过程以恢复功能。大面积烧伤由于皮肤毁损严重，康复期可能更长，一般多需 1 ～ 2 年的康复举疼。

三、烧伤免疫

严重烧伤后机体免疫功能变化表现为双向性改变，一方面表现为全身炎症反应综合征为特征的过度反应，另一方面表现为淋巴细胞功能、IL-2 合成水平及细胞吞噬功能减弱为代表的免疫抑制状态。

正是这两大面的共同作用，打被了机体的免疫网络平衡，导致免疫功能紊乱，进一步诱发器官功能不全综合征。这一病理过程贯穿于烧伤的整个病程中，与烧伤休克、感染及死亡率密切相关。

烧伤后机体免疫功能发生严重紊乱主要表现为免疫功能低下，在 Krause P.J 报告的儿童严重烧伤病例中免疫功能的变化与成人一致。

局部防御机制改变。烧伤后皮肤屏障毁损，微生物极易入侵，另外，皮肤烧伤后导致大量的抗体、补体等免疫成分自创面丢失，这些均可导致机体免疫功能下降。

全身非特异性免疫功能改变。烧伤后中性粒细胞趋化及黏附功能下降；单核、巨噬细胞系统在严重烧伤后成熟受阻，外周血出现大量幼稚单核细胞；巨噬细胞吞噬功能下降，加工递呈外来抗原能力减弱，使 T 淋巴细胞识别外来异物能力下降；红细胞的黏附能力，自休克期到创面基本愈合始终低于对照组；NK 细胞数量减少；补体系统补体溶血活性降低，补体单一成分消耗与烧伤感染密切相关，而且补体裂解产物对机体发生不良的作用；纤维结合蛋白是血中重要的调理素，可促进网状内皮系统的清除功能，烧伤后也表现为降低。

全身特异性免疫功能改变。烧伤后体液免疫，各类免疫球蛋白变化不完全相同，总的趋势是早期降低后期恢复。烧伤后细胞免疫功能是低下的，主要原因是 Th 细胞的下降及 Ts 细胞的升高。

四、烧伤休克

小儿与成人生理特点有明显差异，小儿相对体表面积大，体液含量高，血容量少，各系统器官发育不完全，代偿能力差。虽然其液体损失的绝对量不一定很大，但对小儿整个循环量来说，都占很大比例。而且小儿由于解剖生理特点，心脏代偿能力差，肺容量、气道通气量低，烧伤后极易缺氧而加重休克。因此临床小儿烧伤面积小于10%，亦可发生休克。

小儿烧伤后烧伤组织及其附近区域的微血管变化，主要是组织胺、5- 羟色胺、缓激肽、球蛋白通透因子等作用，毛细血管出现小孔，血管通透性增高。大量的体液流入第三间隙和体外，引起休克和水、电解质紊乱。

小儿小面积烧伤只表现为局部的体液渗出，中大面积烧伤，多存在休克。患儿入院后表现为烦躁不安，哭闹或者神志恍惚，反应迟钝；出现烦渴、少尿或无尿、末梢循环不良、皮肤弹性差、心率及呼吸增快等临床表现和体征。小儿休克诊断的主要依据是烦躁不安，皮肤颜色的变化和尿量减少，尿量每小时少于每公斤体重 1ml 即可确定为少尿，而心率、呼吸可只作参考。出现以上表现并结合临床实验室检查即可诊断。

五、烧伤感染

烧伤感染可来自烧伤创面、肠道、呼吸道等多种途径，其中以创面感染最为常见。烧伤创面表面，细菌菌量高，但病原菌未侵入临近活组织，这种感染属于非侵袭性感染，临床表现除有轻度或中度发烧外，没有其他明显的全身症状。加强创面处理即可。

需要重视的是烧伤创面脓毒症，它是大面积烧伤患儿较易出现的并发症，发病率较高，也是导致多器官功能障碍综合征的主要因素之一。小儿自身抵抗力差，小儿重度烧伤后，大面积皮肤受损，屏障抗感染力降低，为细菌敞开了门户，另外大量体液及蛋白从创面丢失导致患儿血清球蛋白、白蛋白等明显下降；烧伤后机体对细菌及其产物反应中释放一系列炎症介质引起链式反应，出现放大效应导致全身性炎症反应综合征。若炎症反应失控则逐步发展为脓毒症、严重脓毒症和脓毒症性休克

小儿烧伤后脓毒症的发生多在伤后 10 天内，为早期脓毒症，与休克关系密切，预后差；2～3 周后发生率明显下降，多由创面处理不当造成。

（一）临床表现及诊断

1. 一般情况　常伴有神志的改变，反应迟钝，表情淡漠或烦躁不安，原因不明的哭闹。体温表现为持续的稽留热这种持续高热经一般对症处理后不易奏效；或者体温持续相对偏低，甚至体温不升，持续的体温不升则具重要诊断价值。除体温异常外，心率多超过 160 次 / 分钟，出现腹胀、腹泻也应警惕创面脓毒症的存在。

2. 创面变化　表现为创面水肿回吸收延迟，创缘炎性反应明显，创缘加深、凹陷。坏死斑为特征性表现，为软组织的血管与血管周围炎与感染性出血灶。一般开始表现为创面点状、小的斑块状色泽加深区，以后发展为呈中心坏死的浅褐色或黑色斑块。

（二）特殊感染

1. 真菌感染

近年来抗生素的滥用，是导致真菌感染增加的一个重要因素。有些患儿病程较久，体温持续升高而改用高效广谱抗生素也无法控制，此时要高度怀疑真菌感染。控制真菌感染关键在于预防，加强营养，增加全身抵抗力，积极处理创面，缩短病程，合理使用抗生素。发生真菌感染时，原则上尽可能停用抗生素，同时加用抗真菌药物，采取深度感染创面及时切除和加强全身支持疗法等综合措施。

真菌感染多在严重烧伤 3 周后出现，临床表现变化多端，出现寒战发热，与其他病原菌感染相似，容易被掩盖，会导致早期诊断困难。发热、白细胞升高、尿中出现真菌是诊断有力的证据。结合创面检查可见创面较灰暗，有霉斑或颗粒，肉芽水肿苍白，敷料上也可有霉斑，应用抗生素和局部换药处理无效。及时做多部位（咽拭、尿、痰、创面）真菌涂片和培养检查，如血培养阳性或两处找到同一菌株的真菌，应尽早应用抗真菌药，如三唑类和两性霉素 B，首选氟康唑。

2. 厌氧菌感染

多为与需氧菌的混合感染，较重要的是梭状芽孢杆菌感染。在深部坏死组织中特别是患儿电击伤引起大量肌肉坏死时，由于这些部位的缺氧环境适合于该菌生长繁殖，使其大量增殖，引起大块肌肉变性坏死，组织急剧破坏。

创面表现为患部恶臭，有气泡或出现皮下积气，触之有捻发感；创面分泌物涂片可见染色阳性的含芽孢杆菌；X 线摄片可见皮下或肌肉间积气，同时伴全身感染症状。

一旦发生此类感染，需行广泛彻底的清创，创面禁止包扎，如发生肢体坏死则常需截肢。同时全身静脉用甲硝唑、替硝唑或大剂量青霉素治疗，有条件可行高压氧治疗。

临床鉴别诊断参见下表 20-8。

表 20-8　临床鉴别诊断

名　称	定　义
SIRS	符合以下 2 个以上条件
	体温 > 39.5℃ 或 < 36℃，心动过速（心率 > 110 次 / 分钟）
	呼吸频率 > 28 次 / 分钟，或 $PaCO_2$ < 2.45kPa 外周血白细胞数 > $20×10^9$/ 或 < $4.0×10^9$/L，或未成熟细胞 > 0.10

续表

名 称	定 义
脓毒症	感染所致的 SIRS
严重脓毒症	脓毒症并伴有器官低灌注
脓毒症性休克	严重脓毒症并伴有低血压（收缩压＜ 12.0kPa）

六、烧伤治疗

（一）现场急救

热烧伤，立即灭火，脱离热源；肢体烫伤或烧伤，可浸泡冷水 10 ～ 15 分钟，或以凉水毛巾湿敷 10-15 分钟；强酸强碱烧伤迅速以大量清水冲洗；电烧伤，切断电源；若心跳呼吸停止，立即心肺复苏。

创面以干净被单、毛巾包扎创面后就医。小儿颈部及肢体的环行焦痂应及时做焦痂切开减压术。

重度烧烫伤，保持呼吸道通畅很重要，必要时气管切开。

患儿有剧烈疼痛，尤其大面积烧伤，应予以镇静止痛，以地西泮 3 ～ 5mg/kg 或苯巴比妥肌注。必要时以哌替啶每次 0.5 ～ 1.0mg/kg 肌注，但 1 岁以内婴幼儿最好不用。

（二）防治休克

小儿烧伤属于低血容量性休克，补液可以尽快恢复血容量，缩短机体低灌注时间，减轻缺血缺氧性损害；补充的液体进入外周循环，稀释了血液，降低了肿瘤坏死因子（TNF）等炎症介质的浓度，减轻了炎症介质对心、肝、肾等重要脏器的损害。一般来说，烧伤面积超过 10% 的小儿均应行补液治疗。

1. 补液量　小儿休克期补液公式：（2 岁以下）第一个 24 小时总量 = 烧伤面积（%）× 体重（kg）×2ml+100 ～ 150ml× 体重（kg），胶体、晶体比例 1：1；（2 岁以上）第一个 24 小时总量 = 烧伤面积（%）× 体重（kg）×1.5ml+80 ～ 100ml× 体重（kg），胶体、晶体比例 1：1；第二个 24 小时晶、胶体总量减半，晶胶体比例一般为 2：1 ～ 1：1。原则上补液总量要合理，宁少勿多，输液速度要均匀，视烧伤严重程度增减胶体量，不能机械地搬用公式，而应视患儿病情和补液的反应不断调整，根据脉搏、尿量、精神状态、躁动情况、口渴程度等指标和医师的经验来掌握。

2. 补液种类　晶体常选用平衡盐液、生理盐水、5% 糖盐水。平衡盐液的电解质浓度和渗透压与血浆相近，但其乳酸钠必须经过肝脏分解，小儿肝功能发育尚不完善，故有一定的局限性。可采用 2：1 等渗液（生理盐水 200ml、10% 葡萄糖 72ml、5% 碳酸氢钠 28ml）。胶体选用白蛋白、血浆、人血免疫球蛋白、全血等。

3. 补液方法　第一个 8 小时补晶胶体总量的一半，后 16 小时补另一半，水分 24 小时均匀输入，补液时晶体、胶体、水分交替进行。根据休克监测指标，其中最重要的是以每小时尿量来调整输液速度及增减输液量，一般尿量维持在 1ml/（kg·h）左右为宜。如果第一个 24 小时的液体量完成不了，不必强行完成，只要小儿尿量、心率正常范围，四肢温暖，神志安静即可。

头面颈部严重烧伤及合并吸入性损伤者，应适当增加胶体比例；在无休克条件下，休克期可边补液边脱水（20% 甘露醇 1g/kg），以防止发生脑水肿、呼吸道梗阻、肺水肿等并发症。

用小儿滴桶输液，婴幼儿最好用输液泵输液，这样能较好地控制输液速度，防止因短期内输液过多过快所致的脑水肿、肺水肿等并发症。

必须强调恢复体液及电解质平衡和器官功能并非一定要使其恢复到所有生理参数达到正常水准，只有成功地恢复和维持使组织达到最佳氧化作用的有效灌注压才是最终治疗目标。

4. 其他治疗　大面积或以后躯创面为主的患儿，最好辅以空气悬浮床治疗。它能保持床温恒定，床面悬浮状态，不会在身体突出部位产生压伤，宜于保持创面干燥，从而防止创面受压加深和感染。但由于其局部温度高、湿度低，且空气流通较快，患儿体内水分易于蒸发，因而常规补液的同时，可以通过口服或静脉补入，按平均每日每公斤体重每 1% 的烧伤面积增加 0.33ml 以补充使用悬浮床造成的水分丢失。

对有呼吸频率改变而无明显缺氧体征者，予以鼻饲管给氧；患儿烦躁，可给予镇静止痛治疗；同时纠正酸中毒，利尿，使用细胞保护剂等；必要时使用扶持心力的药物，如西地兰、多巴酚丁胺等，均可不同程度的减轻休克造成的细胞损害。注意抗休克治疗中应减少搬动和频繁刺激患儿；严重烧伤导致机体免疫功能下降，加之小儿处于发育成长阶段，免疫系统发育不完善，更易出现免疫功能紊乱，胸腺肽具有明显提高改善烧伤患儿 T 细胞及 NK 细胞功能，可作为一种良好的免疫调节剂使用。

5. 烧伤休克延迟复苏　指烧伤患儿因各种原因入院时间比较晚，烧伤面积比较大，已经发生休克，需姜进行烧伤休克延迟复苏的治疗。

快速补液一般首选股静脉穿刺插管术，也可选择高位大隐静脉切开术，一般不选择低位，因为这样不利于快速补液。入院后 2 ～ 3 小时将液体总量的一半快速输入，其余部分在第一个 24 小时内匀速输入。监测心率、每小时尿量、呼吸频率、氧饱和度。要求心跳有力，心率在 120 ～ 140 次 / 分钟左右，每小时尿量＞每公斤体重 1ml，呼吸频率 20 ～ 40 次 / 分钟，氧饱和度＞ 90%，患儿安静，口唇红润，四肢末梢温暖。

快速补液要求打破传统输液公式的限制，在尽可能短的时间内补足因复苏延迟所耽误的输液量，因此复苏时必须对心肺功能进行监测以保证复苏质量。

延迟复苏常常伴随感染的提前和凶险。建议当天就使用广谱强效抗生素，同时使用免疫增强剂。

（三）创面处理

小儿创面处理时，应注意小儿体温易受环境温度的影响，要保持环境温暖、清洁。注意包扎及暴露创面均不宜过多。

烧伤创面外用药：常用的有 0.5‰洗必泰溶液、0.1% 新洁尔灭、碘伏、过氧化氢、磺胺嘧啶银（SD-Ag）磺胺嘧啶锌（SD-Zn）、蛋黄油，以及近几年的新药贝复剂、金因肽等。贝复剂（碱性成纤维细胞生长因子）金因肽（重组人表皮细胞生长因子），都是通过基因工程技术纯化精制后得到的多肽类物质，共同生物学作用是促进一种或多种细胞的生长活性，加速细胞间质合成，刺激新生血管形成，从而促进创面愈合。

1. 一般处理

清创时相对无菌隔离和保暖环境至关重要，一般以 0.1% 新洁尔灭或 0.5‰洗必泰溶液清洁创面。小面积创面用消毒液清洗创面后，以凡士林油纱贴敷包扎；头面、颈、臀、会阴等特殊部位烧伤可以 SD-Ag 糊外涂，暴露干燥，中大面积烧伤，首先必须抗休克，特别是大面积患者早期只是简单快速处理创面，待抗休克治疗进行 4 ～ 8 小时后再行清创；中面积四肢包扎，余暴露，大面积均以暴露为主。对于浅Ⅱ度创面保存清洁表皮及水痕皮，引流水疱液；深Ⅱ度、Ⅲ度创面坏死表皮应清除干净，不要涂抹油膏类药物；创面污染严重或有外伤，可肌注破伤风抗毒素（1500U）。

2. 包扎治疗

用消毒吸水的敷料包扎固定烧伤创面，使之与外界隔离，不受外来微生物的污染，并具有减轻创面疼痛、保暖和制动作用，还便于创面用药及避免造成创面擦伤性损害。

（1）湿敷包扎 常用于脓液较多的创面和肉芽创面植皮前的准备。将吸水性良好的无菌粗孔纱布3～5层浸入生理盐水或抗菌药物溶液中，敷于创面上，外置数层无菌干纱布包扎，每天换药1～2次。有些Ⅱ度、深Ⅱ度烧伤创面的修复、Ⅲ度烧伤植皮区、供皮区的修复，可将适当大小的无菌内层纱布以贝复剂或金因肽喷湿敷于创面，再进行常规包扎。

（2）霜剂贴敷包扎 SD-Ag 能发挥磺胺嘧啶和硝酸银二者的抗菌作用，分解后缓慢释放的银离子和磺胺嘧啶对细菌蛋白有选择性毒杀作用。其抗菌谱广，对绿脓杆菌具强大抑制作用，对金葡菌、阴沟肠杆菌、铜绿假单胞菌等均具有较强抑制作用，并可渗透入痂下组织。常用的有1%磺胺嘧啶银霜剂。多用于深Ⅱ度及处于溶痂状态创面，应用1%磺胺嘧唳银霜剂涂布于无菌纱布上，贴敷于创面，每日或隔日换药。

（3）生物敷料贴敷包扎 生物敷料贴敷用于暂时性封闭创面，为创面修复提供过渡性保护。

异体皮覆盖创面：同种异体皮是较好的创面覆盖物，有良好的黏附性及血管化能力，渗进性较好，有利于创面情况的改善和肉芽组织的重建。但价格昂贵，且容易出现占位现象，一般用于大面积切痂自体皮源缺乏时覆盖创面。

戊二醛处理猪皮或辐照猪皮：具有一定渗透性及屏障功能，不透水而有一定防水分蒸发作用，保持创面早期相对液体环境，能促进创面愈合。

人工合成膜：多取材于合成类高分子材料，为半透膜的敷料，应用于浅度创面或供皮区，为其下的再上皮化过程提供防蒸发、防细菌的屏障，并能有效地控制疼痛。

用0.1%碘伏消毒，生理盐水冲洗创面，彻底清创，然后用纱布将创面蘸干；根据具体情况选择适宜的生物敷料覆盖创面，超出创缘约1～2cm；加用8～10层无菌纱布覆盖，超出创缘约5cm，再用绷带加压包扎，松紧度适宜。一般于第3、4天首次更换敷料，并彻底清创，以后3～5天更换一次敷料，直至创面愈合。

采用本疗法应严格掌握其适应证，选择易于包扎创面，如四肢、躯干浅n度烧伤创面或供皮区，才能取得良好疗效。应用时一定要注意创面的清洁程度及烧伤深度，如污染较重或者失活组织过多，则易于形成膜下积脓，处理不及时将导致极坏的后果。

3. 暴露治疗

将烧伤创面直接暴露于空气中，创面上不覆盖任何敷料。由外用药物、渗出液与坏死组织形成一层痂皮或焦痂。

创面清创后，外涂磺胺嘧啶银糊剂，辅以远红外线、烤灯局部照射，促使创面干燥。

4. 半暴露治疗

指不用外层敷料，创面上仅覆盖单层内层敷料。仅适用于头面、颈、会阴、臀部等不便包扎创面，也常用于后期残留创面。

用0.5‰洗泰溶液或0.1%新洁尔灭溶液消毒，置单层抗菌素纱布、磺胺嘧啶银霜纱布按创面大小剪裁后置于创面半暴露；后期残留创面则以蛋黄油纱布半暴露，每天或隔日更换一次。

鉴于患儿不合作的特点，对浅度创面尽可能包扎，适当约束，尤其是腹背两面均有创面的，可避免继发创面加深或感染。包扎创面如果分泌物不多，则不必每次都更换内层油纱，仅更换外层纱布，以利于表皮细胞生长。包扎要牢固，防止患儿挣脱，可以适当约束四肢。会阴部、头面部创面暴露，浅Ⅱ度表皮脱去可外用油纱半暴露，表皮完整的浅Ⅱ度及深Ⅱ度、Ⅲ度创面外用 SD-Ag 糊外涂，暴露干燥。患儿卧床姿势以不压创面为原则，腹背部有创面患儿，要定期翻身，防止创面加深及褥疮形成。

（四）防治感染

防治原则：平稳度过休克期，正确处理创面，增强机体抵抗力，合理的营养支持治疗及合理使用抗生素。

对中小面积浅度烧伤，只要创面处理适当，一般不需使用抗生素。但大面积的深度烧伤，应用抗生素对烧伤后侵袭性感染的预防和控制有不容忽视的作用，但其应用须审慎合理。

一般早期可选择两种抗生素，以兼顾 G^+ 球菌和 G^- 杆菌（三代头孢和氨基糖苷类联合应用），用药 5～7 天，如无特殊情况即可停药。此后根据细菌学诊断和药物敏感结果来决定抗生素的取舍，并决定应用的时机和时限。围手术期用药 2 天，注意术中用药一次。抗生素的起始治疗是否适当，与患儿愈后有密切关系，经验性抗生素治疗应以病房内连续的创面细菌学监测结果的分析和药物敏感实验为主要依据。应该强调的是，在正确合理应用抗生素的同时，应遵循外科原则，正确处理烧伤创面，切除坏死组织，这比全身应用抗生素更为重要。

烧伤早期短程使用抗生素同时予以早期肠道喂养，可有效地防止肠源性感染的发生和发展。原因在于肠黏膜中迅速建立有效的抗生素屏障，阻止细菌向体内侵入和播散，并对细菌有直接抑制或杀灭作用。为避免菌群失调，同时可口服微生态制剂如双歧杆菌等。

对于年龄小，烧伤面积大、深度深、休克期度过不平稳的患儿，在伤后 10 天内要特别警惕创面脓毒症及败血症、脓毒休克的发生，一旦出现征兆，立即按有效、联合、大剂量与静滴的原则，使用强有力的抗生素控制感染。同时迅速纠正低蛋白血症和贫血，有效地维持内环境稳定；有条件尽早应用内毒素拮抗药物，以减少血中内毒素浓度。

（五）手术治疗

大面积深度烧伤患儿，须尽早手术，去除坏死组织并植皮闭合创面，减少感染和烧伤毒素的影响，以缩短病程，提高其成活率。手术时机一般选在伤后 2～7 天。

1. 术前准备

患儿全身情况要求休克平稳度过，无明显低蛋白血症、贫血及水、电解质失衡，重要脏器功能较好；建立可靠的静脉信道、呼吸信道，必要时做静切和气切；备血，并根据术式准备异体皮或异种皮及其他生物敷料等；确定手术方式，切削痂面积、部位和取皮面积、部位及植皮方式。恰当的创面准备是植皮存活的关键之一，切削痂创面保持干燥，湿敷包扎创面术前一天换药，保持创面清洁，小儿削痂创面最好术前涂擦美兰以精确削痂深度。

2. 术式选择

供皮区的选择和取皮方法：头部、大腿是最常选用部位，全厚皮一般以腹部为供皮区。手术前一天剃除供皮区域和临近皮肤的毛发。手术取皮前供皮区皮下注射含肾上腺素的生理盐水（生理盐水 200ml+ 肾上腺素 1ml），不但可以防止出血，而且有助于防止取皮过深，对头皮供区应注意取皮时切勿损伤毛囊。以滚轴刀切取刃厚或中厚皮片，全厚皮片和真皮下血管网皮片则以手术刀切取。取皮完毕，供皮区以凡士林油纱贴敷后加压包扎，全厚皮片和真皮下血管网皮片切取后供皮区直接缝合或移植刃厚皮片覆盖。

（1）切痂植皮术　一般在伤后 3～5 天进行。其适应证为较为集中的有一定范围的Ⅲ度创面，特别是大面积Ⅲ度烧伤，也适用于感染创面及化学毒性物质所致烧伤创面。在烧伤早期，为了减轻全身烧伤反应，控制感染，减少并发症，将坏死组织切除，同时配合早期植皮覆盖创面的手术方法。在止血带下，以手术刀沿深筋膜与皮下脂肪间的疏松结缔组织层次分离并切除焦痂。患儿切痂面积控制在 10% 以内，对烧伤反应轻，一般情况良好者切痂面积可适当扩大，但以不超过 15% 为宜。

（2）削痂植皮术　一般在伤后 3～5 天进行。其适应证为深Ⅱ度烧伤，或介于深Ⅱ度和Ⅲ度烧伤间的烧伤创面。削痂手术应及早进行，否则创面易溶脱感染导致手术和植皮失败。削痂术的优点是能保留较多的软组织，术后局部外形较好。肢体削痂一般在止血带下进行，以滚轴刀削除全部坏死组织，保留下有生机的真皮或脂肪组织，削痂后创面应呈瓷白色，松止血带后呈密集点状出血。

（3）肉芽植皮术　手术前一天以 0.5%。洗必泰湿敷创面，新鲜肉芽创面清创后见出血活跃，可直接植皮；老化水肿的肉芽创面需以手术刀刮除肉芽组织至纤维板层或健康组织层，用 3% 双氧水、生理盐水冲洗后移植自体皮片。

（4）剥痂植皮术　当烧伤创面坏死组织开始分离，并有所松动，已有部分肉芽形成时，用剪刀或手术刀将焦痂去除。它作为深度烧伤创面早期未进行切削痂手术的一种辅助措施。

根据创面的部位、深度以及患儿的供皮区的多少，以上手术移植皮片分为以下几种。

皮片移植：刃厚皮片（0.22～0.25mm）包括皮肤表层和少许皮肤真皮乳头层用于邮票状植皮或大张刃厚皮片移植；中厚皮片分薄中厚（0.37～0.50mm）厚中厚（0.80mm左右）两种，包括皮肤表皮和真皮浅层，多用于颜面、躯体外露部、肢体关节和功能部位皮肤缺损修复；全厚皮（1.1mm），一般徒手取皮，供区多选择腹部，主要用于颜面、颈部等特殊功能部位的修复。

大张网状自体皮移植：大张自体皮网状均匀开洞，最大限度地张开网，移植到创面上。

附真皮下血管网的超全厚皮片移植：保留皮肤的全部成分，真皮组织没有损伤，其修复后的色泽无明显变化，创面的疤痕形成极少，保持了原有的弹性。

混合皮肤移植：大张异体皮等距开洞嵌入自体皮小皮片。

表皮细胞直接移植和表皮细胞体外培养移植：培养的表皮细胞可由实验室提供或通过商业途径获得。但主要问题是培养的表皮单独应用于切痂创面后成活率低及皮片的耐损伤性均不理想，多在大面积烧伤供皮区极度缺乏时采用。

脱细胞异体真皮与自体薄皮片移植：脱细胞异体真皮（如 Alloderm），是由异体皮肤经系列处理去除表皮及真皮内细胞成分，保留正常胶原纤维组织和基底膜等细胞外间质成分而成。将其水化后用于切痂创面，一期或二期移植自体皮肤。其使用方便，对创面要求低，成活率高，但存在皮源有限，费用昂贵及传染疾病的风险。

人工合成真皮基质和自体薄皮片移植：所用真皮替代品（如 Integra）由牛胶原提取物与硫酸软骨素与氨基葡聚糖交联而成的基质上与其上覆盖的一层硅胶膜组成。临床上将其植于创面上，约 2～3 周，在其上移植自体薄皮片。创面愈合后弹性韧性较好，色素沉着轻，瘢痕挛缩不明显，缺点是对创面要求程度高，对出血、感染抵御能力差。

（5）微粒皮移植　利用微粒皮肤表面组织与真皮组织含油脂成分不同，以生理盐水飘浮法将微粒皮转移到异体皮或异种皮的真皮面，再移植至切削痂创面上，移植供受区之比可达 1∶（15～20）。

（6）喷洒法皮粒播植术　应用专用的皮粒播撒器，将混悬于等渗盐水中的自体皮粒直接播撒于大张异体（种）皮的真皮面或受皮区创面。喷洒法皮粒播植术操作简单，皮粒播撒均匀，缩短了手术时间，特别适用于小儿大面积烧伤的手术治疗。

（7）皮瓣　备种皮瓣的应用，为肢体严重创伤（电烧伤、热压伤）所致的局部皮肤缺损及软组织缺损的治疗和整复功能提供了良好方法。

3. 术后处理

严密观察患儿一般情况及对手术的反应。注意创面是否有出血，包扎外层敷料有无渗血，手术部位有无污染。常规应用抗生素，术后 2～3 天首次换药，根据创面情况，每日或隔日换药直至皮片成活并封闭创面。

（六）烧伤并发症治疗

由于小儿的生理和病理生理特点，小儿烧伤后并发症的表现和处理与成人有所不同，在诊断和治疗上应注意。

1. 低渗性脑水肿

多发生于小儿烧伤早期，特别是休克期。它与烧伤早期组织水肿、输液不当和休克缺氧有关。由于小儿血脑屏障通透性较成人高，水分通过血脑屏障速度快，易造成细胞间的低渗，导致脑水肿。

临床主要表现为神经系统症状，早期表现为嗜睡、病情淡漠或烦躁不安，惊厥、抽搐而少有喷射状呕吐。晚期则出现体温升高、血压升高、脉搏缓慢、潮式呼吸及瞳孔双侧大小不等脑疝症状。化验检查血钠 < 135mmol/L。

治疗主要为降颅压治疗，同时限制给水，特别是口服水分和连续静脉补液。

2. 离热

小儿烧伤后均有不同程度的发热，这是由于小儿体温调节中枢尚未成熟，易受各种因素刺激而产生高热。小儿肛温持续在 39.5℃ 或 40℃ 以上要紧急处理。

烧伤小儿高热常见原因为创面感染、脓毒症及换药刺激或包扎引起。治疗重点在于预防高热，及时降温处理并针对病因治疗。

3. 惊厥

惊厥是大脑功能失常的严重临床表现，往往是抽搐与昏迷同时存在。这是由于小儿的大脑皮层发育不完善，神经细胞分化不完全，大脑功能倾向于扩散和泛化。多见于 3 岁以下婴幼儿，多由高热、脑缺氧、脑水肿、中毒性脑病或水、电解质失衡引起。

惊厥症状典型，诊断无困难。早期症状不典型，有时仅见一个肢体抽动或一侧口角、眼角抽动，必须及时处理。

患儿出现惊厥，首先急救，保持呼吸通畅及施行人工呼吸。同时止痉治疗，以苯巴比妥 5 ～ 7mg/kg 每次肌注或静脉滴注。

4. 消化不良

消化不良或消化功能紊乱在烧伤小儿较为常见，尤其多发生于 3 岁以下小儿。是由于小儿消化系统发育不完善，胃酸分泌能力差造成。病因多为肠内、肠外感染，饮食因素等引起。

临床表现轻者以消化道症状为主，如食欲减退、恶心呕吐、腹泻等。重者大便呈水样便，呕吐频繁，导致脱水、酸中毒、低钾等一系列水、电解质紊乱。

治疗重点在于预防，积极控制创面感染，预防脓毒症发生；重视小儿营养素的合理配制，给予易消化和适合小儿的饮食。重度消化不良可禁食数天，给予静脉营养，然后依病情逐步增加饮食量。

5. 毒素休克综合征

系由金葡菌感染后引起的严重多系统疾病，其临床特征为急性高热、皮疹、呕吐、腹泻、低血压及多器官损害等。

常发生于伤后 1 周内，多见于中、小面积且创面覆盖包扎的患者。大多发于 10 岁以下儿童，主要与低龄儿童中其特异性抗体水平较低有关。

治疗在于休克期力争平稳度过，休克补液一开始就应支持治疗；加强创面处理，特别是早期创面处理，防止创面感染，并定期创面培养，了解创面细菌及药敏情况。注意早期胃肠道营养促进胃肠功能恢复，合理使用抗生素，防止肠内菌群失调与移位。

七、烧伤营养支持

高代谢反应是烧伤的一个显着特点，早期肠道营养是降低烧伤后高代谢的有效措施之一。合理有效的营养支持对于减少内源性蛋白质的大量消耗，增强机体的抵抗力，维持器官功能，促进损伤组织的修复，防止各种并发症的发生具有重要意义。

（一）烧伤患儿的营养需要量

和烧伤面积成正比，创面越大，丢失的营养物质就越多。营养需要量计算方法如下：

热能需要量：常用的是 Curreir 公式

烧伤患儿热量需要量（kcal/d）=65× 体重（kg）+25× 烧伤面积（%）

蛋白质是构成人体的主要成分，是生命活动中最重要的物质基础，Satherfand 提出烧伤后蛋白质需要量，儿童 =3g× 体重（kg）+1g× 烧伤面积（%），摄入蛋白热卡与氮比例 100∶1。

脂肪和碳水化合物是儿童热量主要来源，脂肪按 3.0g/（kg·d），碳水化合物按 10g/（kg·d）补儿童生长所需水量为 120 ～ 160ml/（kg·d）（1 周～ 1 岁），105ml/（kg·d）（1 ～ 3 岁），（kg·d）（3 ～ 10 岁），50 ～ 80ml/（kg·d）（10 ～ 14 岁）。而从创面丢失的水量则为每 1% 烧伤面积每公斤体重丢失水分 2 ～ 3ml/d。

（二）种类

葡萄糖：多为 25% 葡萄糖，若按葡萄糖、果糖、木糖醇为 8∶4∶2 的比例供给则具最好的代谢效应。

氨基酸制剂：有凡命、8.5% 乐凡命、氨复命、18 氨基酸等，它们可用于大龄儿童。对于婴幼儿，尽量选用儿童专用氨基酸制剂，如小儿氨基酸注射液、爱咪特、Vaminlac、Neopham 等。

脂肪乳剂：有力能、Intralipid 等，是一种能够释放高能量，高营养的可以静脉输注的脂肪乳剂，Intralipid 每升提供 1100 千卡的热量；此外，脂肪乳剂对脑细胞再生、保护肝脏、增加食欲、调整胃肠机理、提高机体免疫力等方面作用理想。使用时，以 5 ～ 10ml/（kg·d）的量输注，先慢后快，一般为 20 滴 / 分钟。心肺功能不全、严重肝肾功能不全、代谢紊乱和脓毒败血症不宜使用。不可添加胰岛素、钠、钾、镁，但可加用氨基酸、水乐维它等输注。

维生素、微量元素与矿物质：有维它利匹特、水乐维它、派达益尔、格利福斯等。

特殊能量物质：谷胺酰胺、精氨酸等。

（三）方法

应尽早施行口服胃肠道营养，原则以胃肠营养为主，静脉营养为辅的综合营养措施，重点将胃肠内营养作为烧伤后获取代谢支持的主要途径。

患儿胃肠道解剖不同于成人，肠壁本身较薄，尤其是婴幼儿肠黏膜下组织极为薄弱。因此在抗休克的同时，通过口服少量流质饮食，有助于胃肠道蠕动，增加肠黏膜下血流量，降低黏膜氧耗量，减轻胃肠道组织再灌注损伤，从而起到保护胃肠黏膜，减轻胃肠道应激反应的作用。婴幼儿处于发育旺盛期，代谢率高，营养需要量大，而补充营养所需却很困难；且患儿常可见腹胀、腹泻等消化不良的症状，尤其多见于病程长的患儿。所以应尽量给予高热量，易消化饮食，必要时给予助消化药物。患儿可少量多次口服牛奶、鸡蛋、混合奶等；或行胃肠道管饲，胃管内持续滴注或少量多次注入安素液、能全素等。

如果胃肠道营养无法满足每日患儿生长和修复创面所需，则要辅助静脉营养。在静脉营养开始前，必须对脱水等电解质紊乱进行处理；合并肝肾功能障碍时，要调整好静脉输液的组成和数量，必须确认患儿钠、钾、氯、钙、磷、镁、BUN、Cr 的血清含量在正常范围。

静脉营养支持强调减少葡萄糖的供给，采用脂肪和糖混合能源，降低非蛋白热卡和氮的比值。糖总浓度不超过 12.5%，糖脂提供的热量比为 1：1，非蛋白热：氮 =（100-200）：1。

输注方法为将每日量在 24 小时内均匀分配，经周围静脉缓慢输入，儿童最好用输液泵。抗生素在间歇期滴注，不得加入营养液中。输注氯基酸时必须同时输注葡萄糖，以避免氨基酸作为外蛋白能量消耗。

应重视婴幼儿水分的补充，一岁以内的婴幼儿，正常需水量为 120 ～ 160ml/（kg·d），倘若有发热、出汗及创面水分丢失，尚需适当增加水分的补充；输入过多脂肪乳剂可导致低氧血症、菌血症和抑制免疫功能使用较高热量的支链氨基酸可以更好的保持氮平衡，减少尿素的产生；还应补充谷胺酰胺如麦滋林颗粒，以参与肠道黏膜细胞的蛋白合成，维持其结构正常；谷胺酰胺的代谢产物谷胱甘肽是机体有效抗氧化剂，精氨酸与生长激素与氮平衡改善及 T 细胞功能维持有关；肠道、膳食中的食物纤维可维持肠道正常功能，预防细菌移位。

静脉营养液较其他液体渗透压高，输注时间长，对血管刺激性大，易引起疼痛，静脉炎的发生率高，应注意预防静脉导管引起的感染。由于小儿好动与出汗而使固定穿刺部位的纱布与胶布容易脱落，故需定期消毒与更换输液器，并注意导管固定情况以及皮肤有无炎症与感染。

（四）生长激素

生长激素是人体内促生长发育及调节代谢的激素。大量动物及临床实验表明，它能促进蛋白质合成，改善负氮平衡，促进组织修复，调节机体免疫机能等作用。重组人生长激素（rhGH），通过刺激 IGF-1 的合成与释放，促进蛋白质合成，抑制蛋白质分解，增加氨基酸的摄取和细胞增生。

烧伤患儿应用剂量为 1.0U/d，皮下注射，每 12 小时一次，使用 6 ~ 12 天。由于 rhGH 可使糖吸收减少，糖氧化受抑制，因此在治疗过程中需同时使用胰岛素，以保持血糖在正常范围（3.9 ~ 5.6mmol/L）。

八、烧伤康复

烧伤康复治疗包括功能、容貌、心理、体能等康复内容。烧伤后造成的容貌、外观和功能损害，主要是由创面修复后瘢痕增生引起，因此，烧伤康复治疗的主要内容是防治增生性瘢痕。

瘢痕过度增生是由于创面愈合过程中，胶原合成超过其分解移除的结果。因此及时植皮，高质量地覆盖创面，避免形成残余创面，是预防增生性瘢痕最有效的措施。烧伤早期即进行功能练习，功能部位在包扎时要正确固定，并配合进行适度的被动练习，为植皮术后预防瘢痕挛缩，最大限度的恢复关节功能创造了条件。

（一）外科治疗

对烧伤后的瘢痕，通过手术来减轻张力，在减轻瘢痕增生的方面有比较良好的效果。面部瘢痕切除后，采用分区大张全厚皮片移植，或采用皮瓣来消除创面，也可使用扩张器后修复。颈部瘢痕松解修复创面后，戴颈托固定颈部于后伸位；四肢大关节部位瘢痕以全厚皮片或皮瓣修复，术后固定髋、膝、肘、腕关节于伸直位，肩关节外展上举位，踝关节跖屈位；术后 1 周开始关节活动，循序渐进逐渐加大关节活动度；手部植皮后应分指及功能位包扎，防止并指、拳状指、鹰状指畸形；掌指部瘢痕手术整复后，白天鼓励患儿活动患指，夜间还需固定于伸直位一段时间以防止挛缩。小儿烧伤后瘢痕挛缩手术时机应相对提前，对于功能部位如眼睑、口周、颈部、双手、会阴等处瘢痕一经形成早期手术比较适宜。手术方式选择的原则是彻底清除瘢痕，充分矫正畸形，以减少对患儿生长发育的不良影响。

（二）物理疗法

有压迫治疗、放射治疗、激光、冷冻等多种治疗方法。对于小儿烧伤后瘢痕治疗，加压疗法是一种有效、经济、简便的方法，特点为成本低、易掌握、效果明显，若要达到满意疗效应坚持早期、持久应用。创面封闭后及时制作弹性适度的弹力套压迫，躯干部位以不影响呼吸、肢体部位以不影响末梢血运为准。患儿佩戴面罩、弹力套或弹力绷带使局部加压，减少瘢痕血液供应，从而抑制瘢痕增生，坚持应用 6 ~ 12 个月，可见瘢痕明显变软，功能同步改善。应用时注意局部卫生，除换药和洗澡外均不能松开。小儿应用压力疗法，不要影响其生长发育，避免产生面部发育受限、肢体变细、胸部发育 WL^± 畸形等改变。与此同时选择适宜的玩具，以诱导患儿加强主动功能练习，辅以被动练习。

（三）药物疗法

临床尝试过许多药物，但疗效并不确切，有皮质类固醇类药物、维生素 E 和维生素 A、锌剂及市售的抑疤灵、复春散、康瑞保等。硅酮制剂因其化学性质稳定，具备生理惰性，无毒副作用，可缓解增生性瘢痕的疼痛和搔痒、软化瘢痕组织、抑制瘢痕继续增生，较常用。此类产品有瘢痕贴，它是一种无色半透明薄膜，质地柔软随形性好，其一面无黏性，另一面有黏着性，能紧密的贴附于瘢痕及皮肤表面。瘢痕贴配合弹力套和弹力绷带使用效果更佳。

九、小儿特殊部位及特殊原因烧伤

（一）吸入性损伤

1. 分期

主要针对中重度吸入性损伤而言，分三期：肺水肿期，最早可在伤后 2 小时发生，由于肺毛细血管通透性增加而导致肺水肿。坏死组织脱落期，伤后 2～3 天即可发生，患儿吸出痰液中可见坏死脱落的黏膜组织。感染期，可一直持续至愈合前，但在伤后一周内发生率高。主要是由于大量分泌物集聚及坏死黏膜脱落阻塞，导致细菌滋生引起肺部感染。

2. 诊断

有在密闭空间受伤病史及口鼻周围的烧伤。通常有声音嘶哑和刺激性干咳，此时多累及声门以下；出现哮鸣音和湿啰音、呼吸急促、呼吸困难等体征时，说明病变已累及支气管或肺实质。血气分析是诊断并指导治疗的重要指标。5 岁以上小儿可用纤维支气管镜检查明确诊断。

3. 治疗

及时地休克复苏和抗感染治疗是提高吸入性损伤救治成功的有效途径。可疑吸入性损伤患儿给予鼻导管吸氧并且采取上半身抬高的低坡体位，以减轻头面部肿胀，改善 Ji 市部通气。

儿童气道狭窄，呼吸功能代偿能力差，易发生呼吸衰竭；早期呼吸道处理是抢救小儿生命关键，水肿严重合并吸入性损伤尽早气管切开，不宜拖延观察，伤后 24 小时内为宜。手术适应证掌握不宜过严，一旦有指征宜尽早切开。对轻中度吸入性损伤出现呼吸困难症状，经非手术治疗短期内不能解除者，也应行气管切开。

气管切开指征：（1）头面部严重烧伤，肿胀明显，呈鱼嘴状；（2）颈部环状或半环状焦痂；（3）伤后迅速出现呼吸困难且进行性加重；（4）声嘶、喘鸣呈鸡鸣声，吞咽困难，疼痛或咽部有异物感者；（5）鼻导管吸氧后仍有严重低氧血症或高碳酸血症，需要机械通气者；（6）支气管镜或喉镜检查已明确中、重度损伤。当有上述指征中任何一项时即应行气管切开。

气管切开后，呼吸频率 > 40 次 / 分钟，呼吸困难仍无明显减轻，动脉血气分析 PO2 < 60mmHg，尽快上人工呼吸机，机械通气。

气管切开后常规气管雾化吸入和湿化，雾化液采用生理盐水 20ml+ 糜蛋白酶 4000U+ 地塞米松 5mg+ 庆大霉素 4 万单位；湿化液采用生理盐水 500ml+ 糜蛋白酶 4000U+ 庆大霉素 4 万 U，每日 3～4 次，同时辅以化痰排痰治疗。

合并吸入性损伤的烧伤休克复苏补液量适当加大，但不宜盲目加大，复苏不理想时，首先应排除各种液体成分比例失当。需及早使用高效抗生素。小儿神经、体液调节机制未臻完善，易并发脑水肿、肺水肿，故年龄愈小，匀速补液愈重要。可常规应用甘露醇（3ml/kg）、654-2（0.5mg/kg）、丹参（0.3mg/kg）等。

（二）头面部深度烧伤

小儿头面部体表面积占全身体表面积比例大，尤其 3 岁以下的小儿。同时头面部组织疏松，毛细血管丰富，伤后休克期渗出多，所以休克发生率也相当高。

对头面部烧伤患儿首先应检查有无吸入性损伤和休克状态，面积大于 5% 患儿应给予静脉补液，同时从鼻导管或气管插管给氧以改善缺氧状态。

局部创面处理：早期处理重点是清创。烧伤创面周围皮肤头发应剃尽，去除脱落的坏死表皮及异物，用肥皂水及清水清洗面部创面周围皮肤后，用 0.5% 洗必泰溶液清洗创面。彻底清创的目的是使污染创面变为清洁创面，从而促进 II 度创面一期愈合，可预防因创面感染加深而引起面部疤痕增生。对于浅 II 度创面、大部分深 II 度创面，早期认真清创，外涂 SD-Ag 干燥。对于 III 度创面，采用暴露疗法，3 周左右等待焦痂溶脱，肉芽创面形成后，行肉芽创面植皮术。植皮按面部解剖区域及生理凹陷行大张皮刃厚或中厚皮移植，一般在术后两天首次更换敷料，观察植皮成活情况。

由于早期很难确定面部 III 度创面坏死组织的深度和范围，切除平面不够清楚，手术出血多，因此不主张早期切痂植皮。

创面修复应分次有计划进行，皮源有限时，首先保证面部创面修复，以中厚大张皮分区植皮。

头部颅骨外露创面，采用暴露颅骨凿除坏死外板，肉芽生长后邮票植皮，在皮瓣修复受限条件下首选。

由于眼睑反射性闭合，小儿眼部烧伤以眼睑烧伤常见。浅度的眼睑烧伤在常规处理后，2 周左右愈合，深度的眼睑烧伤由于水肿严重，可致睑外翻应尽早行手术治疗。

头面部烧伤常波及外耳。小儿外耳皮肤薄，皮下组织少，因此外耳烧伤常累及耳软骨，易并发耳软骨炎；一旦发生耳软骨炎，常需切除耳软骨，以致造成小耳畸形，故应特别注意耳软骨炎的发生。外耳烧伤应经常清除渗液，保持外耳清洁和避免受压。深度创面脱痂后外露的软骨只要未感染应立即移植自体刃厚皮片封闭创面。

（三）手部烧伤

小儿手部烧伤由于治疗不当或不及时，往往会造成严重挛缩畸形和功能障碍，较成人致残率高。

由于小儿皮肤薄，在同样条件下，烧伤深度较成人深，如发生感染，也比成人容易加深。小儿手部烧伤多发生于掌侧或全手烧伤，因屈肌张力大，多发生屈肌挛缩。小儿处于生长发育阶段，受损伤皮肤等软组织的生长必然落后于骨杂的生长发育，加之皮肤本身的瘢痕挛缩，这双重因素的影响，其畸形产生快，功能障碍也较成人重，且有逐渐加重的倾向和术后复发的可能。

治疗首先要明确烧伤的深度和范围，及时处理创面，防止发生感染。双手创面换药以保全功能为重点，包扎时应五指分开。对深 II 度和 III 度创面，创面处理包扎完毕后，用夹板或石膏托将伤手固定于功能位，即腕关节背伸、掌指关节轻度屈曲、指间关节伸直、拇指对掌位，这样可以防止关节侧副韧带的挛缩和第一指蹼间隙的挛缩，维持腕关节的功能位，有利于手部功能的恢复。由于小儿手部烧伤的特点，必须尽早消灭创面，防止或减少瘢痕的产生，使皮肤的发育与骨骼的发育达到或接近同步。只要全身和局部条件许可，即可切痂或削痂植皮。创面条件好，只要供皮足够，易行全厚皮片移植；如果创面大，供皮区有限，估计全厚皮或中厚皮片移植不易成活，可行邮票植皮，消灭创面。如果创面有深部组织外露，需做皮瓣移植，视情况行带蒂皮瓣移植或吻合血管的游离皮瓣移植。创面修复后亦将伤手固定于功能位。植皮存活后要及时加强功能练习，必要时用弹性支具。功能练习能够刺激移植皮片的生长，防止或减轻畸形的复发，并促进功能恢复。

（四）电烧伤

由于小儿的好动本性，经常在无人照看的情况下，触摸电插头、电器等，导致小儿肢体接触电源，引起电击伤。

1. 特点

电烧伤部位多为四肢，尤其上肢和足。有的创面虽小，但烧伤深度深，可造成整个肢体坏死或骨、肌膝外露，创面修复需多次手术，伤残率高。患儿受伤早期易出现昏迷、休克、心率失常等并发症；伤后 2～3 周多出现创面继发性出血，而且电烧伤常引起肌肉和血细胞的广泛破坏，释放大量血红蛋白和肌红蛋白，易造成急性肾功能不全。

2. 治疗

（1）详细询问病情，迅速重点检查可疑部位，诊断是否合并颅脑损伤、骨折、内脏损伤、四肢深度电击伤，入院后立即行筋膜、肌膜切开减压，预防肌间隙综合征的发生。

（2）休克期补液量，不仅取决于皮肤烧伤面积，更应考虑皮肤烧伤范围，输液量明显多于同等面积热力烧伤的 2～3 倍。注意碱化尿液，维持尿 pH7.0 以上。合并心肌损伤和颅脑损伤，心肺复苏后，补液量应适当控制，以防止心力衰竭或脑水肿，并予心电监护 48～72 小时至病情稳定。

（3）创面处理电烧伤对组织损坏性极大，常为深度烧伤，在休克期平稳后尽早手术治疗，扩创，清除坏死无活力组织，对可能恢复活性的"间生态"组织予以保留。肌键明显坏死需切除，失去光泽呈灰白色损伤较轻应予保留；神经主干除非明显炭化也应保留，必要时可用正常组织包埋，注意避免损伤神经鞘；对炭化骨质予以咬除，一般尽量做支架保留，特别是指骨。扩创后视创面情况，应用血供良好的皮瓣、肌皮瓣覆盖创面。一次不能覆盖的创面，可选用异体、异种皮，生物敷料或植皮进行暂时覆盖。达到截肢适应证应尽早截肢，以控制感染，减少并发症，挽救生命。截肢部位的选择应适应假肢的安装和使用，应尽可能在截肢平面形成皮瓣，或先用肌肉组织覆盖骨端，然后植皮闭合截肢平面。

（五）化学烧伤

1. 酸烧伤　常见的酸烧伤有硫酸、盐酸、硝酸、氢氟酸等烧伤，小儿酸烧伤多位于面部、四肢等暴博部位，常导致毁容及四肢功能和发育障碍。因此酸烧伤后正确的创面处理与患儿愈合质量密切相关。一般而言，酸的浓度不高，强度较弱，多造成Ⅱ度烧伤，高浓度的强酸往往引起Ⅲ度烧伤。由于酸烧伤可使蛋白质凝固和组织脱水，因此不能以创面水疱来判断酸烧伤的深浅。

伤后立即用清水及弱碱性冲洗剂反复交替冲洗创面 30 分钟以上，创面处理同热力烧伤。酸烧伤的浅度创面，痂皮脱落后可一期愈合。深度创面则需早期切削痂植皮，特别是功能部位，尽量以大张中厚、全厚皮修复。颜面部的深度创面应尽早切痂，并以整形方法以整张全厚皮移植，必要时以皮瓣修复。

硝酸烧伤：冲洗至少持续 10 分钟，最好 30 分钟以上，以避免深筋膜以下的组织烧伤。急诊切痂以防止硝酸进一步侵蚀创面，同时预防 NO_2 吸入肺内与水接触形成硝酸和亚硝酸，致急性肺水肿。

氢氟酸烧伤：氢氟酸在电子、陶瓷、玻璃、矿山、化学工业及高科技等领域应用较为广泛。氢氟酸致伤有如下特点：极强的腐蚀性、较强的穿透性及反复损伤。除局部损伤外，氢氟酸极易造成致命性低钙血症。局部予葡镁浸泡液湿敷，全身钙剂治疗。50%$MgSO_4$ 湿敷，10% 葡萄糖酸钙 5～10ml 静脉滴注。止痛、抗感染、查血清离子钙。

2. 碱烧伤 常见的碱烧伤有氢氧化钠、氢氧化钾、石灰、氯水等引起。碱烧伤使细胞脱水、蛋白质变性、脂肪皂化，创面不易干燥，呈黏滑或肥皂样变化。皂化时由于产生热量使深部组织继续损伤，故局部损伤常较酸烧伤深。

清创时首先去除创面上的碱颗粒和碱性液体，然后用凉水冲洗创面 30 分钟以上。碱烧伤的浅度创面清创彻底后湿敷包扎，深度创面，一般 3 周内不能愈合，需早期切削痂后植皮修复。

（高 强）

第四节 溺 水

溺水又称为淹溺，俗称被水淹，是人淹没于水中，水充满呼吸道和肺泡引起窒息。小儿溺水是儿童常见的意外损害并导致死亡的主要原因。不论是农村还是城市，这种事故每年都屡见不鲜，应当引起家庭、学校和社会的普遍重视。我国部分省区的调查研究表明，溺水是 1～4 岁儿童意外死亡的主要原因，80% 以上溺水发生时脱离了看护。据美国对 1986～1997 年 12 年间 5 岁以内小儿溺水的统计报告，全国儿童意外溺水发生率为 2.2/10 万人口，而农村儿童意外溺水的死亡率为 2.3/10 万人口，但儿童溺水致死率呈下降趋势，其中全国儿童溺水致死率下降 41%，而农村儿童溺水致死率仅下降 28%，说明儿童溺水并致死的事故以农村较为突出。发生溺水，男孩较女孩多见，夏秋季节发生率高。

一、病因

（一）游泳溺水

有的小儿虽然会游泳，但在过深、水质不好或杂草丛生的水域中游泳，有时因抽筋、无力、水草缠身等较易发生溺水。不会游泳的孩子在这样的水域中游泳，溺水的危险性就更大。

有的孩子在游泳中互相击水，一旦被呛昏，常发生溺水。

（二）失足溺水

小儿溺水以失足溺水为多见。在经济较发达国家可因游泳池缺乏围栏而致儿童意外溺水，家庭溺水多因在浴盆中洗澡时失去看护时发生；小儿在河边、井边、池塘边玩耍时，由于滑倒、相互推玩而掉进水中发生溺水的也较常见。城市公共厕所的粪池多数较深，小儿上这种厕所，一旦失足也有掉入池中发生溺粪水事故的。冬季，有的小孩在河冰层上玩或行走时，由于冰层突然塌陷而发生溺水者也偶有发生。

（三）灾害溺水

由于水灾使小儿溺水，在受水灾地区较多见。在生活中小儿自杀溺水较少见。

发生溺水时，由于水灌入呼吸道引起窒息，从而出现昏迷、心室纤维颤动、血压下降等，吸收到血液循环的水引起血液渗透压改变、电解质紊乱和组织损害，窒息缺氧 5～6 分钟即可引起呼吸心跳骤停，最终导致死亡。对不慎跌入粪池、污水池或化学物贮槽时，可引起皮肤和黏膜的损害及全身中毒。

溺水后窒息但心脏未停搏者称为近乎溺死（near drowning）或溺昏，心脏停搏者称为溺死（drowning），溺水后死亡的俗称为淹死了。溺水主要从两个方面触发机体病理生理变化。

1. 干性溺水

溺水时，由于惊慌、恐惧、骤然的寒冷刺激等引起喉头痉挛，严重者导致呼吸道完全梗阻、窒息死亡，可因喉头痉挛而发生心脏反射性的停搏，也可因窒息、心肌缺氧而导致心脏停搏。在溺水死亡病例的尸检中发现约 10% 仅吸入相当量的水，说明导致死亡的主要原因是窒息。

2. 湿性溺水

不论淹入什么水中都会本能的引起反应性屏气，避免水进入呼吸道，但由于缺氧，不能坚持屏气而被迫进行深呼吸，致使大量水涌入呼吸道和肺泡，从而阻碍肺泡的气体交换，引起全身性的缺氧和二氧化碳潴留，而呼吸道内的水分将经肺泡吸收进入血液循环，从而发生血液循环的病理生理改变。

溺水时，根据吸入水所含的成分不同，引起的病理改变各异。吸入淡水（低渗）时主要导致血液稀释、红细胞溶解及血液中游离血红蛋白增多；吸入海水（高渗）时 k 组织内呈高渗状态，并导致肺泡上皮和肺泡毛细血管上皮受损。发生溺水的水温对溺水后生还的影响不同，一般来说，水越冷，存活的机会越大。

三、临床表现及诊断

发生溺水后，患儿全身皮肤黏膜苍白和发绀、四肢厥冷、呼吸和心跳微弱甚至停止，昏迷；口、鼻腔内有泡沫或污泥、杂草等；腹部隆起，以上腹部明显，是大量水吞入胃内引起急性胃扩张之故。

在复苏过程中可出现各种心律失常，甚至心室纤维颤动，从而出现心力衰竭和肺水肿，初期复苏后可出现颅内压升高、急性呼吸窘迫综合征、急性肾功能衰竭、溶血性贫血甚至 DIC 等的各种临床表现。复苏后期可继发肺部感染或发生迟发性肺水肿。

实验室检查如下。（1）动脉血气分析和 pH 测定显示低氧血症、高碳酸血症和酸中毒。（2）电解质测定：淡水溺水者血中电解质（钾、钠、氯化物等）含量不同程度降低，但发生溶血时钾离子浓度升高并出现血红蛋白尿；海水溺水者血钙和镁浓度增高，但复苏后血中的钙和镁重新进入组织，从而电解质紊乱可获得不同程度的恢复。（3）X线：胸部 X 线表现有肺门阴影扩大和加深、肺纹理增粗、肺野有絮状渗出或呈弥漫性肺水肿的表现。

结合溺水史即可对小儿溺水作出明确诊断。

四、现场急救

对溺水者生命的抢救重在溺水现场急救，抢救工作必须争分夺秒，但复苏后的监护也极为重要，急救后心跳、呼吸恢复仅为抢救成功的第一步，紧接着由于心、脑、肺、肾等重要脏器发生严重缺氧

和代谢紊乱，就有呼吸心跳再度停止而导致死亡的危险。

溺水的现场急救包括自救、他救和医疗急救，但儿童几无自救能力，仅年长儿特别是经过培训者有一定能力自救，所以还是以他救为主。

（一）自救

自救最安全的姿势是仰泳，大凡会游泳者均会仰泳，方法是采取仰面位，头顶向后，口向上方，这样就可使口鼻露出水面进行呼吸，深吸气、浅呼气，即可保持身体浮于水面等待他人救助，不论是不熟悉水性者还是非小腿肌肉痉挛（抽筋）者通过这种方式可较顺利的脱离溺水现场。小腿腓肠肌痉挛通常发生在会游泳者，也是导致溺水的常见原因，小腿肌肉发生痉挛时应息心静气，及时呼叫求救，尽量将身体缩成一团浮出水面，深吸一口气后再浸入水中，将痉挛下肢的拇趾用力向前上方拉并持续用力，使拇趾翘起来，直至疼痛消失。发生溺水后切忌将手上举或挣扎，这样反而易使人下沉。

（二）他救

遇到小儿溺水，救护者应保持镇静，尽快尽可能的脱去外衣裤，迅速游到溺水者附近，但在靠近溺水儿童前，应先判断小儿的神志状况。如为学龄前儿童溺水，可从小儿的各个方向靠近，但大龄儿溺水时，如溺水儿童尚清醒，以从背后靠近为宜，用一只手从背后抱住溺水者的头颈，另一只手抓住其手臂游向岸边，救护过程中应注意防止溺水者紧抱缠身，以免双双发生危险，如被抱住，应放手自沉以使溺水者放手再进行救护。在救护过程中，如遇溺水儿童头或脊柱损伤，将儿童浮到水面后，在始终保持头颈水平与脊柱一致和呼吸道通畅的情况下，再平稳的将其移上岸。

如救护者游泳技术不熟练或不会游泳，在无救护设施如救生圈或小船时应呼叫救援，并通过投递绳索或竹竿等，使溺水者握住再拖拉上岸。

（三）医疗急救

1. 一般处理

在将溺水者救出水面后，要立即清除其口、鼻内的泥沙、杂草、呕吐物等，通畅气道，并将其紧裹的内衣、腰带解除或放松。

2. 控水

控水是必须进行的，但时间不宜过长。所谓控水处理，是利用头低、脚高的体位，将溺水者体内的水倒出来。具体做法是：救护者一腿跪地，另一腿屈膝，将溺水儿童的腹部放在膝盖上，是其头下垂，然后按压腹、背部；也可利用地面上的自然斜坡，将头放于下坡处的位置进行控水。

控水要快，以能倒出口、咽及气管内的水为度，如控出的水不多，也不可为此耽误时间，应立即行心肺复苏。由于呼吸道的容积有限，即使仅有少量的水控出，对减少呼吸道阻塞和对有效的人工呼吸都是必要的。

3. 心肺复苏

心肺复苏（cardio pulmonary resuscitation，CPR）是指针对呼吸和循环骤停所采取的抢救措施，以人工呼吸替代病人的自主呼吸，以心脏按压建立起暂时的人工循环并以此诱发患者的心脏自主搏动。但就溺水而言，急救现场一般都缺乏复苏设备和条件，应动员全社会的力量，普及复苏基本知识和技术的教育和培训，进行全民互救，才能真正提高复苏的成功率。

心肺复苏的主要任务是迅速有效地恢复心和脑等重要生命器官的血流灌注和供氧，是否赢得复苏的时间是心肺复苏能否成功的关键。在急救现场，即使难以估计溺水儿童确切的窒息时何，也应在迅速清理呼吸道后及早开始复苏，因此，熟练掌握并应用心肺复苏技术、及时进行人工呼吸和胸外心脏按压对抢救溺水儿童的生命极为重要。

心肺复苏的主要措施是人工呼吸和胸外心脏按压，具体措施和操作方法详见第一章第四节"心肺复苏"部分。在进行心肺复苏的同时，应迅速派人请医生前来急救，及早进行气管插管建立机械通气，也可在不中断心肺复苏的前提下，迅速送往医院急救。

五、复苏后的监护和治疗

尽管通过初期复苏后恢复自主呼吸和心脏搏动，但由于窒息时间和吸入水的成分不同，心、脑、肺、肾等重要脏器发生严重缺氧和代谢紊乱，将可能发生严重的并发症并导致死亡的危险。小儿若是坠入粪池发生窒息，较常见的情况是小儿从粪池被救起时一般情况尚好，而不久突然惊厥，甚至发生生命危险，其原因不能仅用缺氧解释，为此，对类似溺水的小儿，在清理呼吸道和初期复苏后，呼吸、心跳恢复，应用肥皂洗浴，必要时进行洗胃和导泻，以防大量有毒物质的吸收，并应最少留院观察 12 小时。

（一）监护

在心肺复苏后的 72 小时内，患儿的生命体征可能会发生较大的波动，有的患儿甚至在复苏后 4 天再度出现症状，要加强监护，谨防严重并发症的发生并及时处理，对溺水儿童复苏后的监护主要包括以下几个方面

1. 生命体征的监护

包括体温、呼吸、脉搏、血压、瞳孔和神志的监测。通过持续心电监护随时观察，同时也能进行血氧饱和度的监测；动态血压监测要注意四定，即定体位、定部位、定时间和定血压计，做到记录客观；溺水儿童复苏后体质较弱、精神状况差，通过对瞳孔和神志的观察及神经系统的检查可及时掌握有无脑损伤k恢复情况。警惕发生心律失常、脑水肿、呼吸和循环衰竭。

2. 呼吸道管理

采取正确的体位、合理的呼吸道管理是保持呼吸道通畅、促进气体交换、改善缺氧和二氧化碳潴留的有力保证。采取仰卧、肩部垫高 10～15°、头偏向一侧、及时清除呼吸道的异物和分泌物，保持气道通畅。尽管通过现场处理，溺水儿童的口鼻内仍可能遗留有异物或污泥，在留院观察治疗过程中仍应注韦继续将其清除，并定时翻身拍背、吸痰，吸痰前先注入 2ml 生理盐水灌洗呼吸道可预防肺部感染，时在给氧的湿化瓶内加入 25%～30% 的酒精，可降低肺泡表面张力，改善气体交换。如进行机械通气，应注意气管插管的护理。

3. 末梢循环的监测

通过末梢循环的观察和记录，能较直观的反映出患儿的全身循环状况。通过观察皮肤和口唇的颜色、四肢的温度和湿度、指（趾）甲的颜色和静脉充盈情况及尿量等可正确评估患儿的循环功能，有条件时应作中心静脉压监测。如患儿的肢体温暖、口唇和指（趾）甲色泽红润、毛细血管充盈时间正常，提示患儿的循环功能良好。

（二）治疗

1. 一般治疗

（1）保暖、向心脏方向推动按摩肢体，刺激血液循环。

（2）打开静脉通道进行静脉补液结合血电解质的测定，适时补充电解质，溺淡水者应予脱水利尿和碱化尿液，预防肺水肿、脑水肿和急性肾功能衰竭；为预防心力衰竭，复苏后初期补液以需要量的 2/3 补给；纠正酸中毒，静脉缓慢输注 5% 碳酸氢钠溶液 3～5ml/kg，或25%～50%葡萄糖溶液稀释后12ml/kg，但溺海水者不宜输入高渗液。

（3）应用广谱抗生素，预防肺部感染。

2. 常见并发症的治疗

（1）急性肺水肿和吸入性肺炎脱水剂、抗生素、肾上腺皮质激素。

（2）脑水肿脱水剂和肾上腺皮质激素的应用，注意头部降温。

（3）心力衰竭静脉缓慢滴注西地兰，小于 2 岁 0.035mg/kg，大于 2 岁 0.02-0.03mg/kg，2～4 小时后可根据心力衰竭控制情况再用 1/3。

六、预防

（一）加强全民的安全教育

小儿特别是学龄前儿童无安全意识和危险意识，通过教育，提高家长的安全防范及应急能力，加强对学龄前儿童的看管；给小儿洗澡要注意安全，避免小儿跌落水中而发生呛水事故；小龄儿去深粪池厕所应有家长或监护人协助和扶持；小儿学习游泳要有人教，并带好救生圈，练习游泳或进行游泳运动时应有家长或监护人陪同；如果发现小儿在水边或水中嬉戏，不应大声叫喊而致小儿惊吓，而是应到跟前劝说其离开危险区域。

（二）培养儿童的安全意识

儿童游泳要有同伴，平时要教育小孩不要到江、河、湖、海的深水区域玩耍或游泳，不要在池塘边嬉戏，不要到急流、草多的水域游泳，要讲明其危险性，最好参加集体、有组织的游泳活动。冬天要教育孩子不要到水深、冰薄的水域活动，以免发生冰踢落水的危险。

··（姚晶晶）

第二十一章　新生儿常见疾病

第一节　脐膨出与腹裂

一、脐膨出与腹裂

脐膨出是一种先天性腹壁发育不全，生后脐带周围有不同程度的腹壁缺损，腹腔内脏脱出体外。据统计我国发病率约（1.5-2）/1万，平均发生率为1.16/1万，男女发病没有显着性差异，与国外报道基本一致。

（一）胚胎学

腹前壁在胚胎期由4个襞从外周向中央缩紧发育形成。4个襞包括：头襞，它的体层将形成胸壁、上腹壁和横膈；尾襞，其体层将形成下腹壁和膀胱；两个侧襞，发展成侧面的腹壁。这4个襞的中央汇合部即形成将来的脐环。当胚胎受到某种因素影响，胎体关闭过程出现抑制或延缓，使襞的发育停顿，不同的襞受到累及可产生不同的畸形。头襞缺陷：脐膨出、胸骨缺损及异位心。尾襞缺陷：低位脐膨出、膀胱外翻、小肠膀胱裂。侧襞缺陷：脐膨出。

（二）病理

脐膨出大小不一，腹壁缺损直径可达1～10cm或更大。腹壁缺损小于5cm者，称为小型脐膨出，大于5cm者，称为巨型脐膨出。临床上常常将是否在囊膜内见到肝脏，分为巨型或小型脐膨出。

1. 巨型脐膨出　又称胚胎型将膨出，腹侧中胚叶四个襞的体层在胚胎第10周前发育停顿，产生一个较大的缺损，直径通常大于5cm，肝、脾、胰腺等可突出到腹腔外，尤其是肝脏脱出，是巨型脐膨出的一个特征性标志。膨出的内脏表面覆盖着一层囊膜，内层为壁层腹膜，外层为羊膜，二者之间有一片胶冻样结缔组织，称Warton胶冻。脐带残株位于囊膜下方。

2. 小型脐膨出　又称胎儿型脐膨出，形成腹壁的体层于胚胎10周后发育停顿，腹壁缺损小于5cm，囊内仅见肠祥。脐带残株位于囊膜中央。

3. 伴发畸形　约50%左右的脐膨出合并有一种或多种畸形，如无肛、多指、脊柱裂、唇腭裂、先天性心脏病等。卵黄管未闭、Meckel憩室、脐尿管未闭、膀胱外翻、小肠膀胱裂、胸骨缺损、膈疝等与腹壁发育停顿有关，也较见。肠旋转不良是最常见的伴发畸形。此外，脐膨出伴有巨舌，身长和体重辑常者，称为脐膨出-巨舌-巨体综合征。伴有低血糖和内脏肥大者，称为Beckwith-Wiedemann综合征。上腹脐膨出伴远端骨裂，前中线膈肌缺损，心包与腹腔交通，心脏向前移位和心内发育异常者则称为Cantrell五联征。

（三）病因

至今不明，可能与遗传因素有关，有脐膨出家族史者再发危险性为50%。另外，有些脐膨出可发生染色体核型异常，表现为 13 三体、18 三体和三倍体。

（四）临床表现

生后可见挤带根部囊性肿物突出，由于哭闹时吞咽气体，肿物可迅速增大。刚出生时，表面的囊膜透明，可透过囊膜看到其器官。6～8 小时后，囊膜逐渐浑浊、水肿、增厚，2～3 天后变得干枯脆弱，最后由于接触空气干燥和缺乏血液供应，囊膜出现坏死。如不及时处理，囊膜可出现裂隙或破裂：前者可引起腹腔感染，后者可发生内脏脱出。二者都可导致婴儿死亡。囊膜也可在产前或分娩过程中破裂，但均可找到残余的囊膜。

（五）诊断

脐膨出一望而知，但囊膜破裂时要与腹裂相鉴别。

（六）治疗

手术治疗为主要的治疗方法，根据脐膨出大小，可选择不同的手术方法。

1. 手术前处理　患儿生后，立即用无菌湿纱布覆盖患部，轻度加压包扎，以保持体温，防止污染。置鼻胃管吸出胃肠液，防止呕吐，减轻腹胀。输液维持水、电解质平衡，保证热量。术前即开始用广谱抗生素。有呼吸窘迫时，立即气管插管，机械通气。手术越早越好，以免胃肠道大量积气，使脱出脏器还纳困难。囊膜破裂者，一律急诊手术。

2. 一期修补术　适用于小型挤膨出。方法是：沿囊膜周缘切开皮肤，进入腹腔，仔细分离囊膜与脏器的黏连，结扎、切断脐动、静脉和脐尿管，切除全部囊膜。检查是否有肠道畸形并加以处理。有膈肌缺损时，予以修补。向上轻轻挤压近段肠管和胃，使胃肠液经鼻胃管吸出，向下挤压回肠和结肠，将内容物经直肠从肛门排出，使整个肠道排空。牵拉腹壁，扩大腹腔容量，回纳内脏入腹腔，分层缝合腹壁，必要时加用减张缝线或两侧腋中线皮肤上做纵行减张切口。

3. 二期修补术　适用于巨型挤膨出。在紧贴囊膜处结扎、切除脐带，保留完整囊膜，游离囊膜两侧皮肤直到腋前线，必要时做腋后线皮肤纵行减张切口，将皮肤拉拢覆盖于囊膜上，于中线缝合皮肤，形成巨大的腹壁庙。术后用腹带包扎，逐渐紧缩加压，使内脏回纳入腹腔。1～2 岁再行二期修补，解剖腹壁各层，依层缝合。

4. 分期修补法　1967 年，Schuster 首先提出阶段性关闭脐膨出和腹裂的想法，总的原则是去除囊膜后，用合成纤维织物缝合在切口周围腹壁上，形成一个囊袋。术后第 4 天开始，每隔 1～2 天从囊袋远端适当加压，逐渐缩小囊袋容积，使内脏逐步复位，脏器复位多少应以患儿能够耐受，不发生呼吸困难为度。约经过 2 周，内脏完全复位，除掉合成纤维袋，分层缝合腹壁。可应用的合成纤维有涤纶片、聚四氟依稀织物、尼龙桂胶袋等。最近，国外报道用包装血液制品的聚氯乙烯袋作为囊袋，获得满意效果。这种囊袋具有透明、光滑、经济、韧性好、不与肠管粘连和微生物不能透过等优点，是分期修补腹壁缺损时较为理想的材料。

5. 保守治疗　适用于囊膜完整，呼吸功能不全或合并严重畸形，不能耐受手术者。用促结痂药物涂布于囊膜表面，使其干燥结痂。痂下肉芽组织缓慢向中央生长，皮肤周缘的上皮细胞再向肉芽上生长。此时，腹腔逐渐扩大，突出于体外的内脏也缓慢的进入腹腔，约需 2～3 个月时间，囊膜最终被上皮细胞和结缔组织所覆盖。留下腹壁缺损，1～2 岁时再行修补。常用的结痂方法：采用 0.5% 红汞和 65% 酒精混合液涂布囊膜，可避免汞中毒，取得良好效果；或用 0.25% 硝酸银溶液涂布，48～72 小时后改用磺胺嘧啶银霜，可防止感染。

（七）预后

已知影响脐膨出治疗效果的危险因素有脐膨出大小、囊膜破裂、内脏疝出、低体重儿、合并畸形、延误治疗等。出生时呼吸功能不全，也是高危因素之一。术后呼吸循环功能衰竭和感染是两个严重的并发症。有严重合并畸形者，死亡率较高。

二、腹裂

腹裂是胚胎早期由于一侧侧襞发育不全，大多数是右侧襞，造成的脐一侧腹壁出现小的裂隙。其尖顶部虽已达中央，脐孔却发育正常。

（一）病理

1. 腹裂为全层腹壁裂开，绝大多数在脐的右侧，为纵向裂口，长约 2～4cm，与脐之间有正常的皮肤。

2. 突出体腔外的是原肠，从胃到乙状结肠（通常是小肠和结肠），而没有别的器官。

3. 突出到体腔外的肠管，由于没有囊膜覆盖限制，长期在羊水中浸泡，接触尿素、尿酸、无机盐、胎粪等物质刺激，加上裂隙对肠系膜血管的压迫发生慢性静脉回流障碍，使肠管较粗大、肥厚，整个肠管缩短；而且，肠管明显水肿，失去光泽，肠袢相互黏着，表面被炎性参出物覆盖。裸露的肠管消化酶生成减少，胃肠蠕动功能减退。

4. 腹裂几乎都伴有中肠扭转，小肠和结肠为共同系膜。

5. 伴发畸形　腹裂合并畸形者比挤膨出为少，常见的伴发畸形有：睾丸下降不全、肾积水、膀胱输尿管返流、Meckel 憩室、卵黄管未闭、先天性心脏病、多指等。

（二）临床表现

肠管自脐旁腹壁裂隙脱出，裸露在腹壁。肠管明显充血、水肿、肥厚和增粗。肠袢相互粘连，表面有一层胶冻样物质，有时可见纤维素假膜，肠管颜色发紫。小儿哭闹、咽气，可脱出肠管扩张和增多。如在腹壁裂孔处发生肠管嵌顿或系膜发生扭转，可出现肠管坏死。由于肠管脱出引起体温下降和体液丢失，患儿出现脱水，甚至代谢性酸中毒。

（三）诊断

腹裂患儿生后根据上述临床表现很容易诊断。现代超声技术的发展，使腹壁缺损于妊娠 17 周时也可通过 B 超检查明确诊断：脐静脉水平横向探测胎儿腹围，可见包块超声像图。挤膨出时，可见囊膜，腹壁中央有缺，膜上有脐带，囊膜内可显示肠管或肝脾，并可显示囊膜有无破裂或残存。腹裂则无囊膜包裹，挤旁腹壁有缺损，脐带与其不相连，肠管漂浮于羊水中。产前早期诊断，使患儿出生后可立即接受手术。由于生后胃肠道积气少，脱出脏器无感染，脏器还纳更容易，术后感染机会也大为降低，因此可显着地提高手术成功率，近期国外已有成活率达 80% 以上的报道。

（四）鉴别诊断

腹裂易与脐膨出相混淆，特别是脐膨出囊膜破裂时，可根据表 21-1 中的特点相互鉴别。

（五）治疗

出生后立即将突出腹外的肠管用无菌盐水纱布覆盖。采用气管插管麻醉，既可防止呕吐误吸，又可使腹肌松弛，然后根据脱出器官的多少和腹腔大小，选择不同的术式。手术方式与脐膨出一样，肠管脱出较少，估计可还纳入腹腔者，可行一期修补术，手术时需将裂口延长。复位前尽可能将肠管上的胶冻样物质和假膜去除，洗净肠管，并注意探查有无胃肠道畸形。

表 21-1　腹裂与脐膨出的鉴别

	腹裂	脐膨出
缺损部位	脐环旁	脐环
缺损大小	小于 4cm	2-10cm
囊膜	无	有或可见残留物
脐带附着	腹壁上	囊膜上
缺损与脐之间	有正常皮肤	没有皮肤
脱出物	肠、胃	肠、胃、肝脏等
肠管外观	肥厚、发紫、无光泽	正常
合并畸形	少见	多见

当脱出肠管较多，而腹腔容量太小时，不宜强行还纳内脏进行缝合。否则，会因腹压增高，膈肌高位，下腔静脉和门静脉血流受阻，出现双下肢及腹壁水肿、呼吸困难、发绀而死亡。由于腹裂患儿整个肠管较短，切除部分肠管后使肠管还纳腹腔，容易造成短肠综合征，不宜采用。对此，多数国内外文献主张选择二期或分期修补术。

腹裂多为早产儿，体温调节能力差，术后应置入温箱，防止体温过低。呼吸急促者，继续用呼吸机维持呼吸 2～4 天，直到呼吸平稳。持续胃肠减压和全胃肠外营养，直至肠道功能恢复。

（六）预后

国外有人对 10 年间 103 例腹裂患儿进行分析，将合并有胃肠道畸形，如肠狭窄、闭锁、穿孔或局部缺血坏死者，不论其是否有其他畸形，确定为复杂型；无或者只有其他畸形者，为单纯型。结果显示，复杂型腹裂具有较高的死亡率和较长的住院时间，术后需要更长时间的机械通气，由于麻痹性肠梗阻更严重，而需要耐受更长时间的全胃肠外营养，甚至少数患儿回家后仍需静脉高营养。

（高　强）

第二节　新生儿胃穿孔

新生儿胃穿孔在临床上较少见，但病情极为严重，往往发现时已是严重的腹膜炎、感染性休克，死亡率至今仍为 30%～50% 左右。

一、病因

其病因尚不明确，发病的学说有胚胎发育异常所致胃壁肌层先天性缺损、胃壁局部缺血和胃内压增高等。

（一）胚胎发育异常

在胚胎发育过程中，来自中胚叶的胃壁环肌发生最早，始于食道下端，逐渐向胃底和大弯部延伸，至胚胎第 9 周出现斜肌，最后形成纵肌。如果在此过程中出现发育障碍或血管异常，则可形成胃壁肌层的缺损。

（二）胃局部缺血

在出生前或分娩过程，如发生呼吸障碍、低体温和低氧血症时，为保证生命重要器官大脑、心脏的供血供氧，体内可出现代偿性血液的重新分布，致使胃肠道血液供应明显减少。胃缺血后发生坏死，病理检查时发现局部无胃壁肌肉结构。

（三）胃内压增高

也有人认为胃内压升高可促使贲门部和胃大弯部异常扩张，导致胃肌层断裂而穿孔。这种情况往往发生于分娩后窒息或呼吸障碍时，采用面罩加压呼吸或鼻管供氧时，胃内压力迅速增高，致使胃壁变薄发生破裂。有报道经插管正压呼吸所致胃穿孔的病例，复旦大学附属儿科医院就曾治疗过早产儿鼻饲时奶液流速过快而发生胃穿孔的病例。

（四）医源性损伤

新生儿特别是早产儿胃壁组织薄而嫩，在进行胃肠减压或鼻饲插管时，如所用管子放置不当或过于坚硬，也会造成胃壁损伤以致穿孔。

二、病理

胃破裂穿孔部位多位于胃前壁大弯侧近贲门部，极少数病例为胃后壁穿孔。穿孔大小不一，往往于穿孔边缘组织不规则，呈青紫色或黑色。穿孔主要病理变化是胃壁肌层广泛缺损、坏死，穿孔边缘无肌纤维，黏膜下肌层菲薄，胃腺发育不良或缺如，腹腔内有继发性腹膜炎的病理改变。

三、临床表现

在穿孔发生前无明显的临床症状，部分病例早期表现为拒奶、呕吐、精神萎靡、哭声无力及嗜睡。有正常的胎便排出。穿孔往往发生于出生后开始进奶的 3～5 天，由于大量气体进入腹腔，横膈抬高，影响肺部气体交换，病儿突然出现呼吸急促、紫绀；同时胃液和奶液进入腹腔，毒素吸收，一般情况迅速恶化，出现面色苍白、体温不升、脉搏快而弱、四肢花纹等中毒性休克的征象，未成熟儿多见。

体格检查见腹部高度膨隆，呈球形，腹壁静脉怒张，腹壁、阴囊或阴唇处均有水肿，新生儿脐周腹壁最薄，故常表现为脐周红肿；腹肌紧张，伴有压痛或触之表情怪异；肝浊音界和肠鸣音消失，腹腔积液时有移动性浊音。

四、辅助检查

1. 血 pH 和电解质紊乱，表现为严重的代谢性酸中毒、低钾血症。

2. 腹腔穿刺可吸出大量的气体、液体甚至含奶的腹腔渗液，晚期为脓液，涂片可见革兰阴性杆菌。

3. X 线检查可见膈肌升高，腹腔内有大量游离气体。整个腹腔可成一个大的气液平面，见不到胃泡影，插入胃管减压时，有时可进入腹腔，抽出大量气体，并见腹内气体减少。

五、诊断要点

在胃穿孔前作出诊断比较困难，新生儿第 1～3 天内突然出现呕吐、腹胀、拒奶或精神萎靡就应考虑本病而停止喂奶。如果体征有明显腹胀，腹壁、阴囊或阴唇处水肿，脐周红肿，肝浊音界和肠鸣音消失等腹膜炎体征，就应立即行 X 线检查，膈下大量游离气体和胃泡消失，可考虑本病。腹腔穿刺可帮助诊断，并能减轻腹胀，以改善呼吸。

六、治疗

本病较少见，常在发生胃穿孔后才就诊。穿孔后，患儿迅速出现严重的腹膜炎、败血症和呼吸功能衰竭，死亡率很高。

（一）术前准备

原则为积极改善呼吸、纠正酸中毒及控制中毒性休克。

1. 入院后一旦确定穿孔，立即胃管减压。

2. 输液量为 20 ～ 30ml/（kg·h），术前共补充液体 75ml/kg，其中胶体 10 ～ 20ml/kg，如出现血压波动或有休克的临床征象，给予多巴胺或多巴酚丁胺以维持血压并保护肾功能，同时置保留导尿管以观察尿量。

3. 应用抗生素、给氧、纠正酸中毒及置暖箱保温等。供氧时不宜用正压，以防更多的气体进入腹腔，腹胀明显并影响呼吸时腹腔穿刺减压。

4. 对于有呼吸困难、青紫、经皮氧分压低于 85% 的患儿，应考虑进行气管插管、呼吸机辅助呼吸，近年来的资料显示，对于此类病儿术前术后进行早期、正确的呼吸管理，可大大降低死亡率。

5. 经术前准备 3 ～ 4 小时，血 PH ＞ 7.3，尿量＞ 1ml/（kg·h），即可考虑进行手术治疗，如患儿一般情况尚好，无明显休克征象，也需要进行 1 ～ 2 小时的术前准备，以保证术中循环的稳定。

（二）手术

手术方法为修补穿孔。采用气管插管全身麻醉，脐上腹横切口逐层进腹，探查胃穿孔的部位和范围，并了解有否其他肠道畸形存在。因胃壁肌层缺损的范围较广泛，穿孔边缘往往仅有黏膜和浆膜层，所以要将坏死、薄弱和不正常的胃壁全部切除，切除边缘应有新鲜血液流出，然后全层缝合，再行浆肌层内翻缝合，并用周围大网膜覆盖。绝大部分病例经此方法修补均可成功，小部分病例因胃壁肌层缺损范围过大，需行胃部分切除或全胃切除。手术后用大量温盐水冲洗腹腔，并放置腹腔引流。

（三）术后处理

手术后的主要矛盾是感染及中毒性休克，多数死亡病例术后因腹膜炎而迅速发展为败血症，继而出现肾功能衰竭、呼吸衰竭和 DIC，故术后的抗休克治疗和持续呼吸机辅助呼吸极为重要。同时持续胃肠减压，待肠蠕动恢复后去除胃管。开始喂少量糖水，若无呕吐及腹胀加重，即可开始少量喂奶，逐渐增加到正常量。广谱抗生素须继续应用到伤口愈合，给予支持疗法，注意保暖，按新生儿常规精心护理。

$\cdots\cdots$（高 强）

第三节 先天性十二指肠梗阻

引起先天性十二指肠梗阻的原因很多，主要包括十二指肠闭锁和狭窄、环状胰腺、肠旋转不良、肠系膜上动脉综合征、十二指肠前门静脉以及少见的十二指肠周围先天性异常韧带、十二指肠重复畸形和十二指肠憩室等。

一、十二指肠闭锁砌狭窄

1733 年，Calder 和 Glasgow 首先报告了 2 例新生儿患者具有"不可思议的肠曲"，经尸解证实为十二指肠闭锁。1901 年，Gorder 描述了这种疾病的临床表现。1914 年，丹麦外科医生 Ernst 首先使用十二指肠空肠吻合术成功地治疗了 1 例十二指肠闭锁患儿，1975 年随访该患者已 61 岁，健康状态良好。1929 年，Kaldor 搜集文献报告的 250 例十二指肠闭锁病例，直到 1931 年 Webb 和 Wangensteen 找到仅有 9 例存活。至 20 世纪中叶，随着吻合材料的进步，麻醉技术的提高，围术期监护的完善，十二指肠闭锁患儿的预后得到了极大的改善。在过去的 25 年，十二指肠畸形患儿的生存率从 60% 提高到 90% 以上。

（一）病因

十二指肠狭窄和闭锁常合并其他畸形，如环状胰腺、肠旋转不良、胆道畸形、心血管和泌尿系统畸形等，尤其常伴有 Down 综合征，提示十二指肠闭锁和狭窄与胚胎早期的发育障碍有关。这是与其他小肠闭锁的发病机理是不同的，后者伴发的畸形往往少见，其在大多数情况下，与胚胎晚期的血管意外有关。Tandler1900 年提出胚胎期管腔化过程异常学说来解释十二指肠闭锁和狭窄的病因。他认为胚胎第 4 周肠管发育为一简单的直管，第 5 周管腔内上皮细胞增生的速度超过肠管长度的生长，致上皮细胞堆积而闭塞肠腔，称为"充实期"。胚胎第 8 ~ 10 周，充实的上皮细胞组织内发生空化，出现许多空泡，这些空泡逐渐扩大并沿肠管长轴排列成链状，空泡互相融合贯通出现"腔化期"。胚胎第 12 周时空化过程完成，肠管发育成为正常的消化道。这种演变过程发生障碍可导致肠闭锁。对十二指肠闭锁患儿的病理研究表明，闭锁处管腔内填满上皮及黏膜或仅有腔隙。在隔膜型闭锁膜的两端肠管内，可见多个空化不全的膜性间隔如竹节状，闭锁远端肠腔内仅有少量陶土状未染胆汁的分泌物也证实空化不全学说。

十二指肠闭锁或狭窄多发生在 Vater 壶腹水平，多数胆总管开口在闭锁近端，少数开口在隔膜上或隔膜远端。Cope 及 Bill 的研究进一步阐明 Vater 壶腹区发生的一些异常。此区被称为胚胎事故高发区。在十二指肠空化融合过程中，十二指肠可形成两个平行的管道，同时肝胆管系亦形成两个管道分别与两个分隔的十二指肠连接。这种状态是暂时的。Boyder、Cope 及 Bill 提出 Y 型分叉状胆管形成系此状态胆管发育发生了停顿所致。在 Y 型分叉状胆管间为闭锁的十二指肠（图 21-1）。

（二）病理

1. 病理分型

十二指肠闭锁与狭窄可发生于十二指肠的任何部位，以十二指肠第二段壶腹部附近最多见，梗阻常发生于壶腹的远端，且以隔膜型闭锁为多。多发性十二指肠闭锁很少见。Stauffer 将其分为两类七型。

闭锁 I 缉：十二指肠闭锁但近远两端肠管保持连续性。

闭锁 II 型：十二指肠闭锁的两端由纤维索带连接。

闭锁III型：闭锁近远两端分离，其间血管缺损。

闭锁Ⅳ型：隔膜型闭锁，其隔膜形成"风袋型"。

狭窄Ⅰ型：十二指肠隔膜型狭窄，中央开口。

狭窄Ⅱ型：十二指肠风袋型隔膜，中央仅有小孔。

狭窄Ⅲ型：十二指肠某段肠管缩窄。

值得注意的是十二指肠闭锁或狭窄与胆总管病理解剖关系，如闭锁恰好位于或非常接近于壶腹，致胆总管开口于闭锁之上方或下方。有时胆总管末端分为两根管道，分别进入闭锁远近两端盲袋或开口于隔膜之上或下方。罕见有十二指肠壶腹总胆管开口位置封在两层隔膜之间。在狭窄病例胆总管可开口于十二指肠狭窄段中央，也可呈"L"型开口于狭窄肠段的上端或下端。Gourevitch 在 27 例病理解剖与组织学研究基础上认为这些十二指肠的狭窄段实际上是代表有一个异常位置的胆管。Noblett 在 8 例病理解剖与组织学研究中发现十二指肠狭窄段实际上是胆管树的镜下所见，与 Gourevitch 的看法一致。了解上述病理解剖可避免手术时误伤胆总管。

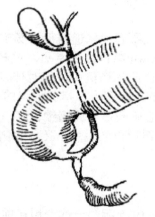

图 21-1　胆总管末端分两支分别开口于闭锁远近端肠腔内

2. 病理改变

十二指肠闭锁近端肠管因为梗阻而扩张、肥厚，肠管直径可达 3～4cm，也可同时有肠壁肌间神经丛变性；肠管高度扩张，肠液、胆汁滞留，可以发生炎症、缺血甚至坏死穿孔，导致气腹、腹膜炎。闭锁远端的十二指肠萎瘪、细小、肠壁菲薄，肠腔内不含气体。

风袋型隔膜因承受近端肠管内压力逐渐向远端延伸，形成袜套样脱垂，使远端萎陷肠管局部有扩张，在风袋型隔膜附着处远端形成狭窄肠管的交界线。手术时应在此交界线上方寻找隔膜。

十二指肠狭窄为不完全性梗阻，肠腔内阻塞较轻，但狭窄部肠壁无扩张功能，随病程的发展，狭窄近心端的肠管逐渐形成巨十二指肠。

（三）临床表现

1. 母孕史

母孕期羊水多与新生儿的高位肠梗阻关系密切已早被认识到。50% 的十二指肠闭锁患儿有羊水增多，因此在产前检查发现有羊水增多的患者应高度怀疑胎儿有十二指肠闭锁的可能。

2. 症状和体征

十二指肠闭锁的患儿出生 1～2 天内喂奶后即出现呕吐，呕吐频繁而剧烈，吐出量比吃奶量多，甚至呈喷射状。呕吐物大多含有胆汁，约有 20% 的患儿闭锁位于壶腹近端，呕吐物中不含胆汁，但可能含有血丝或咖啡样物。体检时见上腹部饱满，偶见胃蠕动波，呕吐剧烈的患儿腹胀不明显。患儿无胎粪排出，偶有排出 1～2 次少量灰绿色干粪或灰色黏液样的肠道分泌物。因持续性呕吐，出现脱水、电解质紊乱、消瘦、精神萎靡，晚期尚可发生吸入性肺炎。

十二指肠狭窄可在新生儿期或数月到几岁时出现症状，症状的迟早决定于狭窄程度的轻重。表现为间歇性呕吐，呕吐物多为带胆汁不消化积食，狭窄较重者呕吐发作较频繁，反之，可间隔数周发作一次。病儿消瘦，有营养不良、贫血和发育障碍。因胃与狭窄近端的十二指肠扩张肥厚，致上腹部膨隆，下腹部平坦或凹陷，叩诊胃区有振水声。病儿常伴有便秘，一些患儿直至成人期才表现出症状通常伴有胃食管返流、食管炎或狭窄近端扩张伴有粪石或异物。

3. 伴发畸形

50% 患儿伴发其他畸形。主要有消化道畸形如肠旋转不良、多发性肠闭锁，先天性愚型和先天性心脏病，以 Down 综合征最常见，该畸形系 21 对染色体为三体性的遗传性疾病。在并发 Down 综合征的病例中，同时伴发心脏大血管畸形者较无 Down 综合征者多一倍。Bailey 报告的 138 例十二指肠梗阻的新生儿中，51 例有伴发畸形，11% 为 Down 综合征；其次为心脏畸形、肠闭锁、肛门闭锁、中枢神经系统畸形等；14 例患儿有 3 种或更多的畸形需要再做手术。死亡病例多有严重畸形如复杂的心脏畸形、短肠综合征等。

（四）诊断

1. 产前超声检查

Loveday、Barr 和 Aitken 在 1975 年第一次使用产前超声诊断报道了十二指肠闭锁的存在。如今，任何有羊水增多的孕妇都要常规行超声检查和随访。产前超声检查，特别是线阵型实时超声扫描对先天性胃肠道梗阻和体表畸形的诊断准确率很高。十二指肠闭锁的胎儿腹腔内显示两个典型的液性区特别容易探测，其与病儿出生后拍摄腹部平片获得"双气泡征"，以诊断十二指肠闭锁具有同样重要的意义。尽管大多数病例诊断相对较晚，约在妊娠 7～8 月，但产前超声检查是诊断十二指肠梗阻的有价值的指标，可以据此行羊膜腔穿刺进行染色体检查，并提醒父母和医生在产后当时就进行相应的护理和治疗。需要指出的是，产前超声不一定能诊断出十二指肠狭窄，因为胎儿吞入的羊水可被远端小肠吸收。半数以上的十二指肠闭锁患儿是未成熟儿，原因在于羊水过多导致的早产，通过羊膜腔穿刺可以减少早产的危险性。

2. X 线检查

出生后不久出现频繁的呕吐，呕吐物含胆汁，就应考虑到十二指肠梗阻。腹部 X 线检查可协助诊断。腹部直立位平片可见到典型的胃和十二指肠第一段内有扩大充气的液平面，即"双泡征"，有时可见到"单泡征"或"三泡征"，而腹部其他部位不含气体。"单泡征"是由于频繁呕吐，十二指肠内积气向上排出，或十二指肠近端肠腔内充满液体而未能显示出液平面。有时扩张的胃发生某种程度的扭转，致胃窦胃体出现两个液平面，加上十二指肠的液平面则出现"三泡征"。十二指肠狭窄的 X 线平片上见上腹部的胃泡明显扩大，十二指肠球部胀气或有液平面，而腹部其他部位仅有少量气体。偶见十二指肠第3、4段闭锁，可有二个十二指肠小的液平面。十二指肠闭锁患儿远端肠管内也可有少量气体，此症罕见。气体可能是通过在梗阻的两端的分叉型胆道进入远端的肠管，此理论已由Raine和Noblett提供依据，他们报道1例十二指肠闭锁患儿不仅远端肠管有气，胆道内也有气体影。

上消化道造影不是必需的。少数十二指肠狭窄，远端含气，或需与肠旋转不良鉴别及除外合并中肠扭转时可以行上消化道造影检查。十二指肠闭锁可以见到杯形的盲端，在十二指肠狭窄，偶尔有细的线状或滴状钡剂流向梗阻远端，或看到管状的狭窄段，上消化道造影中十二指肠有强烈的蠕动和逆蠕动现象。

3. 产后超声波检查

Cohen 1987年报告对11例十二指肠畸形新生儿用注水方法进行超声波检查作出诊断。注水超声波检查对胃、十二指肠提供了用动力学观察解剖形态的方法。具体方法是：腹立位片除外腹部存在游离气体，经鼻胃管注入相当于1次奶量的无菌水进行超声波检查。对十二指肠畸形诊断的敏感性和特异性分别高达100%和99%。国内尚未见到使用注水超声波检查技术诊断十二指肠畸形的报告。此方法与肥厚性幽门狭窄使用注水超声诊断的方法相似，相信这一技术在国内将会引进和开展。

（五）鉴别诊断

1. 幽门闭锁　梗阻位于十二指肠球部以上，呕吐物为奶汁。腹部平片仅见左上腹一宽阔的胃液平面，腹部其他部位完全无气体。病儿可出现低氯低钾性碱中毒。

2. 先天性肥厚性幽门狭窄　呕吐发生于出生后2～3周，进行性加剧。呕吐物为奶汁或含有血丝。右上腹部可扪及橄榄形肿块。钡餐检查显示幽门为线条状幽门管。

3. 先天性肠旋转不良　因异常的盲肠系带压迫十二指肠第三段引起不完全性梗阻，应与十二指肠狭窄鉴别，钡剂灌肠检查可见盲肠位于右上腹或其他异常位置。

4. 环状胰腺　环状胰腺压迫十二指肠第二段，按其压迫程度出现完全性或不完全性十二指肠梗阻，与闭锁或狭窄较难区别，需经手术确诊，两者治疗方法相同。

（六）治疗

1. 术前准备

十二指肠畸形的存在并不一定意味着急诊手术。在排除肠扭转的情况下，采用延期手术的方式而使患儿处于良好的术前状态。

积极的术前准备包括给早产儿置暖箱，充分的胃肠减压，如果胃内容物稠厚，可用温生理盐水洗胃，同时开始静脉补液，补充维生素K。纠正脱水及电解质紊乱，病情较重者应输入适量的胶体。所有的患儿应进行详细的检查以除外合并畸形以及可能存在的循环或呼吸系统的并发症。未成熟儿可延期手术达数周，在此期间应保持充分的通畅的胃肠减压，TPN或空肠造瘘管饲以提供充足的能量和蛋白。而十二指肠狭窄患儿，术前应纠正慢性脱水、贫血和营养不良，充分准备后择期手术。

2. 手术技术

切口可选择有上腹旁正中切口或右上腹横切口，进入腹腔后探查十二指肠闭锁或狭窄的程度，并注意除外其他部位的畸形，探查时禁忌施行不必要的解剖和暴露。常用术式如下。

（1）十二指肠隔膜切除手术　本术式适用于肠管组织健康，蠕动功能良好的隔膜型或风袋型闭锁与狭窄。进入腹腔后游离结肠肝曲，暴露并仔细检查十二指肠各部及其周围脏器。如伴发先天性肠旋转不良先作 Ladd 手术。彻底松解 Treitz 韧带游离并拉直十二指肠，直视下仔细辨认隔膜位置。通常十二指肠梗阻粗细肠管交界处即腔内隔膜附着位置，该处肠管色泽略淡并有一浅凹的环形痕迹，手指触摸时呈增厚感。风袋型闭锁因隔膜向肠腔远端脱垂，肠管粗细交界处与隔膜附着位置并不在同一水平上，而是"风袋"的底部。确定隔膜位置后在十二指肠前外侧壁上，跨越隔膜附着处纵形切开肠壁约 1.5～2cm 长（图 21-2）。

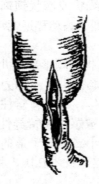

图 21-2　纵形切开十二指肠前壁

牵开肠壁显露隔膜，用尖镊子轻轻夹起作隔膜环形剪除。剪除时应留下 1mm 左右的隔膜边缘，用 0 号细丝线作间断缝合隔膜边缘止血。取软质硅管经肠壁切口插入十二指肠腔远端，注入适量生理盐水或空气，检查远端肠管是否通畅。如果存在十二指肠多发闭锁或空、回肠闭锁应同时手术治疗。待确定远端肠管通畅，用 0 号丝线将肠壁切口作横形间断缝合。做单层黏膜内翻缝合即缝针穿过肠壁时黏膜层只需带及即可，将线结打在肠腔内。如肠腔内径较宽也可做双层间断缝合法。

应特别注意切除十二指肠降部壶腹附近隔膜的手术操作，谨防损伤乳头处的胰胆管开口，尤其应警惕胰胆管直接开口于隔膜内或胆总管分两支开口。剪除隔膜前先按摩胆囊，观察胆汁由乳头开口处流出（乳头位于降部中点内侧缘）。若是分两支开口，则可见隔膜之上、下各有开口流出胆汁，看清开口部位后剪除隔膜时保留乳头附近隔膜不作缝合，其余的隔膜缝合止血后再次按摩胆汁至胆汁流出，证实胰胆管开口正常方可缝合肠壁切口。

（2）十二指肠-十二指肠菱形吻合手术　适用于隔膜型闭锁伴肠壁纤维性改变蠕动功能不良，或并存环状胰腺者不能采用肠壁纵形隔膜切除手术者。

（3）十二指肠裁剪尾状成形吻合术　梗阻近端十二指肠明显扩张肠壁肥厚形成巨十二指肠，因肠管功能不良，施行单纯吻合术仍不能解除梗阻，需将扩张的十二指肠进行裁剪尾状成形后行十二指肠端端吻合术。

进腹后显露十二指肠，游离十二指肠各部，必要时松解 Treitz 韧带拉直十二指肠。盲端型闭锁者游离两盲端后，置软质肠钳横形切开（或切除1～2cm）近侧盲端底部肠壁，开放肠腔并吸净肠内液，再于扩张肠管前外侧壁作恰当的锥形切除，使近端肠管口径接近远端十二指肠口径。

用 0 号丝线将肠壁切口作双层间断缝合使近端肠管尾状成形。为减少术中出血，裁剪时可自近心端向远心端方向边切除边缝合十二指肠壁（图 21-3）。切除远侧肠管盲端 1cm 左右，与近端尾状成形肠管行端端吻合术。隔膜型闭锁，切除隔膜后同样裁剪尾状成形术。

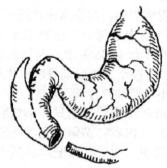

图 21-3　十二指肠裁剪

（4）十二指肠－十二指肠吻合手术　盲端里十二指肠闭锁，梗阻近端肠管虽扩张但肠壁健康，蠕动功能良好这，可行十二指肠—十二指肠端侧吻合术。

（5）结肠后十二指肠－空肠吻合术　病儿因低体重，并存多种严重畸形而不能耐受较长时间手术可选用本式。游离梗阻近端十二指肠，向上翻起横结肠在系膜右侧无血管区戳孔扩大显露十二指肠前壁。用细丝线将十二指肠扩大肠管的肠壁固定于肠系膜裂隙边缘。提起近端空肠按顺蠕动方向贴近十二指肠壁，选择扩大十二指肠的最低部位施行十二指肠－空肠侧侧吻合术。注意空肠输入襻长度应适宜，太长会发生肠管扭曲或内疝，太短造成张力影响吻合口愈合。

3. 术后监护

新生儿术后被转送至重症监护室，密切监护。置于暖箱中，维持液体量 80 ～ 100mg/（kg·d），同时补充胃管内的液体丢失。给予维生素 B_1，维生素 C，有利于伤口的愈合。尿量一般应达到 40 ～ 50ml/（kg·d），尿比重 1.005 ～ 1.015。体重稳定提示补液恰当，密切监测血糖、电解质、胆红素水平以避免低血糖、酸中毒及核黄疸。

当观察到肠运动并同时伴胃肠减压颜色变清，量少于 1ml/kg，并可闻及肠鸣音和大便排出时，可去除胃管，开始喂养。一般来说，这至少需要 5 ～ 12 天的时间。在此期间，应用 TPN 进行充分的营养

支持。有学者推荐在术中置入通过吻合口的减压管，但另有一部分学者在实践中发现，其效果与单纯的胃肠减压相似，且经常会发生减压管位置的改变，甚至堵住吻合口而导致梗阻，因此他们主张放弃该技术的应用。

经口喂养必须非常小心，第一次喂养应给予清流质，并将喂养时间逐渐缩短为每 3 小时一次。必要时在喂养前可先排空胃。当患儿能耐受每 3 小时一次的清流质时，可以开始喂养母乳或配方奶。一些作者建议在手术时置入空肠造瘘营养管，这样在术后就可以开始经肠道营养。尽可能早的开展经肠道营养，可以避免长期静脉营养所带来的并发症，如败血症、胆汁淤积症、肝毒性损害等。同时使用抗生素预防全身及肺部感染。

（七）术后并发症的预防及处理

1. 十二指肠梗阻持续存在

为本病常见术后并发症，常见的原因如下。

（1）手术技术错误　如隔膜型闭锁行隔膜切除不彻底保留隔膜边缘组织过多，肠腔通过不畅。隔膜附着处肠壁组织已呈纤维变性仍杂采用肠壁切开，隔膜切除，术后肠蠕动差，梗阻未能解除。行肠吻合术时吻合口组织内翻过多，或切口过小，或缝线缝住吻合口造成梗阻。这类并发症需要再次手术重作隔膜切除或重新吻合。

（2）遗漏并存的肠道畸形　术中遗漏十二指肠多发闭锁或空、回肠闭锁，术后仍存在肠梗阻。对并发肠旋转不良未行 Ladd 手术或未彻底松解 Treize 韧带。预防措施是术中仔细检查全消化道，可在术中经十二指肠插管注入生理盐水或空气，追踪液（气）体通过全部肠管直至直肠，方不致遗漏并存畸形。

（3）保留扩张肥厚十二指肠近端肠管　因只作单纯肠吻合手术，扩张肥厚的近端十二指肠丧失蠕动功能，术后胃肠内容物潴留于无功能的十二指肠腔内，患儿不断呕吐胆汁样物，还可发生返流性胃炎。故对扩张肥厚的巨十二指肠因先行裁剪成形再与远端肠管行吻合术。

2. 损伤胰胆管开口

处理十二指肠降部隔膜应十分谨慎，尤其因隔膜发生炎症、水肿，剪除隔膜时容易出血使手术野模糊不清、误扎胰胆管开口，包括分支的两个胆总管开口。因此剪除隔膜前一定要准确判断胰胆管开口位置，看清楚胆汁排出情况，采用高频双极电凝刀细心切除隔膜（切勿伤及肠壁），或用边切边缝合止血的方法保持手术野清晰，力求切除隔膜满意而又不损伤胰胆管开口。

二、环状胰腺

环状胰腺指胰腺组织在十二指肠呈环状或钳状压迫的先天性畸形，是先天性十二指肠梗阻原因之一。1818 年 Tiedemann 首次报道了环状胰腺，1901 年 Corder 详尽地描述了该疾病的临床表现。据国外资料，环状胰腺的发病率为 1：6000，70%～75% 为男性患者，约占十二指肠梗阻性疾病发病的 10%～30%。

（一）病因

胚胎第 4 周原肠的肌层突出两个隆起，即为胰腺始基（胰芽），背侧始基在十二指肠的后方向左侧迅速生长，发展成胰体、胰尾及胰头的一部分；腹侧始基则位于十二指肠前方，它又分为位置相对的左右两叶，始基左叶逐渐萎缩而消失。胚胎第 6 周时，腹侧始基右叶连同 Wirsung 管（即胰管）伴随十二指肠向右向后旋转，与胰腺背侧始基融合成为胰头的另一部分，同时 Wirsung 管与背侧始基的 Santorini 管（副胰管）融合成主胰管，当 Santorini 管存留时，则形成副胰管。

环状胰腺的病因学有以下几种学说：

1. 始基增生肥大　Tieken 和 Lerat 等认为，环胰形成是由于胚胎期背侧始基头部和腹侧始基的胰腺组织增生肥大，并从十二指肠的两侧围绕肠壁融合成环形。而胰腺组织增生是炎症的结果。

2. 腹侧始基右叶尖端固定 Lecco　以及其他多数学者认为，正常胚胎的腹侧始基右叶的尖端应呈游离状态，如果尖端固定于十二指肠壁，那么但十二指肠向右旋转时，始基右叶被牵电绕过十二指肠右侧面，与背侧始基融合而形成环状胰腺（图 21-4）。

3. 腹侧始基左叶存留　Baldwin 认为正常情况下，胰腺腹侧始基的左叶在胚胎早期就已经萎缩消失，如果左叶存留下来，则两叶始基可环绕十二指肠的前面和后面而形成环胰。

4. 潜在胰芽融合停滞　有人认为胚胎早期，有构成胰腺组织能力的潜在胰芽保留在原肠内，正常情况下这些潜在的胰芽互相融合，形成胰腺的腹侧和背侧始基，再由原肠发出。如果这种融合的过程于中途停顿，而在稍晚时期在同一平面的腺体再进行环形融合，则形成环状胰腺。Erimogln 发现一例 46 岁病人除有主胰管外，尚有 4 根小胰管独立地从环状胰腺进入十二指肠。

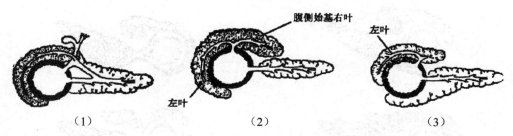

图 21-4　环状胰腺形成的病因
（1）腹侧始基尖端固定；（2）（3）腹侧始基左叶存留，左右两叶环绕十二指肠

（二）病理

环状胰膜是真正的胰腺组织，有胰岛和腺泡组织。它呈一片薄薄的狭长带，宽度为 0.8～5.0cm 不等，环绕于十二指肠降部，相当于胰胆管开口的壶腹部水平或其远端。在环状胰腺内有一导管，由前面绕过十二指肠右壁之外后侧，进入主胰管或单独开口于十二指肠。环状胰腺虽然属于十二指肠外部组织，但常向十二指肠壁内生长，并与肠壁各层组织互相交织直达黏膜下层。有时候胆总管下部通过环状胰腺的后面，使其受压或弯曲成角而致阻塞。此外，环胰还常与十二指肠闭锁或狭窄并存。因为十二指肠发育过程中经过的"充实期"与十二指肠旋转和胰腺两个始基融合的阶段恰好在同一胚胎时期，如果在这个阶段有发育障碍，这些畸形将同时出现。充分认识以上事实，对指导临床选择手术方法甚为重要，说明为何单纯切端环胰或部分切除环胰均招致不良后果。

环状胰腺大体形态可分为环状、钳状和分节状。王德生将其分为四型（图 21-5）。

环状胰腺对十二指肠产生压迫时才引起病理变化。根据压迫程度形成完全性或不完全性的十二指肠梗阻。梗阻以上胃肠扩张，以十二指肠球部或降部近端最明显，继之胃和幽门管扩张。环状胰腺可压迫胆总管造成胆道系统的不完全性梗阻，致肝外胆管扩张，胆汁淤滞，产生不同程度的黄疸；由于胆汁潴留致胆管内压增高，胆汁可逆流入胰管，导致胰腺炎。环状胰腺常并发其他畸形，约为 30%～75%。并发畸形依发生率多寡，顺序为先天愚型、肠旋转不良、先天性心脏病、美克尔憩室、直肠肛门畸形及食管闭锁。也有合并十二指肠隔膜以及环状胰腺头部位于闭锁的十二指肠两盲端之间的报道。呈半环形胰腺如十二指肠发育正常可无十二指肠梗阻的征象。

（三）临床表现

临床症状取决于环状胰腺对十二指肠的压迫程度。并不是所有环状胰腺患儿均出现症状，Bickford 等认为只有 1/3 病例表现症状，并需进行手术治疗，大部分病例可终生无症状。

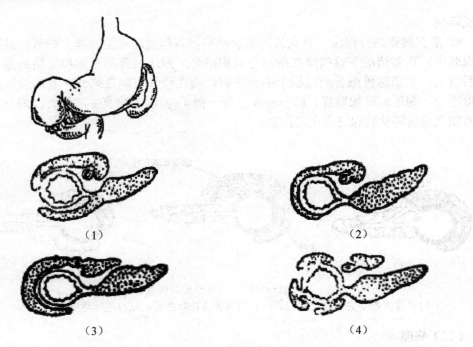

图 21-5　环状胰腺类型
（1）胰腺环绕十二指肠前后壁；（2）胰腺十二指肠前壁；（3）胰腺环绕十二指肠前后壁；
（4）分节环状胰腺

1. **母亲妊娠期羊水过多**　与其他先天性高位肠梗阻情况相似，患儿母亲常有羊水过多史，羊水量多者可达 8000ml。约半数患儿出生体重在 2500g 以下。

2. **发病年龄**　视十二指肠受压程度而定，压迫愈严重，发病愈早。压迫致完全性或接近完全性梗阻者，于新生儿期就出现症状。不完全梗阻者可在任何年龄发病，甚至到晚年出现症状。Merrill（1976 年）报告 24 例环状胰腺中，22 例为 1 周以内的新生儿，1 例年龄 3 周，仅 1 例年龄 11 岁。国内报道也指出环状胰腺在新生儿年龄组发病最高，20 例新生儿环状胰腺病例中，生后 3 天以内出现症状者 18 例。故多数学者认为，先天性环状胰腺是新生儿的课题。

3. **十二指肠完全性梗阻**　十二指肠降部完全梗阻是由环状胰腺压迫紧窄所致。患儿主要症状是呕吐，往往在出生后 1～2 天内或第 1 次喂奶即出现呕吐，呕吐为持续性，呕吐物多含黄绿色胆汁。如果环状胰腺压迫在壶腹部水平或近端，则呕吐物为胃内容物或咖啡样物。体检时可见胃区饱满膨胀，有时可见胃型和胃蠕动波。但部分病例因连续呕吐，使扩张的胃和十二指肠内容物排空而腹胀消失，由于频繁呕吐使患儿迅速出现消瘦、脱水、电解质紊乱和体重下降。因误吸并发吸入性肺炎时，患儿出现呼吸急促、呛咳、甚至导致心衰，使病情更趋危重。

环状胰腺患儿一般均有正常胎粪排出，少数病例胎粪排出延迟。但每次排胎粪量少而且黏稠，胎粪排净时间延长。

4. **十二指肠不完全性梗阻**　症状出现较迟，表现为间歇性呕吐，呕吐物中多呈带酸味的宿食。进食后上腹部饱满膨胀、打嗝、嗳气、胃纳不佳。有时胃区可叩击出震水音。症状表现随年龄俱增，呕吐间歇时间缩短，身体发育及营养状况均受障碍。

5. 黄疸　新生儿病例可出现黄疸。当环状胰腺压迫胆总管下端引起梗阻，使肝内胆汁游积，胆总管扩张而发生黄疸，血清中直接胆红素上升，最高可达 21.7mg/dl。

6. 胃、十二指肠溃疡　有人认为，环状胰腺于壶腹部近端时，胆汁和十二指肠内碱性液量减少，削弱了对胃酸的中和作用，致胃、十二指肠黏膜受胃酸侵蚀而发生消化性溃疡及溃疡出血，这种症状在年龄较大的儿童中可以见到。

（四）诊断和鉴别诊断

腹部平片见到典型的"双泡征"或"单泡征"、"三泡征"时，是十二指肠梗阻型疾患的共同表现。术前诊断十二指肠梗阻并不困难，但在新生儿病例欲区别环状胰腺还是肠闭锁却有一定的难度，因为两种疾病在 X 线上表现相似，而且两种畸形又常同时并存，结合病史，不排胎粪或排油灰样胎便有助于鉴别。为进一步确诊可作钡餐或碘油造影检查，当钡剂在十二指肠降部受阻时，首先考虑为环状胰腺。环胰压迫十二指肠所致之十二指肠梗阻时，钡餐检查可显示十二指肠球部和幽门管扩张，降部呈现内陷，降部以下钡剂不能通过，可呈线形狭窄或阶段性缩窄，钡剂排空延迟。如果十二指肠梗阻在第三部时，则以肠旋转不良、异常腹膜系带压迫的可能性最大。有人认为，新生儿病例经腹部立位片检查，确诊有十二指肠梗组时就应采取剖腹手术，不宜再作过多的检查，以防止检查时过多的搬动以及钡剂误吸对患儿造成的损害。呕吐物不含胆汁时，应与肥厚性幽门狭窄鉴别，后者在钡餐检查时显示幽门管固定性延长，狭窄而呈浅弧线形状，幽门前区呈鸟嘴状表现。钡剂灌肠检查，可协助排除先天性肠闭锁及肠旋转不良，钡剂灌肠检查显示正常结肠时，可为环状胰腺提供诊断依据。

（五）治疗

1. 术前准备

新生儿病例伴脱水者，迅速补充液体和电解质，按血液生化检查结果纠正酸碱失衡和电解质紊乱，全身情况差应输给适量新鲜血或血浆以提高机体免疫力。置胃肠减压，防止误吸。合并肺部感染经静脉输给抗生素，注射维生素 K 和维生素 C，预防术后出血。

慢性十二指肠梗阻患儿，应纠正营养不良和慢性脱水。术前数日每天补给氨基酸和脂肪乳剂。贫血和低蛋白血症者输 1～2 次全血或血浆，待全身情况改善后手术。手术前两日给流质饮食，术前晚用生理盐水洗胃，并给适量的抗生素预防感染。

2. 手术技术

（1）十二指肠－十二指肠菱形吻合手术　本手术适用于环胰较狭小的新生儿病例。其优点有操作简便，恢复十二指肠连贯性，符合肠道生理，吻合口通畅，故为多数学者所采纳。

进入腹腔后，剪断肝结肠韧带，游离横结肠肝曲，显露十二指肠球部、降部直至水平部。如并存肠旋转不良行 Ladd 手术将横结肠推至左侧腹腔。此时可见降部肠壁外被浅黄色或淡红色带状结构的环状胰腺环绕着。环胰多位于壶腹部或其远端，如果环状胰腺紧缩则使环上和环下的十二指肠肠管呈膨出状。环胰以上十二指肠扩张尤以球部最为显着，环胰以下肠管自膨出部以下呈萎缩细小。充分游离十二指肠和空肠起始部，拉直十二指肠。在环上扩张肠管离环胰上缘约 4～5mm 处作长约 2～2.5cm 的横切口，环下相应部位的肠管作同等长度的纵切口。在切口上分别定出 AA′、BB′、CC′、DD′ 点。用无损伤 5-0 号细丝线将两切口作单层间断缝合法吻合。分别将 AA′、

BB′、CC′、DD′四点缝合（图 21-6）。缝合后吻合口呈菱形开放。

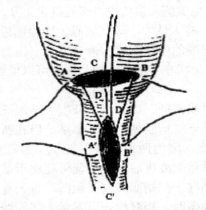

图 21-6　十二指肠－十二指肠菱形吻合

（2）结肠后十二指肠－空肠 Roux-Y 吻合手术　对于年龄较大或环状胰腺宽厚者，作菱形吻合术时必须分离环状胰腺的上、下缘组织，易发生出血或胰腺损伤时可做本手术。

进入腹腔后提起近端空肠，离 Treitz 韧带 10 ～ 15cm 处，逐一结扎切端空肠系膜血管，切断空肠注意勿损伤肠管血供。在右侧结肠系膜无血管区戳孔，将远侧空肠切端经结肠系膜孔提至十二指肠前。选择环胰近端扩张肠管紧贴胰腺上缘作长约 3cm 的横形切口，用双层缝合法行十二指肠－空肠 ROUX-Y 吻合术。

（3）结肠后下二指肠－空肠侧侧吻合手术详见十二指肠闭锁手术章节。

（4）胃－空肠侧侧吻合术本术式可导致十二指肠近端盲端综合征和空肠边缘性溃疡，现已很少使用。

3. 术后监护及处理

新生儿术后被转送至重症监护室，密切监护。置于暖箱中，维持液体量 80 ～ 100mg/（kg·d），同时补充胃管内的液体丢失。给予维生素 B，、维生素 C，有利于伤口的愈合。尿晕一般应到达 40 ～ 50ml/（kg·d），尿比重 1.005 ～ 1.015。体重稳定提示补液恰当，密切监测血糖、电解质、胆红素水平以避免低血糖、酸中毒及核黄疸。

当观察到肠运动并同时伴胃肠减压颜色变清，量少于 1ml/kg，并可闻及肠鸣音和大便排出时，可去除胃管，开始喂养。一般来说，这至少需要 5 ～ 12 天的时间。新生儿先试喂少量开水，如无不良反应再喂奶。年长儿给适量流质饮食再逐渐增加食量，切忌操之过急。全身情况差或营养不良者，术后给 5 ～ 7 天短期静脉营养以促进吻合口愈合。继续用抗生素预防感染。细心观察腹部变化，有无切口感染及吻合口并发症的发生。

（六）术后并发症的处理

1. 吻合口狭窄　是较常见的手术后并发症。十二指肠吻合口切口太小，吻合时切口边缘组织内翻过多，吻合口呈直线形而非菱形等均可造成吻合口狭窄。手术后十二指肠梗阻症状继续存在，往往需手术重作菱形吻合术。

2. 十二指肠盲端综合征　十二直肠吻合口位置过高，切口远离环状胰腺上缘，吻合后易发生十二指肠盲端综合征。病儿经常呕吐含胆汁胃内容物，影响营养物质摄取及生长发育。需要再次手术行十二指肠 - 空肠 Roux—Y 吻合术。

3. **吻合口瘘** 多因吻合技术欠佳所致，如缝合过稀或过密，单层吻合时缝针穿过黏膜太深，缝合线结扎太紧影响吻合口血运，肠壁两切缘对合不良及吻合口有张力等均可导致吻合口瘘发生。术前严重低蛋白血症也是吻合口愈合不良原因之一。因此作好术前准备改善全身情况，手术操作细致、娴熟、规范等都很重要。一旦发生吻合口瘘应立即置胃肠减压，开腹置双套管腹腔引流，必要时胃造口置管于十二指肠腔内引流和空肠造口插置营养管滴注营养液，加强支持疗法或 TPN 治疗。

三、肠旋转不良

肠旋转不良是指在胚胎期肠道以肠系膜上动脉为轴心的旋转运动不完全或异常，使肠道位置发生变异和肠系膜附着不全或异常，使肠道位置发生变异和肠系膜附着不全面而引起的肠梗阻。它是新生儿肠梗阻的常见原因。

（一）病因

正常胚胎肠道旋转和附着包括两部分，近端十二指肠空肠袢及远端盲肠结肠袢。胚胎早期的肠管为一直管，分前肠、中肠、后肠三部分，它们有一共同的肠系膜。第 5 周时中肠近端发育为十二指肠、空肠及近端回肠，远端发育成回肠、盲肠、升结肠及横结肠。第 6 周时中肠迅速生长，超过腹腔的发育速度，以致中肠在腹腔经脐孔被挤到脐带的基底部。第 8 周时十二指肠空肠袢回至腹腔，以肠系膜上动脉为轴心，开始90°的逆时针方向旋转，转至肠系膜上动脉右侧。第 10 周时腹腔生长加快，容积增大，位于脐带内的中肠，由空肠领先退回腹腔，并进行逆时针方向旋转。此时十二指肠空肠袢再旋转，转至肠系膜上动脉的背后，接着继续旋转90°，到达肠系膜上动脉的左侧。至此共旋转270°，完成十二指肠空肠袢的正常旋转，并固定于后腹壁。同时盲肠袢相继回到腹腔，位于肠系膜上动脉的前下方，然后也按逆时针方向旋转，共旋转270°至右下腹髂凹为止。第 11 周末正常的肠旋转全部完成，升结肠与降结肠系膜附着于两侧后腹壁，小肠系膜由左上腹斜向右下腹与后腹壁融合。在肠旋转过程中，因受某种因素的彩响，旋转运动发生障碍，即可发生肠旋转不良。

（二）病理

1. **腹膜索带压迫十二指肠** 是最常见的病理畸形，由于中肠缩入腹腔后旋转中止，盲肠、升结肠位于幽门部或上腹部胃的下方，从盲、升结肠出发的腹膜索带跨越十二指肠第 3 段前面，并附着于腹壁右后外侧，因受索带压迫十二指肠梗阻。有些病例，盲肠停顿并固定于十二指肠前面，直接压迫十二指肠形成梗阻（图 21-7）。

2. **肠扭转** 发生率高。在肠旋转失常时，整个小肠系膜不附着或附着不全，仅在肠系膜上动脉根部附近有狭窄的系膜附着于后腹壁，因而小肠极易环绕肠系膜根部发生扭转。有时盲、升结肠非常游离，与小肠同时扭转，称为中肠扭转，扭转多是顺时针方向的扭转，扭转45° ～ 720° 不等。扭转度数较少时可能自然复位，但不久又再度扭转，临床上形成间歇性发作的完全或不完全性肠梗阻。在经时过久或扭转特别紧窄时形成绞窄性肠梗阻，甚至造成肠系腹上动脉脉梗塞，导致整个中肠发生绞窄性坏死。

3. **空肠上段膜状组织压迫和屈曲** 若十二指肠空肠袢停留在肠系膜上动脉前方面不进行旋转，则成为腹膜后器官。这时空肠第 1 段为腹膜索带和许多膜状组织牵缠，并使它屈曲而形成梗阻。

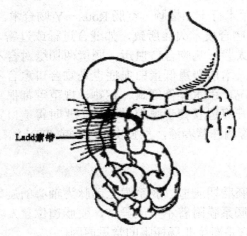

图 21-7　覆膜索带压迫十二指肠

4. 肠不旋转　因胚胎的脐孔过大，中肠在缩回腹腔时未发生旋转，而是保持在脐带内的原始位置回到腹腔。十二指肠、空肠、回肠位于腹腔右侧，结肠位于腹部左侧，盲肠和阑尾均位于左下腹部。全部中肠仅在肠系膜上动脉根部附近有狭窄的附着，使整个中肠容易发生顺时针方向扭转。肠不旋转很少单独存在，往往伴发脐膨出、腹裂及后外侧横膈疝等畸形。

5. 中肠反向旋转　在中肠缩回腹腔时，若不是由空肠领先，而是由盲肠领先回到腹则使正常的反时钟旋转变为顺时针旋转。如果十二指肠位于肠系膜上动脉前方，回肠结肠袢经肠膜上动脉后方顺时针方向转至右下腹。因此，横结肠位于肠系膜上动脉的后面，而小肠系膜位于横结肠的前面。由于肠管间的粘连，异常韧带的压迫和血管、肠管间的异常压迫亦可产生不同类型的肠梗阻。这种畸形少见（图 21-8）。

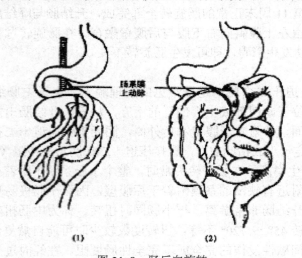

肠系膜
上动脉

(1)　　　　　　　　　　(2)

图 21-8　肠反向旋转

6. 盲肠位置正常的肠旋转不良　在胚胎期有时可出现十二指肠旋转失常而盲肠正常旋转，此时十二指肠空肠袢停留于肠系膜上动脉右侧，小肠系膜附着不全，同时有腹膜索带压迫十二指肠。有时，十二指肠和盲肠旋转至正常位置，但盲肠、升结肠系膜不附着，由升结肠或横结肠肝曲出发的腹膜索带跨越十二指肠附着后腹壁。这种类型的肠旋转不良同样可产生十二指肠梗阻和中肠扭转。

7. 十二指肠反向旋转　十二指肠发生顺时针旋转，使十二指肠停留于肠系膜的前方。可产生 3 种畸形：（1）盲肠停留于左侧腹腔，小肠则位于盲肠结肠系膜前面；（2）盲结肠在肠系膜上动脉前方旋转，小肠位于结肠系膜后面；（3）右半结肠正常旋转并附着于右侧后腹壁时，其系膜形成油囊包裹全部小肠及肠系膜血管，成为结肠系膜疝。这种畸形亦罕见。

8. 肠旋转不良的伴发畸形　30% 肠旋转不良患儿有伴发的畸形，常可合并脐膨出、腹裂膈疝、十二指肠闭锁或狭窄，空肠闭锁、环状胰腺、美克尔憩室、直肠肛门畸形、先天性巨结肠、先天性心脏病、脊柱畸形等。

（三）临床表现

可存在不同的临床表现。患儿可表现为慢性腹痛，或出现急性肠扭转及肠缺血性损伤。一般说来。可将临床表现和所观察到的解剖异常联系起来，但可有许多变异和例外。

1. 急性中肠扭转　肠旋转不良时，由于肠系膜往往为缩窄的系膜，从而容易导致小肠或中肠绕系膜根部发生扭转。往往多见于新生儿，约占 78%。典型的症状是出生后有正常的胎粪排出，生后 3～5 天突然发生大量的胆汁性呕吐，排便减少。如有血便排出，说明中肠扭转持久而且紧窄，发生了肠绞窄。如果病情发展至肠坏死和穿孔时，患儿一般表现为明显脱水，电解质紊乱，紫甜，四肢发凉，皮肤花纹等中毒性休克表现。腹胀、腹壁静脉扩张，腹壁皮肤发红，有指压痕、肠鸣音消失等。

2. 慢性中肠扭转　由于随体位改变或肠蠕动时的自动复位，使中肠扭转的症状不重或表现为呕吐后症状减轻及反复的症状出现，往往会导致淋巴和静脉回流受阻及肠系膜淋巴结肿大，甚至淋巴窦或乳糜管破裂而引起乳糜腹。这种情况 1～2 岁以上的患儿多见。长期的不完全性梗阻的存在，使吸收障碍，随后导致不同程度的营养不良。因此，反复的腹部疼痛和营养不良成为了慢性中肠扭转的主要症状。在这种情况下，应行胃肠道钡餐检查，以进行相应的诊断和鉴别诊断。

3. 无症状的肠旋转不良　无症状的患儿在胃肠道检查中无意发现肠旋转不良的存在就要考虑可能发生并发症的危险性。Wang 和 Welch 在 50 例成人病例的调查中发现，有 26 例患者会出现有该疾病所导致的并发症。他们认为肠旋转不良在任何年龄都可手术，但是在 2 岁以内的无症状婴儿，应该行手术治疗，因为肠扭转发生的危险性很高。在因急腹症探查手术中往往能发现肠旋转不良，Collen 的 71000 例急性阑尾炎病例中，有 2849 例因不同程度的肠旋转不良的存在而发现阑尾处在不正常的位置，这些患儿应在手术恢复后行上消化道造影以进一步评价。

4. 先天性索带导致的急、慢性肠梗阻　腹腔索带横过十二指肠第二部和第三部引起外在性的压迫或膜状组织牵缠屈曲导致十二指肠及空肠上段的急性或慢性的肠梗阻。在这类患儿中，中肠扭转不是常见的现象。婴幼儿或新生儿常表现出喷射性或胆汁性的呕吐，伴或不伴有腹胀，可以看到胃蠕动波，并常伴有黄疸的出现。上消化道造影可协助诊断。

5. 反向旋转伴结肠梗阻　比较少见。十二指肠和空肠位于肠系膜上动脉前方，阻挡了后方的横结肠，造成完全性或不完全性的结肠梗阻，这种情况在成多见而小儿少见。

6. 内疝　右侧或左侧的肠系膜缺少固定而产生内疝，肠管出入疝隙而导致完全性的肠梗阻和肠绞窄，最常见的是左侧和右侧结肠系膜疝，但这种情况在临床上较少见。

（四）诊断和鉴别诊断

凡新生儿有胆汁性呕吐，曾有正常胎粪排出的高位肠阻，应考虑为肠旋转不良所致。较大儿童的诊断比较困难，确诊需依靠 X 线检查。

典型的腹部平片相似显示为胃和十二指肠扩大，小肠内仅有少量气体甚至完全无气体。表现为"双泡征"或"三泡征"，与十二指肠狭窄或闭锁很难鉴别，钡剂灌肠是诊断肠旋转不良的重要依据，如能显示盲肠位置异常时，对肠旋转不良的诊断具有决定性意义。盲肠、升结肠可位于左、右上腹或中上腹部，或大部分结肠在左侧腹部互相重叠等。但是盲肠位置正常也不排除肠旋转不良，少数病例盲肠、升结肠十分游离，钡剂灌肠时有过多钡剂的灌入，由于重力和体位因素，也可使盲肠位于右下腹位置。对于盲肠旋转不良，十二指肠空肠袢旋转不良的患者，盲肠也位于右下腹。

钡餐检查主要用于病程较长，症状间歇性发作的婴儿和儿童，对钡剂灌肠显示盲肠位置正常的患儿更有必要。钡餐检查可显示十二指肠梗阻部位及形态，往往可以看到胃和十二指肠扩大，钡剂潴留或通过缓慢；十二指肠空肠袢于右侧腹部垂直下行，或呈螺旋状走形。全消化道钡餐还可见到阑尾位置异常。对于新生儿，由于容易吸入性肺炎，尽量不作钡餐，有的学者提出新生儿病例只要明确有十二指肠梗阻的存在，即应手术探查。

先天性肠旋转不良应与十二指肠闭锁或狭窄、环状胰腺相鉴别；并发肠扭转、肠绞窄的病例应注意和坏死性小肠结肠炎鉴别；伴发黄疸时应与新生儿高胆红素血症、新生儿肝炎或先天性胆道畸形相鉴别。但腹膜索带压迫十二指肠壶腹的上部时，呕吐物不含胆汁，应与幽门肥厚性狭窄相鉴别。上述鉴别可行 B 超、腹部平片、钡剂灌肠及钡餐检查协助诊断。

（五）治疗

1. 术前准备

同环状胰腺章节。

2. 手术技术章节

（1）Ladd 手术　该术式为传统术式，效果良好。

肠扭转复位：开腹后即迅速将全部小肠提出切口外，检查肠系膜根部判断肠扭转程度。一般为顺时针方向扭转为多见。将全部小肠托于手掌上按逆时针方向转回，直至扭转的肠管完全复位（图 21-9）。复位后的小肠肠系膜平坦即可见系膜血管搏动，肠管色泽转为红润，蠕动恢复，肠腔内开始均匀充气。

松解十二指肠前腹膜索带：肠扭转复位后检查盲肠，可见腹膜索带自盲、结肠发出，跨越十二指肠前方并压迫十二指肠，然后附着于右侧后腹壁。剪断腹膜索带并分离松解十二指肠周围所有粘连带，使盲结肠彻底游离，将全部结肠推至腹腔左侧。

空肠起始部粘连松解：盲、结肠置于左侧腹腔后即可显露位于肠系膜前方的十二指肠空肠曲，于其左侧及上方剪断 Treitz 韧带及所有的粘连带，分离十二指肠空肠曲及空肠起始部所有粘连。

扩展小肠系膜根部附着点：松解后的十二指肠空肠曲及空肠起始部沿脊柱右侧垂直而下。分离肠系膜根部及系膜间的粘连物，尽量扩展肠系膜根部附着部使其延伸至

5cm 宽。注意保护肠系膜上动静脉。

　　阑尾切除：常规结扎切端阑尾系膜及阑尾，荷包包埋阑尾根部。

　　理顺肠管：小肠纳入腹腔右侧，盲肠和全部结肠置腹腔左侧（图 21-10）。

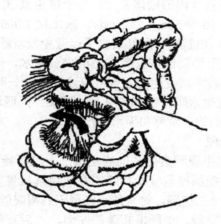

图 21-9　肠扭转复位

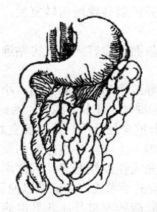

图 21-10　小肠置腹腔右侧，结肠置腹腔左侧

　　检查有无合并畸形：仔细检查自胃、幽门、十二指肠直至直肠，如发现并存畸形应同时予以手术处理或详细记录待日后治疗。

　　（2）肠反向旋转手术　肠反向旋转畸形时肠系膜上动静脉跨越并压迫横结肠中部，造成近端结肠梗阻。如同时伴有右半结肠系膜游离则可导致右结肠畸形肠扭转而出现低位小肠梗阻。

　　进腹后先将扭转的右结肠复位，如升结肠壁健康、血供良好则作升结肠与左侧横结肠侧侧吻合或回肠左横结肠捷径吻合手术。十二指肠空肠曲及空肠起始部存在膜状粘连应同时予以松解。

　　（3）预防性肠固定术在 Ladd 术基础上，有学者主张附加预防性肠固定术，以防止以后肠扭转的复发。手术时将十二指肠空肠袢用丝线剪断缝在右肾前面的后腹膜上，并缝合其于肾的间隙，防止内疝发生。同时将盲肠置于脾脏下方，与左侧腹壁的内侧面缝合数针固定盲肠及也可用盲肠及升结肠系膜与左肾区后腹膜缝合固定，十二指肠与右肾区后腹膜缝合等方法。

3. 术后监护及处理

新生儿术后被转送至重症监护室，密切监护。置于暖箱中，维持液体量 80 ～ 100mg/（kg-d），同时补充胃管内的液体丢失。给予维生素 B_1、维生素 C，有利于伤口的愈合。尿量一般应到达 40 ～ 50ml/（kg·d），尿比重 1.005 ～ 1.015。体重稳定提示补液恰当，密切监测血糖、电解质、胆红素水平以避免低血糖、酸中毒及核黄疸。

术后持续胃肠减压直至肠功能恢复后，先给少量糖水，无呕吐再给等量牛奶，以后逐渐增加奶量。因肠扭转术后发生腹胀或肠麻痹，需较长时间禁食者应给予 7 ～ 10 天 TPN 治疗，给予广谱抗生素防止肺部和全身性感染。因肠坏死行广泛肠切除导致短肠综合征者应给予恰当的药物、营养和手术治疗。

（六）术后并发症的处理

1. 术后肠梗阻　手术中腹膜索带未彻底松解，十二指肠周围 Treitz 韧带或空肠起始部粘连未完全分离，致使肠梗阻症状持续存在或缓解后复发。因此，手术时该部分的松解分离应彻底，拉直十二指肠，将全部小肠置于右侧腹腔内。

剪断腹膜索带但未将盲肠、结肠推想腹腔左侧，术后盲肠再次与十二指肠或空肠粘连，后者受压造成梗阻。因此手术时应按规定将盲肠、结肠置于左侧腹腔。

小肠系膜根部附着点未充分扩展导致肠扭转复发，因此手术时不可忽略肠系膜根部和系膜面粘连的扩展和分离。

手术中粘连面剥离较广，创面渗血容易造成再粘连。因此术中松解粘连时当使用锐性分离并妥善止血。

并存胃、肠神经分布异常导致术后假性肠梗阻。小肠测压显示肠动力功能异常，组织活检可确定肠壁神经节细胞缺如、增多或减少。因此术中如发现胃肠蠕动功能差，肠管痉挛而色泽苍白者应作胃肠壁全层活检，诊断确立后治疗较棘手。

（2）遗漏并存的消化道畸形　比较容易被忽略的疾病如肥厚性幽门狭窄、十二指肠内隔膜狭窄、先天性膈疝、先天性巨结肠等。因此术中应逐一检查由胃至直肠的全消化道，并对存在畸形施以正确的手术或详细记载以便日后治疗。

（3）伴发乳糜腹的处理　肠旋转不良是小儿乳糜腹的常见病因之一，尤其以非新生儿病例多见。反复发作的肠扭转，使汇集于系膜根部的淋巴干发生阻塞，淋巴管内压力增高，淋巴液漏入腹腔内形成乳糜腹。多数病例在行 Ladd 手术后乳糜腹可自愈。但因淋巴管内压力过高导致乳糜管破裂者需手术缝合或修补。

四、肠系膜上动脉综合征

肠系膜上动脉综合征又称肠系膜压迫十二指肠或 Wikies 综合征。该病首先由 Rokitansky（1861 年）描述。当十二指肠第三段或第四段（横部或上升部）横过脊柱时，位于肠系膜上动脉水平的小肠系膜根部之夹角压迫了十二指肠。1889 年 Alhecht 将本病命名为肠系膜上动脉性十二指肠梗阻，1908 年 Sravel 首先用十二指肠空肠吻合术治疗成功。但现在认为这种压迫现象，如果确实存在的话，也是较少见的。

（一）病因

正常解剖学的肠系膜上动脉从第一腰椎平面的腹主动脉出发时，一般与腹主动脉之间形成一个 45° ～ 60° 的角度。十二指肠第三段正位于第三腰椎水平，横过两者之间所形成的上述夹角。在一些异常的情况下，如 Treitz 韧带较高而紧；肠系膜上动脉和主动脉之间的角度过窄；肠系膜上动脉从主动脉发出的位置过低；身体生长发育过快；腰椎过分前凸使夹角中的十二指肠位置改变；或小儿体重减轻；腹膜后的脂肪消失，十二指肠 "C" 形肠襻位于脊柱右旁沟中，使十二指肠第三段向前移位等等，都可以造成十二指肠第三段的受压而发生梗阻。但近年来的观点认为，肠系膜上动脉对造成十二指肠梗阻的作用不是主要的。因为在有关这种疾病的报告中，梗阻通常是在新生物生长，炎症疾病，电解质紊乱，甚至是在硬肿症以后发现的。而这种患儿的肠系膜上动脉附着组织，如脂肪、筋膜等有着不同程度的硬韧、变厚、局部粘连、淋巴结肿大等等。另外十二指肠壁的弹性不足也容易造成梗阻。有人在狗的动物实验中用能收缩的弹性带以相当于 1.471kPa（15cmH$_2$O）的压力造成十二指肠末端的梗阻，而这种程度的压力对其他部位的肠管则不造成梗阻。因而认为除肠系膜上动脉的位置、角度变异外，其附属组织的变性以及该段十二指肠易受梗阻侵袭也是重要的因素。对年长患者易发生于下列病患之后：①严重的消耗性疾病，如癌症，烧伤；②严重创伤，如头部损伤；③脊柱疾病，如畸形、损伤，包括石青固定等；④饮食失调及厌食、吸收不良等；⑤手术后等。此外左肾静脉也在肠系膜上动脉与主动脉所形成的夹角中横过，若左肾静脉受压时可出现左侧精索静脉曲张及蛋白尿。

（二）临床表现

少数婴儿出现十二指肠梗阻症状，表现为恶心、呕吐（呕吐物内含胆汁）消瘦、体重下降等，与先天性肠旋转不良束带压迫或十二指肠狭窄的症状相似。多数发生在儿童期，常出现间歇性高位肠梗阻症状，如食后饱胀感、上腹部疼痛、呕吐胆汁样内容物，并有精神不安、神经过敏、厌食、情绪不稳定及无力、体重减轻、全身营养不良等表现。早期可以自觉地限制饮食而使呕吐症状稍有缓解，发病时采取俯卧，左侧卧位或胸膝位，可使症状稍有缓解，这是本病的特征。

（三）诊断和鉴别诊断

肠系膜上动脉综合征，除根据典型症状外，还需 X 线检查结果，才能作出诊断。急性期腹部 X 线立位片可见 "双泡征"，选择性腹腔动脉造影可显示肠系膜上动脉与腹主动脉的夹角变小。典型的钡餐检查：①十二指肠第一段和第二段显著扩张；②十二指肠第三段黏膜皱襞突然垂直或斜行受压；③钡剂从梗阻部位向近端返流，产生来回运动；④钡剂延迟 4～6 小时通过胃十二指肠；⑤患儿置于俯卧位或胸膝位检查时，可减少肠系膜的牵拉，钡剂能通过梗阻部位。

肠系膜上动脉综合征其他原因引起的十二指肠梗阻相鉴别，如十二指肠闭锁、隔膜及狭窄、肠旋转不良、环状胰腺、十二指肠神经发育不良、十二指肠周围先天性异常韧带等。钡餐检查有助于鉴别诊断。

（四）治疗

诊断为肠系膜上动脉综合征的患儿，应先采取非手术治疗，特别在急性发作期给予静脉营养、禁食、鼻胃管减压和抗痉挛药物。症状缓解后，可进流质饮食，少量多餐，逐步改为软食，饭后即采取俯卧位或左侧卧位，下床活动时可用腰围或腹带防止内脏下垂。改善营养和增加体重使腹膜后间隙的脂肪沉积，加强腹肌锻炼，校正脊柱前突等措施或可使症状有所改善。经非手术治疗无效或梗阻症状较重的病例，可以采取手术治疗。常用的手术方法有一种。

1. Treitz 韧带松解术 本手术对 Treitz 韧带过短致十二指肠位置上升造成动脉压迫的效果较良好，手术操作较简单，对腹腔组织损伤少。向上提起横结肠，轻拉近端空肠，于脊柱左侧空肠起始部上缘找到 Treitz 韧带，该韧带为一肌纤维束带，从横膈左角走向空肠起始部。将韧带及其附近后腹膜横形剪断，游离十二指肠空肠曲和十二指肠远端，使之向下移位 3～4cm 直至十二指肠压迫解除。轻轻挤压近端十二指肠，如肠内容物顺利通过进入空肠即达到手术目的。用细丝线将横形切开的后腹膜作纵形间断缝合封闭（图 21-11）。

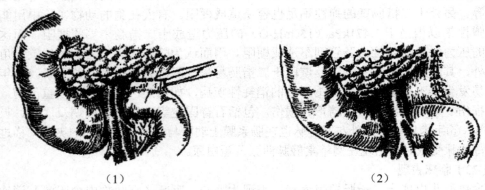

（1） （2）

图 21-11 Treitz 韧带松解术
（1）横形切断 Treitz 韧带；（2）十二指肠空肠曲下移，纵形缝合后腹膜

（2）Ladd 手术 Louw（1957）最先采用 Ladd 手术治疗肠系膜上动脉综合征，小儿腹膜后组织结构柔软疏松，施行 Ladd 手术困难不大，尤其对并存先天性肠旋转不良者最适宜。按 Ladd 手术步骤切端松解 Treitz 韧带，在肠系膜上动脉后方将十二指肠空肠曲推移到右侧腹腔，拉直十二指肠，使全部小肠置于右侧腹腔。游离盲肠、升结肠将全部结肠推至左侧腹腔，旬除阑尾。

3. 结脑后十二指肠空肠侧侧吻合术 有的患儿因腹腔粘连不宜作 Ladd 手术或 Treitz 韧带松解术，以及已施行 Treitz 韧带松解术症状仍未改善者，宜行十二指肠空肠吻合术。向上翻起横结肠，剪开右侧横结肠系膜无血管区，显露扩张的十二指肠近端。选择靠近肠系膜上动脉的肠管，将横结肠系膜切口边缘缝合固定于十二指肠壁上。提取近端空肠离 Treitz 韧带 10～15cm 处，按顺蠕动方向行十二指肠空肠侧侧吻合术。注意肠壁切口要够大，依年龄大小作长 3～5cm 的吻合口，吻合口位置应尽量置于贴近肠系膜上动脉近侧肠管以免发生盲端综合征。

五、十二指肠前门静脉

由于肠旋转过程中发生异常或挤肠静脉闭塞异常，在十二指肠前遗留异常静脉压迫十二指肠，称为十二指肠前门静脉。1921 年 Kinght 首先报道了十二指肠前静脉并阐述了该病的胚胎学基础。十二指肠前门静脉绝大部分为新生儿或儿童，成人病例占极少数。大约 2/3 病例在生后一周内由于伴发十二指肠本身异常致肠梗阻行手术时而被发现的。该病多伴有十二指肠瓣膜、狭窄或闭锁、环状胰腺、肠旋转不良、胆道闭锁、食道闭锁、心脏畸形、Down 综合征等。

（一）病因

门脉系统发生于两支卵黄囊静脉及其头、中、尾三个吻合联接处。在胚胎发育过程中，两支卵黄囊静脉及其三个吻合联接处的左上部分及右下部分发生退化萎缩，而留下的左卵黄静脉下部及右卵黄静脉的上部，通过中部吻合处的联接，形成位于十二指肠后的正常门静脉。如果这种退化过程发生异常，则可产生十二指肠前门静脉。不规则的发育也可产生双门静脉，其中一条即为十二指肠前门静脉（图 21-12）。

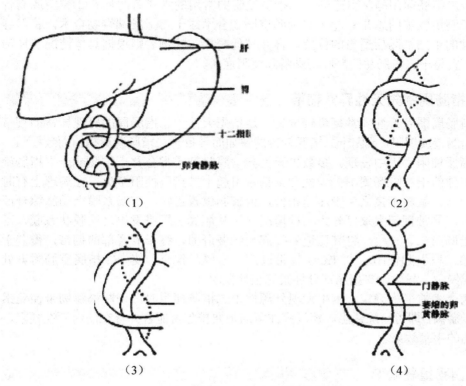

图 21-12 十二指肠前门静脉
（1）门静脉系统发生于两支卵黄静脉及其头、中、尾三个吻合连接处；（2）十二指肠后正常门静脉；（3）（4）卵黄静脉的萎缩退化发生异常，形成不同类型的十二指肠前门静脉

（二）临床表现

约 60% 的十二指肠前门静脉是新生儿期发现的，而绝大多数病人是因高位肠梗阻手术中而被发现的。术前诊断相当困难。对于十二指肠前门静脉是否能够引起十二指肠梗阻，仍有不同意见。多数人认为单纯的十二指肠前门静脉可以是无症状的先天性畸形，即使壁薄压力低的门静脉压迫十二指肠引起梗阻，也是非常轻的。有明显梗阻症状的十二指肠前门静脉多伴有其他畸形，并有该种畸形导致十二指肠梗阻的发生。所以，单纯由十二指肠前门静脉引起的梗阻实属少见，唯有合并其他畸形时，才出现梗阻症状。

（三）诊断

十二指肠前门静脉术前确定诊断较难，多数在十二指肠梗阻性疾病手术探查时确诊。大部分患儿在婴儿时期出现十二指肠梗阻症状。上消化道钡餐检查常见不到十二指肠前门静脉对十二指肠压迫但可见梗阻的十二指肠上移及远端十二指肠行程异常。超声检查可见十二指肠前门静脉位于胰腺前方，也可用 CT 和血管造影协助术前诊断十二指肠前门静脉的存在。如在手术中发现十二指肠前门静脉存在，不宜忽略引起十二指肠梗阻的其他畸形，在解除十二指肠梗阻性疾病时，应注意是否并发十二指肠前门静脉。认识本病十分重要，可预防在手术中误伤该血管而致大出血。

（四）治疗

治疗十二指肠前门静脉引起的十二指肠梗阻的常用的术式有两种：①胃空肠吻合术，适用于病情较重的患儿；②十二指肠空肠吻合术或十二指肠端端吻合术，将门静脉移到正常的十二指肠后适当的位置。合并其他畸形的病例，则根据具体情况选择治疗方法，不宜将十二指肠前门静脉切端解除梗阻症状。

六、十二指肠周围先天性异常韧带

十二指肠周围先天性异常韧带较罕见，是指先天性十二指肠周围出现异常的韧带压迫十二指肠造成梗阻，或因十二指肠韧带的缺如而导致十二指肠游离扭曲而致梗阻，多在十二指肠梗阻手术中发现。多数先天性异常腹膜韧带常合并于结肠或十二指肠旋转不良。单纯的十二指肠周围先天性异常韧带引起十二指肠梗阻罕见。在病理上有时不易确定，与肠旋转不良之束带压迫相似，但盲肠位置正常，与肠系膜上动脉综合征也很难区别。异常韧带大致可分为三种情况：①从胆囊、肝脏发出之网膜状系膜，延伸至十二指肠第二、三段，将其压迫；②起自结肠肝曲，终于肝肾部的韧带，覆盖于十二指肠第二段引起梗阻；③ Treitz 韧带过短，增厚，狭窄，使十二指肠空肠附着处急剧地变成锐角，导致十二指肠部分性或完全性梗阻。

以上病变术前很难确定，术中发现外源性十二指肠梗阻时，切断松解韧带使受累的十二指肠游离，即可解除梗阻。但尚应注意的是要排除可能合并存在的内源性梗阻，以收到确切的手术效果。

七、十二指肠重复畸形

重复畸形可发生于消化道的任何部位，但发生于十二指肠罕见，发病率约为 0.24% ～ 1.0%。

十二指肠重复畸形的病因至今尚未明了，可能与胚胎期脊索与原肠分离障碍和原肠腔化再沟通障碍有关。

十二指肠重复畸形常位于十二指肠第一、二段的内侧或后侧，呈椭圆形的囊性肿物，也可向上、下延伸呈管状。有的十二指肠重复畸形可经膈肌而进入胸腔。这种重复畸形一般都合并低位颈椎或上部分胸椎的脊柱畸形，如脊柱裂。按照 Smith 的分类将其称为先天性背侧肠憩室。因此，胸部平片对作出正确诊断非常重要，Hall 强调下述三点：①重复畸形的囊性区位于胸右侧后方；②下部颈椎或上部胸椎闭合不全；③不常见的右膈下积气。钡餐在诊断上亦有价值。

有症状的十二指肠重复畸形根据上腹部疼痛、胆汁性呕吐及囊性包块应考虑本病。新生儿期需与十二指肠闭锁、狭窄、环状胰腺、肠旋转不良等疾病鉴别。

手术是治疗十二指肠重复畸形的唯一方法，一般采用开窗术，也可采用重复畸形黏膜剥脱术。对于进入右胸的十二指肠重复畸形，手术应经胸入路，才能直接处理病变。后者手术还可以预防呼吸窘迫与感染。

八、十二指肠憩室

十二指肠憩室是前肠先天性发育畸形，是真性憩室。其发病罕见，发生率约 1∶9000～40000。

十二指肠憩室病因尚未完全明了，多认为与胚胎期腔化过程障碍有关。

十二指肠憩室可发生在十二指肠任何部位，60%～70% 位于十二指肠内侧，多在 Vater 壶腹上方 2.5cm 处，外观呈光滑球形，直径 1～5cm，与十二指肠肠腔相通。

绝大多数患儿无症状，多在行钡餐检查、内镜或其他原因手术时偶然发现。有症状者占全部病人的 10%。十二指肠梗阻为最常见的症状，为间歇性部分或完全性梗阻，梗阻的原因可能为憩室出口被食物残渣、结石、血凝块或异物阻塞。可表现为反复的右上腹疼痛，恶心和呕吐，吐后症状缓解。十二指肠憩室可并发炎症、溃疡、结石、胰腺炎、消化性溃疡和上消化道出血。少数病人可并发憩室内粪石、肠套叠、顽固性贫血和营养不良等。

十二指肠憩室多用外科手术方法切除憩室。十二指肠壁双层缝合，近端置十二指肠造瘘管，有减压及营养作用。无并发症者如能早期诊断并手术切除，成功率达 99%，延误诊断及治疗可使死亡率升至 90%。

九、预后

有关的预后因素包括出生体重、患儿的成熟度、就诊时间的早晚、十二指肠梗阻的类型和病理分类、相伴发的畸形、有无并发症以及是否进行再次手术等。随着麻醉、监护和手术技术的完善和提高，先天性十二指肠梗阻患儿的生存率已得到了极大的改善。二十几年来，生存率已从过去的 60%～70% 增长到现在的 90%。国内报道的十二指肠闭锁及狭窄的死亡率为 9.1%～34.8%，肠旋转不良死亡率为约为 6%～16.3%。治疗结果与是否合并其他需同时治疗的畸形有关。国外报道的 83 例肠旋转不良，死亡 19 例，死亡率为 22.9%，国内外水平相近。近年来，随着微创手术的提倡和应用，国外已有报道采用腹腔镜手术进行十二指肠梗阻患儿的腹部探查，行十二指肠－十二指肠端端吻合术以及进行肠旋转不良的治疗手术。结果发现该种方式具有诊断迅速，创伤小，切口美观以及术后恢复快的特点。随着新生儿麻醉及监护手段的提高，腹腔镜运用技术的熟练，这一技术有望在国内普及和推广，这无疑将大大提高先天性十二指肠梗阻患儿的预后。

（姚晶晶）

第四节　新生儿坏死性小肠结肠炎

新生儿坏死性小肠结肠炎（neonatal necrotizing enterocolitis，NEC）为小肠、结肠广泛出血坏死，是新生儿最常见的胃肠急症，大多数（＞90%）为早产儿。临床上表现为腹胀、呕吐、便血，腹部 X 线摄片为动力性肠梗阻、肠壁间隔积气和门静脉积气。

在新生儿单位发展之前，很少涉及 NEC，1960 年前文献偶尔谈及，当时体小的早产儿要存活是不可能的事。1939 Thelander 提出某些胃肠穿孔可能是 NEC 的结果。1944 Von Willi 认识到婴儿有严重的 "感染性肠炎" 发生肠穿孔和腹膜炎而死亡，1950 报告换血后出现结肠坏死 2 例，其描写类似 NEC。1953Schmid 和 Quaiser 称这种感染性肠炎为新生儿坏死性小肠结肠炎。1959 Rossier 等在法国文献描述 15 例 "早产儿溃疡－坏死小肠结肠炎" 称为综合征，14 例死亡。以后，有成群的病例报道，直至 1967 年首次全面描述早产儿 NEC 的临床表现、诊断和病理。近 20 年来，随着围产医学和儿科学的全面发展，越来越多的早产儿、极低出生体重儿得以存活，因而 NEC 的发生率也有明显增加，在发达国家不少儿科中心 NEC 已成为新生儿的主要死亡原因，故普遍认为 NEC 是现代新生儿重症监护室（NICU）组建成功的结果。

发病率为 NICU 住院总数的 1%～5%。由于各地区、研究所间，年份不同及低出生体重儿存活数等计算上的差异，因此，真正的发病率是难以查明的。一组研究报告，除外早期新生儿死亡者，仅喂养的婴儿，其发病率为 15%。与其相比较，多个大的新生儿中心的调查，极低出生体重儿（＜1500 克）的发病率，确诊者为 10.1%，疑诊者为 17.2%。但在某些国家 NEC 的发病率极低，其极低出生体重儿的出生率亦低，如日本、瑞士。例如 Shimura 调查日本 52 所新生儿中心，发现 32790 婴儿住人 NICU，NEC 发病率为 0.3%，低于美国报告 4～28 倍。在我国未查见相关的数据。

自 1975 年以来，通过相配对照的流行病学调查，识别到有重要意义的危险因素，临床和实验研究逐渐了解其致病原因和发病机理，早期诊断，提高危重新生儿的监护和选择性及时的外科治疗，结果是死亡率显着降低，目前是 20%～40%。

一、病理

如名所示，NEC 特征是局部缺血和出血性坏死，严重者肠壁全层增厚，并发肠穿孔、腹膜炎。病理可见黏膜水肿和出血，肠壁门静脉系统积气，细菌生长繁殖、炎性浸润和凝固性坏死。范围可为局限性，也常见间断受累与正常的肠管有明显的分界线，广泛者肠管全部病变。常见部位是末端回肠和升结肠。肠道的损伤可根据 Chiu 氏 6 级评分法评价肠黏膜损伤程度。

0 级：正常的肠黏膜。

1 级：上皮下间隙增大，通常限于绒毛顶端，可伴随毛细血管撤血。

2 级：上皮下间隙扩大，伴随上皮层与固有层的中度分离。

3 级：绒毛两侧上皮层与固有层大量分离，部分绒毛尖端破损。

4 级：绒毛破损伴随固有层毛细血管暴露于肠腔，可观察到固有层的中性粒细胞成分增多。

5 级：固有层破坏和不完整，并伴有出血和溃疡形成。

二、发病机理

近年来有大量的研究针对其相关的致病因素。①年龄和成熟度：NEC 是低出生体重儿占优势的疾病，主要是指早产儿。在合作研究胎儿肺成熟过程中，观察出生前应用糖皮质激素治疗，NEC 发病率降低，由此推断皮质类固醇可促进肠的发育成熟而起到保护机制。②喂养：许多新生儿学专家非常强调喂养是 NEC 发生的首要因素。事实上，尚未喂养的婴儿发生 NEC 是很少的。因为 NEC 的发生与喂养之间存在明显联系，因此控制喂养的时间和容量可能预防疾病。③高渗性的配方乳和药剂：高渗溶液进入胃肠道可损伤肠黏膜和促成 NEC 发生。可是，许多高渗性的配方乳和药剂，由胃进入经胃、十二指肠和小肠的稀释，当到达 NEC 最常见的部位回肠时，还能持续有高渗性否，确有可疑。④药理学因素：已知黄嘌呤的衍生物（如茶碱、氯茶喊）可减慢肠运动和引起肠细胞损伤；早产儿给予大剂量维生素 E，目的是减少视网膜病后遗症的发生，但 NEC 发病率增加；消炎痛可阻断前列腺素合成酶和引起血管收缩，常用于早产儿动脉导管未闭伴充血性心力衰竭，低出生体重儿治以消炎痛常发生 NEC 和胃肠穿孔；可卡因有致血管狭窄的特征，与 NEC 的病因因素有关。⑤细胞因子：积累的分子生物学表明，支持起始于黏膜损伤和细菌损害引起炎症连锁反应的概念，类似 NEC 病变可实验性产生内毒素，起媒介作用释放血小板激活因子（platelet activating factor，PAF）和肿瘤坏死因子（tumour necrosis factor，TNF）。

然而，NEC 的发病机理至今仍未能阐明。普遍认为 NEC 是一个或多个因素湘互作用的结果，不同的致病力作用于易感病的宿主。这种起始过程是损伤肠的保防屏障 – 肠黏膜，直接损伤是由于细菌或高渗液的接触，间接损伤是由于低流状态肠黏膜细胞缺血的结果（休克、血黏滞性过高或血管阻塞）或一般性缺氧（出生窒息、肺或心疾患）。一旦黏膜损伤，细菌在肠腔内能破坏肠的屏障和促成炎症连锁，引起进一步损伤和最后的肠坏死。未成熟肠的某些特性容易使细菌繁殖，加以喂养提供的基质，局部肠黏膜的防御减少，都是促使因素。目前认为 NEC 发病机理的设想为：早产儿为了治疗呼吸窘迫而住入 NICU，面临于致病的医院菌丛，常规给予广谱抗生素，消灭了婴儿的厌氧菌丛，从而使潜在的致病革兰阴性菌移位和过度繁殖。常给予替代人乳的配方乳，不含有保护的免疫球蛋白，提供基质利于细菌生长。胃肠道蠕动缓慢允许致病性细菌移位和过度生长，破坏黏膜层，侵入肠壁。由于新生儿特异的和非特异的免疫防御不足，一旦许多细菌进入身体组织，无能力杀灭。黏膜损伤的细胞介质释放和激活各种细胞因子，接着发生炎症连锁反应，进一步损伤黏膜和肠壁，许多细菌及其副产品侵入破坏黏膜，进行性肠损伤结果是全层坏死和肠穿孔。

三、临床表现

许多现代报告强调指出，NEC 是早产儿的主要疾病，低胎龄和低出生体重更为危险，典型的是侵袭早产儿，但亦有足月儿发病。时常发生在生后 10 天内，但也许发生在第 1 天、几星期，甚至生后数月。时常是散发的，但可出现流行一群。许多病例发生疾病是经肠喂养，但婴儿从来没有接受喂养也同样易感发病。

轻症患儿为胃纳减退、呕吐、腹胀、胃潴留，重症可发展为便血、败血症伴中毒性肠麻痹。呕吐物可呈胆汁或咖啡样物；腹泻每日 5～10 次不等，1～2 天后出现便血；腹胀进行性加剧，腹壁发红、发亮，肠鸣音减弱，全身情况迅速恶化，体温不升，四肢厥冷，皮肤花纹状，休克，DIC，阵发性呼吸暂停，心率减慢等。

四、辅助检查

（一）粪便潜血试验

大多数患儿在病变早期就出现粪便潜血试验阳性，故临床上对轻度腹胀的疑似病人，往往连查 3 次粪便潜血试验协助诊断。

（二）血小板

重症病例和晚期病例会出现血小板降低。

（三）血培养

部分病例血培养阳性，大多为大肠杆菌。

（四）B超

B超可见肝实质及门静脉内间歇出现微小气泡，超声心动图有时可见下腔静脉内有微小气泡进入右心房。

（五）X线检查

腹部X线平片对诊断很有价值，一次无阳性发现可多次摄片随访。①胃肠道动力性梗阻，肠壁间隔因水肿、渗出而增宽；②肠壁气囊肿，多见于右下腹，肠壁间呈囊样（泡沫状或串珠状）环状及细条状透亮影；③门静脉积气，是肠壁积气的气体被肠壁间质内血管吸收，使门静脉出现树枝样充气影，从肝门向外围伸展，常在12小时内消失，但也可超过4天；④选择性肠襻扩张固定征象，表明该段肠襻出血、坏死等病理改变严重；⑤气腹或腹腔渗液明显增多，提示肠坏死、肠穿孔。

五、诊断

存在本病危险因素的新生儿，如未成熟儿、有围产期抢救窒息史、脐部插管、休克、呼吸窘迫、贫血、喂养问题等等，一旦出现相关的临床表现和X线检查改变，即可作出较肯定的诊断。对于早期病例，仅存在轻度腹胀、呕吐，X线检查只有胃肠道动力性改变，不能立即除外本病，应给予禁食，并严密随访。

NEC通常需与新生儿巨结肠，特别是伴有小肠结肠炎的巨结肠进行鉴别诊断，有时临床上区别较为困难，需一段时间进行边治疗、边观察。另外，也要与新生儿败血症、晚期DIC、特异性感染、新生儿假性肠梗阻等鉴别。

六、治疗

20世纪60年代对JVEC的治疗是早期手术，70年代则认识到早期诊断，经过保守治疗，许多病例不需要外科处理。所以一经怀疑为NEC，应立即停止进食，严格按内科非手术疗法进行治疗和观察。

（一）内科非手术方法

1. 禁食　一旦怀疑本病即应禁食，具体时间应视病情而定，轻者约5～7天，一般为8～12天，最长达3周。当小儿食欲恢复、腹胀消失、肠鸣音正常、X线平片和大便隐血转阴后3天可试喂养，先从水开始，量由少逐渐增加，再喂稀释奶。如恢复饮食后症状又恶化，则应再禁食。

2. 胃肠减压　胃肠减压，持续吸引为常规措施。

3. 抗感染治疗　可选用氨苄青霉素[100mg/（kg·d）]或氧哌嗪青霉素[200mg/（kg·d）]；黏菌素有中和毒素的作用（每天口服量为10～15mg/kg），0.5%甲硝唑7.5～15mg/kg每12小时1次。怀疑为肠道感染引起发病或血培养阳性者，抗生素的选用应根据感染的细菌而定。

4. 补充水、电解质　保持水，电解质平衡非常重要。

5. 营养支持　小儿禁食期较长，要注意营养补充；以热能每日335kJ/kg（80kcal/

kg）进行全静脉营养。

6. 激素 强的松阻滞血管舒缓素、防治产生激肽以终止内毒素休克的发展，并抑制垂体产生引起低血压的 β- 内啡肽。氢化考的松 30 ～ 50mg/kg，于 10 ～ 15 分钟内静脉滴入，必须时可重复给药 4 次，每次间歇不得少于 30 分钟。但在病变早期激素的应用仍存在争议，有人提出激素将增加肠道出血和肠穿孔的机率，故在无休克时应慎用。

7. 其他 多巴胺 5 ～ 15μg/（kg·min）增加心排出量，治疗休克。对于血小板低于 15000，提示 DIC 的可能，此时如肾静脉栓塞、严重紫斑应给予肝素，治疗剂量 100U/kg 每 4 小时 1 次，在应用肝素期间，应对出凝血时间、凝血酶原时间等进行监测。

密切的临床观察，经常体检，每 6 ～ 8 小时腹部摄片以了解肠道病变的进展情况，复查血小板计数，白细胞计数，血气分析。一旦发现好转恢复，检查大便的物质减少和隐血，如阳性中止喂养。中度严重病例（Bell 分期Ⅱ）的治疗，胃肠减压和抗生素至少 2 周，给予静脉营养。如 14 天后临床情况良好，小量稀释的配方乳缓慢喂养，经常细心监护、腹胀、呕吐等症状和体征，避免浓缩的和大量的喂养。

（二）手术治疗

1. 手术指征 在某个单位和某个医生间的指征略有不同。绝对指征是肠穿孔，由 X 线气腹或腹腔穿刺诊断。相对指征是严重的酸中毒或血小板减少、休克、少尿、腹块。手术最佳时机是肠壁全层坏死尚未发生穿孔之前，要求临床上确认这种情况是很困难的。有 12 条标准提示肠穿孔：（1）临床恶化，（2）持续腹部压痛，（3）腹壁出现红斑，（4）腹部肿块，（5）大量的消化道出血，（6）气腹，（7）X 线片上持续的扩张肠曲，（8）摄片证明有腹水，（9）严重的血小板减少，（10）腹腔穿刺阳性，（11）严重的肠壁囊样积气，（12）门静脉积气。最佳指征是气腹、门脉积气、腹穿阳性，其专一性和预见价值接近 100%，普遍性大于 10%。固定的肠曲、腹壁红斑、腹部肿块，其专一性和预见价值接近 100%，普遍性小于 10%。较好的指征是严重的肠壁积气，其专一性 90%，预见价值 94%，普遍性 20%。肠壁积气不是手术指征，因为近 50% 病例经非手术治疗而积气消失。余下 5 个指征是专一性低于 90%，预见价值 80%，普遍性 20% ～ 28%。

2. 手术处理 术前尽可能改善全身情况，呼吸管理，治疗休克，应用广谱抗生素，纠正贫血和凝血病。最小尿排出量 1ml/（kg·h）。要得到年龄相称的动脉压，高度气腹时床旁插入腹腔导管，术前复苏不超过 1 ～ 2 小时。经 3 ～ 4 小时后如情况甚差未见改善，则进行手术或床旁腹腔引流。

因为常有广泛的肠道病变，短肠综合征的长期危险，外科原则切除仅为穿孔或坏死的肠组织，保留回盲部，记录存活的长度和坏死的长度。

如单一区域肠坏死或穿孔，仅需局限切除，近端造口和远端黏液瘘，经切口造口，情况是：（1）肠系膜增厚而短，经腹壁造口其血供困难，（2）造口关闭容易，（3）切口并发症并不增加。

切除后一期吻合，要小心选择病例，安全原则有以下标准：（1）明显的局限性病变，（2）余下肠曲未受损害出现，（3）全身情况良好，没有证据存在性脓毒症或凝血病。约有 20% 并发症，吻合口泄漏或狭窄，需再次手术。

出现多段病变（＞ 50% 能存活），分隔在有活力的肠段，有几种选择可用。历史上，外科医生宁可个别切除每一病变肠段和多个造口，而不作大块切除，并努力做到保留回盲部，相反的，单一高位造口（近端空肠）和远端肠曲分别吻合在一起，可避免多个造口。一个较高位的空肠造口能引起液体和电解质的丢失和造口周围皮肤并发症，积极的皮肤护理和造口丢失的替代能避免潜在并发症。Moore 提倡"修补、引流和等待"程序。保存肠长度的方法是横形单层缝合近似穿孔处（修补），放置 2 根烟卷引流于低处（引流），提供长期静脉营养（等待）。

Vaughan 等描述有可能成功的新技术，目的在于避免多个造口，避免高位空肠造口的并发症，保存肠的长度。执行"钳夹和后撤"技术，程序是明显的坏死肠切除，切端用钳夹或订书机闭合，48 ～ 72 小时后再探查，去除钳夹，所有肠段再吻合，无造瘘口，共进行 3 例，其中 1 例再次钳夹，第 3 次手术再吻合，随访 6 ～ 7 年，无吻合并发症和再手术。

全肠病变（全体 NEC，＜ 25% 能存活的）不多见，仅 19% 病例发生全肠病变，形成治疗上的极大困难，大块切除必然导致短肠综合征，但保留坏死的肠道又是致命的。治疗选择或是切除坏死肠道、近端造口，或不作肠切除、高位造口。以前任何治疗的死亡率为 40%-100%，存活者均为短肠综合征。高位近端造口（不作肠切除）使肠流转向也许经过远端肠减压，促使损害的肠段愈合，减少代谢需求和减少细菌数量及其副产品（内毒素和细胞因子）。

3. 腹腔引流　床旁局麻于右下腹置入引流物，最初目的是"暂时性外科处理"用于危重婴儿。1990 报道 13 年经验 37 例，65% 体重 1000 克以下，88% 体重低于 1500 克，所有病例有脓毒症、酸中毒，提示心肺不稳定性和有气腹。生存率在高危组为 56%，1/3 病例仅作单纯引流，不需其他任何外科操作，余下 2/3 病例，9 例快速死亡未剖腹，9 例由于继续临床恶化接受剖腹（引流 24 小时内），7 例由于肠梗阻后期剖腹。

4. 造口关闭和并发症　主要决定于手术后时间、体重增加和造口排出量。一般于术后 4 周至 4 月，腹腔内血管性粘连消失，炎症消退。研究关闭造口后并发症，发现术后 3 个月以内，3 ～ 5 个月和超过 5 个月，以及体重 2.5kg 以下，2.5 ～ 5.0kg 和 5kg 以上，各组之间并发症并无区别。如婴儿耐受经肠内营养，适当的体重增加，出院回家，至少 2 个月后关闭造口。

（姚晶晶）

第五节　新生儿出血症

新生儿出血症（hemorrhagic disease of the newborn）是由于维生素 K 缺乏、体内某些依赖维生素 K 的凝血因子活性低下引起的自限性出血性疾病，因此又叫新生儿自然出血症、新生儿低凝血酶原血症。自 20 世纪 50 年代各地对初生婴儿常规注射维生素 K_1，本病发病率已减少，但仍为新生儿的常见疾病之一。主要见于母乳喂养，未接受维生素 K_1 治疗者，多死于颅内出血。

一、病因

本病病因为维生素 K 缺乏，主要与下列因素有关：①孕母维生素 K 很少通过胎盘进入胎儿体内，胎儿肝内维生素 K 储存量低，小于胎龄儿血中维生素 K 水平更低；②

母乳中维生素K含量远低于牛乳中含量，故母乳喂养者多见；③新生儿出生时肠道无细菌，维生素K合成少，母乳喂养者肠道细菌产生维生素K较少；肠道炎症或口服抗生素可抑制肠道正常菌群合成维生素K；④婴儿患有先天性肝胆疾病，胆道闭锁等，因胆汁分泌减少，可影响维生素K的吸收；⑤母孕期应用某些药物如抗惊厥、抗凝、抗结核药，有妊娠或分娩并发症等，可抑制维生素K代谢，促进维生素K不足的新生儿发生出血。

二、发病机制

凝血因子 II、VII、IX、X 是维生素K依赖性因子，这些凝血因子前体蛋白在维生素K的参与下，通过羧化过程，转变为具有生物活性的凝血物质，缺乏维生素K，这些凝血因子是无功能的，不能参与凝血过程，容易导致临床出血。给予维生素K治疗后，其凝血机制得以迅速改善。但早产儿由于肝脏不成熟，上述凝血因子前体蛋白合成亦不足，故维生素K疗效不佳。

三、临床表现

本病特点是突发出血，没有潜在性疾病，根据出血时间分三型，即早发型、经典型和晚发型。

（一）早发型

生后24h内发病，常与母亲摄入影响维生素代谢的药物有关。出血程度不同，可有头颅血肿、颅内、胸腔内或腹腔内出血，生后注射维生素K不能预防这种出血。

（二）经典型

生后 2～3d 发病，常见于母乳喂养，未接受维生素K预防用药者。早产儿可迟至2周，出血部位多为脐残端、胃肠道（呕血或黑便）、皮肤受压及穿刺处；偶见鼻衄、血尿、肺出血及阴道出血，早产儿多为颅内出血。一般为少量或中等量出血，多为自限性。少见1周后出血。

（三）晚发型

生后1个月左右发病，又称为迟发性出血，多见颅内出血。与某些因素有关，如未接受维生素K治疗，长期腹泻，肝胆疾病，母乳喂养或长期使用抗生素等。预后不良。

四、实验室检查

（一）凝血功能检测

血浆凝血酶原时间（PT）及部分凝血活酶时间（APTT）延长，凝血时间（TT）可轻度延长，出血时间、血小板正常。

（二）凝血因子检测

依赖维生素K的凝血因子 II、VII、IX、X 水平下降，其他凝血因子水平正常。

（三）活化 II 因子／II 因子总量比值测定

正常比值为1，表示凝血酶原从无活性状态转变为活性状态，维生素K不缺乏；如比值＜1，说明存在无活性凝血酶原，维生素K缺乏。

（四）PIVKA（protein induced in vitamin K absense）

该实验为用免疫学方法或电泳法直接测定无活性凝血酶原，阳性表示维生素K

缺乏。

（五）维生素 K 测定

用高效液相色谱法直接测定血中维生素 K，该法需血量大，不适合用于新生儿。

五、诊断

根据病史中出生时未应用维生素 K，出血发生的时间、临床表现、实验室检查，维生素 K 治疗有效可诊断。

六、鉴别诊断

（一）新生儿咽下综合征

婴儿娩出时吞下母血，出生后不久出现呕血，便血。鉴别点为：①患儿无贫血，洗胃后呕吐停止，实验室检查正常；② Apt 试验：1 份吐出物加水 5 份，混匀后离心（2000r/min）10min，取上清液 4ml 加入 1%NaOH1ml 静置 1～2min 后，呈棕色为母血，粉红色为胎儿血。

（二）新生儿消化道出血

常有诱发因素如窒息、感染、喂养不当等，可见腹胀、休克及消化道穿孔体征。

（三）其他出血性疾病

如弥散性血管内凝血（DIC）、先天性血小板减少性紫癜等。常可见原发病，并有血小板减少及阳性 DIC 检查结果。

七、治疗原则

为预防新生儿出血，新生儿出生后应立即肌注维生素 K_1 0.5～1mg；母乳喂养的母亲应口服维生素 K；母亲服用抑制维生素 K 代谢药物者，妊娠后期肌注维生素 K_1 1～2 次，每次 10mg。有出血现象时，立即静脉或肌内注射维生素 K_1 1mg，可迅速改善出血状态；严重出血者可输新鲜全血或血浆 10～20ml/kg，提高血中有活性的凝血因子水平，纠正贫血；胃肠道出血时应暂禁食；穿刺部位出血可压迫止血。

（田晓艳）

第六节　新生儿溶血病

新生儿溶血病（hemolytic disease of the newborn，HDN）是由于母婴血型不合引起的同族免疫性溶血。本病常见为 ABO 血型系统和 Rh 血型系统不合性溶血病，其中 ABO 溶血病约占 80% 左右。该病发生在胎儿与新生早期，由于新生儿溶血病均伴不同程度的高未结合胆红素血症，未结合胆红素可以通过血脑屏障进入中枢神经系统，导致胆红素脑病，如不及时治疗，可危及生命或留下不同的神经系统后遗症。

一、病因

胎儿具有从父亲遗传来的红细胞抗原恰为母亲所缺少，妊娠期间，胎儿红细胞通过胎盘进入母亲血循环，母亲产生相应的 IgG 血型抗体，此抗体通过胎盘进入血循环，使胎儿红细胞被致敏，导致胎儿体内特异性抗原抗体反应，破坏红细胞而发生血管外溶血，可引起有核红细胞过度增生。

二、发病机制

妊娠各种损伤如前置胎盘、胎盘早剥、腹部外伤、羊水穿刺等，可引起绒毛破坏，母体血窦开放，胎儿血液进入母体，其数量随孕龄而增加。ABO 溶血病主要发生在母亲为 O 型，胎儿为 A 型或 B 型。因自然界存在含有 A、B 血型物质，O 型血母亲可在孕前接触这些抗原而致敏，机体产生 IgG 抗 A 或抗 B 抗体，因此第一胎可以发病，由于 A、B 抗原性较弱，胎儿红细胞表面的反应点较成人少，因此，ABO 血型不合发生溶血者仅有 10%，且症状较轻。ABO 血型不合所致的胎儿、新生儿溶血病占 66%。

Rh 系统血型抗原有 6 种：C、D、E、c、d、e，目前尚未证实 d 抗原的存在，抗原性强弱为 D＞E＞C＞c＞e＞d。故 RhD 溶血病最常见，其次为 RhE 溶血病。Rh 阴性血型分布有种族差异，汉族人群 Rh 阴性者低于 0.5%。母亲为 Rh 阴性，父亲为 Rh 阳性，其子女有 65% 的可能为 Rh 阳性，其中约 10% 发病。Rh 溶血病很少发生在第一胎，这是因为 Rh 抗原仅存在于 Rh 猿和人的红细胞上，初次致敏约需 0.5～1ml 血液，在妊娠末期或胎盘剥离时，产生 IgM 抗体，不能通过胎盘，第一胎娩出时仅处于原发免疫反应潜伏期阶段，抗体弱，水平低。当第二次妊娠后，母体再次接触 Rh 阳性抗原时，体内迅速产生 IgG 抗体，通过胎盘进入胎儿循环，与胎儿红细胞发生耦合作用。但约有 1% 的胎儿第一胎发病，可能由于孕母自身在子宫内已被致敏产生 Rh-IgG 抗体，主要见于以下情况：①母亲孕前接受 Rh 不合血型的输血；②自然流产史；③曾有羊膜腔穿刺术损伤胎盘史；④妊娠 4 个月后胎儿有少量血进入母亲体内；⑤外祖母学说——孕妇母亲为 Rh 阳性，在其出生时已接受其 Rh 阳性母亲的抗原而致敏，若其首次妊娠胎儿为 Rh 阳性，则在孕期即可使其再致敏，产生抗 DIgG，引起胎儿发生 RhD 溶血病。

如同时存在母子 ABO 及 Rh 血型不合，因进入母体循环的胎儿红细胞已被母体 ABO 血型抗体破坏，不能使母体致敏，故 ABO 血型不合可以降低母体红细胞致敏作用，降低 Rh 溶血病发生率。

三、临床表现

其程度与母亲抗体量多少、抗体与胎儿红细胞结合程度和胎儿代偿造血能力有关。ABO 溶血病多为轻症；Rh 溶血病较重，其特征性表现为水肿、黄疸、贫血和肝脾肿大，严重者死胎。

（一）黄疸

常在生后 24h 内出现。始于面部，很快波及躯干、四肢，进行性加重。黄疸程度与肝内形成结合胆红素的能力有关，血清胆红素以未结合胆红素增多为主；重者在恢复期亦可有结合胆红素升高，表现为胆汁淤积。当血清中未结合胆红素在 308～342μmol/L 时。可能发生核黄疸，早期表现为淡漠、肌张力减低、吸吮反射消失、进食差，以后出现角弓反张，全身强直，呼吸不规则，重者常死亡，轻症存活者，常留有后遗症，表现为神经性耳聋，手足徐动，脑瘫，牙釉质发育不全等。

（二）贫血

Rh 溶血病贫血出现早且严重，重度溶血者脐血血红蛋白＜80g/L。常伴胎儿水肿，甚至可发生心力衰竭，表现为呼吸增快。心率加速，肝脾肿大。有些 Rh 溶血病在生后 2～6 周发生晚期贫血，一般不伴高胆红素血症，这主要由于血型抗体在体内存在时间长，红细胞破坏增加，导致晚期贫血；换血后正值婴儿体内红细胞生成素产生不足，骨髓反应暂时低下；换血治疗后，成人红细胞易释放氧，减轻组织缺氧，反馈抑制红细胞生成。

（三）胎儿水肿

严重水肿常发生于胎儿期，常为死胎，活产儿水肿为全身性，皮肤苍白，可伴胸水、腹水、心包积液。水肿发生与肝功能降低、血浆蛋白合成减少有关。

（四）肝脾肿大

重症胎儿水肿时肝脾明显增大，此为贫血引起髓外造血所致。由于复苏和换血过程中机械性损伤，可有脾破裂发生。

（五）出血倾向

多见于重症溶血者，出生数小时后常有皮肤出血点和瘀斑，可能由于胆红素致血小板形态学改变及缺氧损伤毛细血管，或由于严重溶血而导致凝血障碍，如 DIC 及肝功能不良引起维生素 K 依赖的凝血因子合成障碍。

四、实验室检查

（一）一般检查

红细胞、血红蛋白减少，网织红细胞增多，有核红细胞增多，可伴血小板减少。

（二）母子 ABO 及 Rh 血型检定。

（三）血清胆红素测定。

（四）婴儿血清特异性血型抗体

1. 改良直接抗人球蛋白试验

此为检测婴儿致敏红细胞。Rh 溶血病常为阳性。间接抗人球蛋白试验测定抗体类型。ABO 溶血病患儿红细胞上抗体结合位点少，须用改良法提高阳性率。

2. 抗体释放试验

患儿致敏红细胞加热后抗体释放。再加入酶处理的成人相应红细胞使其致敏，发生凝集反应。此法阳性率高，为诊断溶血病的可靠方法。

3. 游离抗体测定试验

证实血清中有抗体存在，受自然 ABO 血型抗原刺激，母亲血中亦可产生相应抗体，故无诊断意义。

五、诊断

（一）产前诊断

1. 有不明原因流产、死胎、新生儿重度黄疸史及曾接受过输血的母亲，妊娠前应常规行 ABO、Rh 血型检查。

2. 如有夫妇血型不合，孕前、妊娠后每隔 2～4 周检查母体的抗 A、抗 B 或抗 D 抗体。妊娠 16 周时测定孕妇 Rh 抗体。当母亲间接抗人球蛋白试验滴度＞1:32 时，应做羊水胆红素测定，此法可准确预测胎儿发病可能性及严重程度（测定 450nm 波长光密度）。重度溶血者羊水呈黄色，溶血程度与羊水胆红素量成正比关系。以此判定胎儿受累程度。

（二）产后诊断

1. 有母儿血型不合者，新生儿生后检查脐带血血型、胆红素、直接 Coombs Test 及血清抗体（效价 A、B、D）。

2. 出生后 24h 内出现进行性加重的黄疸者，须行母婴血型和血清抗体检查，同时检测外周血细胞比容、血红蛋白、网织红细胞及有核红细胞。

六、鉴别诊断

（一）先天性肾病

有全身水肿和低蛋白血症，无重度黄疸和肝脾肿大。

（二）新生儿贫血

胎胎、母胎输血可引起新生儿贫血，但无进行性黄疸。

（三）生理性黄疸

轻症新生儿溶血病可仅表现为黄疸，可做血型抗体检查。

七、治疗原则

（一）产前治疗

Rh 阴性孕妇，既往有死胎、流产史，本次妊娠 16、28 周抗体滴度逐渐升高，羊水胆红素含量增高者，宜等到 38 周引产；胎儿水肿或胎儿 Hb < 80g/L 者，33 周前可给宫内输 Rh 阴性 O 型血浓缩的红细胞，输入胎儿腹腔，通过淋巴管进入胎儿循环；当羊水磷脂酰胆碱 / 鞘磷脂比值 > 1.5 ～ 2 时，可提前分娩，33 周以后可早期引产。因宫内治疗风险及费用均较高，有效性亦不确切，故主要应在生后对新生儿治疗。

（二）生后治疗

1. 光照疗法

未结合胆红素经光照后，分子中双键构型改变方向。使其极性增强，水溶性增加，不经与葡萄醛酸结合，即可从胆汁、尿液中排出，降低血清胆红素。光疗的光源常采用波长在 427 ～ 475nm 的蓝光，白光和绿光也有效。光亮度 160 ～ 320W，灯管距患儿的距离约 20 ～ 25cm，光照时间 1 ～ 4d，亦可间断使用。光疗时注意：①血清结合胆红素浓度超过 68.4μmol/L（> 4mg/dl）或有肝功能损害者，因易导致皮肤青铜症，不宜行光疗；②保持光疗箱温度恒定。适当补充水分；③婴儿两眼应用眼罩保护，会阴、肛门用尿布，其余均裸露；④出现腹泻、皮疹等副作用时，轻症不予处理，停光疗后消失。

2. 换血疗法

目的：①换出致敏红细胞；②纠正贫血；③换出体内过高的间接胆红素。指征：①产前确诊新生儿溶血病，出生时血红蛋白低于 120g/L，水肿、肝脾肿大及心力衰竭者；②生后 12h 内血清胆红素 > 171μmol/L，24 ～ 48h > 257μmol/L，每小时胆红素上升速率 > 85μmol/L 或已达到 342μmol/L 者；③出现早期胆红素脑病症状者；④早产儿或前一胎有严重溶血、死胎者，应放宽指征。

血源准备：Rh 血型不合溶血症，选用 Rh 系统同母亲，ABO 系统与新生儿相同。ABO 溶血病时，则用 AB 型血浆和 O 型红细胞混合血，或用 O 型血。换血量

=2×80ml×体重（kg）或 150 ～ 180ml/kg；经脐静脉插管。

3. 药物治疗

①白蛋白 1g/kg，加入 10% 葡萄糖滴注或输血浆 25ml；②酶诱导剂苯巴比妥 5mg/（kg·d），分 2 ～ 3 次口服，共 4 ～ 5d，尼可刹米 100mg/（kg·d）分 3 次口服；③肾上腺皮质激素能阻止抗原抗体反应，减少溶血，泼尼松 1 ～ 2mg/（kg·d），口服或地塞米松 0.5 ～ 1mg/（kg·d）静注；④纠正酸中毒，5% 碳酸氢钠 3 ～ 5ml/kg，有利于胆红素与白蛋白结合。

4. 其他治疗

大剂量免疫球蛋白治疗（IVIG）：大剂量 IVIG 可以封闭网状内皮系统的 FC 受体，抑制溶血，减少红细胞破坏，达到降低胆红素的作用。剂量：首次 1g/kg，以后每次 400mg/kg，每日 1 次，共 2 ～ 4 次。

（三）母亲预防注射

有母儿 Rh 血型不合病史者，间接 Coombs 试验阴性，母亲于妊娠 28 周，34 周，分娩后 72h，肌内注射抗 D 免疫球蛋白，因其昂贵，临床少用。

（田晓艳）

第七节　新生儿肺出血

新生儿肺出血（pulmonary hemorrhage of the newborn）指肺两叶以上出血，不包括肺散在、局灶性小量出血。本病发生在各种严重疾病的晚期，反映疾病的严重程度，其发病率国内外报道不一致，占活产儿 1% ～ 5%，尸检的 1% ～ 4%。发病机制尚未明确，缺乏临床早期诊断方法，如不予治疗，病死率可高达 90% 左右，是新生儿死亡的主要原因，近年应用正压呼吸治疗，治愈率明显提高。

一、病因

本病常在以下疾病时出现：早产、充血性心力衰竭、缺氧、感染、新生儿高黏滞血症、低体温、动脉导管开放及表面活性物质治疗过程中，常与多种因素有关，可能是几个因素共同作用的结果。主要有以下几方面：

（一）缺氧

多见于出生时窒息、胎粪吸入综合征、呼吸窘迫综合征等严重缺氧性疾病，患儿多为早产儿和极低出生体重儿，有宫内或出生时缺氧病史。

（二）感染

多见于败血症和细菌性肺炎，足月儿常见。

（三）低体温

多见于早产儿，低体温终末期常出现肺出血。

（四）心力衰竭

先天性心脏病导致左向右分流，肺循环严重充血，主要见于足月儿。

（五）早产

早产儿肺发育差，肺血管多，毛细血管通透性强，脆性大；气体交换面积少；凝血机制不成熟，凝血因子少。

二、发病机制

新生儿肺出血发病机制尚不完全清楚，多认为由不同原因引起，亦可同时存在多种原因。常与新生儿肺组织结构特殊性及肺局部血液凝固异常有关。

（一）缺氧

缺氧时血红蛋白对氧亲和力增高，器官组织缺氧，加速无氧代谢，加重酸中毒，致心搏出量减少，血流缓慢，肺循环淤血，肺微血管损伤，渗透性增强，破裂出血。缺氧还可抑制肝脏合成凝血因子。

（二）感染

肺炎、败血症时，细菌毒素直接损伤肺组织，或通过免疫复合物造成肺血管损伤，引起血管渗透性增强，发生肺出血。

（三）寒冷损伤

寒冷损伤导致毛细血管壁受损，释放的组织因子与Ⅶ因子形成复合物，激活外源性凝血途径；受损的内皮细胞亦可直接通过Ⅻ因子激活内源性凝血途径。寒冷损伤时机体耗氧量增加，导致缺氧，缺氧使毛细血管通透性增加，降低了红细胞表面电荷密度，排斥力减弱，红细胞聚集增加，加速凝血过程。血浆凝血因子Ⅷ和抗凝血酶Ⅲ水平明显降低。新生儿网状内皮系统功能低下，肝脏功能不成熟，对由上述因素而产生的活化凝血因子清除率降低，进一步加重血管内凝血。

（四）肺动脉压增高

上述原因导致血管内皮损害及由此引起的血管内皮源性因子如内皮素、一氧化氮的动态平衡破坏，肺血管收缩性增强，肺动脉压力增高，是导致肺出血的直接原因，其压力增高程度与肺出血的预后显着相关。

三、病理

肺外观呈深红色，以肺泡出血为主，可伴有肺间质出血，部分区域可见坏死、实变和灶性淋巴细胞浸润。实验性肺出血电子显微镜检查发现肺毛细血管内皮细胞连续中断；Ⅱ型上皮细胞表面绒毛减少，层状小体空泡变性，线粒体肿胀，嵴消失。说明存在毛细血管内压力的改变。另有研究发现，肺泡壁和毛细血管壁上有免疫复合物沉积，提示免疫反应亦参与肺出血的发生。

四、临床表现

（一）症状

患儿突然出现进行性呼吸困难，发绀，周身苍白。

（二）体征

①早期休克，肢体凉，毛细血管再充盈时间延长等；②肺内啰音迅速增多，可伴有呼吸暂停；③自口鼻腔内涌出大量血性泡沫状液体，或直接喉镜下有血性液体自气管溢出；④可伴有心率下降；⑤可见皮肤出血点及瘀斑，穿刺部位出血不止；⑥如出血不多，无血性分泌物自气管内涌出，应根据肺部体征及血气变化及时诊断，早期治疗。

五、实验室检查

1. 血常规 红细胞及血小板进行性下降，肺出血发生 DIC 时，血小板常低于 100×10^9/L。

2. 血气 常为混合性酸中毒及低氧血症。

3. 测定血细胞比容及血黏滞度。亦可测定出血性肺液的血细胞比容。

4. 凝血因子水平异常。

六、影像学检查

1. 双肺网状或斑片状阴影，严重者双肺透过度明显降低，可伴支气管充气征，此时与 RDS 不易鉴别。

2. 心脏增大。

3. 原发病改变。

七、诊断

在原发病基础上，突然出现青紫、苍白、进行性呼吸困难、三凹征、肺啰音增多或伴有心率改变，休克表现；根据气管内涌出新鲜血性泡沫状痰液即可诊断。胸部 X 线表现多无特征性。

八、鉴别诊断

本症有特征性的口鼻腔内涌出新鲜血性液体，应除外气道损伤引起的出血。

九、治疗原则

肺出血的治疗关键是早期诊断，对有发生肺出血可能者，应及时治疗。

（一）保温

出生时即应将婴儿身体擦干，防止过多散热，保持体温恒定。

（二）供氧

可给鼻导管或氧气罩吸氧。

（三）限制液体量，纠正酸中毒

输液量 60ml/（kg·d），以免加重肺水肿和诱发心力衰竭；纠正代谢性酸中毒用 1.5% 碳酸氢钠。

（四）纠正凝血机制异常，补充血容量

可给浓缩红细胞。合并 DIC 时，可根据血液凝固状态，给予肝素。

（五）改善心功能

血管活性药物，如多巴胺和多巴酚丁胺，必要时可用强心剂和利尿剂。

（六）正压呼吸

正压呼吸可使肺泡扩张，减少渗出，纠正低氧。经气管滴入 1/ 万肾上腺素 0.1 ～ 0.2ml/ 次，加压吸氧必要时可重复。通气方式为 IPPV，呼吸机初调参数：FiO_2 0.6 ～ 0.8，RR 40/min，PIP 25 ～ 30cmH$_2$O，PEEP4 ～ 6cmH$_2$O，I/E 比值 1.5 ～ 2∶1。治疗中应根据血气及时调整呼吸机参数。当气管内无血性分泌物，肺部啰音消失，无明显呼吸困难时，可撤离呼吸机。

（七）治疗原发病。

（八）表面活性物质替代疗法

因肺出血时肺泡Ⅱ型上皮细胞结构破坏，表面活性物质产生减少，故有研究认为气管内滴入外源性表面活性物质可减少呼吸机使用参数及时间。

·······（吕　玲）

第八节　新生儿缺氧缺血性脑病

由于围生期窒息引起脑缺氧缺血，进而导致胎儿和新生儿的脑损伤，称之为缺氧缺血性脑病（hyoxic-ischemic encephalopathy，HIE）。HIE是新生儿期最常见的脑损伤病症之一，严重者将可能遗有低智、癫痫、脑瘫等伤残。我国制定的HIF的诊断标准主要针对足月新生儿，这并不是因为其主要发生在足月新生儿，实际上早产儿可能更多见。所以，有时还有个更广义的名词称谓窒息所致脑损伤，即缺氧缺血性脑损伤（hypoxic-lschemic briain damage，HIBD）。

一、病因

围生期任何导致胎儿及新生儿窒息的因素，均是本病病因。此外，围生期的感染，特别是宫内感染，可能是导致早产儿脑损伤的重要原因。产前窒息所致脑损伤约占50%，产时窒息约占40%。

二、发病机制

脑损伤的始动因素是缺氧缺血，可能是不完全性亦可能是完全性，（严重窒息致低张性缺氧，脑供血暂时中断）。缺氧缺血的直接结果是血氧分压和血氧含量降低，组织代谢底物缺乏及代谢终产物的堆积。

（一）脑灌注变化

窒息缺氧为不完全性时，体内器官间血液再分布，脑血流可不减少。当缺氧持续存在时，这种代偿机制失效，脑灌注会明显减少，特别是皮质下及白质区的血液减少更明显。实验表明即使灌注恢复后，在早产儿白质血流也很难恢复到原来水平。可见这时的易损区是在白质区，矢状窦旁区。当急性完全性窒息或反复窒息缺氧（不完全性）时，基底核、丘脑、脑干血流将减少，将会导致严重的损伤。严重的缺氧缺血性损害可导致脑血流自调功能丧失表现为脑灌注依赖血压变化而变化和对血中二氧化碳反应性丧失。

（二）脑组织生化学及细胞学变化

葡萄糖是神经细胞供能惟一底物。窒息时葡萄糖转运障碍，使得神经细胞可利用的葡萄糖明显减少。由于缺氧，产生能量主要靠无氧酵解，这势必导致大量乳酸堆积，ATP产生减少，细胞内pH降低，进而细胞膜的泵功能不足，大量的钠、钙离子流入细胞内，造成细胞毒性水肿。MRS（磁共振波谱）分析表明，窒息的急性期ATP可在30min内迅速下降，细胞内pH降低。复苏后可恢复正常，但严重的脑损伤在36h左右ATP降低更严重，而这时细胞内pH可正常，但乳酸增加，这种现象称之为"继发性能量衰竭"这时伴有大量的神经细胞坏死。

钙离子的大量内流不但可使细胞氧化磷酸化发生障碍，致细胞不可逆的损害，还可使脂酶、蛋白酶等激活，进而使膜磷脂破坏，产生大量不饱和脂肪酸、血栓素、白三烯、血小板活化因子（PAF），使细胞膜的通透性增强，微循环障碍（可有微血栓形成），ATP 降解产生大量的腺苷，转化为次黄嘌呤，再灌注时，次黄嘌呤在黄嘌呤氧化酶的作用下所产生大量氧自由基；钙内流激活一氧化氮合成酶。结果产生大量 NO 和过氧亚硝酸盐，使组织损害进一步加重。此外，缺氧缺血时突触前膜去极化，大量谷氨酸盐以出胞的形式释放致突触间隙激活 N- 甲基 -D- 天门冬氨酸（NMDA）、α- 氨基羟甲基恶丙酸（AMPA）、海人草酸盐（KA）受体使突触后膜对钙离子通透性增强，还有谷氨酸盐同时可作用于其增强代谢作用的受体（使君子酸盐受体）水解磷酸肌醇进一步增加激活脂酶、蛋白酶和核酸内切酶，起动细胞的死亡过程。

近年来研究还证明，缺血再灌注后诱发明显的炎症反应，损伤的神经组织区域有大量的细胞因子表达（IL-1β，IL-6，TNFα，ICAM-1 等），应用 IL-1 抗体可以明显减轻缺血性脑损伤。目前认为细胞因子介导的炎症反应是宫内感染导致脑损伤的主要病理过程。

目前认为细胞的死亡过程可能存在两种形式：一种是坏死，一种是凋亡（apoptosis）。不过细胞凋亡有其特征性病理改变：细胞皱缩，胞膜完整。染色质浓聚和 DNA 片段，电泳后可见典型 DNA 带。实际上细胞的凋亡是由基因调控的一种程序性死亡（programmed，cell death），上述的发病机制均可在细胞凋亡过程中起重要作用。

三、神经病理

缺氧缺血性脑损伤的神经病理类型，主要决定于损伤的严重程度、作用时间及脑发育的成熟度。脑细胞代谢最旺盛区和血供最薄弱的区域是最易罹患的区域。一般在成熟的脑易损伤特点如下：少突胶质细胞＞星形胶质细胞＞小胶质细胞。

四、临床表现

缺氧缺血性脑病的临床表现一般有明显的阶段性，包括起病（出生到 12h），典型表现期（12 ～ 24h），高峰期（24 ～ 72h）及恢复期（72h 后）。因此，对于窒息所致脑损伤的表现必须密切观察演变经过，切不可根据一时的表现过早下结论。临床表现主要描述意识状态、肌肉张力，原始反射、惊厥及脑干症状。

（一）起病期（出生～ 12h）

一般表现有兴奋、激惹或意识状态正常，肌肉张力增高或正常、原始反射正常。但严重窒息时可有明显的意识障碍，反应迟钝甚至昏迷、呼吸节律改变甚至呼吸暂停、惊厥、瞳孔反射可能正常。

（二）典型表现期（12 ～ 24h）

兴奋激惹，肢体活动较多，肌张力开始减低，原始反射正常或减弱。若此时肌肉张力、原始反射正常，意识状态正常或激惹兴奋不明显，多数患儿为轻度的 HIE。中重度 HIE 肌张力减低，原始反射减弱。足月儿肌张力减低较明显，而早产儿与之相反。此期惊厥是主要临床表现，HIE 患儿惊厥 80% 发生在此期。此外常有尿潴留表现，而且可持续到恢复期后。

（三）高峰期（24～72h）

主要表现为嗜睡，反应迟钝，重症者昏迷，原始反射减弱或消失，肌肉松软，有时可见僵直，甚至有角弓反张，可有脑干症状（瞳孔扩大或缩小，呼吸节律不齐，血压不稳，心率明显减慢，眼球震颤），前囟张力明显增高，可有频繁惊厥，死亡多数发生在此期。若无昏迷、原始反射消失、脑干症状、频繁惊厥，可诊断为中度 HIE，否则即为重度 HIE。

（四）恢复期（72h 以后）

HIC 意识状态、肌肉张力、原始反射等临床表现开始逐渐恢复，惊厥明显减少，但仍可有尿潴留，所有症状体征不可能立即恢复正常，亦不可能持续加重，一般 7～10d 可大致恢复正常。

五、辅助检查

（一）血液及体液的生化分析

窒息新生儿血清中 CPK、LDH、CPK-MB 显着增高，与窒息程度平行；脑脊液中 CPK-BB，NSE（烯醇化酶）明显增高对预后判定有一定价值。有报道尿中乳酸和肌酐比值可以判定窒息及脑损伤的严重程度，并可以准确判定预后（病情愈重乳酸与肌酐的比值愈高，预后愈差）。

（二）头部超声检查

对脑室内及生发基质出血、脑室周围白质软化的敏感度及特异性较好。脑室周围白质软化，早期主要表现为局灶性或弥漫性高回声，1～3 周可见低回声的囊腔，随后消失，逐渐表现为脑室的扩张。多普勒超声可以分析颅内动脉的血流频谱形态，测定搏动指数和阻力指数（PI 和 RI）。血流频谱早期为低矮的"单峰"型，极期为"宽大"高舒张期血流型频谱。若 RI 值小于 0.55 常提示预后不良。

（三）CT 与 MRI 检查

由于新生儿特别是早产儿脑组织含水量高，对于脑缺血性改变及脑室周围白质软化，在早期 CT 和 MRI 的敏感度及特异度较低。但对颅内出血敏感、特异性高。此外，CT 值的显着降低（特别是生后 2 周后）与预后有一定的关系。丘脑及基底核的损伤，在 CT 上可以表现为"信号反转"现象，即早期表现明显的低密度，10～14d 左右可见明显的密度增高。MPI 检查多在出生 5d 以后，不但可以判定损伤的严重程度，而且可鉴别是否存在脑发育畸形、先天性遗传代谢病所致脑损伤以及判断髓鞘的发育。足月新生儿 HIE 在 MRI 主要表现为：轻度、中度 HIE，皮质及皮质下脑室周围白质，半卵圆中心（白质）在 T1WI 限局性高信号影，而 T2WI 表现为低信号或等信号影，增强后发现该处常有增强效应，提示可能与血脑屏障破坏有关，是渗出或淤血的改变。中重度 HIE，皮质脑沟处顶部 T1WI 可见曲线条状或点片状高信号影，严重者整个皮质呈一致性"雪花"状高信号影，晚期可能发生囊性脑软化；深部核团受累主要表现为基底核、丘脑、腹外侧于 T1WI 点状高信号影，内囊后肢呈一致性低信号，多见于重度 HIE。

（四）磁共振频谱（^{1}HMRS，^{31}PMRS）

MRS（magnetic resonance spectroscopy）可以在体反映脑代谢的情况，主要是通过对脑组织中的天冬氨酸盐（NAA）、胆碱（Choline）、乳酸盐（Lactate）、肌酐（Cr）、ATP、磷酸肌酐（PCr）和无机磷（Pi）分析获得 [当然还可以分析其他物质的含量如谷氨酸盐（Glu）、肌醇等]。^{31}PMRS 研究证明 HIE 患儿生后 2～4d[PCr]/[Pi]，[ATP] 降到最低点，其降低程度与窒息严重程度、脑损伤的严重程度密切相关。[NAA]/[Cho]、[Lactate]/[Cr]、[Lactate]/[NAA] 都能反映脑损伤的严重程度及预后。主要表现为，乳酸峰值明显增高甚至可以持续几个月，生后 18h 内 [Lactate]/Cr 即显着降低增高，此改变与 ^{31}PMRS 分析 [PCr]/[Pi] 变化较一致，可以用于判定神经发育的预后，而 [Lactate]/[NAA] 是反映亚急性期、慢性期非常好的指标，重度 HIE 患者明显高于轻度患者和正常儿。

（五）脑电图

脑电图改变主要是低电压、暴发抑制等电位及局灶性周期性癫痫样放电（PLEDS）。暴发抑制等电位常见于弥漫性的皮质神经坏死，PLEDS 主要见于局灶性脑缺血梗死，对预后判定有很大价值。早产儿脑室周围白质软化（PVL）或出血性脑梗死，常在新生儿早期（最早生后第 4 天）可以记录到罗兰区正相尖波，是诊断 PVL 较特异的依据。

（六）正电子断层扫描（PET）

PET 目前尚未常规用于 HIF 的临床评价。PET 既可以分析局部脑血流变化，也可以准确地测定不同区域脑组织的代谢情况。高代谢区往往是易损区，矢状窦旁损伤患者常有脑血流降低，脑组织葡萄糖的代谢率（CMRgl）与 HIE 严重程度负相关，具对预后判定有重要价值。

六、诊断与鉴别诊断

新生儿 HIE 在我国主要指足月新生儿，其诊断的关键点如下：

（一）确定围生期窒息病史（基础）

目前我国尚无统一的评价标准，可参考国外资料：①胎儿窒息表现，胎心减慢，特别是胎心率表现为晚期减速；②羊水混浊 II 度以上；③ Apgar 评分 5min 小于 6 分；④生后须正压通气复苏；⑤脐带（动脉）血 pH < 7.20 或生后血气 pH < 7.25，BE < -14mmol/L（生后 1h 内）符合 2 条以上可以诊断窒息。

（二）临床有脑病的表现

HIE 患儿一般表现规律为兴奋、激惹→抑制、昏迷（原始反射消失）→逐渐恢复正常，疾病高峰多在 24～96h 阶段，当然窒息重者，高峰前移，多在 72h 内死亡。值得说明临床分度不可能根据窒息程度来确定。

（三）除外其他原因所致脑损伤疾病

1. 遗传代谢性疾病

往往窒息史不明显，出生时正常，多数症状出现在生后 72h 以后，且随进奶增加症状逐渐加重。若有严重代谢性酸中毒难以纠正，高氨血症，临床表现进行性加重，应考虑有遗传代谢疾病的可能，须进一步做尿、血的有机酸、氨基酸分析。

2. 宫内感染所致脑损伤

特别是病毒感染，如巨细胞病毒、单纯疱疹病毒等所致中枢神经系统损伤，应注意询问母亲感染史及性接触史。

3. 先天性脑发育畸形

应做相应的影像学检查鉴别。

4. 低血糖脑病

常多发生在巨大儿、小于胎龄儿、糖尿病母亲的婴儿或有其他高危因素，开奶延迟。有低血糖表现，血糖纠正后仍可有惊厥等神经系统损伤表现，MRI有时见顶枕部皮质或皮质下白质坏死软化。

七、治疗

（一）基础治疗

1. 维持良好的通气、换气功能，使血气和pH值迅速恢复正常范围，切忌在高碳酸血症时给予碱性药物。

2. 维持周身和各脏器足够的血液灌注，使心率和血压保持在正常范围。尽早判定有无循环功能衰竭（心源性休克、心肌损伤）表现，若皮肤苍白、肢端发凉、前臂内侧毛细血管再充盈时间≥3s，心音低钝、心率减慢，可应用多巴酚丁胺2.5～8mg/（kg·min）或多巴胺2.5～10mg/（kg·min），可酌情应用果糖改善心肌的代谢。

3. 维持血糖于合适范围，迅速纠正低血糖，避免高血糖，使血糖维持在4.16～5.55 mmol/L（75～100mg/dl）。

4. 维持适宜的血液黏滞度，使血细胞比容（Hct）维持在0.45～0.55左右，减少其对脑血流的影响。

5. 监测电解质水平，及时纠正电解质紊乱，特别是低钠血症。

（二）对症治疗

1. 控制惊厥

首选苯巴比妥，负荷量为20mg/kg，静脉缓慢注射，最大量可达30mg/kg（若无效可监测血药浓度），12h后给维持量5mg/（kg·d），静脉缓慢注射。若无效可应用短效止惊药物劳拉西泮（lorazepam）0.05～0.10mg/kg，静脉注射。苯妥英钠20mg/kg，静脉注射。地西泮（安定）易引起呼吸抑制，应注意静注速度，用量0.3～0.5mg/kg。水合氯醛常是有效的止惊药物，用量为50mg/kg，肛门注入，但对严重心功能不全患者注意其可能有引起心律失常。

2. 降低颅内压

由于新生儿颅缝闭合不全，脑水肿所致颅高压的表现很难早期发现。故在治疗上，早期应限制液体入量为60～80ml/（kg·d），及时纠正低钠血症；若前囟张力增高，可静注呋塞米（速尿）1.0mg/kg，6h后仍紧张或膨胀可用甘露醇0.25～0.5g/kg，静注，4～6h后可重复应用，对肾衰者，甘露醇应慎用。

（三）可能有意义的治疗

1. 改善神经细胞代谢，可用胞二磷胆碱、脑活素、果糖静滴。

2. 改善脑组织局部的缺血，可用复方丹参注射液，纳络酮[对中枢抑制明显者常选用30～50μg/（kg·h）静滴，4～6h连用3～5d]，或应用高压氧舱。

3. 促进神经细胞的修复，可选用碱性成纤维细胞生长因子（bFGF）、NGF，此类药物可选择性地渗透到中枢神经系统，对神经细胞发育、轴突的生长有一定作用。

4. 头部亚低温治疗，处于临床研究阶段。

八、预后

HIE预后准确判定是相当复杂的，往往某一因素只能反映某一阶段的问题，重度

HIE 后遗症发生率较高，经过治疗者多在 25%～50%。中轻度者一般预后较好。预后不良常常包括下面的一些因素：

1. 重度窒息，经抢救 20min 以上才出现自主呼吸；

2. 临床分型为重度；

3. 频发惊厥发作，不易控制者；

4. 出现脑干受累表现；

5. 1 周后神经系统症状仍未消失；

6. 经治疗后 2 周，脑电图改变为等电位、暴发抑制；

7. 生后 3～4 周头颅 CT 扫描仍有大片低密度影或脑室扩大，沟回变深；

8. 生后 12～14dNBNA 评分小于 35 分；

9. MRI 表现为深部核团受累（基底核、丘脑、皮质、皮质下较大面积坏死）。

$\cdots\cdots$（吕　玲）

第九节　小儿贫血

一、营养性缺铁性贫血

（一）概述

缺铁性贫血（IDA）是由于体内铁缺乏致使血红蛋白合成减少而引起的一种小细胞低色素性贫血，为小儿贫血中最常见者，尤以婴幼儿发病率最高，对小儿健康危害较大，故为我国重点防治的小儿疾病之一。先天性储铁不足、铁摄入量不足、生长发育快、铁的吸收障碍、铁的丢失过多是导致缺铁的常见原因，缺铁时血红素形成不足，血红蛋白合成减少，但对细胞增殖分裂影响较小，故红细胞数量减少的程度不如血红蛋白减少明显，从而形成小细胞低色素性贫血。缺铁时可影响肌红蛋白的形成及含铁酶的活性，因而可影响小儿的神经精神行为、消化吸收和肌肉运动等功能。

（二）诊断标准

1. 诊断依据

（1）贫血为小细胞低色素性：a. 红细胞形态有明显低色素性小细胞的表现，红细胞平均血红蛋白浓度（MCHC）＜0.31，红细胞平均体积（MCV）＜80fl，红细胞平均血红蛋白（MCH）＜26pg。b. 贫血的诊断标准为以海平面为标准，生后 10 天内新生儿血红蛋白＜145g/L，10 天至 3 个月婴儿血红蛋白＜100g/L，3 个月至不足 6 岁＜110g/L，6 岁～14 岁＜120g/L。海拔每增高 1000m，血红蛋白标准升高约 4%。

（2）有明确的缺铁病因，如铁供给不足，吸收障碍，需要增多或慢性失血等。

（3）血清（浆）铁（SI）＜10.7μmol/L（60μg/dl）。

（4）总铁结合力（TIBC）62.7μmol/L（350μg/dl），转铁蛋白饱和度（TS）＜15% 有参考意义，＜10% 有确切意义。

（5）骨髓细胞外铁明显减少或消失（0～+），铁粒幼细胞＜15%。

（6）红细胞游离原卟啉（FEP）0.9μmol/L（50μg/dl）。

（7）血清铁蛋白（SF）＜12μg/L。

（8）铁剂治疗有效，用铁剂治疗 2 周后，血红蛋白明显上升，治疗 4 周后，血红蛋白上升至 100g/L 以上。

具有上述第（1）项，同时具有第（2）～（8）项中至少 2 项者，可诊断为缺铁性贫血。

2. 鉴别诊断

（1）地中海贫血

有家族史，地区性比较明显。特殊面容，肝脾明显肿大。血红蛋白电泳 HbA$_2$ 及 HbF 增高，或出现血红蛋白 H 或血红蛋白 Bart's 等。血清铁增高，骨髓中铁粒幼细胞增高。

（2）铁粒幼细胞性贫血

部分为性联隐性遗传，多有脾肿大。血清铁异常增高，骨髓检查见较多环状铁粒幼红细胞。用铁治疗无效。部分患者对维生素 B$_6$ 治疗有效应，可试用维生素每日 B$_6$20 ～ 500mg，有效者多须长期治疗。

（三）治疗方案

1. 一般治疗

（1）休息

对重症患者应加强护理，避免感染，注意休息，保护心脏功能。

（2）饮食

给高蛋白富含铁剂的食物、蔬菜和水果。

2. 基本药物治疗

（1）口服铁剂：二价铁盐较易吸收，常用制剂有硫酸亚铁（含铁 20%）、富马酸亚铁（含铁 30%）、葡萄糖酸亚铁（含铁 11%）等。口服剂量以元素铁计算，一般为每次 1 ～ 2mg/kg，每日 2 ～ 3 次。最好于两餐之间服药，既减少对胃黏膜的刺激，又利于吸收；同时口服维生素 C 能促进铁的吸收。铁剂应继续用至血红蛋白达正常水平后 2 个月左右再停药，以补足铁的贮存量。治疗中最好测定血清铁蛋白，以避免铁过量。如口服 3 周仍无效，应考虑是否有诊断错误或其他影响疗效的原因。

（2）注射铁剂：在不能口服铁的情况下使用，常用的注射铁剂有右旋糖酐铁，山梨醇枸橼酸铁复合物（均含铁 50mg/ml，可做肌肉注射）。

3. 输血

重症贫血并发心功能不全或明显感染者可输给浓缩红细胞。每次输血 5 ～ 10ml/kg。

（四）疗效评估

铁剂治疗有效者于 3 ～ 4 日后网织红细胞即见升高，7 ～ 10 日达高峰，2 ～ 3 周后下降至正常；治疗约 2 周后，血红蛋白相应增加，临床症状亦随之好转。一般于治疗 3 ～ 4 周后贫血被纠正，贫血的有关实验室检查正常、病因去除者为治愈。

（五）预后评估

本病预后良好，经用铁剂治疗，一般皆可痊愈，若能改善饮食，去除病因，极少复发。

（六）评述

在治疗中，以补充铁剂为主，铁剂治疗须 2 ～ 3 个月，补充储存铁，去除病因。

（七）摘要

营养性缺铁性贫血为小儿贫血中最常见者，任何年龄均可发病，以 6 个月至 2 岁最多见。临床主要特征为贫血，血红蛋白降低比细胞数减少明显，呈小细胞低色素性贫血。诊断主要根据病史特别是喂养史、临床表现、血象特点，有关铁代谢的生化检查及铁剂治疗有效。鉴别诊断应考虑地中海贫血、铁粒幼细胞性贫血，治疗主要是补充铁剂。本病预后良好。

二、营养性巨幼红细胞性贫血

（一）概述

营养性巨幼红细胞性贫血是由于缺乏维生素 B_{12} 或（和）叶酸所引起的一种大细胞性贫血，主要临床特点为贫血，红细胞的减少比血红蛋白的减少更为明显，红细胞的胞体变大，骨髓中出现巨幼红细胞，用维生素 B_{12} 或（和）叶酸治疗有效。维生素 B_{12} 或叶酸缺乏均引起四氢叶酸减少，DNA 合成减少。幼红细胞内的 DNA 减少使红细胞的分裂和增殖时间延长，红细胞核发育落后于细胞浆，因其胞质的血红蛋白合成不受影响，红细胞的胞体变大，形成巨幼红细胞。

（二）诊断标准

1. 缺乏维生素 B_{12} 所致的巨幼红细胞性贫血诊断标准

（1）婴幼儿有摄入量不足病史。

（2）多于生后 6 个月以后发病，贫血貌，有明显的精神神经症状如表情呆滞，对外界反应迟钝、智力动作发育落后甚至倒退等，重症出现不规则性震颤。

（3）血红蛋白降低，红细胞计数按比例较血红蛋白降得更低，呈大细胞性贫血，$MCV > 94fl$，$MCH > 32pg$。红细胞大小不等，以大细胞多见，中性粒细胞胞体增大，分叶过多。骨髓增生活跃，红细胞巨幼变显着。

（4）血清维生素 B_{12} 含量 $< 100ng/L$。

具有上述第（1）～（3）项可临床诊断为本病，如同时具有第（4）项可确诊本病。

2. 缺乏叶酸所致的巨幼红细胞性贫血诊断标准

（1）有摄入量不足（羊乳喂养等）、长期服抗叶酸药或抗癫痫药或长期腹泻史。

（2）发病高峰年龄为 4～7 个月，严重贫血貌，易激惹，体重不增，慢性腹泻等。

（3）血象和骨髓象改变与维生素 B_{12} 缺乏贫血相同。

（4）血清叶酸含量 $< 3\mu g/L$。

具有上述第（1）～（3）项可临床诊断为本病，如同时具有第（4）项可确诊本病。

3. 鉴别诊断

（1）大脑发育不全

与先天性疾病和产伤有关，出生后逐渐出现精神和神经发育落后症状，血液学检查正常。

（2）舞蹈病

是一种累及椎体外系的风湿性神经系统疾病，其特征为以四肢和面部为主的不自主、无目的的快速运动，在兴奋或注意力集中时加剧，入睡后即消失。病程呈自限性。

（三）治疗方案

1. 一般治疗

注意营养与护理，防治感染。

2. 基本药物治疗

（1）缺乏维生素 B_{12} 者：肌肉注射维生素 B_{12}，$100\mu g/$ 次，每周 2～3 次，连用数周，

直至临床症状明显好转，血象恢复正常为止。

（2）缺乏叶酸者：叶酸口服，每次5mg，每日3次，连服数周至临床症状明显好转，红细胞和血红蛋白恢复正常为止；维生素C能促进叶酸利用，同时口服可提高疗效。

3．其他治疗

肌肉震颤可用镇静剂治疗，重度贫血者可予输血。

（四）疗效评估

维生素B_{12}缺乏者治疗2～4日后，一般精神症状好转，网织红细胞增加，6～7日时达高峰，约于2周时降至正常。骨髓内巨幼红细胞于肌肉注射维生素B_{12}后6～7小时转为正常幼红细胞。精神神经症状大多恢复较慢，少数患者须经数月后才完全恢复。血液各项检查正常，无任何症状者为治愈。

叶酸缺乏者服叶酸后1～2日，食欲好转，2～4日网织红细胞增加，4～7日达高峰，以后血红蛋白、白细胞和血小板亦随之增加，2～6周后红细胞和血红蛋白可恢复正常。骨髓中巨幼红细胞大多于24～48小时内转变为正常幼红细胞，但巨大中性晚幼粒细胞则可继续存在数日。血液各项检查正常，无任何症状者为治愈。

（五）预后评估

预后良好。

（六）评述

对于营养缺乏者，轻者单凭改善饮食即可好转。一般患儿在药物治疗同时，即可增加辅食，或改用牛奶喂养。在叶酸缺乏所致的严重贫血时，患者可因缺氧而出现一些精神神经症状，易与维生素B_{12}缺乏所致的巨幼红细胞性贫血混淆。在无条件测定血清叶酸含量时，可做"小剂量叶酸治疗试验"，加以鉴别。经正确治疗后，骨髓中巨幼红细胞恢复快，无需复查骨髓。

（七）摘要

营养性巨幼红细胞性贫血临床主要特征为贫血，红细胞数的减少比血红蛋白量的减少更明显，呈大细胞性贫血。主要诊断依据根据病史、临床特征、血象及骨髓象特点、血清维生素B_{12}和（或）叶酸测定，维生素B_{12}和（或）叶酸治疗有效。本病预后良好。

三、遗传性球形红细胞增多症

（一）概述

遗传性球形红细胞增多症是一种遗传性溶血性疾病。贫血、黄疸、脾肿大、血液中球形红细胞增多和红细胞渗透脆性增高是其典型临床特征。病程呈慢性经过并常伴有急性发作。此病在我国并不太罕见。本病属常染色体显性遗传，男女均可发病，患儿几乎全为杂合子，纯合子极为罕见。本病常有明显的家族史，但亦有10%～20%患者为散发性病例，在患者的家族中均未发现此病，这与基因自然突变有关。红细胞膜结构上的缺陷是发病的基本原因，脾是破坏红细胞的主要场所。

（二）诊断标准

1．诊断依据

（1）慢性溶血性贫血的临床表现（贫血、黄疸、脾肿大）及实验室检查结果。

（2）小球形红细胞＞20%，网织红细胞增加，骨髓呈增生性贫血，血象中MCHC

增高。

（3）红细胞盐水渗透脆性（或孵育脆性）增高，或自身溶血试验阳性（加入葡萄糖或 ATP 可有不完全纠正）。

（4）家族史阳性。

具有以上第（4）项的基础上，同时具有前 3 项中任何 2 项可确诊。如家族史阴性，具有前 3 项中任何 2 项可拟诊，如具有前 3 项，在排除其他溶血性贫血后可确诊本病。

2. 鉴别诊断

（1）自身免疫性溶血性贫血

婴儿期即可发病，临床表现为急性溶血或慢性溶血。多有肝脾肿大，脾大较明显。Coombs 试验阳性。

（2）新生儿 ABO 溶血症

血型不合，母亲血型多为 O 型，新生儿 A 型或 B 型，血清特异性血型抗体检查有助于诊断。

（3）葡萄糖 -6- 磷酸脱氢酶（G-6-PD）缺乏症

呈发作性，多能找到诱因，为性联不完全显性遗传，红细胞 G-6-PD 减低。

（4）不稳定血红蛋白病

常染色体显性遗传，慢性贫血反复溶血发作，热不稳定试验阳性，珠蛋白小体生成试验阳性，HbH 血红蛋白电泳可以确诊。

（三）治疗方案

1. 基本治疗

脾切除是一种有效的治疗方法，可使绝大部分患者的病情缓解，也可防止胆石形成，并根除了发生"再生障碍危象"的威胁。手术年龄以 5 ～ 6 岁为宜，术后应用抗生素预防感染。

2. 输血

出现溶血危象及再生障碍危象时输血。

（四）疗效评估

脾切除后，黄疸和网织红细胞增多迅速消失，血红蛋白达正常范围，小球形红细胞＜ 20%，为病情好转。

（五）预后评估

在新生儿或婴儿期起病者，因溶血危象发作较频，其预后较差，可因严重贫血并发心力衰竭而致死亡。起病较晚者因慢性溶血而致发育迟缓。轻症或无症状者一般不影响生长发育。脾切除效果良好，可使贫血得到缓解。

（六）评述

脾切除术过程中应注意寻找有无副脾，如有，应一并切除，遗留副脾有导致复发的危险。年幼儿脾切除后易发生感染，手术年龄以 5 岁以上为宜。

（七）摘要

遗传性球形红细胞增多症是一种遗传性溶血性疾病。贫血、黄疸、脾肿大，血液中球形红细胞增多和红细胞渗透脆性增高是其典型临床特征。本病常有明显的家族史，鉴别诊断应考虑自身免疫性溶血性贫血、新生儿 ABO 溶血症、G-6-PD 缺乏症、不稳定血红蛋白病。治疗主要是脾切除，可使贫血得到缓解，病情好转。

四、红细胞葡萄糖 -6- 磷酸脱氢酶缺乏症

（一）概述

红细胞葡萄糖 -6- 磷酸脱氢酶（G-6-PD）缺乏症是一种遗传性溶血性疾病。本病分布遍及世界各地，估计全世界约有 2 亿人患有 G-6-PD 缺陷。在我国此病主要见于长江流域及其以南各省。本病为 X 连锁不完全显性遗传病，男性的发病率高于女性。根据酶活性和临床表现可将 G-6-PD 缺乏症分为 5 大类：①酶活性严重缺乏伴有代偿性慢性溶血，其酶活性几乎为 0，无诱因亦可发生慢性溶血；②酶活性严重缺乏（<正常的 10%），摄食蚕豆或服用伯氨喹类药物可诱发溶血；③酶活性轻度至中度缺乏（正常的 10% ~ 60%），伯氨喹药物可致溶血；④酶活性轻度降低或正常（正常的 60% ~ 100%），一般不发生溶血；⑤酶活性增高，此类极为罕见，且无临床症状。本病发生溶血的机制尚未完全明了。目前认为当 G-6-PD 缺乏时，造成红细胞膜的氧化损伤导致溶血。如骨髓红细胞生成正常，由红细胞的破坏突然增加可引起溶血危象。

（二）诊断标准

1. 诊断依据

在有贫血、黄疸及血红蛋白尿的基础上，加上以下各项中任何一项即可确定诊断。

（1）红细胞 G-6-PD 缺乏筛选试验 2 项阳性（红细胞 G-6-PD 缺乏筛选试验有高铁血红蛋白还原试验，荧光斑点试验，硝基四氮唑蓝（NBT）纸片法）。

（2）红细胞 G-6-PD 缺乏筛选试验 1 项阳性加变性珠蛋白小体试验阳性，并排除其他原因所致溶血性贫血。

（3）红细胞 G-6-PD 缺乏筛选试验 1 项阳性，并有明确的本病家族史。

（4）红细胞 G-6-PD 定量测定活性降低。

（5）红细胞 G-6-PD 活性正常而高度怀疑为红细胞 G-6-PD 缺陷者，有条件时可进行变异型鉴定，确定有红细胞 G-6-PD 性质异常。

2. 鉴别诊断

（1）新生儿 ABO 溶血症：血型不合，母亲血型多为 O 型，新生儿 A 或 B 型，血清特异性血型抗体检查有助于诊断。

（2）红细胞丙酮酸激酶（PK）缺陷：常染色隐性遗传，PK 筛选试验（荧光斑点试验）阳性，PK 定量测定活性降低。

（三）治疗方案

1. 一般治疗

避免使用伯氨喹类氧化性药物，避免进食蚕豆，在溶血期应供给足够水分。

2. 基本治疗

（1）补液：注意水电解质平衡及肾功能衰竭，特别应注意补碱，纠正酸中毒。

（2）输血：贫血较重时，可输给 G-6-PD 正常的红细胞 1 ~ 2 次。

（3）溶血危象治疗：如 Hb 降至 30g/L 以下应立即输血，输血量为 10 ~ 20ml/kg，密切注意肾功能，如出现肾功能衰竭，应及时采取有效措施。短程大剂量糖皮质激素、维生素 E（每日 30 ~ 35mg/kg）治疗可能有效。

（四）疗效评估

贫血较轻者，去除诱因后溶血大多于 1 周内自行停止，经治疗病情好转。

（五）预后评估

本病预后良好。

（六）评述

已知为 G-6-PD 缺乏者，应避免进食蚕豆及其制品，忌服有氧化作用的药物，并加强对各种感染的预防。溶血危象时，有生命危险，临床医师应高度重视，密切观察病情变化，及时治疗。

（七）摘要

红细胞葡萄糖 -6- 磷酸脱氢酶（G-6-PD）缺乏症是一种遗传性溶血性疾病。临床主要特点是服用某些药物或进食蚕豆后出现急性血管内溶血，溶血过程呈自限性。诊断主要依据阳性家族史或过去病史、临床特征、G-6-PD 定量测定活性降低。鉴别诊断应考虑新生儿 ABO 溶血症，红细胞丙酮酸激酶（PK）缺陷。主要治疗是去除诱因，对症处理。

五、珠蛋白生成障碍性贫血

（一）概述

珠蛋白生成障碍性贫血亦称地中海贫血、海洋性贫血。这是一组遗传性溶血性贫血，其共同特点是由于珠蛋白基因的缺陷使血红蛋白中的珠蛋白肽链有一种或几种合成减少或不能合成，导致血红蛋白的组成成分改变。本组疾病的临床症状轻重不一，大多表现为慢性进行性溶血性贫血。本病多见于地中海沿岸和东南亚沿海各国民族中，我国华南地区的广东、广西是高发区。本病是由于珠蛋白基因的缺失或突变所致。组成珠蛋白的肽链有 4 种，即 α、β、γ、δ 链，分别由其相应的基因编码，这些基因的缺失或点突变可造成各种肽链的合成障碍，致使血红蛋白的组分改变。通常将珠蛋白生成障碍性贫血分为 α、β、γ、$\delta\beta$ 和 δ 等类型，其中以 β 和 α 珠蛋白生成障碍性贫血较为常见。β 珠蛋白生成障碍性贫血的发生主要是由于基因的点突变，少数为基因缺失。重型因 β 链生成完全或几乎完全受到抑制以致含有 β 的 HbA 合成减少或消失，而多余的 α 链则与 γ 链结合而成为 HbF（$\alpha_2\gamma_2$），使 HbF 明显增加。α 珠蛋白生成障碍性贫血是由于 α 珠蛋白基因的缺失所致，少数由基因点突变缺陷造成。重型患者其 4 个 α 珠蛋白基因均缺失或缺陷，以致完全无 α 链生成，因而含有 α 链的 HbA、HbA$_2$ 和 HbF 的合成均减少。患者在胎儿期即合成大量 γ 链形成 γ_4（HbBart's）。中间型患者是由 3 个 γ 珠蛋白基因缺失或缺陷所造成，患者仅能合成少量 α 链，其多余的 β 链即合成 HbH（β_4）。

（二）诊断标准

1. 诊断依据

（1）β 珠蛋白生成障碍性贫血：a. 临床表现有低色素性贫血、黄疸、肝脾肿大。

b. 血液学检查有：①血红蛋白降低或正常，网织红细胞增高或正常；②红细胞不匀，中心浅染及靶形红细胞；③ MCH 降低；④红细胞渗透脆性降低；⑤骨髓增生活跃，以红细胞系统为主。c. 生化检查 HbA$_2$ > 3.5% 和（或）HbF > 2.0%（> 2 岁者）。d. 患儿父母均为（或父母之一为）β 珠蛋白生成障碍性贫血杂合子，即生化检查符合第 c 项。e. 测定 α/β 肽链合成速率比或基因分析符合 β 珠蛋白生成障碍性贫血。

具有上述第 a ～ c 或 a ～ d 或 b ～ d 项可诊断为 β 珠蛋白生成障碍性贫血。如有第 e 项可进一步确诊。

（2）α 珠蛋白生成障碍性贫血：a. 临床表现同 β 珠蛋白生成障碍性贫血。b. 血液

学检查同 β 珠蛋白生成障碍性贫血。c. 血红蛋白电泳有两者之一：①出生时检查出现 Hb Bart's，如存活则以后无或出现 HbH 区带。②如出生时未查，则仅出现 HbH 区带。d. 家系中可有 HbH 病患者。e. 测定 α/β 肽链合成速率比或基因分析符合 α 珠蛋白生成障碍性贫血。具有上述第 a～c 或 a～d 或 b～d 项可诊断为 α 珠蛋白生成障碍性贫血。如有第 e 项可进一步确诊。

2. 鉴别诊断

（1）缺铁性贫血：常有缺铁诱因，血清铁蛋白含量减低，骨髓铁粒幼红细胞减少，红细胞游离原卟啉升高，铁剂治疗有效。

（2）遗传性球形红细胞增多症：常染色体显性遗传，小球形红细胞＞20%，红细胞盐水渗透脆性增高。

（三）治疗方案

1. 一般治疗

适当注意休息和营养，积极预防感染。

2. 基本治疗

（1）输血：宜从早期开始给予高量输血，方法为：先反复输给浓缩红细胞，使患儿血红蛋白含量达 120～150g/L，然后每隔 3～4 周输注浓缩红细胞 10～15ml/kg，使血红蛋白的含量维持在 100g/L 以上。本法容易导致含铁血黄素沉着症，故应同时给予铁螯合剂治疗。

（2）铁螯合剂：如有铁超负荷（SI＞35.8mmol/L，或 SF＞500μg/L），则应开始用铁螯合剂。去铁胺每日 25～50mg/kg，每晚一次连续皮下注射 8～12 小时，或将每日剂量分为 2 次皮下注射，每周 5～7 日，长期应用。

3. 其他治疗

（1）脾切除：年龄 5～6 岁以后可行此术，适应证：①输血需要量增加，每年须输注浓缩红细胞超过 220ml/kg 者；②脾功能亢进者；③巨脾引起压迫症状者。

（2）造血干细胞移植：目前用异基因造血干细胞移植治疗重型 β 珠蛋白生成障碍性贫血的成活率可达 70% 以上，这是可能根治本病的方法。

（3）基因活化治疗：应用化学药物可改善 β 珠蛋白生成障碍性贫血的症状，如羟基脲、阿糖胞苷的应用目前正在探索之中。

（四）疗效评估

中间型和重型珠蛋白生成障碍性贫血经上述治疗后，临床症状缓解，血红蛋白维持在一定水平（＞100g/L）为好转。

（五）预后评估

重型 β 珠蛋白生成障碍性贫血的预后严重，大多于童年因并发感染或心力衰竭而死亡，中间型患者可生存至成人期。轻型患者对生长发育无影响。HbH 病患者因慢性贫血致生长迟滞，但绝大多数可生存至成人期。

（六）评述

采用基因分析法进行产前诊断，可在妊娠早期对重型 β 珠蛋白生成障碍性贫血和 α 珠蛋白生成障碍性贫血胎儿做出诊断并及时终止妊娠。

（七）摘要

珠蛋白生成障碍性贫血亦称地中海贫血、海洋性贫血。这是一组遗传性溶血性贫血，临床上可有贫血、黄疸、肝脾肿大。诊断主要依据阳性家族史、临床特点、血红蛋白电泳异常（HbA_2 及 HbF 含量增高，出现 HbH 区带），并须与缺铁性贫血、遗传性球形红细胞增多症相鉴别。治疗主要为对症处理，造血干细胞移植可能根治本病。

六、再生障碍性贫血

（一）概述

再生障碍性贫血简称"再障"，是骨髓造血功能衰竭所导致的一种全血细胞减少综合征。主要的病理变化是骨髓中造血的红髓明显减少，非造血细胞的脂肪组织增加。临床表现为外周血的全细胞减少，从而导致贫血、易感染和出血，本病发病机制主要是骨髓造血微环境的改变，造血干细胞受损，免疫紊乱抑制造血干细胞。

（二）诊断标准

1. 诊断依据（中华儿科学会血液学组制订）

（1）全血细胞减少，网织红细胞绝对值减少（如二系减少，其中必须有血小板减少）。

（2）一般无脾肿大。

（3）骨髓至少 1 个部位增生减低或重度减低（有条件则应做骨髓活检）。

（4）除外其他全血细胞减少的病，如阵发性睡眠性血红蛋白尿，骨髓增生异常综合征，急性白血病等。

（5）一般抗贫血药物治疗无效。

具有上述第（1）～（5）项可诊断再障，应再进一步分型诊断为急性型再障或慢性型再障。

2. 分型诊断标准

（1）急性型再障（重型再障Ⅰ型，SAA-Ⅰ型）：a. 临床表现：起病急，进行性贫血，常伴严重感染、出血。b. 血象检查：除血红蛋白进行性下降外，须具下列 3 项中的 2 项——①网织红细胞＜ 1%，绝对值＜ $15×10^9$/L；②白细胞明显减低，中性粒细胞绝对值＜ $0.5×10^9$/L；③血小板＜ $20×10^9$/L。c. 骨髓象检查：①多部位增生减低，三系造血细胞明显减低，非造血细胞明显增多，淋巴细胞增多（＞ 70%）；②骨髓小粒中非造血细胞明显增多。

（2）慢性型再障（CAA）：a. 临床表现：起病慢，病情进展缓慢，贫血轻度或中度，感染和出血均较轻。b. 血象检查：网织红细胞、白细胞、血小板 3 项中至少有 2 项减低（包括血小板减低）。c. 骨髓象检查：①二至三系细胞减低（巨核细胞系必须减低），淋巴细胞增多（＞ 30%）。②骨髓小粒中非造血细胞增多。

（3）重型再障Ⅱ型（SAA-Ⅱ型）：此型为慢性型再障病情加重，网织红细胞、白细胞、血小板减低，与急性型再障相似。

3. 鉴别诊断

（1）急性白血病：临床出现发热、贫血、出血、肝脾肿大，外周血见幼稚细胞，骨髓检查见原幼（或早幼）细胞异常增多及形态改变。

（2）阵发性睡眠性血红蛋白尿：临床表现为间歇发作的血管内溶血、血红蛋白尿，睡眠时溶血加重，酸溶血试验阳性。

（3）脾功能亢进：有轻、中度或重度脾大，骨髓象增生，常有细胞成熟障碍现象，脾切除后血象及骨髓象恢复正常。

（三）治疗方案

1. 一般治疗

去除病因、休息、加强营养、防治感染、防治出血，对重症患者如血红蛋白＜30～40g/L则给予输血等。血小板＜20×10^9/L可输注血小板。可应用粒细胞集落刺激因子。

2. 基本药物治疗

（1）重型再障（SAA-Ⅰ及SAA-Ⅱ型）治疗：a.免疫抑制剂治疗：适用于无合适供体做造血干细胞移植的重型再障。抗胸腺球蛋白（ATG或ALG）——马ATG每日5～1mg/kg，静脉滴注5日；猪ATG每日20～30mg/kg，静脉滴注5日；兔ATG每日2.5～5mg/kg静脉滴注5日。任选一种ATG，用前须做过敏试验。开始选用ATG5mg加入5%葡萄糖液10ml中静脉滴注，如无反应，余量加入5%葡萄糖液500ml静脉滴注。一条静脉通道缓慢滴注ATG，另一条静脉通道缓慢滴注氢化可的松，每日5mg/kg，用药前肌肉注射异丙嗪与地塞米松。①环孢素A——适用于病情不适宜应用ATG或无效者。每日5～8mg/kg口服1～2个月，出现疗效后逐渐减量，总疗程3～4个月。每月复查肝、肾功能1次。②大剂量环磷酰胺——每日45mg/kg，静脉滴注4日。③大剂量甲基氢化泼尼松——适用于无感染者。每日20～30mg/kg，静脉滴注3日，继之每隔4～7日减半量静脉滴注直至每日1mg/kg，根据患者血象决定维持剂量。b.大剂量免疫球蛋白（IVIG）：每次1g/kg，每4周1次静脉滴注，共4～6次。或每日0.4g/kg，连用5日，以后每次1g/kg，每月1次静脉滴注，共3～4次。用药前肌肉注射异丙嗪与地塞米松。c.异基因造血干细胞移植：为目前SAA惟一根治的疗法，应尽可能选择HLA相合的供者进行异基因外周血、脐血或骨髓造血干细胞移植。

（2）慢性型再障（CAA）治疗：a.雄激素：一般治疗慢性再障用药后2～4个月起效（丙酸睾酮6个月内起效），如大于6个月无效者可停止使用，有效者待血红蛋白上升至100g/L时可渐减量直至给予最小维持量，用药2年停药。用药后定期复查肝功能。雄激素可与免疫抑制剂同用。常用雄激素包括：①司坦唑醇（康力龙），每日0.1～0.2mg/kg分次口服。②美雄酮（大力补），每日0.25～0.5mg/kg分次口服。③十一酸睾酮（安雄），起始每日120～160mg，连续2～3周，然后改维持量每日40～120mg。儿童酌减。④复康龙（羟甲雄酮），每日0.25～4mg/kg分次口服。⑤苯乙酸睾酮（长效睾丸素），每日1～2mg/kg，隔日肌肉注射1次。⑥丙酸睾酮，每日1～2mg/kg，每日或隔日肌肉注射1次。⑦苯丙酸诺龙，每次0.5～1mg/kg，每周1～2次肌肉注射。b.糖皮质激素：泼尼松每日0.5～1mg/kg口服，与雄激素合用可减少出血倾向。c.红细胞生成素（EPO）和粒-单核细胞集落刺激因子（GM-CSF）：二者合用疗效好。d.中药：当归补血丸、养血饮、血康口服液等。

（四）疗效评估

1. 基本治愈

贫血、出血症状消失。＜6岁血红蛋白＞110g/L，≥6岁以上血红蛋白＞120g/L；白细胞＞4×10^9/L；血小板80×10^9/L以上，随访1年以上无复发。

2. 缓解

贫血、出血症状消失。＜6岁血红蛋白＞110g/L，≥6岁血红蛋白＞120g/L；白细胞＞3.5×10^9/L；血小板有一定程度增加。随访3个月以上病情稳定或继续进步。

3. 进步

贫血、出血症状明显好转且稳定，不需输血。血红蛋白较治疗前 1 个月内常见值增长 30g/L 以上，并维持 3 个月以上。

4. 无效

经正规治疗后症状、血象不能达到进步标准者。

（五）预后评估

因病因而异。急性型再障患儿约有 50% 以上于发病数月内死于感染或出血。慢性再障患儿对雄激素治疗有反应的，预后较好。骨髓移植后，长期存活率可达 30% ～ 60%。免疫抑制剂应用挽救了急性型再障患者。

（六）评述

慢性型再障（CAA）的治疗可选择雄激素加中药或雄激素加环孢素 A；重型再障（SAA-Ⅱ）的治疗可选择环孢素 A 或环孢素 A 加雄激素；重型再障（SAA-Ⅰ）的治疗有合适的供体者应首选干细胞移植。ATG 或 ALG 治疗初可有一过性的过敏反应，为减少过敏反应，可与糖皮质激素同用。

（七）摘要

再生障碍性贫血是骨髓造血功能衰竭所导致的一种全血细胞减少综合征。临床表现为外周血的全细胞减少，从而导致贫血，易感染和出血。主要诊断依据临床特征、骨髓检查，分为急性型再障及慢性型再障。鉴别诊断应考虑除外急性白血病、阵发性睡眠性血红蛋白尿、脾功能亢进。治疗主要是免疫抑制剂治疗、干细胞移植、雄激素等。本病预后与再障分型有关。

···（史德功）

第十节　小儿化脓性脑膜炎

化脓性脑膜炎（以下简称化脑）是由各种化脓性细菌感染引起的急性中枢神经系统感染性疾病。临床以急性发热、头痛、呕吐、惊厥、意识障碍、脑膜刺激征阳性及脑脊液化脓性改变为特征。多见于婴幼儿，病死率为 5% ～ 15%，幸存者约 1/3 遗留各种神经系统后遗症，6 个月以下小婴儿患本病预后更差。

一、病因及发病机制

（一）病原菌

许多化脓菌都可引起本病。脑膜炎球菌、肺炎链球菌及流感嗜血杆菌最多见（占 2/3）。新生儿、生后 2 个月内幼婴及免疫缺陷者以发生肠道革兰阴性菌（大肠埃希菌多见）和金黄色葡萄球菌感染为主，其次为变形杆菌、铜绿假单胞菌、产气杆菌等。2 个月以上小儿病原菌易从呼吸道感染侵入，以流感嗜血杆菌、脑膜炎球菌和肺炎链球菌致病者较多；年长儿则脑膜炎球菌和肺炎链球菌更为常见。我国很少发生 B 族 β 溶血性链球菌颅内感染。

（二）机体免疫状态与解剖缺陷

小儿易发生化脑的原因有：①小儿免疫功能低下，血 - 脑脊液屏障差；②新生儿的皮肤、脐部或胃肠道黏膜屏障功能差，病原菌易自此侵入血液；③长期使用肾上腺皮质激素、免疫抑制剂或免疫缺陷病等导致机体免疫功能低下。

（三）感染途径

致病菌主要通过血流途径到达脑膜微血管而致病。也可由邻近组织感染，如鼻窦炎、中耳炎、乳突炎等感染扩散至脑膜而致病；如有颅骨骨折、皮肤窦道或脑脊膜膨出等通道与颅腔直接相通，致病菌可直接进入蛛网膜下隙。

二、病理

炎症遍及全部脑组织表面和脑底、沟、回、裂、基底池以及脊膜。开始炎症多限于大脑顶部脑膜，进而蔓延到脑底和脊髓膜，如累及脑室内膜可致脑室管膜炎。在软脑膜下大脑表面及脑室周围的脑实质如有炎性细胞浸润、充血、水肿、出血、坏死和变性，则形成脑膜脑炎。脓液黏稠或治疗不彻底时可发生脑膜粘连，阻塞脑室孔或大脑表面蛛网膜颗粒绒毛因炎症导致 CSF 循环受阻及吸收障碍而致脑积水。感染波及周围脑神经，则可引起相应的脑神经功能改变，如失明、面瘫、耳聋，穿过硬脑膜下隙的血管（桥静脉）有炎症时发生栓塞性静脉炎，使血管内的血浆渗出形成硬膜下积液或积脓。

三、临床表现

一年四季均可发生化脑，肺炎链球菌冬春季多见，脑膜炎球菌以春季、流感嗜血杆菌以秋季多见。多急性起病，病前可有上呼吸道或胃肠道感染症状。

不同病原菌所致化脑其临床表现具有共同特点，典型临床表现可简单概括为三方面：①感染中毒症状：发热、烦躁不安、意识障碍；随病情发展，患儿意识状态逐渐从精神萎靡、嗜睡、昏睡到昏迷；30% 以上患儿出现惊厥发作；②颅内压增高表现：可有头痛、喷射性呕吐，婴儿有前囟饱满或张力增高、头围增大等；严重者出现呼吸不规则、突然意识障碍加重或瞳孔不等大等征象，提示合并脑疝；③脑膜刺激征：颈项强直最常见，Kernig 征和 Brudzinski 征阳性。

不同年龄的患儿，其化脑临床表现各有特点，随年龄增长临床表现趋于典型，须引起注意。小于 3 个月婴幼儿和新生儿化脑临床特点：起病隐匿，发热可有可无，甚至体温不升。可出现哭声弱或尖叫、少动或不动、吸吮力差和拒乳、吐奶、发绀、呼吸不规则、肌张力低下等非特异症状。惊厥表现常不典型。体格检查可见前囟张力增高，脑膜刺激征不明显。

不同病原菌所致化脓性脑膜炎的特点如下。

（1）脑膜炎球菌脑膜炎：好发于 3 ~ 15 岁小儿，冬末春初多见。常继发于上呼吸道感染，起病急骤，进展快，暴发型常有休克、皮肤出血点或淤斑。CSF 呈混浊、米汤样，可找到革兰阴性双球菌。

（2）肺炎链球菌脑膜炎：多发于 1 岁以内婴儿，冬春季多见。常继发于呼吸道感染，表现不典型，早期脑膜刺激征不明显，易发生硬脑膜下积液、脑脓肿、脑积水等并发症。CSF 呈黏稠、脓性，极易找到革兰阳性双球菌。

（3）流感嗜血杆菌脑膜炎：多见于 2 个月 ~ 3 岁小儿，秋冬季多见。病变常累及脑实质发生脑膜脑炎，常并发硬脑膜下积液。CSF 呈脓性、较黏稠，涂片容易找到革兰阴性杆菌，血培养阳性率较高。

（4）金黄色葡萄球菌脑膜炎：较少见。多发生于新生儿和学龄期儿，夏季多见，常继发于化脓性感染、中耳炎、败血症等。多伴有脓毒败血症，常见猩红热样皮疹、荨麻疹样皮疹或小脓疱等。CSF 较黏稠，易找到革兰阳性球菌。

（5）大肠埃希菌脑膜炎：较少见。多见于 2 个月以内婴儿和新生儿，一年四季均可发病，常继发于皮肤黏膜（脐部）损伤、呼吸道及消化道等感染。临床表现不典型。CSF 较臭，可找到革兰阴性杆菌。

四、辅助检查

（一）脑脊液检查

1. CSF 常规检查

典型化脑 CSF 压力增高，外观混浊似米汤样或脓性；白细胞总数显着增多，多数病例 ≥ $1000 \times 10^6/L$，分类以中性粒细胞为主；蛋白显着增多，定量 > 1 g/L；糖含量明显降低，常 < 1.11 mmol/L。

2. CSF 病原学检查

（1）涂片革兰染色检查细菌简便易行，细菌检出阳性率可达 70% ～ 90%，高于细菌培养。

（2）细菌培养应争取在抗生素治疗前，药物敏感试验可指导临床用药。

（3）特异性抗原检测：利用乳胶颗粒凝集法、对流免疫电泳法等免疫学诊断方法，可快速检测 CSF 中病原菌的特异性抗原，以确定病原菌。

若颅内高压比较明显，应先给予甘露醇快速静脉滴注减低颅内压，30 分钟后再谨慎行腰椎穿刺，以防发生脑疝。

（二）外周血象

白细胞总数明显增高，可达（20 ～ 40）$\times 10^9/L$，分类以中性粒细胞为主。

（三）头颅 CT、MRI 扫描

出现局灶性神经系统异常体征，或疑有并发症的患儿，应进行 CT 或 MRI 检查，以帮助明确诊断。

（四）其他

1. 血培养

对所有疑似化脑的病例均作血培养。血培养是明确病原菌的重要方法，虽不一定获得阳性结果，但检测结果阳性有助于明确病原菌。

2. 皮肤淤点、淤斑涂片检菌

是发现脑膜炎球菌重要而又简捷的方法。

3. 颅骨透照试验

将患儿囟门及其周围头发剃净，平卧于暗室内的检查桌上，用手电筒作为光源，在灯头端罩上适当厚度的海绵，在海绵中心剪一圆孔，保留约 1 cm 宽的边缘。将海绵平面紧按在头面上，使其不露光，在额、颞、枕、顶各部依次观察手电筒外围光圈的大小和圆缺情况。大脑两半球由于有大脑镰分开，投照一侧时光线不透至另一侧，因而不致有对侧的混淆。如光圈的宽度界限超过标准，早产儿为 3 cm，新生儿为 2 cm，2 ～ 12 个月婴儿为 1.5 cm，13 ～ 18 个月幼儿为 0.5 cm 或同时边缘不整齐时，即为阳性。

透照法能确定积液所在的部位及大概范围。如为血性或脓性积液，试验可呈阴性。

五、诊断和鉴别诊断

早期正确的诊断和治疗是确定预后的关键。对发热患儿，若发现伴有反复惊厥、意识障碍和颅内压增高等神经系统症状和体征，要高度怀疑化脑的可能，及时进行CSF检查，以明确诊断。有时在疾病早期CSF常规检查可正常，但CSF或血中细菌培养已可呈阳性，应24小时后复查CSF。婴幼儿和经不规则抗生素治疗者临床表现不典型，其CSF细胞数可能不多，且以淋巴细胞为主，涂片及细菌培养均可能是阴性，必须仔细询问病史、详细体格检查并结合治疗过程等综合分析判断，确立诊断。

不同病原引起的脑膜炎仅靠临床表现不易区分，CSF检查、尤其是病原学检查是鉴别诊断的关键。

（一）结核性脑膜炎

与经不规则治疗的化脑鉴别困难。结脑起病多较慢（婴幼儿可急性起病），不规则发热1～2周后出现脑膜刺激征、惊厥和意识障碍等症状。常有结核接触史、PPD阳性和肺部等其他部位结核病灶：CSF外观呈毛玻璃样，白细胞<$500×10^6$/L，分类以单核细胞为主，蛋白质增高或明显增多，糖和氯化物降低。聚合酶链反应（polymerase chain reaction，PCR）检查、薄膜涂片抗酸染色和结核菌培养有助诊断。

（二）病毒性脑膜炎

起病较急，临床表现与化脑相似，感染中毒和神经系统症状比化脑轻，早期脑膜刺激征较明显，病程自限性，多不超过2周。CSF无色透明，白细胞总数为0至数百×10^6/L，分类以淋巴细胞为主，蛋白质≤1.0 g/L，糖和氯化物正常。特异性抗体和病毒分离有助诊断。

（三）隐球菌性脑膜炎

起病较慢，临床和脑脊液改变与结核性脑膜炎相似，以进行性颅内压增高、剧烈头痛为主要表现。诊断有赖脑脊液涂片染色和培养出新型隐球菌生长。

六、并发症和后遗症

（一）硬膜下积液

1岁内婴儿多见，30%～60%化脑患儿可出现硬膜下积液，但85%～90%的患儿可无明显症状。多见于流感嗜血杆菌和肺炎链球菌脑膜炎。硬膜下积液多在病后7天内发生，以下情况应考虑硬膜下积液的可能：①化脑经合理治疗3天后发热不退，或退而复升；②病程中出现进行性前囟饱满、颅缝分离、头围增大、呕吐、惊厥、意识障碍等，颅骨叩诊有"破壶音"等颅内压增高表现；③CSF正常，前囟隆起者。应进行颅骨透照试验，必要时进行CT检查：经前囟硬脑膜下穿刺放液是最直接的确诊手段，当积液>2 ml、蛋白定量>0.4 g/L可确诊为硬脑膜下积液；积液应作常规检查和涂片检菌。

（二）抗利尿激素异常分泌综合征

如果炎症累及下丘脑和神经垂体,30%～50%患儿可发生抗利尿激素不适当分泌，引起低钠血症和渗透压降低，使脑水肿加重，可出现低钠性惊厥和意识障碍加重。

（三）脑室管膜炎

多见于诊断治疗不及时的革兰阴性杆菌感染引起的婴幼儿脑膜炎，常导致严重的后遗症。在治疗中常有发热不退、惊厥频繁、前囟饱满，CT 扫描可见脑室稍扩大，脑室穿刺，如果 CSF 检菌阳性，或脑室液白细胞数＞ $50×10^6$/L、糖＜ 1.6 mmol/L 或蛋白质＞ 0.4 g/L，即可确诊。

（四）脑积水

脑膜炎症导致 CSF 循环障碍，发生脑积水。表现为前囟隆起，头围增大甚至颅缝裂开，额大面小，眼呈落日状。头颅 CT 可见进行性脑室扩张。

（五）其他

脑神经受累可产生耳聋、失明、斜视等。脑实质病变可产生继发性癫痫、肢体瘫痪、智力低下等。

七、治疗

化脑预后严重，治疗成功的关键是明确病原菌指导治疗，力求 24 小时内杀灭 CSF 中的病菌。

（一）抗生素治疗

1. 用药原则

选择对病原菌敏感，对血－脑脊液屏障有良好的通透性，在 CSF 中能达到有效浓度的杀菌药物。急性期应静脉给药，做到早用药、剂量足、疗程够。

2. 病原菌未明确前的抗生素选择

选用对肺炎链球菌、脑膜炎球菌和流感嗜血杆菌均有效的抗生素。目前主张选用对血－脑脊液屏障通透性高的第三代头孢菌素，如头孢曲松钠 100 mg/（kg·d）、头孢噻肟钠 200 mg/（kg·d），分次静脉滴注。根据条件，亦可青霉素和氯霉素或氨苄西林和氯霉素联用。青霉素 40 万～ 80 万 U/（kg·d），氨苄西林 200 ～ 300 mg/（kg·d），氯霉素 50 ～ 100 mg/（kg·d），分次静脉滴注。

3. 病原菌明确后的抗生素选择

参照药物敏感试验结果选用抗生素。

（1）肺炎链球菌脑膜炎：当前超过 50% 的肺炎链球菌对青霉素耐药，应按病原菌未明确前的抗生素选择方案选药。如药敏试验提示细菌对青霉素敏感，可选用青霉素。

（2）脑膜炎球菌脑膜炎：多首选青霉素，剂量同前；少数耐药者可用第三代头孢霉素。

（3）流感嗜血杆菌脑膜炎：首选氨苄西林或氯霉素，如耐药则改用第三代头孢霉素。金黄色葡萄球菌脑膜炎：选用头孢曲松、头孢噻肟等抗生素；亦可选用苯唑西林 200 ～ 300 mg/（kg·d）分 3 ～ 4 次静脉滴注，联用阿米卡星 4 ～ 8 mg/（kg·d）分 2 次静脉滴注。耐药者可选用万古霉素 40 mg/（kg·d）。阿米卡星慎用。

（4）革兰阴性杆菌脑膜炎：多考虑上述第三代头孢菌素。

4. 抗生素疗程

对肺炎链球菌、流感嗜血杆菌脑膜炎，不少于 10 ～ 14 天；脑膜炎双球菌脑膜7 ～ 10 天；金黄色葡萄球菌和革兰阴性杆菌脑膜炎超过 21 天。若有并发症或耐药，适当延长。

（二）肾上腺皮质激素

可减轻蛛网膜下隙的炎症反应，减少渗出和防止粘连，降低颅内压。如有明显的颅内压增高或反复惊厥者，主张短期应用。常用地塞米松 0.6 mg/（kg·d），静脉注射，4 次 / 天，连用 2 ～ 3 天。

（三）对症和支持疗法

（1）监测生命体征：定期观察患儿生命体征和意识、瞳孔、呼吸改变，及时给予相应处理。

（2）对症治疗：及时处理高热、颅内高压、惊厥、感染性休克，高热给予物理降温，必要时药物降温。有颅内高压者，给予脱水药物，甘露醇 0.25 ～ 1 g/kg，30 分钟静脉注射，4 ～ 6 小时 1 次；呋塞米，1 ～ 2 mg/kg，静脉注射，1 ～ 2 次 / 天。

（3）监测并维持水、电解质和酸碱平衡：发病早期应限制液体入量在 40 ～ 50 ml/（kg·d），其中 1/4 为生理盐水，以后逐渐增加到 60 ～ 70 ml/（kg·d）。对有抗利尿激素异常分泌综合征的患儿，在积极控制炎症同时，适当限制液体入量，酌情补充钠盐。

（4）营养支持疗法：保证充足热量，注意补充营养。对新生儿或免疫功能低下患儿，可静脉给予新鲜血浆或丙种球蛋白。

（四）并发症的治疗

（1）硬膜下积液：积液量多引起颅内压增高症状时，应作硬膜下穿刺放液，一般每次每侧不超过 15 ml，1 次 / 天。1 ～ 2 周后酌情延长穿刺间隔时间。若反复穿刺仍有积液产生，应考虑外科手术治疗。

（2）脑室管膜炎：全身抗生素治疗，同时应做侧脑室控制性穿刺引流，以缓解症状，选择适宜抗生素注入脑室。

（3）脑积水：主要靠手术治疗，包括正中孔粘连松解术、导水管扩张术和脑脊液分流。

···（史德功）

第十一节　病毒性脑炎、脑膜炎

病毒性脑炎、病毒性脑膜炎是由多种病毒引起的中枢神经系统急性感染性疾病。若炎症过程主要在脑膜，临床重点表现为病毒性脑膜炎；主要累及大脑实质时，则以病毒性脑炎为临床特征；如果同时累及脑膜和大脑实质则称为病毒性脑膜脑炎。多数患者具有病程自限性的特点。

一、病因

很多病毒可以引起脑膜炎、脑炎。目前仅有 1/3 ～ 1/4 的病例能确定其致病病毒，其中，80% 为肠道病毒（如埃可病毒、柯萨奇病毒、轮状病毒等），其次为虫媒病毒（流行性乙型脑炎病毒、蜱传播脑炎病毒）、腺病毒、单纯疱疹病毒、腮腺炎病毒及其他病毒等。

按其流行情况可分为流行性脑炎和散发性脑炎两类：①流行性脑炎：多为虫媒病毒感染引起，如流行性乙型脑炎，由蚊虫传播，主要发生在夏秋季（7 ～ 9 月），2 ～ 6 岁发病率最高，为传染性疾病；②散发性脑炎：为非虫媒病毒引起，感染途径多样，我国以肠道病毒引发为主。也主要发生在夏秋季。

据报道，在病毒性脑炎中，重症病毒性脑炎以疱疹病毒类所致者为多，尤以单纯疱疹病毒脑炎最常见。

二、发病机制

病毒经肠道或呼吸道（腺病毒和出疹性病毒）侵入人体后，先在淋巴系统繁殖，然后经血液循环感染颅外某些器官、组织，患儿可出现发热等全身症状。若病毒在定居脏器进一步繁殖达到一定浓度，即可透过血 - 脑脊液屏障侵入中枢神经系统，侵犯脑膜引起脑膜炎症，或进入神经细胞内增殖，直接破坏神经组织引起脑炎；如果宿主神经组织对病毒抗原发生剧烈免疫反应，则可进一步导致脱髓鞘病变、血管和血管周围脑组织损伤。

三、病理

病理改变广泛，累及脑实质和（或）脑膜，出现充血、水肿，伴淋巴细胞和浆细胞浸润。血管周围单核和淋巴细胞浸润形成袖套状分布，血管内皮细胞增生及红细胞外渗，胶质细胞增生，可形成胶质结节。神经细胞呈现变性、肿胀、坏死。

四、临床表现

病情轻重差异较大，主要取决于病毒类型、致病强度、神经系统受累部位和患儿的免疫功能等。一般情况，病毒性脑炎较病毒性脑膜炎的临床经过更严重。病前大多有消化道或呼吸道感染症状，起病急，常有发热、头痛、呕吐、意识障碍或精神异常。

以脑膜炎病变为主者，意识障得和精神异常较轻微，头痛、呕吐比较明显，患儿有前囟隆起，颈项强直、Brudzinski 征、Kernig 征等脑膜刺激征阳性，无局限性神经系统体征。病程一般在 1～2 周。

以脑炎病变为主者，因病变部位、范围和严重程度不同而表现各异：①多数患儿在弥漫性大脑病变基础上主要表现为发热、反复惊厥、不同程度意识障碍和颅压增高症状，若出现呼吸节律不规则和瞳孔不等大，注意脑疝可能；②有的患儿病变主要累及额叶皮质运动区，反复惊厥为其主要表现，伴或不伴发热，惊厥多为全部性或局灶性强制——阵挛或阵挛性发作；③若病变主要累及额叶底部、颞叶边缘系统，则以精神情绪异常为主，伴或不伴发热，以单纯疱疹病毒引起者最严重。根据临床表现将病毒性脑炎分为普通型、局灶型、癫痫型、脑瘤型、精神型、脑干型等，有助于临床治疗和康复训练。病毒性脑炎病程一般在 2～3 周。多数预后良好，严重病例可持续数周或数月不等，并可遗留癫痫、肢体瘫痪、智能发育迟缓、脑神经麻痹等后遗症。

五、辅助检查

（一）血常规

白细胞总数正常或偏低，如伴有持续高热则白细胞总数可升高。

（二）CSF 检查

压力正常或增高，外观清亮，白细胞计数（0～200）×10^6/L，分类以淋巴细胞为主，蛋白质 ≤ 1.0 g/L，糖和氯化物正常。涂片和培养无细菌发现。

（三）病毒学检查

在发病早期从 CSF、血、咽分泌物、大小便中进行病毒分离培养及特异性抗体检测，有助于诊断。恢复期血清特异性抗体滴度高于急性期 4 倍以上亦有诊断价值。

（四）脑电图

以弥漫性或局限性异常慢波背景活动为特征，少数伴有棘波、棘慢综合波。脑电图改变无特异性。

（五）影像学检查

CT 和 MRI 检查可确定病变的部位、范围和性质，可根据病情选用。

六、诊断

主要依据病史、临床表现、CSF 检查做出初步诊断，在病原学检查结果明确前，多依赖于排除其他非病毒性感染、Reye 综合征等常见急性脑部疾病而确立诊断。

（1）颅内其他病原感染与化脓性、结核性、隐球菌性脑膜炎的鉴别主要根据 CSF 外观、常规、生化和病原学检查。若合并硬膜下积液支持婴儿化脓性脑膜炎。发现颅外结核病和皮肤 PPD 阳性有助于结核性脑膜炎的诊断。

（2）Reye 综合征：因急性脑病表现及 CSF 无明显异常使之与病毒性脑炎、脑膜炎不易鉴别，但 Reye 综合征肝功能明显异常而无黄疸、发病后 3～5 天病情不再进展、有的患儿可有血糖降低等特点，可与后者鉴别。

七、治疗

本病为自限性疾病，目前尚无特效治疗方法。急性期的支持和对症治疗，是保证病情恢复、减少死亡和致残的关键，必须采取综合治疗措施。

（一）一般治疗

（1）注意休息，保证营养供给，不能进食者应予鼻饲，营养状况差者给予静脉营养剂或白蛋白；维持水和电解质平衡。

（2）高热者可用物理或药物降温。

（3）减轻脑水肿和颅内高压可用 20% 甘露醇与呋塞米交替使用。

（二）抗病毒和免疫治疗

（1）阿昔洛韦（Aciclovir，又名无环鸟苷）：可阻止病毒 DNA 的合成，对疱疹病毒感染有较好疗效，用量为 15～30 mg/（kg·d），每 8 小时静脉滴注 1 次；也可用其衍生物更昔洛韦（Ganciclovir，又名丙氧鸟苷），10 mg/（kg·d），每 12 小时静脉滴注 1 次，两药疗程均为 10～14 天。

（2）利巴韦林（又名病毒唑）：能通过血 - 脑脊液屏障，对 RNA 和 DNA 病毒均有效，毒副作用较小，用于治疗肠道病毒所致的病毒性脑炎，10～15 mg/（kg·d），每 12 小时静脉滴注 1 次。

（3）免疫球蛋白：可静脉注射免疫球蛋白，400 mg/（kg·d），连用 5 天，可减轻症状，缩短病程。

（4）其他：可选用免疫调节剂如干扰素、转移因子或中药等。

（三）肾上腺皮质激素

急性期可选用地塞米松 0.6 mg/（kg·d）静脉注射，2～3 天为一疗程，可抑制炎症反应，对减轻脑水肿、降低颅内压有一定疗效，但尚有争议。

（四）其他治疗

对恢复期患儿或有后遗症者，应进行功能训练，可酌情给予针灸、按摩、高压氧治疗、营养脑神经药物等，以促进神经功能恢复。

$\cdots\cdots\cdots\cdots\cdots$（史德功）

第十二节　癫　痫

癫痫是由多种原因引起的脑内神经元群过度放电而导致阵发性、暂时性脑功能障碍综合征。根据异常放电的部位与范围不同，临床表现为各种发作，通常有意识障碍和肌肉抽搐，也可有感觉、情感、行为或自主神经功能的异常，均有突然起病，能自行停止、反复发作。

一、病因及分类

（一）病因

引起癫痫的因素有以下几种。

（1）先天性或发育性疾病：包括脑发育畸形（小头畸形、脑穿通畸形、小脑回畸形）、脑积水、神经皮肤综合征（结节性硬化、脑三叉神经血管瘤）、脑性瘫痪等。

（2）颅脑损伤：包括产伤（颅内出血硬脑膜撕裂伤、脑挫裂伤）、急性颅脑损伤（闭合性、开放性）、硬膜下或硬膜外血肿或积液、外伤后瘢痕形成等。

（3）感染：包括细菌性脑膜炎、脑脓肿、病毒性脑膜炎或脑炎、结核性脑膜炎或结核瘤真菌性脑膜炎、破伤风、脑寄生虫或原虫病等。

（4）脑瘤：包括脑胶质瘤、脑膜瘤、脑白质病等。

（5）脑血管病：包括脑动脉瘤、动静脉畸形、颅内出血、脑血管栓塞、动静脉及静脉窦血栓形成、慢性硬膜下血肿及高血压脑病等。

（6）脑变性病：包括脑黄斑变性、多发性硬化症、亚急性硬化性全脑炎。

（7）中毒性脑病：主要是各种原因引起脑水肿及颅内压增高，如中毒、缺氧、内分泌及代谢障碍等。①药物中毒：如酚噻嗪类、皮质类固醇抗组胺药、柳酸制剂、停药综合征（即突然停用抗惊厥药）。②其他中毒：如食物中毒、一氧化碳中毒、有机磷中毒、重金属中毒（汞、铅、砷）等。③缺氧：如休克、窒息、严重贫血、急性大出血、心肺疾患等。④内分泌及代谢障碍：蛋白质、糖、脂肪代谢异常；水、盐代谢障碍（水中毒、碱中毒、尿崩症、高渗性脱水）；低血钙、低血镁；维生素缺乏症（维生素 B_6 依赖症、维生素 B_{12} 缺乏、叶酸缺乏等）；肝性脑病；肾功能不全；胆红素脑病等。

（二）分类

根据发病时的症状，分为全身性发作和局灶性发作两大类。

1. 全身性发作

发作的时候是全身都有症状，最突出的特点是发作时意识丧失，同时伴随各种各样全身性的症状，如"羊角风"，称为"大发作"，它表现为全身强直，紧接着出现全身痉挛抽搐。

2. 局灶性发作

发作的时候神志不丧失，同时伴有各种各样躯体的障碍，比如一个肢体的抽搐，或者不是抽搐而是一种感觉的障碍。

二、临床表现

根据异常放电的部位与范围不同，临床表现为各种发作，通常有意识障碍和肌肉抽搐，也可有感觉、情感、行为或自主神经功能的异常，均有突然起病，能自行停止、反复发作。

（1）失神发作（小发作）：多见于 4 ～ 10 岁小儿，表现为短暂的意识丧失，发呆凝视，呼吸暂停，有1/3 ～ 1/2 病例伴有大发作。脑电图为 3 Hz 棘 - 慢波阵发，过度换气时明显。

（2）强直阵挛性发作（大发作）：可为原发性全身性强直 - 阵挛性发作和继发性全身性强直 - 阵挛性发作。可见于任何年龄组，突然意识丧失，瞳孔散大，对光反应消失，两眼上翻，四肢抽动，有时伴口吐白沫或大小便失禁，发作后嗜睡、头痛。

（3）婴儿痉挛症：多为 1 岁内婴儿起病，为点头、弯腰、举手等肌阵挛性发作，有精神运动发育落后，脑电图改变为高峰节律紊乱。

（4）Lennex-Gastaut 综合征：婴儿至青少年均可起病，冲头、发呆凝视或跌倒、抽搐，每日发作数次至数十次，精神运动发育落后。

（5）局灶运动性或感觉性发作：常表现为面肌抽搐或肢体抽搐，或肢体发麻、疼痛及特殊感觉，脑电图为局灶性异常放电。

（6）颞叶癫痫（又称复杂部分性发作）：可见于任何年龄，表现为发作性神经活动，思维、意识及情感障碍，可伴有自动症，或强直 - 阵挛性发作。

（7）小儿良性局灶性发作：见于学龄期与学龄前期儿童，多于睡眠时出现面部、肢体甚至全身性抽搐，精神运动发育正常，神经系统无异常体征。

（8）癫痫持续状态：当癫痫发作（不论是惊厥性或非惊厥性发作）持续 30 分钟以上，或频繁发作，发作之间意识没有恢复，均称为癫痫持续状态。

（9）高热惊厥：属于癫痫特殊综合征，可分为单纯性高热惊厥和复杂性高热惊厥。当高热惊厥存在下列危险因素时，应考虑为复杂性高热惊厥：①首次发作为 6 个月内或 5 岁以上；②低热（小于38℃）或无热时发作；③惊厥持续时间超过 15 分钟；④发作呈局灶性或左右不对称；⑤惊厥停止后 7 ～ 10 日内脑电图异常。

三、脑脊液检查

癫痫持续状态，怀疑发病与颅内感染或出血有关者。

四、鉴别诊断

1. 晕厥

是一过性脑血流灌注不足引起的意识障碍，多发生于直立性低血压、剧痛、劳累、阵发性心律不齐、家族性 QT 间期延长等。可能突然眼前发黑，面色苍白，意识丧失，偶有四肢抽动，多很快恢复，脑电图正常。

2. 屏气发作

婴幼儿在恐惧、发怒或要求未得到满足时开始剧烈哭喊，旋即呼吸暂停，青紫。严重者意识丧失，全身强直或抽动，1 ～ 3 分钟缓解。5 ～ 6 岁以后发作消失。癫痫也可有呼吸暂停发作，清醒和入睡时均可发生，有脑电图异常，抗癫痫药有效。屏气发作时诱因突出，脑电图正常，无须服药。

3. 癔症性抽搐

与精神因素有关，可表现为发作性晕厥和四肢抽动，但意识常保存，发作时慢慢倒下，并不受伤。抽搐杂乱无规律，有情绪倾向，周围有人时往往发作加重。发作时脑电图正常，暗示疗法可中止发作。

4. 低血糖发作

先有饥饿感、不安、焦躁、苍白、出汗、无舌咬伤及大小便失禁，给予糖水后即清醒。

五、治疗

（一）治疗原则

小儿癫痫的治疗原则是早期治疗，小量开始，规律服药，疗程要长。药物种类或剂量的增减均应循序渐进，否则，可能引起药物过量或癫痫发作。

（二）药物治疗

各型癫痫药物的选择如下。

（1）大发作：可选用苯巴比妥（又名鲁米那）和苯妥英钠，但苯妥英钠不良反应较大，不适用于婴幼儿。

（2）失神小发作：首选乙琥胺。地西泮及丙戊酸钠的疗效也较好。

（3）复杂部分性发作：卡马西平对此型疗效比较突出，可为首选。也可选用苯巴比妥、扑米酮或苯妥英钠。

（4）局限性运动性发作：选用药物与大发作相同。

（5）婴儿痉挛症：首选皮质激素（促皮质素、肾上腺皮质类固醇）和氯硝西泮或硝西泮。

（6）局限性自主神经性发作：首选苯妥英钠、苯巴比妥、扑米酮。

六、预后

小儿癫痫的预后决定于多种因素，如病因、发作类型、发作的严重程度、年龄、脑电图改变、治疗早晚以及治疗是否合理等方面。所以对每一个患儿预后的估计，必须根据个体的特点进行全面分析。

有20%～30%的癫痫患者的发作得不到缓解，发展成为慢性癫痫。新的抗癫痫药只能使其中少数患者的发作获得完全控制。症状性癫痫、部分性或混合性发作者，如伴有精神发育迟滞或精神异常，有明显器质性、遗传性、代谢性病因者，有神经系统异常体征者，预后很可能不佳。在慢性癫痫患者中大多数在发作间期完全正常，生活能自理，有部分患者日常生活要靠别人照顾，极少数严重的癫痫患者可能产生生理上、精神上、智力上的退化，从而在不同程度上影响患者的生活质量。

（史德功）

第十三节　脑性瘫痪

脑性瘫痪是指出生前到出生后一个月内各种原因所致的非进行性脑损伤。症状在婴儿期内出现，一般可由产前、产时和生后病因引起，而其中以窒息、胆红素脑病及低出生体重为三大高危因素。本病主要表现为中枢运动障碍及姿势异常，并伴智力低下、癫痫、行为异常或感知觉障碍。

一、病因

（一）引起脑性瘫痪的各类原因

病因很多，既可发生于出生前，如各种原因所致的胚胎期脑发育异常等；也可发生在出生时，如新生儿窒息、产伤等；还可发生于出生后，如某些心肺功能异常疾病（先天性心脏病、呼吸窘迫症等）引起的脑损伤。

（二）引起脑性瘫痪的具体原因

目前归纳起来主要有下列原因：新生儿窒息、黄疸、早产、妊娠早期用药、新生儿痉挛、低体重、急产、母体中毒、阴道流血、颅内出血、产程过长、前置胎盘、母患精神病、妊娠中毒症、吸入性肺炎、双胎、巨大儿、妊娠反应重、脐带绕颈、胎头吸引、臀位、横位、硬肿症等，其发病率为 2‰～3‰。

二、诊断

患者具有下列第 1～4 项可诊断为本病。

（1）有自主运动功能障碍，可表现为痉挛性瘫痪，肌张力增高，腱反射亢进，踝阵挛和巴宾斯基征阳性，足部马蹄状内翻，足尖着地。托起患儿时双下肢可呈剪刀状交叉。或表现为手足徐动、共济失调、肌张力低下、四肢震颤。

（2）生后或幼儿时期发病，病变稳定，非进行性。

（3）可伴智力低下、视觉障碍、听力障碍、癫痫、语言障碍、精神行为异常。

（4）排除进行性疾病所致的中枢性瘫痪，如遗传代谢性疾病，变性疾病、肿瘤、肌营养不良等。

三、鉴别诊断

（1）痉挛型瘫痪：应与其他神经系统进行性疾病所致的中枢性瘫痪鉴别，如脑白质不良、大脑半球及脊髓肿瘤所致的瘫痪等。

（2）肌张力低下型：应与婴儿型脊髓性肌萎缩相鉴别。

（3）共济失调型：应与慢性进展的小脑退行性变性鉴别。

四、治疗

（一）一般治疗

保证营养供给，给予高热量、高蛋白及富有维生素、易消化的食物。对行动不便的患儿的生活和饮食要进行管理，防止营养不良及压疮（褥疮）的发生。加强心理治疗，积极鼓励患儿，配合锻炼和治疗，防止自卑心理。

（二）药物治疗

常用的药物有脑神经营养药、肌肉松弛剂等。药物治疗只有在必要时才使用，它不能替代功能性训练。

1. 巴氯芬

巴氯芬属于一种抗痉挛药，对于全身多处痉挛的患儿，可采用口服该药治疗。

2. A 型肉毒毒素（BTX-A）

一般在注射后几日显效，可维持 3 ～ 8 个月，此时应及时开展个体化的综合性治疗，如功能性肌力训练、软组织牵拉、佩带支具等等，充分利用肌张力降低带来的康复机遇。注射后 4 ～ 6 个月痉挛会再度升高，但无论从痉挛程度还是运动能力均不会回到注射前水平，必要时可再次注射。

（三）其他治疗

1. 物理治疗

主要通过制定治疗性训练方案来实施，常用的技术包括软组织牵拉、抗异常模式的体位性治疗、调整肌张力技术、功能性运动强化训练、肌力和耐力训练、平衡和协调控制、物理因子辅助治疗等。

2. 心理行为治疗

脑性瘫痪患儿常见的心理行为问题有自闭、多动等。健康愉悦的家庭环境、增加与同龄儿交往以及尽早进行心理行为干预是防治的关键。

六、预后

脑性瘫痪早期发现，早期治疗，容易取得较好疗效。

··（史德功）

第十四节　感染性心内膜炎

感染性心内膜炎是由致病微生物侵入心瓣膜、心内膜及大血管内膜而发生的炎症性疾病。根据起病缓急和病情程度，本病可分为：①急性感染性心内膜炎原无心脏病，发生于败血症时，细菌毒力强，病程＜ 6 周；②亚急性感染性心内膜炎在原有心脏病的基础上感染毒力较弱的细菌，病程＞ 6 周。

一、病因

引起心内膜感染的因素有：①病原菌侵入血流，引起菌血症、败血症或脓毒血症，并侵袭心内膜；②先天性或后天性心脏病患儿，尤其在心脏手术后，有人工瓣膜和心内膜补片者，有利于病原菌的寄居繁殖；③免疫功能低下如应用免疫抑制剂、器官移植应用细胞毒性药物者易发病。致病微生物主要为细菌，偶见霉菌、病毒、立克次体。

二、诊断

（一）临床指标

1. 主要指标：（1）血培养阳性，分别 2 次血培养有相同的感染性心内膜炎常见的微生物（如金黄色葡萄球菌、肠球菌等）；（2）心内膜受累证据，应用超声心动图检查，有附着于瓣膜或瓣膜装置或心脏、大血管内膜或置植人工材料上的赘生物，心内脓肿、瓣膜穿孔、人工瓣膜或缺损补片有新的部分裂开征象之一；（3）血管征象，重要动脉栓塞，脓毒性肺梗死或感染性动脉瘤。

2. 次要指标：（1）易感染条件，基础心脏疾病，心脏手术、心导管术，或中心静脉内插管；（2）较长时间发热（≥ 38℃），伴贫血；（3）原有心脏杂音加重，出现新的反流杂音，或心功能不全；（4）血管征象，瘀斑、脾大、颅内出血，结膜出血，镜下血尿或 Janeway 斑；（5）免疫学征象，肾小球肾炎、Osier 结、Roth 斑，或类风湿因子阳性；（6）微生物学证据，血培养阳性，但未符合主要指标中的要求。

（二）病理学指标

1. 赘生物（包括已形成的栓塞）或心内脓肿经培养或镜检发现微生物。

2. 存在赘生物或心内脓肿，并经病理检查证实伴活动性心内膜炎。

（三）诊断依据

1. 包括：（2）临床主要指标 2 项；（2）临床主要指标 1 项和次要指标 3 项；（3）心内膜受累证据和临床次要指标 2 项；（4）临床次要指标 5 项；（5）病理学指标 1 项。具备（1）～（5）项任何之一者可诊断为感染性心内膜炎。

2. 有明确的其他诊断解释临床表现、抗生素治疗在 ≤ 4d、手术或尸检无感染性心内膜炎的病理依据可排除感染性心内膜炎的诊断。

3. 临床考虑感染性心内膜炎，但不具备确诊依据时仍应进行治疗，根据临床观察及进一步的检查结果确诊或排除感染性心内膜炎。

（四）鉴别诊断

1. 本病如以发热为主要表现者须与伤寒、败血症、结核、风湿热和系统性红斑狼疮等鉴别。

2. 本病如以心力衰竭为主要表现者须与伴有低热的先天性或后天性心脏病并发心力衰竭者相鉴别。

3. 与活动性风湿性心脏炎的鉴别比较困难，但感染性心内膜炎有栓塞、脾大、杵状指（趾）及血培养阳性，特别是二维超声心动图检查发现较大赘生物等均可与上述诸病相鉴别。

4. 手术后感染性心内膜炎须与心包切开综合征及术后灌注综合征鉴别，后两者均为自限性疾病，经休息、服用阿司匹林或糖皮质激素治疗后可痊愈。

三、治疗

积极抗感染，加强支持疗法，在应用抗生素前多次进行血培养和药敏等试验，以期对选用抗生素及剂量做指导，必要时进行手术治疗。

（一）一般治疗

卧床休息，加强营养，保证足量热量的供应，补充维生素和铁剂，维持水和电解质平衡，病情严重者可输用鲜血、血浆或免疫球蛋白等支持治疗。

（二）药物治疗

主要是抗生素治疗。原则是早期、足量、长疗程，联合应用具有杀菌作用的抗生素，不必等待血培养结果而延误治疗，但在治疗之前必须先作几次血培养，因培养出病原菌及其药物敏感试验结果，对选用抗生素及剂量有指导意义。一般用药疗程为 4 周，对伴有严重并发症或病情顽固者疗程可延长至 8 周。

1. 致病菌不明者　常用方案为青霉素、苯唑西林（新青霉素Ⅱ）和奈替米星三者联用，剂量为青霉素，每天 300 ～ 400kU/kg，分 4 次静脉滴注；苯唑西林，每天 200mg/kg，分 4 次静脉滴注，4 ～ 6 周为 1 个疗程；奈替米星，每天 6 ～ 7.5mg/kg，每天静脉滴注 1 次，6 ～ 8 周为 1 个疗程。若为术后患者可选用万古霉素加庆大霉素治疗，疗程 6 ～ 8 周。

2. 草绿色链球菌感染者 首选青霉素 200 ～ 300kU/（kg·d），每 4 ～ 6h 静脉滴注 1 次，疗程 4 ～ 6 周，或头孢曲松每天 2g，静脉注射，连用 4 周。对 6 岁以上患儿，可联合应用链霉素 20 ～ 40mg/（kg·d），每 12h 给药 1 次。或联合应用庆大霉素 4 ～ 6mg/（kg·d），每 8h 给药 1 次。对青霉素耐药者，可选用万古霉素 40 ～ 60mg/（kg·d）（≤ 2g/d），分 2 ～ 4 次缓慢静脉滴注，4 周为 1 个疗程，但副作用较大，应用慎重。还可选用替考拉宁（壁霉素），每次 12mg/kg，第 1 日每 12h 给药 1 次，以后每天 6mg/kg，该药不良反应较小。

3. 金黄色葡萄球菌感染者 非耐药甲氧西林金黄色葡萄球菌感染者，可选用青霉素（用法同上）联合利福平，每天 10mg/kg，顿服治疗，连用 6 ～ 8 周。对青霉素耐药者，可选用苯唑西林 200mg/（kg·d），每 4 ～ 6h 静脉用药 1 次，4 ～ 6 周为 1 个疗程，同时联合应用庆大霉素治疗；也可选用头孢菌素类抗生素，如头孢唑啉，每天 100mg/kg，每 6 ～ 8h 静脉滴注 1 次，疗程 6 ～ 8 周，或应用万古霉素，剂量同上。耐甲氧西林金黄色葡萄球菌感染者，可选用万古霉素或去甲万古霉素、替考拉宁，联合应用利福平。

4. 革兰阴性杆菌感染者 大肠杆菌感染者，可选用氨苄西林，每天 200 ～ 300mg/kg，每 6h 静脉滴注 1 次，疗程 4 ～ 6 周，青霉素耐受者可改用头孢类抗生素，疗程 4 ～ 6 周，另加用庆大霉素 2 周。嗜血杆菌感染者可选用替卡西林，每天 200 ～ 400mg/kg，每 6h 静脉滴注 1 次，加用庆大霉素，疗程 4 ～ 6 周。

5. 霉菌感染者 应停用抗生素，选用两性霉素 B，每天 0.1 ～ 0.25mg/kg，以后逐渐增加至每天 1mg/kg 静脉滴注，可加用 5- 氟胞嘧啶，每天 50 ～ 150mg/kg，分 3 ～ 4 次服用。

（三）其他治疗

早期外科治疗是近年来治疗感染性心内膜炎又一有效措施，效果良好。对心脏赘生物和污染的人造代用品清创、修复或置换损害的瓣膜，可挽救多数患儿的生命。具体手术指征为：①瓣膜功能不全引起的难治性心力衰竭；②行瓣膜置换术后患感染性心内膜炎，经内科治疗不能控制感染者，应手术切除感染的瓣膜和人造组织；③先天性心脏病患儿，如动脉导管未闭、室间隔缺损等合并感染性心内膜炎，经内科治疗无效者，应进行导管结扎或缺损修补术；④反复发生的严重或多发性栓塞，或巨大赘生物（直径 1cm 以上），或赘生物阻塞瓣口；⑤内科无法控制的心力衰竭患儿，或经最佳抗生素治疗无效，或霉菌感染者；⑥新发生的心脏传导阻滞。

四、注意事项

（一）病情观察

用药后观察体温、心脏杂音改变、栓塞体征、血白细胞、血沉、血培养、超声心动图等。治疗有效者体温先逐渐降至正常，心脏杂音减弱甚至消失，瘀斑等栓塞体征减轻或消失，尿中红细胞在 1 个月或更久消失，血沉常在治疗后 1 ～ 2 个月或疗程结束时恢复正常。疗程结束停药后，观察 3 ～ 5d，无任何症状，再抽取血培养 3 次均无菌生长，临床上即达到治愈标准，可给予出院，此后应定期随访 2 年。治愈者由于心内膜瘢痕形成而造成严重的瓣膜变形和腱索增粗、缩短，可导致瓣膜狭窄和（或）关闭不全。

（二）医患沟通

反复抽血常让家长、患儿难以接受，应向家长交代感染性心内膜炎的知识，告知血培养的重要性，使家长能配合反复抽血的操作。在使用大剂量抗生素治疗时应事先交代不良反应，尤其是氨基糖苷类抗生素，必要时家长应在病历上签名以示同意，有异常反应时应及时处理。

（三）经验指导

本病复发率高，如又出现发热、贫血、多汗等现象，尤其是第一次患病时即出现严重肺、脑或心内膜损害者，应再次抽取血培养，联合应用抗生素，并需加大剂量和延长疗程。复发患儿免疫功能差，在应用抗生素控制感染的同时可加用免疫球蛋白静脉滴注，以增强患儿免疫功能，迅速控制病情。

（史德功）

第十五节　小儿心律失常

小儿心律失常是儿科常见的心脏病，由于激动起源异常（太快或太慢）、激动传导异常（阻滞或折返）、或二者联合引起。

一、心律失常的电生理基础

（一）过早搏动和心动过速

1. 自律性异常：临床特点：（1）电复律或心脏起搏不能中止发作；（2）心动过速频率变异范围大；（3）超速抑制可一过性抑制发作；（4）有温醒现象。

2. 折返：折返形成需要3个条件：折返途径、单向传导阻滞和传导延缓区域。临床特点：（1）适时早搏可诱发心动过速；（2）心动过速频率变异较小；（3）可突发突止；（4）电复律有效，超速抑制可中止发作。

3. 触发活动：由于早期（3相）后除极和晚期（4相）后除极引起。临床特点：发作频率直接依赖于发作前心律，部分与自律性异常和折返的特点相似，如有温醒现象，电复律和超速抑制有效。

（二）心动过缓和阻滞

窦房结自律功能受损，次级起搏点即取而代之。随着起搏点部位越低，心率越慢。次级起搏点不像窦房结有丰富的自主神经分布，所以对应激的变时性反应调节较差。

阻滞是由于传导组织病理性不应期延长所引起的传导延缓或阻断，与干扰有别，后者是由于生理不应期所引起的传导障碍，具有保护机制。

阻滞的概念包括传出阻滞、传入阻滞和传导阻滞。慢反应细胞（包括窦房结和房室结）具有递减传导的特性，表现为传导的文氏现象；快反应细胞（包括希浦系、旁路和心肌）则较少看到同样现象，常倾向于传导的"全或无"现象。

二、窦性心律失常

（一）窦性心动过速

窦性心动过速指窦房结发出的激动的频率超过儿童各年龄组的正常高限。常见于精神紧张、哭闹、吃奶、进食、运动、疼痛、发热、低血容量，贫血、心衰、心肌炎、甲亢以及应用肾上腺素、阿托品等药物后；其发生机制主要与交感神经兴奋性增高或迷走神经张力降低有关。

1. 诊断

（1）年长儿常诉心悸，其他症状取决于发生的病因。

（2）心动过速的起始与终止逐渐变化。

（3）心电图特点

1）P波为窦性P波P Ⅰ、Ⅱ、aVFV5$_{5\sim6}$直立，PaVR倒置。

2）心率快：< 1岁婴儿心率> 140次/分；1～6岁> 120次/分；> 6岁> 100次/分。

3）PR间期> 0.10s。

4）PP间期或R-R间期非绝对匀齐，每个窦性P波后均有QRS波群。

5）按压颈动脉窦时心率逐渐减慢，停止按压后逐渐加快。

6）窦性心动过速时可伴有J点下移（即ST段呈上斜型轻度压低）和T波振幅偏低。各年龄小儿正常心率见表21-2。

表21-2　个年龄小儿正常心率

年龄（岁）	心率（次/分）	年龄（岁）	心率（次/分）
新生儿	70～190	4～6	80～115
< 1	80～160	7～12	70～110
1～3	80～120		

2. 治疗

（1）如心动过速伴有心脏排血量降低时应除外休克和快速性室性或室上性心律失常。

（2）治疗主要针对病因如退热、补液、输血等。

（3）必要时可服用普萘洛尔（心得安）每次0.5～1mg/（kg），2～3次/日。

（二）窦性心动过缓

窦性心动过缓指窦房结发出的激动的频率低于正常低限。新生儿< 80次/分，年长儿< 60次/分时具有意义。可见于正常人、运动员，多见于下列病儿如缺氧、低温、中枢神经系统损害、颅内压增高、酸中毒、梗阻型黄疸、脑垂体或甲状腺功能低下，以及应用洋地黄、β受体阻滞剂等药物后。

1. 诊断

（1）一般无特殊自觉症状，显着窦性心动过缓可有胸闷、气短，头昏、乏力，甚至晕厥。

（2）其他症状取决于发生的病因。

（3）心电图特点

1）窦性P波的频率低于正常低限。心率减慢：< 1岁婴儿心率< 100次/分；1～6岁< 80次/分；> 6岁< 60次/分。

2）PR间期务0.10s。

3）常伴有窦性心律不齐，亦可出现逸搏或逸搏性心律。

2. 治疗

（1）一般不需特殊治疗。

（2）主要针对病因如纠正缺氧、酸中毒，降低颅内压等措施。

（3）必要时可用阿托品每次 0.01 ～ 0.03mg/（kg）口服或异丙肾上腺素 0.05μg/（kg·min）静脉滴注治疗。

（4）如为窦房结本身病变，应考虑置入永久性起搏器，其指征同完全性房室传导阻滞。

三、过早搏动

（一）诊断

1. 临床表现

（1）多发生于健康小儿，一般无症状，小儿心脏多正常。年长儿偶诉心悸、胸闷、心前区不适，甚至有恐怖感。

（2）如发生于器质性心脏病、药物中毒，电解质紊乱，心脏外科手术后以及各种严重感染等情况，除原发疾病的症状外，患儿可有心悸，胸闷，腹痛等症状，心脏可扩大或有杂音。

（3）部份有早搏的小儿，当发生咽部及呼吸道感染时，早搏可增加，已消失者可再出现。

2. 体征

心脏听诊可听到节律不规整：突然出现一次提前到来的搏动，随后有一个间歇。

3. 心电图特点

（1）房性早搏

1）提前出现的异位 P′ 波，常重叠于前一搏动的 T 波上，P′ 波来自右房上部：P′ 向量同窦性，但形态不一；右房下部：P′ Ⅱ、Ⅲ、aVF 倒置，p′$V_{5\sim6}$ 直立；左房：p′ Ⅱ、Ⅲ、aVF、$V_{5\sim6}$，均倒置，p′$_{V1}$ 可呈圆顶尖顶型。

2）P′R 间期 > 0.10s。

3）P′ 波后 QRS 波形态正常，亦可呈差异性传导而 QRS 波群宽大畸形，或后面无 QRS 波群，后者称未下传房早。

4）代偿间歇多为不完全。

（2）结性（交界性）早搏

结区及房结区一般无起搏细胞，多来自结束区。

1）QRS 波群形态基本与窦性搏动相似，可伴非时相性差异传导而与窦性搏动略有差异。

2）QRS 波群前后大多数（65% ～ 70%）无 P 波；可有无关窦 P；或 QRS 波群后有逆行 P（25%），RP 间期 ≤ 同一心率的 PR 间期；少数 QRS 波群前有逆 P（5%），PR′ 间期 < 0.10s。

3）代偿间歇多呈完全性。

（3）室性早搏：

1）提前出现的宽大畸形 QRS 波群，时限 ≥ 0.10s（分支型室早较窄，可 < 0.10s），T 波与主波方向相反。

2）QRS 波群后、前可有无关窦 P；偶可逆传至心房，称心房夺获，RP 间期＞同一心率的 PR 间期。

3）代偿间歇完全。

4）室性早搏分型：

①偶发室早和频发室早：室性早偶而出现者称偶发室早，反复多次出现英 6 次 / 分者称频发室早。

②二联律和三联律：室性早搏每隔一个窦性搏动之后出现者称二联律，每隔二个窦性搏动后出现者称三联律；

③单源性室早和多源性室早：如联律间期一致，室性早搏形态一致者称单源性室早；联律间期不一致，形态不一致者称多源性室早，后者常提示器质性心脏病，预后较严重。

④多形性室早和并行性室早：如联律间期一致，仅室性早搏形态不一致者称多形性室早，常见于洋地黄过量；如室性早的联律间期不一致，而形态一致者称并行性室早，后者常可见不同程度的室性融合搏动，异搏周期常有倍数关系，亦称室性并付心律。

⑤成对性室早和 R/T 室早：室性早搏连续出现二次者称成对性室早；联律间期短，室性早搏发生早搏，位于窦性搏动 T 波上面者称 R/T 室早。

（二）治疗

1. 首次发现早搏，应详细了解病史，全面体格检查，进行心电图、胸部 X 线摄片、超声心动图及 24 小时动态心电监测；除外心脏潜在的器质性病变，针对病因进行积极治疗。

2. 室上性早搏治疗：应首先考虑去除引起早搏的原发病和诱因，无症状性室上性早搏，包括短阵室上速，不需要治疗，应定期随访，密切观察病情。室上性早搏出现不能耐受的症状，或者引起阵发性室上性心动过速时，应考虑药物治疗。药物选择口服普罗帕酮或 β 受体阻滞剂。

3. 室性早搏的治疗：无症状良性室性早搏无需药物治疗。无器质性心脏病的频发或室早导致血流动力学改变，伴有难以忍受的自觉症状的室早需药物治疗。药物选择可考虑选用胺碘酮，心脏不大及心功能正常者也可用普罗帕酮、β 受体阻滞剂或美西律。

4. 初次发现后应卧床休息，静脉注射抗生素控制感染病灶 1 ~ 2 周；2 周后如早搏次数仍多，有自觉症状，可试用抗心律失常药物，有效后维持用 6 个月左右。

四、逸搏和逸搏心律

当窦房结激动产生太慢或不能产生激动，和窦房结激动不能下传时，自律性较低的次级起搏点发生激动控制心室，称逸搏，逸搏连续发生 3 次和 3 次以上称逸搏性心律，是一种被动性保护机制。

逸搏在长间歇后延缓出现，根据异位起搏点部位分为房性逸搏，结性（交界性）逸搏，室性逸搏，以结性逸搏最常见。逸搏心律 ECG 特点：

（一）房性逸搏心律

房率 50 ~ 70 次 / 分，P′R 间期＞ 0.12s。

（二）冠状窦心律

异位起搏点位于右房下部，P′、Ⅱ、Ⅲ、avF（−）、P′avR（＋）、P′Ⅰ、avL、V5 ~ 6（＋）。

（三）左房心律

异位起搏点位于左房，P′、Ⅱ、Ⅲ、avF（−）、P′I、$V_{5\sim6}$（−），P′V_1 可呈圆顶尖顶形。

（四）结性心律（交界性心律）

异位起搏点位于交界区，室率 50～70 次／分，QRS 窄，可有无关窦性 P 波，或 QRS 波群前，后有逆行 P 波，PW 间期＜0.10s，RPM 司期＜该年龄相同心率时的 PR 间期。

（五）心室自主心律

异位起搏点位于心室，室率 20～40 次／分，QRS 波群宽大畸形，房室分离。

五、非阵发性心动过速

非阵发性心动过速：为加速的逸搏心律，频率较慢 70～140 次／分，非骤发骤止，因此临床症状可不明显，常见原因有急性风湿热、心肌炎、心肌病、洋地黄过量、心肌梗死等；偶可见于心脏正常患儿。治疗主要为对症治疗，积极寻找和治疗病因，不需用抗心律失常药物。预后一般良好，少数可持续数日、数月.数年，呈慢性经过。根据异位起搏点部位可分为：

1. 非阵发性房性心动过速：较少见。

2. 非阵发性结性（交界性）心动过速：亦称结自律过速，较常见，常合并其他心律失常如心房颤动等。

3. 非阵发性室性心动过速：亦称加速的心室自主心律常伴窦室竞争。

六、阵发性室上性心动过速

房性或房室结性期前收缩连续出现 3 次以上，称为阵发性房性或结性心动过速。阵发性室上性心动过速 PSVT）简称室上速（SVT）是小儿最常见的心动过速；可分异位性和折返性两类。

（一）诊断

1. 临床表现

（1）突然烦躁不安、面色苍白、呼吸急促、皮肤冷汗、干咳、呕吐，年长儿可诉心悸、心前区不适和头晕。

（2）发作时心率突然增快，在 160～300 次／分，发作停止时心、率突然减慢，恢复正常，一次发作持续数秒钟至数日，容易反复发作。

（3）发作持续超过 24 小时者，可发生心力衰竭。

（4）多数患儿无器质性心脏病，也可发生于先天性心脏病，心肌炎，心肌病，心脏手术后等情况，感染为常见诱因。

2. 体征

心律绝对规则，心音强度一致。

3. 各型室上速特点

（1）异位性

1）异位性房性心动过速（EAT）

心电图特点：①心室率 150～250 次／分；② QRS 窄，其前有 P 波，PR 间期 ≤ 1/2RR 间期；③有温醒现象；④可有房室传导阻滞。

药物治疗：目的是减慢心室率。急性期治疗首选 β 受体阻滞剂，地高辛＋心得安减慢室率；另可选用Ⅰa、Ⅰc（氟卡尼、普罗帕酮）及Ⅲ类抗心律失常药（胺碘酮及索他洛尔）。三磷酸腺苷无效。长期治疗选用Ⅰc类（氟卡尼、普罗帕酮）及Ⅲ类抗心律失常药（胺碘酮及索他洛尔）。

2）异位性交界性心动过速（JET）

心电图特点：①心室率150～250bpm；②QRS窄，常有房室分离，偶见心房夺获。临床上少见。可见于新生儿及婴幼儿先心病术后。

药物治疗：同EAT

（2）折返性

1）房室结折返性心动过速（AVNRT）

折返基础为房室结双径路，一部分结周心房肌亦参与折返。激动常经慢径路前向下传，然后由快径路逆传。临床上多见于5岁以上小儿。

心电图特点：①心室率150～250bpm；②QRS窄，一般看不到P，P常重叠于QRS波终末部分，R-P间期＜70ms。

药物治疗：折返环的薄弱环节是AVN。

Ⅰa类主要延长旁路、AVN和心房的不应期，Ⅰc类和ID类广泛作用于AVN、旁路和心房，与Ⅰa类均可用于各类室上速。

如无器质性心脏病，心功能正常时，首选异搏定0.1～0.2mg/（kg·次），一次量≤3mg，但＜1岁婴儿，心衰，用过碑拓受体阻滞剂禁用。

普罗帕酮每次1～2mg/kg+5%葡萄糖10ml静脉缓慢注射（＞10min）亦可作为首选，如无效10～20分钟后可重复用药，总量＜6mg/kg（最多重复3次）；有心力衰竭、传导阻滞的患儿禁用。

三磷酸腺苷（ATP）0.05～0.25mg/（kg·次）（成人＜12mg）+生理盐水1ml 2秒内快速静推（有心搏骤停的危险）。1～2分钟可重复1次。

伴有心功能不全者首选毛花苷丙。

2）房室折返性心动过速（AVRT）：折返环包括心房肌、旁路、房室结及心室肌，旁路主要为肯氏束。临床上多见于婴幼儿（图21-13）。

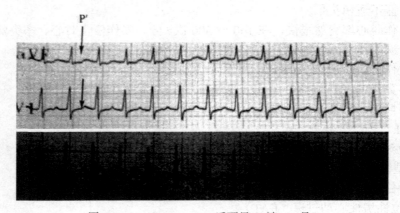

图21-13　AVRT：QRS后可见P'波（8月）

心电图特点：①室率200～300次/分；②QRS窄，恢复窦性心律后如有WPW，称顺传型，如无WPW为隐匿型；③多看到P'波，位于QRS波群后，RP间期

≥70ms；④如为逆传型（前向下行支为旁路，逆转支为房室结），则 QRS 宽大畸形，较少见。

药物治疗

A. 顺向性 AVRT：同 AVNRT，但 WPW 合并室上速或房颤、房扑时，禁止应使用洋地黄，如有严重心力衰竭，需用洋地黄时，宜同时加用奎尼丁或胺碘酮等延长旁路前向不应期的药物。

B. 逆向性 AVRT：首选普罗帕酮，其次胺碘酮，禁用毛花苷丙、维拉帕米。

3）持续性交界性反复性心动过速（PJRT）

由后隔部旁路引起的折返性心动过速。少见。

心电图特点：①心室率 150～250bpm；② QRS 窄，其前有 P 波，PR 间期＜0.10s；③常持续发作。

（二）治疗

1. 终止发作

（1）刺激迷走神经手法：在 PSVT 发作开始时立即进行，部分有效，有血流动力学紊乱时禁用。

1）屏气法（Valsalva 法）：深吸气后屏气，并用力收缩腹肌。

2）按压颈动脉窦法：病儿仰卧，侧颈，用拇指在甲状软骨水平，下颌角处扪得颈动脉搏动后，向颈椎方向按压，先右后左，每次 5～10s，切忌双侧同时按压，适用于较大儿童。

3）潜水反射法：对新生儿和婴儿可用冰水毛巾敷面部，每次 10～15s；较大儿童可将面部浸入冰水盆中，每次 5s 左右，冬天可用冷水代替。

（2）药物治疗

同上述。

（3）食管心房起搏超速抑制。

（4）电复律每次 0.5～2J/kg。

2. 预防复发

（1）药物治疗：口服维持量 6～12 个月。

（2）射频消融法（RF）一般年龄大于 3 岁以上考虑进行，用于 WPW 旁路消融或房室结改良。

（3）手术治疗。

七、阵发性室性心动过速

室性早搏连续发生 3 次或 3 次以上称为室性心动过速，阵发性室性心动过速简称室速（VT），由于常伴血流动力学紊乱，以及常见于心肌有病变患儿，因此预后较严重。

（一）诊断

1. 临床表现

（1）婴幼儿多表现为充血性心力衰竭，突有烦躁不安，苍白，呼吸困难，年长儿多诉心悸，头昏，气短，咽喉部梗塞感，可有晕厥，心搏骤停。部分患儿症状较轻。

（2）心率增快＞150 次 / 分，律齐，心音有强弱不等；可有低血压、休克；或伴有继发性代谢性酸中毒。

（3）大多数有器质性心脏病如先天性心脏病、心肌炎、心肌病、心脏手术后、右心室心肌发育不良、肿瘤等。也可由严重感染、缺氧、电解质紊乱、心导管检查等引起，部分病因不明，称特发性 VT，预后较好。

2. 体征

心率增快、节律规则，但心音低钝且强弱不等。

3. 心电图特点

（1）心室率 150 ～ 300 次 / 分，QRS 波群宽大畸形，QRS 时限 ≥ 0.10s，RR 间期不匀齐。

（2）有房室分离、心室夺获、室性融合波。

（3）T 波与 QRS 波主波方向相反，P 波与 QRS 波之间无固定关系。

（4）如 QRS 呈右束支传导阻滞时，电轴左偏，V_1 呈 qR 或 R 型，呈兔耳征（R′ ＜ R，前峰＞后峰），V_5 导联 S ＞ R。

（5）如 QRS 呈左束支传导阻滞时，RV_1 时限 ≥ 40ms，V_1 从 R 波起始点至 S 波最深点的距离 ≥ 70ms。

（六）电轴西北向。

4. 常见类型

（1）持续性室速：发作超过 30s 不能自行中止者，称持续性室速，发作时间 ＜ 30s 为非持续性；如室性早搏连续 3 ～ 6 个，称短阵室速。

（2）多形性室速：QRS 形态多变，有两种或两种以上者为多形性室速；如形态一致为单形性室速。多形性室速复律后，QT 间期正常。

（3）尖端扭转型室速：QRS 波群电轴每 5 ～ 20 次心搏转变一次，似绕等电线扭转，室率 ＞ 200 次 / 分。尖端扭转型室速复律后，QT 间期延长。

（4）双向性室速：肢导联 QRS 波群主波呈交替性向上及向下。

（5）分支型室速（图 21-14）：特点是心电图呈 RBBB+LAD，亦可呈 RBBB+RAD，QRS 时限常 ≤ 0.10s，但有时可达 0.12s；可看到房室分离或看不到 P 波，偶可见心房夺获 1 : 1 逆传，程控制激心房或心室可诱发和中止心动过速。

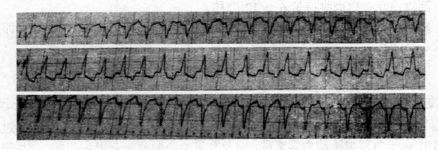

图 21-14　分支型 VT：T 波与 QRS 波主波方向相反

（二）治疗

1. 迅速纠正、治疗电解质紊乱、酸中毒、药物中毒等引起 VT 的诱因。

2. 有血流动力学紊乱时（即伴有低血压、休克及心力衰竭、晕厥等）首选电复律（直流电同步电击转律：每次 0.5 ～ 2J/kg），继以利多卡因 [10 ～ 50μg/（kg·min）] 静脉滴注。

3. 无血流动力学紊乱时应用利多卡因每次 1mg/kg+9% 氯化钠 5ml 静脉缓慢注射

（5min），10～30分钟后可重复使用，转复后10～50μg/（kg·min）维持，总量不可超过5mg/kg。亦可用普鲁卡因酰胺、苯妥英钠、普萘洛尔、胺碘酮等静脉注射。

4. 控制发作后，应用Ⅰa、慢心律、Ⅰc、Ⅲ类等药物预防复发，有时需两种或多种药物联用。

5. 特殊类型室速，作针对治疗，如分支型VT，首选维拉帕米静脉注射，普罗帕酮也有效；双向性VT多为洋地黄中毒，首选苯妥英钠1～2mg/（kg·次）+0.9%氯化钠10ml静脉缓静脉注射。尖端扭转型室速首选静脉注射硫酸镁，剂量25～50mg/kg，稀释为1%静脉滴注。心动过缓所致的尖端扭转型室速可选用异丙肾上腺素静脉滴注0.02～0.5μg/（kg·min）。

八、心房扑动

心房扑动（AF）折返环在心房肌内，小至数毫米（小折返），大至数厘米（大折返）。

（一）诊断

1. 临床表现

（1）婴儿常无心脏器质性病变；可见于先天性心脏病、风湿性心脏病、心肌病患儿伴有心房肌病变时；亦见于心脏外科术后；甲状腺功能亢进。

（2）婴幼儿可有充血性心力衰竭表现，年长儿可诉心悸，气短，心前区不适等。

（3）心率增快，一般规则，120～200次/分，如为1:1传导，心率可达250～300次/分，QRS波形态正常。

2. 心电图特点

P波消失，代之以均匀的锯齿状房扑波（F波），无等电线。F波前支较后支陡。房室传导比例多为2:1～4:1，亦可为1:1，室率多150～250次/分。可分为：

（1）Ⅰ型：大折返环，多见于术后瘢痕或心房病变，F波频率150～300次/分。

1）常见型：F波在Ⅱ、Ⅲ、aVF为倒置，V1直立。

2）少见型：F波在Ⅱ、Ⅲ、aVF为直立，V1倒置。

（2）Ⅱ型：小折返环，多见于婴儿，心脏多无器质性病变，F波300～500次/分。

如出现3:1或3:1以上固定房室传导比例时应考虑合并二度房室传导阻滞；出现4:1以上房室传导比例时，可能合并高度房室传导阻滞；如为房室分离，QRS波群与F波无关，室率慢而规则，可能合并三度房室传导阻滞。

（二）治疗

心房扑动药物转律成功机会较少，频率太快时应用超速起搏终止时易诱发室颤；首选电复律；如心房扑立即复发，可先用毛花甘丙静脉注射，继以普鲁卡因酰胺静脉注射。预防复发可用普罗帕酮、胺碘酮或地高辛+普萘洛尔。房扑仍为儿科较难控制、威胁生命的心律失常之一。

超声研究表明房扑患者心房血栓发生率高，因此对于心房扑动患者应给予抗凝治疗，可选用华法林，使国际标准化比率（INR）达2～3。

九、心房颤动

心房颤动（AF）由心房内多数小而不停变化的折返环引起。

（一）诊断

1. 临床表现

（1）可见于器质性心脏病、甲状腺功能亢进、预激综合征、病态窦房结综合征；婴儿亦可见于正常心脏。

（2）心悸、乏力，或有充血性心力衰竭。

（3）心律完全不规则，心音强弱不一，可有脉搏短绌。

（4）慢性可有栓塞表现。

2. 心电图特点

（1）P波消失代之以大小、频率不等的房颤波（f波），频率350～700次/分。

（2）心室律绝对不规则，心室率多为100～200次/分；伴有三度房室传导阻滞时心室率可变为规则。

（3）合并房室传导阻滞时：

一度AVB 心率慢而不规则。

二度AVB RRI 可长达1.5s以上。

三度AVB 心率慢而规则。

（二）治疗

心房颤动无WPW时可用地高辛减慢心室率，合并应用普萘洛尔、普罗帕酮、胺碘酮等药物，也可用电复律。积极治疗原发病变。预防血栓栓塞。

十、预激综合征

预激综合征亦称WPW综合征，是指房室间的异常附加肌束或旁路引起的心电图异常。由于附加肌束传导速度明显快于房室结，由窦房结发出的激动一部分先通过旁路引起心室肌激动，一部分仍由房室结、束支、浦肯野纤维正常传导，这样形成预激综合征的心电图特征：PR间期缩短、δ波（预激波）、QRS增宽，继发性ST-T异常。

常见旁路有3种：①房室付束：Kent束，连接心房和心室的附加肌束，最多见，心电图表现为典型预激综合征。②房束付束和结束付束：James束，连接心房和希氏束或房室结和希氏束的附加肌束。心电图表现为PR间期缩短。③结室副束和束室副束：Mahaim纤维，连接房室结和心室，或连续希氏束和心室的附加肌束。RR电图表现为PR间期正常但有δ波、QRS增宽和继发性ST-T异常。预激综合征患儿大部分心脏正常，亦可见于先天性心脏病如三尖瓣下移畸形，纠正性大动脉错位，三尖瓣闭锁和心肌病等。

（一）诊断要点

1. 一般无特殊症状，可有合并疾病的表现，伴房室折反性心动过速或心房颤动时有相应症状。

2. 预激综合征的分型：最早在1945年由Rosembaum分为A型和B型。

A型预激综合征：V_1主波向上，$V_{5～6}$主波向上，一般多位于左后间隔。

B型预激综合征：V_1主波向下，$V_{5～6}$主波向上，一般多位于右侧。

3. 预激综合征的体表心电图定位：目前应用广泛，常用的有根据QRS波群定位：见图21-15。根据δ波向量、QRS电轴以及胸导联R＞S转移部位定位见表21-3。

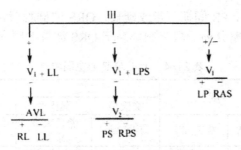

图 21-15　Skeberis 定位法（1992 年）

LL 左侧；LPS. 左后隔；PS. 后间隔；RAS. 右前隔；RL 右侧；RPS. 右后隔；LP. 左后

表 21-3　Lindsay 标准（1987 年）

旁道部位	负向 δ 波所在导联	QRS 电轴 R＞S	R＞S 转移部位
左侧壁	Ⅰ 和（或）AVL	+60°～+120°	$V_1 \sim V_4$
左后壁	Ⅲ，aVF	0°～−90°	V_1
后间隔	Ⅲ，aVF	0°～−60°	$V_1 \sim V_4$
右侧壁	aVF	−30°～−60°	$V_3 \sim V_5$
前间隔	$V_1 V_2$	0°～+60°	$V_3 \sim V_5$

（二）治疗原则

1. 预激综合征本身是心电图异常，如无症状，不需处理；

2. 预激综合征提供折返途径，可引起房室折返性心动过速或心房颤动；婴儿预激综合征引起的房室折返性心动过速经药物控制(同 AVRT，但 WPW 合并室上速或房颤、房扑时，禁止应使用洋地黄)，随年龄增长，大部分可获缓解；年长儿反复发作或药物不能控制时，可行射频消融术，疗效确切。

十一、房室传导阻滞

房室传导阻滞（AVB）是小儿常见的心律失常。一度～二度文氏型 AVB 不一定有心脏病，部分由房室结双（多）径路引起，小部分正常小儿或迷走神经张力增高时亦可见到；二度莫氏型和三度 AVB 则多有心脏疾患。常见病因：①各种心肌炎和心肌病，特别是风湿性心肌炎常见一度 AVB；②先天性心脏病如房间隔缺损、三尖瓣下移等；③药物作用：如洋地黄过量；④电解质紊乱：如低钾血症；⑤先天性 AVB，多为三度 AVB。

（一）诊断

1. 临床表现

（1）一般无症状：偶有乏力、心悸、头晕，三度 AVB 可有阿 - 斯综合征发作。

（2）二度 AVB 心律可不规则，三度 AVB 心率慢而规则。

（3）有原发病的表现。

2. 心电图特点

可分一度，二度文氏型，二度莫氏型和三度 AVB，见表 21-4。

（1）一度 AVB：PR 间期延长。

（2）二度文氏 AVB：PR 间期逐渐延长，直至 QRS 波群脱漏，脱漏后 PR 间期缩短。

（3）二度莫氏 AVB：PR 间期正常或延长，QRS 波群脱漏。

（4）三度 AVB：房室分离，窦 P 频率高于 QRS 波群的频率。

表 21-4　小儿 AVB 心电图特点

阻滞程度	一度		二度		三度		
			文氏型	莫氏型			
阻滞部位	房室结	希氏束下	房室结	希氏束及束下	房室结	希氏束	希氏束下
QRS 形态	正常	正常或增宽	正常	正常或增宽	正常	50% 增宽	增宽
逸搏心律（次／分）					50～70	30～50	≤30
P 波和 PR 间期	PR 间期延长	PR 间期延长或正常	PR 间期渐延长，QRS 脱漏	PR 间期正常或延长	房室分离		
RR 间期	规则	规则	不规则	不规则或规则	规则		
阿托品试验	改善	无	改善	无	改善	无	无
运动试验	改善	无	改善	无	改善	无	无

3. 先天性完全性房室传导阻滞

病因为先天性房室结缺如或房室结纤维化，也可因胎儿宫内感染或母亲有狼疮抗体损害传导系统所致。可合并先天性心脏病（如房室隔缺损、矫正型大动脉错位）或其他遗传代谢综合征；在产前即可发现和诊断三度房室传导阻滞。如无器质性病变，预后相对较好，运动后阻滞可减轻；其高危因素包括：（1）安静时心室率新生儿＜55 次／分，婴幼儿＜50 次／分；（2）QT 间期延长；（3）QRS 波群增宽；（4）异位室性搏动或心动过速；（5）进行性心脏扩大或心力衰竭。

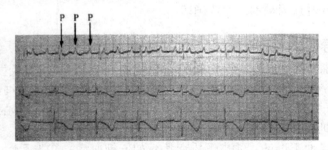

图 21-16　三度 AVB：房室分离，P 波与 QRS 波无关

（二）治疗

1. 治疗原发疾病。

2. 药物治疗，心室率低于 40～50 次／分钟的患儿，口服或静脉注射阿托品 0.01～0.03mg/（kg·次），4～6 次／天；重症可异丙肾上腺素 0.02～0.5μg/（kg·min）+5% 葡萄糖 50ml 静脉滴注泵入。

3. 临时心脏起搏。

4. 永久性起搏器，安装指征：

（1）有晕厥史。

（2）心率：觉醒时名 40 次／分。

入睡时莓 35 次 / 分。

（3）先心术后已观察 14 天以上。

（4）外科 / 获得性高二度或三度房室传导阻滞。

〔附 1〕小儿常用抗心律失常药物剂量

分 类	药物名称	静脉注射剂量	口服剂量
Ⅰa 类	类普鲁卡因酰胺	少用，1～2mg/（kg·次）静脉缓推	10～15mg/（kg·次）q6h 逐渐减量维持
	丙吡胺	少用，1～2mg/（kg·次）静脉缓推	3～5mg/（kg·d）分 2～3 次
	乙吗噻嗪（莫雷西嗪）	1～2mg/（kg·次）静脉缓推	5～10mg/（kg·d）分 2～3 次
Ⅰb 类	类利多卡因	1mg/（kg·次）静脉缓推 10～50μg/（kg·min）总量＜5mg/kg	静脉维持
	苯妥英纳	1～2mg/（kg·次）静脉缓推（生理盐水稀释）；或 10mg/kg，宜于 60 分钟以上静脉缓慢滴注	5～10mg/（kg·d）分 2～3 次
	美西律	1～3mg/（kg·次）静脉缓推	5～10mg/（kg·d）分 2～3 次
Ⅰc 类	普罗帕酮	1～2mg/（kg·次）静脉缓推	3～5mg/（kg·d）q6～8h
	氟卡胺	0.5～1mg/（kg·次）静脉缓推	2～5mg/（kg·d）分 2～3 次
Ⅱ类	普萘洛尔	0.05～0.15mg/（kg·次）静脉缓推	1～3mg/（kg·d）分 2～3 次
Ⅲ类	胺碘酮	2.5～5mg/（kg·次）静脉缓推	5～15mg/（kg·d）分 1～2 次
	索他洛尔		2～4mg/（kg·d）分 2 次
Ⅳ类	维拉帕米	0.1～0.2mg/（kg·次）静脉缓推	3～5mg/（kg·d）分 2～3 次
Ⅴ类	地高辛	洋地黄化量 0.02～0.04mg/kg，首次用 1/2 量，余量分二次，q4～6h	5～10μg/（kg·d）分 1～2 次
	腺苷三磷酸 ATP	0.05～0.25mg/（kg·次）2 秒钟内快速静推	
	硫酸镁	0.05～0.1g/（kg·次）稀释为 1% 静脉滴注，必要时 1/3 量可静脉	

注意事项：普萘洛尔与维拉帕米禁忌合用，因均有负性肌力，致血压下降，心力衰竭，心脏停搏。普罗帕酮应避免与维拉帕米、胺碘酮、普萘洛尔合用，以防出现严重的传导阻滞及低血压。奎尼丁、维拉帕米、胺碘酮与地高辛联合应用时，易发生地高辛中毒。如需联用，地高辛用量应减少 1/3～1/2。

〔附 2〕快速心律失常的鉴别诊断要点

快速心律失常的鉴别要点

	窦性心动过速	室上性心动过速	心房扑动	室性心动过速
临床	发热、休克、感染	多数心脏正常	多数心脏正常	多数有心脏病
发作与终止	逐渐发生与终止	突发突止	突发突止	突发突止
复发	无	常有	可有	可有

续表

	窦性心动过速	室上性心动过速	心房扑动	室性心动过速
心率	通常 < 230 次 /min	60% > 230 次 /min 平均 240 次 /min 婴儿 260 ~ 325 次 /min	房率 250 ~ 500 次 /min，室率 1:1 或 4:1 传导	通常 230 次 /min
心电图节律	轻度不齐	绝对匀齐	房室传导 1:1、2:1、3:1 心室率变动	轻度不齐
P 波	正常窦性	半数可见逆行 P 波，紧接 QRS 波后	扑动波 II、III、aVF、V_1 导联明显	窦性 P 波，房室脱节
QRS 波	正常窦性	多数正常，室内差传及逆向型房室旁路折返则增宽	多数正常，可有室内差传	宽大、畸形、呈 R、RS、QS 等
室性融合波	无	无	无	常有
等电位线	有	有	无	有
刺激迷走神经	心率稍减慢	终止发作或不变	房室传导由 1:1 变为 2:1 或 3:1	无效

〔附 3〕小儿心脏电复律与电除颤术

电复律或电除颤是利用短暂的高能量脉冲电流通过心脏，使绝大部分心肌同时除极，达到消除心律失常，恢复窦房结重新控制心律能力的一种电学治疗方法。快速性心动过速发生机制有折返循环，自律性异常和触发活动三种，电复律、除颤对折返和触发活动引起的心律失常疗效确切，而对自律性异常所致心动过速疗效不佳。

（一）心脏电击复律装置

包括电源装置、同步触发装置、电极板及心电示波、记录装置四个部分。

1. 电源装置：为可调的高压直流电源，用它给一能量存贮电容器充电，电容器通过一个限流电感器与电极板相连。

2. 同步触发装置：对室性心动过速，室上性心动过速，心房扑动和心房颤动施以电复律术时，放电必须和 R 波同步，用 R 波来控制电流脉冲的发放，使脉冲恰好落在 R 波的下降支，以避免万一脉冲落在心室易损期而诱发室颤；对室颤、室扑和 QRS 振幅矮小的快速多形性室性心动过速进行电学治疗时，此时与 R 波同步已不可能，则采用异步的电除颤术。

3. 电极板：一般电极板呈圆形或长方形，有大小两种，小的直径约 4.5cm，适用于婴幼儿，大的直径约 8cm，适用于年长儿和成人。

4. 心电示波和记录装置：实时显示并记录电复律、除颤经过，能记录准确时间及实际发放能量。

（二）适应证和禁忌证

任何引起低血压、心力衰竭或心绞痛的快速性心律失常，在药物难以控制时，均可进行电复律，特别当威胁生命的室颤、室扑时，应迅速进行电除颤术，不可贻误时机。

洋地黄中毒引起的室速和室上速是禁忌证，因为电击可以引起顽固的心室颤动。如果出现必须进行电击复律情况时，应尽量避开最后一剂洋地黄制剂在血中浓度的高峰期，可以先静脉缓慢注射利多卡因 1mg/kg，应用 GIK 液对室颤的发生有一定的预防作用，此外电复律能量应从小剂量开始。

（三）术前准备

1. 做好家长的解释工作，取得充分配合。

2. 检查机器性能，备好抢救设备和药物。

3. 在电除颤前应吸氧，持续心脏按压和人工呼吸。

4. 建立静脉通道，纠正机体内环境的紊乱；如缺氧、酸中毒、电解质紊乱等。

5. 术前停用洋地黄 1～2 天。

6. 术前禁食，以免误吸入呼吸道。

7. 检查患儿病床是否绝缘。

（四）操作方法

1. 电极板均匀涂以稍厚导电糊或用盐水纱布包里，以防止烧伤，注意电极板之间导电糊不能连接在一起。

2. 电极板或电极片位置：术者站在患儿右侧，左手持电极板置胸骨右缘第二肋间，右手持电极板置腋中线心尖水平处（心尖部）；注意适当加压使电极板紧贴胸壁，电极板上标记显示阻力最小。

3. 剂量：从低能量开始，每次 0.5～2J/kg，电复律时需要能量较小，电除颤时需要能量较大；如一次无效，可增加能量后再行复律，一般不超过 4 次，电复律二次间隔时间应在 5 分钟以上。

4. 按同步键，使光点位于 R 波升支的中点，如 QRS 波为 rS 型，光点落在 S 波上，则可改变该导联的连接方法，使 QRS 主波向上。

5. 麻醉：静脉注射安定 0.1～0.3mg/kg，当患儿入睡，睫毛反射消失后即可进行电复律，室颤时患儿神志已不清醒，不需麻醉。

6. 术时停止吸氧，注意术者不能接触患儿及病床。

7. 电复律、除颤步骤：按除颤器标记进行："1"选择能量、需否同步（室颤、室扑选择异步；QRS 波明显的心律失常选择同步），"2"按充电键，"3"按放电键；除颤器自动显示并记录整个过程。

（五）并发症

1. 心肌损伤：一般低能量电复律、除颤术很少引起心肌损伤，如对顽固心律失常频繁使用高能量电击方法，有心肌损伤报告，表现在心电图上 ST 段下移和血清酶（如 CK）升高。

2. 栓塞：成人的心房颤动行电复律术的患者 1%～2% 有体循环或肺循环栓塞，但小儿少见，一般小儿不主张用抗凝剂，慢性房颤患儿术前应先作彩超除外左心房内血栓形成。

3. 电复律后心律失常：电复律后可出现快速性心律失常如房颤、室上速、室速、室颤；缓慢性心律失常如窦性心动过缓、房室传导阻滞，以及左、右束支传导阻滞，取决于电复律前心律失常类型、心脏基础疾患、代谢紊乱和有无洋地黄中毒等，特别是洋地黄中毒时对电击特别敏感，应注意适应证。如疑有病窦或药物抑制作用时（如应用胺碘酮等），宜先置右心室起搏导管后再进行电复律。

（六）无效时处理

电复律、除颤术万一无效，必须鉴别是否心律失常即刻再发，进一步分析心律失常可能发生机制，同时应除外技术原因，如电极位置、剂量选择等是否合适；室性心动过速或心室颤动电复律、除颤无效时，宜静脉推注利多卡因（1mg/kg）或其他Ⅰb类药物，以增加成功率。

（史德功）

第十六节　先天性心脏病

先天性心脏病（congenital heart disease）系胎儿时期心脏血管发育异常所致，是小儿最常见的心脏病，其发病率占活产婴儿的0.7%～0.8%。近年来由于心血管造影、超声心动图和其他心血管检查技术的进步，以及外科技术、麻醉技术、体外循环技术和介入治疗技术的发展，大多数先天性心脏病的病死率已显着下降，预后大为改观。

一、诊断

（一）病史

1. 母妊娠史：应询问孕期最初三个月有无风疹、流行性感冒、病毒性肝炎等病毒性感染，是否服用过避孕药、黄体酮、抗癌药、甲苯磺丁脲等影响胎儿发育的药物，有无接受放射线或有毒化学物品，有无酗酒史等。

2. 家族史：家族中有无先天性心脏病或遗传性疾病患者。

3. 发病情况：一般在3岁以前发现的心脏病以先天性畸形可能性为大；婴幼儿期反复出现心力衰竭，提示可能有先天性心脏病；活动或哭闹以后出现短暂青紫或持续性青紫，亦为先天性心脏病的重要表现；部分患儿仅于体检时发现心脏杂音。

（二）症状

1. 体循环血量减少：如体重不增、发育落后、活动耐力差。

2. 肺循环血量增加：可表现为充血性心力衰竭，如呼吸急促、喂养困难、多汗，扩张肺动脉压迫喉返神经而引起声音嘶哑。

2. 右向左分流：引起青紫、蹲踞现象、缺氧发作。

3. 冠状动脉灌注不良：如心前区疼痛、心悸等。

（三）体格检查

1. 一般表现：轻症一般正常。重症生长发育常落后，以体重落后为着。青紫多见于眼结膜、鼻尖、口唇、指趾甲床。如有差异性青紫，多提示有动脉导管未闭。杵状指（趾）往往在青紫出现后数月或1～2年才逐渐明显。患儿呼吸多急促。心力衰竭时肝脏增大，肝颈回流征阳性。可伴有其他部位的先天性畸形。

2. 心脏检查：常有心脏增大。若右心室扩大，则心尖搏动弥散至剑突下，心前区常隆起。有震颤者应注意位置及发生时期（收缩期或舒张期），震颤一般多位于胸骨左缘第2～4肋间。肺动脉第二音亢进提示有肺动脉高压，而减弱则可能存在肺动脉狭窄。肺动脉瓣第二音固定分裂，常是房间隔缺损的重要体征。杂音多为收缩期，较粗糙响亮，可伴有震颤。左向右分流型先心病如在二尖瓣或三尖瓣区听到舒张中期杂音，则提示分流量大。杂音的性质、时期、响度、位置及传导方向，对鉴别先天性心脏病的类型有重要意义。少数复杂型先心病患儿听诊可无杂音，如大动脉转位。

3. 周围血管检查：检查颞动脉和上、下肢动脉的搏动，比较上、下肢血压。动脉导管未闭者，脉压增宽，伴有毛细血管搏动、水冲脉和股动脉枪击音；主动脉缩窄者，下肢血压低于上肢，股动脉搏动微弱或消失；颞动脉搏动增强和前囟闻及连续性杂音提示脑动静脉瘘。

（四）特殊检查

心脏 X 线检查、心电图、超声心动图对先天性心脏病的诊断有很大帮助。根据临床特征，结合上述无创性检查进行综合分析，可对单纯的室间隔缺损、房间隔缺损及动脉导管未闭等先天性心脏病做出确切诊断。但对不典型病例，复杂的青紫型先天性心脏病及合并肺动脉高压的病例，仍需做心导管检查和心血管造影。

二、分类

先天性心脏病种类繁多，临床上根据左、右两侧及大血管之间有无分流分为 3 大类（图 21-17）：

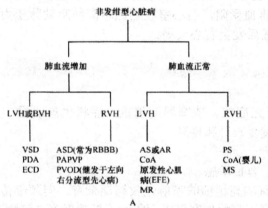

A. AR. 主动脉关闭不全；AS. 主动脉瓣狭窄；ASD——房间隔缺损；BVH. 双心室肥大；CoA. 主动脉缩窄；ECD. 心内膜垫缺损；EFE. 心内膜弹力纤维增生症；LVH. 左心室肥大；MR. 二尖瓣关闭不全；MS. 二尖瓣狭窄；PAPVR. 部分性肺静脉异位引流；PDA. 动脉导管未闭；PS. 肺动脉狭窄；PVOD. 肺静脉梗阻性疾病；RBBB. 右束支传导阻滞；RVH. 右心室肥大；VSD. 室间隔缺损

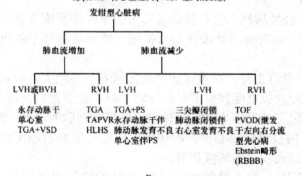

B. BVH. 双心室肥大；HLHS. 左心室发育不良综合征；LVH. 左心室肥大；PS. 肺动脉狭窄；PVOD. 肺静脉梗阻性疾病；RBBB. 右束支传导阻滞；RVH. 右心室肥大；TAPVR. 完全性肺静脉异位引流；TGA. 大动脉转位；TOF. 法洛四联症；VSD. 室间隔缺损

图 21-17 先天性心脏病诊断流程图

1. 左向。

2. 右分流型（潜伏青紫型）：此型最常见，如室间隔缺损、房间隔缺损和动脉导管未闭等。

3. 右向左分流型（青紫型）：常见的有法洛四联症和大动脉转位等。

4. 无分流型（无青紫型）：如肺动脉狭窄和主动脉缩窄。

$$\cdots\cdots （史德功）$$

第十七节　肺动脉狭窄

肺动脉狭窄（PS）按狭窄部位不同，可分为肺动脉瓣狭窄、漏斗部狭窄和肺动脉瓣上狭窄及肺动脉分支狭窄，其中以肺动脉瓣狭窄最常见，约占本病的 90%。由于肺动脉瓣狭窄，右心室排血受阻，右心室收缩压增高而肺动脉压力正常或降低。右心室因负荷增加而肥厚，最后发生右心衰竭。

一、诊断

（一）临床表现

1. 症状：早期可无症状。狭窄程度越重，症状也愈明显。主要为劳累后气急、乏力、心悸。重者可发生水肿和昏厥。

2. 体征

（1）心前区膨隆，有抬举感。

（2）肺动脉瓣区有响亮粗糙的喷射性收缩期杂音，向颈部传导。同时肺动脉瓣区可扪及震颤。轻、中度瓣膜型狭窄可听到收缩早期喷射音（喀喇音）。重度患者可有三尖瓣相对关闭不全的收缩期杂音。

（3）P_2 减弱或消失。

（4）可有颈静脉怒张、肝大、下肢水肿等右心衰竭表现。

（二）特殊检查

1. X 线检查：轻型病例心影和肺血管影可正常。中至重度狭窄者的特征表现为肺纹减少，肺野清晰，可有肺动脉段狭窄后扩张，使肺动脉总干膨出，常有心脏扩大，以右心室为著。

2. 心电图：轻者可正常。中重度狭窄则显示右心室肥大、电轴右偏和不完全性右束支传导阻滞。重度及极重度狭窄常有胸导联 T 波广泛倒置和 P 波高尖。

3. 超声心动图：二维超声主动脉短轴切面可见肺动脉瓣增厚，活动受限，瓣环小。肺动脉及左肺动脉内径增粗，心尖四腔切面可见右心室和右心房内径增宽。脉冲多普勒在主肺动脉内可探及收缩期湍流频谱。

4. 心导管及造影：右心导管测右心室及肺动脉压力并记录肺动脉右心室连续压力曲线。两者间压力阶差 > 15mmHg，则提示狭窄存在。主肺动脉 - 右室收缩压差 ≥ 20mmHg 即可诊断肺动脉狭窄，压差 ≥ 20mmHg，≤ 50mmHg 为轻度狭窄；≥ 50mmHg，≤ 100 为中度狭窄；≥ 100mmHg 为重度狭窄。当 ≥ 50mmHg，需要治疗。选择性右心室造影能够显示右心室流出道狭窄部位、程度及狭窄后扩张情况。

二、治疗

（一）手术适应证

右心室与肺动脉间收缩压力阶差＞50mmHg或右心室收缩压＞100mmHg，均需手术治疗。

（二）球囊肺动脉办成形术（PBPV）

凡有手术适应证的患儿，均应首选经皮球囊肺动脉瓣扩张术治疗，多数可以获得满意的疗效。技术成功率可达100%，与外科手术相比可获得相同疗效，且术后并发症要明显低于外科瓣膜切开术，已作为单纯肺动脉瓣狭窄治疗的首选方法，替代外科手术。方法是将带球囊的导管插入股静脉，将球囊送至肺动脉瓣膜口水平，充盈扩张球囊，扩大瓣膜口。效果良好。此法对漏斗部有狭窄者，扩张效果欠佳。

（三）手术方法

对合并漏斗部狭窄的中重度肺动脉瓣狭窄患儿，宜在体外循环下施行矫正术。

（史德功）

第十八节　法洛四联症

法洛四联症（TOF）是存活婴儿中最常见的青紫型先天性心脏病。法洛四联症由4种畸形组成：①肺动脉狭窄；②室间隔缺损；③主动脉骑跨于左、右两心室之上；④右心室肥厚。4种畸形中以肺动脉狭窄最重要。肺动脉狭窄越重，右向左分流越多，临床表现就愈重。可合并右位主动脉弓，冠状动脉畸形，房间隔缺损等。

一、诊断

（一）临床表现

1. 症状：青紫多在生后半年至一年出现，并随生长发育逐渐加重。患儿活动耐力差，有蹲踞现象。婴儿有时在吃奶或哭闹后出现阵发性呼吸困难，严重者可引起突然意识丧失和抽搐，可持续数分钟或更长时间，然后自然恢复。这种现象称缺氧发作。是由于漏斗部肌肉痉挛，引起一过性肺动脉梗阻，使脑缺氧加重所致。年长儿常述头痛、头昏，与脑缺氧有关。

2. 体征

（1）有青紫，杵状指（趾），生长发育迟缓。

（2）胸骨左缘第2～4肋间可闻及粗糙的2/6～3/6级收缩期喷射性杂音。

（3）P_2减弱，或闻及响亮的单一的第二音。

3. 并发症：常见的并发症有脑血栓形成、脑脓肿及亚急性细菌性心内膜炎。

（二）实验室检查

红细胞增多可达10×10^{12}/L上，血红蛋白增多，红细胞比容增高，可达60%～80%，血小板计数降低，凝血酶原时间延长。

（三）特殊检查

1. X线检查：心影正常或轻度增大，肺野清晰，肺门及肺血管缩小，肺动脉段凹陷，呈"靴状"心影；侧支循环丰富时肺纹理呈现网状。

2. 心电图：电轴右偏，右心室肥大，严重者右心房肥大。

3. 超声心动图：二维超声显示主动脉内径增宽，骑跨于室间隔之上，右心室内径增宽而右心室流出道狭窄；脉冲多普勒可测及右心室流出道和肺动脉内出现的湍流频谱。

4. 心导管及造影：导管可从右心室进入升主动脉或左心室；右心室压力明显增高，肺动脉压力降低。股动脉血氧饱和度明显降低 < 89%。右心室造影可见主动脉与肺动脉同时显影，可显示肺动脉狭窄的部位和程度以及肺动脉双侧分支发育情况。左心室造影显示左心室发育情况。升主动脉造影显示冠状动脉有无畸形。

二、治疗

（一）内科治疗

1. 一般治疗：限制活动量，夏季宜多饮水，应预防和纠正同时存在的缺铁性贫血以防止缺氧发作。患儿腹泻时宜及时补液，以避免脱水造成血栓形成。

2. 缺氧发作：立即吸氧、应用镇静剂，如地西泮；将患儿下肢屈起，或置膝胸卧位，静脉注射普萘洛尔（心得安）每次 0.1 ～ 0.2mg/kg，必要时皮下注射吗啡，每次 0.1 ～ 0.2mg/kg。缺氧时间长时，应给予碳酸氢钠纠正酸中毒。为预防缺氧发作复发，可给予普萘洛尔（心得安）1 ～ 3mg/（kg·d），分次服用，直至手术前方可停用。

（二）外科治疗

如肺动脉发育良好，应行根治手术，手术年龄 2 ～ 6 岁。如肺动脉发育不良，可行左锁骨下动脉和左动脉吻合术等减状手术，以增加肺血流量，减轻缺氧症状。

（史德功）

第十九节　小儿原发性肺动脉高压

小儿原发性肺动脉高压是一种少见的病因不明的进行性肺血管病变，早期诊断十分困难而容易漏诊，占小儿心脏病的 0.02% ～ 0.2%。儿童预后较差，75% 在一年内死亡，存活期与早期诊断密切有关。患儿常死于右心衰竭或猝死。肺血管变化有下列 3 型：①血管收缩和丛样病变；②典型血栓栓塞性变化；③静脉阻塞性病变。

一、诊断

（一）早期诊断困难

本病早期诊断十分困难，因为婴儿、儿童或青少年对中度肺动脉压力升高均能很好耐受，可无任何症状。症状均为非特异性，时轻时重。绝大部分患儿有呼吸困难和乏力，可有心前区疼痛和晕厥，这些症状常在运动后出现。此外患儿常诉心悸、轻度头痛、头昏、咳嗽和咯血，婴儿有喂养困难。

（二）体格检查

有低心排和右心衰症状，皮肤苍白、周围性青紫、双颊潮红，脉压差减小，颈静脉搏动增强，呼吸和心跳加快，肝大，腹水和下肢水肿。心前区可扪及右心室抬举性搏动，胸骨左缘第 2 肋间可扪及第 2 心音，听诊于胸骨左缘第 2 肋间可闻及 P_2 明显亢进，有收缩期喷射音，或可闻及肺动脉瓣相对狭窄和关闭不全所致的短促 SM 和 DM，胸骨左缘第 4～5 肋间常可闻及三尖瓣反流的 SM、此外可有第 3 心音、第 4 心音、心律失常（早搏、心动过速）。

（三）特殊检查

1. ECG：电轴右偏、右心房肥大，右室肥大、不完全右束支传导阻滞，心肌受损。

2. X 线检查：心影正常，心衰时心影可增大，肺动脉段突出，左右肺动脉近端扩张，周围肺血管阴影正常或减低。

3. 超声心动图：（1）肺动脉增宽，右心房、右心室内径增大；（2）肺动脉瓣 a 凹消失，收缩中期关闭；（3）右心室前壁和室间隔厚度增加；（4）根据三尖瓣反流速度估测右心室压力。

4. 心导管检查和造影：可除外引起继发性肺高压的病变，确诊原发性肺高压，判断肺高压的严重程度；当肺动脉平均压超过 25mmHg，肺血管阻力 > 320dyn·s·cm^{-5}（4Wood 单位）即为肺动脉高压。

肺动脉楔嵌造影：可显示大的肺动脉扩张，小的肺血管呈锯齿状，并有充盈缺损，且比正常细小，可能有丛样病度。术中还应进行药物扩张血管试验：应用短时作用的血管扩张剂如前列环素、腺苷、乙酰胆碱等，如肺动脉压和肺血管阻力降低达 20% 以上示预后较好。

二、治疗

目前尚无逆转肺血管内膜纤维素样硬化和丛样损害的治疗方法。

1. 降低肺动脉压力：①扩血管药物的应用：效果较好的是钙通道阻滞剂，如硝苯地平，剂量常偏大；② O$_2$ 吸入、NO 吸入。③西地那非 25mg 口服每天 2 次或他达拉非 5mg 每天 1 次，万他维 1μg 雾化吸入每天 6 次。

2. 对症治疗：缓解右心衰竭，增加心排血量，治疗心律失常，纠治右心衰竭用地高辛和利尿剂。

3. 预防并发症：口服华法林可防止栓塞；抗血小板聚集药物可减弱血小板对内皮细胞的作用，减慢血管内膜硬化和丛样损害。

4. 房间隔造口术。

5. 进行单肺移植或心肺移植。

··（史德功）

第二十节　儿童腹泻

儿童腹泻，或称腹泻病，是多病原、多因素引起的以大便次数增多、大便性状改变为特点的一组疾病。多为婴幼儿发病。1992 年我国腹泻病诊断治疗方案中将腹泻按病因分为：

1. 感染性：如病毒、细菌、真菌、寄生虫等感染所致肠炎，并将痢疾、霍乱等法定传染病单列出来。

2. 非感染性：如食饵性腹泻、症状性腹泻、过敏性腹泻、其他非感染性腹泻。

一、诊断

（一）根据临床表现分类

1. 轻型腹泻：以胃肠道症状为主，大便次数增多但一般不超过 10 次，且每次量不多，为黄色或黄绿色水样便，粪质不多，伴少量黏液。患儿精神尚好，无全身中毒症状及水、电解质、酸碱平衡紊乱表现。

2. 重型腹泻：除明显胃肠道症状外，尚有水、电解质、酸碱平衡紊乱和全身中毒症状，如发热、烦躁或委靡、嗜睡，甚至休克、昏迷。

（1）按脱水程度分为：1）轻度脱水：失水量为体重的 5%（50ml/kg）。精神稍差，口唇黏膜稍干，眼窝和前囟稍凹，哭时有泪，皮肤弹性正常，尿量稍减少。2）中度脱水：失水量为体重的 5% ～ 10%（50 ～ 100ml/kg）。精神委靡或烦躁不安，口唇黏膜干燥，眼窝和前囟明显凹陷，哭时泪少，皮肤弹性较差，尿量明显减少，四肢稍凉。3）重度脱水：失水量为体重的 10% 以上（100 ～ 120ml/kg）。精神极度委靡，表情淡漠，口唇黏膜极度干燥，眼窝和前囟深凹，哭时无泪，皮肤弹性极差，尿量极少或无尿，休克症状。

（2）按脱水性质分为：等渗性脱水，血清钠为 130 ～ 150mmol/L；低渗性脱水，血清钠 < 130mmol/L；高渗性脱水，血清钠 > 150mmol/L。

（3）代谢性酸中毒：轻度酸中毒，HCO_3^-；为 13 ～ 18mmol/L；中度酸中毒，HCO_3^- 为 9 ～ 13mmol/L；重度酸中毒，HCO_3^- < 9mmol/L。表现为唇周灰暗或口唇呈樱桃红色，精神委靡，呼吸深长等。

（4）低钾血症：血清钾 < 3.5mmol/L。表现为精神委靡，肌张力减低，腱反射减弱或消失，腹胀，肠鸣音减少或消失，心音低钝，心律紊乱，心电图出现 T 波低平、倒置、ST 段下移、Q-T 间期延长、U 波增大。

（5）低钙、低镁血症：血钙 < 1.85mmol/L，血镁 < 0.58mmol/L，二者常同时存在，表现为神经肌肉兴奋性增强、手足抽搐、惊厥或口唇痉挛。

（二）根据发病机制分类

1. 分泌性腹泻：由各种产生肠毒素的细菌或病毒所致，小肠分泌增多，超过结肠吸收限度。

2. 渗出性腹泻：由各种侵袭性细菌引起，侵入肠黏膜组织，引起充血、水肿、炎性细胞浸润、溃疡和渗出等病变。

3. 渗透性腹泻：双糖酶缺乏或分泌不足，或由于肠道中短链有机酸产生过多，使肠道中肠液的渗透压增高。

4. 吸收障碍性腹泻。

5. 肠道运动功能亢进性腹泻。

（三）根据病程分类

1. 急性腹泻：病程 < 2 周。

2. 迁延性腹泻：病程 2 周 ～ 2 个月。

3. 慢性腹泻：病程 > 2 个月。

（四）实验室检查

1. 粪便常规检查：镜检可见少量黏液，脂肪滴或红、白细胞。

2. 粪便细菌培养、病毒分离、真菌培养。

3. 粪便轮状病毒抗原检测。

4. 粪便隐孢子虫检查。

5. 血生化检查：血清钠、钾、氯、钙，碳酸氢根测定或血气分析。

（五）常见病原所致肠炎临床特点

1. 轮状病毒肠炎

（1）起病急，常伴发热等症状。

（2）多见于6个月～2岁婴幼儿。

（3）秋冬季多见。

（4）粪便呈蛋花汤样或无色水样，无腥臭味，有少量黏液，镜检白细胞极少或无。

（5）无明显中毒症状，腹泻严重者可发生脱水、酸中毒及电解质紊乱。

（6）本病为自限性疾病，病程5～7天。

2. 致病性大肠杆菌肠炎

（1）起病较缓，开始为轻型，不发热，很少呕吐，逐渐发展为重型，有发热、呕吐、脱水。

（2）多见于1岁～2岁6个月婴幼儿。

（3）多发生于5～8个月。

（4）粪便呈蛋花汤样，腥臭味，有黏液。镜检有脂肪滴、黏液和少许白细胞。

3. 侵袭性大肠杆菌肠炎

（1）起病急、高热、中毒症状重，伴有恶心、呕吐、腹痛、里急后重，重者发生休克。

（2）腹泻频繁，大便黏冻样含脓血。

4. 出血性大肠杆菌肠炎

（1）散发或暴发流行。

（2）具有明显的季节性，以6～9个月婴幼儿为多。

（3）粪便呈血性。镜检有大量红细胞，无白细胞。

（4）并发症以溶血尿毒综合征和血小板减少性紫癜多见。

5. 空肠弯曲菌肠炎

（1）多见于6个月至2岁婴幼儿。

（2）夏季发病多见。

（3）粪便为黏液便或脓血便，有腥臭味。镜检有大量白细胞和少量红细胞。

（4）发热、腹痛，易并发多器官功能损害。

6. 鼠伤寒沙门菌小肠结肠炎

（1）起病急、发热、病情轻重不一。

（2）多见于婴幼儿。

（3）以6～9月份多见。

（4）粪便性状多变，为黄绿色、深绿色水样、黏液样或脓血便。镜检有多量白细胞和红细胞。

（5）重者易并发败血症、休克、DIC等。

7. 金黄色葡萄球菌肠炎

（1）起病急，中毒症状重，可发生脱水、电解质紊乱、酸中毒、循环衰竭。

（2）多发生于长期应用广谱抗生素后。

（3）粪便为暗绿色水样便，似海水样，腹泻频繁，每日达数十次。

（4）粪便检查常可见伪膜，镜检可见多量脓球。

（5）粪便培养金黄色葡萄球菌阳性。

8. 真菌性肠炎

（1）多发生于营养不良或长期应用广谱抗生素者。

（2）常伴有鹅口疮。

（3）粪便中含泡沫多，有时呈豆腐渣状，带有黏液。镜检可见真菌孢子及菌丝。

二、治疗

原则是预防及纠正脱水，调整和继续进食，合理用药，加强护理。

（一）一般治疗

加强护理，注意消毒隔离，勤换尿布，观察脱水情况及静脉输液速度等。

（二）饮食疗法

继续进食以预防营养不良。母乳继续喂养，暂停辅食。对人工喂养者，给予米汤、稀释牛奶、凝乳喂养。疑为乳糖酶缺乏者可暂停乳类喂养，改用豆制代乳品或发酵酸奶，或使用无乳糖配方奶粉等。

（三）病原治疗

对病毒性肠炎不宜用抗生素，以饮食疗法和对症处理为主。对侵袭性细菌性肠炎则选择有效的抗生素治疗。

大肠杆菌：庆大霉素、小檗碱、氨苄西林、诺氟沙星、环丙沙星、呋喃唑酮等。

空肠弯曲菌：红霉素、氯霉素、呋喃唑酮、诺氟沙星、庆大霉素等。

鼠伤寒沙门菌：氨苄西林、头孢唑肟、头孢他啶、环丙沙星等。

金黄色葡萄球菌：停用原用的抗生素，选用万古霉素、去甲万古霉素、苯唑西林等。

（四）液体疗法

（五）迁延性和慢性腹泻的治疗

查清病因作相应治疗。调整饮食，加强营养。应用微生态制剂与支持疗法。

（六）对症治疗

1. 腹泻：微生态调节剂如双歧杆菌复合剂、嗜酸乳杆菌、粪链球菌、宫人菌、需氧芽孢杆菌制剂及真菌制剂布拉酵母菌等；胃肠黏膜保护剂，如思密达；收敛剂，如鞣酸蛋白。胆酸性腹泻可用消胆胺。

2. 腹胀：寻找病因，防治低钾，肛管排气，口服硅油。

3. 糖原性腹泻：由于可有不同程度的继发性乳糖酶缺乏，故应停止食用富含乳糖的食物，采用去乳糖饮食，如豆浆、酸奶、低乳糖或无乳糖配方奶粉等。

（史德功）

第二十一节　肝内胆汁淤积综合征

肝内胆汁淤积综合征是一组由于从胆汁产生至胆汁从肝脏排出至肝外胆道的一系列过程中某一环节发生障碍，致使胆汁在肝细胞和肝内胆管内淤积；胆汁成分包括胆红素和胆盐反流入周身血液或在肝外组织累积，从而发生肝脏增大、黄疸、皮肤瘙痒等临床征象。病因比较复杂，可由先天遗传代谢缺陷病，如胆汁酸合成和排泌障碍和瓜氨酸血症Ⅱ型的新生儿型（NICCD）、肝内胆道发育异常、感染和药物反应等诸因素所致。先天性肝外胆道闭锁和胆总管囊肿虽有类似临床表现，但属肝外胆汁淤积，详见下节。

一、诊断

（一）临床表现

1. 黄疸：是最常见的表现，病儿尿色加深，但粪色转淡，二者极不相称。

2. 瘙痒：可与黄疸出现前后或同时出现。皮肤多见抓痕。婴幼儿因敏感性差，此症可不明显。

3. 肝脏增大，伴质地转硬。

4. 脂肪泻：由于脂肪消化吸收障碍，病儿粪便油腻，次数增多。

（二）实验室检查

1. 血清总胆红素增高，且以直接胆红素增高为主。

2. 尿胆原和尿胆红素增加，而粪胆原极少或无。

3. 血清丙氨酸转氨酶早期一般正常，在病程后期特别是发生胆汁性肝硬化时升高。

4. 血清总胆汁酸增高（胆汁酸合成缺陷时可正常或减少）。

5. 血清r-GT增高（家族性进行性肝内胆汁淤积症Ⅰ型和Ⅱ型，r-GT降低或正常）。

6. NICCD时可见低白蛋白血症、PT延长、高氨血症和血瓜氨酸增高等氨基酸谱异常。

（三）特殊检查

1. 肝脏影像学检查：可发现肝内胆管缺如或囊性肝内胆管扩张。

2. 肝活检组织学检查

二、治疗

（一）对症处理

1. 利胆化淤退黄：（1）口服利胆化淤片1～3片，一日3次；（2）考来烯胺0.25～0.5g/（kg·d），在早餐前后顿服或分3次口服；（3）熊脱氧胆酸10～15mg/（kg·d），分2次口服。

2. 消除瘙痒：可给予苯巴比妥3～10mg/（kg·d）或利福平10mg/（kg·d）（最大量300mg/d），分3次口服。

3. 补充脂溶性维生素A、D、E、K。

（二）病因治疗

由药物反应引起者停用有关药物后病情会逐渐好转；由感染引起者予以抗感染治疗；局限性肝内胆管异常部分可外科手术切除。

（史德功）

第二十二节　肝硬化

肝硬化是一种常见的慢性弥漫性肝脏疾病，可由多种原因引起，常为各种肝脏疾病的终末阶段。其病理特征为：①广泛肝细胞变性坏死，肝细胞结节性再生；②结缔组织增生及纤维化，导致正常肝小叶结构破坏和假小叶形成，肝脏逐渐变形和变硬。临床上有多系统受累，以肝功能损害和门脉高压为主要表现，晚期常出现消化道出血、肝性脑病、继发感染等严重并发症。

一、诊断

（一）临床表现

肝硬化病人的临床表现取决于病因、疾病发展阶段和患病时年龄。通常起病隐匿、病程发展缓慢；少数病例在短期内大片肝坏死后较迅速地发展成肝硬化。目前，临床上仍将本病分为肝功能代偿期和失代偿期，但两期界限常不清楚。

1. 代偿期：症状轻微，缺乏特异性。病人可有食欲缺乏、精神不佳等表现。体检常可发现肝大、质地坚硬。

2. 失代偿期：症状明显，主要为肝功能减退和门静脉高压 2 大类临床征象，同时可有全身多系统表现。

（1）肝功能减退的表现：病儿食欲缺乏、上腹饱胀、呕吐腹泻，并有消瘦软弱、营养障碍和生长发育受阻。可有黄疸。

（2）门脉高压的表现：1）脾脏肿大、质硬；2）侧支循环形成与开放，出现呕血、便血；3）腹水。

（3）其他系统表现：如贫血、出血；蜘蛛痣（多见于上腔静脉引流区域内，以面部、颈部和上胸部多见）、毛细血管扩张和肝掌。但上述表现在婴幼儿期少见。在终末期，出现肝性脑病征象。

（二）实验室检查

1. 肝功能检查：常表现为血浆白蛋白比率降低，γ- 球蛋白比率增高，凝血酶原时间延长。血胆红素和丙氨酸转氨酶值可正常或增高。

2. 其他：常有红细胞数和血红蛋白减少，表现为正红细胞正色素性贫血；继发脾功能亢进时可见白细胞和血小板数减少。肝功能代偿期尿常规无变化，至失代偿期尿中可出现蛋白，管型及肉眼或镜下血尿。

（三）特殊检查

1. 纤维胃镜和食管吞钡 X 线检查：可发现食管静脉曲张，包括其程度和范围。

2. 腹腔镜可见肝表面结节，肝边缘锐利而不规则，肝色泽灰白，包膜增厚皱缩有星状或网状纹理；并可见充血性脾大和腹水。

二、治疗

（一）一般治疗

1. 饮食：给予富含各种营养素、易消化软食。其中，蛋白质和能量供给尤应高于同龄儿童的每日需要量。宜少食多餐。如有呕吐不能进食时应以肠道外途径给予。

2. 活动：对肝功能代偿期患儿不强调卧床休息，但宜适当减少活动，以不感到疲劳为宜。

（二）对症治疗

1. 静脉输注白蛋白（每次 0.5～1g/kg）、支链氨基酸（每次儿童 5～10ml/kg）和促肝细胞生长因子（20～80mg/d）等以促进肝细胞修复和再生。

2. 有腹水者限制钠、水摄入，最初钠盐限制在≤0.5g/d（1g 钠盐等于 2.5g 食盐），好转后控制在 1～1.5g/d；水摄入量控制在 500～1000ml。上述疗法 3～4 天无效或腹水明显者可加用利尿剂，利尿宜缓慢持续，首选螺内酯[3～5mg/（kg·d）]，较大剂量无效时常加用呋塞米（10～20mg/d）；腹水严重影响心肺功能时可腹腔穿刺放液，但放腹水量不宜过多。

3. 有门静脉高压者可给予普萘洛尔治疗，剂量以减少静止时心率的 25% 为宜，但在肝功能损害严重、出现肝性脑病或有明显出血倾向时禁用或慎用，该药有助于预防食道曲张静脉反复出血。

4. 有食道静脉曲张伴发呕血时，可给予凝血酶口服或奥曲肽 30μg/（m²·h）静脉滴注止血；出血量大者，多主张用森斯塔肯-布莱克莫尔管压迫或垂体后叶素[0.3U/（kg·次），最大不超过 20U，在 15～20 分钟内静脉缓注；或 0.2～0.4U/（m²·min）持续静脉滴注 12～24h] 暂时止血后行内镜下硬化剂注射治疗。反复出血者可考虑行移自体颈静脉肝内门体分流术。肝脏病变严重而手术治疗效果不佳者宜行肝移植治疗。

$\cdots\cdots$（史德功）

第二十二章　儿科泌尿系统常见疾病

第一节　泌尿系损伤

泌尿系损伤在临床上常见，分为开放性（穿透伤）和闭合性（钝性伤）两种，小儿多为闭合性损伤。在损伤部位中以肾及尿道损伤多见，输尿管和膀胱损伤次之。泌尿系损伤除可造成大量失血致出血性休克失外，还可导致尿外渗、尿路梗阻并发严重感染、腹膜炎和肾功能受损或丧失，有时甚至危及生命。因此对疑有泌尿系损伤的病儿，必须仔细询问病史及受伤原因和经过，认真体格检查，尽快作必要的辅助检查，及时诊断、正确处理。

一、肾损伤

肾损伤是小儿较常见的脏器外伤，其发生率高于成人，其原因有：①小儿肾脏的体积相对较成人大；②肾脏位置较低；③肾实质较脆；④肾包膜发育不全；⑤小儿腰部肌肉不发达，肾周保护作用较成人弱；⑥肾脏异常较多（如先天性肾积水等）。近年来随着交通、运输业的发展，交通事故不断增多，肾损伤的发生率也明显增加。小儿肾损伤多为闭合性损伤，其发生率各家报告不一，一般占腹部外伤的 8%～10%，占小儿泌尿系损伤的 30%～40%。肾损伤通常为单侧病变，极少累及双侧，但常合并其他脏器或泌尿生殖系其他部位的损伤。对肾损伤的分类目前仍无统一的意见，一般分为轻、中、重度损伤三种。临床按治疗需要分为轻伤和重伤：轻度损伤包括肾挫伤、肾皮质裂伤、包膜下血肿；重度损伤包括肾贯通伤、肾粉碎伤、肾蒂损伤、肾盏破裂。临床所见的病例约 80% 以上为轻度肾损伤，仅少数的重度损伤或同时合并其他脏器损伤，如不及时诊断与治疗，可危及病人生命或致严重并发症和后遗症。随着医学事业的发展与进步，医疗设备的更新，检查手段的不断完善，对小儿肾损伤可及时正确作出伤情的判断，为治疗方法的选择提供可靠的依据，大大提高了小儿肾损伤的治疗效果。

（一）病因

1. **暴力损伤**　闭合性损伤中最常见的致伤原因是直接暴力（腰腹部肾区受到外力的撞击或腰部受到直接挤压）的车祸伤，其他较少见的原因有挤压伤、拳击伤、踩伤、踢伤；间接暴力常由于高速运动中突然减速，如高空中的坠落伤等；身体突然猛烈转动，搬运重物用力过猛或剧烈运动所致肌肉强烈收缩亦可造成肾损伤。

2. **开放性损伤**　多见于战伤，如弹片伤、枪弹伤等，小儿罕见。而平时利刃所造成的开放性肾损伤，平时战时均可见到。

3. **病理性肾损伤**　小儿先天性肾脏疾病，如先天性肾积水、巨输尿管、重肾、异位肾、肾脏肿瘤等，轻微的外力作用即可造成闭合性肾损伤。

4. 医源性肾损伤 医源性肾损伤是指病儿在接受手术或腔镜检查和治疗时，使肾脏受到意外的破裂或大出血等。

（二）病理

按临床治疗需要，肾损伤可分为轻伤及重伤。按肾脏的病理改变肾损伤可分为四级。

1. 肾挫伤肾脏损伤 中最轻的一种类型，约占85%。肾实质轻微受损，肾被膜及肾盂、肾盏完整。主要表现为显微血尿，也可出现肉眼血尿。肾挫伤可伴有肾被膜下局部淤血或血肿形成（包膜下血肿），无尿外渗。

2. 肾裂伤 发病率仅次于肾挫伤，约占10%左右。肾实质破裂合并肾盂黏膜或肾被膜破裂，可有肉眼血尿或肾周血肿，一般不需要急诊手术处理。若肾被膜和集合系统同时破裂，则形成全层肾裂伤，可导致肾周血肿伴尿外渗则需要手术治疗。

3. 肾粉碎伤 临床上少见。其病理特点为肾实质有多处裂伤，使肾实质破碎成多块。常伴有严重的出血和尿外渗，临床症状危重，常有合并伤和出血性休克，若不及时处理可危及生命。

4. 肾蒂损伤 儿童少见。指肾动、静脉损伤，包括动、静脉主干或分支血管的撕裂或离断。在突然加速或减速时，肾脏急剧移位，肾蒂受到猛烈的向上或向下的牵拉，血管外膜或肌层因有弹性被伸张，但无弹性的内膜则发生程度不同的挫伤和断裂，导致内膜下出血，管腔狭窄或形成血栓。较严重的损伤可使血管肌层和外膜同时受损，导致血管撕裂或完全断裂。病儿来院时多有严重的失血性休克，若不迅速诊断和及时手术抢救，常导致死亡。

5. 肾盂裂伤 在闭合性损伤中，单纯肾盂破裂而不伴肾实质或肾蒂损伤者十分少见。

（三）诊断

1. 临床表现

（1）外伤史

应尽可能详细地询问致伤原因、时间、受伤部位，伤后有无排尿、有无血尿、有无呕吐及昏迷史等。对全面判断伤情，进一步检查处理有重要参考价值。

（2）症状及体征

1）血尿 为肾损伤最主要的临床表现，其血尿发生率约占肾损伤的70%左右，可为镜下血尿或肉眼血尿。通常为肉眼血尿，少数为镜下血尿。但肾实质损伤程度和血尿无相关性，有时仅为镜下血尿，甚至无血尿，却存在严重肾损伤，如肾蒂血管损伤断裂、严重的肾盂破裂、输尿管完全断裂或输尿管被凝血块堵塞等，若膀胱内血凝块较多可出现排尿困难。血尿也可能为延缓性、继发性或复发性，可能由于伤后没有很好的卧床休息或血块脱落，肾动、静脉瘘或小的假性动脉瘤以及感染也是长期血尿原因之一。

2）疼痛 伤侧肾区或上腹部疼痛是另一常见症状，一般为钝痛，多由于肾受伤后肾包膜内压力增高或软组织损伤所致。小凝血块通过输尿管时可发生肾绞痛。肾损伤后局部常有不同程度的压痛和肌紧张，两侧对比时检查，区别十分明显。若血液或尿液渗入腹腔或同时有腹腔脏器损伤时可出现全腹疼痛和腹膜刺激症状。

3）腰部包块 常见于肾损伤较严重者，由于血液和外渗的尿液积集于肾脏周围，形成痛性包块。伤后早期因肌肉紧张或腹胀，包块常难以发现，触诊包块界线不清楚。若肾周包膜完整，包块可较局限，否则在腹膜后间隙可形成广泛性肿胀，包块大时不仅能摸到而且可看到腰部隆起及皮下游血。病儿喜卧于患侧并屈腿，以使腰大肌放松减轻疼痛。

4）休克 休克是肾损伤的重要临床表现，休克的发生率与肾损伤的轻重及有无合并伤密切相关。一般单纯肾挫伤、裂伤，休克少见；肾脏严重裂伤、粉碎伤或肾蒂伤常可发生失血性休克。若血尿轻微或仅镜下血尿，出现休克者，则提示肾蒂损伤或合腹腔其他器官损伤。偶有病儿在玩耍中受伤，出现迟发性休克，表现为突然面色灰白、皮肤湿冷、血压下降、脉细速并进行性意识丧失，可能是由于继发性大出血。

（3）实验室检查

血尿是诊断肾损伤的重要依据，对疑有肾损伤者首先作尿常规检查。尿常规可见镜下血尿，对伤后不能排尿的病儿，应进行导尿检查。血红蛋白及红细胞压积降低提示失血，红细胞压积起初可正常，连续检测可发现其下降，提示有持续性出血；血清肌酐上升可因肾损伤或血容量不足；肾组织损伤后，可释放大量乳酸脱氢酶，其值升高，可协助诊断。

（4）彩像学检查

1）超声检查 超声检查虽不能判断肾功能，也不能分辨肾挫伤、裂伤、肾蒂损伤，但可了解肾形态及结构的改变，如肾包膜是否完整及包膜下或肾内有无血肿，特别是对肾周血肿或尿外渗所致局限性肾周积脓具有重要的诊断价值。超声检查具有安全、方便、可反复进行等优点。在进行保守治疗时，可随时监测肾损伤的变化。

2）X线平片 胸腹平片可了解有无脊椎及肋骨骨折、血气胸及膈下游离气体等。对于轻型肾损伤X线平片常无重要发现；而重型肾损伤伴有尿外渗或肾周血肿时，可见肾影模糊、同侧膈肌升高、腰大肌阴影消失、脊柱凹向患侧。

3）CT 为无创性检查方法，实用、方便、迅速，CT增强连续扫描较静脉肾盂造影更准确，能显示肾内血肿、肾皮质裂伤、肾周血肿及尿外渗等，其准确率在95%以上。能客观、及时判断患肾的伤情，制定有效的治疗方案。CT扫描还可协助诊断腹腔内其他实质性脏器损伤。若患儿情况危重，CT可作为首选检查方法。

4）静脉尿路造影 静脉尿路造影是肾损伤的重要检查手段，除严重休克未纠正外，凡有外伤性血尿疑有肾损伤的病儿均需做此检查。一般宜采用大剂量快速静脉滴入，按常规间隔时间进行序列拍片，据肾脏显影的情况可了解肾的形态及功能、确定有无尿外渗，判断伤肾的损伤程度及分类，同时可了解对侧肾脏情况。此外，还可发现有无合并存在的肿块和先天性畸形。血尿的患儿静脉肾盂造影显示正常图像时，可能为肾挫伤或小的肾裂伤；肾穿透伤或肾盂破裂时，可见造影剂外溢至肾周围组织；广泛性肾挫裂伤则见弥漫不规则阴影向肾周扩散；肾周有血液或尿液形成包块时，输尿管可移位，肾盂、肾盏受压变形。另外，肾损伤后3-6月应复查静脉肾盂造影，以了解伤肾功能和肾的形态和大小，判断肾周有无包裹性纤维化组织，必要时应清除以免影响肾脏的正常发育。

5）放射性核素扫描 可了解肾形态与功能，是一种安全无创伤的检查手段，如与CT扫描配合，能准确判断肾损伤程度和范围。肾损伤作放射性核素扫描可显示放射性核素分布不均匀，血管损伤处肾皮质血流灌注差，如血流期肾区无灌注，提示肾蒂撕裂或损伤性肾动脉栓塞；如为分支动脉栓塞则表现为楔形缺损；功能期如出现放射性减低，提示肾挫伤；如放射性范围增大、不规则，刚提示尿外渗。此外对于肾外伤后肾瘢痕的病儿可用此检查定期随访。

6）肾动脉造影静　脉肾盂造影不显影或疑有肾血管损伤者，在病儿情况允许时可行肾动脉造影。表现肾动脉闭塞、移位，实质期示肾影增大及界线清楚的异常透光区。另外对肾损伤后持续肉眼血尿，经对症治疗效果不佳时，可行选择性肾动脉造影，既可以协助诊断，明确出血部位，又可以对分枝动脉进行栓塞而达到止血目的。

（四）治疗

儿童肾损伤的治疗目的是在保证病儿生命安全的前提下，最大限度保存伤肾组织及其功能，减少并发症的发生。肾脏血循环非常丰富，具有很大的代偿及修复能力，在出血停止后常可自愈，同时单纯肾损伤很少危及病儿生命。

1. 紧急处理

对严重肾损伤伴有休克者，应积极抗休克治疗，如迅速补液、输血、复苏，在密切观察脉搏及血压变化的同时，进行必要的泌尿系及全身其他脏器的检查。尽快地对受伤程度和范围作出较明确判断，同时应了解有无合并伤，制定进一步治疗的方案。

2. 非手术治疗

对于闭合性肾损伤中的肾挫伤和表浅的肾撕裂伤及无胸、腹脏器合并伤者宜用保守治疗，此类病例占 85% 以上。非手术治疗包括以下措施：（1）绝对卧床休息直至镜下血尿消失；（2）使用止血药物和抗生素；（3）密切观察血压、脉搏、呼吸及体温变化，补充血容量，维持水、电解质平衡，保持足够尿量，以免小凝血块堵塞输尿管；（3）注意腹部情况，腰部压痛及肿块的变化，有无肿块明显增大，有无腹胀、压痛及腹膜刺激症状，了解是否存在合并伤；（5）定时复查尿常规，检测红细胞、血红蛋白和红细胞压积，了解出血情况及其变化；（6）可用 B 超监测伤肾，定期复查静脉尿路造影。

对于严重肾撕裂伤（裂伤深度达肾盏）和肾碎裂伤的处理目前尚有争议。赞成积极手术者认为修复破裂的肾脏并不困难，且术后并发感染和再出血的机会少；有人认为重型肾破裂和肾碎裂伤手术探查肾切除率高，而主张非手术治疗，在积极对症治疗和严密观察下，大部分病例病情逐渐稳定，血尿停止，肿块消失。一般认为在积极抗休克及综合治疗下仍不能维持正常血压，持续肉眼血尿无减轻趋势，红细胞计数、血红蛋白量及红细胞压积均进行性下降，肾区包块有扩大趋势者应及时手术探查。

对于集合系统破裂有尿外渗者，据具体情况选择治疗方法：（1）早期大量尿外渗至腹腔，有明显腹膜刺激症状时应及时手术探查；（2）尿外渗已形成含尿性囊肿者，小的含尿性囊肿能自行吸收，无并发症，可对症保守治疗；（3）大的含尿囊肿可使肾及输尿管周围纤维化，肾盂输尿管梗阻、感染及高血压发生率增高，需手术治疗。

3. 手术治疗

严重肾损伤经保守治疗症状控制的病例约 50% 发生并发症，包括延期出血、持续性尿外渗、肾周血肿或渗液合并感染等。作延期手术时，被迫作肾切除的机率较高，晚期可并发高血压和血肿吸收后致肾周纤维化组织包裹肾脏影响其正常发育等。严重肾损伤是保守治疗还是积极手术治疗，各有利弊，应据病儿的具体情况作出选择。手术适应证：（1）开放性肾损伤合并其他脏器损伤；（2）疑有肾蒂血管损伤或经积极对症处理休克难以纠正，有进行性出血者；（3）持续肉眼血尿或血凝块堵塞尿路不能缓解者；（4）严重尿外渗，体检时有明显腹膜刺激症状者；（5）非手术治疗过程中腰痛加重，肾区包块逐渐增大，体温升高，疑有肾周感染者；（6）CT 增强扫描或静脉肾盂造影显示肾周有明显造影剂外溢积聚和（或）肾脏不显影者。

肾损伤的手术治疗包括：肾周引流术、肾裂伤修补术、肾部分切除术、肾蒂血管修复、肾自体移植术和肾切除术。单纯肾缝合或仅切开引流者可经腹膜外入路，重度肾损伤或疑有腹腔内脏器合并伤者宜采用腹部探查切口，利于控制肾蒂血管，同时可探查对侧肾和腹腔其他脏器。另外肾损伤的处理应尽可能首先阻断肾蒂。肾蒂血管暂时阻断后，清除血肿术野清楚，可减少术中出血，便于肾损伤的修复，减少肾切除率。开腹后首先吸尽腹腔内积血，快速探查肝、脾等脏器，如无明显大出血，应迅速切开后腹膜，显露腹主动脉，找到左右肾动脉，用无损伤钳夹住伤肾动脉，在术野无出血情况下，仔细探查肾损伤的程度及范围。据伤情进行相应的处理：（1）肾裂伤出血修补：用 3-0 可吸收缝合线间断褥式缝合止血，可用明胶海绵、止血纱布、带蒂大网膜或邻近脂肪组织填入裂伤处再打结，多处裂伤在缝合止血后用带蒂的大网膜包裹肾脏；（2）肾损伤仅局限在肾上极或肾下极又无法修补者，可行肾部分切除术；（3）肾蒂血管损伤可用 6-0 无损伤缝合线修补，若手术显露困难，有条件时可选肾自体移植；（4）肾碎裂伤者，切除所有失去生机的肾组织后，活跃出血的肾组织表示有生命力，应尽可能保留，肾包膜对肾修复有重要意义，若肾破碎严重，原位修补难度很大，可用肠线网袋紧缩或利用大网膜包裹，以期达到止血和愈合的目的；（5）若对侧肾功能良好，而伤肾破裂非常严重，修复又十分困难时，可行伤肾切除。

单纯肾盂破裂者少见，可发生于肾外型肾盂的穿刺伤和积水肾盂的闭合伤，如为穿刺伤常并发腹膜破裂，形成尿性腹膜炎。有腹膜破裂者，经腹入路，清理腹腔内尿液并检查处理腹腔内器官损伤后，再进入腹膜后，清除尿液，缝合破裂之肾盂，腹膜后留置引流。如肾盂破裂严重，修补不理想，应同时行肾造瘘。

由于腹部闭合性损伤行剖腹探查发现腹膜后血肿时，若后腹膜完整、血肿不大，证实为轻度肾损伤，一般不需要处理。若切开后腹膜清除血肿，可使已停止出血的创面再出血。如果怀疑肾损伤有集合系统破裂时，可经静脉注入 2ml 靛胭脂后观察腹膜血肿的颜色变化，若血肿周围着蓝色，说明存在集合系统破裂，应行腹膜后探查，清除血肿，修复集合系统，同时置肾周引流。

（五）并发症

单纯肾挫伤或肾部分裂伤者预后较佳，一般很少出现并发症。对广泛严重的肾挫裂伤，肾蒂损伤、肾盂撕裂，并发症发生率较高。一般分早期和晚期并发症。

早期并发症指伤后立即或 6 周内出现与生命攸关的危险症状。其中最严重的是出血性休克、严重肉眼血尿或大量尿液漏至腹腔致尿性腹水，其次是血肿、尿外渗引起的肾周感染、高热、败血症等。此外，肾损伤的同时，可能并发急性肾功能衰竭，因此在伤后应密切观察尿量的变化。

晚期并发症为肾损伤后期出现的症状，如进行性肾积水、肾周含尿假性囊肿、肾性高血压、慢性肾盂肾炎、结石、肾瘢痕性萎缩、功能消失等。早期并发症一般易引起重视而被发现，晚期并发症往往被家长及医师所忽视。因此对肾损伤的病儿应定期随访。3～6 个月后行 B 超和静脉肾盂造影检查，了解伤肾的形态及功能，如发现并发症应积极处理，必要时再次手术探查。

二、输尿管损伤

小儿输尿管损伤（ureteral trauma）在临床上少见，小儿输尿管相对细小，解剖位置隐匿，前有腹腔脏器，后外侧有腰部肌群保护，内靠脊柱旁，本身又有一定活动度，故不易受伤。如有损伤多同时并存有其他内脏损伤，由于其他脏器损伤所表现的临床症状容易引起医务人员的注意，而并存的输尿管损伤常被漏诊，以致造成肾功能丧失，不得不切除伤侧肾脏。有报道输尿管损伤延迟诊断的肾切除率达32%，而早期诊断的肾切除率仅为4.5%。

（一）病因

1. 腹部钝性伤　多为间接暴力所致，如高处坠落、车祸或极度旋转躯体（玩碰碰车）时，胸腰脊柱过度延伸或侧弯，同时肾向上移位，而肾盂输尿管交界处相对固定，输尿管受强力牵拉而致部分或完全断裂。由于儿童脊柱的活动性大，因此在儿童较成人多见。

2. 医源性损伤　多见于下腹部或盆腔手术时，广泛剥离引起活动性出血，匆忙止血而误伤输尿管，如行盆腔肿瘤切除、高位无肛手术、巨结肠根治术等易误伤输尿管，特别是先天性巨结肠病儿在术前多次患肠炎者，腹腔脏器有广泛粘连，致输尿管解剖关系改变，在分离解剖直肠和乙状结肠系膜时如不注意极易伤及输尿管。因此，在施行上述手术，开腹后应先找到双侧输尿管并加以保护再行手术操作，可最大限度避免输尿管损伤。

3. 穿透性开放伤　锐器或火器穿透伤，直接导致输尿管断裂，其断裂受损处多为直接受伤部位，在小儿非常少见。

（二）病理

输尿管损伤虽然可发生在任何部位，但小儿输尿管损伤多为肾盂输尿管连接部撕裂伤，早期尿液渗至腹腔内可出现急性腹膜炎症状。另外输尿管因血供受损致迟发性破裂，外渗的尿液被周围组织包裹而形成含尿性囊肿，也可致输尿管狭窄、闭锁造成肾积水和肾功能受损。

（三）诊断

1. 临床表现

输尿管损伤常无特殊症状，故常被延误诊断。

（1）腰部疼痛　为伤后当时出现的症状，一般限于局部，但多在短期内减轻。如有尿外渗，则疼痛较重，尿外渗到腹腔内可出现急性腹膜炎的症状及体征。

（2）血尿　血尿并不一定出现，也不一定持续存在，无血尿不能排除输尿管损伤的存在。输尿管完全断裂，术中被结扎或血供受损均可无尿。

（3）尿瘘或尿外渗　急性尿瘘或尿外渗表现为伤后即时或数天内出现伤口漏尿、腹腔积液、阴道漏尿或直肠漏尿。外渗尿液不能流出体表，可在局部积聚形成包块，闭合性损伤时，这一体征常被其他合并伤所掩盖，往往在尿外渗合并感染时才被发现。慢性尿瘘是由于输尿管损伤局部慢性缺血、坏死继而破裂的缓慢病理过程所致，见于输尿管阴道瘘及输尿管皮肤瘘。

（4）少尿或无尿　单侧输尿管被结扎可短期无明显症状或出现少尿和腰部胀痛；单侧输尿管破裂，尿液渗至肾周或腹腔内，除引起急腹症外，可出现尿量减少，甚至可导致反应性对侧肾无尿而产生完全无尿。

（5）腰腹部包块　因输尿管迟发性破裂而产生腹膜后含尿性囊肿。主要表现为伤后 1～3 月腰部出现包块，并进行性增大，同时伴有腰部胀痛、低热、镜下血尿。并最终导致肾积水和肾功能损害。

2. 实验室检查

可有镜下血尿，继发感染者则有血象升高，尿中有白细胞等感染征象，少尿或无尿致急性肾衰者则有血中肌酐、尿素氮升高。

3. 影像学检查

（1）B 超检查　早期可了解腹膜后及肾周有无血肿与尿外渗征象及其范围，晚期在肾下极可见无回声包块，同时可见肾盂扩张积水。此法方便、简单、安全，可反复检查。

（2）腹部 X 线平片　可显示骨盆骨折或腰椎横突骨折；腰段弯向伤侧；腹腔因出血或尿外渗模糊。

（3）CT 扫描　增强 CT 扫描是输尿管损伤重要的诊断方法，应列为首选，特别是危重患儿待病情稳定后应尽快作此项检查。可了解肾实质的损害，有无尿外渗及腹腔脏器合并伤等。如扫描肾实质完整，输尿管不显影，肾周间隙造影剂显着外溢，未见肾周血肿，可以确诊。

（4）静脉肾盂造影　95% 以上的输尿管损伤都能通过静脉尿路造影确定，输尿管断裂、撕脱伤表现为造影剂外渗，损伤部位以上输尿管肾盂扩张；输尿管结扎表现为造影剂排泄受阻或肾盂输尿管不显影，病变以上输尿管、肾盂扩张。

（5）逆行性输尿管肾盂造影　当静脉尿路造影不能明确诊断时，此检查方法可提高诊断率，能明确输尿管损伤的具体部位。但小儿做此检查需在麻醉下进行，且有导致损伤和上行感染的危险，应严格掌握其适应证。

（6）放射性核素扫描　当输尿管受伤后狭窄、梗阻时放射性核素扫描可分泌排泄段呈梗阻曲线图，同时还可了解肾功能。

4. 诊断

当有腹部闭合性损伤或从高处坠落、突然减速等受伤因素存在，同时伴有肉眼血尿、镜下血尿、腰腹部压痛，或受伤数周后出现腰部包块时应疑输尿管损伤可能，应作必要的检查明确诊断、及时处理。如闭合性腹部损伤在剖腹探查时疑有输尿管损伤或其他手术后出现腹腔积液或从腹腔引流管、切口流出清亮液体疑术中误伤输尿管时，可经静脉途经注入靛胭脂 2ml，数分钟后若液体变蓝说明是尿液外渗，输尿管损伤的诊断可确定。

输尿管损伤的诊断应首选 CT 扫描，可了解肾实质的损害、有无尿外渗及合并其他脏器损伤。如无 CT 设备，在急诊情况下作静脉尿路造影，也可显示肾功能及尿外渗状况。

（四）治疗

输尿管损伤的治疗目的包括恢复正常的排尿通路和保护患侧肾功能。其具体的方法常据确诊至受伤的时间、受伤的性质和部位、受伤后局部病理变化、肾功能及全身情况而定。

通常应遵循以下原则：①由创伤所致输尿管损伤，如能及时明确诊断应立即进行手术探查，修复输尿管；②剖腹探查发现输尿管损伤，若无污染，应施行一期修复术；③若受伤超过 24h，已形成盆腔感染或尿性囊肿，宜先行暂时性肾造瘘，对症治疗，包括抗感染及支持疗法，改善一般情况，3 个月后再行修复术；④输尿管被误扎者，可行局部松解术，输尿管被切割或破裂者，可行局部修补术；⑤输尿管损伤范围不超过 2cm 者，可行损伤段切除，输尿管端端吻合术；⑥上段输尿管损伤，可行肾盂输尿管吻合术；⑦下段输尿管损伤可行输尿管、膀胱再植术，若输尿管缺损超过 2cm 直接与膀胱吻合有困难时，膀胱悬挂腰肌可使输尿管吻合处张力减少；输尿管过短时可行膀胱瓣输尿管成形术；⑧若输尿管广泛损伤，长段缺损不能采用上述方法时，则可选择回肠代输尿管或自体肾移植术；⑨输尿管上段和肾脏严重积水、感染，肾功能严重受损或功能基本丧失，对侧肾功能良好时，可考虑作患肾切除术。

在行输尿管修复、重建时必须注意：①既要清创彻底，又必须保证输尿管具有良好的血循环，以防术后输尿管缺血坏死或纤维化；②确保吻合口无张力；③上下端对合要准确，采用匙形斜吻合，外翻式间断缝合；④输尿管内支架管必须引流通畅，勿使吻合部扭曲；吻合口周围放置引流，防止感染。

（五）预后

若能及时诊断和手术，预后良好。如延误诊治，可因感染、肾积水、脓肿及瘘管形成、肾功能受损致预后不良。

三、膀胱损伤

小儿膀胱损伤较成人多见，由于小儿膀胱未完全降至盆腔，是一腹腔器官，大部分被腹膜覆盖，位置较高，当腹部损伤时易导致膀胱损伤。

（一）病因

1. **腹部钝性损伤**　最常见，因直接或间接暴力如挤压伤、撞击或坠落伤等使膀胱内压骤然升高或强烈震动而破裂；腹部纯性伤引起骨盆骨折时，骨折片可穿透刺伤膀胱。临床上多见于车祸伤。

2. **膀胱穿透伤**　小儿少见。主要为高空坠落时尖物直接经腹壁刺伤膀胱或经直肠、阴道后再刺伤膀胱；小儿经尿道或阴道放入尖锐异物后穿透膀胱。

3. **病理性膀胱破裂**　梗阻性膀胱排尿功能障碍（如急性尿潴留）同时合并膀胱壁病变如炎症、溃疡、肿瘤、憩室等可引起膀胱破裂。

4. **医源性损伤**　施行膀胱镜检或通过膀胱镜电灼、电切造成的膀胱损伤，盆腔手术误伤膀胱，临床上行疝囊高位结扎手术，若术前未排空膀胱同时皮肤切口偏高，在寻找疝囊时可误将膀胱壁视为提睾肌而将膀胱黏膜误认为疝囊进行剥离、切开。

（二）病理

按膀胱损伤程度及其与腹膜的关系分类如下。

1. **膀胱挫伤**　约占膀胱损伤的 50% ~ 80%。膀胱损伤局限于黏膜或延及肌层，但膀胱壁完整、并未全层破裂。可有血尿，但无尿液漏出膀胱外，一般不引起严重后果。

2. **腹膜外膀胱破裂**　膀胱破裂不与腹腔相通，尿液通过破裂处渗入膀胱周围组织及耻骨后间隙。此类损伤多来自前方暴力，如骨盆骨折合并的膀胱破裂。因儿童骨盆结构富于弹性，受到强力挤压时耻骨和髂骨关节可分离，暴力消失后又可复原。有时拍片虽未显示骨折，但暴力消失的瞬间可造成膀胱和直肠的撕裂。其破裂的部位几乎全部在膀胱的前壁，接近膀胱颈部。尿液外渗均在腹膜外膀胱周围组织中。

3. **腹膜内膀胱破裂**　多发生在膀胱充盈时，但因小儿膀胱大部分被腹膜覆盖，因此腹膜内破裂较成人多见。破裂部位多在膀胱顶部和后壁。膀胱破裂后，尿液进入腹腔，引起严重的尿性腹膜炎，如为非感染性尿液造成的腹膜刺激症状较轻，若为感染性尿液腹膜刺激症状明显。由于腹膜吸收能力很强，可造成氮质血症和酸中毒，甚至危及生命。

4. 腹膜内外型膀胱破裂　又称混合性膀胱破裂，即同时有腹膜内和腹膜外膀胱破裂，多见于贯通伤中的火器伤，亦可见于严重的骨盆骨折。常合并其他脏器损伤，有时可并发尿道和直肠损伤。此型小儿少见。

据膀胱破裂的性质又可分为外伤性破裂和自发性破裂，后者儿童少见。

（三）诊断

膀胱损伤的诊断根据病史和体征即可得出初步印象，如确定诊断需进一步检查。

1. 临床表现

膀胱损伤可因并发其他内脏损伤、休克、骨折而被忽略。

（1）血尿　主要为膀胱挫伤或小裂伤。大多为肉眼血尿，甚至排出血凝块。

（2）排尿障碍　尿外渗后病儿有尿急，但无尿排出。置入导尿管示膀胱空虚或仅有少许血尿，经导尿管注入一定量无菌生理盐水，等片刻后抽出的液体量明显少于注入的液体量。

（3）尿外渗　腹膜外破裂者，大量血尿外渗沿输尿管上行，偶可经腹股沟管、闭孔或坐骨结节，分别扩散至阴囊（阴唇）、下腹、大腿内侧及臀筋膜深面。局部明显水肿，并有压痛。

（4）腹膜炎　膀胱腹腔内破裂，尿液进入腹腔形成尿性腹膜炎，可随之出现腹胀、全腹压痛及反跳痛，并进行性加重，最终出现严重肠麻痹、呼吸困难、氮质血症，最终发生严重败血症、休克。

2. 影像学检查

（1）X线平片　可了解有无骨盆骨折、耻骨联合分离或异物，下腹部因出血和尿外渗而变模糊。

（2）静脉尿路造影　可提示膀胱有无移位、充盈缺损及尿外渗。同时还可发现有无肾或输尿管合并损伤。

（3）排尿性膀胱、尿道造影　是诊断膀胱破裂的最重要的检查方法。经尿道外口置入导尿管后，注入造影剂摄片。如有膀胱破裂，可见造影剂进入腹腔或腹膜外膀胱周围。

（4）B超　可了解膀胱充盈情况及盆腔或膀胱周围有无积液，同时可初步判断是否合并腹腔实质性脏器损伤。

（5）CT扫描　当怀疑合并腹腔脏器损伤时，CT检查是首选的诊断方法。但盆腔CT扫描不是诊断膀胱破裂的可靠方法，仅有一定的参考价值，而不能确定尿外渗的存在。而且在腹盆腔CT检查时，膀胱不一定能充盈到造影剂通过破裂口外溢的程度。因此，CT检查不应作为膀胱破裂的常规检查方法。

3. 其他辅助检查

（1）导尿及注水试验　凡疑有膀胱损伤时，可经尿道插入导尿管，如能导出100～200ml清亮尿液可初步排除膀胱破裂；如不能导出尿液或仅少量血性尿液，提示膀胱破裂可能性大。此时可向膀胱内注入无菌生理盐水100～200ml，停留数分钟后如能抽出同量或接近同量的液体，说明膀胱无破裂，如仅能抽出少量液体说明有膀胱破裂。

（2）腹腔穿刺抽液检查　对有明显腹水征者，采用腹腔穿刺抽液送常规检查和测定其氮的含量，对判断有无尿液渗入腹腔有一定参考价值。

4. 诊断

详细询问受伤史及其经过，认真仔细的体格检查，必要的影像学检查一般可确定诊断。腹部钝性外伤的患儿还应注意有无合并肾、输尿管、尿道的损伤及腹腔脏器破裂、盆腔血管损伤大出血等。

（四）治疗

1. 保守治疗

膀胱挫伤或小的膀胱破裂无明显尿外渗者，可行保守治疗，卧床休息，留置导尿，静脉输液、止血、充分饮水，保持导尿管引流畅通。常规使用抗生素1～2周预防感染。同时密切观察病情变化，若证实有明显尿外渗，病情恶化，应及时手术治疗。

2. 手术治疗

膀胱破裂不论何种类型，一旦诊断确立，应尽早手术探查。手术重点是彻底清除凝血块、渗液及异物，缝合修复破口，对外渗的尿液作充分引流。绝大多数腹腔内膀胱破裂位于膀胱底部或后壁，腹膜外破裂则位于膀胱前壁、侧壁或颈部。当膀胱破裂合并骨盆骨折或腹腔脏器损伤，常因失血过多而引起休克，应做好充分术前准备，包括补液、输血抗休克治疗等。

（1）腹膜外膀胱破裂修补术　一般采用下腹弧形切口，切开腹壁各层后，在耻骨后间隙可见大量的血和尿外渗，用吸引器及纱布尽量吸出后，将腹膜反折向上牵拉，以便显露膀胱前壁并避免损伤腹膜。此时可以从尿外溢处寻找破裂处。必要时切开膀胱前壁仔细探查膀胱腔，包括膀胱颈部，明确破裂部位，清除血块、吸尽尿液，然后用可吸收缝合线将裂口缝合修补。若破裂口在输尿管开口附近，应注意避免损伤其开口。如破裂口位于膀胱颈部缝合有困难时，可以不必勉强缝合，一般经耻骨上膀胱造口同时经尿道留置导尿管及耻骨后间隙引流，裂口可自行愈合。如合并骨盆骨折、尿道外伤应作相应处理。

（2）腹膜内膀胱破裂修补术　一般采用下腹正中切口，切开腹膜后吸尽腹腔内液体，首先仔细探查腹腔内脏器，然后逐一检查膀胱顶及后壁，了解有无破裂损伤，同时在腹膜反折下切开膀胱前壁并探查膀胱腔，在膀胱三角区输尿管脊寻找双侧输尿管开口及尿道内口，判断膀胱破口与其关系。然后用用可吸收缝合线修补破裂口。在膀胱前壁留置蕈状导尿管引流尿液，并置引流管于耻骨后间隙。

术后静脉内给予抗生素预防感染，保持引流管畅通，耻骨后引流物于术后5～7天拔出，术后10～12天夹耻骨上膀胱造瘘管，若排尿通畅，可拔除造瘘管。

（五）术中注意事项

1. 若疑有腹腔脏器损伤，术中应逐一仔细探查；

2. 合并骨盆骨折时要注意有无尿道损伤，如有尿道损伤应同时处理；

3. 膀胱颈部破裂合并骨盆骨折时，可产生膀胱外广泛出血和巨大血肿，压迫膀胱使之变形。手术中吸尽尿液的同时，也应清除血肿和止血，并放置可靠引流；

4. 如有输尿管下端损伤，需同时做输尿管膀胱吻合术，留置输尿管支架管，膀胱前间隙留置引流；

5. 膀胱与直肠、阴道紧邻，若同时损伤，应严密修补，以防日后膀胱尿道或膀胱阴道瘘。

（六）预后

膀胱损伤如处理及时，治疗方法得当，预后良好。若裂伤范围累及膀胱颈者可能导致暂时性尿失禁，但一般可逐渐恢复控制排尿。

四、尿道损伤

尿道损伤是小儿泌尿系常见的损伤，随着交通事业的发达，近年来其发病率有所增高。由于解剖的差异，男孩明显多于女孩。尿道损伤，特别是后尿道损伤，往往同时合并骨盆骨折。尿道损伤若未能及时处理或处理不当，可发生严重的并发症和后遗症。

男性尿道由尿生殖膈分为两部分，后尿道（尿道前列腺部和膜部）位于盆腔内，前尿道（尿道海绵体部和球部）位于会阴部。由于解剖位置的差异，其受伤原因、临床表现及治疗方法不尽相同。

（一）病因

1. 闭合性损伤　最常见于车祸伤及坠落伤，多合并有骨盆骨折。由于膜部尿道和耻骨的关系使之在骨盆骨折时极易受损，典型的损伤为远端前列腺尿道在尿生殖膈的撕裂，但在骨盆重度粉碎性损伤时，在尿道的任何部位均可发生挫伤或撕裂伤。由于小儿前列腺尚未成熟，骨盆也具有一定的活动性和弹性，因此，伴有骨盆骨折的尿道损伤在儿童的发生率较成人低。典型的前尿道损伤为不合并骨盆骨折的会阴部骑跨伤，当小儿从高处跌下或摔倒时，会阴部骑跨于硬物上，尿道被挤压于硬物和耻骨联合之间所致。女孩尿道损伤较男孩少见，女孩尿道短而且宽，相当于男性后尿道，故骑跨伤在女孩所发生的损伤与骨盆骨折所致者类似。尿道断裂部位多位于膀胱颈下方，有时合并阴道损伤。

2. 开放性损伤　枪伤、刺伤在小儿少见，可见于牲畜（如猪、狗等）咬伤、牛角刺伤或其他异物刺伤等。

3. 医源性损伤　任何创伤性的器械操作都易造成男性婴儿的尿道损伤，如膀胱尿道镜检及电灼尿道瓣膜、尿道扩张、肛门扩张，肛门直肠手术（如肛门直肠畸形、巨结肠等）如操作不当也可伤及尿道，前尿道结石钳夹结石时可致尿道损伤，甚至留置较硬的橡皮导尿管也可造成前尿道狭窄。

（二）病理

1. 损伤程度　按损伤程度可分为挫伤、破裂和断裂三种类型。尿道挫伤仅为尿道黏膜和（或）尿道海绵体部分损伤，而阴茎筋膜完整；尿道破裂则为尿道部分全层断裂，尚有部分尿道壁完整，仍保持尿道的连续性；尿道断裂为尿道完全断开，尿道的连续性丧失。

2. 病理分期　按伤后不同时期的病理变化分为三期：损伤期、炎症期、狭窄期。闭合性尿道损伤后72小时以内为损伤期，主要局部病变为出血、组织破坏及缺损，在此期内如能及时行尿道修复手术，恢复尿道的连续性，能获得满意的治疗效果。闭合性尿道损超过72小时或开放性尿道损伤虽未超过72小时，但已有感染迹象者为炎症期，此期持续3周左右，如在此期就诊，应以控制感染、引流外渗液及耻骨上膀胱造瘘暂时转流尿液为主，待炎症消退后再作局部处理。尿道损伤3周后，损伤部位炎症逐渐消退，代之以纤维组织增生，形成瘢痕狭窄，导致排尿道困难，为狭窄期，是尿道损伤后不可避免的病理变化。一般在伤后 3～6 月再择期手术治疗尿道狭窄。

（三）临床表现

依据损伤部位、程度及是否合并骨盆骨折和其他脏器损伤而定。

1. **休克**　尿道损伤一般不出现休克，严重损伤合并骨盆骨折及其他脏器损伤者可发生休克。

2. **尿道出血**　为尿道损伤的重要临床表现，可有尿道口滴血，也可排出大量血尿。前尿道损伤常为损伤后有鲜血自尿道口滴出或溢出，后尿道损伤若无尿生殖膈破裂，可于排尿后或排尿时有鲜血滴出。

3. **排尿困难及尿潴留**　尿道损伤由于疼痛多有排尿困难，如损伤较轻，可排出少量血尿，如伤情较重或后尿道完全断裂，可出现尿潴留。

4. **疼痛**　前尿道损伤可有会阴部疼痛，后尿道损伤常有下腹部疼痛。

5. **肿胀及淤斑**　骑跨伤时会阴可出现血肿和淤斑，阴囊及会阴肿胀，呈青紫色。

6. **尿外渗**　尿道损伤后是否发生尿外渗取决于尿道损伤的程度及伤后是否有频繁的排尿。前尿道损伤如阴茎深筋膜完整，尿外渗局限于阴茎，表现为阴茎肿胀；如阴茎深筋膜破裂而会阴浅筋膜完整，则尿液可外渗至阴茎、阴囊、会阴及前腹壁；后尿道破裂者，尿外渗在尿生殖膈以上，积聚于前列腺和膀胱周围；如有腹膜外出血可使膀胱移位。罕见的情况是腹膜外膀胱破裂，血及尿外渗至阴囊、股部及臀部，若同时有尿生殖膈破裂，血、尿外渗可达会阴部。

（四）诊断

依据外伤史、临床表现及体征诊断尿道损伤并不困难。但必须判明损伤程度、明确损伤部位、了解有无其他脏器合并伤。除详细询问受伤史、全面仔细的局部及全身检查外，应合理地选择以下检查：①直肠指诊必须进行，它对确定尿道损伤的部位、程度及是否合并肛门直肠、阴道损伤，可提供重要线索；②骨盆平片，任何骨盆骨折的患儿，即使无血尿，都应想到有尿道损伤，故凡下腹部、盆腔部及会阴部受严重暴力伤者，疑有骨盆骨折者均应摄骨盆平片；③逆行尿道造影，是确定尿道损伤程度的主要方法，将导尿管或注射器头在无菌操作下放于尿道外口附近，注入造影剂。尿道显影且无造影剂外溢，提示挫伤，若尿道显影并有造影剂外溢，提示部分破裂，若造影剂未进入近端尿道而大量外溢，提示尿道严重破裂或完全断裂。后尿道损伤时，外渗造影剂在尿生殖膈以上与腹膜外膀胱破裂不易区分，可同时行膀胱穿刺造影，可见膀胱壁完整，并可能向上移位；如尿生殖膈也破裂，造影剂溢于会阴部；④静脉肾盂造影，除可了解上尿路的情况外，如发现膀胱位置明显抬高，造影剂进入盆腔内，可提示后尿道破裂或完全断裂；⑤插放导尿管，诊断性导尿有可能使不完全性尿道断裂成为完全性断裂，并且可加重出血或造成继发感染，因此，若疑有尿道破裂或断裂者不宜使用，此外，儿童尿道纤细，且不易合作，细软导尿管不易插入，粗硬导尿管易加重损伤，不宜使用，有指征时应在严格 _无菌条件下轻柔地试插导尿管，若一次试插成功，提示尿道损伤不重，多为挫伤，应留置导尿管并妥善固定，以防滑脱，若试插失败，切勿反复多次插管；⑥对严重休克者，应警惕有无盆腔大血管损伤及腹腔脏器合并伤，必要应立即手术探查。

（五）治疗

儿童尿道损伤多系骨盆骨折所致之后尿道损伤，有以下特点：①伤情较重，合并伤多，休克发生率高；②儿童前列腺尚未发育或发育不全，尿道损伤部位多在尿生殖膈上方，一旦形成狭窄，显露困难；③合并肛门、直肠（阴道）和会阴软组织开放性损伤较多见；④尿道狭窄形成后并发症较多，如排尿困难致膀胱内高压、膀胱输尿管返流，尿路感染和尿道、直肠（阴道）瘘，给治疗带来困难。因此儿童尿道损伤应慎重对待，治疗更应强调一期治愈。尿道损伤的治疗包括全身治疗、局部治疗和对合并伤的治疗一般应根据伤后的全身情况、损伤的部位及程度、受伤的时间以及有无合并伤和合并伤的伤情，再结合医疗设备和技术条件全面综合考虑。

1. 全身治疗

包括防治休克、应用有效抗生素预防感染及合并伤的处理。对威胁生命的合并伤，如颅脑损伤、血气胸、腹腔脏器损伤及盆腔血管破裂大出血等，应优先尽快处理，待病情稳定后再处理尿道损伤。

2. 局部治疗

包括恢复尿道的连续性、彻底清除血肿引流尿外渗。

（1）前尿道损伤的治疗　小儿前尿道损伤较少见，一般来说，诊疗较容易，治疗方法简单，其治疗效果也较好。对于损伤轻，大部分尿道黏膜完整，无排尿困难者，仅用抗生素预防感染等非手术治疗可获得满意效果；若有排尿痛、排尿困难或出血者，应试行留置硅胶导尿管 2～4 周，并妥善固定；若试插导尿管失败，可行单纯耻骨上穿刺造瘘，一般 2～4 周后可自行排尿；局限性的尿道裂伤可行一期端端匙形吻合，并留置导尿管 4～6 周；对于尿道缺损范围大，不能一期吻合者，可修剪破损边缘，剪除周围的坏死组织后，将尿道黏膜和阴茎皮肤缝合，如尿道下裂一期手术，待二期行尿道成形。此外会阴部如有广泛血肿和尿外渗者，应行充分引流，同时应用有效的抗生素。

（2）后尿道损伤的治疗　与前尿道损伤相比较，后尿道损伤的诊断及治疗仍存在一些问题，如处理不当，可造成日后排尿困难、尿失禁、阳痿等并发症，处理十分棘手。目前关于后尿道损伤的处理仍存在分歧与争论。多数主张早期尿道修复，也有人主张初期仅行耻骨上膀胱造瘘，以后择期行尿道修复术，两者各有利弊。如病儿全身条件允许，有充足血源的情况下，均应积极行后尿道探查修复尿道。因损伤早期尿道组织弹性好，解剖层次清楚，尿道断端可以达到解剖对位，同时可清除血肿，充分引流尿流液以减少感染所致的瘢痕狭窄。早期尿道修复可以获得更理想的治疗效果，同时减轻了病儿的痛苦和家长的经济负担。

1）急诊耻骨上膀胱造瘘术　如患儿合并其他威胁生命的复合伤或当地医疗设备条件差、医生缺乏尿道修复的经验时，则可行急诊膀胱造瘘暂时转流尿液，注意不要探查耻骨后血肿，以免加重出血，威胁生命。6 周后试夹膀胱造瘘管，若为不完全性尿道断裂，愈合后无狭窄能正常排尿，可拔除膀胱造瘘管。但大部分病例为完全性尿道断裂，不能自行排尿，3～6 个月后根据情况择期修复尿道。

2）同期行尿流改道及修复尿道　尿道会师牵引术适用于后尿道严重挫伤、破裂而未完全断裂回缩者。取下腹正中或皮纹弧形切口，切开皮肤、皮下组织及腹直肌前鞘，分开腹直肌，显露膀胱前壁推开腹膜反折，清除血肿、外渗尿液及碎骨片，然后切开膀胱前壁，吸尽尿液。经尿道外口和膀胱颈出口各插入一金属尿道探条，使其两尖端汇合于尿道损伤部，并逐渐将尿道探条引入膀胱内，如探条尖端汇合困难，可用食指经膀胱出口插入后尿道，手指引导探条进入膀胱。由尿道探条从膀胱内引出一导尿管，再由此导尿管从尿道外口带入一气囊导尿管至膀胱内，注水使气囊膨胀，固定导尿管，同时留置膀胱造瘘管，耻骨后放置引流。术后将气囊导尿管与水平呈 45°～ 60° 轻轻牵引 4～ 6 天，留置导尿管 4～ 6 周后拔除，夹膀胱造瘘后试行排尿，若排尿通畅则拔除膀胱造瘘管。

尿道端端吻合术虽然难度较大，但术后效果好，尿道狭窄发生率低，若伤后在 12 小时以内，病儿情况平稳，无其他威胁生命的复合伤需急诊处理，具有一定设备和技术条件，特别是有经验丰富的泌尿专科医师，宜采用此方法。经会阴和膀胱切口同时显露断裂尿道的远端及近端。会阴部可行倒 V 形切口，自尿道外口插入金属尿道探条，尿道探受阻处为尿道断裂的远端，游离解剖断裂的远端尿道 1～ 2cm 以备吻合，再经膀胱出口放入导尿管，用手指往外推送时，可清楚暴露近端尿道，在直视下用 5～ 0 可吸收缝合线间断缝合两断端恢复尿道的连续性，留置适当口径的硅胶导尿道作为支架管并与膀胱造瘘管在膀胱内固定以防支架管滑脱。耻骨后橡皮片引流 48 小时，尿道内支架管留置 4～ 6 周。若尿道断裂位于前列腺部或靠近膀胱颈处，会阴切口受耻骨联合下缘的限制，很难显露近端尿道，操作十分困难，经耻骨后途径可获得良好的显露，在直视下解剖游离远近端尿道，两断端修剪后准确匙形吻合修复尿道，可避免术后尿道狭窄等并发症。

3）女孩尿道损伤的处理　女孩尿道损伤较男孩少见，多由骨盆骨折引起，也可由锐器直接致伤。可造成尿道撕裂、破裂、断裂、撕脱、部分或完全缺损。因女性尿道短，容易造成尿失禁，应尽量早期行一期尿道修复手术，恢复尿道的正常解剖关系和功能。女孩尿道损伤常并发会阴皮肤撕脱、阴唇血肿及阴道撕裂，甚至尿道外口回缩，故在尿潴留的同时有明显出血，有时很难分辨尿道外口及损伤的部位与程度。此时应行耻骨上膀胱切开，经膀胱出口引出一根导尿管，有助于寻找尿道外口，再经此导尿管引入一根双腔气囊导尿管至膀胱内。仔细检查尿道损伤的部位、程度及有无合并伤，然后根据具体情况认真修复尿道，若为膀胱颈部撕裂伤，应同时切除耻骨联合，直视下清创缝合修补，争取能达到尿道的解剖复位，对于阴道的损伤也应同时修复，阴道内应填塞凡士林纱布，3～ 5 天后拔出，以免术后阴道粘连致阴道腔狭窄或闭锁。若为陈旧性尿道损伤致尿道狭窄或尿道、阴道瘘而阴道远端狭窄或闭锁者，可经尾路切口，甲状腺拉钩拉开直肠显露阴道后壁，切除阴道狭窄段，修补尿道、阴道瘘并重建尿道与阴道。

（六）术后并发症的处理

尿道外伤术后早期并发症多为渗尿、创口感染及尿瘘形成，晚期则为尿道狭窄、尿失禁及阳痿等。

1. 尿外渗　术后尿外渗多为尿液引流不畅所致，如导尿管在膀胱内的位置不当、导尿管扭曲受压、凝血块堵塞或导尿管滑脱，尿道吻合不当也是术后尿外渗的原因之一。术后尿外渗若不及时处理可造成创口感染、尿瘘和尿道狭窄。预防在于术中尿道两断端对口准确，保证其血循，放置适宜直径的硅胶导尿管，同时置耻骨上膀胱造瘘管，创口周围置引流，术后加强护理，避免引流管滑脱、扭曲、折叠受压，术后用止血药、静脉内输液，并鼓励病儿多饮水以防血凝块或沉淀物堵塞导尿管。若发生严重尿外渗应检查其原因，调整引流管保证尿液引流畅通，同时扩创引流，在静脉内使用抗生素的同时给予适量解痉剂，有时因导尿管刺激膀胱三角区的黏膜致膀胱逼尿肌无抑制性收缩，若为凝血块所致可在无菌条件下冲洗膀胱，并适当加大输液量。

2. 创口感染　因创口污染严重，组织创伤重，术中清创不彻底，术后引流不畅所致。如伴直肠或阴道损伤时，创口更易感染。术中注意严格的无菌操作，用 0.5% 的活力碘溶液或 3% 的双氧水反复冲洗创口，彻底清创，准确修复尿道，放置可靠引流，术前、术后联合应用广谱抗生素，加强术后护理，保证引流管畅通，若出现尿外渗应及时处理。

3. 尿瘘　多为创口感染的后果，防治尿道外伤术后创口感染是预防尿瘘的主要措施。如瘘口不大，延长膀胱造瘘管留置时间，瘘口远端尿道无狭窄者多能自愈；若瘘口较大，通常不能自行愈合，可拔除膀胱造瘘管自行排尿，同时定期尿道扩张，3～6个月再行尿瘘修补术。

4. 尿道狭窄　尿道狭窄是尿道外伤术后最常见的并发症，因术后尿道狭窄，排尿不畅致尿潴留、膀胱内压力升高，继发膀胱输尿管返流、肾积水、尿路感染，若不及时处理可造成肾功能受损。尿道狭窄是术后尿道修复后瘢痕组织过度增生的结果，术中两断端对合不齐、吻合时内翻过多、血供不良和术后创口感染也是造成尿道狭窄的重要原因。因此手术时充分游离尿道两断端，保证其良好的血循环，在无张力的情况下准确对合尿道两断端，进行斜形外翻吻合，防止术后创口感染等是预防尿道狭窄的主要措施。同时术后行定期尿道扩张也十分重要。若术后已出现明显排尿困难，应尽快在麻醉下接受尿道扩张术，小儿尿道应从细至粗，逐渐增加，据病儿年龄一般能顺利通过 F10～F12 探条即可。开始每周一次，后改为两周一次，最后可一月一次共持续一年。如反复尿道扩张仍有排尿困难，年长儿和有条件的单位可试行通过尿道内镜处理，否则应择期再次开放手术处理。

5. 陈旧性尿道损伤长段尿道缺损的处理　有部分病例为尿道完全断裂或撕脱，可造成尿道两断端回缩，急诊手术能达到直接修复吻合，若病情不允许或条件有限未能急诊手术，日后可能造成长段尿道闭锁或缺损。少数病例在择期手术时虽经充分解剖游离，因其两断端的距离较长仍不能直接吻合者，此时可采用替代材料成形尿道。一般可取会阴带血管蒂皮管、阴囊皮管或游离膀胱黏膜、包皮内板成形为管状置入其间，与两断端进行吻合。由于切除了尿道周围的瘢痕组织，尿道吻合口周围遗有空隙。常规缝合，难免留有死腔，可用附近组织如带蒂肉膜瓣填充；如为耻骨后径路，可经腹游离一段带蒂大网膜经耻骨联合后置于尿道吻合口周围作为填充，以消灭死腔。

6. 尿失禁　尿道外伤术后并发失禁相对少见，其发生率各家报道不一（0～30%）。多见于女孩，其处理较棘手。一般来说尿道外伤术后男孩尿道狭窄发生率高，而女孩则尿失禁多见，因女性功能尿道长度短，又无生理性弯曲，因此女孩尿道损伤应尽量早期急诊处理，新鲜创口有利于尿道功能的修复，若延期修复则损伤撕裂的尿道回缩，术后很难达到受伤前尿道的功能性长度。另外与尿道受伤部位有关，通常尿道断裂越是靠近膀胱颈部，尿失禁的发生率越高。其程度也轻重不同，有的仅表现为压力性失禁，有的则终日滴沥；男孩可望到青春期前列腺发育完善之后自行缓解，女孩则需进一步处理。Leadbetter 改进的 Young-Dees 手术将输尿管口上移，裁剪膀胱三角，缝合成管形延长尿道，可以改善或控制尿失禁。

（高　强）

第二节　尿路感染

尿路感染（UTI）是小儿最常见的疾病之一，它是小儿内外科医师经常遇到的问题，也是泌尿系内部结构异常的最常见表现。在小儿感染性疾患中，泌尿系感染仅次于呼吸系感染而居第二位。约 2/3 男孩和 1/3 女孩在泌尿系结构异常的基础上并发感染，3/4 以上女孩患泌尿系感染后复发。感染可累及尿道、膀胱、肾盂及肾实质。婴幼儿症状多不典型、诊断困难，而且在不同的性别、不同的年龄，其发病率不同。尽管抗生素的发展迅速，品种繁多，但是这种非特异性尿路感染发病率仍然很高，而且时常反复发作。小儿尿路感染对肾脏的损害重于成人，反复感染可致肾瘢痕形成，造成不可逆性肾脏损害。因此积极治疗尿路感染以及防止对肾脏的损害更为重要。

一、病因

小儿尿路感染分为梗阻性和非梗阻性两大类。前者在小儿尿路感染中占有重要地位。完全正常的泌尿系固然可以发生感染，但更重要的是须注意局部有无尿路畸形的解剖基础，如先天性尿路梗阻、返流等。忽视这一点，尿路感染就很难治愈，即使感染暂时得到控制也常再发。

在小儿出生后最初几周内，无论男孩或女孩其尿道周围都有很多嗜氧菌，尤其是大肠杆菌等，又因其本身的免疫力极低，而易发生尿路感染。随年龄的增长，这些细菌则逐渐减少，到 5 岁以后，尿路感染的发生也逐渐减少。即使细菌入侵尿路，也不都发生尿路感染。大多数是由于某些原因使机体的防御机制受损时，细菌方可在尿路中生长繁殖，而发生尿路感染。导致小儿尿路感染的易感因素如下。

（一）小儿生理解剖特点

小儿输尿管长，且弯曲，管壁弹力纤维发育不全，易于扩张及尿潴留，易患尿路感染；尿道内或尿道外口周围异常，如小儿包茎、包皮过长、包皮粘连等均可使尿道内及尿道外口周围隐藏大量细菌而增加尿路感染的机会。1982 年 Ginsberg 等首先报道尿路感染中男性儿童 95% 是未行包皮环切者。因为大肠杆菌能黏附于包皮表面未角化的鳞状黏膜，在尿路感染中的男孩未作包皮环切者是已作包皮环切者的 10 倍。Craig 等研究表明包皮环切术可减少学龄儿童症状性尿路感 36lB 染的发生率；女孩尿道短而宽，外阴污染机会多，亦易发生上行感染。

（二）泌尿系畸形、尿路梗阻

尿路梗阻、扩张，允许细菌通过尿道外口并移行进入泌尿道，另一方面由于梗阻、扩张使其泌尿道腔内压增高，导致黏膜缺血，破坏了抵抗细菌入侵的屏障，诱发尿路感染的危险性升高。常见疾病有肾积水、巨输尿管症、输尿管囊肿、输尿管异位开口、尿道瓣膜、尿道憩室、结石、异物、损伤、瘢痕尿道狭窄、神经源性膀胱等。

（三）原发性膀胱输尿管返流

正常情况下，膀胱输尿管交界部的功能是在排尿时完全阻止膀胱内尿液上行返流至肾脏。而当存在膀胱输尿管返流时，尿流从膀胱返流入输尿管、肾盂及肾盏，这可能使输尿管口扩张，并向外移位，同时造成膀胱动力不完全，使有菌尿液经输尿管达肾脏而引起感染。

有文献报道约半数尿路感染患儿存在膀胱、输尿管返流（VUR）。因为 VUR 为细菌进入肾脏提供了有效的通路，且低毒力的菌株也可造成肾内感染。

（四）排尿功能异常

Gordon 等关于膀胱充盈和排空的数学模型表明：细菌倍增时间少于 50 分钟，的菌株不需黏附于尿路上皮即可在尿流中保持较高的浓度。排尿功能异常的患儿（如尿道狭窄或神经元性膀胱等）排尿时间延长，膀胱内压增高或残余尿量增多均有利于细菌稳定增殖，甚至可导致非尿路致病菌引起严重的尿路感染。

（五）便秘和大便失禁

便秘和大便失禁均可使肠道共生菌滞留于尿道外口时间延长，大肠杆菌黏附于尿道口时使尿道上皮受内毒素作用，尿道张力下降，蠕动能力减弱，尿液潴留易发生逆行感染。有研究表明控制便秘可降低复发性尿路感染的发生率。

（六）医疗器械

在行导尿或尿道扩张时可能把细菌带入后尿道和膀胱，同时可能造成不同程度的尿路黏膜损伤，而易发尿路感染。有文献报道留置导尿管一天，感染率约 50%，3 天以上则可达 90% 以上。在进行膀胱镜检查、逆行尿路造影或排尿性膀胱、尿道造影时，同样易引起尿路感染，应严格掌握其适应证。

另外全身抵抗力下降，如小儿营养不良，恶性肿瘤进行化疗或应用免疫抑制剂及激素的病儿，也易发生尿路感染。

二、病原菌

任何入侵尿路致病菌均可引起尿路感染。但是最常见的仍然是革兰阴性杆菌，其中以大肠杆菌最为常见，约占急性尿路感染的 80%，其次为副大肠杆菌、变形杆菌、克雷伯杆菌、产气杆菌和绿脓杆菌。约 10% 尿路感染是由革兰阳性细菌引起的，如葡萄球菌或粪链球菌。大肠杆菌感染最常见于无症状性菌尿或是首次发生的尿路感染。在住院期的尿路感染、反复性尿路感染或经尿路器械检查后发生的尿路感染，多为异链球菌、变形杆菌、克雷伯杆菌和绿脓杆菌所引起，其中器械检查之后绿脓杆菌的发生率最高，变形杆菌常伴有尿路结石者，金黄色葡萄球菌则多见于血源性引起。长期留置尿管、长期大量应用广谱抗生素时或是抵抗力低下及应用免疫抑制剂的患儿，应注意有无真菌的感染（多为念球菌和酵母菌）。

病原菌特点：无泌尿系畸形的肾炎患儿体内分离的菌株与肠道共生菌不同，而伴有畸形者（如梗阻、返流等），其菌株与肠道共生菌相同，且更易发生肾损害。

三、感染途径

（一）上行性感染

尿路感染中绝大多数是上行性感染，即是致病菌，多为肠道细菌先于会阴部定居、繁殖、污染尿道外口，经尿道上行至膀胱，甚至达肾盂及肾实质，而引起的感染。一旦细菌进入膀胱后，约有 1% 的可侵入输尿管达肾盂，这多是由于存在各种原因所致膀胱输尿管返流。

（二）血行感染

较上行感染少见，是致病菌从体内的感染灶侵入血流，然后达肾脏至尿路而引起感染。临床上常见的仅为新生儿或是金黄色葡萄球菌败血症所致血源性尿路感染。或因肿瘤放化疗后存在免疫抑制者血行感染的机会增加。其他肾实质的多发脓肿、肾周脓肿也多继发于身体其他部位感染灶。

（三）淋巴道感染

腹腔内肠道、盆腔与泌尿系统之间有淋巴通路，肠道感染时或患急性阑尾炎时，细菌通过淋巴道进入泌尿道，有发生尿路感染之可能，但临床上极少报道。

（四）直接感染

邻近组织的化脓性感染，如腹膜后炎症、肾周围炎等直接波及泌尿道引起的感染。

四、发病机制

尿路感染主要是由细菌所致，在致病菌中许多属于条件致病菌。尿道是与外界相通的腔道，健康成年女性尿道前端 1cm 和男性的前尿道 3～4cm 处都有相当数量的细菌寄居。由于尿道具防御能力，从而使尿道与细菌、细菌与细菌之间保持平衡状态，通常不引起尿路感染。当人体的防御功能被破坏，或细菌的致病力很强时，就容易发生尿路的上行性感染。一般认为，尿路感染的发生取决于细菌的致病力和机体的防御功能两个方面。在疾病的进程中，又与机体的免疫反应有关。

（一）病原菌的致病力

在尿路感染中，最常见的病菌为大肠杆菌。近年来对大肠杆菌及其致病力的研究也较多，认为大肠杆菌的表面抗原特征与其致病力有关，特别是细胞壁 O 抗原，已知 O 血清型者，如 O_1、O_2、O_4、O_6、O_7、O_{75} 与小儿尿路感染有关。也有的学者发现，从无症状菌尿者分离出大肠杆菌与粪便中的大肠杆菌相同，而来自有症状菌尿大肠杆菌株与粪便中分离出来的不同，因此提示大肠杆菌 O 抗原的血清型与其致病力有关。细菌入侵尿路能否引起感染，与细菌黏附于尿路黏膜的能力有关。致病菌的这种黏着能力是靠菌毛来完成。大多数革兰阴性杆菌均有菌毛。菌毛尖端为糖被膜，其产生黏附素与上皮细胞受体结合。根据受体对黏附素蛋白的特异性，菌毛分为 I 型及 P 型。Vaisanen 等报道在小儿肾盂肾炎发作时分离出 32 株中，81% 为 P 型菌毛，Kalle-nius 等在 97 个尿路感染小儿和 82 个健康小儿粪便中分离出的大肠杆菌。他们发现有 P 菌毛者分别为：引起急性肾盂肾炎的大肠杆菌中为 90%，引起急性膀胱炎者中为 19%，引起无症状菌尿者为 14%，而健康儿中仅为 7%。上述数据表明，有 P 型菌毛的大肠杆菌是肾盂肾炎的主要致病菌。另外，具有黏附能力的带菌毛的细菌，还能产生溶血素，抗血清等，这些都是细菌毒力的表现。

下尿路感染通常为 I 型菌毛细菌所引起，在有利于细菌的条件下可引起肾盂肾炎，有 P 型菌毛的大肠杆菌则为肾盂肾炎的主要致病菌。细菌一旦黏着于尿路黏膜后即可定居、繁殖，继而侵袭组织而形成感染。

除上述菌毛作为细菌的毒力因素之外，机体尿路上皮细胞受体密度多少亦为发病的重要环节，在感染多次反复发作的患者菌毛受体的密度皆较高。具有黏附能力的带菌毛的细菌，往往能产生溶血素、抗血清等，这些皆为细菌毒力的表现。

在肾盂肾炎发病过程中，尚有一因素值得提出，即细菌侵入输尿管后，输尿管的蠕动即受到影响，因为带有 P 型及抗甘露糖菌毛的细菌常有含脂肪聚糖的内毒素，有抑制蠕动的作用。输尿管蠕动减低，于是发生功能性梗阻，这种情况，肾盂内压力即使不如有机械性梗阻时那样高亦可使肾盂乳头变形，细菌即可通过肾内逆流而侵入肾小管上皮。用超显微镜观察肾小管，还可见带菌毛的细菌黏附于肾小管细胞膜上，并可见到菌毛的受体。

（二）机体的防御功能

细菌进入膀胱后，大多数是不能发生尿路感染的。是否发生尿路感染，则与机体的防御能力及细菌的致病力有关。健康人的膀胱尿液是无菌的，尽管前尿道及尿道口有大量的细菌寄居，且可上行至膀胱，但上行至膀胱的细菌能很快被消除。留置导尿 4 日，90% 以上的患者可发生菌尿，但拔掉导尿管后多能自行灭菌。由此说明，膀胱具有抑制细菌繁殖的功能。一般认为，尿路的防御功能主要有如下几个方面。①排尿，在无尿路梗阻时，排尿可清除绝大部分细菌，膀胱能够完全排空，则细菌也难于在尿路中停留，尿路各部分的正常的神经支配、协调和有效的排尿活动具有重要的防止感染作用。肾脏不停地分泌尿液，由输尿管流入膀胱，在膀胱中起到冲洗和稀释细菌的作用。通过膀胱周期性排尿的生理活动，可将接种于尿路的细菌机械性地"冲洗"出去，从而防止或减少感染的机会。动物实验观察结果认为这是一相当有效的机制。②较为重要的防御机制是尿路黏膜具有抵制细菌黏附的能力。动物实验表明：尿路上皮细胞可能分泌黏蛋白，如氨基葡萄糖聚糖、糖蛋白、黏多糖等，皆有抗细菌黏着作用。扫描电镜观察：尿路上皮细胞上有一层白色黏胶样物质，可见细菌附着在这层物质上。在排尿时，这些黏蛋白如能被排出，则入侵细菌亦随之而排出。若用稀释的盐酸涂于膀胱黏膜仅 1 分钟，细菌黏着率即可增高，因稀释盐酸可破坏黏蛋白而为细菌入侵提供条件。于 24 小时后，细菌黏附率可恢复到盐酸处理前状态。在稀释盐酸破坏黏蛋白层之后，若在膀胱内灌注外源性的黏多糖如合成的戊聚糖多硫酸盐等，则抗细菌黏着功能即可恢复。③也有动物实验证明：膀胱黏膜具有杀菌能力，膀胱可分泌抑制致病菌的有机酸、IgG、IgA 等，并通过吞噬细胞的作用来杀菌。④尿 pH 低、含高浓度尿素和有机酸、尿液过分低张和高张等因素均不利于细菌的生长。⑤如果细菌仍不能被清除，膀胱黏膜可分泌抗体，以对抗细菌入侵。

（三）免疫反应

在尿路感染的病程中，一旦细菌侵入尿路，机体即有免疫反应。无论是局部的或是全身的，这些反应与身体其他部位的免疫反应相同。尿内经常可以发现免疫球蛋白 IgG 及 IgA。有症状的患者尿中 IgG 较低，而无症状的菌尿患者尿中 IgG 则较高。IgG 是由膀胱及尿道壁的浆细胞分泌的免疫球蛋白，能使光滑型菌族转变为粗糙型，后者毒力较低。此外，补体的激活可使细菌溶解。上述非特异性免疫反应皆为细菌黏着造成障碍。若感染时期较长，患者机体则可产生特异性免疫蛋白。球蛋白及补体的活动皆可促进巨噬细胞及中性白细胞的调理素作用及吞噬功能。但吞噬过程中，吞噬细胞释放的过氧化物对四周组织有毒性作用，所以，吞噬细胞肃清细菌的过程亦对机体有伤害作用，尤其是对肾组织的损害。在动物实验性肾盂肾炎中，过氧化物催化酶能保护肾组织不致有过氧化物中毒。

有关实验研究表明，人体这种免疫反应对细菌的血行性和上行性感染有防御作用。

五、诊断

小儿反复尿路感染多伴有先天性泌尿系异常，对反复尿路感染，药物治疗效果不佳的病儿，应行必要的检查明确诊断以便及时正确的治疗。

（一）临床表现

小儿尿路感染临床表若按尿路感染部位分为上尿路感染和下尿路感染，但因小儿尿路感染很少局限于某一固定部位，年龄愈小，定位愈难；按症状的有无分为症状性尿路感染和无症状性菌尿；按病程的缓急分为急性和慢性尿路感染。另外依小儿年龄特点，尿路感染的症状常不典型，随年龄的不同临床表现不一。急性尿路感染，其分为急性膀胱炎朽急性肾盂肾炎。

1. **急性膀腕炎**　是只局限于下尿路的感染。临床上表现为膀胱刺激症状，即尿频、尿急、尿痛、排尿困难，尿液混浊，偶见肉眼终末血尿。伴有下腹部和膀胱区的不适与疼痛，偶有低热，多无明显的全身症状。年长儿症状更明显些。

2. **急性肾盂肾炎**各期表现不同。

新生儿期可能为血行感染所致，症状轻重不等，多以全身症状为主，如发热、惊厥、嗜睡、吃奶差、呕吐、腹胀、腹泻、烦躁、面色苍白等非特异性表现，很少出现尿频等尿路感染症状，往往被误诊为上呼吸道感染、婴儿腹泻，甚至颅内感染等。60%病儿可有生长发育迟缓、体重增加缓慢。严重的有抽搐、嗜睡、黄疸等。新生儿期急性肾盂肾炎常伴有败血症，约1/3病例血、尿培养其致病菌一致。

婴幼儿期症状也不典型，仍以全身症状为主，常以发桡最为突出。尿频、尿急、尿痛等排尿症状随年龄增长逐渐明显，排尿时其他症状与新生儿期类似。但仔细观察可发现患儿有排尿时哭闹，尿流有臭味或有顽固性尿布疹。随年龄的增长，膀胱刺激症状逐渐明显。哭闹、尿频或有顽固性尿布疹仍以全身症状为主，应想到泌尿系感染的可能。

儿童期其症状与成人相近，在发桡寒战、下腹部疼痛的同时，常伴有腰区疼痛，输尿管区压痛，肾区的压痛与叩痛。多有典型的尿频、尿急、尿痛、排尿困难等膀胱刺激症状。急性肾盂肾炎大多是上行感染所致，所以常伴膀胱炎。根据患儿的临床表现来判断是肾盂肾炎或膀胱炎是不可靠的。尤其是小儿，以全身症状为主，小婴儿膀胱刺激症状不明显，有的发桡即是其第一主诉。因此对原因不明的发桡患儿，尽早做尿常规及进一步尿培养检查十分必要。

（二）实验室检查

1. **送尿常规检查和取中段尿送细菌培养**　尿常规检查在尿路感染的诊断中必不可少，肉眼观察，尿色可清或混浊，可有腐败气味。急性尿路感染中约40%～60%有镜下血尿，细胞数为2～10/HPF。对尿路感染诊断最有意义的为白细胞尿，亦称为脓尿，尿沉渣镜下白细胞>5/HPE，即可初步诊断。国内有人用血细胞计数盘检查不离心尿，以≥8/mm^{3}为脓尿。无论哪种检查方法，脓尿对尿路感染的诊断有着它的特异性和敏感性。虽然临床上目前仍以Kass提出的每毫升尿液有10^{5}以上的菌落单位称之为菌尿（10^3～10^{4}为可疑菌尿，10^{3}以下为污染标本）的标准来对尿路感染进行诊断，但目前有人提出少量细菌也可以引起明显的感染，尤其在小儿，由于尿液稀释，有时菌落数达不到10^5。

菌尿和脓尿是否有意义，小儿尿液标本的采集过程十分重要。首先彻底清洁外阴部，对婴幼儿可用尿袋留取。其中已接受包皮环切的男孩或大女孩中段尿的检查可信度较高，而未接受包皮环切的男孩或小女孩尿液易被包皮内或尿道外口周围污染的可能性较大，因此取中段尿较为可信。在进行导尿留尿标本时，亦应弃去最初的尿液，留取后部分尿液。经耻骨联合上膀胱穿刺获取的尿液最可靠，此时检查为菌尿（不论菌数多少），均可明确诊断尿路感染。

2. 肾功能检查　反复或慢性尿路感染时，肾小管功能首先受损，出现浓缩功能障碍，晚期肾功能全面受损。可作血尿素氮和肌酐测定、尿浓缩功能试验、酚红排泄率试验检查。近年来提出尿抗体包裹细菌检查、致病菌特异抗体测定、C反应蛋白测定、尿酶测定、血清铜蓝蛋白测定协助区别上、下尿路感染。

（三）特殊检查

1. 超声波检查　方便、安全、无损伤，在小儿应作为首选的方法。B超可测定肾脏的大小、肾区肿物的部位、性质，了解有无肾盂、肾盏扩张、重复畸形、巨输尿管；测定膀胱的残余尿量、膀胱的形态、大小、膀胱壁有无异常增厚、膀胱内有无肿瘤、异物、憩室、囊肿等，同时还可以了解肾、输尿管、膀胱内有无结石。

2. 排尿性膀胱尿道造影　在小儿尿路感染中是重要的检查手段之一。其方法是将造影剂经导尿管或耻骨上膀胱穿刺注入膀胱内，也可在静脉肾盂造影时，待肾盂、输尿管内造影剂已排空，而膀胱仍积集大量造影剂时，嘱病儿排尿，在电视荧光屏上动态观察。可了解：（1）膀胱的位置、形态、大小、其黏膜是否光滑，膀胱内有无真性或假性憩室、囊肿、肿瘤、结石、异物等；（2）有无膀胱输尿管返流及其返流程度；（3）膀胱出口以下有无梗阻，如尿道办膜、憩室，尿道狭窄等。

3. 静脉尿路造影　由于小儿尿路感染与泌尿生殖系异常有密切关系，而静脉尿路造影检查除可了解双肾功能外，对先天性尿路崎形、梗阻、结石、肿瘤、肾积水等疾病有重要的诊断价值，故应列为常规的检查方法。其临床指征为：（1）凡尿路感染经用抗生素4～6周而症状持续存在者；（2）男孩第一次发生尿路感染者；（3）女孩反复尿路感染者；（4）上腹肿块可疑来自肾脏者。

4. 核素肾图检查　核素肾图在国内已广泛使用，其方法简便、安全、无创伤，不仅有助于疾病的诊断，而且适用于疗效评价，监测和随访。据需要选用合适的放射性药物，可以获得：（1）肾、输尿管、膀胱大体形态结构，（2）肾脏的血供情况，（3）计算出分侧肾功能、肾小球滤过率和有效肾血流量；（4）尿路引流情况，从而作出尿路梗阻的定位诊断，（5）了解有无膀胱、输尿管返流及膀胱残余尿量等情况。

5. 磁共振尿路造影（MRU）　通过三维系统成像可获得清晰的全尿路立体水图像。MRU是无创伤性水成像技术，能显示无功能性肾脏的集合系统，并兼有无X线辐射、无需造影剂等优点。在儿童先天性泌尿系畸形辅助检查中有着十分重要作用。尤其适用于婴幼儿、碘过敏和肾功能不良者。

六、治疗

小儿尿路感染的治疗原则是控制感染、解除梗阻、保持尿流通畅和预防复发。

（一）对症处理

在诊断急性尿路感染后注意休息，多饮水冲洗尿路，促进细菌及其毒素的排出，不利于细菌的生长繁殖。鼓励患儿多进食，以增强机体抵抗力。对中毒症状重，高热、消化道症状明显者，可静脉补液和给予解热镇痛药；对尿路刺激症状明显的，可给予阿托品、654-2等抗胆碱能药物，以减轻症状，另外使用碳酸氢钠碱化尿液，除能减轻尿路刺激症状外，还可调节尿液酸碱度，有利于抗生素药物发挥作用。在对症处理的同时对疑有泌尿系梗阻或畸形者，要抓紧时间进行必要的辅助检查，尽快确诊，及时手术矫治，以防因泌尿系感染对肾脏的损害。

（二）抗生素的应用

小儿尿路感染治疗的主要问题是抗生素的选用和使用方法。抗生素的选择要以副作用小，尿液中药物浓度高，细菌耐药发生率低。一般应遵循以下原则：①由于小儿尿路感染的病原菌大多数（80%以上）为大肠杆菌或其他革兰阴性杆菌，而革兰阳性菌仅占10%以下，因此，在未查出何种细菌以前，最好选用革兰阴性杆菌有效的药物；②上尿路感染选择血浓度高的药物，而下尿路感染则用尿浓度高的药物；③针对尿细菌培养和药敏试验结果而定；④不良反应少，对肾毒性小的药物，当存在肾功不全时，则更应谨慎用药，如氨基糖苷类及多黏菌素类均有不同程度的肾脏损害作用；⑤联合用药，可以产生协同作用，不仅可以提高疗效，减少耐药菌株的出现，减少不良反应，同时可以避免浪费，减轻患儿家属的经济负担。对复杂和（或）严重的泌尿系感染尤为重要。⑥口服易吸收；⑦新生儿及婴儿一般症状较重，致病菌毒性强，应静脉内给予抗生素；⑧一般静脉内给予抗生素7～10天，待体温正常，尿路刺激症状消失，可改口服抗生素，疗程需2～3周。

关于疗程，大多数人认为7～10天为宜，不管感染是否累及肾脏，均可获得满意疗效。但近年有一些学者支持1～5天的短程治疗，若为下尿路感染可给予单次大剂量治疗，其效果与7～10天疗程相同，且副作用小，费用低，用药方便。如膀胱炎患者，用单剂治疗可使尿中抗生素迅速达到高浓度，且尿中短时间有高浓度的抗生素比长期低浓度更为有效。而对上尿路感染（如肾盂肾炎）则仍认为应常规使用抗生素10～14天或更长。

（三）手术治疗

小儿尿路感染，尤其是反复发作的泌尿系感染，约半数以上同时合并泌尿系畸形。若经检查明确存在有尿路梗阻，在感染急性期药物不能控制感染时，应引流尿液（如肾造瘘或膀胱造瘘），待感染控制后再据病变部位及性质选择外科根治手术。

（四）原发性膀胱输尿管返流的处理

2岁以下的病儿经药物控制感染后，80%的返流可望消失，对严重的返流（Ⅳ、Ⅴ度）或经药物治疗久治不愈反而加重者，应考虑手术矫正。

七、预后

急性尿路感染治愈后，预后良好，不会遗留肾脏瘢痕形成和肾功能受损。若治疗不及时、不彻底，反复尿路感染者，可造成不可逆转性肾功能损害。在成人尿毒症患者中，不少起源于小儿期的尿路感染。

八、尿路感染合并症

（一）返流性肾病

小儿的病灶性肾瘢痕多与膀胱输尿管返流及菌尿联合作用有关，由于膀胱输尿管返流与菌尿的联合作用，则发生局灶性肾瘢痕，称之为返流性肾病，而区别于其他原因所致瘢痕。肾瘢痕的形成与肾内返流、返流压力、宿主抗感染的免疫力及个体差异有关。若返流越重，发生肾瘢痕及相应肾功能障碍的机会越多。其发病机制目前仍未完全阐明，尿液返流引起的肾损害可能与下列因素有关：

1. 菌尿　膀胱输尿管返流可能是导致瘢痕形成的重要因素，肾内返流使得致病微生物得以进入肾实质引起炎症反应。动物实验证明在无菌条件下，膀胱输尿管返流对肾脏的生长及肾功能无影响，故认为膀胱输尿管返流及肾内返流必须有菌尿才会产生肾瘢痕。

2. 尿流动力改变　膀胱输尿管返流并不一定有肾内返流，只有严重膀胱输尿管返流在膀胱充盈或排尿时，肾盏、肾盂及输尿管腔内液压与膀胱一样，可达 5.3kPa，结果才引起肾内返流。有动物实验证明无菌尿高压返流可产生肾损害，故提出只要有尿流动力学改变，就可产生肾内返流及肾损害。

3. 免疫损害　有人认为返流使尿液逆流至肾盂、肾盏，产生高压而致肾小管破裂、尿液外溢，结果产生 Tamm-Hosfall（THP，糖蛋白）进入肾间质造成免疫反应或化学刺激，引起间质性肾炎。临床上有部分病例只有一侧返流，但对侧肾也发生病变，从而证明免疫反应参与返流性肾病。

4. 血管性病变　有人发现在返流性肾盂肾炎的初级阶段，感染所累及的部位由于广泛间质水肿的机械性压迫，致肾间质血管闭塞，尤其肾小管旁的小血管，提示由于血管闭塞所致的局部缺血在返流性肾病中致肾损害起重要作用。

（二）肾瘢痕形成的高危因素

1. 随着尿路感染发作次数增多，肾瘢痕的危险呈指数增长。

2. 尿路感染被延误诊断与治疗，动物实验证明，在感染早期（7 天内）迅速有效的治疗可预防瘢痕形成，反之则增加了肾瘢痕形成。

3. 年龄因素，尿路感染在幼儿期更常见，年龄愈小愈易发生肾瘢痕。

4. 梗阻性疾病，存在尿路梗阻时感染可引起快速肾脏损害和瘢痕形成。

5. 膀胱输尿管返流和肾内返流。

6. 排空功能紊乱，排空功能紊乱与 UTI 的关系是近年来的研究热点，有人用膀胱测压研究患有 UTI 的病儿，发现 2/3 的病例存在不稳定性膀胱，表现为排空压力高而膀胱容量低。

7. 宿主因素，宿主对 UTI 反应在引起肾瘢痕中的作用是另一研究热点，急性肾盂肾炎小儿尿中炎症细胞因子如白细胞介素 -8、6、1 升高，尤其新生儿和首次 UTI 时更高。此外肾瘢痕与血管紧张素转换酶（ACE）基因多肽性有关，ACE 使血管紧张素 I 转换为血管紧张素 II，后者通过引起局部血管收缩并刺激转化生长因子 P（TGFβ）产生和刺激胶原合成引起间质纤维化和肾小球硬化。

....（史德功）

第三节　睾丸扭转

急性睾丸扭转亦称精索扭转，是由于精索扭转同时精索内血管血流障碍，常导致睾丸和附睾的缺血坏死。

一、病理

（一）扭转程度

大多数扭转 90°～360°，个别可超过 900°。扭转程度越趋严重，睾丸扭转后发生坏死的时间越短。

（二）扭转方向

绝大多数由外侧向中线扭转，即左侧逆时针方向，右侧为顺时针方向。

（三）睾丸缺血坏死

精索扭转后睾丸血供中断，生精细胞和间质细胞受损，最后导致睾丸坏死。

二、诊断

（一）临床表现

1. 疼痛 患儿多为突发患侧阴囊部剧烈疼痛，可反射性呕吐。
2. 阴囊肿胀 初期无肿胀，逐渐出现肿胀，充血、触痛明显。
3. 精索增粗，压痛，提睾反射减弱或消失。

（二）特殊检查

1. Doppler 超声检查 显示精索血管血流减少甚至消失。
2. 放射性核素检查 用 ^{99m}Tc 进行睾丸扫描，表现为血管期减低，实质期减退或消失。

依据症状和局部体征，结合超声检查可诊断。

三、鉴别诊断

（一）急性睾丸炎

起病稍缓慢，疼痛较睾丸扭转轻，抬高阴囊可使疼痛减轻，精索无增粗及压痛。

（二）睾丸附件扭转

精索不增粗，超声波检查精索血管供血良好。

（三）嵌顿性腹股沟疝

此前有腹股沟区可复性包块的病史，查体可见包块上界面不清，压痛，包块远侧可触及睾丸和精索。

四、治疗

疑有睾丸扭转者应尽早行阴囊探查，手术中见睾丸已坏死者应切除，对有活力的睾丸行睾丸扭转复位及睾丸固定术。

（一）术前准备

为了尽量缩短睾丸缺血时间，术前应争分夺秒先试行手法复位。受累睾丸应向扭转相反的方向轻柔旋转，一般左侧按顺时针方向、右侧按逆时针方向复位。但手法复位成功仍应早期探查阴囊，固定睾丸。

（二）手术操作要点

1. 经阴囊切口将病变睾丸托出切口外，打开睾丸固有鞘膜壁层，探查并尽快解除扭转，使其复位。若为左侧睾丸扭转，其扭转方向是逆时针，应按顺时针方向复位。
2. 切开睾丸鞘膜后了解血运情况，用热生理盐水纱布湿敷睾丸，同时用 0.5% 普鲁卡因溶液封闭精索筋膜近端，观察 15 分钟，如睾丸颜色仍不能恢复，切开睾丸白膜不见出血，说明睾丸已无生机，应切除。

3. 术中确认睾丸有生机、能存活者，应切除多余的鞘膜。

4. 将睾丸还纳入阴囊内，用不吸收缝线将睾丸白膜与阴囊肉膜缝合固定。

（三）术后处理

1. 应用抗生素预防感染。

2. 术后托起阴囊，减轻组织水肿，24 ～ 48 小时拔引流条。

3. 必要时患侧阴囊超短波理疗，术后 6 天拆线。

（四）并发症防治

1. 术中应同时探查对侧阴囊，因为 50% ～ 80% 病人存在睾丸固定不良等易导致扭转的解剖因素，如对侧睾丸发生扭转可能性较大时，应以同样的方法固定。

2. 对睾丸活力判断有困难时宁可切除，以避免坏死睾丸引起自身免疫反应而影响对侧正常睾丸的生精功能。

3. 下降不全的睾丸扭转应选择腹股沟切口。

4. 新生儿睾丸扭转，单侧病变应切除睾丸，避免对侧睾丸受到继发性损害，双侧扭转复位后应尽量保留，因 Leading 细胞对缺血耐受性较强，可望保留部分内分泌功能。

（姚晶晶）

第四节　嵌顿性包茎

嵌顿包茎是包茎的一种并发症，即包皮被强力翻至阴茎头上方后未及时复位，包皮环将阻止静脉和淋巴回流引起水肿，致使包皮嵌顿无法复位。包皮发生水肿后，包皮狭窄环越来越紧，以至循环阻塞及水肿更加严重，形成恶性循环。

一、临床表现

肿胀的包皮翻在阴茎头的冠状沟上，在水肿的包皮上缘可见到狭窄环，阴茎头呈暗紫色肿大。患儿疼痛剧烈，哭闹不止，可有排尿困难。时间过长，嵌顿包皮及阴茎头可发生坏死、脱落。

二、治疗

嵌顿包茎应尽早就诊，大部分病儿可手法复位。手法复位方法有两种：①用 0.5% 的活力碘消毒包皮和阴茎头并涂液体石蜡，双手食指和中指夹在包皮狭窄环近端，两拇指将阴茎头稍用力推向包皮内即可复位。水肿明显时可用无菌针头刺破包皮，轻柔挤压包皮，待水肿好转后再行复位。②左手握住阴茎体，右手拇指压迫阴茎头，左手将包皮从阴茎体上退下来，同时右手指把阴茎头推入包皮方向。复位后应择期做包皮环切术。若手法复位失败，应做包皮背侧切开术。

手术方法：手法复位失败者应行包皮背侧切开术，手术主要是解决环状狭窄，使包皮复位，待以后再行包皮环切术。先将有槽探子或蚊式血管钳插入狭窄环内，然后切断狭窄环，以保证不损伤阴茎体。待组织水肿消散后，再行包皮环切术。如嵌顿包皮已破溃或情况允许，可急诊做包皮环切术。

（姚晶晶）

第五节 泌尿系结石

小儿泌尿系结石包括肾结石、输尿管结石、膀胱结石、尿道结石，以男性较为多见。

一、小儿肾结石

小儿肾结石较成人少见，治疗上以手术为主，体外震波碎石术不仅导致肾脏损伤，而且损伤周围组织及脏器如肺、性腺等；此外体外震波碎石术后易导致输尿管内"石街"形成，引起急性肾衰竭，故此术式在小儿肾结石治疗中有一定的局限性。

（一）病因

1. 代谢性疾病　许多代谢性疾病使尿液的成分及 pH 发生变化，易形成结石，如肾小管性酸中毒。

2. 感染因素　泌尿系感染可形成结石，同时结石亦可引发泌尿系感染。

3. 先天性畸形　小儿因先天性畸形导致尿路梗阻，尿流动力学发生变化形成结石。

4. 生活环境因素　饮食习惯及食物结构、居住环境及饮用水质等因素对尿路结石形成均有影响。

（二）诊断

1. 临床表现

（1）血尿　多为镜下血尿，有时为肉眼血尿。

（2）疼痛　腰部钝痛，也可为剧烈的绞痛，疼痛时往往伴有血尿。

（3）查体　肾区明显叩痛，若肾积水则可扪及包块。

（4）急性尿闭　一侧肾结石导致梗阻时，可反射性引起对侧上段输尿管水肿，出现尿闭。

2. 特殊检查

（1）B 超检查　肾盂内强光团回声，并可判断结石大小及部位。

（2）X 线检查　平片能发现绝大多数肾结石，并明确结石多少；静脉肾盂造影了解双肾功能，是否存在肾积水，逆行插管造影可准确知道结石部位。

3. 尿常规检查

可见明显的镜下血尿。

（三）治疗

1. 保守治疗

（1）适应证　①单发肾结石且直径小于 0.5cm 者；②位于肾盏的单发结石；③继发于代谢性疾病的肾结石。

（2）治疗方法　①治疗原发病变如代谢性疾病；②鼓励多饮水，服用排石利尿的中成药。

2. 手术治疗

（1）适应证①多发肾结石引起梗阻者；②反复泌尿系感染者；③巨大肾结石无法

自行排出者；④合并先天性畸形者；⑤体外震波碎石失败者。

（2）手术方法①肾盂切开取石术适用于肾外型肾盂结石，或结石合并肾积水易从肾盂切开取出的结石；②肾窦切开取石术适用于肾内型肾盂结石、较大的肾盂结石或鹿角形结石；③肾实质切开取石术适用于嵌顿在肾盂、肾盏的鹿角形结石，不能经肾窦内肾盂切开取石，肾盏结石其小盏漏斗部狭窄，不能经肾盂切口取出并且肾实质较薄；④肾部分切除术。

二、输尿管结石

大多来自肾脏，结石一般停留在输尿管的三处生理性狭窄部位，即背盂输尿管交界处，输尿管横跨髂动脉处和输尿管膀胱壁段。

（一）诊断

1. 临床表现

（1）疼痛　输尿管结石多为明显的绞痛，同时疼痛向腹股沟区和会阴部放射。

（2）血尿　绞痛时可见肉眼血尿或镜下血尿。

（3）膀胱刺激症状　输尿管结石无法通过膀胱壁段时则可出现尿频、尿急、尿痛等膀胱刺激症状。

（4）中下段输尿管结石下腹部深压痛。

2. 特殊检查

X线检查：平片及膀胱镜检查逆行性造影可显示结石位置。

（二）治疗

1. 保守治疗同肾结石。

2. 手术治疗结石较大无法通过输尿管狭窄处者、结石近端已出现积水者，应行输尿管切开取石术。

三、膀胱结石

膀胱结石大部分是由于肾及输尿管结石下降到膀胱后逐渐增大形成。另外膀胱憩室、异物、膀胱内感染以及尿道梗阻引起尿潴留等可形成膀胱结石。

（一）诊断

1. 临床表现

①尿线中断，尿频尿痛，排尿困难，排尿过程中尿线突然中断且疼痛剧烈，患儿痛苦异常，牵拉阴茎，改变体位后可得到缓解。②血尿：血尿常出现于排尿末期。

2. 特殊检查

（1）B超检查　膀胱内可见强光团回声，随体位改变而移动。

（2）X线检查　骨盆子片可显示结石影。

（二）治疗

1. 较小结石可自行排出。

2. 较大结石不能自行排出者，需行耻骨上膀胱切开取石。

3. 腹腔镜下膀胱结石取出首先形成气膀胱，在腔镜指引下用套袋套住结石，再用机械碎石装置将套袋内结石粉碎，经小切口取出结石。

四、尿道结石

尿道结石均来自膀胱结石，常位于后尿道，有时可停留于尿道舟状窝部。

（一）诊断

1. 临床表现

（1）排尿困难 结石导致排尿困难及尿痛，严重时出现尿潴留。

（2）会阴部和前尿道可扪及结石。

（3）金属尿道探进入尿道能触及结石。

2. 特殊检查

X 线摄片示结石影。

（二）治疗

1. 后尿道结石用金属尿道探将其推入膀胱后，行膀胱切开取石术。

2. 前尿道结石经尿道外口注入液体石蜡后，将其推挤到尿道外口后取出，若失败则行尿道切开取石术。

······（姚晶晶）

第二十三章　小儿骨科

第一节　小儿骨科急诊特点

儿童的身心并未发育完全，尚处于不断的发育及健全之中，在社会活动中儿童应受到全社会的关怀与保护，但仍会受到意外的伤害，年龄越小则对伤害的应激能力越差，对儿童的危害亦更大，其危害过去，儿童的修复及康复能力又大而快速。

一、儿童骨骼系统的发育及特点

小儿骨组织水分较多，固体物和无机盐成分较少，骨骼纤细多孔富有弹性，不易折断，但可因外力而致脱位及骨骺损伤或青枝骨折。长管骨的皮质薄，松质骨多，骨膜层厚，其生骨能力使骨骺增粗，两端为骨化中心及骨骺板，是骨骼生长变长的部位。受损后生长停滞，而受刺激可生长过盛。骨组织的血管分布丰富，骨的再生能力极强，同时具有强的再塑型能力。在长骨干骺端旁静脉血管末端形成血管窦，此处血流广阔而缓慢，而成为细菌繁殖而致病的原发部位，可形成骨髓炎。骨髓腔在婴幼儿时期充满红骨髓，具有造血功能。5～7岁后长管骨内红骨髓渐由脂肪所替代称黄骨髓，不具造血功能。故而不足5岁的患儿，发生长管骨骨折的治疗不主张以髓内针内固定。

（一）骨骼的生长和发育

骨髓起源于中胚层，骨的形成有膜内化骨及软骨内化骨二种。膜内化骨主要形成颅骨及部分面骨和骨盆。软骨内化骨形成所有四肢骨骼及躯干骨骼。以长管骨为例，在胚胎发育早期，中胚层间充质细胞分化为软骨细胞，集聚成群是为原始软骨基，其继续集聚，一部分软骨细胞骨化为成骨细胞并钙化，在长骨中央形成骨壳，称为骨领，而中心的软骨细胞继续钙化形成骨细胞，具有血管长入，即形成原始骨化中心，骨化由中央向两端扩展，中央之中心部分骨质吸收形成髓腔。出生时骨干已完全骨化，两端仍为软骨叫骺软骨，其继续发生骨化作用故而叫做继发骨化中心。此处称作干骺端，干骺端的骨化从中心开始，其骨化后可在X线照片中显示出来。其骨化不断延长直到干骺端完全与骨干融合，软骨骺板消失，长骨的发育方始完成。

（二）骨龄

继发性骨化中心出现骨化是按照一定的年龄时间次序进行的，根据其发育情况可以推断被检查者的年龄称为骨龄，骨龄与患儿的实际年龄并非经常一致，从而可判断其发育是否过早与过迟。手及腕部骨化中心发生变异的情况较少，相对比较稳定，故常以手及腕部X线影像中腕骨及桡尺骨远端继发性骨化中心的出现与否作为指示小儿骨骼发育程度的标志，称为骨龄。此外长骨骨骺融合的年龄也相对稳定，它也是判断骨骼是否发育成熟的标志之一。当髂骨脊骨骺全部骨化则表示骨骼已发育成熟。

（三）长骨生长的速度

四肢长管骨不同部位的骨骺板其生长速率是不相同的，继发性骨化中心出现越早的部位生长速率越快，其对肢体长度的影响亦越大。

长骨各部位生长速率如下表 23-1。

表 23-1　长骨部位骨骺对长骨长度的生长贡献度（%）

部位	肱骨	桡骨	尺骨	股骨	胫骨	腓骨
上端	80	25	20	30	55	60
下端	20	75	80	70	45	40

在下肢，就各长骨生长长度有占肢体总长度的比率而言，股骨下端所占比率最高，约占 32%，其次是胫骨上端约占 28%，再次是股骨近端占 20%，胫骨下端约占 16%，股骨下端及胫骨上端骨骺生长共占下肢生长长度的 60% 左右，该处骨骺病损对下肢长度影响最明显，经常导致患者双下肢不等长，或成角畸形。是儿童骨关节疾病及损伤治疗的难题之一。

儿童在截肢后因截肢残端骨骺仍在继续生长，其速度往往大大超出残端皮肤及肌肉的生长，从而使残端骨骼过长将皮肤顶得很薄甚至顶破皮肤而突出于残端而需再次手术修整。所以在截肢时应考虑及此而对骨骺作用相应处理，如将骨骺板破坏或阻滞。

（四）长管骨骨骺损伤

处于生长发育阶段的儿童及青少年受到损伤时可伤及骨骺，骨骺损伤约占儿童骨折的 15%，在长管骨远端骨骺损伤多于近端。

骨骺损伤的类型：目前常用的 Salter-Harris 分类法将长管骨骨骺损伤分为五种类型。

Ⅰ型：骨折线横贯长骨骨骺板，造成骨骺板与长骨骨干分离，骨骺板本身及干骺端并未受损亦无其他骨折，是谓骨骺分离。

Ⅱ型：大部骨骺分离如Ⅰ型，骨干有骨折，其三角形骨折片依然附于已移位的骨骺板上。

Ⅲ型：骨折线穿过部分骨骺板，另一部分骨骺板未受损，骨折线可折向干骺端沿长管骨之长轴延伸至关节面，是为关节内骨折。

Ⅳ型：骨折线从关节面开始沿长骨轴劈开骨化中心、骺板及骨干。

Ⅴ型：系骨骺板被纵向挤压，外力向骺板垂直撞击，常造成软骨细胞坏死或伴有营养血管的损伤，导致生长发育障碍。

多种类型骨骺损伤均可同时伴有Ⅳ型损伤。在幼儿时期长期长骨继发性骨化中心尚未出现时，骨骺损伤不能为 X 线平片检查所显示，伤者也不能用语言表达伤情，应特别细心检查伤处以免漏诊。

此外尚有二种类型的损伤未包括上述五种类型之中，其一是骺板周围环即软骨膜环损伤，其二是骨骺板远端继发性骨化中心所形成之骨及关节面损伤，其骨骺板亦是完整无损时。现将其列为Ⅵ及Ⅶ型骨骺损伤。

Ⅰ及Ⅱ型损伤不影响骨骺板生长区复位及愈合后预后较好，若同时合并有血管损伤导致骨骺缺血和骨板早闭，影响长骨的继续生长，使长骨及肢体发育不对称或不等长。Ⅲ、Ⅳ、Ⅴ及Ⅵ型损伤均在关节内，复位不佳影响关节活动而要求解剖复位，其骺板损伤骨痂形成骨桥可影响骨骺早闭而致骨骺发育不平衡而致长骨不等长或成角畸形，且随年龄增加而加剧。Ⅶ型损伤则视其损伤程度及范围而定。

1. 多发性骨折

现代城市生活节奏快，楼高车快，事故累累发生，加之自然灾害，儿童亦不能幸免。受伤儿童可发生多处骨折，且合并有身体其他重要器官的损伤，如脑、肺、肝、脾、肾等的损伤，且常常是致命的。

儿童的总血容量较成人低，约占其体重的 8% 左右，多发性骨折常因出血而致血容量减少及出血性休克，儿童对出血的反应首先是心率加速，应特别加以注意，有必要对其血容量进行补充及对休克的防治。另一常见的并发症是脂肪栓塞，尤其是骨盆及大腿骨折可以出现，要注意对伤者神志、呼吸及胸痛、紫绀等的严密观察。全身多处外伤还可发生呼吸窘迫综合征，各种筋膜室综合征以及合并血管、神经的损伤，总之儿童对多发性骨折及损伤的耐受性要比成人低，病情变化快，有时不易察觉其变化而儿童自诉病情有时困难，所以必须充分注意，严密监控各种可能出现的变化。

多发性损伤常因处理危及生命的损伤如脑、胸部、腹部外伤等而延迟了对骨折的处理，现时由于设备及救助手段的不断进步，已有专家提出在处理各种器官外伤的同时或稍后，对骨折亦进行及时处理，甚至进行急诊手术治疗，在抢救生命的同时抢救肢体并使其功能尽可能恢复或改善。要求医务人员进行合理安排、安全有效的进行抢救。由于病情严重，儿童对骨折移位的可塑性大等的特点，骨折治疗可用非手术疗法为主，必要时手术治疗亦应使用微创术式，以减少手术失血及手术损伤以及伤口感染。必要的内固定则尽可能采用生物学的内固定。

2. 开放性骨折

对开放性骨折的处理应及时进行彻底清创，缝合、闭合伤口。若有可能感染则可无菌包扎伤口并予以开放，24 ～ 48h 后再次清创，延期缝合并尽早植皮或转移皮瓣。儿童植皮成活率高于成人。开放性骨折是否在清创缝合的同时选择何种固定方式目前尚无统一意见，固定方式的选择要依受伤骨骼的骨折状况，污染程度，受伤时间及伤者一般状况以及接诊医生的经验而定。对Ⅰ及Ⅱ型开放性骨折，受伤时间不超过 8 小时，伤口感染不严重者，在有经验的骨科医生的处理下，可以在彻底清创的同时进行骨折的内固定，内固定材料的选择以进行生物内固定为主，不宜广泛扩大伤口，亦不主张作坚强的内固定及解剖复位，骨折端附着的骨膜不可剥离过多，游离的大块骨片不宜摘除要充分清洗后予以保留。

3. 病理性骨折

当儿童对出现在自身某处的骨质变化始终不在意时，有时其家长亦未引起充分注意，可能在该骨骼发生病理骨折引起疼痛、肿胀甚至畸形时才到医院就诊。

常见的骨病发生病理性骨折的病理分为二大类；一类是骨的肿瘤样疾病，这类疾病并非骨肿瘤，主要疾病是：骨囊肿及动脉瘤样骨囊肿、骨纤维组织异样增殖症、嗜伊红细胞肉芽肿等；另一类是骨的良性及恶性肿瘤如骨的内生软骨瘤、骨巨细胞瘤、骨肉瘤等。

对病理性骨折的处理有二种不同的方法，若诊断明确或已怀疑其为骨肿瘤者，应以处理原发性骨肿瘤为主，不宜延迟处理。若明确为肿瘤样骨病引起的病理性骨折，因骨折后修复机制的作用，骨痂生长进入病变部位有可能使病变缩小或消失，故可以用非手术疗法来固定病理骨折，大多骨折可以愈合，愈合后病变若依然存在或扩大则再行手术治疗。另一种处理办法则可清除病灶并立即行植骨固定。

另一类骨的病理性骨折是在骨关节发生炎症感染后引起的，将在下文有关章节分别详述。

加强宣传教育、提高国民文化及科普知识是减少病理性骨折发生的有效措施之一。

··（高　强）

第二节　上肢骨折

一、锁骨骨折

锁骨骨折是小儿最常见的外伤之一，占上肢骨折的第三位，50% 以上发生在 10 岁以下的儿童。它的发病率虽高，但预后较好。

锁骨为 S 形的长管状骨，连接着肩胛骨与躯干。锁骨内部呈致密的蜂窝状结构，没有明显的髓腔结构。外观上其外侧半向后弯曲，呈凹形。内侧半向前突出成弓形。锁骨的外 1/3 的截面呈扁平状，内 1/3 的截面呈棱柱状，中 1/3 是内外两端的移行部位，而且中 1/3 段的锁骨直径最小，是锁骨在解剖学和生物力学中的薄弱点，所以骨折好发生在骨干的中 1/3 段和中外 1/3 交界处。

（一）病因和病理

根据受伤类型可分为两种。

1. 间接暴力　最常见，如婴幼儿跌倒或者从床上和椅子上摔落地面时，手或肘部着地使暴力向上传导到锁骨而发生骨折。

2. 直接暴力　锁骨受到直接暴力的打击而发生骨折。若暴力过大，可造成粉碎性骨折。

产伤则是新生儿锁骨骨折的一大原因，锁骨骨折占产伤的第一位。有人统计其发生率约为2.8%～7.2%。产伤所致的锁骨骨折与许多因素有关，包括胎儿的体重、产式、产妇分娩的体位、接生者的经验等等。剖腹产一般很少引起锁骨骨折。

锁骨骨折的基本类型一般可分为锁骨中段的骨干部骨折、锁骨外侧部骨折、锁骨内侧部骨折。

婴幼儿常常为青枝骨折，年长儿童则多为完全性骨折，可以没有明显移位，但大多有向前成角和缩短重叠畸形。小儿开放性锁骨骨折极为少见。

（二）临床表现和诊断

儿童锁骨骨折的诊断并不困难。一般有明显的外伤史，典型症状有患肩低垂，患儿常用健侧手托扶患侧肘部，以缓和患肢自身重量及胸肌和斜方肌对骨折断端的牵拉作用所致的疼痛。骨折局部有肿胀、隆起、骨擦音和触痛。应同时注意检查并在病历上记录有无呼吸急促、皮下气肿、血肿，患侧上肢有无肿胀以及感觉和运动功能有无障碍，以判断有无骨折端刺伤胸膜和锁骨下血管、神经。

婴幼儿如为青枝骨折，局部畸形、肿胀不明显，但活动伤侧上肢或按压锁骨时，患儿有啼哭和叫痛。当外伤史不清或临床表现不明显时容易漏诊，应予高度注意。

新生儿产伤的锁骨骨折由于症状轻微或无症状而不易发现，常在出生后半月左右在锁骨部位发现有隆起的肿块、拍 X 片后才被诊断。新生儿的锁骨骨折多表现为假性瘫痪，患侧上肢活动减少，拥抱反射（Moto 反射）不对称，应注意与臂丛神经损伤或肱骨急性骨髓炎相鉴别。

影像学检查：绝大多数锁骨骨折均可在常规的前后位 X 线片上发现，X 线片可以确定骨折的部位及移位的方向和程度。但锁骨内侧部骨折在常规的 X 线片上难以发现，此时 CT 检查有助于进一步观察胸锁关节。

（三）鉴别诊断

新生儿锁骨骨折应与产伤麻痹（臂丛神经损伤）和肱骨急性骨髓炎相鉴别，臂丛神经损伤有产伤史，患肢完全麻痹，软弱无力，上肢活动消失。肱骨急性骨髓炎时有发热和炎症反应（如血像增高，血沉、C 反应蛋白升高等），起病时间较长时可在肱骨 X 片上发现骨膜反应或骨质破坏。胸部 X 片可以证实或排除有无锁骨骨折。

新生儿的锁骨骨折有时还需与先天性锁骨假关节相鉴别。先天性锁骨假关节为胚胎发育中锁骨内、外两个骨化中心未能正常融为一体所致。在新生儿表现为锁骨中外 1/3 交界处有假关节活动和局部包块。多发生在右侧锁骨。随着年龄的增长，局部畸形加重。X 线表现为锁骨中外 1/3 处假关节形成，两断端接近并表现为鳞茎状的团块。一般不产生临床症状和功能障碍，长期随访对锁骨长度的发育、肩锁、胸锁关节均无影响，无需特殊治疗。

（四）治疗

对新生儿及婴儿锁骨骨折的治疗，大多数临床医师认为一旦确诊，不论有无移位，给予适当固定是必要的。对无明显移位者，固定可防止因活动而导致的骨折移位；对骨折明显移位者，固定制动可防止错位加重，减少软组织损伤。固定可用 8 字绷带，或者将患肢屈肘 90°，用绷带将患侧的上臂和前臂固定于躯干，固定时间为 2 周。另外仰卧睡眠时可在患侧肩下垫软垫以防止患肩过度下垂。

轻度移位的儿童和青少年锁骨中段骨折以及青枝骨折一般不需手法复位，为了舒适和减轻疼痛可将双肩用 8 字绷带固定 3 ~ 4 周。行 8 字绷带固定时，要注意 8 字绷带的走行方向，8 字的交叉点在后背两个肩胛骨之间，不要搞反。固定时注意要松紧适度，双腋下可放一些棉垫，以避免过紧压迫腋下血管。固定期间要交代家长观察双上肢有无肿胀、麻木、发绀等异常情况，以便及时处理。也可采用"双圈法"固定：即用毛巾或绷带、棉花和纱布制成两个单独的软圈，套于两腋窝，在两圈在患儿的一背后拉紧并用绷带固定，原理同 8 字绷带固定法。目前也有现成的 8 字固定支具可供使用。

当骨折严重移位，有刺破皮肤的危险时，也有人试行在固定前作闭合复位。一般需用局部麻醉，患儿取坐位，术者在患儿身后用膝部顶住两肩胛骨之间，再用双手向后牵拉两肩，助手可用手在前方沿皮下触摸辅助复位。复位后再用 8 字绷带外加石膏固定。

小儿锁骨骨拆除非合并有血管和神经的损伤，需做手术进行探查和修复以及较少见的开放性骨折外，一般没有手术适应证。个别情况下，小儿将来要从事特殊行业，对外观有特殊要求或不能接受局部畸形愈合外形的，在向监护人充分说明手术的风险和各种并发症如骨折不愈合、感染、手术疤痕增生后，也可手术复位内固定。因为虽然有移位的锁骨骨折，常不易整复和保持良好的位置，但外形是可以接受的，且功能均很好。畸形愈合和局部骨痂形成的包块多可在 1 年内通过再塑形而消失。

锁骨骨折行开放复位手术时，在锁骨上方骨折部位做一个 2.5cm 长的小切口，在显露移位的骨折块时，应该特别小心，以免损伤锁骨下的神经血管（锁骨下动静脉）

和胸膜顶。解剖到锁骨后，尽量不剥离或少剥离骨膜，将选好的克氏针从锁骨的远侧段的断端顺行穿出至肩峰旁皮肤，然后将骨折处复位，再逆行钻入克氏针跨过骨折线到近侧段一段距离，多余针尾剪断去除，并将外端弄弯埋于皮下或置于皮外，以防肩部的活动导致克氏针向内侧移动而进入身体的重要结构。克氏针的粗细要合适，过细抗弯曲能力不足，过粗则有锁骨皮质劈裂的可能。术后上臂用吊带悬吊固定 1 ～ 2 周。骨折愈合后拔除克氏针。

传统的克氏针逆行髓腔内固定的缺点是可能出现松动、滑脱和针尾外露致局部感染、肩关节功能受限。故有人采用一端有螺纹的髓内针及空芯加压螺纹钉固定，固定强度可靠，术后功能恢复佳，并发症也较少，缺点是需要特殊器械，操作相对复杂。

其他有报道的内固定方法有钢板螺钉内固定和镍钛形状记忆合金锁骨环抱器等。钢板螺钉内固定对位佳，又牢固稳定，但切口长且骨膜剥离广泛，影响局部血供，易发生骨折延迟愈合及骨不连，甚至当拆除钢板后可发生再骨折。用镍钛形状记忆合金锁骨环抱器治疗粉碎性锁骨骨折只适用于中段骨折，且骨膜剥离也很严重，影响骨折愈合。

另外的一种治疗选择是经皮巾钳提拉复位逆行穿针内固定，需在 X 线电视监视下操作。但年龄较大者因锁骨粗大，而巾饼甜弓较细，复位时可致巾钳扭曲变形；肥胖儿童因皮下脂肪较多，经皮进巾钳时夹持不到锁骨，亦不适合本疗法。

不要忽略发生率较低的锁骨外侧部骨折和内侧部骨折。小儿锁骨外侧部骨折常为经骺板骨折而不像成人那样有真正的肩峰锁骨分离。小儿完整的骨膜管可保证骨折的愈合及塑形，轻度的移位和损伤可采取保守治疗，有严重的固定畸形时才需要手术复位及固定。

同样，锁骨内侧部骨折都貌似胸锁关节脱位，但大多是经骺板的损伤，CT 检查比较容易诊断。如果锁骨干端向前移位，其危险性小，塑形预后好；如果向后移位，则纵隔内的结构有受压和损伤的危险，患儿会有锁骨内侧或胸骨疼痛并伴有吞咽及呼吸困难，应先试行闭合复位，复位失败或复位后不稳定需行切开复位手术。

二、肱骨近端骨骺分离

肱骨近端骨骺由三个骨化中心发育而成，分别发育成肱骨头、大结节和小结节，在生后 4 ～ 6 个月、3 岁和 5 岁左右顺序出现，于 7 ～ 8 岁左右三个骨衡融合成为肱骨近端一个骨骺。至 19 ～ 22 岁肱骨近端骨骺始与肱骨干融合。因此，肱骨近端骨骺分离多发于 11.15 岁的青少年，最多见的是 Salter-Harris Ⅱ型骨骺损伤。少数年幼儿童也可发生，由于此时的肱骨近段骨骺几乎都是软骨，所以多为 Salter-Harris Ⅱ型骨骺损伤。Salter-Harris Ⅲ型和Ⅳ型骨骺损伤则很罕见。对于年幼儿童的严重骨折或骨骺损伤，应怀疑为虐婴综合征。一般男孩多于女孩，约为 3 ～ 4：1。

（一）发生机制

肱骨近端骨骺分离多为间接暴力所致，在前臂处于内收、伸直和外旋位时，外力沿肢骨干向上传导而造成骨折。常见的外伤方式是向后摔倒时，患者伸肘用手试图防止摔倒，由肱骨内收和前移产生的后外剪切应力而造成。另外，直接暴力或者摔倒时肩部外侧着地也可造成肱骨近端骨骺分离。干骺端常向前方移位，沿骨骺后面的骨膜附着一般比前面更为坚强，大多数情况下由于有较厚的骨膜套，骨折端会保持一种坚固的位置，后方骨膜袖的完整使之有很强的塑形潜能。但一旦骨膜被撕裂并向远端剥脱后，骨折端就变得很不稳定。

（二）临床表现和诊断

肱骨近端骨骺分离是 5 ～ 15 岁的儿童肩部损伤中最多的一种损伤。有患肢功能障碍、局部肿胀和压痛等表现。

对于完全移位的骨折，有上臂变短，呈伸直外展位，在接近喙突的腋前方形成异常突起。用手握住患侧屈曲的肘关节而另一手抓紧肱骨头时，可感觉到骨折断端的反常活动和骨擦音。无明显移位者可无上述症状。通过正侧位的 X 线拍片可以作出诊断。

（三）治疗

婴幼儿的骨骺损伤为 Salter-Harris Ⅰ 型，如上臂出现缩短和外展畸形，应通过手法牵引来恢复上臂的长度和力线，牵引时使上臂外展 90°、屈肘 90°、外旋 15 ～ 25°。一般不需麻醉，也不必追求精确的复位。然后对肩和上臂用 Velpeau 绷带固定 3 ～ 4 周。

6 岁以上的儿童和青少年多为 Salter-Harris Ⅱ 型，如果没有移位，用 Velpeau 绷带固定 4 周即可。有轻度移位但成角畸形不超过 20° 者，可在无麻醉下试行轻柔手法复位，然后用 Velpeau 绷带固定 4 周，同样不必追求精确的复位。如果成角畸形超过 20°，则应该手法复位使之达到可以接受的位置。

因为肩关节是人体骨骼中活动范围最大而且不负重的关节，年龄越小生长潜力越大，一般 20° 或以下的成角畸形以后可以通过自体塑形而获得纠正。肱骨上端伸出的骨性突出，可能会使上肢的内收和内旋受限，但在数年后这些骨突大多被吸收和塑形，肩关节的活动功能可以恢复正常。超过 11 岁的伴有严重移位的畸形不能完全纠正，常残留一定的缩短和成角。

年龄超过 11 岁或成角超过 20° 的移位骨折，一般手法复位不满意者，也可在麻醉后，C 形臂 X 线影像增强仪监视下复位，如复位后骨折稳定，可用 Velpeau 绷带固定 4 ～ 5 周，直至骨愈合到允许肩关节徐缓活动的程度。如骨折不稳定，可在复位后从外侧的肱骨干经皮斜向插入 2 根克氏针穿过骺板固定，以维持复位后的位置。针尾埋于皮下，术后 3 ～ 4 周拔出。上臂于中立位固定。

手术切开复位的适应证：患儿年龄较大超过 11 岁，闭合复位未达到要求者；肱二头肌长头嵌夹于骨折端；少见的 Salter-Harris Ⅲ型和Ⅳ型骨损伤；骨折合并脱位；开放性骨折。手术常采用肩部前内侧切口，暴露骨折端后容易得到满意的复位，可用螺钉或克氏针固定。术后用超肩石膏托或三角巾悬吊患肢。

三、肱骨干骨折

肱骨干骨折指的是由肱骨的胸大肌止点上缘至远端肱骨髁上间所发生的骨折。小儿的肱骨干骨折并不是很常见。

（一）发生机制和移位

肱骨干骨折多为直接暴力所致，如摔倒时一侧上臂着地，骨折多为横断或粉碎型骨折。间接暴力所造成的多为斜行或螺旋形骨折。如果轻微外力造成肱骨干骨折，要注意是否为病理性骨折，仔细检查肱骨干骨折部位有无骨囊肿、骨纤维结构不良等基础病变。

肱骨干骨折后，由于骨折部位肌肉附着点不同、暴力作用方向及上肢体位的关系，可有不同的移位情况。

当骨折在肱骨的中上 1/3，在三角肌止点以上者，骨折的近端受到胸大肌、背阔肌和大圆肌的牵拉而向内收、内旋，骨折远端在三角肌的牵拉下向外、向上移位。

当骨折在肱骨的中下 1/3，即在三角肌止点以下者，骨折近端受三角肌、喙肱肌牵拉的作用而向外、向前移位，骨折远端受到肱二头肌和肱三头肌的牵拉作用而发生向上的重叠移位。

如果骨折位于肱骨干的下 1/3，由于患儿常将前臂悬吊于胸前，骨折远端常呈内旋位。

（二）临床表现和诊断

一般均有明显的外伤史，局部疼痛、肿胀明显；压痛剧烈，上臂有成角畸形，触摸有反常活动和骨擦音，均可诊断骨折。摄 X 片，不仅可以确诊，还可明确骨折的部位、类型及移位的情况，以供手法复位时参考。

因为桡神经自腋部发出后，在三角肌粗隆部以下，紧贴着肱骨干，沿着从肱骨后侧自内后向外前方向斜向走行的桡神经沟走行，所以在肱骨中下 1/3 骨折时，由于骨折移位牵拉或者两骨折端的嵌夹均可造成桡神经的损伤。格神经有损伤时，出现典型的垂腕和伸拇及伸掌指关节功能的丧失、前臂旋后不能、第 1～2 掌骨间背侧"虎口"区皮肤感觉丧失等表现，首次就诊时就应该详细检查并在病历上予以记录。

（三）治疗

对于有明显移位的肱骨干骨折，应该根据 X 片所显示的骨折部位和移位方向，首先行手法复位。

复位的标准是不必强求端对端的完全复位，允许有 1.0～1.5cm 的重叠，成角畸形最好不超过 15～20°，要避免发生旋转。复位达到要求后，对婴幼儿可将上肢用绷带固定于胸壁 4 周即可；较大的儿童可采用悬吊石膏管形或肩人字石膏固定。采用悬吊石膏时，石膏应上至腋窝下至掌骨头，肘屈曲 90 度，前臂中立位；悬吊带的长度要合适，太长可致向前成角，太短可形成向后成角。患肢如放于外展支架上更可以减少因重力作用而引起的骨折端间分离作用。

对于斜行或不稳定的骨折，有严重的重叠，手法复位后位置仍不满意者，可用皮肤牵引达到并维持在可允许的位置；对皮肤或软组织条件不好不能作皮肤牵引者，或者粉碎性骨折和开放性骨折也可行尺骨鹰嘴牵引。

肱骨干骨折一般很少需要手术开放复位的。手术开放复位内固定的适应证有：因骨折端间嵌入软组织或闭合复位和牵引不能达到功能复位的要求者；肱骨有多段骨折者；开放性骨折伤后时间在 8 小时以内，经过彻底清创保证不会发生感染者；病理性骨折。

内固定方法根据骨折类型和病人的具体情况而定，可选用包括髓内针、接骨钢板、交叉克氏针、螺钉、可吸收棒或可吸收螺钉等各种方法。在使用内固定和骨折愈合后行取出内固定物的手术时，要十分小心，避免损伤桡神经。

肱骨干骨折伴有桡神经损伤在小儿比成人相对要少。在闭合性骨折中，桡神经的完全断裂非常少见，多为骨折端的挤压或挫伤引起的不完全性损伤，骨折保守治疗后桡神经功能几乎都能恢复。常规神经探查有可能增加不必要的手术和并发症。

在桡神经的功能尚未恢复前的观察期，应将腕关节置于功能位，并使用可牵引手指伸直的活动支架，进行被动的功能锻炼，以防止畸形或关节僵硬。同时定期作肌电图检查。如果受伤后 3 个月神经功能无恢复者，则应行桡神经探查术。

但对于发生桡神经麻搏的肱骨干开放性骨折，应在创口清创和冲洗的同时探查晓神经。

四、肱骨髁上骨折

肱骨髁上骨折是指肱骨髁上 2 ～ 3cm 处的骨折，据统计约占儿童全身骨折的 1/4。肱骨髁上骨折也是儿童肘部损伤中最常见的骨折，占肘部骨折的 60% ～ 70%。好发于 5 ～ 12 岁年龄组，男孩多，约为女孩的 2 倍。该骨折常并发肘部的血管和神经损伤，后遗症较多。

（一）发生机制和分型

一般将肱骨骨折分为伸直型（包括伸直尺偏及伸直桡偏型）和屈曲型两大类，绝大多数骨折是伸直型，屈曲型仅占 3% ～ 5% 左右。

当跌倒受伤时肘关节呈伸直或半屈状，手掌着地，地面向上的反作用力传导到肱骨下端，可造成伸直型的肱骨髁上骨折。青枝型或不全骨折时后方的骨皮质尚未完全断裂，骨折向前成角；完全骨折 __ 时，骨折线多为前低后高的斜形，骨折的近端向前下方移位，有时可压迫或刺伤肘部前方的正中神经 377_ 和肱动脉，骨折的远端则向后上方移位。

由于暴力可来自于肱骨髁部的前外侧或前内侧，从前后位 X 线片上看，远端骨折块可向尺侧或桡侧方向移位，有人将他们分别称之为伸直尺偏型和伸直桡偏型肱骨髁上骨折。其中伸直尺偏型肱骨髁上骨折以后发生肘内翻的危险较大。

如果受伤时肘关节处于屈曲位，肘后部直接着地，外力自下而上，尺骨鹰嘴直接撞击肱骨的髁部，造成屈曲型的肱骨髁上骨折。伤后骨折的病理改变恰恰与伸直型相反。青枝或不全骨折时肱骨远端前方的骨皮质连续，而后方出现分离，形成向后成角；完全骨折时骨折近端向后移位，而骨折远端则向前移位，但移位一般不如伸直型那么严重。

按骨折的移位程度，1959 年 Gartland 提出了另外一种实用性肱骨髁上骨折的分类。

Ⅰ型：骨折无移位。

Ⅱ型：骨折远折段后倾或同时有横向移位，后侧骨皮质仍完整。

Ⅲ型：骨折断端完全移位，骨皮质无接触。

1988 年 Pirone 等对此分类略加修改，把Ⅱ型分为两个亚型，Ⅱa 型骨折单纯远折段后倾，后侧皮质完整；Ⅱb 型骨折有横向移位，或兼有远折段倾斜，但断端仍有接触。

（二）临床表现和诊断

肱骨髁上骨折时有肘关节弥漫性肿胀、疼痛和活动受限，髁上部位压痛明显，完全骨折时有反常活动，移位明显时，肘向后方突出，呈枪托样双曲畸形，肘三角关系仍保持正常。偶见肘前皮肤有局限性紫斑或皮肤皱褶陷窝。

肘关节正侧位片可以显示骨折的类型和移位程度，以便正确指导治疗和估计预后，特别对于尺偏型的骨折一定要向家属说明发生肘内翻的较大可能。必要时也可拍双侧肘关节的正侧位片，以便对比观察。

骨折移位大时可使神经血管挫伤或受压，伸直型骨折容易挫伤桡神经与正中神经，而屈曲型骨折易损伤尺神经。应该常规检查并记录有无肱动脉、正中神经、桡神经及尺神经的损伤的症状和体征，往往这些并发症的后果比骨折本身更为严重。

大龄儿童多可配合做神经检查。让患儿主动背伸腕关节以及伸直拇指以检查桡神经功能。检查正中神经功能包括让患儿屈曲 2～3 指以及做对掌动作，或者让患儿主动屈曲示指的远指间关节和拇指的指间关节，让示指和拇指围成一个圆圈。能握拳表明正中神经功能完好。能分指、双指交叉（指的内收和外展）表明尺神经功能完好。除了运动功能外，还要检查每个手指的尺桡两侧以及虎口区背侧的轻触觉和两点辨别觉。

年龄小一点的幼儿常不能配合做神经功能检查，所以不要轻易在病历上写"正常"，只记录你实际所能完成的检查结果，因小儿不配合而未能进行的检查或不确定的结果均只需如实记载即可。否则不易区分以后实际出现的神经损伤是外伤本身所致还是复位（或手术）所造成的。

（三）治疗

主要的治疗方法有闭合复位外固定、前臂侧方皮牵引或尺骨鹰嘴外展或过头牵引、闭合复位经皮穿针固定、切开复位内固定等。

1. 伸直型骨折

对于无移位的 Gartland Ⅰ 型骨折，仅需屈肘 90° 上臂石膏托固定 3～4 周即可。

如果骨折端有轻微移位，首先判断是尺偏型还是桡偏型。桡偏型的处理如同无移位骨折，而对于尺偏型的有轻微移位的裂纹骨折，为了减少以后发生肘内翻的几率，有人主张要进行适当的复位。复位时将前臂和骨折远端向外侧稍施加压力，使桡侧的骨皮质间产生一定的嵌插，以抵消尺侧骨质局部塌陷后形成的倾斜，施力的动作要平稳缓慢。复位后同样用石膏托固定。

对于无侧方移位、肱骨远端后方骨皮质和骨膜尚完整的青枝骨折，为了避免以后因前倾角减少而导致的肘关节屈曲功能受限，同样宜进行适当复位，使前倾角能恢复到正常的 30° 左右，然后用小于 90° 的屈曲位石膏固定。这种位置固定后一定要注意严密观察患侧手指的末梢血液循环和肿胀情况。

对于有明显移位的伸直型肱骨髁上骨折，若肿胀不明显，无血管损伤，主要是 Gartlan Ⅱ 型骨折，仍然首先考虑保守治疗，可在臂丛、全麻或局麻下试行整复固定。复位时，两助手分别握住患儿腕部与上臂，沿前臂自然方向牵引，待骨折端牵开后，术者先纠正骨折远端的侧方移位，然后术者用双手拇指从肘后向前推顶尺骨鹰嘴，同时在维持牵引下缓缓屈肘到 90°。用 X 线摄片或透视了解骨折复位后的位置。

复位原则是桡偏型的骨折要求解剖对位，但不能过度，即不能使骨折远端向内侧有一丝的移位，否则就相当于将原本桡偏型的骨折变成了容易遗留肘内翻的尺偏型骨折；尺偏型骨折要求解剖对位，桡侧要有一定的嵌插或者轻度的矫枉过正；可减少肘内翻的发生率。若复位不满意，不主张多次反复的暴力复位。反复整复可引起肘关节僵硬和骺板损伤，应考虑改行手术切开复位。

骨折复位满意后，如断端较稳定，可以用夹板或石膏固定。对于复位后不稳定的骨折，可在 C 型臂引导下，采用经皮穿针固定技术治疗。经皮穿针固定方法主要有两根克氏外侧平行或交叉穿针以及内外侧交叉克氏针固定两种。

实验证明，内外侧克氏针固定比单独外侧克氏针固定提供更大的稳定性，而且两根克氏针在骨折近端数毫米的中部而不是在骨折线处交叉，可获得较坚强的生物力学效应。因此推荐用内外侧克氏针固定。外侧克氏针从肱骨内上髁穿出，内侧克氏针从肱骨外上髁穿出。但是内侧穿针有损伤尺神经的风险，如果局部肿胀很厉害，不能摸清肘部的骨性标志，或者技术上没有把握时，也可选择仅在外侧穿两根克氏针固定的方法。另外一种防止穿针时尺神经损伤的方法是在肱骨内上髁表面切一小口，通过置于骨表面的导向器打入克氏针。

也有人建议对闭合复位后骨折较稳定者，亦用两根外侧克氏针固定；而对于粉碎性骨折和不稳定骨折则用内外侧两根克氏针固定。

术后用石膏托屈肘 80° ～ 90° 位固定。患儿麻醉清醒后，要检查桡动脉的搏动和神经功能，石膏应根据肢体消肿情况及时更换。术后 3 周时拔出克氏针，术后 4 周开始间歇性进行肘关节主动活动练习。

当肢体肿胀明显、闭合复位有困难时，可先行尺骨鹰嘴外展牵引（Dunlop 骨牵引）或过头牵引，牵引 3 ～ 5 天内床边拍片复查骨折对位情况，调整牵引重量，必要时辅以手法整复。待肿胀消退后，再行闭合复位或继续牵引，也可切开复位内固定，但手术最好应在软组织肿胀减轻且不迟于受伤后 5 天时进行，伤后 5 天以上才做切开复位手术，可明显增加发生骨化性肌炎的可能性。如果行全程骨牵引须 3 ～ 4 周，去牵引后开始活动肘关节，缺点是住院时间较长。

2. 屈曲型骨折

骨折无移位或移位很少，肱骨小头的前倾角在可接受的范围内时，可用长臂前后托石膏伸肘位固定，7 ～ 10 天后更换适当加大屈肘角度的石膏，因为伸肘位固定时间太长容易引起以后的屈肘功能障碍。

如果骨折远段前倾，前侧骨皮质尚连续，或者虽为完全骨折但骨折断面仍有部分接触者可在手法整复后经皮穿针固定或伸肘位石膏固定，7 ～ 10 天后更换石膏，适当加大屈肘角度。

骨折端完全移位后，闭合复位困难而且不稳定，如复位成功应用经皮穿针固定，不成功则行手术切开复位内固定。

3. 关于手术切开复位和内固定

对于 Gartland III 型完全移位的肱骨髁上骨折，因无骨皮质相接触，骨膜完全剥离，以及骨折片折叠甚至穿破皮肤（开放性骨折），很难获得满意的复位。如果在全麻下试行 1 ～ 2 次的闭合复位后仍不能达到要求，则有手术切开复位和内固定的指证。

切开复位其他指证包括：需要冲洗和清创的开放性骨折、骨折伴有血管和神经损伤者。

手术大多采用外侧或前外侧入路，也有用内侧、后侧和肘前入路显露的。后侧入路虽然显露较好，但创伤大，引起关节僵硬的比采用其他切口的更多、更严重，一般不宜采用；肘前入路多用于有血管损伤需进行探查者，一般作"Ϫ"状切口，内上外下方向或外上内下方向均可，但以前者显露更为方便。

以外侧入路为例，病人采取仰卧位，于肱骨外髁作弧形切口，起于鹰嘴下方 2 厘米，向近端延长至髁上 6 厘米。切口可稍偏向后方，这样不易损伤桡神经。切开软组织包括肘肌和指伸总肌起点，将其分别拉向前后两侧。将血肿清除后才能直视骨折的两断端，注意骨折两断面的形状，将其相对应部分整复到一起，从骨折远端内外穿入两枚克氏针交叉固定，也可先打入两枚克氏针，在骨折远端骨折面见到克氏针尖端后再使骨折近端对位，继续打入克氏针，这样操作更加准确可靠。针尾可折弯留在皮肤之外。术后用石膏托屈肘90°位固定。患儿麻醉清醒后，要检查桡动脉的搏动和神经功能。术后3-4周拔出克氏针，开始进行肘关节主动活动练习。

有人认为前外侧入路比外侧入路有更多优点：对正常组织损伤小，术野可见范围大，显露骨折端清楚，可彻底清理出卷入远断端的骨膜，容易达到解剖复位，此切口可用逆行方法穿针，直视下对肘前组织扩创和修补断裂肌肉。合并桡神经损伤者此切口更适于神经探查。

（四）早期并发症

1. 周围神经损伤

肱骨髁上骨折合并神经损伤比较常见，文献报告其发生率为3%～22%不等。大多数的神经损伤为传导功能障碍或轴索中断，经数日或数月可自然恢复，神经断裂很少见。正中神经、骨间前神经、桡神经和尺神经均可累及。

神经损伤的早期处理主要是观察，可给予支持疗法和神经营养药物，被动活动关节并保持功能位置。如在骨折复位后6～8周临床与肌电图检查皆无恢复迹象时，应手术探查。视探查结果而行神经松解或神经吻合、神经移植术，尺神经探查后应行前移术。

2. 血管损伤

移位严重的伸直型肱骨髁上骨折容易发生血管损伤，大多为肱动脉的痉挛、受压或血栓形成等，真正发生动脉被刺破或断裂的较少。检查时，通常有疼痛、苍白、发绀、无脉、末梢发凉等表现。

遇到这种情况，首先进行温柔的闭合复位，复位成功后大部分病例的血管受损的症状可以逐渐消失，骨折侧肢体变暖，末梢血管充盈良好，颜色正常，可摸到脉搏，提示已解除对血管的压迫。

如果症状不缓解而且进一步加重，应及时进行探查手术。有人主张在骨折复位后，观察远端的血液循环在5分钟内（当肘关节屈曲小于45°时）未恢复正常，应请血管外科医师会诊，可能需要进行肱动脉探查。除临床观察毛细血管充盈情况和脉搏外，还可使用彩色多普勒超声仪和血氧饱和度测量来评估复位后的患侧肢体血液循环状态。

作血管探查时常采用经肘前入路显露肱动脉，先解除骨折端对血管神经的嵌压，动脉的小裂口可作显微修补，有血管痉挛者可用温盐水湿敷，也可用1%的利多卡因做血管周围组织的封闭，数分钟后多可恢复正常。经以上处理仍不见改善的，表明动脉损伤严重，有血栓或内膜损伤，则应切除受损血管，摘除血栓，可使骨折远端的血运逐渐恢复，小动脉的反射性痉挛也可解除。一般情况下，在肱深动脉以远切断肱动脉，通过肘关节周围丰富的侧支循环，可以维持前臂的血运。但在切断肱动脉后应观察一段时间，若远端的血供可疑，应做血管吻合或血管移植术。

3. 前臂骨筋膜室综合征和Volkmann挛缩

是肱骨髁上骨折后果最严重的并发症，可原发于骨折或并发有血管损伤的病例，也常与处理不当或处理不及时有关。外伤后的局部出血和组织肿胀可使前臂骨筋膜室的压力升高，如果此时外固定包扎过紧和（或）外固定时屈肘的角度太大更使骨筋膜室的容积减少或无法扩大，加剧了骨筋膜室的压力升高，可直接阻断肌肉组织的微循环，或同时刺激压力感受器引起反射性的血管痉挛，从而出现肌肉神经的缺血缺氧症状。

前臂屈肌的缺血症状多在伤后或骨折复位固定后的 24-48 小时内出现。骨筋膜室综合征的出现是肌肉 Volkmarm 缺血挛缩的先兆，主要表现为肢痛难忍、皮温低，前臂掌侧间室有严重的压痛和高张力感，继而出现手指感觉减退，屈肌力量减弱。

一旦出现上述症状时应该紧急处理：立即去除所有外固定，伸直肘关节，有条件时测量间室压力。观察 30-60 分钟无好转或测得的压力高于 30n«nHg，应及时行前臂深筋膜切开减压术。

（五）晚期并发症

1. 肘内翻

肘内翻畸形也称枪托（Gunstock）畸形，是肱骨髁上骨折并发症中最常见的一种，肘内翻的发生率文献报道不一，高的可达 30% ～ 57%。

关于肘内翻的发生机理目前有许多学说：包括复位时对尺侧移位和旋转移位未完全纠正、肱骨远端的重力性尺倾、尺侧骨皮质的挤压嵌插和塌陷压缩、肱骨内髁的骨骺损伤等，但单独某一学说均不能解释所有问题，有可能是上述因素综合作用的结果，特别是损伤时所形成的病理变化和该部位特殊的解剖结构和生物力学特点是射内翻发生的基本原因。对于各种原因造成的肘内翻，在急诊处理时都无较好的治疗措施，尤其是尺偏型的骨折肘内翻发生率更高，在治疗前应向家长充分说明。

有人认为骨折远端向尺侧移位未完全纠正、或者整复后因固定方法的选择不当使位置丢失而产生向尺侧的再移位是导致肘内翻的一个重要因素。由于肱骨髁上骨质扁平而薄，致使肱骨远侧骨折端向尺侧移位后很难维持在正常生理轴位上。即使解剖复位，由于骨折端接触面狭小，稳定性差；加上上肢活动时，特别是上肢外展前屈时，肱骨的外髁位于内髁上方，因患肢前臂的重力作用，可使固定不确实的骨折端桡侧逐渐分离。这些因素导致骨折远端向尺侧倾斜发生内翻，最终发生肘内翻畸形。

肱骨髁上骨折后一侧未断骨膜对远端的牵拉、对抗或加强远折端的重力性尺倾也是产生肘内翻的因素之一。当未断骨膜牵拉力存在于桡侧（内断外连），本身就能对抗远折端重力性尺倾时，可减少肘内翻产生；而当此桡侧骨膜牵拉力作用消失不能对抗远折端重力性尺倾，或者骨膜牵拉作用在尺侧，它与重力作用相重合而加重骨折远端的尺垂倾向时，则容易产生肘内翻。

近年来在对肘内翻形成机制的研究中有学者提出：尺侧骨皮质塌陷造成骨折远端向尺侧倾斜或尺侧骨皮质的挤压嵌插是发生肘内翻的原因之一。实验表明：肱骨髁上区在轴向压缩载荷下内侧压应力、应变明显较外侧大。说明髁上区内侧应力集中且容易被压缩。同时由于髁上区处于肱骨干由圆柱形向干骺端的扁平形的过渡区，该部位的骨皮质薄，而且肱骨髁上部尺侧骨皮质较桡侧更薄，基于这样的解剖特点再结合媒上区内侧应力集中、易被压缩的生物力学特性，肱骨髁上骨折髁上区内侧骨皮质容易发生压缩从而导致肘内翻就有了充分的解释。特别当骨折在冠状面上发生倾斜移位时，这种骨折内侧的挤压嵌插更严重。

另外还有人认为肘内翻是由于骨折损伤肱骨内髁骨骺后，使其发育受限，肱骨内外侧发育不平衡而引起的。

肘内翻的手术指征：轻度的肘内翻、外观畸形不甚明显又不影响功能者可不必急于手术矫正。一般认为当肘内翻在 15 ～ 25° 以上时才有手术矫正的指征。此外，肘关节有经常性疼痛及无力者，应予手术矫正。个别情况下因肘内翻影响外观而有特殊要求，家长积极要求矫正时也可考虑手术。目前有学者认识到肘内翻畸形容易使患肘发生继发骨折（尤其是肱骨外髁骨折），肘内翻畸形不光仅仅是美观问题。手术时间宜在伤后一年左右，待骨折牢固愈合和肘关节功能恢复到最大限度时进行。

手术一般采用肱骨远端外翻截骨术。内侧开放性楔形截骨可增加上肢的长度，但这并非是必需的；内侧的延长可能牵拉和损害尺神经，并需要将尺神经前移。根据大多数人的经验，外侧闭合性楔形截骨是最安全、最容易、固定后最稳定的截骨方法。截骨角度为肘内翻角加上健侧携带角。我国儿童的平均携带角约为 7.1°。截骨前，最好从侧位 X 线片测量肱骨远端前倾角，多数病人有前倾角减少或消失甚至成后倾角，所以为了恢复正常的前倾角，改善术后肘关节的屈曲功能，在外侧楔形截骨时，肱骨的前部应多截除部分骨质，即三维截骨。截骨后的固定方法包括两个螺丝钉加钢丝禅绕、钢板、交叉克氏针、U 形钉等。其中使用最广泛的还是交叉克氏针固定，将其尾部折弯后留置于皮外，拔除克氏针时可避免再次手术。术后伸肘位或轻度屈肘位长臂前后石膏托固定。

2. 肘关节僵硬

一般情况下肱骨髁上骨折愈合后可有肘关节活动减退，一般不超过 5°～10°。如果有前倾角的消失或减少，肘关节的屈曲受限多在 30°～40°。随小儿的生长发育，前倾角恢复时，肘关节活动也可恢复正常。当开放复位采用后方入路时，肘关节活动常有严重受限，故行开放复位手术时尽量不要采用后方入路。

3. 骨化性肌炎

是非常少见的并发症，容易在多次粗暴复位后发生。在骨折愈合解除石膏外固定后出现肘关节进行性僵直。锝扫描发现局部有浓积现象可早期诊断，3～4 周后 X 线片可见肱肌钙化和骨化。发现后应注意制动休息和适当自主活动，严禁强力按摩和伸屈锻炼。许多作者不主张行切除术。在 8～12 月后如骨化进展停止，且有明显功能障碍，也可考虑手术切除骨块。

五、肱骨外髁骨折

肱骨外髁骨折在儿童肘部骨折中较常见，其发生率仅次于肱骨髁上骨折，约占小儿肘部骨折的 7%～17%，多发生于 4～8 岁的小儿。

肱骨外髁是前臂伸肌键的附着点，受肌肉牵拉的影响，骨折大多有明显的移位。肱骨外髁骨折因为其并发症（骨折不愈合、肘外翻、迟发性尺神经麻痹）而名声不好，闭合治疗后骨折如此的不稳定、结果如此的不满意，故常需要切开复位和内固定，有人将之称为"临危性骨折"。

肱骨外髁骨化中心约在 10 个月～1 岁半左右出现。肱骨外髁骨折的骨折块常包括肱骨小头与肱骨滑车之桡侧壁、肱骨下端桡侧干骺端以及肱骨外上髁骨骺。由于骨折块很大的部分由软骨组成，患儿年龄越小，软骨则越多，所以在 X 线片上所显示的仅为肱骨外髁的骨化中心和干骺端骨折片，骨折块的体积和移位程度总是比 X 线片上所看到的大，事实上骨折块几乎相当于肱骨下端骨骺的一半。

（一）发生机制和分型

肱骨外髁骨折多由间接复合外力造成，当儿童摔倒时手攀着地，若肘部处于轻度屈曲外展位，大部分暴力沿前臂传至桡骨头，再撞击肱骨外髁而发生骨折；若肘部处于伸直位且过度内收。附着于肱骨外髁的前臂伸肌群发生强烈收缩可将取骨外髁拉脱。

Milch 将根据骨折线是否经过肱骨小头骨化中心而将肱骨外髁骨折分成 2 个基本类型：

第 I 型骨折线起自干骺端，斜行经骺板随后穿过肱骨小头骨骺，属于 Salter-Harris IV型骨折，较少见；

第 II 型骨折更常见，骨折线起自后外侧干骺端，经肱骨远端瓶板延伸到尚未骨化的滑车而不累及肱骨小头骨骺，属于 Salter-Hanis II 型骨折。

Milch 分类可帮助判断骨折愈合和是否容易出现生长障碍（图 23-1），Milch I 型骨折因为骨折线穿过骨化中心发生生长障碍的危险增加。但此分类对制订治疗方案无帮助。

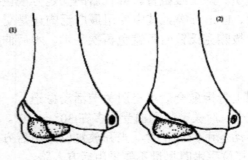

图 23-1　肱骨外髁骨折

1. Milch I 型骨折，属于 Salter-Hams IV型骨骺骨折；
2. Milch II 型骨折，属于 Salter-Hams II 型骨骺骨折。

按骨折块的移位程度也可将肱骨外髁骨折分为（图 23-2）如下几级。

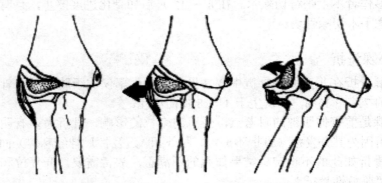

图 23-2　肱骨外髁骨折的各别程度移位；无移位；轻度移位和完全移位伴旋转

第一级：没有移位或极少移位，关节软骨完全无损，骨折是稳定的；

第二级：中等程度的移位，骨折线完全贯穿关节软骨，骨折不稳定，尺骨鹰嘴和桡骨小头有侧方移位；

第三级：严重移位，外髁骨折块向外上移位并有旋转移位，当旋转 90° 时，骨折块的关节面朝内，而骨折面朝外，如果旋转达 180° 则骨折块的关节面与肱骨骨折面相对。

有人认为还应加上第四级，即骨折并脱位，骨折块可向侧方移位或旋转移位，同时肘关节可向桡侧、尺侧及后方脱位。关节囊和侧腹任带有撕裂，肘部软组织损伤严重。此种情况还并不少见，因为损伤严重，治疗较其他几种困难，预后也较差。

（二）临床表现和诊断

当儿童发生肱骨外髁骨折后，肘部外侧肿胀，出现皮下瘀斑，并逐渐扩散。肘部外侧有明显压痛。若骨折有移位，肘外侧可扪及活动骨折块并有骨擦音。肘关节稳定性和活动丧失，可发生肘外翻畸形、肘部增宽、肘后三角改变。患儿常将肘关节保持在稍屈曲位，被动屈伸肘关节时疼痛加重，但前臂的旋转功能一般不受限。

正侧位和斜位 X 线片检查多可明确诊断和判断骨折类型及移位情况。对于 2 岁以下幼儿，因肱骨小头骨化中心太小，而骨折块所带的干骺端骨片小者，从 X 线片上作出正确的诊断困难，必要时可同时拍对侧肘关节 X 线片作对比，有助于判别。

肱骨外髁骨折的诊断明确后，要注意肘部有无其他合并损伤，如桡骨折头颈部骨折、尺骨鹰嘴骨折、孟氏骨折以及尺、桡神经的牵拉损伤。

（三）治疗

对于无移位的稳定性骨折，可以单纯用石膏固定。但是有时很难确定骨折的移位程度，曾经有开始为没有移位的骨折，用石膏固定一周后，却变成了完全移位的骨折。在采用保守治疗的患儿中，也有不少发生骨折不愈合、肘外翻、迟发性尺神经麻痹等并发症的病例。为了更加可靠地判定骨折的稳定性，有学者提出应用内翻和外翻应力位 X 线片来确定骨折是否稳定和软骨折页是否完整。如果骨折在应力位下发生了移位，一旦发现有移位，要及时改行切开复位内固定或经 C 形臂下经皮克氏针固定。

肱骨外髁骨折属于关节内骨折，同时又是骨骺损伤，所以对有移位（或移位大于2.0mm）的不稳定骨折，要及时手术，使其能够完全解剖复位是非常重要的。切开复位时常采用肘关节外侧入路，显露时尽量减少剥离，特别是不要剥离骨折块伤附着的软组织，而仅限于满足能够显露骨折端和关节，避免影响肱骨外髁骨骺的血液供应从而导致以后缺血性坏死和骨骺早闭。冲洗关节腔，清洗血凝块和骨碎片后，将关节面准确复位。可用一个小把持器、持骨器或布钳维持复位。根据骨折的不同情况选择固定方法，其中克氏针固定式目前临床上应用最广发、疗效最为稳定的内固定方法。如果骨折片带有较大的干骺端骨片，则通过干骺端骨片钻入两根克氏针或松质骨螺针（或可吸收螺钉）至于骺端的内侧；松质骨螺针因其体积大有螺纹，穿过骨骺时对其损伤较大，一般仅限用于固定干骺端骨片。如果这样不够牢固，也可通过骺板平行后者交叉钻入两根克氏针固定。当骨骺部分较小时，则可在外髁和骨骺处各钻入一根克氏针固定（图 23-3）。术后用上肢石膏托于屈肘 90°。肱骨外髁骨折的骨折块浸泡在关节液中常导致骨折延迟愈合或不愈合，故克氏针固定时间要长于肱骨髁上骨折，克氏针先固定 4 周，随后用石膏或支具继续固定 2～4 周，直到 X 线片显示骨折牢固愈合，才可去除石膏托或支具，进行肘关节功能练习。如术后 2-3 周即拔除克氏针并开始早期活动常可导致骨折不愈合。用缝线（包括可吸收缝线）固定常不够稳定，一般不建议采用。对于移位小于 2.0mm，关节面平整的肱骨外髁骨折，有人采用 C 形臂监视下闭合撬拨复位、经皮克氏针固定的方法，取得较好的效果，但要注意严格控制适应证，移位严重的骨折有时不易经撬拨而达到解剖复位。

对于少数漏诊的病例，有时患儿直到伤后数周才以移位的肱骨外髁骨折而就诊，此时对他们是接受现状还是手术复位？手未疗效常因关节僵硬和发生缺血性坏死而不满意。但严重移位而未经治疗的肱骨外髁骨折远期并发症会很严重，对大多数此类病例即使在伤后6周仍可行手术治疗。因时间不同，手术方式不同，其结果均不如急性期处理者满意。对骨折不愈合的病例，可采用干骺端对干骺端的螺钉固定，断端植释质骨，即使关节面不能解剖复位，也可防止肱骨外髁骨块向近端移位以及肘外翻畸形，结果虽不理想但尚能满意（图23-4）。

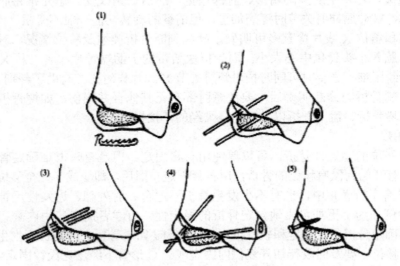

图 23-3　外髁骨折不同的固定方法
（1）骨折类型；（2）平行穿针；（3）仅通过干骺端的平行穿针；（4）交叉穿针固定；
（5）松质骨螺钉固定

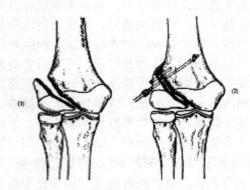

图 23-4　干骺端对干骺端的螺钉固定
（1）外髁骨折不愈合，骨折块位于可接受的位置，适合做骨移植和内固定；（2）将骨折端造成新鲜创面，经骨折端内固定和不愈合处植骨，植骨和内固定计避开了外髁骨骺的骺板。

（四）并发症

1. 延迟愈合

造成肢骨外髁骨折延迟愈合的可能因素有：受止点在肱骨外上髁的前臂伸肌腱的牵拉；骨折处浸泡在关节液中，抑制纤维蛋白和骨痂形成；局部血运受影响和肱骨外髁的缺血性坏死；切开复位内固定不够牢固，固定的克氏针退出或过早拔除及骨折错位。但大多数学者认为延迟愈合主要是外固定或内固定不充分的结果。

无移位的稳定性骨折，只在 X 线可见骨折线，可观察待其愈合；骨折只有轻度移位，但外髁位置尚好，可继续维持固定，约有 2/3 的患儿在三个月内愈合，只有 1/3 不愈合者会加重，可能需要手术治疗。

2. 骨不愈合

骨折后 6 个月仍然不愈合，即称为不愈合。不愈合多发生于早期误诊或轻度移位治疗不当发生更大的移位者。因为骨折块移位后翻转关节软骨与骨折面相接无法愈合。

肱骨外髁不愈合，外髁生长停滞而内髁继续生长，可引起进行性肘外翻，尺神经在肘关节伸屈活动时由于长期反复在畸形处摩擦牵拉，发生晚发性尺神经麻痹。

治疗上可用手术将骨折端造成新鲜创面，经骨折端内固定和自体松质骨植骨以及尺神经松解和前移术。

3. 肘外翻

是肱骨外髁骨折中最常见的并发症。肘外翻的发生主要不是因为肱骨小头的骺板早闭，而是外髁骨折不愈合并向近侧移位的结果。手术可采用肱骨外侧开放楔形截骨和截骨远端向外侧移位以使上臂和前臂力线恢复正常的方法，截骨后，交叉克氏针固定，屈肘位石膏固定 6 ～ 12 周。

4. 骨骺损伤

由于肱骨外髁骨折的骨折线经过骺板全层，愈合时会产生局部的骨桥，同时骨折也会损伤骺软骨的营养血管，使骨折面的软骨细胞坏死、吸收，骨折间隙增大；骨折愈合后，内外髁骨骺继续发育，

而形成骨桥处生长缓慢以致停滞，可在肱骨小头与滑车间发生一凹形缺口，称为鱼尾状畸形，可导致肘关节的半脱位以及引起骨性关节炎。

部分患儿可发生肱骨小头骨骺早闭的现象，这种骨骺早闭与复位方法及复位后的位置无明显关系，而是与伤情和饭板骨折时伤及骺板的范围有关。畸形严重时可发生肘外翻。也有发生肱骨小头骨骺缺血坏死的现象，是由于局部血液供应发生障碍而造成的。这种坏死在切开复位比闭合复位多，切开复位陈旧骨折比新鲜骨折多。

六、肱骨内上髁骨折

肱骨内上髁骨折也是小儿常见的一种肘部损伤，仅次于肱骨髁上骨折和肱骨外髁骨折，约占小儿肘部骨折的 10%，多发生于 7 ～ 15 岁的小儿。

肱骨内上髁骨化中心在 8 岁左右时出现，到 18 ～ 20 岁才与肱骨干融合，是一个融合比较晚的牵拉型骨骺。内上髁是肱骨的一个骨突，并不参与肱骨的纵向生长。肘内侧副韧带起于肱骨内上髁，分前后两束向远端分别止于尺骨冠状突和尺骨鹰嘴的内侧面。肱骨内上髁还是前臂一些主要的屈肌如桡侧腕屈肌、尺侧腕屈肌、指浅屈肌、掌长肌和部分旋前圆肌的起点。

该骨折是关节外翻应力骨折，多数是由于前臂屈肌腱过度牵拉所致的急性撕脱性损伤。也有少数因角力办手腕而造成的肱骨内上髁骨折。

（一）临床表现和诊断

受伤后，肘关节处于半屈曲位，活动时疼痛，如将外翻应力作用于肘关节时疼痛加重。肘关节肿胀，内侧压痛明显。在局部肿胀不十分明显的时候，可摸到撕脱的可以移动的内上髁。

根据患儿的体征，结合外伤史和 X 线所见，多可作出正确诊断。在观察 X 线片时，除了观察骨骺线的宽度、骨化中心的位置和形态外，还要注意观察关节间隙和软组织影。8 岁以上的内上髁骨折，可发生向下、向外或翻转移位，X 线片上看不到骨骺，骨骺可嵌入关节内，使关节内侧间隙变宽。当患儿年龄较小，肱骨内上髁的二次骨化中心未出现前，单纯靠 X 线容易漏诊、误诊。对有疑问的病例，应摄健侧 X 线片对比。

（二）治疗

多数内上髁骨折没有移位或移位不多，不需要手术治疗，可用肘上石膏固定 3 周。有时保守治疗可发生骨折的纤维愈合，并伴有一定的症状。

手术切开复位的指证一般包括：超过 1cm 的旋转移位，造成前臂屈曲无力或影响美观者；脱位的肘关节复位后骨折片仍留在关节内者；尺神经功能异常；外翻时不稳定；保守治疗发生纤维愈合有临床症状者。

对移位型或嵌入关节内的肱骨内上髁骨折开放复位的手术方法：多采用内侧切口，起于肘关节的远端，沿肱骨的内侧面向近端延长。如果骨折片嵌入关节内，当显露内上髁的正常部位时，仅见到髁部的粗糙骨折面，但看不到游离的骨折片。尺神经位于后侧，而内侧的关节囊、前臂屈肌肌腱起点和 386 内上髁骨片一起被卷入关节内，并掩盖了肱骨冠突窝的下部和尺骨的冠突。可用一把小号的持骨钳，将内上髁骨折片和与其附着的软组织从关节内拉出。此时可把它当作单纯移位的内上髁骨折来处理。将内上髁准确地解剖复位后，用螺钉（包括采用可吸收材料制成的 PGA/PLLA 棒或螺钉）或克氏针内固定。如果是陈旧性的骨折，或者因为骨折块太小而无法内固定时，也可将骨折片切除，将前臂屈肌肌腱起点重新缝合到肱骨远端的干骺端上。根据情况做尺神经前移术。然后缝合撕裂的关节囊和前臂肌肉后，闭合切口。术后用上肢石膏托于肘关节屈曲 90° 固定 4 周。术后 6 周拔除克氏针进行主动功能锻炼。

七、肱骨内髁骨折

肱骨内髁骨折是儿童比较少见的一种关节内骨折。骨折块一般包括大部分滑车、内上髁及尺侧干骺端的三角形骨块，属于 Salter-Harris Ⅳ 型骨骺损伤。漏诊者同漏诊的肱骨外髁骨折一样预后很差，可发生骨折不愈合和肘内翻。女孩 7～11 岁，男孩 8～13 岁，肱骨内髁和滑车开始骨化。幼儿的肱骨内髁 X 片不显影，其撕脱骨折的形态要靠猜测。

（一）发生机制和分型

肱骨内髁骨折多为间接外力所致，摔倒时肘关节处于伸直位，手掌撑地，暴力经尺骨传导至滑车，撞击而发生骨折。骨折线一般起于滑车沟，向内上方斜向走行。

肱骨内髁骨折分为三种类型（图 23-5）。

Ⅰ 型为青枝骨折或嵌插性骨折，多见于年幼儿童。

Ⅱ 型是经肱骨髁进入关节的骨折，没有移位或伴有轻度移位。

Ⅲ 型为累及内髁的关节内骨骺骨折，伴有骨折端的移位和旋转，常发生于年长儿童。

（二）治疗

对于 Ⅰ 型骨折和没有移位的 Ⅱ 型骨折，可用后方石膏托固定观察。定期 X 片检查以除外骨折再移位。但有时也可发生骨折不愈合和骨桥形成。

Ⅱ型骨折有时很难判断是否有移位，如果怀疑有骨折移位，应切开复位和内固定，以避免生长障碍和骨折不愈合。

Ⅰ型骨折如同治疗所有的 Salter-Harris Ⅲ型、Ⅳ型骨折一样，应予切开复位和内固定。

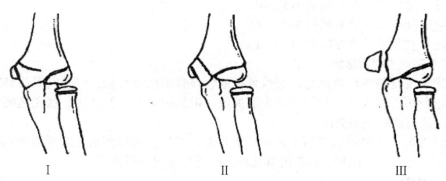

图 23-5　Kilfoyle 提出内髁骨折的三种类型：
Ⅰ型，嵌插性骨折；Ⅱ型，关节内骨骺骨折，Ⅲ型，整个内髁发生移位的骨折

手术方法：在骨折的内髁稍远端向近端作一内侧纵切口，长约 7 ～ 8 厘米，锐性分离软组织直至肱骨。找出并游离尺神经，将其拉向后方保护之。由于关节囊大多已被广泛撕裂，所以可以直接看到骨折端。不要剥离附着在骨折块上的软组织。剥离过多损伤了滑车血运会导致缺血性坏死。仔细检查分离的肱骨内髁，取出所有的骨折片，轻柔地将其复位，检查关节表面的轮廓是否光滑，用巾钳将复位后的骨折块暂时夹住固定。取两根粗细合适的克氏针或者可吸收的 PGA/PLLA 棒或螺钉，经肱骨内髁斜向插入至骨折近端的肱骨外侧骨皮质。剪去克氏针尾端的多余部分，尾端折弯后埋于皮下。缝合切口后，用石膏托于肘关节屈曲 90° 固定。与肱骨外髁骨折相似，若骨折浸泡在关节液内则可发生骨折延迟愈合，故克氏针固定应为 4 周，随后石膏继续固定直到 X 线片见到良好的骨痂为止。

八、桡骨头骨骺和桡骨颈骨折

桡骨上端骨骺骨化中心在 5 岁时刚出现时只是一个小点，偶尔可见两个骨化中心，不要误认为骨折，7 岁时已形成典型的骨化中心，到 16 ～ 18 岁该骨化中心与桡骨主体相融合。儿童因桡骨头表面是厚层弹力软骨，故穿过桡骨头关节面的骨折十分少见，主要发生颈部骨折。9 ～ 11 岁的儿童为好发人群。

（一）发生机制和分型

常见为肘伸直外翻位跌倒致伤。由于在伸直位时尺骨鹰嘴被肱骨远端鹰嘴窝环绕锁住，加上正常的携带角在上肢肘关节伸直位摔倒时产生外翻力，所以暴力通过桡骨干向上传导，而身体重量通过肱骨向下传递并集中于肘外侧，从而发生肱骨小头与桡骨头的外侧的对抗，儿童发生桡骨颈骨折或骨骺分离，桡骨头向外下倾斜移位。根据发生机制，损伤时在肘内侧有一种外翻张力，所以也可同时伴有肘内侧副韧带断裂、肱骨内上髁骨折或尺骨鹰嘴骨折。

另外一种损伤机制是摔倒后手部着地，肘部处于屈曲位时，斜向上的合力使肘关

节发生脱位或半脱位，肘关节脱位过程中由于肱骨小头对桡骨头近缘施加阻力而导致骨折；或者脱位时未骨折，但在随后肘碰地后自动复位，复位时桡骨头骨骺被肱骨小头下部抗阻而离断。

O′Brien 根据成角角度将桡骨头移位分为下面三型，从而有利于治疗和估计预后。

轻度：桡骨头关节面倾斜小于 30°。

中度：桡骨头关节面倾斜 30°～60°。

重度：桡骨头关节面倾斜 60° 以上。

（二）临床表现和诊断

临床表现视伤情轻重而定，裂纹骨折或青枝骨折症状较轻，仅感前臂旋转时疼痛或不适。骨折移位大者，肘关节呈半屈曲位，前臂中立位，肘外侧肿胀和压痛明显并有淤斑，前臂旋转明显受限。

移位骨折一般通过肘正侧位片可作出诊断，可疑时可以照肘屈曲前臂旋后 90° 位的桡骨头 - 肱骨小头位片、或者前臂几种不同旋转位置正侧位片。

（三）治疗

骨折无移位时或轻度移位者，屈肘 90°，前臂中立位石膏托固定 4 周即可。如果小儿年龄小于 10 岁，桡骨小头向外倾斜的角度小于 30° 是可以接受的，以后在塑形过程中可自然矫正；若患儿年龄大于 10 岁，则最好能在 15° 以下。也有人认为可以接受的遗留角度为 30°-45°，如果小于 30°，效果均能满意。

对于有中度移位（成角 30°～60°）者，应在麻醉下行手法复位，使桡骨头的倾斜角减少到 30° 以内。或者在麻醉后，C 形臂 X 线透视下经皮穿入克氏针撬拨经皮复位过程中应将针进入桡骨的尺侧面，以整复（图 23-6），复位达到要求后，用肘上石膏托固定；如果不稳定，可同时从肱骨小头穿入克氏针通过桡骨头固定。术后 3～4 周骨折愈合后，可解除石膏外固定，练习肘关节活动。

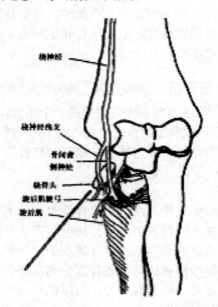

图 23-6　桡骨颈骨折与 Frohse 腱弓的关系。经皮复位过程中应将针进入桡骨的尺侧面，以避开桡神经深支

骨折有重度移位（成角大于60°）时，常需切开复位。当然在手术前可以试行一次手法复位，不成功则马上转为手术。手术应在伤后5～7天之内进行，延迟手术容易发生骨化性肌炎。一般采用外侧或后外侧切口进入，直视下复位后，用1～2根细克氏针从远端向近端斜行插入骨折端固定，针尾穿出皮肤或埋于皮下。也可在屈肘90°、前臂中立位时经肱骨小头穿入克氏针，贯穿肱桡关节固定3周，但有人反对经肱桡关节固定。

切开复位可能的并发症有关节活动受限、骺板早闭、桡骨颈骨折不愈合、桡骨头缺血性坏死、尺桡骨上段骨性连接和局部的骨化性肌炎等。

小儿不能切除桡骨头，否则会因桡骨向近侧移位使下尺桡关节不稳定，导致肘关节和腕关节疼痛和畸形。

九、尺骨鹰嘴骨折

尺骨鹰嘴骨折在儿童并不很常见，约占儿童肘关节骨折的4%～7%，其中80%的鹰嘴骨折无移位或仅有轻度的移位，骨折线常常好发于鹰嘴骺板的远端。

（一）发生机制和分型

1. 屈曲型损伤　最常见。患儿跌倒时，肘关节呈半屈曲位，外来暴力直接作用于鹰嘴后侧同时伤点远近两端的肱肌和肱三头肌突然强力收缩，分别通过尺骨和鹰嘴尖产生方向相反的张力；这两种力量的叠加导致鹰嘴的骨折。这种骨折多为横行的，常累及半月切迹关节面，是关节内骨折。

2. 伸直型损伤　肘关节过伸时，尺骨鹰嘴抵住肱骨远端，若此时通过肘关节的主要暴力方向是外展或内收的方向，力集中于鹰嘴的远端，即产生鹰嘴骨折。因为该暴力方向成角，所以产生的是斜行骨折，常合并有周围组织的损伤，最常见的为桡骨头的损伤。另外，由于尺骨鹰嘴由松质骨组成，因而骨折又多为青枝骨折，骨折线为纵行的；儿童的骨膜不成熟，相对较厚，可以防止移位，而且大量的骺软骨也可缓解对鹰嘴的冲击力，这种骨折移位一般较小。

（二）临床表现和诊断

一般表现为鹰嘴周围压痛，局部软组织肿胀，皮肤多有挫伤痕迹，活动肘关节时有疼痛，结合X线片检查，诊断不难。但要注意同时检查尺神经是否有损伤。

在观察X线片时，特别要注意辨别骨骺线和骨折。儿童尺骨鹰嘴的二次骨化中心约在9岁时出现，14岁时闭合。骨骺与干饭端融合的方式为由前向后进行，即始自关节面向骨的伸侧面逐渐闭合。随着尺骨近端的生长，生长板方向由横行变为斜行。生长板闭合前，干骺端有硬化的边缘，并与骨端广泛分离，或是闭合的过程中，后侧残余的骨骺线也可见界限清楚的硬化缘，均可以与骨折线相混淆。辨认有困难时，需拍对侧X线比较或作CT扫描及三维成像。

（三）治疗

若骨折没有移位或仅有＜2.0nun的轻微移位，不需住院治疗，可在门诊给予单纯的外固定，用长臂石膏管形或托，肘关节轻度屈曲（不超过70°）或伸直位（有轻微移位时）固定3周左右。

如果有生长板分离或关节面分离移位＞2.0mm及关节面不平整时，均要采取切开复位的方法。Wilkins建议触摸鹰嘴的凹馅或屈曲肘关节以检查稳定性，只要是不稳定，则应切开复位内固定。

切开复位后可根据不同情况选用不同的内固定：骨折为横断或斜行时，可选用单独 8 字张力钢丝内固定、8 字张力钢丝结合轴向双克氏针内固定、轴向交叉克氏针固定，也可用松质骨拉力螺钉斜行固定。因用螺钉内固定穿过骺板可能导致骨骺早闭，故有人主张儿童鹰嘴横断或斜行骨折不宜采用螺钉纵向固定。纵形的骨折一般多选用松质骨螺钉（也有用可吸收螺钉的）横向固定。

由于鹰嘴的张力面是它的外表面，张力带固定时，置于表面的 8 字形钢丝以滑车为支点，在鹰嘴骨折线上产生压缩力。应用张力带的原则要求进行早期肘关节主动活动，这样可以产生通过骨折线的期手术取出内固定物，有学者曾报告选用 Biofix 棒和 Biopol 人工韧带组成生物可吸收张力带试行治疗尺骨鹰嘴骨折，取得初步较好的效果，避免了二次手术。

以前采用的单根克氏针固定法既不能控制骨折端的旋转，也不能控制骨折端前后侧块分离；钢丝或粗线固定则不牢固，因张力作用可导致骨折端的关节面侧分离移位，造成关节面不光滑而发生创伤性关节炎。双根克氏针内平行固定，克氏针在尺骨髓腔内并不能控制骨折端前后侧面分离，均有明显缺点。有人介绍单独用两枚克氏针交叉固定，针尾弯曲后留置于皮外，可免除二次手术之苦；外面再用石膏托将肘关节屈曲 90° 固定 2～3 周，克氏针可在术后 3～4 周拔除。拆除石膏后应早期行主动的肘关节屈伸功能锻炼，并可配合持续被动运动（CPM）的被动锻炼。

（四）预后

经恰当治疗的尺骨鹰嘴骨折患儿，肘关节活动多数恢复满意，少数患儿有轻度的肘关节伸直受限。结果不满意者，主要是肘关节屈伸活动度的丧失。据观察，一般的日常活动需要约 100° 的肘关节屈曲活动，范围大致为 30°～130°，而前臂的旋前旋后均应达到 50°。所以，有人认为单纯丧失 20° 以内的肘关节伸直功能对日常生活影响不是很大。

十、孟氏骨折

1814 年 Monteggia 首次报告了两个尺骨上 1/3 骨折合并桡骨头前脱位的病例；Cooper 于 1884 年还描述了桡骨头前脱位、后脱位和外侧脱位伴尺骨干骨折，以后人们称此类损伤为孟氏骨折。尺骨笔直对于上尺桡关节的稳定性至关重要，即使尺骨的青枝骨折等轻度弯曲或变形也会逐渐将桡骨头推出关节之外。虽然孟氏骨折在小儿并不常见，但容易漏诊和误诊，如果延误诊断和治疗不当可带来严重的并发症。

（一）分型

一般将孟氏骨折分为三型或四型。

Ⅰ型或伸直型：尺骨近端 1/3 骨折，骨折向前成角，伴桡骨头向前脱位；此型最为多见，约占 85% 左右。

Ⅱ型或屈曲型：尺骨近端骨折，骨折向后成角，伴桡骨头向后脱位；此型的发生仅次于Ⅰ型，约占 10% 左右。

Ⅲ型或内收型：尺骨近端骨折，骨折向外侧成角，伴桡骨头向外侧脱位。此型很少见，仅占 5% 左右。

更罕见的第Ⅳ型孟氏骨折，即尺桡骨近端的同一水平的双骨折伴桡骨头的前脱位

（图 8-7）。有人认为这一型其实是Ⅰ型的一种特殊情况，在发生桡骨头前脱位以后，过伸应力尚未消失，继而发生桡骨干的骨折。

还有人提出了更为广泛的分类系统，包括一些相似于孟氏骨折的损伤，如单纯性桡骨头脱位、尺骨近端骨折伴桡骨颈骨折、尺桡骨近端 1/3 双骨折且桡骨骨折水平比尺骨更接近近端，或者尺骨未发生完全骨折，仅发生尺骨的向前弓状变形或前方的青枝骨折。

（二）临床表现和诊断

患肢常呈半屈肘位，前臂旋前，用健侧手托住患肢。患肢的前臂旋转和屈伸活动严重受限且引起疼痛。肘部有肿胀、皮肤游斑和局部触痛，有时见尺骨干的成角畸形。检查时应特别注意有无骨间背侧神经损伤的表现。

X 线摄片时一定要包括肘关节和腕关节的整个前臂的全长，仔细检查整个尺骨有无完全骨折或者青枝骨折和尺骨的弯曲变形。观察桡骨头与肱骨小头的关系，正常情况下，在任何位置上桡骨头总是应该指向肱骨小头的中 1/3，特别在侧位 X 线片上更应如此，可在 X 线片上经桡骨头中心画一条直线确认上述关系，这条线应该通过肱骨小头的中心。若不通过，则为桡骨头脱位。

临床上常犯的错误是只注意到明显的尺骨骨折，而忽略了桡骨头的脱位。所以对于所有的尺骨骨折，特别是有成角或重叠畸形以及骨折位于尺骨上 1/3 段时，一定要仔细观察并排除可能的桡骨头脱位。对于 X 线片不符合要求者，要重拍整个前臂全长的正侧位片。

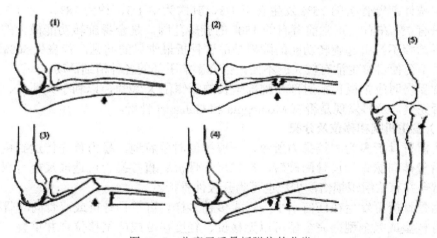

图 23-7 儿童孟氏骨折脱位的分类
（1）向前弯曲；（2）前方青枝骨折；（3）向前方移位的完全性骨折；（4）向后
方移位；（5）向外侧移位

（三）治疗

在新鲜的小儿孟氏骨折中，环状韧带多为横形断裂，所以早期闭合复位常常可获得成功。

对于Ⅰ型或伸直型孟氏骨折，先在前臂旋前位行纵向牵引，将肘关节屈曲超过 90°，以使肱二头肌松弛，再用手直接向后按压桡骨头可使之复位。桡骨头复位后，尺骨骨折的复位一般并不困难，可用手法矫正成角畸形。复位后肘关节维持在尽量屈曲位，前臂中立位或略有旋后的位置石膏固定 5 ～ 7 周，屈肘可减少肱二头肌的牵拉，这是前脱位的主要致畸力量；旋后位时关节最稳定，并减少旋后肌的力量，后者可导致尺骨近端畸形。复位后的 7 ～ 10 天应复查 X 线片，以了解位置有无变化，复位能否维持。

对于 Ⅱ 型或屈曲型孟氏骨折，在肘关节完全伸直位牵引，先向前推压桡骨头复位，尺骨的向后成角也随之矫正。肘上伸直中立位石膏固定 5 ～ 7 周。

Ⅲ 型或内收型孟氏骨折也在肘关节完全伸直位牵引后局部推压复位，屈肘 90° 和前臂旋后位石膏固定 5 ～ 7 周。

如果手法复位不成功，则可能存在着环状韧带或关节囊的嵌入，就须行切开复位手术。

手术时探查环状韧带，若韧带完整无损，可将桡骨头直接套入还纳，还纳困难时，可将环状韧带部分切断甚至完全切断，将桡骨头复位后缝合修补韧带；探查时若韧带已断裂，同样在桡骨头复位后修补。尺骨骨折在复位后用克氏针、髓内针或钢板固定。由于尺骨近端常发生骨化性肌炎和尺桡骨的骨性连接，所以此处要尽量减少软组织和骨膜的剥离。桡骨头复位后不稳定或者因为肘部肿胀严重不能屈肘达 90° 时，可用克氏针经肱骨小头贯通肱桡关节进入择骨头，石膏固定 3 周后拔除克氏针，然后屈肘 90° ～ 100° 继续石膏固定 2 ～ 3 周。拆除石膏后开始肘关节功能锻炼。

十一、前臂尺桡骨骨折

根据统计前臂骨折的 75% 发生在下 1/3，其次为中 1/3，约为 18%，上 1/3 的骨折最少，只有 7% 左右。正常前臂有约 180° 的旋转范围，是全身旋转功能最大的部位，前臂骨折治疗不当引起旋转功能的障碍是前臂骨折最常见的问题，若丧失 50% 的旋转功能虽然不会使日常生活有较大的不便，但会影响手部的各种精细活动。

前臂受伤时应拍摄包括肘部和腕部全长的正侧位 X 线片，以利于判断上、下尺桡关节是否完整，及时发现是否有 Monteggia 和 Galeazzi 骨折。

（一）发生机制和移位及分类

小儿前臂骨折多为间接暴力所致，一般摔倒时手着地，暴力首先传达到桡骨，手掌着地后身体向肱骨和尺骨侧旋转，造成尺骨骨折；直接暴力可造成尺桡骨双骨折。骨折通常合并有软组织损伤，少数也可为开放性骨折。

尺桡骨骨折可发生在任何水平，形式多种多样。可单骨骨折或双骨同时骨折；骨折可为青枝型或完全型，完全型可以无移位、轻度移位或严重移位合并重叠；双骨骨折可都为完全型或青枝型，也可一骨为完全型另一骨为青枝型。成角畸形可能向背侧、掌侧或向内侧、外侧。

骨折端移位的方向和程度取决于骨折的平面、肌肉力量的牵拉作用和造成骨折的暴力的方向。

一般将前臂骨折粗略地分为尺桡骨近端 1/3 骨折、尺桡骨中 1/3 青枝或移位骨折、尺桡骨下 1/3 完全骨折、尺桡骨远端青枝骨折、桡骨远端骺板骨折以及前臂双骨创伤性弯曲几大类。

（二）治疗

尺桡骨上、中、下 1/3 的完全骨折、移位骨折大多可以手法闭合复位，复位后用管型石膏固定 6 周左右或用小夹板加分骨垫固定，特别是中 1/3 的移位骨折要注意纠正成角和旋转畸形，否则前臂的旋转功能将受影响。对于前臂的青枝骨折必须矫枉过正，即在复位的折顶伸直过程中要将未断裂的一侧骨皮质折断，否则易发生成角畸形。

石膏外固定的范围上至腋窝，下至掌骨头，屈肘 90°。对于桡骨下 1/3 的移位骨折，石膏管形应包括近节指骨，以固定掌指关节，特别是保证拇指近节指骨的固定尤为重要。前臂固定位置一般为：上 1/3 骨折固定在完全旋后位；中 1/3 骨折固定在中立位；下 1/3 骨折固定在完全旋前位。有的学者主张，只要复位稳定，所有前臂骨折均应固定在旋后位，前臂在这个位置，两骨相对平行，有利于石膏固定时维持骨间膜的张开，一般能对抗肌肉的牵拉，不会发生再移位。

在复位和石膏固定后 3 周左右，由于骨折部位的肿胀消退和肌肉萎缩，骨折端在相对宽大的管形石膏内可发生松动和再移位，所以有人提出在管型石膏固定 7 ～ 10 天后予以拆除，复查位置满意后更换无衬垫的管型石膏。有学者对此持保留意见，认为小夹板可根据前臂的肿胀的消退情况而调节松紧度，对防止再移位方面有更大的优点。为了及时发现前臂骨折的再移位，应常规在复位后第三天、第七天分别 X 线拍片检查，以后每周一次 X 线拍片至第四周。

如果复位不成功、怀疑断端间有软组织或肌肉嵌入、尺桡骨多处骨折以及开放性骨折，则需手术切开复位内固定，尺骨一般采用弹性髓内针（图 23-8）或克氏针固定，桡骨可用接骨钢板固定。

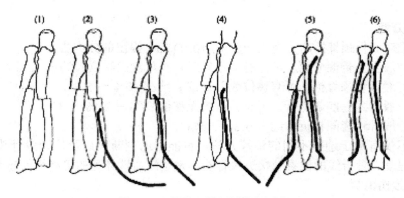

图 23-8　前臂双骨折髓内钉固定

（1）有移位的双骨折；（2）将弯曲端先穿入移位最少的尺骨；（3）向前推进髓内钉至骨折端；（4）通过外部手法操作将骨折复位，将髓内钉推进近端的干骺端；（5）采取同样方法将桡骨复位和固定；（6）完成 2 根髓内钉固定

在幼儿，最常见的是尺桡骨远端的干饭端压缩成竹节状骨折，背侧的骨皮质被挤压成皱褶，而掌侧多无损伤，骨折远端向背侧成角。一般用掌侧夹板或肘下石膏固定 3 周即可。

桡骨远端的骺板骨折主要有 Salter-Harris Ⅰ 型和 Ⅱ 型两种。

前者常发生在婴儿或幼儿，受伤后患肢不敢活动，牵扶患儿的腕部时啼哭（疼痛），局部有肿胀和压痛。由于桡骨远端骨化中心在 1 岁左右出现，婴儿的侧位 X 线片仅见脂肪垫征阳性，2 岁以上的小儿可发现骨化中心的细小移位。治疗可闭合复位，肘下石膏托固定 3 周。

Salter-Harris Ⅱ型骨折是桡骨远端最多见的骺板损伤，多发生在 6 ～ 10 岁的小儿，桡骨远端骨骺向背侧移位，干骺端的三角形骨块多在骨骺的背侧或背桡侧，表现为局部肿胀、疼痛和银叉状畸形。治疗上采取闭合复位，然后用肘上管型石膏固定 3 ～ 4 周。要避免多次、粗暴复位，以免损伤骺板。如果 1 ～ 2 次的温柔复位不成功，可维持现状而不必强求复位，一般也不必切开复位，但当骨折端有骨膜嵌入时，才有切开复位的指证。骨折畸形愈合后大多为自行塑形矫正，这种塑形是通过背侧新骨形成和掌侧被吸收而完成的。有人观察到一般在伤后 5 ～ 8 个月（最长 2 ～ 3 年）可恢复桡骨骨骺和干骺端的正常关系。

（高 强）

第三节　下肢骨折

一、股骨颈骨折

儿童股骨颈骨折比较少见，大约占所有儿童骨折的 1% 左右。对于大多数的小儿骨科医生来讲，每年也只有少数几次治疗这种骨折的机会。大多数的此类骨折由较强的暴力所引起，由于儿童特殊的解剖生理结构，常常产生有严重后果的股骨头缺血性坏死、髋内翻、骨折不愈合和骨骺早闭等并发症，所以尽管少见，也须引起大家足够的重视。

（一）分型

临床上对股骨颈骨折的分类，一般采用由 Delbet 提出的分类法。

Ⅰ型：股骨头骨骺分离，可伴有或不伴股骨头从髋臼脱位；约占 10% 左右。

Ⅱ型：经股骨颈骨折，可有移位或无移位；约占 40% ～ 50%。

Ⅲ型：股骨颈基底部骨折，可有移位或无移位；约占 25% ～ 35%。

Ⅳ型：股骨粗隆间骨折。约占 6% ～ 15%。

分类不仅有助于选择不同的治疗方法，也能帮助判断预后及估计股骨头缺血性坏死的风险程度。骨折线的位置越接近股骨头，发生缺血性坏死的可能性就越大。

（二）损伤机制

小儿的股骨颈和股骨头比较坚韧，一般需要较大的暴力才能导致骨折，故小儿股骨颈骨折多由严重创伤如车祸、坠落伤所致，并且常可伴有其他部位的严重损伤，如腹腔或盆腔内脏器损伤、脑外伤、骨盆或股骨干骨折等。如果骨折是由轻微外力所致，则应考虑是否是病理性骨折，仔细观察骨折部位有无原发的病理损害如单房性骨囊肿、骨纤维结构不良及成骨不全等。

（三）诊断

常在严重创伤后有髋关节的明显疼痛，一般不能站立和行走。若为青枝骨折或嵌插骨折，有时尚可站立。体格检查时，患肢呈外旋和轻度内收位，肢体有缩短。局部有压痛，股骨颈的后部最明显，腹股沟区肿胀，被动活动髋关节受限，特别是屈曲、外展和内旋受限更明显。无移位的骨折，髋部检查可能体征不明显，在被动活动患肢时仅有轻度不适。

髋部的正位和侧位 x 线片，可确定骨折的类型、骨折线的方向、移位和髋内翻的程度。有时对于无移位的股骨颈骨折或应力骨折，普通 X 片无法确定时，也可采用同位素骨扫描或 MRI 检查来确认。MRI 具有准确性高、可早期诊断和无放射线损害等优点，具体表现为股骨颈部位 T1 加权像低信号和由于水肿和出血导致的 T2 加权像高信号。

（四）治疗

对于无移位的 I 型股骨颈骨折（股骨头骨骺分离），应以髋人字石膏裤固定患肢至少 6 周，大龄儿童的固定时间应延长至 12 周，位置应维持在髋轻度外展、内旋 10° 和伸直位。该型骨折的预后不佳，出现股骨头缺血性坏死、髋内翻或骨骺早闭的并发症的发生率非常高。需定期 X 线检查随访。由于许多当时无移位的该型骨折在石膏固定后的复查过程中仍发生骨折的再移位，有人也建议在 X 线透视下先行经皮克氏针内固定后再用石膏外固定。

有移位的 I 型股骨颈骨折（股骨头骨骺分离）应在麻醉下行闭合复位，然后用克氏针固定；闭合复位失败者改行开放复位内固定，同样髋人字石膏裤固定。

对所有的 II 型经颈型股骨颈骨折（包括无移位型骨折）都应当稳定内固定以避免骨折再移位等并发症。如果闭合复位不能解剖复位，应经前侧或前外侧入路切开复位。小年龄患者可使用带螺纹的克氏针内固定，年龄较大患者可以使用空心螺钉。内固定物应尽量位于骺板以远。术后用髋人字石膏裤固定 6～12 周直到有足够明显的骨痂形成。

有学者认为股骨颈骨折后关节囊膨胀和其后的血管阻塞可增加股骨头缺血性坏死的发生率。在 II 型股骨颈骨折通过早期穿刺抽吸髋关节内积血或开放复位时清除关节囊内血肿可以减少股骨头坏死的发生率。通过内收肌下针刺抽吸的危险性小，应在复位和内固定之后、石膏固定之前进行。但也有不同看法，有人认为股骨头缺血性坏死与初期骨折移位程度以及骨折部位有关，立即切开复位和内固定，不能防止有移位 II 型和 III 型骨折发生股骨头缺血性坏死。

III 型经颈转子型股骨颈骨折较 II 型骨折预后好，但移位的骨折仍易发生各种并发症。应对所有移位的该型骨折给予闭合复位和内固定治疗，仅对年龄小于 6 岁的无移位的患儿可以考虑单纯外展石膏裤固定治疗。

IV 型股骨颈骨折（粗隆间骨折）的预后最好，对年龄小于 6 岁的未移位的患儿经常可以非手术治疗。但任何年龄的有移位的骨折或年龄较大的未移位骨折患儿均需采用内固定治疗。

关于股骨颈骨折时内固定物的选择，小儿不同于成人，主要有螺纹 Knowles 针、松质骨螺钉、无螺纹的多枚克氏针以及空心螺钉等。螺纹 Knowles 针和松质骨螺钉直径相对较大，不宜穿过股骨颈的骨骺板，否则容易造成骨骺损伤而导致骨骺早闭，对于第 I 型的骨折和骨折线接近骨骺板的部分 n 型骨折不适用。对于这种情况，只能选择多枚无螺纹的细克氏针穿过骺板固定，以尽量减少对骨骺板的干扰和损伤。

采用螺纹 Knowles 针或松质骨螺钉时，需要有较好的影像导向系统，使内固定能尽量一次成功。

另外要特别注意选择合适的螺纹长度，螺钉的螺纹部分要全部通过骨折线，同时又不到达骨骺板，使内固定螺钉对骨折有一定的加压作用。如果螺钉的螺纹部分跨骨折线，则不仅起不到加压作用，反而有分离作用。除了对靠近骨骺的 II 型骨折和 I 型的骨骺分离不得不用无螺纹的克氏针固定外，近年来的趋势是对年龄稍大的患儿更多地采用 2 枚空心螺钉进行内固定，4～7 岁的患儿可用直径 4.0mm 的空心螺钉，大于 7

岁的患儿使用直径 5.0mm ～ 6.5mm 的空心螺钉。由于用空心套管螺钉时，先用较细的导针确定正确的方向后再套入螺钉固定，操作比较方便；空心的设计也有助于减缓股骨颈髓内压力的提高，改善局部的血运和静脉回流；其加压作用也比较确切，不会产生用细克氏针时对骨折端可能的分离作用。

（五）并发症

1. 股骨头缺血性坏死

小儿股骨头的血供与成人不同，在饭板闭合之前血管不跨过骺板。股骨头最主要的血供来源是通过骺外侧和干骺端上下的血管供给，均为旋股内侧动脉的分支，这些血管在髋后部远端关节囊抵止处进入关节，在股骨颈远端 1/3 处紧贴骨，在滑膜中向近端横穿，小儿骺骺象一道闸门，不存在任何供应骨骺和供应干饭端的吻合支。骨折移位将中断破坏股骨头的滋养血管或者因为髋关节内的积血压迫血管而发生股骨头缺血。由于供应股骨头的血管很少在关节囊内走行，故关节囊的切开并不危害股骨头的血供。

股骨头缺血性坏死是小儿股骨颈骨折最常见和危害最大的并发症。据有关报道的统计，Ⅰ、Ⅱ、Ⅲ、Ⅳ型的股骨颈骨折其股骨头缺血性坏死的发生率分别约为 80%-100%，50%、25% 和 15% 左右。总的发生率为 43% 左右。10 岁以下的发生率显着低于 10 岁以上者，小儿疗效优于青少年。

能早期发现股骨头缺血性坏死的检查方法是同位素骨扫描和 MRI，X 线片的明显改变通常要在伤后 6 ～ 12 个月才能看到，骺板早闭是危险先兆。故有人建议在伤后第一年应该每 2 ～ 3 个月定期行影像学检查。

股骨头缺血性坏死治疗的目的是保存髋关节功能、维持股骨头在髋臼内的被包容、保持股骨头的发育能力。在症状出现的早期即采取受累肢体不负重或部分负重的措施，直到疼痛症状消失。

2. 髋内翻

发生髋内翻与以下因素有关：复位欠佳或不成功、因固定不可靠而发生骨折再移位、骨折的延迟愈合或者不愈合、股骨头骨骺早闭和股骨大粗隆的过度生长。有文献报告其发生率为 10% ～ 30%。

预防发生髋内翻的方法是解剖复位、坚强内固定和石膏外固定，为了避免发生股骨头骺板早闭，应尽量使内固定物不穿过骨骺板。

髋内翻患儿的大转子升高、突起，患侧肢体缩短，髋关节外展受限及臀中肌跛行步态。幼儿的轻度髋内翻畸形可通过塑形来纠正，但颈干角小于 100° 者预后不佳，多需行外翻截骨术矫正。如果髋内翻是因为骨骺板早闭所引起，则髋内翻的程度还可随年龄的增加而增加。

二、股骨干骨折

小儿股骨干骨折一般可分为股骨（转子下）上段、中段和下段骨折。据报道，股骨中段骨折最多见，约占 71% 左右，股骨上段骨折 17%，股骨下段骨折 12%。

（一）损伤机制

不同年龄发生股骨干骨折的原因不一。新生儿多为产伤所致，婴儿可能从床上跌落，学龄儿童和青少年往往发生于交通事故或运动伤。

轻度损伤即致骨折或反复骨折者，应怀疑是否为病理性骨折。最常见的导致股骨病理性骨折的良性病变包括骨质疏松、动脉瘤样骨囊肿、单房性骨囊肿、非骨化性纤维瘤和嗜酸性肉芽肿等。恶性病变相对少见。

（二）临床表现和诊断

患儿有局部压痛和肿胀、短缩畸形，触诊有骨擦感。查看有无皮肤破损及软组织损伤，检查并记录患肢有无神经、血管损伤征象。由于许多股骨干骨折为高能量损伤，所以查体时不应局限于主诉部位，应全面检查有无脑外伤、肺挫伤、腹部闭合性损伤和其他部位的骨折（骨盆、股骨颈）等。如单纯小儿股骨干闭合性骨折的局部出血几乎很少造成患儿的休克，休克更多是由于内脏出血如肝、脾破裂所引起的。在对患儿进行了初步检查后，应对患肢给予临时夹板固定再行 X 线等影像学检查。

（三）治疗

小儿股骨干骨折的特点是能早期形成丰富的骨痂而达到坚匮愈合、有明显的过度生长现象和一定的塑形能力，年龄越小、距生长停止的时间越长，其塑形能力也就越大。由于骨折愈合相对较快，既往多采用保守治疗，但近年来随着社会生活的发展和固定技术的进步，采用手术治疗的患儿有逐渐增多的现象。

小儿股骨干骨折治疗方案的选择取决于患儿的年龄和体重的大小。另外还需考虑损伤机制、伴发损伤、软组织条件及经济状况和医院的技术条件。

1. 治疗原则

目标是使骨折短缩小于 1cm，没有成角和旋转畸形。尽管儿童股骨干骨折的成角畸形通常随着生长可再塑形，对究竟多大成角畸形可以接受尚有争论，但作为一般的原则，冠状面成角超过 15° 和矢状面超过 20。多不能接受。然而，由于年龄越小其塑形的潜力也越大，新生儿的矢状面 45° 成角畸形也是可以接受的。据文献报告有 1/3 ～ 2/3 股骨干骨折的患儿合并扭转畸形，但大多数为轻度扭转畸形（小于 10°）且无症状，故极少需要治疗。精确的解剖复位对于取得优异的治疗效果来说并不是必需的，股骨力线好（包括重叠和旋转）比骨折断端的对位良好更为重要。能够获得满意疗效的最简单的治疗方式就是最好的方式。

2. 新生儿产伤股骨干骨折的治疗

新生儿的产伤股骨干骨折常为股骨中段的横行骨折。由于新生儿股骨骨折愈合迅速，早期就有大量坚固的骨痂形成，能在一定程度上矫正无旋转的轴向偏移畸形，其复位要求不像成人那么严格。新生儿肢体短小，自主活动范围小，肌力弱，股骨骨折的固定物应选择轻薄的材料。对于没有移位或移位较少的新生儿产伤股骨骨折，可将患肢用小夹板或纸板固定 2 ～ 3 周。对移位或成角较大的骨折，可先稍作牵引，然后再行固定。

以前也有对新生儿股骨骨折采用悬吊皮牵引治疗，但新生儿的皮肤娇嫩，用胶布做皮牵引常有胶布粘贴处水泡形成，紧绕的绷带和异常的压力能损伤肢体的血液循环，导致缺血性挛缩，这种现象甚至在正常的肢体亦可发生。临床上也可见到足背或跟腱处发生皮肤坏死，加之住院时间较长，母婴分离，逐渐不被家属乐意接受。

3. 2 岁以下婴幼儿股骨干骨折的治疗

由于该年龄段的股骨干骨折治疗简单而且塑形潜力较大，因此无论初始短缩和对线如何，预后一般较好，除了开放性骨折或者伴有血管神经损伤的以外，几乎从不需要手术治疗。首选 Pavlik 吊带或单侧髋人字石膏治疗。不稳定或复位不满意的可采取牵引后再石膏固定的办法。

8 个月以下的小婴儿用 Pavlik 吊带制动已经很充分，无需传统的髋人字石膏固定，方便更换尿布和生活护理。平均 5 周即可愈合。

手法闭合复位髋人字石膏固定在国外为常用而首选的办法。在麻醉或镇静下对骨折稍加复位后即可行石膏固定，一般保持在屈髋、外展各 30。及膝关节轻度屈曲的体位。先行小腿石膏固定，稍干后由助手手持小腿，维持复位情况下完成石膏的其他部分。固定时间为 4～6 周。

国内对此年龄段患儿更多的是采用牵引的办法。最常用双下肢的滑动悬吊牵引，即 Bryant 牵引或称过头牵引。该牵引只适用于 2 岁以下或体重不超过 7 公斤的婴、幼儿。将患儿的两下肢用胶布或皮牵引套做皮肤牵引，两腿同时垂直向上即双髋屈曲 90°、双膝伸直位牵引。下肢的骨性突起如腓骨小头，内外髁和踝部应加软垫以避免局部受压引起疼痛和神经麻痹。牵引重量的大小以使患儿臀部稍稍离开床面 1～2 厘米为度，一般不超过 4 公斤。为减少骨折的成角，可在牵引同时在患侧大腿上即小夹板固定。一般在牵引 3～4 周后，根据 X 线片显示的骨愈合情况去除牵引。

由于双下肢垂直向上（静脉回流阻力增加）伸膝（腘动脉受牵拉）皮牵引绷带的压迫均影响肢体血运，牵引后应严密监护，观察下肢血运和皮肤情况，预防血管、神经和皮肤并发症（如肢体缺血性挛缩和坏死）发生。

4. 2～6 岁幼儿股骨干骨折的治疗

一般采用托马斯架皮牵引，是一种相对较为舒适而安全的方法。可用胶布贴于患肢小腿的内外两侧，外面再用绷带缠住，或者直接采用大小合适的带尼龙搭扣的皮牵引套做牵引。对股骨上 1/3 段骨折，患肢应屈髋、外展，使骨折远端对准近端的方向。股骨下 1/3 的骨折，需尽量屈膝，以使膝关节后关节囊和腓肠肌松弛，减少骨折远端因受肌肉牵拉向后方移位的倾向。牵引重量为患儿体重的 1/7-1/8，一般不超过 3 公斤。

牵引中应经常检查牵引力线和肢体长度，防止骨折竭的旋转。每周床边牵引下 X 线拍片一次，了解骨折的对位和对线情况。若骨折端重叠 1 挥米以上应抬高床尾或托马斯架，也可增加其牵引重量以纠正牵引力不足。一般不会出现过度牵引。要尽量在受伤后 10～12 天之内根据牵引下床边 X 线拍片的提示，调整好牵引的方向、重量和肢体的位置，使骨折的对位、对线和成角达到功能复位标准的允许范围之内。如超过 14 天已经难以进行有效的整复调整。到第 3 周末患儿骨折端的异常活动可能消失。一般在 5～6 周后 X 线片证实骨折愈合后去掉牵引；也有人在牵引 3～4 周左右，骨痴基本形成后去除牵引，改用石膏固定至骨折完全愈合，以缩短住院时间和减少治疗费用。

多发伤患儿需要对骨折行坚强固定、或者牵引后仍然达不到功能复位要求以及患儿及其家庭因为其他社会经济因素不能耐受或接受较长时间的住院牵引治疗者，在向患儿的监护人进行充分的沟通说明后，可考虑行内固定手术。

5. 6～12 岁小儿股骨干骨折的治疗

该年龄段的小儿股骨干骨折一般首先推荐骨牵引治疗，由于牵引治疗住院时间长，需经常调整牵引，在国外多选择弹性髓内针固定治疗，国内采用此方法的也越来越多。钢板内固定或外固定架则为特殊情况（如无弹性髓内针固定的技术条件、开放性骨折等）下的次选。

6 岁以上的儿童由于肌肉渐发达，纠正骨折移位所需的牵引重量超出皮牵引所能承受的最大范围，故需行骨牵引。根据骨折部位、稳定性、骨折线走行的方向，可以选择托马斯架或 90°/90° 骨牵引，但大多采用 90°/90° 骨牵引，该牵引法在控制肢体长度和纠正股骨近端不稳定性骨折的成角等情况时更为有效。

骨牵引部位首选股骨远端，因胫骨近端骨牵引有生长阻滞、膝反张的危险，长期慢性的牵引还可能加重已有的韧带或半月板损伤。骨牵引计的穿入位置是膝关节伸直时，髌骨上一横指或内收肌结节上方，由内向外打入，以防损伤内侧的血管神经。牵引针应垂直股骨干与膝关节水平面平行，以防止膝内外翻。对股骨远端的骨折可行胫骨近端的骨牵引，以减少打入牵引骨圆针时将可能的感染引入骨折附近的血肿区的风险。由于此年龄段的患儿胫骨结节骨骺未闭，为免损伤骨骺，打牵引针时可在胫骨结节下 2 ～ 3 横指处的骨皮质处进针，由外侧向内侧打入。骨牵引的位置是髋、膝关节各屈曲 90°。牵引重量一般为患儿体重的 1/5 ～ 1/7，根据 X 线拍片情况做调整，牵引3 ～ 4 周后改用石膏固定 2 ～ 3 周，然后开始患儿逐渐练习活动。其他注意事项如同水平皮牵引法。

应用弹性髓内钉治疗儿童股骨干骨折是由法国的 Metaizeau 和罗马尼亚的 Firica 等共同开展的，目前该技术已在欧美各国广泛应用。由于导入弹性髓内钉时在远离骨折端的长骨干骺端做小切口逆行或顺行打入，这种方法创伤小、不干扰骨骺、不介入骨折端的血肿、无需剥离骨折处的骨膜，加上弹性髓内钉固定后允许骨折端有轻微的活动，因此骨折愈合快。不存在钢板内固定时的应力遮挡和再骨折的问题，骨折愈合后取钉时也比取钢板要简单和微创得多。与以前的普通髓内钉相比，弹性髓内钉不会造成大粗隆骨骺的损伤和股骨头缺血性坏死的并发症。

弹性髓内钉多数由钛合金类材料制成，常用规格的直径为 1.5 ～ 5.0mm 不等，长度为 130mm ～ 450mm，打入股骨固定后可按需要剪掉多余部分的长度。一般情况下弹性髓内钉具有足够的抗旋转、抗弯曲及纵向稳定性：对于稳定的股骨干横断骨折，术后几天就可允许开始部分负重；而对于稳定性稍差的长螺旋形骨折，应在术后 2 ～ 3 周后才开始负重联系。所以，对于体重严重超重的部分青少年，应用弹性髓内钉需慎重，钢板内固定也是选择之一。

弹性髓内钉有逆行穿钉法和顺行穿钉法两种进钉方式。最常用的逆行穿钉法适用于股骨干近端及中 1/3 骨折，在股骨远端饭板近侧 1 ～ 2cm 处的内、外侧分别进钉，一般用 2 根预弯的 C 形弹性髓内钉，特殊情况下也可打入第 3 根，以提供更好的抗旋转和抗弯曲稳定性。每根钉的直径应该是股骨干最窄处髓腔直径的 35% ～ 40%（如髓腔最窄处直径＞ 1cm，可用 2 根 4mm 直径的钉），在 X 线透视下边进钉边复位，两钉之间的最宽处应位于骨折水平，钉头应达到股骨颈附近。顺行穿钉法较少用，适用于股骨干远端骨折，一般在大转子下 1 ～ 2cm 处进入，可避免由梨状肌窝进入造成股骨头缺血性坏死以及经大转子进入导致的骨生长障碍，一般采用预弯的 C 形和 S 形弹性髓内钉各一根，使钉头达到股骨远端饭板近端的外侧和内侧皮质处，应注意避免穿透骺板。术后无需石膏外固定，1 年后达到骨折坚强愈合时可取出弹性髓内钉。

弹性髓内钉固定的并发症有：钉尾残端滑囊炎、感染、错位愈合（多见于体重过重的大龄儿童，肌肉牵拉易折弯髓内钉）骨折端的一过性血肿等。

A0 加压钢板固定一般推荐用于治疗伴有严重颅脑损伤及多发性损伤的患儿，但当该年龄段患儿因各种原因牵引不成功或不愿牵引，当地又无弹性髓内钉固定的条件时，也可考虑采用。

使用钢板内固定时应严格遵循 A0 基本原则。钢板应放置在股骨干后外侧或外侧 / 张力侧，钢板的长度至少是骨折端骨干直径的 4～5 倍，骨折两端至少分别有 3 枚螺钉固定。螺丝钉长度要适宜，应穿过对侧皮质。钻头与攻丝的大小与螺钉相适应。应尽量做到解剖复位。如果骨折端有间隙，不仅骨折端的稳定性差，也为骨折愈合带来不利影响。特别要保持是钢板对侧（股骨内侧）皮质的连续性，必要时植骨，否则一旦承受负荷，钢板将承受骨骼上的全部负荷，使钢板成为支点，易发生钢板弯曲或断裂。一般在术后 1 年左右取出内固定钢板。

钢板治疗股骨干骨折失败的主要原因为：骨折未解剖复位；接骨板长度不够、未固定在骨折张力侧导致内固定不牢固；对粉碎性骨折或骨缺损未植骨；术后过早负重行走和无保护活动等。

6. 12 岁以上青少年股骨干骨折的治疗

随着年龄和体重的增加，使用弹性髓内钉发生成角和骨折再移位的风险加大，因此该年龄段较大的小儿推荐采用普通的交锁髓内钉治疗，但少数体型较小的患儿仍可使用较粗的（直径 4～4.5mm）弹性髓内钉；另外还可采用骨牵引或钢板内固定治疗供选择。

以前标准的股骨交锁髓内钉直径（12mm 以上）对大多数青少年并不太合适，但是小型的儿童型髓内钉（8～10mm 直径）的问世扩大了它的应用范围。儿童型髓内钉在近端及远端均可置入横向内锁式螺钉，横向锁钉的位置应避开大粗隆及股骨远端骺板。

最早的为了降低股骨头缺血性坏死的危险性，手术中分离操作仅限于股骨颈基底部及梨状窝与大粗隆连接处，要避免分离股骨颈中间部分的后关节囊，切开大粗隆顶部后 1/3，在大粗隆处插入髓内针，切勿在梨状窝处的股骨颈外侧颈升动脉起点附近进行软组织分离，防止损伤该动脉。髓内针的近端应留有一定长度（不超过 1cm），便于日后取出。髓内针在术后 9～18 个月、经 X 线片证实骨折已愈合后可将其取出，以防止骨过度生长包住了髓内针顶端而难于取出。

7. 股骨干开放性骨折的治疗

股骨开放性骨折清创闭合伤口后，对粉碎性骨折可行牵引治疗，有条件者也可用外固定器治疗，特别是伴有严重的伤口污染或局部软组织的挫裂伤时，用石膏固定或牵引则无法对软组织伤口进行处理，若用内固定物植入手术可能会使较大区域内的组织失去生机并受到污染，从而明显增加感染的风险。用外固定器固定后，能够在不干扰骨折对线对位和固定的情况下对局部伤口进行观察和治疗，包括更换敷料、伤口灌洗和清理、皮肤移植等。

有内固定适应证者，一般较为稳妥的办法是在伤后 10～14 天待伤口完全愈合后再行内固定手术。对受伤时间短、局部污染较轻、患者无严重并发伤的开放性股骨骨折也可在做彻底的清创后同时做股骨的内固定术，术后加强抗感染治疗；但如果病人一般情况较差，或同时有威胁生命的其他损伤，切不可忘记抢救生命第一的原则而将错误地将精力集中于股骨的内固定上，此时可将骨折用夹板或牵引临时固定和迅速清创即可。待病人病情稳定数天后，确认伤口无感染迹象时才可手术。

三、髌骨骨折

髌骨的骨折在儿童很少见，约占所有骨折的 1% 左右。当暴力直接作用于髌骨（如向前摔倒在地），撞击馆骨于股骨髁上时，可造成髌骨的粉碎性骨折，这种损伤多见于青少年，而幼小儿童少见，因为该年龄组的髌骨多为软骨结构，不易损伤。另外，股四头肌的突然强力收缩（如打篮球时的跳跃

投球或者田径运动中的跳高、跳远等）也可造成髌骨撕脱袖套状骨折。

小儿的髌骨骨折分为两类：骨化核骨折和撕脱骨折。前者最常见的是髌骨中 1/3 横行骨折，可伴移位或无移位；后者最常见的是髌骨下极的撕脱骨折，另外还有髌骨上极和内侧的撕脱骨折（图 23-9）。

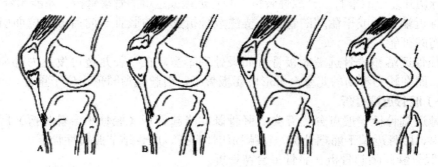

图 23-9　髌骨骨折的类型
A. 下极撕脱骨折；B. 上极撕脱骨折；C. 无移位的髌骨体中部横行骨折；D. 有移位的髌骨体中部横行骨折

（一）横断性髌骨骨折

如果骨折无移位或移位极小（＜ 2mm），可先将关节内的积血抽出，膝关节伸直位石膏固定 4 周。移位较大或完全断裂时，需手术内固定。对于年龄较小软骨较多的小患儿，如果仅发生骨质横断而关节软骨尚未分离断裂，可在局部清理复位后，用可吸收缝线将之缝合对拢，完全断裂者一般如同成人用钢丝张力带固定，术后石膏托固定，术后 2 周开始练习直腿抬高的动作。

（二）撕脱性髌骨骨折

此种骨折多发生在 9～15 岁。可为髌骨的上极、下极、内侧缘的撕脱骨折。

髌骨上极的撕脱骨折较少见，多数症状较轻，除强力伸膝时有疼痛外，功能影响甚微。移位极小者仅用膝关节伸直位石膏固定即可，移位明显者应切开复位内固定。

髌骨下极撕脱骨折也被称为髌骨袖套状骨折，是儿童特有的一种骨折类型。多发生在需要用力伸膝的体育活动（如跳高、跳远）中，股四头肌的强力收缩使一广泛的软骨呈袖套状自髌骨主体上拔出。典型症状是突然感到患肢无力、膝部剧痛和不能站立。检查时可见膝关节肿胀积血、髌骨高位和在髌骨下极可摸到沟凹。侧位和斜位 X 线片见关节肿胀、髌骨高位，看不到骨折块或只有套状骨折壳，

髌骨下极边缘失去正常的光滑度，常易误诊或漏诊。治疗原则是手术切开解剖复位并采用坚强的内固定。新鲜的髌骨下极撕脱骨折治疗效果较好，而陈旧性骨折效果较差。

髌骨内侧缘撕脱骨折可合并馆骨脱位，相对较为多见。受伤后出现髌骨内缘肿胀

及疼痛，侧位 X 线片上有时只见纵形骨条状阴影，有时与髌骨的主体重叠而显示不清，可进行斜位或髌骨切线位 X 线检查。对少数移位小于 2 ~ 3mm 者可采用管形石膏固定的保守治疗法。大多数需要切开复位及钢丝或可吸收缝线内固定，手术时应常规检查馆骨的内侧支持带有无薄弱，外侧支持带包括股外侧肌和髂胫束有无异常或先天性挛缩，若发现有异常，应修复髌内侧支持带，同时行馆外侧支持带松解术。

四、胫腓骨骨折

包括有胫骨近端骺板骨折、胫骨近端干骺端骨折、胫腓骨骨干骨折等。胫腓骨骨折大多可以通过手法复位、石膏固定等保守疗法治疗。少数需要切开复位内固定。胫腓骨骨折行切开复位的指有：开放性骨折、胫骨近端或远端的骨骺骨折、不能闭合复位。

胫骨近端骨骺或干骺端的骨折，要注意骨折远端的胫骨干向后方移位而引起腘动脉的损伤的可能。

而胫骨远端和腓骨远端骺板骨折如果处理不当，在年长儿童可发生内翻和外翻成角畸形，而在较为年幼的儿童，可形成骺板骨桥，引起成角畸形，应予重视。

（一）胫骨近端骨折

胫骨近端骨折一般可分为五类：胫骨髁间隆起骨折（胫骨平台棘骨折）胫骨近端骨骺分离、胫骨近端干骺端骨折、动脉损伤性骨折、胫骨结节撕脱性骨折。

1. 胫骨髁间隆起骨折（胫骨平台棘骨折）

胫骨髁间突位于胫骨近端上关节面的内外关节小面之间，其前后均是粗糙凹面，有半月板和前后交叉钮带附着。前交叉韧带部分抵于胫骨前棘，一部分也抵于内侧半月板的前角，即位于胫骨棘的前方和两侧。由于胫骨棘正好处于股骨髁间窝下方的空间中，并不与股骨的两髁形成滑动关节。

胫骨髁间隆起骨折多发生在 8 ~ 13 岁的青少年中。该骨折实质上是受到暴力时（前）交叉韧带将附着的骨质撕脱而形成的，骨折常发生在相对较弱的软骨下方的松质骨。而儿童的韧带富于韧性和弹性，所以一般很少合并有半月板和韧带的断裂。

导致胫骨髁间隆起骨折最常见的损伤形式是骑自行车摔伤时屈膝着地，屈膝位的前方暴力使股骨在固定的胫骨上向后滑动，造成胫骨棘前部的撕脱。也有人认为屈曲的膝关节摔落时胫骨还有一内旋的暴力，这种力迫使膝关节的前交叉韧带高度紧张，进而引起腔骨髁间隆起前棘的撕脱性骨折。

胫骨髁间隆起的后部也可发生骨折，但较少见。有报道胫骨髁间隆起的前棘和后棘发生撕脱骨折的比例是 10∶1。后棘骨折是屈曲的胫骨近端被使其向后移位的暴力打击所致，多数为摩托车车祸所引起，有时膝关节过伸也可引起同样的骨折。

Meyers 等根据移位的程度将胫骨髁间隆起骨折分为三型。

第Ⅰ型：撕脱的骨折有轻度移位，即在前缘有轻度翘起。

第Ⅱ型：撕脱的骨块移位较大，前 1/3 ~ 1/2 部分自平台分离，X 线侧位片可见一似鸟嘴样畸形。

第Ⅲ型：撕脱的骨块完全自平台分离。

ⅢA 型：骨块发生移位，但有与正常相似的排列。

ⅢB 型：骨块有旋转甚至翻转，使骨折块的软骨面对平台，即两骨折面不相对，有不愈合的可能。

有人提出还有第Ⅳ型，即粉碎性的骨折。一般第Ⅰ型和第Ⅱ型多见，占80%左右。

临床表现：膝关节呈10°～30°的固定屈曲畸形，但可做更大的屈曲活动，达到60°～100°，被动伸屈可引起疼痛，肌肉痉挛使膝关节活动受限。损伤后膝关节迅速积血肿胀。膝关节间隙前方正中有触痛，而内外侧无明显压痛。单纯性的胫骨髁间隆起骨折膝关节是稳定的，大多数患儿抽屉试验为阴性。如果抽屉试验阳性，则提示可能伴有内侧副韧带的断裂。拍摄满意的X线正侧位片是诊断、分型和治疗的依据。对可疑的病例可行CT断层扫描，必要时也可行关节镜检查。

治疗：对膝关节有明显肿胀、积血多者应在严格无菌条件下穿刺抽吸关节积血。

第Ⅰ型和第Ⅱ型采用保守治疗，用单纯长腿石膏管型外固定（不需特意复位），膝关节固定于屈曲20°位较好，因为在此位置膝关节的前交叉韧带较为松弛。石膏固定6～8周后开始功能锻炼。也有人认为膝关节固定于伸直位效果也很好。

第Ⅲ型骨折多数学者主张切开复位，尤其是骨折移位严重或发生翻转移位者，但许多学者报道手术切开复位与保守治疗的疗效相似。所以第Ⅲ型骨折大部分也可采取保守治疗，切开复位应以Ⅲ～B型为主要适应证，以防形成游离体影响关节功能；一部分骨折间隙过宽，有可能嵌入损伤的半月板者，也应手术治疗。

手术多采用髌骨内侧切口，复位后的内固定器械有钢丝、可吸收缝线和小螺钉，螺钉不能过大，以免影响关节功能和损伤腔骨近端骺板。近年来采用可吸收螺钉作内固定，可避免再次取螺钉的手术。关节镜下行复位和缝合手术则创伤更小。

2. 胫骨近端骨骺分离

胫骨近端骨骺分离较其他部位者明显少见，只占全部骨骺分离的1%以下。据报道伤者的平均年龄在14岁左右，10岁以下者少见。受伤机制一半是由接触性运动（如足球、篮球）时产生，其他常见的还有摩托车车祸等引起。

胫骨近端骨骺分离发生率最高的是Salter-Haris Ⅱ型骨骺损伤，干骺端向后外或后内方移位，形成膝反张畸形，而腔骨近端骨衡与股骨远端骨骺的关系正常。Salter-Haris Ⅰ型骨骺损伤因为移位较少常常发生诊断上的困难。对于怀疑有胫骨近端骨骺分离，普通X线片上无移位或移位轻微的青少年病人可行应力位拍片，以区别是关节分开（侧副韧带损伤）还是骺板分离。而Salter-Haris Ⅲ型和Ⅳ型均为关节面骨折，较少见。

解剖上腘动脉在胫骨近端骨骺板附近发出胫前动脉、胫后动脉和腓动脉三个分支，所以对于胫骨近端骨骺分离（有移位时）要特别注意有无腘动脉的损伤，这种损伤虽然少见，但延误诊断可能会因肢体坏死而截肢，造成极其严重的后果。腘动脉损伤的主要症状是肢体远端的动脉搏动消失。由于膝部有丰富的侧副血管，故毛细血管充盈试验可能是阴性。动脉造影是有效的诊断手段，一旦诊断成立应迅速进行血管端端吻合术，同时对骨折进行内固定。虽然有报道未进行血管吻合而没有发生肢体坏死的病例，但对于生长发育迅速的青少年来说，在运动或活动增加时仍可出现肢体缺血现象。

一般情况下可行闭合复位，应力求解剖复位，使腔骨近端骨骺关节面轻度向下后倾斜，若骨骺关节面与骨干垂直时反而有可能造成膝反张畸形，这种畸形在生长过程中不能自行纠正。复位后用管型石膏固定4-6周。对于不稳定性骨折，尤其Salter-Haris Ⅱ型损伤维持复位困难时，可考虑行切开复位或在X线透视下经皮穿交叉克氏针内固定4周后拔除，继续石膏固定至第6～8周。Salter-Haris Ⅰ型和Ⅳ型损伤应常规切开复位，精确对位后用螺钉内固定，用螺钉固定时应避免螺钉穿过骨骺板。

3. 胫骨近端干衡端骨折

胫骨近端干骺端骨折是指位于胫骨近端距骺板 5cm 以内的干骺端损伤，常发生于 3～10 岁的儿童，多数为交通事故伤，是在膝关节伸直的情况下外侧承受暴力所致。其特点为胫骨近端内侧的骨皮质断裂，多呈青枝骨折，也可为完全性骨折或同时伴有腓骨骨折，一般移位不严重。

胫骨近端干饭端骨折，不论是青枝骨折还是完全性骨折，也不论如何准确复位，仍有约一半的患儿可发生有限的进行性胫骨外翻畸形，故有人称其为胫骨外翻型骨折。一般在骨折愈合后不久开始出现畸形，因患儿年龄不同，畸形的发展速度也不一致，但最明显的发展期是在最初的数个月，至少要持续 6 个月左右，可外翻 5°～25°，畸形的顶点常在骨折处，可同时有患肢较健侧增长的情况。所以在处理这种骨折前，要向家属详细交代发生这种并发症的可能性。

目前对产生这种外翻的机理尚不明确。曾经被提出的各种学说有复位不佳、过早负重、软组织嵌入骨折间隙、软组织不平衡、腓骨牵拉、髂胫束牵制力、内侧生长板损伤、生长板内侧骨膜的约束力丧失和骨骺内侧因骨折诱发充血引起局部过度生长等，多数学者认为最后一种学说可能性较大。

为了防止胫外翻畸形的发生，复位治疗时不仅要完全矫正骨折后的胫外翻，而且将患肢石膏固定于轻度内翻位。有人另外还介绍一种简便的办法是楔形切除石膏技术：从大腿上部到踝关节以下上一加垫的管形石膏，上石膏前先不试图矫正畸形，待石膏硬结后，在与骨折相同高度的外侧楔形切除一小块石膏，撑开石膏缝隙后在此处加以木垫或金属块，再重新补好石膏，这种方法对没有腓骨骨折的更为适宜。

在骨折坚强愈合前头三个月要避免过早负重，并定期随访，密切观察，一旦发现有胫外翻则立即采用长腿支架或垫高患肢内侧鞋底治疗。多数儿童可发生某种程度的自行矫正在站立位的 X 线片上测量外翻成角（股－胫角），如果比对侧增加不足 12°，可行保守治疗；如果外翻比对侧超过 15° 则考虑在畸形不再进展后行腔骨楔形截骨术，但在手术前应向家属告知截骨术后仍有胫外翻复发的可能。对年龄 10～14 岁骺板未闭的患儿也可行胫骨近端内侧骺板阻滞术。

4. 动脉损伤性骨折

解剖上腔前动脉紧贴胫骨跨过骨间膜的上缘进入腔前筋膜间隔，在此处胫前动脉的位置固定，因此该处骨折可对胫前动脉造成压迫、牵拉或撕裂，使血流中断，甚至累及胫后动脉使其发生动脉栓塞。

胫骨近端骨折，特别是有明显移位的骨折，可伴发肢体远端的血运障碍，有时会误把血循环障碍当作神经损伤而延误治疗，最后导致部分肌肉缺血性坏死和挛缩，造成严重后果。

血管损伤后的最初症状是小腿发凉、苍白、无脉，约小时后迅速发展，出现感觉减退或消失，足趾背伸功能障碍。若为单纯肌肉的缺血性坏死，皮肤也可以不发凉。当腓骨近端也有骨折时，应该警惕把局部缺血引起的神经症状当作腓总神经损伤，腓总神经损伤时足背动脉搏动正常。

一旦确诊应急诊处理。治疗原则是首先矫正骨折移位和成角畸形，若能及时矫正，则血运立即恢复，若还不能恢复者可考虑手术探查。

5. 胫骨结节撕脱性骨折

多发生在 13～16 岁的青少年，损伤机制经常是股四头肌强力收缩所致，这些损伤经常是在体育活动中发生，如跳高或踢足球。

根据 Watson-Jones 的分类法，胫骨结节撕脱性骨折分为三型。

Ⅰ型：骨骺舌样突起处骨折轻度前移而无移位。

Ⅱ型：骨骺完全自骺主体撕脱。

Ⅲ型：骨折线跨过关节面，为关节内骨折，属 Salter-Harris Ⅲ型骨骺损伤。

除有明显的外伤史外，胫骨结节处有局部肿痛，特别是伸膝时疼痛加剧，有时不敢伸膝。主要诊断依据是侧位 X 线片可见移位骨块和高位髌骨。

胫骨结节完全撕脱性骨折的治疗，主要根据舌形骨骺与骨骺主体是否分离而定：若仍有连接者可行闭合复位，用超膝石膏固定于伸膝位即可；若已经折断或撕脱分离则应手术复位，解剖复位后用丝线缝合骨骺到纤维附着处，对同时伴有的胫骨近端骨膜和伸膝支持带的断裂也应修补，有时也可用螺钉或斯氏针固定，术后用超膝石膏于伸膝位固定，约 3 ～ 4 周后拆石膏开始进行功能锻炼。

（二）胫骨干骨折

胫骨干骨折是下肢常见的骨折，可发生于任何年龄，但不同年龄的患儿受伤方式有所不同，如婴儿多为从床、台跌落地面所致，幼儿多为初学走路时跌倒或自高处摔倒致伤，青少年多因运动或车祸受伤。

单纯的胫骨骨折占大多数（60% ～ 70%），也可合并腓骨骨折。由于小儿的骨膜肥厚且富有韧性和弹性，骨膜不易断裂并牵拉骨折两端限制其移位，所以该部位的骨折多数无移位或移位不明显。其中腓骨无损伤的胫骨干骨膜下螺旋形骨折是小儿下肢骨折所特有的，常因移位很小而不易发觉。而胫腓骨双骨折则稳定性较差，移位和畸形一般相对较重。

胫骨干的闭合性骨折伴有或不伴有腓骨骨折，通常可采取闭合复位和石膏固定治疗。

对于无移位的骨折可用膝关节屈曲 10° ～ 15°、踝关节中立位的长腿管型石膏固定 4 ～ 6 周。由于在患儿仰卧位打石膏时因为重力作用而使骨折端有向后成角的倾向，故推荐两段石膏固定法：将患肢垂于床边以确保良好复位状态下先打短腿石膏，然后再伸膝向上固定成长腿石膏，注意在两段石膏固定 _402 方法的连接部位要放置足够的衬垫。做好骨折位置石膏的塑形非常重要。在足弓和跟腱部位要尽可能避免管型松动，以防止骨折移位。

除了简单的移位可就地复位外，大多数严重移位的胫骨骨折，最好在手术室麻醉下复位。复位要达到至少一半的胫骨对位，各个方向的成角在 5° ～ 10° 以下，短缩要在 10mm 以内。由于膝关节和踝关节均是枢纽关节，旋转会引起以后患者的不适，所以旋转畸形要纠正。如腓骨完整无骨折，因外侧有腓骨支撑，小腿前外侧肌群牵拉骨折远端使骨折有内翻成角的倾向，在复位和石膏固定过程中要注意此点。大龄儿童高能量损伤伴有腓骨骨折时不够稳定，复位过程中容易残留冠状面的内翻畸形和矢状面的向后成角，石膏固定过程中三点塑形纠正内翻畸形，踝关节跖屈 15° ～ 20° 以防止向后成角，膝关节屈曲 30° ～ 45°，以控制骨折旋转以及避免下肢负重。为防止严重肿胀压迫发生骨筋膜室综合征，也可单侧或双侧劈开石膏托固定，严密观察软组织情况及末梢血运，下肢抬高 3 ～ 4 天。

横行单纯性骨折在石膏固定的早期或后期不易发生移位，但螺旋形和斜行骨折，即使到伤后两周也容易发生移位，需要仔细地随访和观察。建议伤后三周内，每周拍摄一次 x 线片复查。伤后 2 周时骨折部位仍有一定的柔韧性，还可进行手法复位，但到 3 周时柔韧性则完全消失。若复查时发现有残余成角畸形，可在骨折后 2 周做石膏管型楔形劈开纠正不良对线（此时骨痂的黏着使骨折端再发生成角的机会减少）。管型石膏通常在 6 ～ 8 周后拆除，婴儿在 3 周即可出现骨性愈合，而大龄青少年则需要 10 ～ 12 周或更长时间，这种情况下可改为短腿石膏或支具等继续固定。

小儿的胫腓骨骨折只有出现下列情况才有手术治疗指证：①骨折不宜采用闭合复位处理者，如合并有颅脑外伤；②腔骨开放性骨折；③骨折极度不稳定，外固定无法维持复位；④随诊过程中骨折移位，楔形劈开石膏管型不能纠正者；⑤骨骼发育成熟患儿，骨折移位明显者；⑥胫骨骨折不愈合者。

手术治疗的固定方法包括经皮克氏针固定、外固定器、钢板螺钉固定、弹性髓内钉和交锁髓内钉固定等。年龄小于 6 岁的开放或不稳定的胫骨干骨折，倾向于做经皮交叉克氏针固定，然后长腿管型石膏固定。对年龄大于 6 岁需要内固定的胫骨干骨折患儿，目前最常用的是弹性髓内钉固定。骨骺已闭的青少年采用交锁髓内钉，市场上现有交锁髓内钉的最小直径为 8mm。

钢板内固定已经很少用，因为胫骨周围软组织少、需要广泛剥离软组织，增加了感染的机会和不愈合的可能，而且需在骨折愈合后再次手术取出内固定钢板。外固定器则多用于开放性骨折。

五、特殊类型髁部骨折

（一）三平面骨折

三平面骨折是一种复杂的骨折，骨折同时涉及矢状面、横断面和冠状面三个平面。大多数这种骨折由足部在小腿上的外旋应力所致，胫骨远端骨骺板闭合的特性所形成的特殊的解剖结构也是发生三平面骨折的原因，常发生于 10 ～ 16 岁的青少年。Marmor 在 1970 年描述这种有三个骨折片的胫骨远端骨折时，首次使用"胫骨远端三平面骨折"这一术语，以后普遍地将这种骨折称之为三平面骨折。有时可合并腓骨或同侧肢骨干骨折。

骨折线部分沿骨骺行走，部分穿越骺板进入踝关节。冠状面的骨折线从骺板向近侧通过胫骨远端干骺端后部，矢状面的骨折线从关节面的中线至骺板，水平面的骨折线经过骺板。三个骨折块分别是：

胫骨远端骨骺的前外侧部分，骨骺的剩余部分（前内侧和后侧部分）及与之相连的胫骨远端干骺端后外侧部分，胫骨远端干骺端和胫骨干的剩余部分。骨折碎片会向近端移位而导致关节面呈台阶样改变。

有时三平面骨折只有二个骨折块，即胫骨远端骨骺的前外侧部分没有分离，但骨骺部分的骨折线分别在矢状面和额状面相连，加上干骺端的斜行骨折线，也归为三平面骨折。有人认为产生 2 块骨折块的三平面骨折占大多数，只有严重移位者可能为 3 块骨折块。当胫骨远端内侧骨骺尚未闭合时可以产生 3 块骨折块，若该处已经闭合则只能产生 2 块。

患者多在足扭伤后就诊，大多数损伤发生在体育活动中，也可由坠落伤或行走时的扭伤所致。如果对这种骨折没有认识，一般的 X 线片不易辨清这种复杂骨折的各种移位。典型的三平面骨折在 X 线前后位片上表现为 Salter-Harris III 型骨折，而在侧位片上表现为 Salter-Harris II 型骨折。用 CT 断层扫描或加上三维立体成像则可较好地了解骨折的全貌。

远期随访表明当三平面骨折未获得解剖复位时，可出现疼痛和早期退行性关节炎，所以治疗三平面骨折的主要目的是获得胫骨远端关节面的解剖复位。

如果骨折移位不大（小于 2mm），精确的闭合复位是三平面骨折首先考虑的治疗手段，应在麻醉下使肌肉松弛以利复位，通常在牵引下内旋并跖屈足部整复。如复位成功后用长腿管型石膏固定患足于内旋位，头 3 周免负重，然后改为短腿石膏继续固定 2 ～ 3 周。也有学者建议在闭合复位成功后经皮小切口以克氏针或螺钉固定关节内骨折块，减少发生再移位的风险。一般二个骨折块的三平面骨折相对容易通过闭合复位而获得成功。由于普通 X 线片难于准确显示胫骨远端关节面的轻微移位，可以用 CT 扫描以证实是否达到了解剖复位。

由于是关节内骨折和骨骺损伤，应该做到解剖复位，大多数的三平面骨折仍然需要进行切开复位。闭合复位失败或骨折移位大于 3mm 是切开复位内固定的指征。手术时先作胫骨远端干骺端的内侧纵切口，将内侧的干骺端骨折片解剖复位，用两枚松质骨螺钉横行固定，此时三平面骨折已变为 Tillaux 骨折。然后外侧另作一切口，将外侧骨折块解剖复位后用一枚松质骨螺钉或两根克氏针横行固定，不要穿过骨骺板。术后长腿石膏固定 6 ～ 8 周，8 周内不负重。

（二）Tillaux 骨折

青少年时期胫骨远端的骺板最先在中央部位开始闭合，然后是内侧骺板闭合，最后是外侧骺板。

一般内侧骺板的闭合在 13 ～ 14 岁，而外侧骺板在 14.5 ～ 16 岁开始闭合，之间有18 个月左右的窗口期是胫骨远端骺板处于不对称闭合的特定时期，如果此时当外旋暴力作用在胫腓前韧带可造成胫骨远端前外侧骺板的撕脱性损伤。骨折线经过骺板，贯穿骨骺并向远端进入距上关节，属于 Salter-Harris III 型或 IV 型骨骺损伤。这是一种发生于青少年的特殊骨折，最早由 Tillaux 描述，故以他的名字命名。

患者的典型表现为外伤后受累踝关节的肿胀和疼痛，常被误认为踝关节扭伤在普通的 X 线正侧位片上，因腓骨远端遮挡骨折部，无经验的医生可能会漏诊 Tillaux 骨折。斜位和踝穴位的 X 线片容易显示这种骨折。必要时也可行 CT 扫描或加三维成像。

少数无移位或移位小于 2mm 的骨折也可用长腿石膏固定 3 周后再改用小腿石膏固定 3 周。但有时 X 线片上似乎无明显移位的 Tillaux 骨折，CT 扫描时往往可发现骨折片的明显移位。所以真正无移位的骨折实际上很少。

如果骨折有移位＞ 2mm，则有切开复位和内固定的手术指征。这类关节内骨折需要解剖复位。由于受到胫腓前韧带的牵拉作用，骨折片总是位于前方，手术时采用前外侧入路可以很好地显露骨折片。局部清理骨折端并复位后，可用两根克氏针平行穿入固定，或者用合适的小松质骨螺钉横行固定。内固定尽量不要穿过骺板。术后用长腿石膏于膝屈曲位固定，6 ～ 10 周内不要负重。

也有人尝试在全身麻醉下，借助 C 形臂 X 线电视透视，用直径为 2mm 的斯氏针撬拨复位。复位满意后，在斯氏针维持复位的情况下，穿入克氏针固定，针尾可留皮外或皮下。术后小腿石膏固定 6 ～ 8 周。拆除石膏时拔除克氏针。

六、足部骨折

（一）距骨骨折

距骨可分为距骨颈、距骨体和距骨头三部分。因为距骨的绝大部分为关节面，极少血管进入，距骨的血液供应脆弱。供血动脉距骨头颈周围以三种主要途径进入距骨：经距骨颈；经跗骨窦和跗骨管；经距骨体内侧表面进入深面的骨孔。距骨骨折（特别是距骨体骨折）可使血供中断而发生缺血性坏死。

小儿距骨骨折少见，多发生在青少年，可在距骨颈、距骨体和距骨外侧突发生骨折，其中距骨颈垂直骨折相对较为常见，其预后比距骨体骨折好。最常见的损伤机制是高处坠落伤，受伤时踝关节背伸，此时距骨体被固定于腔骨和跟骨之间，过度的背伸和轴向暴力作用于足底产生向背侧的剪切力而使距骨颈骨折。当患儿有高处坠落、踝关节轴向受力病史，伤后距骨区疼痛、肿胀提示有距骨骨折的可能。诊断时应拍踝部的正、侧位和斜位片。如果 X 线片显示不清，应行 CT 扫描。

距骨颈骨折如无移位或移位轻微，可用膝下短腿石膏固定 6～8 周。距骨颈骨折有轻度移位时距骨头常向背侧移位，可试行闭合复位。复位后稳定者可固定足于背伸位，如不稳定则固定足于跖屈位，用膝下石膏固定 6～8 周，如足跖屈仍不稳定可经皮克氏针固定。一般认为小儿距骨颈骨折前后位少于 5mm 的移位和小于 5° 的力线偏移是可以接受的。闭合复位失败可手术切开复位，用克氏针或螺钉固定。手术时应从距骨的后外侧入路，以避免损伤供应距骨体内侧的动脉。术后短腿石膏固定 4～6 周。

距骨颈骨折治疗后应随访 1～2 年，头 6 个月应每月拍 X 线片，观察有无缺血性坏死的征象。

距骨体的骨折多为巨大的直接暴力造成的，常伴有距骨体圆顶部压缩并有不同程度的粉碎和塌陷。有学者认为这种骨折以保守治疗为宜，可用膝下管型石膏固定 8 周。若发现距骨体的缺血性坏死，可采用足踝矫形装置保护 1～2 年。有时直接暴力也可造成距骨体的横形或斜形骨折，如果无移位也可以用膝下管型石膏固定 2 月；移位的距骨体横形、斜形骨折预后比无移位的更差，应力求恢复解剖力线，常需要前内侧入路手术切开复位、克氏针内固定。

距骨外侧突骨折常常因踝关节扭伤所致，是由前胫腓韧带牵拉发生的撕脱性骨折。由于该骨折为软骨或骨软骨骨折，在斜位 X 线片上只能看到小而薄的骨折片。对于踝部外伤后踝外侧的持续性疼痛，除了踝部扭伤外，要怀疑有距骨外侧突骨折的可能，可摄斜位 X 线片，了解有无骨折。即使 X 片未能证实，也应用短腿石膏固定 3～4 周。如果经上述治疗后仍存在局部的持续性疼痛，可手术切除骨折块。

（二）跟骨骨折

小儿很少发生跟骨骨折，多为高处跌落产生的轴向暴力所致，暴力使距骨撞击跟骨产生骨折。小龄患儿的坠落高度一般不超过 1.2 米，10 岁以上患儿，坠落高度一般在 3 米以上。

患儿常在坠落伤后就诊，表现为足跟肿胀、疼痛和不敢负重。小儿跟骨骨折与成人不同，大多不累及距下关节，63% 为关节外骨折，只有 37% 为关节内骨折。移位或粉碎性骨折少见。由于坠落伤可伴有脊柱和下肢其他损伤，查体时应全面检查以免漏诊伴发伤。

怀疑跟骨骨折时应拍跟骨轴位片、侧位片、直背姆位片和斜背跖位片。在跟骨侧位片测量 Bahlev 角，用以判定跟骨压缩和畸形程度。跟骨后关节面最高点分别向跟骨结节最高点和跟骨前缘最高点连线相交所呈的角度为 Bahlev 角，正常为 25°～40°，距下关节压缩会使这个角度减少。有时需 CT 扫描明确损伤类型以及关节内骨折时距下关节面的吻合程度。

处于生长发育期的小儿跟骨再塑形能力强，经非手术治疗，大多可获得满意的结果。一般均采取保守治疗，除非有距下关节明显撕裂伤，儿童跟骨骨折几乎没有手术治疗的指征。但对严重的关节内骨折和 Behlev 角丢失的需慎重对待，有时不容易确定手术治疗是否比保守疗法有更好的效果。也有人试用经皮撬拨复位治疗有移位的儿童跟骨骨折。对骨骼成熟者的关节内有移位的跟骨骨折可切开复位内固定，恢复关节面和跟骨的高度、宽度。

保守治疗时首先应抬高患足并用弹力绷带加压包扎，待 2～3 天肿胀消退后再用短腿石膏固定，打石膏时可用跟骨加压器或用手在内、外侧加压，以改善骨折的位置。固定 4～6 周后早期进行关节功能锻炼。8～12 周后才开始负重。12 岁以上的患儿固定时间稍长，约需 12 周左右。跟骨骨折的并发症有后遗疼痛和早发距下关节炎，尤其见于有移位的关节内骨折。

（姚晶晶）

第二十四章　儿科常见疾病的护理

第一节　正常新生儿的特点及护理

正常新生儿（normal full-term infant）是指胎龄在 37 ～ 42 周出生，出生体重在 2500 ～ 4000g，身长在 47cm 以上，无任何畸形或疾病的活产婴儿。

一、正常新生儿特点

（一）外观特点

正常新生儿体重在 2500g 以上，身长在 47cm 以上；哭声响亮，四肢屈曲；皮肤红润，皮下脂肪丰满，胎毛少；头发分条清楚；外耳廓软骨发育良好，轮廓清楚；乳晕清楚，乳头突起，乳房可扪到结节，且直径大于 4mm；指（趾）甲长达到或超过指（趾）端，足底纹理多而交错；男婴阴囊皱襞多，睾丸已降至阴囊，女婴大阴唇完全遮盖小阴唇。

（二）皮肤、黏膜

新生儿出生时皮肤覆盖有一层灰白色的胎脂，有保护皮肤作用，可自行吸收，不必强行洗去。新生儿皮肤薄嫩、皮下血管丰富，易受损伤而引起感染。

新生儿口腔黏膜柔嫩，血管丰富，唾液腺发育不良，较干燥；上腭中线和齿龈切缘常有黄白色小斑点，是上皮细胞堆积或黏液腺分泌物潴留所致，俗称"马牙"或"上皮珠"，生后数周至数月自行消失；口腔两侧颊部的脂肪垫，俗称"螳螂嘴"，有利于吸吮，不可挑割，以免发生感染。

（三）呼吸系统

新生儿胸廓几乎呈桶状，肋间肌较薄弱，呼吸主要靠膈肌的升降，呈腹式呼吸。新生儿呼吸中枢发育不完善，故呼吸较表浅，节律不匀；呼吸频率较快，安静时为 40 ～ 45 次 / 分。

（四）循环系统

胎儿出生后血液循环发生巨大变化，脐带结扎，肺血管阻力降低，卵圆孔和动脉导管在功能上闭合；新生儿心率波动范围较大，一般在 120 ～ 140 次 / 分，血压平均为 9.3/6.7kPa（70/50mmHg）；新生儿由于血流多集中在内脏和躯干，而四肢较少，故四肢易发凉，出现青紫。

（五）消化系统

新生儿胃呈水平位、容量小，贲门括约肌松弛，幽门括约肌较发达，易发生溢乳或呕吐；新生儿消化道面积相对较大，通透性高，有利于营养物质的吸收，但也使肠腔内毒素及消化不全产物进入血液循环，引起中毒症状；生后 24h 内排出黏稠、墨绿色的胎便，3 ～ 4d 排完。如生后 24h 仍未排胎便者，应排除肛门闭锁等消化道畸形。

新生儿肝葡萄糖醛酰基转移酶的活性低，多数新生儿出现生理性黄疸，同时对某些药物的解毒能力差，易出现药物蓄积中毒。

（六）泌尿系统

新生儿肾小球滤过率低，肾小管浓缩功能较差，不能迅速有效地排出过多的水和溶质，易出现水肿或脱水症状；肾脏处理酸负荷能力低，易发生代谢性酸中毒；一般在生后 24h 内开始排尿，如超过 48h 无尿，应寻找原因。

（七）血液系统

新生儿出生时血液中的红细胞（$(5.0 \sim 7.0) \times 10^{12}/L$）和血红蛋白（$150 \sim 220g/L$）相对较高；白细胞生后第 1 天可达（$15 \sim 20$）$\times 10^9/L$，5d 后约为 $10 \times 10^9/L$；血小板数与成人的相似。由于胎儿肝脏维生素 K 储存量较少，凝血因子活性低，故生后常规注射维生素 K_1。

（八）神经系统

新生儿的脑相对较大，皮质功能发育不完善；脊髓相对较长，其末端位于第 3 ～ 4 腰椎水平，故腰椎穿刺时应在第 4 ～ 5 腰椎间隙进针；新生儿出生时具有觅食反射、吸吮反射、拥抱反射、握持反射等原始神经反射，生后 3 ～ 4 个月自然消失，新生儿期这些反射减弱或消失，或数月后仍然存在，常提示神经系统疾病；新生儿腹壁反射、提睾反射可以引不出，但新生儿凯尔尼格征、巴宾斯基征可呈阳性。

（九）体温

新生儿体温调节中枢功能不够完善，体表面积相对较大，皮下脂肪薄，易于散热，由于新生儿进食较少，产热主要依靠棕色脂肪氧化代谢，故体温不稳定，在保暖不当时容易出现低体温；若环境温度过高，蒸发散热增加 2 ～ 3 倍，可致脱水、血液浓缩而发热，称为脱水热。

（十）能量和体液代谢

新生儿基础代谢能量消耗为 209kJ/（kg·d）（50kcal/（kg·d）），总能量需 418 ～ 502kJ/（kg·d）（100 ～ 120kcal/（kg·d））；新生儿需水量与其出生体重、日龄等有关，生后第 1 天需水量为 60 ～ 80mL/（kg·d），第 2 天为 80 ～ 100mL/（kg·d），第 3 天为 100 ～ 1400mL/（kg·d）；新生儿钠需要量为 1 ～ 2mmol/（kg·d），生后 10d 内一般不需补钾，以后需钾量为 1 ～ 2mmol/（kg·d）。新生儿易发生代谢性酸中毒，应及时纠正。

（十一）免疫系统

新生儿的非特异性免疫和特异性免疫功能均不成熟。新生儿皮肤黏膜薄嫩、脐部为开放性伤口；血脑屏障功能差；血清中补体含量低，调理素活性低；T 淋巴细胞对特异性抗原应答能力不足等。IgG 虽可通过胎盘，但与胎龄有关，胎龄愈小，IgG 含量愈低，而 IgM 和 SIgA 不能通过胎盘，易发生消化道和呼吸道感染，特别是革兰氏阴性杆菌感染。

二、新生儿特殊生理状态

（一）生理性黄疸

详见本章第四节。

（二）生理性体重下降

新生儿生后 3 ～ 4d，因水分丢失较多及胎粪排出，体重可下降 6% ～ 9%，最多不超过 10%，生后 10d 左右恢复至出生时的体重，小儿一般情况良好。提早喂养可防止小儿体重下降或减轻小儿体重下降的程度。

（三）生理性乳腺肿大

足月儿出生后 3～5d，乳腺可触到蚕豆至鸽蛋大小的肿块，此为母体雌激素突然中断所致，多于 2～3 周自行消退，不需处理，切忌挤压，以免感染。

（四）假月经

部分女婴于生后 5～7d 可见阴道有少量血样分泌物流出，可持续 1 周，由于来自母体的雌激素突然中断所致，一般无须处理。

三、护理问题

1. 有体温改变的危险与体温调节中枢发育不完善等有关。
2. 有窒息的危险与呛奶、呕吐物吸入有关。
3. 有感染的危险与新生儿免疫功能不足及皮肤黏膜屏障功能差有关。

四、护理措施

（一）保暖

新生儿室内应阳光充足，定期开窗换气，以保证空气清新，但应避免空气直接对流。室温以 22～24℃、相对湿度以 55%～65% 为宜。新生儿出生后应用温暖的消毒巾擦干身上羊水，注意保暖。对体温过低者可采用暖箱、热水袋、电热毯等保暖，每 4h 测体温一次，监测体温变化，使新生儿身体处于耗氧量最少、新陈代谢率最低的"适中温度"中。

（二）合理喂养

出生后即可试哺母乳，最迟不超过 30min。新生儿期采用按需哺乳，喂乳后将小儿竖抱，轻拍其背部，排出咽下的空气，防止溢乳，然后将小儿放置于右侧卧位。

（三）预防感染

1. 严格执行消毒隔离制度　工作人员进入新生儿室必须戴口罩、帽子，护理或检查新生儿应穿隔离衣、洗手，避免交叉感染，如患传染病应暂时调离。

2. 皮肤、黏膜护理　新生儿头、颈、腋窝等皮肤皱褶处应保持清洁、干燥，以免糜烂；喂奶前、后喂温开水，保持口腔清洁；每次大便后用温水洗臀部，用软毛巾擦干，以防尿布疹；衣服、尿布应柔软而宽适，衣带不宜过紧。

3. 保持脐部清洁干燥　脐带未脱落前保持干燥，避免污染，一般生后 3～7d 脐带残端脱落，脱落后如有渗液或渗血，应用碘伏消毒或重新结扎；如有肉芽形成，可用 5%～10% 硝酸银溶液烧灼局部；如有化脓性感染，用双氧水或碘伏消毒。

4. 预防接种　新生儿出生后 2～3d 接种卡介苗，出生 1d 内注射乙肝疫苗（以后满 1 个月、6 个月各注射 1 次）。

（四）健康指导

1. 促进母婴感情建立　提倡母婴同室和母乳喂养。在母婴情况允许下，应尽早将新生儿安放在母亲身旁，进行皮肤接触，鼓励提早吸吮，促进感情交流，利于小儿身心发展。

2. 宣传有关育儿保健知识　教会家长新生儿日常护理，如换尿布、穿衣、沐浴等；

介绍新生儿日常观察内容和方法，如吃奶、大便小便、面容、面色、手足肤色和温度等；监测体温、呼吸、心音、心率、体重等，以便及时发现异常，及时处理。为新生儿建立健康登记卡，并转交当地社区儿童保健机构，以便进行家庭访视。

3. 指导新生儿筛查　开展先天性甲状腺功能减低症、苯丙酮尿症等先天性代谢缺陷病的筛查，以便早期进行干预，避免患儿出现体格和智力发育异常。

···（盛　鹰）

第二节　早产儿的特点及护理

早产儿（per-term infant）是指胎龄不足 37 周出生的活产婴儿，因其各器官、系统发育尚未成熟，故又称未成熟儿。

一、早产儿特点

（一）外表特点

早产儿哭声低弱；四肢屈肌张力低下，四肢伸直；皮肤薄嫩，水肿，发亮，胎脂少，胎毛多；头发细而乱，如绒线头；耳廓软骨发育不良，轮廓不清楚；乳晕不清，无乳腺结节或小于 4mm；指（趾）甲未达指（趾）端；足底纹少；男婴阴囊皱襞少，睾丸未降入阴囊，女婴大阴唇不能遮盖小阴唇。正常新生儿与早产儿外表特征比较如表 24-1 所示。

表 24-1　正常新生儿与早产儿外表特征比较

	正常新生儿	早产儿
哭声	响亮	低弱
四肢肌张力	屈肌张力高，四肢屈曲	低下，四肢伸直
皮肤	红润，皮下脂肪丰满，胎脂多，胎毛少	薄嫩，水肿，发亮，胎脂少，胎毛多
头发	分条清楚，梳纹不乱	细而乱，如绒线头
耳廓	软骨发育良好，轮廓清楚	软骨发育不良，轮廓不清楚
乳腺	乳晕明显，有乳腺结节	乳晕不清，无乳腺结节或小于 4mm
指（趾）甲	长达或超过指（趾）端	未达指（趾）端
足底纹	多	少
外生殖器	男婴阴囊皱襞多，睾丸已降入阴囊；女婴大阴唇完全遮盖小阴唇	男婴阴囊皱襞少，睾丸未降入阴囊；女婴大阴唇不能遮盖小阴唇

（二）呼吸系统

早产儿呼吸中枢发育不完善，常出现呼吸浅表且不规则，可发生呼吸暂停（呼吸暂停是指呼吸停止时间大于 20s，心率小于 100 次 / 分，并伴有发绀）。早产儿肺泡表面活性物质缺乏，易患肺透明膜病。

（三）消化系统

早产儿吸吮能力差，吞咽反射弱，易呛奶；各种消化酶不足，特别是对脂肪的消化吸收能力差。早产儿胎粪形成较少和肠蠕动乏力，易发生胎粪延迟排出。肝功能不完善，蛋白合成不足，肝糖原转化为葡萄糖的能力差，易发生低蛋白血症和低血糖；

葡萄糖醛酸转移酶不足，生理性黄疸较重且持续时间长；肝内维生素 K 依赖凝血因子 Ⅱ、Ⅵ、Ⅸ、Ⅹ 合成不足，易发生肺出血、颅内出血等疾病。

（四）泌尿系统

早产儿肾小管浓缩功能更差，排钠分数高，易出现低钠血症；葡萄糖阈值低，易发生糖尿；碳酸氢根阈值极低和肾小管排酸能力差，更易发生代谢性酸中毒。

（五）神经系统

神经系统功能与胎龄有关，胎龄越小神经系统功能越差，原始反射不易引出；易发生缺氧缺血性脑病及颅内出血。

（六）体温

早产儿皮下脂肪薄，棕色脂肪少，体表面积相对较大，更易发生低体温；同时，汗腺发育不成熟，中枢调节能力差，导致体温易受环境温度影响而升降。

（七）免疫系统

早产儿的免疫功能比足月儿更差，感染性疾病发病率高，预后较差。

二、护理问题

1. 自主呼吸受损与呼吸中枢和肺发育不成熟有关。
2. 体温过低与体温调节功能差有关。
3. 营养失调：低于机体需要量与吸吮、吞咽、消化吸收功能差有关。
4. 有感染的危险与免疫功能低下及皮肤黏膜屏障功能差有关。
5. 潜在并发症如出血等。

三、护理措施

（一）维持有效呼吸

早产儿出生后立即清除口腔及呼吸道内的黏液，保持呼吸道通畅，早产儿仰卧时可在肩下放置小的软枕，避免颈部弯曲、呼吸道梗阻。出现发绀等缺氧表现时应查明原因，同时给予吸氧，吸氧浓度以维持动脉血氧分压在 6.7 ～ 9.3kPa（50 ～ 70mmHg）或经皮血氧饱和度在 85% ～ 95% 为宜，一旦症状改善，立即停止，以免长时间吸氧导致眼晶状体后纤维增生而失明。呼吸暂停者给予托背、弹足底等，条件允许时放置水囊床，利用水振动减少呼吸暂停的发生。反复发生者可遵医嘱给予氨茶碱静脉注射。

（二）维持体温稳定

室温应保持在 24 ～ 26℃；相对湿度为 55% ～ 65%。根据早产儿的成熟度、体重给予不同的保暖措施。一般体重小于 2000g 者，应尽早放置于婴儿培养箱保暖。不同体重新生儿的适中温度与出生胎龄、出生体重和日龄有关（表 24-2）。各种操作集中进行，并在远红外线辐射床保暖下进行，没有条件者，采取简易保暖法，并尽量缩短操作时间。每 4h 测体温 1 次，如发现异常，及时处理。

（三）合理喂养

1. 开奶时间　于生后 4h 时开始喂 5% 葡萄糖溶液以防止发生低血糖。
2. 乳汁选择　提倡母乳喂养，无法母乳喂养者以早产儿配方乳为宜，从 1:1（牛奶：水）稀释乳开始，逐渐增至 2:1、3:1、4:1，也可选用脱脂牛奶等，不能喂养者采用静脉营养。

表 24-2　不同体重新生儿的适中温度

出生体重 /kg	适中温度			
	35℃	34℃	33℃	32℃
1.0	出生 10d 内	出生 10d 以后	出生 3 周以后	出生 5 周以后
1.5	—	出生 10d	出生 10d 以后	出生 4 周以后
2.0	—	出生 2d	出生 2d 以后	出生 3 周以后
＞ 2.5	—	—	出生 2d 内	出生 2d 以后

3. 喂养方法　既有吸吮能力又有吞咽能力者可自己吮乳；有吞咽能力而无吸吮能力者可采用小匙或滴管喂养；吸吮能力差且吞咽反射不协调者采用鼻饲或静脉补充营养。

4. 喂乳的量　根据早产儿耐受力而定，以不发生呕吐或胃潴留为原则（表 24-3）。

表 24-3　早产儿喂乳量及间隔时间

出生体重 /g	＜ 1000	1000 ～ 1499	1500 ～ 1999	2000 ～ 2499
开始量 /mL	1 ～ 2	3 ～ 4	5 ～ 10	10 ～ 15
每天隔次增加量 /mL	1	1	5 ～ 10	10 ～ 15
间隔时间 /h	1	2	2 ～ 3	3

（四）预防感染

严格执行消毒隔离制度，接触小儿前、后均应洗手，严禁非本室人员入内，室内物品定期更换消毒，防止交互感染。加强小儿皮肤、口腔和脐部护理，每日沐浴 1 ～ 2 次，脐带未脱落者，可采用分段沐浴，沐浴后可用 2.5% 碘酊和 75% 乙醇消毒脐部，保持脐部清洁干燥。每日口腔护理 1 ～ 2 次。

（五）预防出血

早产儿生后常规肌内注射维生素 K_1 1 ～ 5mg，每日 1 次，连用 3d，以预防出血发生。

（六）健康教育

1. 鼓励父母进入早产儿室，探视及参与照顾早产儿，提供父母接触、抱抚早产儿和与早产儿说话的机会；耐心解答父母提出的有关问题，讲解早产儿所使用的设备和治疗方法，以减轻他们的焦虑及恐惧。

2. 指导并示范护理早产儿的方法，如如何冲调奶粉、如何沐浴等。向家长阐明保暖、喂养及预防感染等护理措施的重要性及注意事项。建议母亲护理早产儿前、后必须洗手，尽量减少他人探视，家中有感染性疾病者应避免接触早产儿。

3. 指导早产儿出院后应定期到医院门诊检查，如眼底检查、听力检查、生长发育监测等；指导早产儿生后第 2 周开始使用维生素 D 制剂，前 3 个月每日 800IU，生后 2 个月左右补充铁剂，预防佝偻病和贫血；按期预防接种；以后定期进行生长发育监测。

　　　　　　　　　　　　　　　　　　　　　　　　　　　　　　　　　　　　　（盛　鹰）

第三节　患病新生儿的护理

一、新生儿缺氧缺血性脑病

新生儿缺氧缺血性脑病（HIE）是指围生期因各种因素引起的缺氧和脑血流量减少

或暂停而导致胎儿或新生儿的脑损伤。早产儿发生率明显高于足月儿，但由于足月儿在活产新生儿中占绝大多数，因此足月儿多见，本病是导致儿童神经系统伤残的常见原因之一。

（一）病因

围生期窒息是本病最主要的原因。另外，严重的呼吸系统疾病、右向左分流型先天性心脏病及严重的失血或贫血也可引起脑损伤。

（二）发病机制

1. 脑血流改变　当缺氧为不完全性时，体内血液出现器官间的重新分布，以保证脑组织血液供应；如果缺氧继续，则出现第2次血液重新分布，以保证丘脑、脑干和小脑的血液供应，此时大脑皮质矢状旁区和其下面的白质最易受损。缺氧及酸中毒还可导致脑血管自主调节功能障碍，形成压力被动性脑血流，当血压升高过大时，可使脑室周围毛细血管破裂出血；而当血压过低时脑血流量减少，又可引起缺血性损伤。

2. 脑细胞能量代谢障碍　缺氧时，脑细胞内氧化代谢障碍，葡萄糖无氧酵解增加、乳酸堆积，导致低血糖和代谢性酸中毒；脑细胞的ATP产生减少，使细胞能量来源不足，导致细胞膜钠泵、钙泵功能受损，使钠、钙离子进入细胞内激活某些受其调节的酶，从而使脑细胞膜的完整性进一步受到破坏。

3. 神经病理改变　完全性或急性缺氧时，脑损伤发生在基底神经节等代谢最旺盛的部位；部分性或慢性缺氧缺血时，大脑皮质矢状旁区及其下部白质最易受损。足月儿易损区为大脑矢状旁区的脑组织，早产儿易损区则是脑室周围的白质区。

（三）临床表现

根据意识、肌张力、原始反射改变、有无惊厥、病程及预后等，新生儿缺氧缺血性脑病临床上分为轻、中、重三度，如表24-4所示。

表24-4　新生儿缺氧缺血性脑病临床分度

临床表现		分　度		
		轻　度	中　度	重　度
意识		兴奋	嗜睡	昏迷
肌张力		正常	减低	松软
原始反射	拥抱反射	活跃	不完全	消失
	吸吮反射	正常	减弱	消失
惊厥		可有肌阵挛	常有	多见，频繁发作
中枢性呼吸衰竭		无	有	严重
瞳孔改变		正常或扩大	常缩小，对光反射迟钝	扩大或不对称
前囟张力		正常	正常或稍饱满	饱满、紧张
病程		症状最明显，72h内消失，预后好	症状在24～72h内最明显，14d内消失，可有后遗症	症状可持续数周，病死率高，存活者多有后遗症

（四）实验室检查

B超检查对脑室及其周围出血具有较高的特导性；CT检查对脑水肿的范围、颅内出血的类型以及预后的判断有一定价值；脑组织损伤时血清肌酸磷酸激酶同工酶升高大于10U/L。

（五）治疗要点

1. 支持疗法　（1）供氧：选择适当的给氧方法，保持 PaO_2 为 7.98～10.64kPa（60～80mmHg），$PaCO_2$ 和 pH 值在正常范围，但要防止 PaO_2 过高或 $PaCO_2$ 过低。（2）纠正酸中毒：在改善通气纠正呼吸性酸中毒的基础上补充碳酸氢钠纠正代谢性酸中毒。（3）维持血糖在正常高值，以提高神经细胞代谢所需能量。（4）维持脑和全身良好的血液灌注，避免脑灌注量过高或过低。低血压者可用多巴胺，也可同时加多巴酚丁胺。

2. 控制惊厥　控制惊厥首选苯巴比妥钠，负荷量为 20mg/kg，于 15～30min 内静脉滴入，若不能控制惊厥，1h 后可加用 10mg/kg，以后每日维持量为 5mg/kg。如惊厥未能控制，可配合使用地西泮，每次剂量为 0.3～0.5mg/kg，两药静脉合用时应注意观察有无呼吸抑制。

3. 治疗脑水肿　出现颅内高压时可先用呋塞米 1mg/kg 静脉推注，也可用 20% 甘露醇 0.5～0.75g/kg 静脉推注，以后可用 0.25～0.5g/kg，每 4～6h1 次。

4. 亚低温治疗　采用人工方式使体温下降 2～4℃，以降低脑组织的基础代谢，保护脑细胞。可采用全身性或选择性头部降温，前者能稳定、迅速地将脑部温度降到预期温度，但易出现新生儿寒冷损伤综合征，而后者能避免其缺点，又能发挥保护脑的作用。目前亚低温疗法仅适用于足月儿，早产儿不宜采用。

（六）护理评估

1. 健康史　了解孕母妊娠史，新生儿胎龄、出生史，是否为多胎或早产，Apger 评分情况等。

2. 身体状况　了解患儿有无窒息及窒息程度，复苏情况，有无肌张力升高或肌肉松软等。

3. 心理 – 社会状况　评估家庭经济状况，评估家长的文化程度及家长对新生儿缺氧缺血性脑病的认知程度及预后情况，安抚家长因本病而导致的焦虑心理。

（七）护理诊断

1. 低效性呼吸形态　与窒息导致低氧血症有关。

2. 潜在并发症　颅内压增高、惊厥。

（八）护理措施

1. 维持有效呼吸　及时清理患儿呼吸道分泌物，保持呼吸道通畅。根据缺氧情况，选择合适的吸氧方式，如鼻导管吸氧、面罩吸氧或头罩吸氧，如缺氧严重者，可考虑气管插管及机械辅助通气。

2. 降低颅内压　严密观察患儿的神志、瞳孔、前囟张力及抽搐情况；遵医嘱给予甘露醇、地塞米松等，使用甘露醇时应密切观察，以免药物外漏导致局部组织坏死，同时避免脱水速度过快；控制液体入量，每日 60～80mL/kg，并用输液泵控制输液速度。

3. 健康指导　加强卫生宣教，指导孕妇定期做产前检查，发现并及时处理高危妊娠，对疑有功能障碍者，将其上肢固定于功能位。早期给予患儿动作训练和感知刺激的干预措施，促进脑功能恢复。向患儿家长耐心细致地解答病情，以取得理解；恢复期指导家长掌握干预措施，以得到家长最佳的配合并坚持定期随访。

二、新生儿颅内出血

新生儿颅内出血（ICHN）是由缺氧和（或）产伤引起的严重脑损伤，临床上以中枢神经系统兴奋和（或）抑制表现及呼吸改变为特征，早产儿多见，病死率高，存活者常有神经系统后遗症。

（一）病因

1. **缺氧** 缺氧见于围生期重度窒息，尤其是经复苏抢救时间超过 10min 未能建立有效呼吸而发生缺氧和酸中毒的状况，导致血管通透性增加或破裂出血，损伤血管自主调节功能，形成压力被动性脑血流，导致脑血管破裂出血。缺氧多见于早产儿。

2. **产伤** 胎头过大、头盆不称、急产、产程过长等使胎头所受压力过大、局部压力不均或头颅在短时间内变形过速导致大脑镰、小脑幕撕裂致硬脑膜下出血。脑表面静脉撕裂常伴有蛛网膜下腔出血，多见于足月儿。

3. **其他** 新生儿肝功能不成熟，凝血因子不足或其他出血性疾病，如母亲患有原发性血小板减少性紫癜；不适当输入高渗液体，导致毛细血管破裂；孕期使用某些药物，如苯巴比妥、利福平、苯妥英钠等可引起新生儿血小板或凝血因子减少，均可引起颅内出血。

（二）临床表现

本病主要表现与出血部位、出血量及出血速度有关。一般生后 1～2d 内出现，主要表现如下。①意识改变：过度兴奋、易激惹、嗜睡或昏迷等。②眼部症状：斜视、凝视、眼球震颤等。③呼吸改变：呼吸增快或减慢、不规则或呼吸暂停。④颅内压增高表现：脑性尖叫、惊厥、呕吐、前囟隆起等。⑤肌张力改变：肌张力早期增高，以后减低。⑥瞳孔改变：双侧瞳孔大小不等，对光反应减弱或消失。⑦其他：不明原因的苍白、黄疸和贫血。

（三）实验室检查

1. **脑 CT 检查和 B 超检查** 可提供出血部位和范围，有助于诊断和判断预后。

2. **脑脊液检查** 急性期可见均匀性和皱缩红细胞，蛋白质含量明显增高，严重者出生 24h 内脑脊液糖含量降低。

（四）治疗要点

止血：选用维生素 K_1、酚磺乙胺（止血敏）、大量维生素 C 等。降低颅内压：选用呋塞米，若有脑疝发生时用甘露醇。镇静、止惊：多选用苯巴比妥钠或地西泮；应用脑代谢激活剂，出血停止后，可给予胞二磷胆碱、脑活素等。

（五）护理评估

1. **健康史** 了解母亲妊娠史，新生儿胎龄、出生史，是否为多胎或早产，有无产钳、胎头吸引器助产情况，生后 Apger 评分情况等。

2. **身体状况** 了解新生儿有无窒息以及窒息程度，复苏情况，有无嗜睡、昏迷、尖叫、惊厥等。

3. **心理－社会状况** 评估家庭经济状况，家长的文化程度及家长对新生儿颅内缺血的认知程度及预后情况，安抚家长因本病而导致的焦虑心理。

（六）护理诊断

1. **潜在并发症** 颅内压增高。

2. **营养失调：低于机体需要量** 与摄入量减少和呕吐有关。

3. **低效性呼吸形态** 与呼吸中枢受损有关。

4. **体温调节无效** 与体温调节中枢受损有关。

（七）护理措施

1. 密切观察病情，降低颅内高压

（1）保持安静　置患儿于适中温度环境中，头部抬高 15°～30°，取右侧卧位，保持患儿安静，减少一切不必要的操作刺激，如抱起、沐浴等，病情严重者推迟开奶时间，期间按 6～8mg/kg·min 静脉输入葡萄糖，防止低血糖。一切必要的治疗、护理操作集中进行，动作要轻、准、稳，尽量减少对患儿移动和刺激，静脉穿刺选用留置针，减少反复穿刺，以防止加重颅内出血。

（2）严密观察病情　注意生命体征改变，如意识、眼部症状、囟门张力、呼吸、肌张力和瞳孔的变化。若出现脉搏减慢、呼吸不规则、双侧瞳孔大小不等、对光反射减弱或消失等症状，立即报告医生，并作好抢救准备工作。

（3）遵医嘱给予镇静剂、止血剂、脱水剂。

2. 喂养　病情重者喂养时间延迟至生后 3d，禁食期间遵医嘱静脉补液，补液量为 60～80mL/kg，输液速度宜慢，并在 24h 内均匀输入。病情稳定后先试喂糖水，然后喂乳。保证患儿热量及营养物质的供给，准确记录 24h 出、入液量。

3. 维持正常呼吸形态　及时清除呼吸道分泌物，保持呼吸道通畅，改善呼吸功能，备好吸痰用物；根据缺氧的程度给予用氧，注意用氧的浓度和方式，维持血氧饱和度在 85%～95% 即可。呼吸衰竭或有严重呼吸暂停时需行气管插管、机械通气并做好相关护理。

4. 维持体温稳定　体温高于 38.5℃ 时，应在 30min 内使体温降至正常。方法可选用松开包被，开窗通风降温，禁止使用强烈的物理降温措施，如冰袋降温、乙醇擦浴等，每 4h 测体温 1 次，并记录。体温低时用远红外辐射床、温箱或热水袋保暖。

5. 健康指导　向家属和孕妇宣教围生期保健的重要性，加强孕期保健，预防早产，提高分娩助产技术，避免产伤，减少异常分娩所致地产伤和窒息；向患儿家长耐心细致地解答病情，取得理解，解除家长的紧张和恐惧；鼓励坚持治疗和随访，有后遗症时，教会家长对患儿进行功能训练，增强患儿战胜疾病的信心。

三、新生儿黄疸

新生儿黄疸（neonatal jaundice）是由于新生儿的血液中胆红素浓度增高而引起的皮肤、黏膜、巩膜或其他器官的黄染现象。本病包括生理性黄疸和病理性黄疸，前者是由于新生儿胆红素代谢特点决定的，后者是由各种致病因素所致的，病情轻重不一，重者可导致胆红素脑病，常引起严重后遗症。

（一）新生儿胆红素代谢特点

1. 胆红素产生过多　每日产生的胆红素为成人的 2 倍以上（新生儿为 8.8mg/kg，成人为 3.8mg/kg），其主要原因是：（1）胎儿期处于氧分压偏低的环境，红细胞生成较多，生后环境氧分压提高，红细胞相对过多；（2）胎儿期红细胞寿命短（80～100d）、脆性大，红细胞破坏过多；（3）旁路胆红素来源多。

2. 转运胆红素能力不足　新生儿血中清蛋白量少，影响胆红素的联结转运；刚娩出的新生儿有不同程度酸中毒，影响胆红素与清蛋白结合。

3. 肝功能不成熟　新生儿肝细胞膜上 Y、Z 载体蛋白含量少，5～10d 后才达成人水平，影响了肝细胞对未结合胆红素的摄取；新生儿肝细胞内的尿苷二磷酸葡萄糖醛酸基转移酶量较少、活力不足，不能将未结合胆红素转变为结合胆红素；出生时肝细胞将结合胆红素排泄到肠道的能力暂时低下，可出现暂时性结合胆红素潴留。

4. 肠-肝循环量增加生后头几天，新生儿肠道内正常菌群尚未建立，随胆汁进入肠道的结合胆红素不能被还原为尿胆原及其代谢产物而排出体外；同时，新生儿肠道中 β-葡萄糖苷酶的活性较强，将结合胆红素水解为未结合胆红素，被肠黏膜吸收，经静脉至肝脏，加重肝脏负担。

（二）新生儿黄疸分类

1. 生理性黄疸　50%～60% 的足月儿和 80% 的早产儿出现生理性黄疸，其特点为：（1）生后 2～3d 出现，4～5d 最明显，足月儿 7～10d 内消退，最迟不超过 2 周了早产儿 "3～周消退；（2）足月儿的血清胆红素小于 221μmol/L（12.9mg/dL），早产儿小于 257μmol/L（15mg/dL）；（3）血清胆红素每天升高小于 85μmol/L（5mg/dL）；（4）一般情况良好。

2. 病理性黄疸　出现下列任何一项即为病理性黄疸：（1）黄疸出现过早（24h 内）或退而复现；（2）血清胆红素迅速增高，足月儿大于 221μmol/L（12.9mg/dL），早产儿大于 257μmol/L（15mg/dL）；（3）血清胆红素每天上升大于 85μmol/L（5mg/dL）；（4）黄疸持续时间过长或黄疸退而复现，足月儿大于 2 周，早产儿大于 4 周；（5）血清结合胆红素大于 34μmol/L（2mg/dL）。

引起病理性黄疸常见的疾病有以下几种。

（1）新生儿溶血症　新生儿溶血症是指母、婴血型不合所引起的同族免疫性溶血。在已发现的 26 个人类血型系统中，ABO 血型不合最常见，其次是 Rh 血型不合。ABO 溶血症多发生于母亲为 0 型而小儿为 A 型或 B 型，Rh 溶血症发生于母亲为 Rh 阴性而小儿为 Rh 阳性。

本病症状轻重与溶血程度基本一致。多数 ABO 溶血症患儿除黄疸外，无其他明显异常；Rh 溶血症症状严重，主要表现为生后 24h 内出现黄疸、贫血、肝脾大、胎儿水肿等。当未结合胆红素浓度大于 342μmol/L 时，可发生胆红素脑病，依临床表现分为四期。①警告期：嗜睡、喂养困难、吸吮无力、拥抱反射减弱或消失、肌张力降低，历经 12～24h。②痉挛期：出现双眼凝视、肌张力增高、脑性尖叫、惊厥、角弓反张等，如不及时治疗，1/3～1/2 患儿死亡。③恢复期：吸吮力和对外界的反应首先恢复，继而呼吸好转，肌张力恢复。④后遗症期：常在生后 2 个月左右出现后遗症，表现为手足徐动、眼球运动障碍、听觉障碍和牙釉质发育不良等。

（2）新生儿肝炎　本病多为宫内病毒感染所致，常见病毒有乙型肝炎病毒、巨细胞病毒、风疹病毒、单纯疱疹病毒等。一般黄疸于生后 2～3 周出现，并逐渐加重，伴拒食、体重不增、大便色浅、尿色深黄、肝（脾）大。

（3）新生儿败血症及其他感染　黄疸多于生后 1 周内出现，或黄疸退而复现，呈进行性加重，并伴全身感染中毒症状，可有脐炎、皮肤脓疱疮等感染病灶。

（4）先天性胆道闭锁　生后 1～3 周出现黄疸，并呈进行性加重，肝脏进行性增大，质硬、光滑，粪便呈灰白色（陶土色）。如不及时治疗，3～4 个月可发展为胆汁淤积性肝硬化。

（三）实验室检查

1. 红细胞和血红蛋白检查　新生儿溶血症患儿两者均降低。

2. 血型检查　ABO 溶血症多见于母亲为 O 型血，小儿为 A 型血或 B 型血；Rh 溶血症多发生于母亲为 Rh 阴性，小儿为 Rh 阳性者。

3. 胆红素测定　生理性黄疸以未结合胆红素增高为主；新生儿溶血症患儿以未结合胆红素增高为主；新生儿肝炎患儿未结合胆红素和结合胆红素均增高；新生儿败血症及其他感染患儿早期以未结合胆红素增高为主，晚期则以结合胆红素增高为主；先天性胆道闭锁患儿以结合胆红素增高为主；母乳性黄疸以未结合胆红素增高为主。

4. 患儿红细胞直接抗人球蛋白试验　该试验呈阳性即可诊断为新生儿 Rh 溶血症。

5. 其他　肝功能检查、腹部 B 超检查等。

（四）治疗要点

1. 找出病因　采取相应的治疗措施。

2. 降低血液胆红素　尽早喂养，适当用苯巴比妥、尼可刹米等肝酶诱导剂，供给清蛋白，防止胆红素脑病发生。必要时应用蓝光疗法。

3. 保护肝脏　避免使用对肝细胞有损害作用的药物，预防和控制病毒、细菌感染。

4. 其他　注意保暖，供给营养，纠正缺氧，维持水、电解质和酸碱平衡。

（五）护理评估

1. 健康史　了解小儿胎龄、胎次及出生史，母亲有无流产及死胎史，母亲及新生儿血型。

2. 身体状况　了解患儿黄疸出现的时间、程度、进展情况，有无贫血、水肿、排灰白色大便等。有无体温改变、嗜睡、昏迷、尖叫、惊厥等。

3. 心理－社会状况　评估家庭经济状况，家长的文化程度及家长对新生儿黄疸的认知程度及预后情况，尽快确定黄疸性质以及原发病，安抚家长因黄疸而导致的焦虑心理。

（六）护理诊断

潜在并发症：胆红素脑病。

（七）护理措施

1. 密切观察病情

（1）观察皮肤、巩膜的颜色，根据患儿皮肤黄染的部位和范围，估计血清胆红素增高的程度，判断其转归。

（2）观察体温、脉搏、呼吸及有无出血现象，如患儿出现吸吮反射减弱、嗜睡、肌张力减退等胆红素脑病的早期表现，立即通知医生，做好抢救准备。

（3）观察大、小便次数、量及颜色，如有胎粪延迟排出，应给予灌肠处理。

2. 保暖　体温维持在 36 ～ 37℃，低体温会影响胆红素与清蛋白的结合。

3. 尽早喂养　刺激肠道蠕动，促进胎便排出，有利于肠道正常菌群的建立，减少胆红素的肠－肝循环，减轻肝脏负担。应耐心喂养，保证奶量摄入，按需调整喂养方式，如少量多次、间歇喂养等。

4. 针对病因的护理　预防胆红素脑病的发生。

（1）遵医嘱实施光照疗法和换血疗法，并做好相应护理。

（2）遵医嘱给予清蛋白和酶诱导剂，纠正酸中毒，合理安排补液计划，根据不同补液内容调节相应的速度，切忌快速输入高渗性药物。

5. 健康指导　教会家长初步了解和判断黄疸是生理性还是病理性的，及早发现异常，及早就诊。讲解黄疸病因及临床表现，使家长了解病情的转归，取得家长的配合；既往有新生儿溶血症流产或死胎的孕妇，应讲解产前检查和胎儿宫内治疗的重要性，防止新生儿出生时溶血症的发生。有胆红素脑病后遗症者，应给予康复治疗和护理的指导。母乳性黄疸的患儿，母乳喂养可暂停 1～4d 或改为隔次母乳喂养，黄疸消退后再恢复母乳喂养。

四、新生儿肺炎

新生儿肺炎（pneumonia of newborn）是新生儿时期一种常见病，死亡率较高，可分为吸入性肺炎和感染性肺炎两大类。

（一）吸入性肺炎

1. 病因

胎儿在宫内或娩出时吸入羊水导致肺部发生炎症，称为羊水吸入性肺炎，吸入被胎粪污染的羊水，称为胎粪吸入综合征，主要因缺氧肛门括约肌松弛使胎粪排出，低氧血症又刺激胎儿呼吸中枢诱发胎儿喘息样呼吸而使胎儿吸入羊水、胎粪所致；生后因小儿吞咽功能不全、吮乳后呕吐、先天性食管闭锁或气管－食管瘘、唇裂、腭裂等引起乳汁吸入而致肺炎，称为乳汁吸入性肺炎。其中以胎粪吸入性肺炎最为严重。

2. 临床表现

羊水、胎粪吸入者多有宫内窘迫史和（或）出生时窒息史，在复苏或出生后出现呼吸急促、呼吸困难、青紫、鼻翼扇动、三凹征、呻吟，两肺可闻及中、细湿啰音。胎粪吸入者病情往往较重，可引起呼吸衰竭、肺不张、肺气肿、肺动脉高压及缺氧缺血性脑病的中枢神经系统表现。乳汁吸入者常有喂乳呛咳，乳汁从口、鼻流出，伴气急、面色青紫等，严重者可导致窒息。

胸部 X 线检查可见两侧肺纹理增粗伴肺气肿。胎粪吸入者往往有明显阻塞性肺气肿和两肺不规则斑片或粗大结节阴影。

3. 治疗原则

尽快清除小儿吸入物，保持呼吸道通畅；给氧、保暖、适当限制液量、纠正酸中毒；及时处理并发症。

（二）感染性肺炎

1. 病因

细菌、病毒、衣原体等都可引起新生儿感染性肺炎。

（1）产前感染　母亲在孕期受病毒、细菌等感染，病原体可通过胎盘致胎儿肺部引起感染或胎儿在宫内吸入被污染的羊水、羊膜早破时孕母阴道细菌上行导致感染。

（2）产时感染　因分娩过程中吸入产道污染分泌物或断脐不洁发生血行感染。

（3）产后感染　有上呼吸道下行感染肺部或病原体通过血液循环直接感染肺部。

（4）产前感染　和产时感染以大肠杆菌等为主。产后感染以金黄色葡萄球菌为常见。

2. 临床表现

产前感染的新生儿出生时常有窒息史，多在 12～24h 内出现症状，产时感染性肺炎多在生后 3～5d 发病，产后感染性肺炎多在生后 5～7d 发病。患儿临床症状往往不典型，主要表现为反应差、拒乳、吐奶、口吐白沫、呼吸浅促、鼻翼扇动、青紫、体温异常。病情严重者可出现点头呼吸、呼吸暂停、吸气性三凹症，甚至呼吸衰竭和心力衰竭。肺部体征不明显，有的仅表现为双肺呼吸音粗。金黄色葡萄球菌肺炎病情常较严重，易并发脓胸、气胸、脓气胸等。

3. 实验室检查

（1）血液检查　细菌感染者白细胞总数增高，病毒感染者或体弱儿白细胞总数常降低。

（2）X 线检查　X 线检查是确诊的重要依据，胸片可显示肺纹理增粗，有点状、片状阴影，可有肺不张、肺气肿等。

（3）病原学检查　取呼吸道分泌物、血液做细菌培养、病毒分离；用免疫学的方法监测细菌抗原、血清检测病毒抗体及衣原体特异性的 IgM 等有助于诊断。

4. 治疗原则

（1）控制感染　及早合理应用抗生素，如金黄色葡萄球菌肺炎可选用耐酶青霉素、第一代头孢菌素等；大肠杆菌肺炎可选用第三代头孢菌素。

（2）保持呼吸道通畅　及时清除呼吸道分泌物。

（3）其他　注意保暖、合理喂养和氧疗。

5. 护理评估

（1）健康史　了解母亲妊娠史、婴儿出生时是否有羊水、胎粪吸入，生后有无乳汁吸入及窒息等。

（2）身体状况　了解有无口、鼻腔内流出羊水、乳汁等情况，有无体温改变、呼吸不规律、口吐白沫、呛奶以及窒息、发绀等。

（3）心理－社会状况　评估家庭经济状况，家长的文化程度及家长对新生儿肺炎的认知程度及预后情况，安抚家长因本病而导致的焦虑心理。

6. 护理诊断

（1）清理呼吸道无效与呼吸急促，患儿咳嗽反射功能不良有关。

（2）气体交换受损与肺部炎症有关。

（3）有体温改变的危险与感染、环境温度变化有关。

（4）营养失调：低于机体需要量与摄入困难、消耗增加有关。

（5）潜在并发症心力衰竭、脓胸、脓气胸等。

7. 护理措施

（1）保持呼吸道通畅

1）定时翻身 能预防肺内分泌物堆积和改善受压部位肺扩张。

2）拍背排痰　由下而上，由外周向肺门拍击，使小气道分泌物松动易于进入较大气道，有利于吸痰和促进肺循环。

3）雾化吸入分泌物黏稠者应采用雾化吸入以湿化气道，及时有效地清除呼吸道分泌物。

（2）合理用氧　改善呼吸功能保持室内安静，空气新鲜，温度、湿度适宜。选择与病情相适应的吸氧方式，如鼻前庭吸氧、面罩吸氧、头罩吸氧等，使 PaO_2 维持在 $7.9 \sim 10.6$ kPa（$60 \sim 80$ mmHg），并发呼吸衰竭者给予正压通气。

（3）维持正常体温　体温过高时给予降温，体温过低时给予保暖。遵医嘱应用抗生素、抗病毒药物，并密切观察药物的作用。

（4）耐心喂养，保证营养供给　患儿易呛奶，能喂奶时应将头部抬高或抱起，并少量多餐，耐心间隙喂奶，不宜过饱，以免影响呼吸和引起呕吐、吸入。呛奶严重或呼吸困难明显者可行鼻饲。进食少者根据不同日龄、体重、对液量的具体要求给予静脉补液，重症肺炎患儿补液时应适当控制输液速度避免诱发心力衰竭。

（5）密切观察病情　监测患儿体温、心率、呼吸、血压、经皮血氧饱和度、动脉血气分析，记录出、入液量。如面色苍灰或发绀加重、烦躁、短期内呼吸明显加快，心率加快，肝脏增大，提示并发心力衰竭，应配合做好给氧、镇静、强心、利尿等处理。如烦躁不安、突然呼吸困难伴青紫加重、一侧胸廓饱满及呼吸音降低可能合并脓胸、脓气胸，应立即做好胸腔穿刺或胸腔闭锁引流准备。配合医生穿刺，做好胸腔引流护理。

（6）健康指导

1）向家长讲述疾病的有关知识和护理要点，解释机械通气对治疗的重要性。

2）及时让家长了解患儿病情，指导家长掌握有关育儿知识。

3）向家长讲解本病的预防措施及其重要性。

五、新生儿脐炎

脐炎是指细菌入侵脐带残端并生长繁殖所引起的急性软组织炎症。

（一）病因

本病常因断脐时或生后脐带残端消毒不严、护理不当或以脐带血管留置导管或换血时消毒不严所致。最常见的病原菌是金黄色葡萄球菌，其次是，大肠杆菌、溶血性链球菌等。

（二）临床表现

脐带根部发红，或脱落后伤口不愈合，脐窝湿润、流水，这是脐炎的最早表现。以后脐周围皮肤发生红肿，脐窝有脓性分泌物，带臭味，脐周皮肤红肿加重，或形成局部脓肿，病情危重会引起腹壁蜂窝织炎、腹膜炎、败血症、皮下坏疽等，可出现发热、拒乳、精神差、烦躁不安等全身中毒症状。

（三）实验室检查

血白细胞总数增高，脐部分泌物细菌培养为阳性。

（四）护理诊断

皮肤完整性受损：与脐部感染有关。

（五）护理评估

1. 健康史　了解母亲妊娠史、婴儿出生情况，是否新法接生，生后脐带结扎及消毒情况，脐带脱落情况等。

2. 身体状况　了解有无体温改变以及精神、吃奶差，脐带是否已脱落以及脐窝处有无红肿、分泌物、肉芽肿等。

3. 心理－社会状况　评估家庭经济状况，家长的文化程度、家长对新生儿脐炎的认知程度及其可引起的并发症，教会家长做好护理脐带。

（六）护理措施

1. 脐部护理　注意不要使尿布污染脐部，洗澡时不要洗湿脐部，洗澡完毕，用消毒干棉签吸干脐窝水分，并用 75% 乙醇消毒，保持局部干燥。

2. 彻底清除脐部感染灶　从脐的根部由内向外沿环形彻底清洗消毒。轻者可用 0.5% 碘伏或安尔碘及 75% 乙醇，每天 2～3 次。对已形成脓肿者，及时配合切开引流换药。已形成慢性肉芽肿者要用 10% 硝酸银溶液，或用硝酸银棒局部烧灼，如肉芽较大不易烧灼者，应给予手术切除。

3. 协助医生处理　遵医嘱应用青霉素、氨苄青霉素，严格掌握用药时间，保证有效血药浓度。注意保证营养及水的供应。

4. 健康指导

（1）大力推行新法接生，断脐时严格执行无菌操作。

（2）保持脐部清洁、干燥：沐浴时注意不要洗湿脐部，沐浴后用消毒干纱布吸干脐窝内的水分，并用 75% 乙醇消毒；换尿布时注意尿布不要覆盖于脐部，以防尿湿后引起感染。

（3）脐带脱落后，可先用 2% 碘酊擦洗，再用 75% 乙醇脱碘，脱碘要彻底，以免造成脐周皮肤烧伤。

六、新生儿败血症

新生儿败血症（neonatal septicemia）是指新生儿时期细菌侵入血液循环，并在其中生长、繁殖、产生毒素而造成的全身感染性疾病。本病临床上以全身严重感染中毒症状为特征，其发病率及病死率较高，尤其是早产儿。

（一）病因及发病机制

1. 易感因素　新生儿非特异性免疫功能不完善，如皮肤薄嫩易受损伤；脐部为病原菌提供了入侵的门户；血液中补体较少、溶菌酶含量低、白细胞在应激状态下杀菌力下降。新生儿特异性免疫功能也较差，如 T 淋巴细胞对特异性抗原反应差，SIgA 和 IgM 水平低下等。

2. 病原菌　病原菌以金黄色葡萄球菌常见，其次是大肠杆菌、表皮葡萄球菌。近年来条件致病菌、厌氧菌感染有增加趋势。

3. 感染途径　（1）产前感染：如孕妇患菌血症时细菌可通过胎盘感染胎儿，经宫颈取绒毛标本、羊膜囊穿刺时消毒不严格。（2）产时感染：产程延长、羊膜早破时，细菌上行污染羊水，胎儿吞入污染的羊水；产时经阴道取胎儿头皮血、产钳助产损伤、急产消毒不严等都可使细菌直接感染新生儿。（3）产后感染：最常见，细菌常从脐部、皮肤、黏膜损伤处侵入，也可由呼吸道、消化道侵入。

（二）临床表现

本病临床表现无特异性。产前、产时感染一般发生在出生后 7d 内，产后感染发生在出生后 7d 以后。本病早期表现为反应低下、体温异常、哭声减弱等，进而出现精神萎靡、嗜睡、拒乳、不哭、不动等症状。若出现病理性黄疸、肝脾大、皮肤黏膜出血、感染性休克、中毒性脑病、中毒性肠麻痹的同时有皮肤感染灶，应高度怀疑新生儿败血症。本病常并发化脓性脑膜炎。

（三）实验室检查

1. 外周血常规　白细胞总数达 $20×10^9/L$ 以上或 $5×10^9/L$ 以下，中性粒细胞比例增高。

2. 血培养　血培养阳性是确诊的重要依据。争取在使用抗生素前进行，抽血时必须严格消毒，同时做厌氧菌和 L- 型细菌培养可提高阳性率。血培养阴性也不能排除败血症，血培养和病灶分泌物培养一致更具有临床意义。

3. 免疫法检测细菌抗原　常用的免疫法有对流免疫电泳、免疫荧光抗体、乳胶凝聚、酶联免疫吸附试验等方法，特异性强，适合快速诊断。

4. C反应蛋白　C反应蛋白在炎症时明显升高，一旦炎症被控制，在血中浓度迅速下降，可用于新生儿败血症的早期诊断和治疗效果的判断。通常C反应蛋白不小于15mg/L时，提示可能为败血症。

（四）治疗要点

1. 抗生素治疗　应早期、联合、足量、足疗程（10～14d）、静脉给药。金黄色葡萄球菌对青霉素大多耐药，宜选用耐酶青霉素、第一代头孢菌素或万古霉素；革兰氏阴性杆菌多选用第三代头孢菌素；厌氧菌首选甲硝唑。也可根据细菌培养及药敏试验结果选用有杀菌作用的抗生素。

2. 对症、支持治疗　发热时降温，发绀时可吸氧，烦躁、惊厥时可用镇静止惊药，有脑水肿时应用脱水剂。不能经消化道喂养者，可行静脉滴注或鼻饲喂养。必要时少量多次输血或输注血浆、粒细胞以及免疫球蛋白等。

（五）护理评估

1. 健康史　了解母亲妊娠史、婴儿出生史，是否为新法接生，是否急产，生后脐带结扎及消毒情况，脐带脱落情况；了解母亲是否患有感染性疾病等。

2. 身体状况　了解患儿有无体温改变以及精神、吃奶差，皮肤是否有脓疱疮，脐带是否已脱落以及脐窝处有无红肿、分泌物、肉芽肿等。

3. 心理－社会状况　评估家庭经济状况，家长的文化程度、家长对新生儿败血症的认知程度及其可引起的并发症，教会家长做好护理脐带。

（六）护理诊断

1. 体温调节无效　与感染有关。

2. 皮肤完整性受损　与脐炎、脓疱疮等感染病灶有关。

3. 营养失调：低于机体需要量　与拒乳、吸吮无力、摄入量不足有关。

4. 潜在并发症　化脓性脑膜炎等。

（七）护理措施

1. 维持体温正常

（1）体温不升者应置于温箱内或采用热水袋等有效保温措施，使患儿体温恢复正常。发热者可散开包被，多喂开水或调节室温，但新生儿不宜用药物、乙醇擦浴、冰盐水灌肠等降温方法，否则会引起体温不升，降温后30min复测体温1次并记录。

（2）保证抗生素有效进入体内，注意观察药物的毒副作用等。

2. 清除局部感染灶　如脐部感染，应给予清创换药。皮肤脓疱疮可用75%乙醇消毒后，再用无菌针头刺破，拭出脓液，然后涂上碘伏，严重者可涂抗生素软膏。

3. 合理喂养　细心喂养，争取母乳喂养，能吸吮者可经口喂养；吸吮无力者可用滴管、鼻饲或静脉营养。遵医嘱补充液体，严格控制补液速度。

4. 病情观察　严密监测体温、呼吸、心率、面色、精神、食欲、皮肤黏膜、出血点等。若患儿出现面色青灰、哭声低弱、尖叫、吸吮无力、呕吐频繁、前囟饱满、两眼凝视、抽搐等，提示有化脓性脑膜炎的可能；若患儿出现面色青灰、脉搏细弱、皮肤发花、四肢厥冷、皮肤有出血点等，提示感染性休克，应及时报告医生，协助医生积极处理。

5. 健康指导

（1）指导家长学会观察患儿病情，发现异常及时与医护人员联系；向家长解释需要使用较长时间的抗生素才能控制感染，对患儿的恢复要有信心和耐心。

（2）加强新生儿护理、注意保持皮肤、黏膜的清洁、完整，勿用不清洁的布擦拭口腔或给新生儿挑"马牙"或"螳螂嘴"；注意脐部的清洁护理；与患有感染性疾病者隔离。

（3）教会家长观察患儿有无后遗症，发现异常及时到医院就诊；对已发生后遗症者帮助联系社区康复机构。

七、新生儿寒冷损伤综合征

新生儿寒冷损伤综合征（neonatal cold injure syndrome）亦称新生儿硬肿症，是指新生儿期由寒冷、早产、感染、窒息等引起的以体温低和皮肤硬肿为主要表现，重者可出现多器官功能损害的临床综合征。

（一）病因和发病机制

1. 新生儿体温调节与皮下脂肪组成特点：新生儿体温调节中枢发育不完善，调节能力不足；新生儿体表面积相对大，皮下脂肪薄，血管丰富，易散热；体内能量储存少，产热不足，产热方式又以棕色脂肪组织的化学产热为主，缺乏寒战等物理产热方式；新生儿的皮下脂肪以饱和脂肪为主，熔点高，体温低时易凝固。

2. 寒冷、早产、感染、缺氧等因素可使新生儿产热更少和（或）散热更多，而引起体温下降，皮肤和皮下脂肪硬化与水肿。

低体温和皮肤硬肿使皮肤血管痉挛收缩，血流缓慢淤滞，造成组织缺氧、代谢性酸中毒和微循环障碍，引起弥散性血管内凝血障碍、肾功能衰竭、肺出血等。

（二）临床表现

本病一般在出生后 1 周内发生，在寒冷季节多见，夏季发病大多由严重感染、重度窒息引起。本病表现为拒乳，反应差、哭声低、心率减慢、尿少，体温常低于 35℃，严重者低于 30℃。皮肤发凉、硬肿，颜色暗红，不易捏起，按之如橡皮样。硬肿发生顺序为：小腿→大腿外侧→整个下肢→臀部→面颊→上肢→全身。硬肿面积可按头颈部 20%、双上肢 18%、前胸及腹部 14%、背部和腰骶部 14%、臀部 8%、双下肢 26% 进行计算。重症者易并发 DIC、肺出血、急性肾功能衰竭等。本病根据临床表现、硬肿范围可分为轻、中、重三度（表 24-5）。

表 24-5　新生儿寒冷损伤综合征病情分度

分度	体温 /℃		硬肿范围 /%	全身情况、脏器功能
	肛温	肛 - 腋温差		
轻度	≥ 35	正值	< 20	稍差
中度	< 35	正值或 0	20 ～ 50	差，功能明显低下
重度	< 35 或 < 30	负值	> 50	休克、DIC、肺出血等

（三）实验室检查

根据病情检查血常规、血小板计数、血气分析、血尿素氮及电解质、血糖、DIC筛查试验，必要时做心电图检查和胸部 X 线检查等。

（四）治疗要点

1. 复温　复温是低体温患儿治疗的关键。复温原则是逐步复温，循序渐进。

2. 支持疗法　足够的热量有利于体温恢复，根据患儿情况选择经口喂养或静脉营养，但应注意严格控制输液量及速度。

3. 合理用药　有感染者选用抗生素，有出血倾向者用止血药，及时纠正酸中毒，高凝状态时考虑用肝素，但 DIC 已发生出血时不宜用肝素。休克时除扩容及纠正酸中毒外，可用多巴胺。

（五）护理评估

1. 健康史　了解妊娠史、出生史，是否为多胎、早产或低体重儿，生后 Apger 评分情况以及保暖情况等。

2. 身体状况　评估患儿体温降低的程度，皮肤和皮下脂肪硬肿的范围、程度以及全身情况，有无发生肺出血、休克、DIC 的危险等。

3. 心理－社会状况　评估家庭经济状况及居室温度，家长的文化程度、家长对新生儿寒冷损伤综合征的认知程度及其预后情况，安抚家长因本病而导致的焦虑、内疚心理。

（六）护理诊断

1. 体温过低　与寒冷、早产、感染、窒息等因素有关。

2. 营养失调：低于机体需要量　与吸吮无力、热能摄入不足有关。

3. 有感染的危险　与免疫功能低下有关。

4. 潜在并发症　肺出血、DIC、急性肾功能衰竭等。

（七）护理措施

1. 复温　复温是治疗护理的关键措施，根据患儿体温不同，可采取不同的复温方法。

（1）肛温不小于 30℃，腋－肛温差为正值的轻、中度患儿，可直接置于预热至适中温度的暖箱中，于 6～12h 内使患儿的体温恢复正常。如无条件者可置于母亲怀中或用热水袋保暖。

（2）肛温小于 30℃，腋－肛温差为负值的重度患儿，先将患儿置于比体温高 1～2℃ 的暖箱中，每小时监测肛温、腋温 1 次，并提高暖箱温度 0.5～1℃，最高不超过 34℃，使患儿的体温在 12～24h 恢复正常，然后根据患儿体温调整暖箱温度。

2. 合理喂养　轻症能吸吮患儿可经口喂养，吸吮无力时可用滴管、鼻饲或静脉营养，保证热量供给。热量开始按每天 209kJ/kg 供给，随体温复升每日增加 83kJ/kg，直至 501kJ/kg。静脉营养者，液量为每日 60～80mL/kg，用 1/5～1/4 张的液体。随病情的好转，热量需求增加，液量可增至每日 120～150mL/kg。保证液体供给，严格控制补液速度，以防止输液速度过快引起心力衰竭和肺出血。

3. 预防感染护理　加强消毒管理，严格遵守无菌操作规范；尽量减少肌内注射，保持患儿皮肤的完整性；应与感染性疾病患儿分室居住，以防交叉感染；加强皮肤护理，经常更换体位，防止体位性水肿和坠积性肺炎。

4. 病情观察　严密观察病情，注意患儿体温、呼吸、脉搏、硬肿范围及程度的变化；观察并记录患儿 24h 奶量、尿量，当每小时尿量小于 1mL/kg 时应及时报告，积极处理，以防发生急性肾功能衰竭；观察有无出血征象，如面色突然青灰、呼吸增快、肺部湿啰音增多，提示肺出血；备好必要的抢救药物和设备，如多巴胺、肝素、呋塞米等药物及氧气袋、吸引器、复苏囊、呼吸机等仪器，一旦发生病情突变，能分秒必争积极组织有效抢救。

5. 健康指导

（1）向家长解释本病的发生原因及病情，指导家长学会观察患儿的病情变化，如出现异常应立即与医护人员联系。

（2）向家长介绍本病的预防方法，注意保暖，保持产房和新生儿室内温度不低于24℃，新生儿出生后立即擦干羊水，用温热的毛毯或小包被包裹新生儿；尽早母乳喂养，保证足够的热量；做好孕期保健，提高接生技术，避免早产、窒息等发生；加强皮肤黏膜护理，防止感染。

（盛 鹰）

第四节　急性呼吸衰竭患儿的护理

急性呼吸衰竭（acute respiratory failure，ARF）简称呼衰，是小儿时期的常见急症之一。是指各种累及呼吸中枢或呼吸器官的疾病导致肺氧合障碍和（或）肺通气不足，影响气体交换，引起低氧血症和（或）高碳酸血症，并由此产生一系列生理功能和代谢紊乱的临床综合征。

一、分型

根据血气分析结果分为Ⅰ型呼吸衰竭（单纯低氧血症）和Ⅱ型呼吸衰竭（低氧血症伴高碳酸血症）两种类型；根据病变部位分为中枢性呼吸衰竭和周围性呼吸衰竭两大类。

二、病因

小儿急性呼吸衰竭的病因很多，新生儿以窒息、呼吸窘迫综合征、上呼吸道梗阻、颅内出血和感染比较常见。婴幼儿以支气管肺炎、急性喉炎、异物吸入和脑炎为主。儿童则以支气管肺炎、哮喘持续状态、多发性神经根炎和脑炎常见。

三、发病机制

急性呼吸衰竭主要分为中枢性和周围性两种。中枢性呼衰是因呼吸中枢的病变，呼吸运动发生障碍，通气量明显减少。周围性呼衰常发生于呼吸器官的严重病变或呼吸肌麻痹，可同时发生通气与换气功能障碍。

在临床上，这两种呼衰有密切关系。两者的最终结果是发生缺氧、二氧化碳潴留和呼吸性酸中毒，脑细胞渗透性发生改变，出现脑水肿。呼吸中枢受损，使通气量减少，其结果又加重呼吸性酸中毒和缺氧，形成恶性循环。严重的呼吸性酸中毒则影响心肌收缩力，心搏出量减少，血压下降，肾血流量减少，肾小球滤过率降低，导致肾功能不全，产生代谢性酸中毒，使呼吸性酸中毒难于代偿，酸中毒程度加重，血红蛋白与氧结合能力减低，血氧饱和度进一步下降，形成又一个恶性循环。

四、临床表现

主要是呼吸系统表现和低氧血症及高碳酸血症的表现。

（一）呼吸系统表现

周围性呼吸衰竭表现为呼吸频率改变及辅助呼吸肌活动增强的表现，如频率加快、鼻翼扇动、三凹征等。中枢性呼吸衰竭表现为呼吸节律紊乱，如潮式呼吸、叹息样呼吸及下颌呼吸等，甚至发生呼吸暂停。

（二）低氧血症表现

1. 发绀：以口唇、口周及甲床等处较为明显。$PaO_2 < 40mmHg$（5.3kPa），$SaO_2 < 0.75$ 时出现发绀。但在严重贫血（Hb < 50g/L）时可不出现发绀。

2. 消化系统：可出现腹胀甚至肠麻痹，部分患儿可出现应激性溃疡出血；肝脏严重缺氧时可发生肝小叶中心坏死、肝功能改变等。

3. 循环系统：早期心率增快、血压升高，心排出量增加；严重时可出现心律失常，甚至发生心力衰竭或心源性休克等。

4. 泌尿系统：尿中可出现蛋白、红细胞、白细胞及管型，有少尿或无尿，甚至肾衰竭。

5. 神经系统：早期烦躁、易激惹、视力模糊，继之出现神经抑制症状，如神志淡漠、嗜睡、意识模糊等，严重者可有颅内压增高及脑疝的表现。

6. 其他：有细胞代谢及电解质紊乱，如酸中毒及高钾血症等。

（三）高碳酸血症表现

$PaCO_2$ 增高时，患儿出现出汗、摇头、烦躁不安、意识障碍等，由于体表毛细血管扩张，可有皮肤潮红；$PaCO_2$ 继续增高则出现惊厥、昏迷、视神经乳头水肿，H^+ 浓度不断增加，pH 值下降，形成呼吸性酸中毒，pH 值降至 7.20 以下时，将严重影响循环功能及细胞代谢。

五、辅助检查

（一）血气分析

早期或轻症（Ⅰ型呼衰，即低氧血症型），动脉氧分压（PaO_2）< 50mmHg（6.65kPa），动脉二氧化碳分压（$PaCO_2$）正常；晚期或重症（Ⅱ型呼衰，即低氧血症并高碳酸血症型），氧分压（PaO_2）< 50mmHg（6.65kPa），二氧化碳分压（$PaCO_2$）< 50mmHg（6.65kPa）。

在海平面、休息状态、呼吸室内空气的情况下，$PaO_2 \leq 60mmHg$（8kPa），$PaCO_2 \geq 45mmHg$（6kPa），$SaO_2 \leq 0.91$，为呼吸功能不全；$PaO_2 \leq 50mmHg$（6.65kPa），$PaCO_2 \geq 50mmHg$（6.655kPa），$SaO_2 \leq 0.85$，可确诊为呼吸衰竭。

（二）根据可能的病因做相应的检查

如胸部 X 光片，头颅 CT 等。

六、治疗原则

基本原则：治疗原发病及防治感染，改善呼吸功能，促进氧气摄取和二氧化碳排出，纠正酸、碱失衡及电解质紊乱，维持重要器官（心、脑、肺、肾）的功能，及时进行辅助呼吸。

（一）病因治疗及防治感染

查明原因及诱因及时处理；选用敏感的抗生素。

（二）改善呼吸功能

保持呼吸道通畅，解除支气管痉挛，给氧。

（三）纠正酸碱失衡和电解质紊乱

静脉输液补充热量、水及电解质，以防止脱水及电解质失衡。呼吸性酸中毒以改善通气为主，合并代谢性酸中毒时给予碳酸氢钠。

（四）维持心、脑、肺、肾功能

1. 呼吸兴奋剂：中枢性呼衰可用山梗菜碱、尼可刹米等交替肌肉注射或静脉给药。

2. 强心剂及血管活性药物：伴发严重心衰时，及时应用毒毛花苷 K 等快速强心剂，量宜小并缓慢给予。血管活性药物主要选择酚妥拉明或东莨菪碱。呼衰纠正后，不宜骤然停药，应逐渐减量和延长每次给药间期，以防反跳。

3. 脱水剂：治疗脑水肿是打断通气功能衰竭－呼吸性酸中毒－脑水肿恶性循环的重要环节，常用 20% 甘露醇。

4. 利尿剂：防治肺水肿是治疗呼衰的措施之一，可用呋塞米或乙酰唑胺。

5. 肾上腺皮质激素：可增加患儿应激机能，减少炎症渗出，缓解支气管痉挛，改善通气，降低脑血管通透性，减轻脑水肿及抗过敏作用等。一般采用地塞米松。

（五）人工辅助呼吸气管插管或切开，采用机械呼吸机。

七、护理诊断

1. 气体交换受阻与肺换气功能障碍有关。

2. 清理呼吸道无效与呼吸道分泌物黏稠、无力咳痰、呼吸功能受损有关。

3. 有感染的危险与长期使用呼吸机有关。

4. 恐惧与病情危重有关。

八、护理措施

（一）改善呼吸功能

1. 正确安排患儿休息：立即将患儿送入抢救监护室，取半卧位或坐位休息，以利于膈肌活动，使肺活量增加。患儿衣服应宽松，被褥要松软、轻、暖，以减轻对呼吸运动的限制，增加舒适感。

2. 保持呼吸道通畅：（1）指导并鼓励清醒患儿用力咳嗽；对咳嗽无力或不会咳嗽的年幼患儿，可根据病情定时帮助患儿翻身，并轻拍胸、背部，使分泌物易于排出。（2）按医嘱给予超声雾化吸入，一般每日 3～4 次，每次 15 分钟左右，也可按医嘱在雾化器内加入化痰和消除炎症的药物，以利于排痰和通气。（3）必要时（如无力咳嗽、昏迷、气管插管或切开等）用吸痰器吸痰，因频繁的抽吸可刺激黏液产生，故吸痰不可过频，一般每 2 小时 1 次，且吸痰前要充分给氧，吸痰时动作轻柔，负压不宜过大，吸痰时间不宜过长，吸痰后要作肺部听诊，以观察吸痰效果。（4）应用氨茶碱、地塞米松解除支气管痉挛。

3. 按医嘱合理用氧
（1）选择合适的吸氧方式：一般选择鼻导管法、面罩或头罩法等，若需要长期吸氧者最好选用鼻塞法、面罩法及头罩法，因这些方式对患儿刺激小，不易出现黏膜损伤，且患儿无明显不适。上述吸氧方式效果不佳时可考虑持续正压给氧。

（2）氧流量及氧浓度：1）轻度缺氧：鼻导管法为每分钟 0.5～1L（即滤过瓶中每分钟出现 100～200 个气泡），氧浓度不超过 40%；新生儿或鼻腔分泌物多者，可用面罩、鼻塞、头罩或氧帐。2）中度缺氧：头罩给氧，氧流量为每分钟 2～4L，氧浓度为 50%～60%。3）严重缺氧紧急抢救时，可用 60%～100% 的纯氧，但持续时间以不超过 4～6 小时为宜。

（3）氧疗期间定时做血气分析进行监护，一般要求氧分压在 65～85mmHg 为宜。

（4）给氧注意事项：操作前应先清除鼻内分泌物；吸氧过程中应经常检查导管是否通畅（可取出鼻导管将其插入水中观察有无气泡）；应每日更换鼻导管 1 次，两侧鼻孔宜交替使用，以免一侧长时间吸入冷空气，使鼻黏膜干燥、出血；湿化瓶内蒸馏水应每日更换 1 次；氧浓度不宜过高，持续时间不宜过长，以免发生晶体后纤维增生症造成失明；让氧气通过加温至 37°C 的湿化液使氧气加温、加湿。

（二）防治感染

肺部感染是引起呼吸衰竭的常见病因。如感染在支气管及肺，入院后即应作细菌培养及药敏试验，选用适当抗生素。

（三）用药护理

按医嘱用呼吸中枢兴奋药物：呼吸停止的患儿可按医嘱用尼可刹米、洛贝林等药物，因该药安全范围小，过量易致惊厥，故用药后应观察患儿有无烦躁不安、反射增强、局部肌肉抽搐等表现，及时通知医生处理。

（四）应用人工辅助呼吸，维持有效通气

1. 应用指征：（1）患儿经各种治疗无效，神经精神症状加重，甚至神志模糊、昏迷等；（2）虽经吸入高浓度氧，PaO_2 仍低于 60mmHg 者或难以缓解的发绀（需除外心脏或血红蛋白的原因引起的发绀）；（3）急性 CO_2 潴留；（4）呼吸过慢（仅为正常的 1/2）、频繁呼吸暂停或暂停达 10 秒以上；（5）严重抽搐影响呼吸；（6）呼吸骤停或即将停止；（7）原发病不在呼吸系统，但需要维持良好的呼吸功能以保证氧供应和通气者。

2. 不用人工呼吸机的情况：（1）肺大泡，因可引起自发性气胸；（2）肺部病变广泛，超过 3 叶以上，肺功能严重减损；（3）严重类型的先天性心脏病；（4）全身衰竭、恶病质。

3. 机械通气方式：（1）间歇正压呼吸（IPPV）为最常见的方法。呼吸机在吸气时以正压将气体压入肺内，呼气时不加压，借助胸廓和肺弹性的回缩将气体排出。（2）呼气末正压呼吸（PEEP）：采用特别装置，使呼气时呼吸道保持一定正压，防止肺泡及小呼吸道萎缩，动脉血氧化得到改善，减少肺内分流。（3）持续正压呼吸（CPAP）：呼吸机在吸、呼气相均保持呼吸道有恒定的正压气流，其使用压力与作用同 PEEP，仅用于患儿有自主呼吸时，无需插管。（4）间歇指令通气（IMV）：患儿除定期得到正压通气外，在预定机械通气间歇靠自主呼吸，用于撤离呼吸机前锻炼自主呼吸能力。

4. 协助气管插管并作好插管护理：（1）插管前先准备好全套插管用具，根据患儿年龄选择适宜的插管（一般插管外径约相当于患儿的小手指粗细），1～10 岁小儿气管插管内径公式为 [年龄（岁）/4]+3；在操作前要充分予以吸氧和将胃内容物抽空。（2）操作时密切监测患儿呼吸、循环等情况。（3）插管后按医嘱给氧，密切观察患儿呼吸情况并记录。由予插管后不能关闭声门形成有力咳嗽，降低了呼吸道的防御功能，必须定时吸痰；因插管可损伤鼻腔和喉部组织，故时间不宜过长，一般经鼻腔插管不超过 2～5 天，以免导致环状软骨狭窄；经口腔插管不宜超过 48 小时，以免引起喉头水肿。

5. 使用呼吸机的护理：（1）先作气管插管，当呼吸道有大量黏稠分泌物，经气管插管后清除不满意者可考虑气管切开，但小婴儿气管切开并发症多，尽量少采用。（2）根据患儿血气分析结果调整各项参数，经常检查各项参数是否与要求一致；注意观察患儿的胸廓起伏、神态、面色、周围循环等，防止通气不足或通气过度。（3）防止继发感染，每天消毒呼吸机管道，每天更换湿化器滤过纸和消毒加温湿化器，雾化液要新鲜配制，以防污染。（4）保持呼吸道通畅，定时为患儿翻身、拍背、吸痰。（5）做好撤离呼吸机前的准备：帮助患儿进行自主呼吸锻炼，即逐渐减少强制呼吸的次数或逐渐减少压力的水平，或每日停用呼吸机数次，并逐渐延长停用时间，若脱离呼吸机 2～3 小时患儿无异常，可考虑撤离呼吸机，在撤离前要备好抢救物品，停用呼吸机后密切观察患儿呼吸、循环等生命体征。应用呼吸机时间越长，撤离呼吸机所需的呼吸锻炼过程也越长。

6. 停用呼吸机的指征：（1）患儿病情改善，呼吸循环系统功能稳定；（2）能持续自主呼吸 2~3 小时以上无异常；（3）吸入 50% 氧时，$PaO_2 > 50mmHg$，$PaCO_2 < 50mmHg$。方法：（1）逐步减小通气压力；（2）减慢呼吸频率；（3）减少潮气量；（4）停呼吸机自每小时 3 分钟开始，逐步延长，至能自主呼吸 2～3 小时或更长，血气分析良好时。

（五）病情观察

监测呼吸频率、节律、心率、血压和意识变化，发现异常及时报告。监测的次数根据病情而定，重症患儿须连续 24 小时监测。昏迷患儿须观察瞳孔、肌张力、腱反射及病理反射，受压部位是否有压疮的发生。观察患儿体温及周围血白细胞的变化、咳嗽、咳痰的性质，发现感染征象及时处理。

（六）合理营养

营养支持对危重患儿有极其重要的作用。危重患儿可通过鼻饲法供给营养，选择高热量、高蛋白、易消化和富含维生素的饮食，以免产生负氮平衡。

（七）健康教育

介绍患儿的病情及采取的主要措施和患儿的预后估计，对病情较重的患儿家长给予同情和安慰，帮助其调整心理状态，给家长以心理支持，取得合作。呼吸衰竭缓解后，针对不同的原发病进行相应的健康指导。

（盛　鹰）

第五节　急性肾衰竭患儿的护理

急性肾衰竭（acute renal failure，ARF）是指由于肾本身或肾外因素引起肾排出水分及清除代谢废物的功能在短期内（数小时或数天）急剧下降，以致不能维持机体的内环境稳定，临床上出现少尿或无尿及氮质血症等改变的一组临床综合征。

一、病因及发病机制

（一）肾前性

任何原因引起的有效循环血量急剧减少，都可导致肾血流量下降，肾小球滤过率降低，出现少尿或无尿。常见原因有脱水、呕吐、腹泻、外科手术大出血、烧伤、休克、严重心律失常及心力衰竭等。此型肾实质并无器质性病变。

（二）肾性

各种肾实质病变所导致的肾衰竭，或由于肾前性肾衰竭未能及时去除病因、病情进一步发展所致，是儿科最常见的肾衰原因。

1. 肾小球疾患：急性肾炎、急进性肾炎、狼疮性肾炎、紫癜性肾炎等。

2. 肾小管疾患：长时间肾缺血（如手术、大出血、休克）或肾毒性物质（如汞、砷、氨基糖苷类药物）直接作用于肾脏所致。

3. 肾间质疾患：主要由感染和药物过敏引起肾小管和间质损害，常见于急性肾小管间质性肾炎、急性肾盂肾炎等。

（三）肾后性

任何原因引起的尿路梗阻所致。肾盂积水、肾实质损伤，如先天性尿路畸形、输尿管狭窄、肾结石、肾结核、磺胺结晶等。肾后性的因素多为可逆性的，及时解除病因，肾功能常可恢复。

不同年龄的儿童发生急性肾衰竭时，其病因与病期有所不同，如新生儿时期以围生期缺氧、败血症、严重的出血或溶血引起较多见，婴儿期以严重腹泻脱水、重症感染及先天性畸形者多见，年长儿则多因肾炎、休克引起。

二、临床表现

根据尿量减少与否，急性肾衰竭可分为少尿型和非少尿型。

（一）少尿型肾衰

指急性肾衰竭伴少尿或无尿表现者。分如下 3 期。

1. 少尿期：一般持续 1～2 周，持续时间越长，肾损害越重，持续少尿超过 15 天，或无尿超过 10 天者预后不良。此期主要表现有：（1）水钠潴留，表现为全身水肿、高血压、肺水肿、脑水肿和心力衰竭；（2）电解质紊乱，常表现为"3 高 3 低"，即高钾、高磷、高镁，低钠、低钙、低氯血症，其中高钾血症多见；（3）代谢性酸中毒，表现为嗜睡、乏力、呼吸深长、口唇樱桃红色等；（4）尿毒症，出现全身各系统症状，消化系统主要是食欲不振、呕吐、腹泻等，神经系统表现意识障碍、焦躁、抽搐、昏迷等，心血管系统表现为高血压、心律失常和心力衰竭等，血液系统表现为贫血、出血倾向等；（5）感染，是急性肾衰竭最常见并发症，以呼吸道和泌尿道感染多见，致病菌以金黄色葡萄球菌和革兰阴性杆菌最多见。

2. 多尿期：少尿期后尿量逐渐增多，一般持续 1～2 周（长者可达 1 个月）。此期由于大量排尿，可出现脱水、低钠及低钾血症，免疫力降低易感染。

3. 恢复期：多尿期后肾功能逐渐恢复。血尿素氮及肌酐逐渐恢复正常。一般肾小球滤过功能恢复较快，肾小管功能恢复较慢。

（二）非少尿型肾衰

指血尿素氮、血肌酐迅速升高，肌酐清除率迅速降低，而不伴有少尿表现。较少见，但近年有增多趋势。

三、辅助检查

（一）尿液检查

有助于鉴别肾前性和肾性肾衰。

（二）血生化检查

监测肾功能及电解质浓度变化。

（三）肾影像学检查

采用腹部平片、B 超、CT、MRI 等检查，了解肾脏的解剖、肾血流量、肾小球和肾小管功能。

（四）肾活体组织检查

可帮助诊断和评估预后。

四、治疗原则

治疗原则是祛除病因，治疗原发病，减轻症状，改善肾功能及防治并发症。

（一）少尿期治疗

1. 严格控制水钠入量；
2. 调整热量的供给，早期只给糖类，可减少机体自身蛋白分解和酮体产生；
3. 纠正酸中毒及电解质紊乱，及时处理高钾血症；
4. 并发症的治疗，如高血压、心力衰竭等的治疗。

（二）多尿期治疗

1. 监测尿量和血压的变化；
2. 低钾血症的矫治；
3. 水和钠的补充；
4. 仍需限制蛋白摄入，当血浆肌酐接近正常水平时，增加饮食中蛋白的摄入量。

（三）控制感染

因感染是患者死亡的常见原因，故应该严格（控制）预防感染。继发感染者选择敏感抗生素积极控制，注意避免使用肾毒性药物。

（四）透析治疗

早期透析可降低死亡率，可酌情血液透析或腹膜透析。

五、护理诊断

1. 体液过多　与肾小球的滤过率降低有关。
2. 营养失调　低于机体需要量与摄入不足及丢失过多有关。
3. 有感染的危险　与机体免疫力下降有关。
4. 恐惧　与肾功能急剧恶化、病情危重有关。

六、护理措施

（一）维持体液平衡

1. 控制液体的入量，坚持"量入为出"的原则。每日液量：尿量＋异常丢失＋不显性失水－内生水，无发热患儿每日不显性失水为 $300ml/m^2$，体温每升高 $1℃$ 不显性失水增加 $75ml/m^2$，内生水在非高分解代谢状态为 $250 \sim 350ml/m^2$。

2. 准确记录 24 小时出入量，包括口服和静脉输入的液量、尿量、异常丢失量。

3. 每日定时测体重。

（二）保证营养均衡

少尿期限制水、钠、钾、磷、蛋白质的入量，供给足够的热量，早期只给糖类以减少组织蛋白的分解和酮体产生；蛋白质控制在每日 $0.5 \sim 1.0g/kg$，以优质蛋白为佳，如肉类、蛋类、奶类等；富含维生素的食物；不能进食者可静脉营养，补充葡萄糖、氨基酸、脂肪乳等。透析治疗时因丢失大量蛋白质，故不需限制蛋白入量；长期透析时可输新鲜血浆、水解蛋白、氨基酸等。

（三）保证休息

患儿应卧床休息，卧床时间视病情而定，一般少尿期、多尿期均应卧床休息，恢复期逐渐增加活动。

（四）密切观察病情

注意观察生命体征的变化，及时发现心力衰竭、电解质紊乱及尿毒症等的早期表现，及时与医生联系。当血钾＞ $6.5mmol/L$ 时为危险界限，应积极处理，可用 5% 碳酸氢钠每次 $2ml/kg$ 静脉注射；给 10% 葡萄糖酸钙 $10ml$ 静滴；高渗葡萄糖和胰岛素（每 $3 \sim 4g$ 葡萄糖配 $1U$ 胰岛素)(透析，血液透析可在 $1 \sim 2$ 小时内使血钾降至正常范围，腹膜透析则需 $4 \sim 6$ 小时。

（五）预防感染

尽量将患儿安置单人病室，保持居室卫生及温、湿度，严格无菌操作，加强探视管理。加强皮肤及黏膜的护理，保持皮肤清洁、干燥。保持呼吸道通畅，定时翻身、拍背。注意空气消毒。

（六）心理支持

急性肾衰竭是儿童时期的危重病症之一，患儿及家长具有焦虑、恐惧心理，应做好心理护理，给予患儿和家长精神支持。

（七）健康教育

用患儿家长能理解的语言，向患儿及家长介绍急性肾衰原因及护理要点，说明生活护理与预后的关系，强调配合医疗和护理的重要性，教育患儿及家长积极配合治疗，并告诉早期透析的重要性。指导家长在恢复期给患儿增加营养，注意个人清洁卫生，注意保暖，防止受凉；慎用氨基糖苷类抗生素等对肾脏有损害的药物。

$\cdots\cdots\cdots\cdots$（盛 鹰）

第六节　心跳呼吸骤停患儿的护理

心跳、呼吸骤停（cardiopulmonary arrest，CPA）是临床上最危重的急症，表现为呼吸、心跳停止，意识丧失或抽搐，脉搏消失，血压测不出。心电图示心动极缓一停搏型或心室纤颤。此时患儿面临死亡，如及时抢救可起死回生。

一、病因

引起小儿心跳呼吸骤停的原因很多。

1. **窒息** 是小儿心跳、呼吸骤停的主要直接原因，见于各种原因所致的新生儿窒息。

2. **突发意外事件** 严重外伤及大出血、中毒、淹溺和电击等。

3. **各种感染** 败血症、感染性休克、颅内感染。

4. **心脏疾患** 心肌炎、心肌病、先天性心脏病等。

5. **药物中毒及过敏** 强心苷中毒、青霉素过敏、血清反应等。

6. **电解质紊乱及酸碱平衡失调** 血钾过高或过低、低钙喉痉挛。

7. **医源性因素** 心导管检查或造影、麻醉意外、心脏手术等。

8. 婴儿择死综合征（cardiopulmonary arrest，CPA）。

二、病理生理

（一）缺氧

心跳呼吸骤停首先导致缺氧。缺氧可导致心肌劳损、心肌收缩力减弱，严重时心率减慢，心排血量减少，血压下降，心律失常和代谢性酸中毒，从而抑制心肌收缩力，可使心脏出现心室纤颤而致心脏停搏。因脑耗氧量占全身耗氧量的 20% ～ 50%，严重缺氧使脑组织受损者，一旦呼吸心跳停止，脑血循环停止，迅速出现昏迷，心跳呼吸停止 4 ～ 6 分钟即可导致脑细胞死亡。

（二）CO_2 潴留

一旦心跳呼吸骤停，体内即出现 CO_2 潴留，引起呼吸性酸中毒，CO_2 浓度增高可抑制窦房结的传导，导致心动过缓和心律不齐，并直接抑制心肌收缩力。CO_2 潴留可引起脑血管扩张，导致脑水肿。

三、临床表现

1. 意识突然丧失，出现昏迷，抽搐。

2. 大动脉搏动消失，血压测不出。

3. 呼吸停止或严重的呼吸困难。

4. 心音消失、微弱或进行性心率下降，年长儿心率＜ 30 次 / 分，婴幼儿＜ 80 次 / 分，新生儿＜ 100 次 / 分。

5. 瞳孔散大，对光反射消失，面色苍白迅速转为发绀。

6. 心电图显示多为心搏徐缓、心室停搏，室性心动过速及心室纤颤少见。

一般在患儿突然昏迷及大血管搏动消失即可诊断，不必反复触摸脉搏或听心音，以免延误抢救时机。

四、辅助检查

心电图显示：①心脏完全停跳，呈一水平直线或仅有 P 波；②缓慢而无效的心室波；③心室纤颤。

五、治疗要点

现场分秒必争地实行心肺复苏术（cardiopulmonary resuscitation，CPR），目的是用人工的方法重建呼吸和循环，尽快恢复患儿肺部气体交换以及全身血液循环和氧的供应。

心肺复苏技术包括以下 3 个方面：①基本生命支持（basic life support）：包括支持及恢复呼吸或心跳呼吸停止儿童的有效通气或循环功能的技能。②高级生命支持（advanced life support）：为心肺复苏的第二阶段，有经验的医护人员分工合作，协调处理胸外心脏按压、呼吸、辅助药物应用、输液、监护及必要的记录。③稳定及复苏后的监护：指为了使复苏后的患儿稳定而进行的进一步处理及监护。

《2010 年美国心脏协会心肺复苏及心血管急救指南》中，建议将基础生命支持程序从 A-B-C（开放气道、人工呼吸、胸外按压）更改为 C-A-B（胸外按压、开放气道、人工呼吸），可以缩短开始第一次按压的延误时间。

（一）心肺复苏的主要措施

救护者通过轻拍和大声说话判断患儿的意识水平。在 2010 年指南中，强调对于无反应且无呼吸的儿童，如果在 10 秒内未检测到脉搏，医护人员应立即开始实施心肺复苏。

1. 循环支持（circulation，C）：胸外心脏按压 在确定婴儿或儿童无意识、无脉搏后，应给以胸外心脏按压。胸外心脏按压的指征是：新生儿心率 < 60 次 / 分；婴儿或儿童心率 < 60 次 / 分伴有灌注不良的体征。

现场急救中，主要应用胸外按压。年长儿在实施胸外按压之前可行心前区叩击，术者用拳或掌根叩击患儿心前区 1 ～ 2 次，以促使心脏复跳。

（1）部位：不同年龄患儿按压部位不同，见表 24-6。

表 24-6 不同年龄小儿胸外心脏按压法

	< 1 岁	1 ～ 8 岁	> 8 岁
按压部位	乳头连线与胸骨交点下一横指处	胸骨中下 1/3 交界处	胸骨中下 1/3 交界处
按压手法	双手拇指按压法双指按压法	单手掌按压法	双手掌按压法
按压深度	1 ～ 2cm	2 ～ 3cm	3 ～ 4cm
按压频率	100 ～ 120 次 / 分	≥ 100 次 / 分	≥ 100 次 / 分
按压 / 通气比	新生儿 3：1 婴儿双人操作 15：2，单人操作 30：2	双人操作 15：2 单人操作 30：2	无论单、双人操作均为 30：2

（2）手法：婴儿可用双手拇指按压法，即双手拇指重叠放在按压部位，其余手指及手掌环抱患儿胸廓；新生儿亦可采用此按压法或用双指按压法（即用中、示两手指按压）。幼儿可用单手掌按压法，一只手固定患儿头部以便通气，另一手掌根部置于胸骨下半段，手掌根的长轴与胸骨的长轴一致。年长儿用双手掌按压法（同成人），即将两手掌重叠，手指交叉抬起，双臂垂直向下用力按压（肩、肘、腕三点在同一直线上），操作见图 24-1、图 24-2、图 24-3。

按压后 2 分钟判断有无改善，观察颈动脉、股动脉搏动，瞳孔大小及皮肤颜色等。在临床上当触及大动脉搏动提示按压有效；如有经皮血氧饱和度监测，其值上升也提示有效。

（二）保持呼吸道通畅（airway，A）

儿童低氧血症和呼吸停止使病情急剧恶化和心跳呼吸停止。因此，建立和维持气道的开放和保持足够的通气是基本的生命支持最重要的内容。

1. 迅速安置体位：使患儿就地仰卧在坚实的平面上，需翻转身体时必须一手托住颈部，另一手扶其肩部翻转，使头、肩、躯干作为一个整体同时转动。

2. 通畅气道：常采用仰面举颏法，即患儿平卧，救治者位于患儿一侧，将一只手放在患儿前额上，手掌用力向后压使头后仰，另一只手的手指放在靠近颏部的下颌骨下方将颏部向上推举。见图24-4。

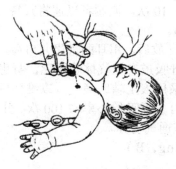

图 24-1　双指按压法（用于新生儿和小婴儿）

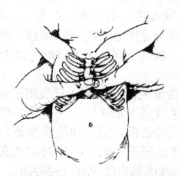

图 24-2　双手拇指按压法（用于新生儿和小婴儿）

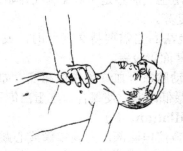

图 24-3　1～8岁儿童心脏按压

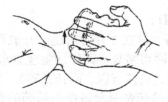

图 24-4　提下颌开通气道

3. 清除异物：口内有流体或半流体物质可用示指、中指裹以纱布擦去；固体物用示指从一侧口角伸入口腔内，呈钩状，小心取出，勿落入气道深部。气道异物阻塞者采用腹部冲击法：即以一手的掌根抵住患儿腹部正中线脐与剑突之间（远离剑突尖）处，另一手直接放在第一只手上，以快速向患儿头部方向猛压的动作压向患儿的腹内，每次猛压都应是一次独立的、明确的动作（小于 1 岁的患儿采用拍击背部手法），为清除气道阻塞，需重复猛压 6 ～ 10 次。淹溺者迅速将其转为俯卧位，救治者用手托起胃部，使头低腰高将水压迫排出。

4. 判断呼吸情况：气道开放后，用耳贴近患儿口鼻，头部侧向观察患儿胸腹部有无起伏，用面部感觉患儿的呼吸道有无气体吹拂感，听患儿的呼吸道有无气流通过的声音。如仍无自主呼吸时应采用人工辅助通气，以维持气体交换。对于新生儿，如无自主呼吸或为无效喘息、有自主呼吸但心率＜ 100 次 / 分、在 80% 浓度的氧吸入后仍有中心性发绀时即可进行正压通气复苏。

（三）建立呼吸（breathing，B）

常用的方法如下。

1. 口对口人工呼吸：操作者先吸一口气，如患者是 1 岁以下婴儿，将口罩住婴儿的鼻和口；如果是较大的婴儿或儿童，用口罩住患儿口，拇指和示指捏紧患儿的鼻子，保持其头后倾；将气吹入，同时可见患儿的胸廓抬起。停止吹气后，放开鼻孔，使患儿自然呼气，排出肺内气体。吹气频率：儿童 18 ～ 20 次 / 分，婴儿可稍加快。此法适合于现场急救。

2. 复苏囊的应用：将连接于复苏皮囊的面罩覆盖于患儿的口鼻，面罩大小应该能保证将空气密闭在面部，从鼻梁到下颌间隙盖住口鼻，但露出眼睛。在面罩吸氧时，一定程度的头部伸展能保证气道通畅，婴儿和幼儿要最好保持在中间的吸气位置，不要过度伸展头部，以免产生气道压迫梗阻。操作时应观察患儿的胸廓起伏以了解辅助通气的效果；如无有效通气应考虑是否仍存在气道梗阻。

对于足月新生儿最好采用空气而不是 100% 氧气开始复苏。如在用空气复苏 90 秒后无改善，则改为 100% 氧复苏。

3. 气管内插管人工呼吸法：当需要持久通气时，或面罩吸氧不能提供足够通气时，就需要用气管内插管代替面罩吸氧。

在用氧过程中，应检测动脉氧合血红蛋白饱和度。如有适当装置，应逐渐调整给氧，将吸氧浓度调到需要的最低浓度，使氧合血红蛋白饱和度＞ 94%。

（四）快速除颤（defibrillation，F）

对心室颤动者选用胸外直流电除颤，发现室颤或心跳骤停 2 分钟内可立即除颤；或心跳骤停未及时发现者，必须在基础生命支持 2 分钟后进行除颤，以 2J/kg 的电功率除颤。

（五）药物治疗（drugs，D）

首选肾上腺素，静脉给药，应在 3 分钟内迅速开放两条静脉通道或气管内给药，一时无静脉通路而气管已插管时可将复苏药物加生理盐水稀释至 10ml 左右，经气管插管注入气管（仅限于肾上腺素、利多卡因、阿托品等），并施正压通气，以便药物弥散到两侧支气管。骨髓腔内注射给药是紧急情况下给药的有效途径之一，扩容药和复苏药均可通过此途径给予，效果与静脉内注射相同。心腔内注射原则上只在不得已时才用，在剑突下（剑突左侧向胸骨后上方刺入）进针。

复苏成功与停止复苏的指征：

心肺复苏有效的标志：①扪到颈、股动脉搏动，测得血压＞60mmHg（8kPa）；②瞳孔收缩，对光反射恢复；③口唇、甲床颜色转红；④自主呼吸恢复；⑤闻及心音；⑥肌张力增强或出现不自主运动。

考虑停止心肺复苏的指征：进行30分钟以上的心肺复苏仍有以下临床表现：①深昏迷，对疼痛刺激无任何反应；②自主呼吸持续停止；③瞳孔散大、固定；④脑干反射全部或大部分消失；⑤无心跳和脉搏。

六、复苏后的监测与护理

（一）循环系统的监护

复苏后心律是不稳定的，应给予心电监护密切观察心电图的变化。每15分钟测脉搏、血压和心率一次直至这些指标平稳。密切观察皮肤、口唇的颜色，四肢的温度，指（趾）甲的颜色及静脉充盈等末梢循环情况，如皮肤湿冷、指（趾）甲苍白发绀，提示循环血量不足，如肢体温暖，指（趾）甲色泽红润、肢体静脉充盈良好，提示循环功能良好。

（二）呼吸系统监护

加强呼吸道管理，保持呼吸道通畅。定时翻身、拍背、湿化气道、排痰，按医嘱应用抗生素，防止肺部感染的发生。应用呼吸机者应注意：根据病情调整呼吸参数；加强气道湿化；气管切开者注意及时更换敷料，预防感染。观察有无导管堵塞、衔接松脱、皮下气肿、气管黏膜溃疡、通气过度或不足的现象；控制吸氧浓度及流量。

（三）脑缺氧的监护

复苏后应观察患儿的神志、瞳孔变化及肢体的活动情况，遵医嘱及早应用低温疗法及脱水剂，严密观察血容量及电解质的变化。

（四）肾功能监护

使用血管活性药时每小时测量尿1次。观察尿的颜色及比重，如血尿和少尿同时存在，比重＞1.010或肌酐和尿素氮升高，应警惕肾功能衰竭。

（五）密切观察患儿的症状

体征患儿出现呼吸困难、鼻翼扇动、呼吸频率、节律明显不正常时，应注意防止呼吸衰竭；出汗或大汗淋漓、烦躁不安、四肢厥冷是休克表现；表情淡漠、嗜睡、发绀，说明脑缺血、缺氧；如瞳孔缩小，对光反射恢复，角膜反射、吞咽反射、咳嗽反射等反射逐渐恢复，说明复苏好转。

（六）防止继发感染

保持室内空气新鲜，注意患儿及室内清洁卫生；注意无菌操作，器械物品必须经过严格消毒灭菌；病情许可时，应勤翻身拍背，防止压疮及继发感染的发生，但患儿如处于心低输出量状态时，则不宜翻身，防止引起心跳骤停的再次发生；注意口腔及眼护理，防止角膜干燥或溃疡及角膜炎的发生；气管切开吸痰及更换内套管时，注意无菌操作。

（七）健康教育

做好患儿与家长的沟通工作，交代病情进展情况，给予心理支持，指导患儿的日常护理及疾病知识的宣教，以便家长更好地配合抢救工作。

···（盛 鹰）

第七节　充血性心力衰竭患儿的护理

充血性心力衰竭（congestive heart failure，CHF）简称心衰，是指心脏在充足的回心血量的前提下，心排出量不能满足周身循环和组织代谢的需要，而出现的一种病理生理状态。心力衰竭是小儿时期常见的危重急症。

一、病因

（一）心血管疾病

主要是心肌病变引起心肌收缩力减弱，包括容量负荷过重（如左向右分流型先天性心脏病）、心肌收缩力减弱（如心肌炎、心包炎、心内膜弹力纤维增生症、风湿性心脏病、心糖原累积症等）、梗阻性病变（如心瓣膜狭窄、主动脉狭窄等）。

（二）非心血管疾病

因心脏负荷过重引起继发性心肌收缩力下降，包括呼吸系统疾病如肺炎、支气管哮喘等；泌尿系统疾病如急性肾炎严重循环充血；其他如重度贫血、甲状腺功能亢进、维生素 B，缺乏、电解质紊乱和酸中毒等。

（三）常见诱因

急性心力衰竭发生多有诱发因素，主要是急性感染、输液或输血过量或过速、体力活动过度、情绪变化、手术、严重失血及各种原因造成的心律失常等。

二、病理生理

心脏的主要功能是向全身组织输送足够的血液，来满足机体正常代谢活动和生长发育的需要。当心肌发生病损或心脏长期负荷过重，心肌收缩就会逐渐减退，早期机体通过加快心率、心肌肥厚和心脏扩大进行代偿，通过心肌纤维伸长和增厚使收缩力增强，排血量增多，以满足机体的需要，这个阶段临床上无临床症状，为心功能代偿期。若病因持续存在，则代偿性改变相应发展，心肌能量消耗增多，冠状动脉血供相对不足，心肌收缩速度减慢和收缩力减弱。心率增快超过一定限度时，舒张期缩短，心排血量反而减少，不能满足机体代谢的需要，而出现静脉回流受阻、体内水钠潴留、脏器淤血等。

三、临床表现

（一）表现

年长儿表现与成人相似，左心衰竭主要是肺循环淤血的表现，右心衰竭主要是体循环淤血的表现，全心衰竭则出现上述两方面表现。小儿全心衰竭较多见，一般表现为心率快、呼吸急促、烦躁不安、面色发灰或发绀、肝脏迅速增大等。体检可见肤色苍白，静脉怒张，心脏扩大，心率过速，心音低钝、有奔马律，呼吸急促，重者端坐呼吸，肺底可闻及湿啰音，肝大有压痛，肝 - 颈静脉回流征阳性。婴幼儿表现有喂养困难、烦躁多汗、哭声低弱，而颈静脉怒张、水肿和肺部啰音等体征不明显。

（二）心功能分级

1. 小儿心功能分级

Ⅰ级：仅有心脏病体征，无症状，活动不受限，心功能代偿。

Ⅱ级：活动量大时出现症状，活动轻度受限。

Ⅲ级：活动稍多即出现症状，活动明显受限。

Ⅳ级：安静休息时也有症状，活动完全受限。

2. 婴儿心功能分级

0级：无心衰的表现。

Ⅰ级：既轻度心衰。特点：每次哺乳量＜105ml，或哺乳时间需30分钟以上，呼吸困难，心率＞150次/分，可有奔马律，肝脏肋下2cm。

Ⅱ级：既中度心衰。特点：每次哺乳量＜90ml，或哺乳时间需40分钟以上，呼吸＞60次/分，呼吸形式异常，心率＞160次/分，肝脏肋下2～3cm，可有奔马率。

Ⅲ级：既轻度心衰。特点：每次哺乳量＜75ml，或哺乳时间需40分钟以上，呼吸＜60次/分，呼吸形式异常，心率＞170次/分，肝脏肋下3cm以上，可有奔马律，并有末梢灌注不良。

（三）心力衰竭的临床诊断

婴幼儿心力衰竭临床诊断指标：①安静时心率增快，婴儿＞180次/分，幼儿＞160次/分，不能用发热或缺氧解释；②呼吸困难、青紫突然加重，安静时呼吸达每分钟60次以上；③肝大达肋下3cm以上，或短时间内较前增大；④心音明显低钝或出现奔马律；⑤突然出现烦躁不安，面色苍白或发灰，不能用原发病解释；⑥尿少、下肢水肿，排除营养不良、肾炎、维生素 B，缺乏等原因所致。上述1～4项为主要临床诊断依据，尚可根据其他表现和1～2项辅助检查综合分析。

四、辅助检查

（一）X线检查

心影多呈普遍性扩大，搏动减弱，肺纹理增强，肺淤血。

（二）心电图检查

提示心房、心室肥厚及心律变化，有助于病因诊断和指导强心苷制剂的应用。

（三）超声心动图检查

可见心室和心房腔扩大，心室收缩时间延长，射血分数降低。对病因诊断有帮助。

五、治疗原则

本症治疗主要是采取综合措施，除吸氧、镇静外，还要应用速效强心苷制剂，同时应用快速强效利尿剂及血管扩张剂，积极祛除病因及诱因，并给予促进心肌代谢的药物。

（一）一般治疗

卧床休息，对烦躁、哭闹患儿可适当给予镇静剂。限制钠盐和液体入量，对气急和发绀的患儿应及时给予吸氧。

（二）洋地黄制剂的应用

洋地黄能增强心肌的收缩力、减慢心率，从而增加心搏出量，改善体、肺循环。地高辛为小儿时期最常用的洋地黄制剂，口服、静脉注射均可，作用时间与排泄速度均较快，可监测血药浓度，剂量容易调节。如需迅速洋地黄化，除地高辛外，尚可应用毛花苷 C（西地兰）等药物。小儿常用剂量和用法见表24-7。

表 24-7　常用洋地黄类药物的临床应用

洋地黄类制剂	给药方法	洋地黄化总量（mg/kg）	作用开始时间	效力最大时间
地高辛	口服	＜ 2 岁 0.05 ～ 0.06 ＞ 2 岁 0.03 ～ 0.05（总量不超过 1.5mg）	2 小时	4 ～ 8 小时
地高辛	静脉	口服量的 1/2 ～ 2/3	10 分钟	1 ～ 2 小时
毛花苷 C （西地兰）	静脉	＜ 2 岁 0.03 ～ 0.04 ＞ 2 岁 0.02 ～ 0.03	15 ～ 30 分钟	1 ～ 2 小时

小儿心力衰竭多急而重，故多采用首先达到洋地黄化的方法，然后根据病情需要继续用维持量。

1. 洋地黄化：病情较重或不能口服者可选择地高辛静注，首次给洋地黄化总量的 1/2，余量分 2 ～ 3 次，每隔 4 ～ 6 小时静脉注射 1 次，多数患儿可于 8 ～ 12 小时内达到洋地黄化。能口服的患儿，开始给予口服地高辛，首次给洋地黄化总量的 1/3 或 1/2，余量分为 2 次，每隔 6 ～ 8 小时给予。对轻度慢性心衰者，也可用地高辛维持量 5 ～ 7 天，进行缓慢洋地黄化。

2. 维持量：洋地黄化后 12 小时可开始给予维持量，维持量每日为洋地黄化总量的 1/5，分两次给予。

（三）利尿剂的应用

利尿剂能使潴留的水、钠排出，减轻心脏负荷，以利心功能的改善。对心力衰竭急重病例或肺水肿患儿，可选用快速强力利尿剂，一般应用呋塞米（速尿）；慢性心力衰竭一般联合应用噻嗪类和保钾类利尿剂，如氢氯噻嗪（双氢克尿噻）和螺内脂（螺内酯），并间歇用药，防止电解质紊乱，小儿常用利尿剂的剂量和用法见表 24-8。

表 24-8　临床常用的利尿剂

药　名	给药途径	剂量和方法	作用时间	注意事项
呋塞米	静注	每 次 0.5 ～ 1mg/kg，稀释成 2mg/ml，5 ～ 10 分钟缓推，必要时 8 ～ 12 小时可重复使用	静注后 15 分钟，口服后 30 分钟起作用，1 ～ 2 小时达高峰	可引起脱水、低钾、低氯性碱中毒
呋塞米	口服	每天 2 ～ 3mg/kg，分 2 ～ 3 次	静注后 15 分钟，口服后 30 分钟起作用，1 ～ 2 小时达高峰	可引起脱水、低钾、低氯性碱中毒
氢氯噻嗪	口服	每天 1 ～ 5mg/kg，＜ 6 月者，每天 0.5 ～ 0.75mg/kg，分 2 ～ 3 次	1 小时 开始起作用，4 ～ 6 小时达高峰，维持 12 小时	可引起低钾、低氯及心律失常，粒细胞减少
螺内酯	口服	每天 1 ～ 2mg/kg，分 2 ～ 3 次	8 ～ 12 小时起作用，3 ～ 4 小时达高峰，维持 2 ～ 3 天	有保钾、保氯作用，和氯噻嗪类合用可增强疗效
氨苯蝶啶	口服	每天 2 ～ 4mg/kg，分 2 ～ 3 次	2 小时起作用，维持 12 小时	同螺内酯

（四）其他药物治疗

小动脉和静脉的扩张可使前后负荷降低，从而增加心搏出量，使心室充盈量下降，肺部充血的症状得到缓解。常用的药物有卡托普利（巯甲丙脯酸）、硝普钠等。但在小儿心衰治疗中尚需谨慎使用。

六、护理诊断

1. 心输出量减少　与心肌收缩力降低有关。
2. 体液过多　与心功能下降，微循环淤血、肾灌注不足：排尿减少有关。
3. 气体交换受损　与肺循环淤血有关。
4. 潜在并发症　药物副作用、肺水肿。
5. 焦虑　与疾病的痛苦、危重程度及住院环境改变有关。

七、护理措施

（一）减轻心脏负担，增强心肌收缩力

1. 休息：半卧位休息，床头抬高 15°～30° 左心衰竭时，患儿于半卧位或坐位，双腿下垂，减少回心血量；青紫型先天性心脏病患儿取膝胸卧位。

2. 减轻心负荷：避免患儿用力（如哭闹、用力排便等），尽量减少刺激，帮助患儿翻身，将常用的物品或喜爱的玩具放在身边伸手可取的位置等。必要时按医嘱应用镇静药物；输液时速度宜慢，一般每小时 < 5ml/kg。

3. 保持大便通畅，避免排便用力。鼓励患儿食用纤维较多的蔬菜、水果等。必要时给予甘油栓或开塞露通便，或每晚睡前服用少量食用油。

4. 观察病情：观察患儿生命体征及精神状态、肢体温度和尿量等，并记录。

5. 按医嘱用药：应用强心苷、血管扩张剂及利尿药物，观察患儿用药后心率、心律、血压、尿量等，及时评估用药效果。

（二）提高活动耐力

1. 加强患儿的日常生活护理，给易消化、营养丰富的食物，注意少食多餐，必要时按医嘱给静脉营养，但输入速度要慢；尽量避免激动和情绪紧张。

2. 按医嘱给予吸氧，急性肺水肿患儿吸氧时可将氧气湿化瓶中放入 30% 酒精，间歇吸入，每次 10～20 分钟，间隔 15～30 分钟，重复 1～2 次。因乙醇吸入后可使泡沫表面张力减低而致泡沫破裂，增加气体与肺泡壁的接触，改善气体交换。

3. 制订合适的活动计划，根据心功能分级安排不同的休息，Ⅱ级者增加休息时间，但可起床在室内作轻微体力活动；Ⅲ级者限制活动，增加卧床时间；Ⅳ级者绝对卧床休息。随着心功能的恢复逐步增加活动量。

（三）控制钠、水入量

给予低盐饮食，重症患儿可给无盐饮食；静脉补液时滴速不可过快；评估水肿的进展情况，必要时按医嘱用利尿药物。

（四）合理用药

1. 预防强心苷中毒。由于此类药物治疗量和中毒量较接近，易发生中毒，须注意预防。

（1）给药前：若静脉注射，配药时须用 1ml 注射器准确抽取药液，以 10% 的葡萄糖液稀释；每次注射前须先测患儿脉搏（必要时测心率），须测 1 分钟。若发现脉率缓慢（年长儿 < 70 次 / 分；婴幼儿 < 90 次 / 分）或脉律不齐，应及时与医生联系决定是否继续用药；若心电图监护记录显示 P—R 间期较用药前延长 50%，或出现室性期前收缩等，须立即停止用药。

（2）给药时：静脉注射速度要慢（不少于 5 分钟），密切观察患儿脉搏变化；不能

与其他药液混合注射。

（3）给药后：用药后 1 ～ 2 小时要监测患儿心率和心律，并注意心力衰竭的表现是否改善。

达到疗效的主要指标是心率减慢、肝脏缩小、气促改善、尿量增加、安静、情绪好转。使用洋地黄后，心力衰竭未见减轻反而加重，应仔细寻找原因，并与医生联系，及时采取相应措施。

（4）用药期间：须多给患儿进食富含钾的食物，或按医嘱给氯化钾溶液，因低钾血症是导致强心苷中毒较常见的诱因。暂停进食钙含量高的食物，因钙对强心苷有协同作用，易引起中毒反应。小儿洋地黄中毒最常见的表现是心律失常，如房室传导阻滞、期前收缩、阵发性心动过速、心动过缓；其次是胃肠道反应，有食欲不振、恶心、呕吐；神经系统症状如嗜睡、头晕、色弱等较少见。若发现中毒表现及时报告医生，并备好钾盐、阿托品、苯妥英钠、利多卡因等药物，按医嘱应用。

2. 应用利尿剂时注意用药时间和剂量、开始利尿的时间和尿量，以及患儿的反应等。利尿药宜于清晨或上午给予，以免夜间多次排尿影响睡眠。用药期间应鼓励患儿进食含钾丰富的食物，如牛奶、柑橘、菠菜、苋菜、豆类等，以免出现低血钾症和增加洋地黄的毒性反应，同时应观察低钾的表现，如四肢无力、腹胀、心音低钝、心律紊乱等，一经发现，应及时处理。

3. 应用血管扩张剂时，应密切观察心率和血压的变化，避免血压过度下降，给药时避免药液外渗，以防局部的组织坏死。硝普钠遇光可降解，故使用或保存时应避光（滴瓶和管道要遮光），药要随用随配，变色的溶液应废弃。

（五）健康教育

介绍心力衰竭的基本原因或诱因、护理要点及预后知识；示范日常护理操作，特别强调不能让患儿用力，如翻身、进食及大便时要及时给予帮助；病情好转后，酌情指导患儿逐渐增加活动量，不能过度劳累；心力衰竭缓解后，指导家长作好预防，避免感染、劳累及情绪激动等诱因。出院时为家长提供急救中心及医院急诊室的电话，并针对原发病对家长进行健康指导。

（张　璞）

第八节　小儿外科护理

一、小儿外科一般护理

（一）术前护理

1. 了解患儿体温、脉搏、呼吸、血压和凝血时间，手术部位，皮肤有无脓性病灶。

2. 皮肤准备。术前 1 天患儿应沐浴、理发、剪指甲、更衣，按手术部位做好手术野皮肤准备工作。

3. 遵医嘱抽血配血，做药物敏感试验。

4. 需做肠道准备的患儿遵医嘱进行肠道准备，一般术前 6 小时禁食，4 小时禁饮。

5. 手术晨测体温、脉搏、呼吸、血压，遵医嘱给予术前用药。

6. 铺麻醉床，备心电监护仪、氧气装置，必要时备吸痰器和气管切开包。

7. 术晨接患儿前，检查腕带标志：床号、姓名、性别、住院号。

8. 手术前 1 天称体重，并在体温单上记录。

（二）术后护理

1. 接手术室护士和麻醉医生的交班，了解手术中情况及术后注意事项。

2. 连接各种输液管和引流管及氧气管安装。

3. 全麻未清醒患儿予平卧位，头偏向一侧，胸腹部手术患者 6 小时给予半卧位，阴囊、腹股。

4. 患儿烦躁不安，应使用约束带或床栏保护，防止坠床，保持呼吸道通畅，观察有无呼吸道阻塞现象，防止舌后坠、痰阻塞引起缺氧、窒息。

5. 密切观察生命体征变化，伤口有无渗液、渗血。如伤口敷料渗湿应及时通知医生换药，有引流管的应观察引流液的颜色、性质及量。保持引流通畅，防止引流管打折、弯曲。准确记录各种引流量。

6. 局麻或小手术患者术后即可进食，全麻患者 6 小时后如无呕吐情况即可进食；胃肠道手术患儿待肠功能恢复后（即肛门排气后）给予少量流质，2～3 天后全量流质，再过 1～2 天改半流质，2 周后可进软食或普通饮食。

7. 禁食、置胃管患儿行口腔护理每日 1 次。

8. 有引流管患儿，每日更换引流袋并记录。

二、小儿疝修补术的护理

小儿腹股沟疝是常见的先天性发育异常，一般在出生后的数月内出现，分为腹股沟斜疝和直疝，大多数为斜疝，直疝较罕见。

（一）常见护理诊断

1. 知识缺乏—缺乏预防腹内压升高的有关知识。

2. 潜在并发症：术后阴囊水肿，切口感染。

（二）护理措施

1. 术前护理。

（1）按外科手术前一般常规护理。

（2）慢性咳嗽等及时治疗控制。

（3）注意保暖，防止感冒咳嗽。

（4）多食粗纤维食物，保持大便通畅。

（5）备小沙袋（重约 500g）。

2. 术后护理。

（1）按外科手术后一般常规护理。

（2）术后平卧位，膝下垫枕，阴囊抬高。

（3）切口处置小沙袋，压迫 24 小时。

（4）保持会阴部清洁干燥，防止切口感染。

（5）术后第 2 天可进普食，多食粗纤维食物。

（6）注意保暖，防止受凉引起咳嗽，保持大便通畅，若有便秘给通便药物。

（三）出院指导

1. 术后 3 个月内不宜剧烈活动。

2. 多食粗纤维食物，如芹菜、竹笋等，保持大便通畅。

3. 避免受凉感冒，防止咳嗽、打喷嚏致腹压升高，导致疾病复发。

三、先天性巨结肠的护理

先天性巨结肠是由于巨结肠的远端肠壁内没有神经节细胞，处于痉挛狭窄状态，丧失蠕动和排便功能，致使近端结肠蓄便、积气，而继发扩张、肥厚，逐渐形成巨结肠改变。

（一）常见护理诊断

1. 营养失调，低于机体需要量—与畸形，疾病所致摄入量低于需要量，喂养不当，术前肠道准备有关。

2. 有感染的危险—与免疫功能不足、畸形、易感性增加有关。

3. 父母角色冲突—与对其畸形治疗认识差异，对预后感到担心有关。

（二）护理措施

1. 术前护理。

（1）心理护理。与患儿建立良好的关系，应让患儿尽量熟悉新的环境，适应新的生活规律，减轻陌生感及焦虑心理。做好家长的心理疏导，向其耐心、细致地介绍畸形特点、麻醉手术的成功可能和较高的治愈率，解除其顾虑。争取家长的支持和配合。

（2）肠道准备。术前 7～10 天用等渗盐水回流灌肠，每天 1～2 次，灌肠液温度 38～40℃，忌用清水或高渗盐水灌肠，以免发生水中毒或盐中毒。灌肠时根据患儿情况选择粗细合适的肛管，插管动作要轻柔、缓慢，切忌用力。在灌洗过程中注意观察患儿面色、脉搏、呼吸及排出液的颜色，发现异常，立即停止灌肠。同时注意保暖，防止感冒。术前 1 日晚及术日晨清洁灌肠。

（3）饮食护理。灌肠期间给患儿进流质无渣饮食。

（4）术日晨遵医嘱置胃管及尿管。

2. 术后护理。

（1）了解患儿实施的麻醉方式及术中用药情况，综合判断患儿麻醉恢复情况和可能发生的并发症，及时预防，积极处理。

（2）监测生命体征。取平卧位，头偏向一侧，保持呼吸道通畅，用面罩或鼻导管吸氧。观察患儿呼吸频率、呼吸深度、胸部运动、呼吸音，监测血氧饱和度、心率、血压，注意观察尿量、皮肤颜色和温度。

（3）意识状态的观察和护理。应注意其瞳孔、眼睑反射、呼吸情况等。注意患儿苏醒时的兴奋状态，防止坠床或造成引流管、输液管及敷料等的脱落。

（4）口腔护理。患儿禁食期间应行口腔护理，每日 2 次，以预防口腔感染或口腔溃疡。

（5）肛门护理。肛管内如有大便流出应及时清理，遵医嘱每天用红外线灯照射肛门及其周围皮肤，保持局部干燥。

（6）术后遵医嘱使用抗生素抗感染。

（三）出院指导

1. 饮食。让患儿父母掌握喂养要领。加强营养，促进恢复。

2. 扩肛。需教会家长扩肛的方法，如在扩肛时患儿出现剧痛、脸色苍白、出汗、吻合口出血等现象，即停止扩肛。术后 3 个月，如手术吻合口处无狭窄即可停止扩肛。

3. 定期复查。1 个月后带患儿来医院进行检查。如出现腹胀、便秘、呕吐等异常情况，立即来院诊治。

四、石膏外固定术的护理

（一）常见护理诊断

1. 恐惧—与环境改变，疼痛有关。

2. 有周围神经血管功能障碍的危险—与骨折和局部石膏压迫有关。

3. 有皮肤完整性受损的危险—与石膏压迫局部组织及长期卧床有关。

4. 躯体移动障碍—与石膏固定后体位限制有关。

5. 知识缺乏—与缺乏石膏护理、功能锻炼的知识有关。

（二）护理措施

1. 心理护理。向患儿家属解释石膏外固定术的目的及配合常识。

2. 石膏干固前的护理。适当支托，避免石膏折断、变形。寒冷季节，未干固的石膏需覆盖被毯时应用支架托起。防止石膏折断。

3. 保持石膏清洁、干燥。

4. 注意石膏内出血。观察记录石膏外液体和血液渗出的时间、颜色及渗液的污染范围，用笔画出边界，并观察有无扩大。若血迹边界不断扩大，则为出血的征象，应通知医生紧急处理。

5. 观察血循环。注意观察患肢远端血循环及知觉变化，注意有无固定性疼痛、发麻、发凉，颜色苍白或紫绀时立即报告医生处理。

6. 预防压疮。石膏边缘垫以棉花或海绵，防止边缘擦伤皮肤。对石膏内皮肤瘙痒的患者，禁用尖硬对象搔抓，避免皮肤破溃，必要时可滴入酒精止痒。

7. 功能锻炼。正确指导和协助病人翻身，鼓励其做石膏内肌肉收缩运动，并活动其未固定的关节，病情许可鼓励其下床活动，以防肌肉萎缩和关节僵硬。

（三）出院指导

1. 体位。石膏固定肢体应处于功能位。

2. 饮食。摄入高热量、高蛋白、易消化的食物，并多饮水，多食蔬菜和水果，防止便秘，必要时可服缓泻剂。

3. 石膏护理。保持石膏干燥清洁，避免大、小便污染，防止局部受压断裂，保持有效固定，以达到治疗目的。

4. 功能锻炼。指导正确的功能锻炼方法，积极进行主动锻炼。

5. 定期复查。固定期间定期到医院复查，发现异常及时就诊。

五、牵引患儿的护理

（一）常见护理诊断

1. 恐惧—与疼痛不适，活动受限，环境陌生有关。

2. 有牵引无效的可能—与牵引设置不当有关。

3. 有周围神经血管功能障碍的危险—与牵引所致局部压迫有关。

4. 有皮肤完整性受损的危险—与长期卧床及对胶布过敏有关。

5. 潜在并发症：垂足畸形，呼吸、泌尿道感染，关节僵硬等。

（二）护理措施

1. 心理护理。了解患儿思想和情绪波动，及时配合家属沟通和疏导，使之配合治疗。

2. 维持有效血液循环。加强肢端血液循环的观察，观察项目包括肢端皮肤颜色、皮肤温度、桡动脉或足背动脉搏动、毛细血管充盈情况、指（趾）活动情况。小儿行双腿悬吊牵引，要随时检查，并耐心倾听小儿叙述，如小儿无故哭闹不安，应首先考虑是否牵引所致。

3. 保持有效牵引。皮牵引时，应注意防止胶布或绷带松散、脱落。牵引治疗期，患儿必须保持正确的位置，躯干伸直，骨盆放正，两者中轴应在同一直线上，牵引方向与近端肢体成直线。小儿双腿悬吊牵引时臀部必须离开床面，以产生反牵引力。牵引重量不可随意增减。不可随意放松牵引绳。

4. 并发症的预防和护理。指导家属定时给患儿按摩，保持床单位清洁、平整和干燥，以防止皮肤水泡、溃疡和压疮的发生。保持牵引针眼干燥、清洁，针眼处每日滴75%酒精2次，无菌敷料覆盖，以预防牵引针眼感染。牵引期间应鼓励患儿进行主动和被动活动，包括肌肉等长收缩，关节活动和按摩等，以促进血液循环，维持肌肉和关节的正常功能。鼓励患儿多饮水，多摄入膳食纤维，按摩腹部，刺激肠蠕动，防止便秘。

（三）出院指导

1. 指导患儿家属维持正常的牵引位置。

2. 保持牵引有效，不随意减少或增加牵引重量，达到治疗目的。

3. 功能锻炼。

六、尿道成形术的护理

（一）常见护理诊断

1. 排尿形态异常—与尿道开口异常有关。

2. 有感染的危险—与会阴生殖器部位切口易污染有关。

3. 疼痛—与手术切口有关。

（二）护理措施

1. 术前护理。

（1）应提前2天做好阴茎、阴囊及会阴部的皮肤准备。

（2）以肥皂水洗净后，更换清洁内裤。可以和患儿及家属进行必要的交流和沟通，为家长和患儿保守秘密。

（3）保持局部清洁卫生，每日清洗生殖器和会阴部。

2. 术后护理。

（1）全麻未醒患儿回病房后给予去枕平卧、头偏向一侧或侧卧位，防止误吸引起窒息和吸入性肺炎。严密观察生命体征变化情况，给予氧气吸入。

（2）术后遵医嘱用药，定时完成输液计划。

（3）术后切口上方用支架支撑，托起盖被，以免重力压迫伤口。密切观察伤口有无红肿、渗血、渗液，观察阴茎头是否发甜、水肿，若发绀或水肿严重则应松解敷料，重新包扎，并立即通知医生。

（4）保持伤口敷料干净，及时更换渗湿的敷料，尿道口每日用稀释络合碘清洗 2 次，每次清洗后用红外线灯照射 15 分钟，照射时注意保护大腿两侧皮肤，保护睾丸防止烧伤。遵医嘱用生理盐水＋庆大霉素膀胱冲洗，每日更换引流袋。观察引流液的性状、颜色、量等。

（5）麻醉清醒 1～2 小时后饮用少量开水，如无恶心、呕吐可进流质饮食，逐渐到普通饮食。

（6）护士应针对不同情况做好心理护理，并主动接近患儿，取得患儿信任，消除其精神上的不安，愿意配合治疗。

（三）出院指导

1. 向家长和较大儿宣传青少年性生理教育，克服因畸形及矫治术引起的心理障碍。

2. 培养良好的外生殖器及会阴部卫生习惯。

3. 教会家长观察患儿术后排尿，阴茎勃起情况。定期带患儿复诊，确定二期手术或对已发生的并发症进一步治疗。

（张　璞）

参 考 文 献

[1] 杜彩素 . 妇产科学 [M]. 北京：科学出版社，2008.

[2] 李力 . 简明妇产科学 [M]. 北京：人民军医出版社，2008.

[3] 廖秦平，郑建华 . 妇产科学 [M]. 北京：北京大学医学出版社，2010.

[4] 单若冰 . 儿童保健与儿科常见疾病诊治 [M]. 北京：人民军医出版社，2007.

[5] 申素芳，靳双玲 . 妇产科学 [M]. 北京：人民军医出版社，2009.

[6] 石芳鑫 . 妇产科学 [M]. 北京：清华大学出版社，2007.

[7] 辛琼芝，张秀芳 . 妇产科学 [M]. 北京：人民军医出版社，2010.

[8] 张战红，邹淑花 . 妇产科常见疾病诊治与妇女保健 [M]. 北京：人民军医出版社，2007.

[9] 周昌菊，薛敏 . 妇产科学 [M]. 北京：人民军医出版社，2005.

[10] 周梅玲 . 西医妇产科学 [M]. 北京：人民卫生出版社，2009.

[11] 邹忠香 . 现代妇产科学新进展 [M]. 上海：第二军医大学出版社，2010.